国家卫生健康委员会"十四五"规划教材

全国高等中医药教育教材

供中医学、中西医临床医学等专业用

西医内科学

第 3 版

主 编 钟 森 倪 伟

副主编 林 谦 刘旭生 刘 维 潘 涛

编 委 （以姓氏笔画为序）

古 联（广西中医药大学）　　呼永华（甘肃中医药大学）

朱 敏（福建中医药大学）　　钟 森（成都中医药大学）

刘 维（天津中医药大学）　　姜宇宙（黑龙江中医药大学）

刘旭生（广州中医药大学）　　倪 伟（上海中医药大学）

宋丽娟（山西中医药大学）　　徐 旻（上海中医药大学）

陈 婧（成都中医药大学）　　高燕鲁（山东中医药大学）

林 谦（北京中医药大学）　　潘 涛（南京中医药大学）

秘 书 陈 婧（兼）　　　　　张 俊（上海中医药大学）

人民卫生出版社

·北 京·

版权所有，侵权必究！

图书在版编目（CIP）数据

西医内科学 / 钟森，倪伟主编 . —3 版 . —北京：
人民卫生出版社，2023.8 （2024.12重印）
ISBN 978-7-117-31580-7

Ⅰ.①西… Ⅱ.①钟…②倪… Ⅲ.①内科学 —医学
院校 —教材 Ⅳ.①R5

中国版本图书馆 CIP 数据核字（2022）第 203254 号

人卫智网	www.ipmph.com	医学教育、学术、考试、健康，购书智慧智能综合服务平台
人卫官网	www.pmph.com	人卫官方资讯发布平台

西医内科学
Xiyi Neikexue
第 3 版

主　　编：钟　森　倪　伟
出版发行：人民卫生出版社（中继线 010-59780011）
地　　址：北京市朝阳区潘家园南里 19 号
邮　　编：100021
E - mail：pmph @ pmph.com
购书热线：010-59787592　010-59787584　010-65264830
印　　刷：三河市国英印务有限公司
经　　销：新华书店
开　　本：850×1168　1/16　印张：41
字　　数：1075 千字
版　　次：2012 年 6 月第 1 版　　2023 年 8 月第 3 版
印　　次：2024 年 12 月第 2 次印刷
标准书号：ISBN 978-7-117-31580-7
定　　价：99.00 元

打击盗版举报电话：010-59787491　E-mail：WQ @ pmph.com
质量问题联系电话：010-59787234　E-mail：zhiliang @ pmph.com
数字融合服务电话：4001118166　E-mail：zengzhi @ pmph.com

数字增值服务编委会

主　编　钟　森　倪　伟

副主编　林　谦　刘旭生　刘　维　潘　涛

编　委　（以姓氏笔画为序）

古　联（广西中医药大学）　　呼永华（甘肃中医药大学）

朱　敏（福建中医药大学）　　钟　森（成都中医药大学）

刘　维（天津中医药大学）　　姜宇宙（黑龙江中医药大学）

刘旭生（广州中医药大学）　　倪　伟（上海中医药大学）

宋丽娟（山西中医药大学）　　徐　旻（上海中医药大学）

陈　婧（成都中医药大学）　　高燕鲁（山东中医药大学）

林　谦（北京中医药大学）　　潘　涛（南京中医药大学）

秘　书　陈　婧（兼）　　　　李　岩（北京中医药大学）

张　俊（上海中医药大学）　　揭西娜（广州中医药大学）

◇◇◇ 修 订 说 明 ◇◇◇

　　为了更好地贯彻落实《中医药发展战略规划纲要(2016—2030年)》《中共中央国务院关于促进中医药传承创新发展的意见》《教育部 国家卫生健康委 国家中医药管理局关于深化医教协同进一步推动中医药教育改革与高质量发展的实施意见》《关于加快中医药特色发展的若干政策措施》和新时代全国高等学校本科教育工作会议精神，做好第四轮全国高等中医药教育教材建设工作，人民卫生出版社在教育部、国家卫生健康委员会、国家中医药管理局的领导下，在上一轮教材建设的基础上，组织和规划了全国高等中医药教育本科国家卫生健康委员会"十四五"规划教材的编写和修订工作。

　　为做好新一轮教材的出版工作，人民卫生出版社在教育部高等学校中医学类专业教学指导委员会、中药学类专业教学指导委员会和第三届全国高等中医药教育教材建设指导委员会的大力支持下，先后成立了第四届全国高等中医药教育教材建设指导委员会和相应的教材评审委员会，以指导和组织教材的遴选、评审和修订工作，确保教材编写质量。

　　根据"十四五"期间高等中医药教育教学改革和高等中医药人才培养目标，在上述工作的基础上，人民卫生出版社规划、确定了第一批中医学、针灸推拿学、中医骨伤科学、中药学、护理学5个专业100种国家卫生健康委员会"十四五"规划教材。教材主编、副主编和编委的遴选按照公开、公平、公正的原则进行。在全国50余所高等院校2 400余位专家和学者申报的基础上，2 000余位申报者经教材建设指导委员会、教材评审委员会审定批准，聘任为主编、副主编、编委。

　　本套教材的主要特色如下：

　　1. 立德树人，思政教育　坚持以文化人，以文载道，以德育人，以德为先。将立德树人深化到各学科、各领域，加强学生理想信念教育，厚植爱国主义情怀，把社会主义核心价值观融入教育教学全过程。根据不同专业人才培养特点和专业能力素质要求，科学合理地设计思政教育内容。教材中有机融入中医药文化元素和思想政治教育元素，形成专业课教学与思政理论教育、课程思政与专业思政紧密结合的教材建设格局。

　　2. 准确定位，联系实际　教材的深度和广度符合各专业教学大纲的要求和特定学制、特定对象、特定层次的培养目标，紧扣教学活动和知识结构。以解决目前各院校教材使用中的突出问题为出发点和落脚点，对人才培养体系、课程体系、教材体系进行充分调研和论证，使之更加符合教改实际、适应中医药人才培养要求和社会需求。

　　3. 夯实基础，整体优化　以科学严谨的治学态度，对教材体系进行科学设计、整体优化，体现中医药基本理论、基本知识、基本思维、基本技能；教材编写综合考虑学科的分化、交叉，既充分体现不同学科自身特点，又注意各学科之间有机衔接；确保理论体系完善，知识点结合完备，内容精练、完整，概念准确，切合教学实际。

　　4. 注重衔接，合理区分　严格界定本科教材与职业教育教材、研究生教材、毕业后教育教材的知识范畴，认真总结、详细讨论现阶段中医药本科各课程的知识和理论框架，使其在教材中得以凸显，既要相互联系，又要在编写思路、框架设计、内容取舍等方面有一定的区分度。

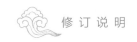

5. **体现传承,突出特色**　本套教材是培养复合型、创新型中医药人才的重要工具,是中医药文明传承的重要载体。传统的中医药文化是国家软实力的重要体现。因此,教材必须遵循中医药传承发展规律,既要反映原汁原味的中医药知识,培养学生的中医思维,又要使学生中西医学融会贯通,既要传承经典,又要创新发挥,体现新版教材"传承精华、守正创新"的特点。

6. **与时俱进,纸数融合**　本套教材新增中医抗疫知识,培养学生的探索精神、创新精神,强化中医药防疫人才培养。同时,教材编写充分体现与时代融合、与现代科技融合、与现代医学融合的特色和理念,将移动互联、网络增值、慕课、翻转课堂等新的教学理念和教学技术、学习方式融入教材建设之中。书中设有随文二维码,通过扫码,学生可对教材的数字增值服务内容进行自主学习。

7. **创新形式,提高效用**　教材在形式上仍将传承上版模块化编写的设计思路,图文并茂、版式精美;内容方面注重提高效用,同时应用问题导入、案例教学、探究教学等教材编写理念,以提高学生的学习兴趣和学习效果。

8. **突出实用,注重技能**　增设技能教材、实验实训内容及相关栏目,适当增加实践教学学时数,增强学生综合运用所学知识的能力和动手能力,体现医学生早临床、多临床、反复临床的特点,使学生好学、临床好用、教师好教。

9. **立足精品,树立标准**　始终坚持具有中国特色的教材建设机制和模式,编委会精心编写,出版社精心审校,全程全员坚持质量控制体系,把打造精品教材作为崇高的历史使命,严把各个环节质量关,力保教材的精品属性,使精品和金课互相促进,通过教材建设推动和深化高等中医药教育教学改革,力争打造国内外高等中医药教育标准化教材。

10. **三点兼顾,有机结合**　以基本知识点作为主体内容,适度增加新进展、新技术、新方法,并与相关部门制订的职业技能鉴定规范和国家执业医师(药师)资格考试有效衔接,使知识点、创新点、执业点三点结合;紧密联系临床和科研实际情况,避免理论与实践脱节、教学与临床脱节。

本轮教材在最新印制的过程中,适逢全党全国深入贯彻落实党的二十大精神之时。党的二十大报告指出:"促进中医药传承创新发展""加强教材建设和管理""加快建设高质量教育体系"……为构建高质量中医药教材体系指出了方向。教育部、国家卫生健康委员会、国家中医药管理局有关领导和教育部高等学校中医学类专业教学指导委员会、中药学类专业教学指导委员会等相关专家给予了大力支持和指导,得到了全国各医药卫生院校和部分医院、科研机构领导、专家和教师的积极支持和参与,在此,对有关单位和个人表示衷心的感谢!希望各院校在教学使用中,以及在探索课程体系、课程标准和教材建设与改革的进程中,及时提出宝贵意见或建议,以便不断修订和完善,为下一轮教材的修订工作奠定坚实的基础。

人民卫生出版社

2023 年 7 月

前　言

为落实国务院办公厅印发的《关于加快医学教育创新发展的指导意见》，适应新形势下我国中医药行业高等教育教学改革和中医药人才培养的需要，面对时代发展的新变化与新要求，人民卫生出版社积极响应国家加快医学教育改革创新发展的新要求，全面启动全国高等中医药教育（本科）"十四五"规划教材的编写工作。《西医内科学（第3版）》由12所中医院校的专家共同参与编写，坚持以"在继承中创新，在创新中进步"理念为指引，听取相关专业专家的意见和一线教师的反馈，精益求精，数易其稿而成。本版教材有如下特点：

第一，坚持"三基五性"，旨在以最简洁的语言向学生阐述本教材的内容，以便于让学生深刻理解相关知识。根据以往多年西医内科学的教学、科研及临床实践，并融合当前各学科的前沿成果，有重点地将教材内容删繁就简，有的放矢，在培养目标不变的前提下减轻学生负担。同时，为兼顾中医院校教材的特色，适当将领域中相关的中西医结合研究成果纳入教材中，引导、培养学生中西医融合的思维模式。

第二，高度重视基础理论知识与临床实践的过渡，充分发挥内科学作为桥梁课程的重要作用。本教材在内容的编写上注重理论与实践的密切联系，以便让学生在进入临床工作后能更好地理解和运用内科学知识。例如有选择性地在重点章节末尾放置与本知识点具有紧密联系的案例分析，引导学生思考。

第三，在本教材各个章节的编委选择上，严格按照相关遴选原则，优先吸纳教学名师、学科带头人及一线优秀教师等。本教材是全国12所高等中医药院校众多专家集体智慧的结晶。

第四，本教材在编写过程中严格参照目前国内外专家共识、最新指南以及临床实践，确保本教材在内容上的严谨性与合理性。

第五，本教材紧跟医学教育信息化的步伐，在数字增值服务中，我们提供了PPT课件、复习思考题答案、"扫一扫 测一测"等内容，形式新颖、内容丰富，让学生在课外能充分利用碎片化时间学习。

在本教材的编写过程中，每一位参与者均竭尽全力、发挥所长，但难免存在不足及遗漏之处，敬请使用本书的师生及关心本书的专家、学者提出宝贵意见，以臻完善。

编者

2022 年 6 月

目　　录

第一章

绪　论

在我国古文字中，"疾"意为外伤，如割破、箭伤等，属于外科性疾病；"病"意为内热，如发炎、发热等，属于内科性疾病。早在公元1529年，明代医学家薛己编著的《内科摘要》中就提到"内科"一词，是中国医学史上最早的以"内科"命名的医书。

西医内科学，是指有别于外科学、妇产科学、儿科学、五官科学、传染病学、皮肤病学、口腔病学、慢性病学等的一门学科，内科学是以用非手术方法治疗疾病，与外科学是分开的。内科学利用现代科学技术和方法来研究内科性疾病的病因和发病机制、临床表现、诊断与鉴别诊断、治疗及预防，其重点内容是诊断和治疗。

传统内科学通常将疾病分为呼吸系统疾病、循环系统疾病、消化系统疾病、泌尿系统疾病、血液系统疾病、内分泌及代谢系统疾病、结缔组织与风湿性疾病、神经系统疾病、精神性疾病、传染性疾病以及中毒理化因素所致疾病等模块。近年来，老年医学、流行病学、遗传病学、肿瘤病学等相关临床学科也渗透到上述内科学各系统中。由此可见，内科学是临床医学的核心学科之一，占有极为重要的地位。

一、内科学的过去

古希腊希波克拉底（约公元前460—前377年）被誉为"西方医学之父"；以其为名的《希波克拉底文集》之成书，标志着西方医学的兴起。西医内科学从西医中划分出来，可追溯到16—17世纪。文艺复兴时期比利时人Andress Vesalius（公元1514—1564年）的人体解剖学、17世纪英国人William Harvey（公元1578—1657年）的人体血液循环生理学，是其中最鲜明的标志；然而再往前，还可以溯源至罗马时期的盖伦（公元131—201年），他是古希腊、古罗马医学的集大成者，又是后世医学的宗师，确立了解剖学、生理学、胚胎学这些现代西医学科的划分，且著作数量繁多、涉及面广。

二、内科学的现在

17世纪末，列文虎克在显微镜中加了一块透镜，能把标本放大266倍，成为第一个看到单细胞的人；19世纪初法国化学家从"金鸡纳"中分解出奎宁和金鸡宁两种活性成分；19世纪末，法国军医用显微镜观测到疟疾患者血液中的疟原虫，德国科学家科赫分离出结核杆菌并为细菌学奠定了标准；20世纪中期，哈佛大学的科学家第一次用人工方法成功合成奎宁……显微镜和化学方法拓展了西方医学（细菌学、细胞病理学、药物化学等）的视野，其所具有的划时代意义为：一是西医从此步入"微观"研究路径，并在20世纪迅速进入生物化学、免疫学、细胞与分子生物学和遗传基因学等领域；二是医学科学仪器的不断研发，使得疾病的诊断在生物化学检验、免疫病理学检测、影像学观察等方面能有更精确的认识；三是西医与其他学科新知识的结合，对未来医学发展的推动是巨大的。

西医现已从开始时的单纯生物医学模式转向了生物-心理-社会的医学模式。这就是说，人们对健康和疾病的了解不仅包括对疾病的生理（生物医学）解释，还包括了解患者（心理因素）、患者所处的环境（自然和社会因素）和帮助治疗疾病的医疗保健体系（社会体系）。

这是西医学模式的进步,它超越了单纯生物医学的循证医学、疾病医学、理化医学、对抗性医学的范畴。

青霉素的发现及其分离纯化,使人类找到了一种具有强大杀菌作用的抗生素,结束了感染性疾病几乎无法治疗的时代,由此人类进入了化学合成抗细菌、抗病毒、抗肿瘤药物的新时代。但是,单一化学结构式的合成药物用于治疗一种或多种复杂的疾病,往往事倍功半、收效甚微。用抗生素治疗不在细胞内生活的细菌(结核杆菌除外)性疾病固然有效,但使用一定时间后细菌就会对其产生耐药性;由于结核杆菌在巨噬细胞中可以逃避被杀伤,耐多药结核病的治疗也就成为一个难点;乙型肝炎的抗病毒治疗,也使病毒的耐药性不断增加,2013 年(有抗病毒药物治疗)全球乙型肝炎病毒相关的死亡率反高于 1990 年(无抗病毒药物);人工合成的奎宁类药物用于抗疟原虫治疗不到 20 年,疟原虫对该药就已经产生了抗药性,即便是从中草药青蒿中所提取的青蒿素,疟原虫也开始对之产生抗药性;从中药五味子提取的联苯双酯,虽能快速降低血清中转氨酶活性,但一旦停药即会反弹升高,说明其保护肝细胞膜的能力是有限的;降血压、血糖、血脂、尿酸的化学药物有些需要终身服用,有些则有较大的副作用;对自身免疫性疾病长期使用糖皮质激素类药物,可引起骨质疏松、肌肉萎缩等严重不良反应;绝大多数对肿瘤靶向治疗的化学药物,肿瘤细胞尚未被杀伤完全,人体自身的正常细胞已经开始衰亡,出现脱发、消化道表现、骨髓抑制、免疫功能缺陷等副作用,使人体正气不能存内,而邪气(致病因素)却大肆侵犯人体,其后果可想而知……如此种种,都促使我们深刻反思。

19 世纪是中西医学相遇和碰撞的时期。至 20 世纪以后,由于科学技术的不断发展,整个医学朝向"术"的方向迈进,中医学因此而备受贬斥和挑战,并被冠以"不科学"的帽子。但也有部分医者以包容的心态接受并促进中、西医的协调发展。恽铁樵(公元 1878—1935年)的立论,就是以护卫中医理论为主,却并不限于传统观点,反而汲取西医的生理学知识,为中医提出可以与西医相通的理论,反映了其汇通的学术思路。张锡纯(公元 1860—1933年)一生潜心临床,其著作《医学衷中参西录》,崇尚"衷中参西"而不是"全盘西化",以"衷中"为根本,同时也要参悟西医的理论,这种注重临床疗效、务实的医学思想,对内科学的发展具有深远的意义。

中医学认为人是自然之子,就应该从大自然中寻求相生相克、相对相应的物质(如植物、动物、矿物等),来调节人体的阴阳平衡,以达到防治疾病的目的。公元 1693 年康熙患疟疾,服御医的中药方剂无效,改服宫廷中欧洲传教士献上的金鸡纳树皮粉后痊愈。中医学是把人体作为自然而然之物,认为人体须与自然及社会环境和谐统一,并达到天(地)人合一、天地人和的状态,故属于自然学、生命学、人类学、生理学、生态学之包容性医学的范畴。

三、内科学的未来

内科学涉及面广,整体性强。一方面,其不仅是临床医学各科的基础,而且与各临床学科有着密切的联系;另一方面,内科学本身按照系统或疾病又进一步分为许多亚学科,但事实上这种专科的细化有一定局限性,它忽视了人的整体性,使专科医师的知识面变得狭窄,在诊疗疾病时就容易造成误判。目前已经出现了一些学科的整合趋势,如神经科学包括了神经学基础、神经内科学和神经外科学;泌尿科学包括了肾内科学、泌尿外科学甚至男科学;医院心血管中心的诊疗范围也涵盖了心内科学和心胸外科学。

近年来随着分子生物学、细胞生物学、临床免疫学、微创医学、循证医学以及互联网＋医疗等技术的应用,内科学不断涌现新理论、新知识、新技术和新模式。例如,通过对疾病易感人群的基因检测,可以发现该疾病的高危人群,从而进行预防性干预;细胞因子诱导的自然杀伤细胞可以用于肿瘤的治疗和康复；人类干细胞的应用给造血系统恶性肿瘤、帕金森病、心肌损伤、糖尿病、肾病的患者带来了一些希望；心脏介入治疗技术已成为目前冠心病治疗的重要手段之一；循证医学要求临床医师尽可能使用最佳证据，并结合个人的专业技能和临床经验，对患者做出医疗决策；通过远程医疗，一个国内的医师为世界各地的普通慢性疾病患者和肿瘤性疾病患者提供内科治疗方法和预防措施成为可能。

近年来随着观念的转变，人们对于疾病的态度已经从"重治"转向"重测"和"重防"。未来理想的药物，应该是从大自然矿物、植物、动物中提取出来的，具有多靶点包容性的药物。此外，疾病易感基因型检测是达到"重测"和"重防"目的重要途径之一，通过采集检测者血样，通过基因表达谱测定、分析，明确受检者有哪些疾病的易感基因，评估其在哪些重大疾病上有着比正常人群更高的患病风险，并为受检者提供个性化的健康建议。其意义在于通过人群的疾病易感基因预测，做好针对性的有效预防，避开不利于其自身基因的环境、饮食、药物及其他危险因素，降低发病率，从而达到促进人体健康的目的。

中医历来就十分重视预防，早在《黄帝内经》中就提出了"治未病"的预防思想："是故圣人不治已病治未病，不治已乱治未乱，此之谓也。夫病已成而后药之，乱已成而后治之，譬犹渴而穿井，斗而铸锥，不亦晚乎。"生动地阐明了"治未病"的重要性。唐代孙思邈《备急千金要方》中说："上医医未病之病，中医医欲病之病，下医医已病之病。"所以，"治未病"应该包含三个方面的内容：一是未病先防，即养生；二是欲病防发，即保健；三是既病防变，即康复。总之，数千年的"治未病"思想将在生物-心理-社会医学的现代医学模式中发挥重要的作用，并对内科疾病的预防和治疗产生深远的影响。

第二章

呼吸系统疾病

学习目标

1. 掌握常见呼吸系统疾病的临床表现、并发症、诊断、鉴别诊断、病情评估及治疗。
2. 熟悉常见呼吸系统疾病的病因、发病机制、实验室及其他检查。
3. 了解常见呼吸系统疾病的概述、病理及预防。

第一节 总 论

呼吸系统疾病是一种常见病、多发病,主要病变在气管、支气管、肺部及胸腔,病变轻者多表现为咳嗽、胸痛、呼吸受影响,重者出现呼吸困难、缺氧,甚至因呼吸衰竭而死亡。呼吸系统疾病在城市人口疾病死亡率排第 3 位,而在农村人口疾病死亡率则居首位。

由于大气污染、吸烟、工业经济发展导致的理化因子、生物因子吸入,以及人口老龄化等因素,使近年来呼吸系统疾病如肺癌、支气管哮喘的发病率明显升高,慢性阻塞性肺疾病发病率居高不下(40 岁以上人群超过 8%)。肺结核发病率虽有所控制,但近年又有增高趋势。肺血栓栓塞症已经成为了重要的医疗保健问题。肺动脉高压近年来也日益受到关注。弥漫性肺间质纤维化及免疫低下性肺部感染发病率日渐升高。艾滋病的主要死亡原因为肺部感染,特别是肺孢子菌肺炎。呼吸系统疾病对人群的危害极大,其防治任务极其艰巨。

一、呼吸系统疾病的发生因素

(一) 大气污染及吸烟

流行病学调查证实,呼吸系统疾病的增加与空气污染、吸烟密切相关。当空气中烟尘或二氧化硫超过 $1\,000\mu g/m^3$ 时,慢性支气管炎急性发作明显增多;其他粉尘如二氧化硅、煤尘、棉尘等可刺激呼吸系统,引起各种肺尘埃沉着症;工业废气中致癌物质污染大气,是肺癌发病率升高的重要原因。近年来大气颗粒物 PM2.5 对呼吸系统的影响受到关注。

吸烟是小环境的主要污染源,也是引起慢性阻塞性肺疾病和肺癌发病率升高的重要因素。吸烟者较非吸烟者慢性支气管炎的发病率高 2~4 倍,肺癌高 4~10 倍(重度吸烟者可高 20 倍)。目前我国青年人中吸烟人数增多,是引起呼吸系统疾病发病率升高的重要因素。

(二) 感染性病原微生物

目前感染性疾病仍然是呼吸系统疾病的主要原因。虽然自广泛应用抗生素以来,细菌性肺炎的病死率显著下降,但老年患者病死率仍较高,且肺炎的发病率未见降低。在医院获得性肺炎中,产 β 内酰胺酶细菌、耐甲氧西林的细菌明显增加;社区获得性肺炎除肺炎链球菌和流感嗜血杆菌外,还有军团菌、支原体、衣原体、病毒等。此外,对于免疫低下或免疫缺陷者的呼吸系统感染则应重视特殊病原菌如真菌、肺孢子菌及非典型分枝杆菌感染。由于至今尚未有治疗病毒感染性疾病的特效方法,因此病毒感染引起呼吸系统疾病的发病率未有明显降低。目前我国结核病患者人数居全球第二,有肺结核患者约 500 万,其中有传染性者约 150 万,而感染耐多药结核分枝杆菌的患者可达 17% 以上。

（三）吸入性变应原

随着我国工业化和经济的发展,都市变应原的种类及数量增多:如地毯、窗帘的广泛应用使室内尘螨数量增多,饲养宠物(鸟、狗、猫等)导致动物毛变应原增加,另外还有空调机的真菌,都市绿化的某些花粉孢子,有机或无机化工原料、药物及食物添加剂等。这些情况导致支气管哮喘、过敏性鼻炎等变应性疾病患病率升高。

二、呼吸系统疾病的诊断思路

周密、详尽的病史和体格检查是诊断的基础,胸部 X 线和胸部 CT 对诊断肺部病变具有特殊重要的作用,此外还应结合常规化验及其他特殊检查结果,进行全面综合分析,力求做出病因、解剖、病理和功能诊断。

（一）病史

了解与肺部传染性疾病(如活动性肺结核)患者的密切接触史,对诊断十分重要;了解对肺部有毒物质的职业和个人暴露史,如接触各种无机粉尘、有机粉尘、发霉的干草,吸入粉尘、花粉或进食某些食物时出现喷嚏、胸闷,剧烈运动后出现胸闷、气急等,可提示肺部变应性疾病;询问吸烟史时,应有年包数的定量记载;是否使用可导致肺部病变的某些药物,如博莱霉素、胺碘酮可引起肺纤维化,血管紧张素转换酶抑制剂可引起顽固性咳嗽,β 受体拮抗药可引起支气管痉挛等。

（二）症状

1. 咳嗽　常年咳嗽、秋冬季加重提示慢性支气管炎和慢性阻塞性肺疾病;发作性干咳,尤其是夜间规律发作,可能是咳嗽变异性哮喘;持续而逐渐加重的刺激性咳嗽伴有气促则考虑特发性肺纤维化或支气管肺泡癌。

2. 咳痰　痰的性状、量及气味对诊断有一定帮助。痰由白色泡沫或黏液状转为脓性多为细菌感染,大量黄脓痰常见于肺脓肿或支气管扩张,铁锈样痰可能是肺炎链球菌感染,红棕色胶冻样痰可能是肺炎克雷伯菌感染,急性左心衰肺水肿时则可能咳粉红色稀薄泡沫痰。

3. 咯血　痰中带血是肺结核、肺癌的常见症状。咯鲜血多见于支气管扩张,也可见于肺结核、急性支气管炎、肺炎和肺血栓栓塞症。

4. 呼吸困难　急性气促伴胸痛常提示肺炎、气胸和胸腔积液。左心衰竭可出现夜间阵发性呼吸困难。慢性进行性气促见于慢性阻塞性肺疾病、弥漫性肺纤维化。支气管哮喘发作时,出现呼气性呼吸困难,且伴有哮鸣音,缓解时可消失。

5. 胸痛　胸痛伴高热,考虑肺炎。肺癌侵及壁层胸膜或骨,可出现隐痛,进行性加重,甚至刀割样痛。突然性胸痛伴咯血和 / 或呼吸困难,应考虑肺血栓栓塞症。自发性气胸可在剧咳或屏气时突然发生剧痛。

（三）体征

气管、支气管病变以干、湿啰音为主,肺部炎症有呼吸音性质、音调和强度的改变,特发性肺纤维化可在双肺出现吸气相高调爆裂音(Velcro 啰音),胸腔积液、气胸或肺不张可出现相应的体征,并可伴有气管的移位。

（四）实验室和其他检查

1. 血液检查　呼吸系统细菌感染,中性粒细胞增加,还可伴有中毒颗粒;嗜酸性粒细胞增加提示过敏、曲霉菌或寄生虫感染;荧光抗体、对流免疫电泳、酶联免疫吸附测定等对病毒、支原体和细菌感染的诊断均有一定的价值。

2. 抗原皮肤试验　哮喘的变应原皮肤试验有助于变应体质的确定和相应抗原的脱敏治疗的选择。对结核或真菌呈阳性的皮肤反应仅说明已受感染,并不能肯定患病。

3. 痰液检查　痰涂片在低倍镜视野里上皮细胞<10 个,白细胞>25 个为相对污染少的痰标本,定量培养菌量 ≥ 10^7cfu/ml 可判为致病菌。痰培养有助于抗菌药物的选择。反复做痰脱落细胞检查,有助于肺癌的诊断。

4. 胸腔积液检查和胸膜活检　常规胸腔积液检查可明确渗出性或漏出性胸腔积液,胸腔积液的溶菌酶、腺苷脱氨酶、癌胚抗原的检查及染色体分析,有助于鉴别结核性与恶性胸腔积液。脱落细胞和胸膜活检对明确肿瘤或结核有诊断价值。

5. 影像学检查　胸部 X 线透视配合正侧位胸片,可发现被心、纵隔等掩盖的病变,并能观察膈、心血管活动情况。高电压体层摄片和 CT 能进一步明确病变部位、性质以及有关气道通畅程度。磁共振显像对纵隔疾病和肺血栓栓塞症有较大的帮助。肺血管造影用于肺血栓栓塞症和各种先天性或获得性血管病变的诊断;支气管动脉造影对咯血有较好的诊断价值。

6. 纤维支气管镜和胸腔镜　纤维支气管镜能深入亚段支气管,直接窥视黏膜水肿、充血、溃疡、肉芽肿、新生物和异物等,做黏膜的刷检或钳检,进行组织学检查;并可经纤维支气管镜做支气管肺泡灌洗,进行灌洗液的微生物、细胞学、免疫学、生物化学等检查,有助于明确病原和病理诊断。胸腔镜已广泛应用于胸膜活检、肺活检。

7. 放射性核素扫描　对肺区域性通气 / 灌注情况、肺血栓栓塞症和血液缺损以及占位病变的诊断有帮助,正电子发射计算机断层显像(PET)可以较准确地对<1cm 的肺部阴影及肺癌纵隔淋巴结有无转移进行鉴别诊断。

8. 肺活体组织检查　经纤维支气管镜做病灶活检,可反复取材,有利于诊断和随访疗效。近胸壁的肿块等病灶可在胸部 X 线透视、B 超或 CT 引导下定位做经胸穿刺肺活检。对于肺部纵隔部位的肿物及肿大的淋巴结,亦可通过纤维支气管镜,在 CT 引导下从气管或支气管腔内对肿物进行穿刺取材,必要时可做开胸肺活检。

9. 超声检查　用于胸腔积液及肺外周肿物的定位,指导穿刺抽液及穿刺活检。

10. 肺功能测定　可了解疾病对肺功能损害的性质及程度。对某些肺部疾病的早期诊断具有重要价值,如慢性阻塞性肺疾病表现为阻塞性通气功能障碍,而肺纤维化、胸廓畸形、胸腔积液、胸膜增厚或肺切除术后均显示限制性通气功能障碍。测定通气与血流在肺内的分布、右心系统静脉血向左侧分流以及弥散功能,有助于明确换气功能损害的情况,如特发性肺纤维化及弥散性肺泡癌的弥散功能损害尤为突出。

三、呼吸系统疾病的诊治进展

随着科学技术和医学事业的发展,疾病预防的重要性日益突出,因而疾病的早期诊断十分重要。定期进行胸部 X 线摄片,对某些早期外周型肺癌的发现是有价值的。随着高分辨螺旋 CT 的广泛使用,对肺部小病灶的发现更及时、诊断更准确。CT 肺动脉造影已成为肺血栓栓塞症的一线诊断方法。PET 为肺部阴影小病灶及纵隔淋巴结的定位提供了更精确的方法。定期进行肺通气功能的检查有助于诊断早期慢性阻塞性肺疾病,特别是对长期粉尘暴露史及吸烟人群,人体体积描记仪能更全面发现肺功能的变化,强迫震荡技术更适宜对幼儿和老年人进行肺部功能测定。聚合酶链反应(PCR)技术的应用对肺结核、军团菌肺炎、支原体感染、肺孢子菌感染和病毒感染等的诊断有一定的价值。分子遗传学分析可确定遗传性 α_1-抗胰蛋白酶缺乏症、肺囊性纤维化等。

目前,我国已制订多种疾病(如慢性阻塞性肺疾病、支气管哮喘、肺血栓栓塞症、间质性肺疾病、医院获得性肺炎、社区获得性肺炎等)的防治指南,规范指导疾病防治。

新一代的抗生素(如碳青霉烯类)对产超广谱 β 内酰胺酶(ESBL)的阴性杆菌具有更强的治疗作用。新型噁唑烷酮类及糖肽类抗生素对耐甲氧西林葡萄球菌的疗效与万古霉素相似,副作用更少。新一代的抗真菌药物对各类真菌感染疗效更佳,副作用更少。

呼吸生理和重症监护医学包括仪器设备的创新,以及重症监护病房组织及管理系统的建立,特别是呼吸支持技术的发展与完善,极大地丰富了重症患者呼吸衰竭抢救的理论与实践,降低了病死率。各种通气模式的改进可对不同病因引起的呼吸衰竭进行针对性治疗。非创伤性面(鼻)罩通气的推广能预防一些疾病(如慢性阻塞性肺疾病、神经肌肉疾病)发展为呼吸衰竭,并使部分患者避免气管插管或切开。对睡眠状态的全套临床生理学检测和无创正压通气为睡眠呼吸障碍的诊断和治疗提供了全面技术手段。

思政元素

钟南山院士说:"医生看的不是病,而是病人。"

2003 年,严重急性呼吸综合征(SARS)出现期间,67 岁的钟南山牢牢坚守于临床第一线;2020 年,84 岁的他仍然像一名钢铁战士站在与新型冠状病毒感染疫情斗争的最前线。"医生看的不是病,而是病人",钟南山以一句直击人心的话,道出了医者仁心,更道出了一位 84 岁老人对生命的体悟。

"有时去治愈,常常去帮助,总是去安慰",这是长眠在美国纽约东北部撒拉纳克湖畔的特鲁多医生的墓志铭,一再被后人称颂。这句话与钟南山院士的"医生看的不是病,而是病人",可谓异曲同工,共同道出了医学的真谛。正因为有了发自内心对于病人的关怀,钟南山院士才会在冬天先用手捂热听诊器的听诊头,再弯下腰来,一只手扶着患者,另一只手为患者听诊。同样源于对于同胞的大爱,这位老人才会在耄耋之年,白衣作战袍,逆行入江城,毅然决然地冲在了新型冠状病毒感染疫情防控的第一线。

医学是一门科学,但与此同时,医学更是一门"人学",需要医生具备悲天悯人的情怀,能够站在患者角度换位思考。早在 20 世纪 70 年代,美国的恩格尔教授就提出:"医学应该从单纯的生物学模式转化为生物-心理-社会的模式。"只有把人看成一个多层次、完整的连续体,综合考虑生理、心理和社会多重因素,医生才能做出科学的诊断和治疗。

"医生看的不是病,而是病人"应该成为广大医生的座右铭。只有这样,患者才能感受到医生的善良与温暖,从而更加信任医生,配合治疗;也只有这样,医生们才能把患者当作同一战壕里的战友,一起面对疾病这个共同的敌人。

第二节 急性上呼吸道感染与急性气管 - 支气管炎

急性上呼吸道感染

急性上呼吸道感染（acute upper respiratory tract infection）是鼻腔、咽或喉部急性炎症的概称，是最常见的呼吸道传染性疾病。常见病原体为病毒，也可是细菌、真菌、螺旋体等。本病没有年龄、性别、职业和地区差异，全年均可发病，但常见于寒冷季节或季节突变时。受凉、淋雨、过度疲劳等可诱发。本病发病率高，具有一定的传染性，通过飞沫或接触传染。一般病情较轻，病程较短，预后良好，但有时可引起严重并发症，需要积极治疗。

一、病因和发病机制

急性上呼吸道感染主要病原体为病毒，占 70%~80%，包括鼻病毒、冠状病毒、流感和副流感病毒、腺病毒、呼吸道合胞病毒、麻疹病毒、风疹病毒、埃可病毒及柯萨奇病毒等。20%~30% 病原体为细菌，可直接致病或继发于病毒感染之后，以口腔定植的溶血性链球菌为多见，也可为流感嗜血杆菌、肺炎链球菌和葡萄球菌等。当淋雨、受寒、劳累等降低机体呼吸道防御功能时，原已存在于上呼吸道或从外界侵入的病毒或细菌迅速繁殖，诱发本病。尤其是老幼体弱或有慢性呼吸道疾病者更易患病。

二、病理

鼻腔及咽部黏膜充血、水肿、纤毛上皮细胞损伤和脱落，少量单核细胞浸润，有浆液性及黏液性炎性渗出。若有细菌感染，则有中性粒细胞浸润，大量脓性分泌物。

三、临床表现

1. 普通感冒 俗称"伤风"，又称急性鼻炎或上呼吸道卡他，是最常见的上呼吸道感染疾患，以鼻咽部卡他症状为主要表现。起病急，初期表现为咽干、咽痒，同时或数小时后出现打喷嚏、鼻塞、流清水样鼻涕，2~3 天后鼻涕变稠，鼻塞加重。可伴有咽痛、流泪、味觉迟钝、呼吸不畅、声音嘶哑、咳嗽等，有时因有耳咽管炎而致听力减退。一般无发热及全身症状，或仅有低热、不适、轻度畏寒、头痛、乏力等。体检鼻黏膜充血水肿，有较多分泌物，咽部黏膜充血。若无并发症，5~7 天可痊愈。

2. 急性病毒性咽炎 临床表现为咽痒，咽部灼热感、异物感，疼痛不持久也不突出。吞咽时疼痛常提示有链球菌感染，流感病毒和腺病毒感染时可有发热和乏力。体检咽部明显充血水肿，咽侧壁和后壁滤泡增生，颌下淋巴结肿大且有触痛。

3. 急性病毒性喉炎 常由鼻病毒、甲型流感病毒、副流感病毒或腺病毒引起。临床表现为咽痒、干燥、声嘶、讲话困难，严重者可失音、咳嗽，常伴有发热、全身不适及咽炎。体检可有局部淋巴结肿大和触痛，可闻及喘息声。喉镜可见局部黏膜和声带水肿、充血，常有分泌物附着，声门闭合不全。

4. 疱疹性咽峡炎 主要由柯萨奇病毒引起，多见于儿童，偶见于成年人，多于夏季发生。临床表现为明显咽痛、发热。体检咽部充血，同时可见软腭、悬雍垂、咽和扁桃体上有灰白色丘疱疹和浅表溃疡，周围有红晕。病程约 1 周。

5. 咽 - 结膜热 主要由腺病毒和柯萨奇病毒引起，多见于儿童，游泳时易传播，多发生于夏季。表现为发热、咽痛、畏光、流泪。体检咽及结膜明显充血。病程一般4~6天。

6. 细菌性咽 - 扁桃体炎　病原体多为溶血性链球菌,其次为流感嗜血杆菌、肺炎链球菌和葡萄球菌等。起病急,明显咽痛,畏寒、发热,体温可达39℃以上,常伴有头痛、乏力等全身症状。体检咽部明显充血,扁桃体肿大充血,表面有黄色点状渗出物,有的可融合成片状伪膜,可有颌下淋巴结肿大和触痛,肺部体征无异常。

四、实验室及其他检查

1. 血常规　病毒感染可见白细胞总数正常或偏低,淋巴细胞比例增高;细菌感染可见白细胞总数和中性粒细胞增高,甚则可见核左移。

2. 病原学检查　采用免疫荧光法、酶联免疫吸附法、血清学诊断法,病毒分离和鉴定以确定病毒类型,细菌培养和药敏试验有助于细菌感染的诊断和治疗。

3. 胸部 X 线　多数病例无异常表现。

五、诊断

根据病史、流行情况、鼻咽部临床表现,结合血常规和胸部 X 线检查可以做出临床诊断。根据病原学检查可以确定病因诊断。

六、鉴别诊断

上呼吸道感染是以鼻、咽、喉的症状为主,一些疾病如过敏性鼻炎、流行性感冒等也有类似症状,应予以鉴别。

1. 过敏性鼻炎　临床上与“伤风”类似,但本病多由于接触过敏原而起病,发作与环境、气温变化或者异味有关,起病急骤,突然发生鼻痒、喷嚏、流清水样鼻涕,数分钟至数小时后可痊愈,检查可见鼻黏膜苍白水肿,鼻分泌物涂片可见嗜酸性粒细胞增多。

2. 流行性感冒　有明显的流行病学特征,起病急,全身中毒症状重,可有高热、周身酸痛、乏力等,而鼻咽部症状较轻。病原学检查有助于鉴别。

3. 某些急性传染病的前驱症状　如麻疹、脊髓灰质炎、脑炎等在起病初期常有上呼吸道感染的症状,但可以根据这些病的流行季节或流行区域密切观察,同时进行必要的实验室检查以鉴别。

七、病情评估

上呼吸道感染属自限性疾病,多在 1 周内好转,但极少数年老体弱、有严重基础疾病的患者预后不良。因此需注意患者是否合并慢性支气管炎、慢性阻塞性肺疾病、心脏病等,并需关注患者是否存在严重的全身症状,如高热、乏力、厌食、呕吐,甚至脱水等,是否存在缺氧的症状与体征如呼吸困难、气短、发绀、呼吸频率和心率增快。

八、治疗

1. 一般治疗　卧床休息,多饮水;给予易于消化和营养丰富的饮食,保证维生素 C 的摄入;注意保持室内良好通风,保持一定的温度和湿度,减少继发细菌感染的机会。

2. 对症治疗　发热给予物理降温,必要时给予解热镇痛剂;咽痛者可含服各种清咽利喉含片或用生理盐水漱口;鼻塞严重者可用 1% 麻黄素滴鼻;咳嗽痰多时一般应用祛痰止咳药,不用镇咳药,但咳嗽严重时可选用非成瘾性中枢性镇咳剂。

3. 针对病原治疗

（1）抗病毒：目前抗病毒药物疗效尚不确定。①金刚烷胺和金刚乙胺：每次 100mg，每日 2 次，通过干扰 M2 离子通道活性抑制病毒复制，但因易产生耐药菌株和引起头痛、幻觉等中枢神经系统的副作用，未被广泛应用。②利巴韦林：每日 0.8~1g，分 3~4 次口服，或每日 10~15mg/kg，分 2 次静脉滴注。③奥司他韦，成人剂量每次 75mg，每日 2 次，连服 5 日，对流感病毒有抑制作用，扎那米韦吸入粉雾剂亦可使用。

（2）抗菌：如有细菌感染，可选用敏感抗生素，如青霉素类、头孢菌素类、大环内酯类、喹诺酮类等。对于细菌性咽 - 扁桃体炎首选青霉素类药物，可予青霉素 80 万 U 肌内注射，每日 2 次，或 240 万 ~800 万 U 静脉滴注，若病情严重可选用头孢菌素类。

4. 中医药治疗　中医辨证论治对本病有较好疗效。

九、预防

增强机体抗病能力是预防上呼吸道感染的最好方法。坚持进行适宜的体育锻炼，生活有规律，避免过劳，防寒保暖，保持空气流通，注意呼吸道疾病患者的隔离，做好个人防护。

<h2 style="text-align:center">急性气管 - 支气管炎</h2>

急性气管 - 支气管炎（acute trachea-bronchitis）是指由于生物性或非生物性致病因素引起的气管 - 支气管黏膜的急性炎症。本病尤以儿童和老人多见，也可由上呼吸道感染迁延不愈所致，寒冷季节或气候骤变时易发。本病为一独立疾病，具有自限性，一般咳嗽、咳痰不超过 3 周。

一、病因

1. 病原微生物　引起本病的病原体主要为病毒和细菌。可以由病毒、细菌直接感染，也可以由引起急性上呼吸道感染的病毒或细菌蔓延而来，或者在病毒感染的基础上继发细菌感染。常见的病毒有流感病毒、副流感病毒、腺病毒、冠状病毒、呼吸道合胞病毒、柯萨奇病毒等。常见的细菌有肺炎链球菌、流感嗜血杆菌、卡他莫拉菌等。近年来，肺炎衣原体和肺炎支原体感染的病例有所增加。

2. 理化因素　包括吸入过冷空气、粉尘及某些刺激性气体（如二氧化硫、二氧化氮、氨气、氯气、香烟、烟雾等）。

3. 过敏因素　吸入花粉、有机粉尘、真菌孢子等可引起本病发生。寄生虫如钩虫、蛔虫的幼虫在肺部移行以及对细菌、蛋白质过敏，也可引起气管 - 支气管的炎症反应。

二、发病机制

受寒、过度疲劳或营养不良等导致机体抵抗力下降，从而削弱机体全身或局部防御功能，微生物感染、理化因素刺激及过敏反应引起气管 - 支气管局部黏膜上皮损伤，纤毛运动障碍，造成黏膜充血、水肿、渗出，分泌物增多等炎症变化。

三、病理

气管、支气管黏膜充血、水肿，纤毛上皮细胞损伤、脱落，黏膜腺体肥大，分泌物增加，并有淋巴细胞和中性粒细胞浸润。炎症消退后，损伤程度轻者，黏膜上皮由黏膜基底层细胞增生而修复，气管、支气管的结构和功能可恢复正常。

四、临床表现

1. 症状 起病急,常先有急性上呼吸道感染症状,如鼻塞、流涕、咽痛、声嘶等,继而出现咳嗽,开始咳嗽较轻,咳痰少,1~2 天后咳嗽转剧,甚至为持续性咳嗽,痰液由黏液痰变为黄脓痰,甚则痰中带血,痰量逐渐增多。咳剧时可伴有恶心、呕吐及胸、腹肌疼痛。如有支气管痉挛,可见不同程度的气急和胸闷。

2. 体征 部分患者两肺呼吸音粗,可闻及散在干、湿啰音,啰音位置常不固定,咳嗽后减少或消失,支气管痉挛时两肺可闻及哮鸣音。

五、实验室及其他检查

1. 血常规 白细胞计数与分类多无明显改变。病毒感染时淋巴细胞可增加,细菌感染较重时可见白细胞总数、中性粒细胞和 C 反应蛋白增加。

2. 胸部 X 线 多无异常或仅有肺纹理增粗。

3. 痰液检查 痰涂片或培养可发现致病菌。

六、诊断

根据症状、体征,结合血常规和胸部影像学可做出临床诊断,根据相关病原学检查可确定病因诊断。

七、鉴别诊断

本病应与以下疾病鉴别:

1. 急性上呼吸道感染 鼻咽部症状明显,一般无咳嗽、咳痰,肺部体征无异常。

2. 其他 支气管肺炎、肺结核、肺癌、肺脓肿、百日咳等多种肺部疾病可伴有急性支气管炎的症状,应详细询问病史,仔细查体,结合实验室检查等加以鉴别。

八、病情评估

一般病情较轻,多在 3 周内好转,持续 3 周以上者需要进一步检查以明确病因。

九、治疗

1. 一般治疗 注意休息,保暖,多饮水,补充足够的热量。

2. 对症治疗 高热时可予物理降温,口服解热镇痛药物;咳嗽有痰难咯时可选用溴己新、盐酸氨溴索、舍雷肽酶、N- 乙酰半胱氨酸(NAC)等;对于剧烈干咳,影响睡眠者可用可待因等;伴有支气管痉挛者可用解痉剂,如特布他林、沙丁胺醇、氨茶碱、二羟丙茶碱等。

3. 抗菌药物治疗 仅在有细菌感染证据时加用。一般采用口服,病情较重的亦可采用肌内注射或静脉滴注。抗菌药物可选用大环内酯类、喹诺酮类,也可选用青霉素和二代头孢菌素类等。

十、预防

加强锻炼,增强体质,防止感冒;改善劳动卫生环境,做好个人防护,防止有害气体侵害人体影响健康;避免接触诱因;清除鼻咽、喉等部位的病灶。

第三节　慢性支气管炎、慢性阻塞性肺疾病

慢性支气管炎

慢性支气管炎（chronic bronchitis）简称慢支，是指气管、支气管黏膜及其周围组织的慢性非特异性炎症，以老年人多见。临床上以咳嗽、咳痰或伴有喘息及反复发作的慢性过程为特征，早期症状轻微，冬季多发，春夏缓解，晚期症状可长年存在，不分季节。常有反复急性发作，可并发阻塞性肺疾病，甚至肺源性心脏病。本病随着年龄的增长，患病率逐渐升高。本病与吸烟、地区差异、环境和大气污染等有关，吸烟者患病率高于不吸烟者，北方因气候寒冷患病率高于南方，工矿地区大气污染严重，患病率高于城市。

一、病因与发病机制

本病的病因尚不完全清楚，一般分为内因和外因两个方面。

（一）内因

1. 呼吸道局部防御及免疫功能减低　正常人呼吸道具有对吸入空气过滤、加温和湿润的作用；气管、支气管黏膜分泌的黏液黏附在纤毛上，通过纤毛及咳嗽反射等，能净化或清除异物和过多的分泌物；细支气管和肺泡中还存在分泌型免疫球蛋白 A（SIgA），有抗病毒和细菌的作用。因此，在正常情况下，下呼吸道始终保持无菌状态。全身或呼吸道局部的防御及免疫功能减弱，可为慢支发病提供内在的条件。老年人常因呼吸道的免疫功能减退、免疫球蛋白减少、呼吸道防御功能退化、单核 - 吞噬细胞系统功能衰退等，致患病率较高。

2. 自主神经功能失调　当呼吸道副交感神经亢进时，气道反应增强，对正常人不起作用的微弱刺激即可引起患者支气管收缩痉挛、分泌物增多，而产生咳嗽、咳痰、气喘等症状。

（二）外因

1. 吸烟　目前公认吸烟是引起本病的主要因素。吸烟时间愈长、烟量愈大，患病率也愈高。吸烟可损伤支气管上皮细胞，使纤毛变短、不规则，纤毛运动受抑制；吸烟后副交感神经兴奋性增加，支气管痉挛收缩，阻力增加；支气管杯状细胞增生，黏液分泌增多，使气道净化功能减弱；支气管黏膜充血、水肿、黏液积聚，肺泡中的吞噬细胞功能减弱，均易引起感染和发病。

2. 感染　是慢支发生、发展的重要因素之一。病毒、支原体和细菌感染为本病急性发作的主要原因。鼻病毒、黏液病毒、腺病毒和呼吸道合胞病毒为多见。在病毒和 / 或支原体感染损伤气道黏膜的基础上可继发细菌感染。细菌感染中以流感嗜血杆菌、肺炎链球菌、甲型链球菌为最多见。

3. 理化　刺激性烟雾、粉尘、大气污染等刺激可损伤支气管黏膜，引起肺纤维组织增生，引起肺清除功能减退，为细菌入侵创造条件。

4. 过敏　过敏因素与慢支发病有一定的关系。细菌致敏是引起慢支速发型和迟发型变态反应的一个原因。尤其是喘息型慢支患者往往有过敏史，痰液中嗜酸性粒细胞数量与组胺含量都有增高倾向，提示慢支与变态反应有一定的关系。变态反应使支气管收缩或痉挛，发生组织损害和炎症反应，从而发展为本病。

5. 气候　寒冷常为慢支发作的重要原因和诱因。寒冷空气刺激呼吸道，刺激腺体分泌、黏液增加，纤毛运动减弱，减弱上呼吸道黏膜的防御功能；寒冷还能通过反射引起支气管

平滑肌收缩、黏膜血液循环障碍和分泌物排出困难等,易于继发感染。

综上所述,当人体抵抗力下降,气道防御和免疫功能减弱,气道敏感性不同程度增强时,有一种或多种外因长期反复作用,则可发展为慢支。如长期吸烟或大气污染等使呼吸道黏膜受损,造成气道高反应,加之反复感染细菌等微生物,可发生慢支,逐渐发展成慢性阻塞性肺气肿,甚至出现肺动脉高压而发展成肺心病。

二、病理

各级支气管均可受累,主要病理表现为以下几个方面:黏膜上皮细胞变性、坏死,杯状细胞增多,发生鳞状上皮化生。纤毛上皮细胞亦有损坏,纤毛变短、参差不齐、倒伏粘连,甚则脱失;腺体增生肥大,分泌功能亢进,以黏液腺为主,浆液腺和混合腺体相应减少,杯状细胞明显增生,黏液分泌量增多,但到后期可出现黏液腺分泌衰竭;支气管壁炎症细胞浸润,以浆细胞、淋巴细胞为主,有时可见嗜酸性粒细胞;支气管壁充血、水肿和纤维增生,支气管黏膜发生溃疡,肉芽组织增生引起管腔狭窄;管腔内可见黏液栓;少数可见支气管软骨萎缩变性,局部塌陷、扭曲、变形或扩张。

三、病理生理

慢支早期病变主要在内径<2mm 的小气道,肺功能中反映大气道的指标(如第一秒用力呼气量、最大通气量、最大呼气中段流量)多为正常,临床症状不明显。随着病情加重,气道狭窄,阻力增加,常规通气功能检查出现不同程度异常,并发阻塞性肺气肿后呼吸功能障碍更明显。

四、临床表现

1. 症状　本病起病缓慢,常在寒冷季节起病,病程长,反复急性加重,急性加重的主要原因是呼吸道感染,病原体可以是病毒、细菌、支原体和衣原体等。主要症状包括以下几方面:

(1)咳嗽:初期晨间咳嗽较重,白天较轻,晚期夜间也明显,睡前常有阵咳发作,并伴咳痰。

(2)咳痰:以晨起排痰尤多,痰液一般呈白色黏液状或浆液泡沫状,急性感染时痰量增多、黏稠度增加,或呈黄色脓性。

(3)气短与喘息:初期多不明显,当病程进展合并肺气肿时则逐渐出现轻重程度不同的气短,以活动后尤甚。

2. 体征　本病早期多无异常体征。急性发作期可在肺底闻及散在干、湿啰音,咳嗽后啰音可减少或消失。喘息性支气管炎在咳嗽或深吸气后可闻及哮鸣音,急性发作时双肺可满布哮鸣音并伴有呼气延长。长期反复发作可有肺气肿体征。

五、并发症

常见并发症有阻塞性肺气肿、支气管肺炎和支气管扩张。

六、实验室及其他检查

1. X 线检查　早期可无明显变化,反复急性发作者可见两肺纹理增多、紊乱,呈网状或条索状以及斑点状阴影,以两下肺野明显。

2. 肺功能检查　一秒用力呼气量和一秒用力呼出量与用力肺活量比值在早期多无明

显变化。当出现气流受限时,使用支气管扩张剂后第 1 秒用力呼气容积(FEV$_1$)和 FEV$_1$ 与肺活量(VC)或用力肺活量(FVC)的比值减小,当其比值<0.70 时提示已发展为慢性阻塞性肺疾病。当小气道阻塞时,最大呼气流速 - 容积曲线在 75% 和 50% 肺容量时的流量明显降低,闭合容积增大。

3. 血常规缓解期　患者白细胞总数和分类多无异常,急性发作期并发细菌感染时白细胞总数、中性粒细胞和 C 反应蛋白可升高。

4. 痰液检查　急性发作期痰液涂片可见大量中性粒细胞,痰培养可分离出肺炎链球菌、流感嗜血杆菌和卡他莫拉菌等。

七、诊断

主要依据病史和症状。临床上有慢性或反复咳嗽、咳痰或伴喘息,每年发病至少持续 3 个月,并连续 2 年或以上,且排除其他心、肺疾患(如肺结核、尘肺、支气管哮喘、支气管扩张、肺癌、肺脓肿、慢性鼻咽疾患、心脏病、心功能不全等)时,则可确诊。如每年发病持续时间不足 3 个月,但有明确的客观依据(如 X 线、肺功能等)亦可做出诊断。

八、鉴别诊断

慢支与咳嗽变异性哮喘、嗜酸性粒细胞性支气管炎、支气管扩张、肺结核、肺癌等均为慢性呼吸道疾病,均有咳嗽、咳痰的症状,但在发病年龄、发病季节、临床表现、实验室检查以及影像学上有不同的特点。

1. 咳嗽变异性哮喘　以刺激性咳嗽尤其是夜间咳嗽为特征,灰尘、油烟、冷空气等容易诱发咳嗽,常有家庭或个人过敏疾病史。抗生素治疗无效,血中免疫球蛋白 E、呼出气一氧化氮增高,支气管激发试验阳性。

2. 嗜酸性粒细胞性支气管炎　临床症状类似,X 线检查无明显改变或肺纹理增加,支气管激发试验阴性,临床上容易误诊。诱导痰检查嗜酸性粒细胞比例增加(≥3%)即可诊断。

3. 支气管扩张　多发生于儿童期或青年期,常继发于麻疹、肺炎或百日咳后,有反复咯大量脓痰和咯血症状,听诊为两下肺湿啰音,可有杵状指(趾),X 线、胸部 CT 有助于鉴别。

4. 肺结核　各个年龄均可发病,临床上除咳嗽、咳痰症状外,多伴有午后低热、乏力、食欲减退、体重减轻、盗汗等全身毒性症状,X 线可发现肺部病灶,痰结核菌检查阳性。老年人肺结核中毒症状不明显,要特别注意。

5. 肺癌　40 岁以上,特别是有长期吸烟史者,主要表现为刺激性咳嗽、常有痰中带血的慢性咳嗽患者,咳嗽性质发生改变时要考虑肺癌的可能,X 线、胸部 CT、痰找脱落细胞、纤维支气管镜活检有助于进一步明确诊断。

九、病情评估

1. 分型　根据临床表现将慢支分为单纯型和喘息型。

(1)单纯型:符合慢支诊断标准,具有咳嗽、咳痰两项症状。

(2)喘息型:符合慢支诊断标准,除咳嗽、咳痰外,尚有喘息症状,经常或多次伴有哮鸣音。

2. 分期　按病情进展可分为 3 期。

(1)急性发作期:指在 1 周内出现脓性或黏液脓性痰,痰量明显增加,或伴有发热等炎症表现,或 1 周内咳、痰、喘任何一项症状明显加剧。

(2)慢性迁延期：指有不同程度的咳、痰、喘症状迁延 1 个月以上者。

(3)临床缓解期：经治疗或自然缓解，症状基本消失或偶有轻微咳嗽和少量痰液，保持 2 个月以上者。

十、治疗

(一)急性发作期和慢性迁延期

1. 控制感染　经验性应用抗生素同时积极留取痰标本，进行痰培养。根据临床疗效再评价，或根据痰培养结果选择敏感抗生素或继续经验性用药。抗生素可选用青霉素类、头孢菌素类、呼吸喹诺酮类、大环内酯类等。感染较轻者可口服，严重感染者需联合静脉滴注。抗生素使用疗程视病情轻重而定，一般为 7~10 天，若严重感染病例可适当延长。

2. 祛痰止咳　祛痰药有降低痰液黏稠度、促进黏液排出、改善纤毛运动等作用，常用的有氯化铵、溴己新、氨溴索、标准桃金娘油和 N- 乙酰半胱氨酸等。一般不宜单纯应用强镇咳剂，以免影响痰液排出，造成痰液阻塞气道，加重病情。但若为刺激性干咳，痰液很少，可采用止咳药。对于痰液黏稠不易咳出者可用雾化吸入治疗。

3. 解痉平喘　主要是支气管舒张剂，包括抗胆碱能药物、β_2 肾上腺素受体激动剂和茶碱类。给药途径有吸入、口服及静脉等。①抗胆碱能药物：能阻断气道副交感神经节、节后纤维及平滑肌 M_1、M_2、M_3 受体，使气道扩张及气道分泌物减少，不良反应少，长期应用无耐药性。主要有异丙托溴铵、溴化异丙阿托品。②β_2 肾上腺素受体激动剂：被认为是目前最有效的支气管扩张剂，作用快而强，吸入数分钟可见效，15~30 分钟达到峰值，疗效持续 4~5 小时。其长效制剂或控释片口服对缓解夜间与清晨症状有效。主要有沙丁胺醇、特布他林等制剂，但应注意其对心脏的副作用。③茶碱类药物：支气管扩张作用较弱，其有效浓度与中毒剂量接近，静脉给药不良反应多，国外不主张作为一线支气管扩张药使用，只有在其他支气管扩张药疗效较差的情况下使用。口服的控释型茶碱可维持稳定的血药浓度，对夜间发生的支气管痉挛有较好疗效。

(二)临床缓解期

要加强运动，增强体质，提高机体免疫力，预防急性发作。可使用免疫调节剂，如核酪口服液，在发病季节前半个月用，效果更好；也可应用卡介菌多糖核酸注射液、胸腺肽及中药来提高机体免疫力。另外，戒烟、避免有害气体或颗粒吸入也非常重要。

十一、预防

戒烟是预防慢支的重要措施，要大力宣传吸烟的危害性，杜绝青少年吸烟。改善环境，避免粉尘、烟雾及有害气体的吸入。加强运动，增强体质，预防感冒。适当应用调节免疫力药物。注意饮食营养。定期监测肺功能，及早发现气流受限，及时采取有效措施。

慢性阻塞性肺疾病

慢性阻塞性肺疾病(chronic obstructive pulmonary disease,COPD)是一种以持续存在的气流受限为特征的肺部疾病，气流受限不完全可逆，呈进行性发展，主要累及肺部，也可引起肺外各器官的损害。积极的预防与有效的治疗可减轻病情，延缓甚至阻止病情的发展。

具有咳嗽、咳痰症状的慢性支气管炎患者为 COPD 的高危者，如肺功能检查出现气流受限且不完全可逆，则诊断为 COPD。全球 COPD 的患病率在 40 岁以上人群高达 9%~10%，严重影响患者的劳动力和生活质量，造成巨大的社会和经济负担。

笔记栏

一、病因和发病机制

本病的确切病因还不完全清楚,一般认为与机体对有害气体及有害颗粒的异常炎症反应有关。

1. 吸烟 为重要的发病因素,烟龄越长,吸烟量越大,患病率越高。

2. 职业粉尘和化学物质 接触职业粉尘及化学物质,如烟雾、过敏原、工业废气及室内空气污染等,浓度过高或时间过长时,均可产生与吸烟类似的 COPD。

3. 空气污染 大气中的有害气体如二氧化硫、二氧化氮、氯气等可损伤气道黏膜上皮,使纤毛清除功能下降,黏液分泌增加,为细菌感染创造条件。

4. 感染 与慢性支气管炎一样,感染也是 COPD 发生、发展的重要因素之一。

5. 蛋白酶-抗蛋白酶失衡 蛋白酶增多或抗蛋白酶不足均可导致组织结构破坏,发生肺气肿。先天性 α_1-抗胰蛋白酶缺乏多见于北欧血统的个体。

6. 氧化应激 许多研究表明,COPD 患者的氧化应激增加,超氧阴离子、过氧化氢 (H_2O_2) 和一氧化氮 (NO) 等氧化物可直接作用并破坏许多生化大分子,如蛋白质、脂质和核酸等,导致细胞功能障碍或细胞死亡,还可破坏细胞外基质,促进炎症反应。

7. 其他 如自主神经功能失调、营养不良、气温变化等都可能参与 COPD 的发生、发展。

二、病理

支气管黏膜上皮细胞变性、坏死,溃疡形成。纤毛倒伏、变短、不齐、粘连,部分脱落。杯状细胞数目增多、肥大、分泌亢进,腔内分泌物潴留。基底膜变厚坏死。支气管腺体增生肥大。各级支气管壁均有多种炎症细胞浸润,以中性粒细胞、淋巴细胞为主。炎症导致气管壁的损伤-修复过程反复发生,进而引起气管结构重建、胶原含量增加及瘢痕形成,这些病理改变是 COPD 气流受限的主要病理基础之一。

三、病理生理

在早期,一般反映大气道功能的检查如第一秒用力呼气容积(FEV_1)、最大通气量、最大呼气中期流速多为正常,但有些患者小气道功能(直接小于 2.0mm 的气道)已发生异常。随着病情加重,气道狭窄,阻力增加,常规通气功能检查可有不同程度异常。随病情进展,气道阻力增加,气流受限成为不可逆性。

四、临床表现

1. 症状 起病缓慢,病程较长。主要症状包括以下几方面:

(1)慢性咳嗽:随病程发展可终身不愈,常晨间咳嗽明显,夜间有阵咳或排痰。

(2)咳痰:一般为白色黏液或浆液泡沫状,偶可带血丝,清晨排痰较多。急性发作时痰量增多,可有脓性痰。

(3)气短或呼吸困难:为 COPD 的典型症状。早期在劳力时出现,后逐渐加重,以致在日常活动甚至休息时也感到气短。

(4)喘息和胸闷:部分患者特别是重度患者或急性加重时出现喘息。

(5)其他:晚期可出现体重下降、食欲减退等。

2. 体征 早期可无异常,随疾病进展出现桶状胸,呼吸变浅、频率增快,语颤减弱,叩诊呈过清音,心浊音界缩小,肺下界和肝浊音界下降,呼吸音减弱,呼气延长,部分患者可闻及

湿啰音和 / 或干啰音。

五、并发症

1. 慢性呼吸衰竭　常在 COPD 急性加重时发生,可出现缺氧和二氧化碳潴留的表现。

2. 自发性气胸　如有突然加重的呼吸困难,并伴有明显的发绀,患侧肺部叩诊为鼓音,听诊呼吸音减弱或消失,应考虑自发性气胸的可能,通过 X 线检查可以确诊。

3. 慢性肺源性心脏病　由于长期 COPD 引起肺血管床减少及缺氧导致肺动脉痉挛、血管重建,导致肺动脉高压、右心室肥厚扩大,最终发生右心功能不全。

六、实验室及其他检查

1. 肺功能判断　气流受限的主要客观指标,吸入支气管扩张剂后第一秒用力呼气量 / 用力肺活量(FEV_1/FVC)<70%,即可确定为不完全可逆的气流受限。肺功能对 COPD 诊断、严重度评估、疾病进展、预后及治疗反应等有重要意义。

2. 胸部 X 线　早期可无变化,以后可出现肺纹理增粗、紊乱等非特异性改变,也可出现肺气肿改变。X 线胸片改变对 COPD 诊断的特异性不高,主要用于确定肺部并发症及排除其他肺部疾病。

3. 胸部 CT　不应作为 COPD 的常规检查。高分辨 CT 对有疑难病例的鉴别诊断有一定意义。

4. 血气分析　对确定是否发生呼吸衰竭及判断其类型有重要意义。

5. 其他　合并细菌感染时,血白细胞计数增高,中性粒细胞核左移,痰细菌培养可检出病原菌,常见病原菌为肺炎链球菌、流感嗜血杆菌、卡他莫拉菌等,病程长且出现肺结构损伤者易合并铜绿假单胞菌感染,长期吸入糖皮质激素者易合并真菌感染。

七、诊断

主要根据吸烟等高危因素史、临床症状、体征及肺功能等综合分析确定。不完全可逆的气流受限是 COPD 诊断的必备条件。吸入支气管扩张剂后第一秒用力呼气量 / 用力肺活量(FEV_1/FVC)<70%,即可诊断。

有少数患者并无咳嗽、咳痰症状,仅在肺功能检查时 FEV_1/FVC<70%,而 $FEV_1 \geqslant 80\%$ 预计值,在除外其他疾病后,亦可诊断为 COPD。

八、鉴别诊断

本病主要和支气管哮喘鉴别,两者为最常见的慢性呼吸道疾病,均有咳嗽、气促的临床表现,但在起病方式、病程进展、病史以及实验室检查等方面有诸多不同(表 2-3-1)。

表 2-3-1　COPD 与支气管哮喘鉴别

鉴别要点	COPD	支气管哮喘
起病方式	多于中年后起病	多在儿童或青少年期起病
病程进展	症状缓慢进展,逐渐加重	症状起伏大,时重时轻,甚至突然恶化
病史	多有长期吸烟史和 / 或有害气体、颗粒接触史	常伴过敏体质、过敏性鼻炎和 / 或湿疹等,部分患者有哮喘家族史
气流受限的情况	气流受限基本为不可逆性;少数患者伴有气道高反应性,气流受限部分可逆	多为可逆性;但部分病程长者已发生气道重塑,气流受限不能完全逆转

续表

鉴别要点	COPD	支气管哮喘
支气管激发试验和支气管扩张试验	阴性	阳性
呼气峰流速（PEF）昼夜变异率	<20%	≥20%
特殊情况	在少部分患者中，这两种疾病可重叠存在	

九、病情评估

（一）病情严重度评估

1. 症状评估　可采用 COPD 患者生活质量评估问卷（CAT 评分）或呼吸困难指数评分（mMRC 评分）对患者的症状进行评价（表 2-3-2、表 2-3-3）。

表 2-3-2　呼吸困难指数评分（mMRC 评分）

mMRC 分级	呼吸困难症状
0 级	剧烈活动时出现呼吸困难
1 级	平地快步行走或爬缓坡时出现呼吸困难
2 级	由于呼吸困难，平地行走比同龄人慢或需要停下来休息
3 级	平地行走 100 米左右或数分钟后即需要停下来喘气
4 级	因严重呼吸困难而不能离家或穿脱衣时即感呼吸困难

表 2-3-3　生活质量评估问卷（CAT 评分）

症状	评分	症状
我从不咳嗽	□1 □2 □3 □4 □5	我一直咳嗽
我一点痰也没有	□1 □2 □3 □4 □5	我有很多很多痰
我一点也无胸闷感觉	□1 □2 □3 □4 □5	我有很重的胸闷的感觉
当我爬坡或爬一层楼时，我并不感到喘促	□1 □2 □3 □4 □5	当我爬坡或爬一层楼时，我感觉非常喘促
我在家里的任何劳动都不受 COPD 的影响	□1 □2 □3 □4 □5	我在家的任何劳动都很受 COPD 的影响
每当我外出时就外出	□1 □2 □3 □4 □5	因为我有 COPD，我从来不外出
我睡眠非常好	□1 □2 □3 □4 □5	因为我有 COPD，我睡眠非常差
我精力旺盛	□1 □2 □3 □4 □5	我一点精力都没有

2. 肺功能评估　根据 FEV_1/FVC、$FEV_1\%$ 预计值和症状可对 COPD 的严重程度做出分级（表 2-3-4）。

3. 急性加重风险评估　COPD 患者急性加重是指呼吸困难加重，变化超过正常的每日变异率，需要调整药物治疗的急性发作。急性加重的风险随气流受限严重程度的升高而增加，需要入院治疗的患者预后不良，每年 ≥1 次的需要住院治疗的 COPD 急性加重被视为高风险。每年 ≥2 次的急性加重，定义为频发急性加重，为高风险。

表 2-3-4　COPD 患者气流受限严重程度的肺功能分级（GOLD）

分级	分级标准
GOLD Ⅰ 级：轻度	$FEV_1/FVC<70\%$，$FEV_1 \geqslant 80\%$ 预计值；有或无慢性咳嗽、咳痰症状
GOLD Ⅱ 级：中度	$FEV_1/FVC<70\%$，$80\%>FEV_1\% \geqslant 50\%$ 预计值；有或无慢性咳嗽、咳痰症状
GOLD Ⅲ 级：重度	$FEV_1/FVC<70\%$，$50\%>FEV_1\% \geqslant 30\%$ 预计值；有或无慢性咳嗽、咳痰症状
GOLD Ⅳ 级：极重度	$FEV_1/FVC<70\%$，$30\%>FEV_1\%$ 预计值或 $50\%>FEV_1\%$ 预计值；伴呼吸衰竭或心力衰竭

4. 合并症评估　心血管疾病、骨质疏松、抑郁和焦虑、骨骼肌功能下降、代谢综合征和肺癌常见于 COPD 患者，并影响 COPD 的入院率及病死率。

按照上述 4 点进行联合评估，将患者分为 A、B、C、D 四级（表 2-3-5、表 2-3-6）。

表 2-3-5　应用联合评估模式评估 COPD

气流受限（GOLD 分级）	症状（mMRC 或 CAT 评分）			
	CAT<10 mMRC 0~1	CAT ≥ 10 mMRC ≥ 2		
GOLD 1 级	C	D	中重度急性加重病史	风险
GOLD 2 级			≥2 或 ≥1 次因急性加重住院	（急性加重发作史）
GOLD 3 级	A	B	≤1 次急性加重且未因急性加重住院	
GOLD 4 级				

注：进行风险评估时，根据 GOLD 分级或急性加重病史选择最高级别风险。

表 2-3-6　COPD 综合评估

患者	特征	肺功能分级	每年急性加重次数	mMRC 评分	CAT 评分
A	低风险，症状少	GOLD1~2	≤ 1	0~1	<10
B	低风险，症状多	GOLD1~2	≤ 1	≥2	≥ 10
C	高风险，症状少	GOLD3~4	≥2	0~1	<10
D	高风险，症状多	GOLD3~4	≥2	≥2	≥ 10

（二）分期

1. 急性加重期　短期内咳嗽、咳痰、气短和 / 或喘息加重，痰量增多，呈脓性或黏液脓性，可伴发热等。

2. 稳定期　咳嗽、咳痰、气短等症状稳定或较轻。

十、治疗

（一）稳定期

1. 戒烟　脱离污染环境。

2. 支气管舒张药　包括：① β_2 肾上腺素受体激动剂：主要有沙丁胺醇和特布他林气雾剂，每次 100~200μg（1~2 喷），定量吸入，疗效持续 4~5 小时，每 24 小时不超过 8~12 喷；沙美特罗、福莫特罗属长效 β_2 肾上腺素受体激动剂，每日仅需吸入 2 次。②抗胆碱能药：主要有异丙托溴铵气雾剂，开始作用时间较慢，但持续时间长，维持 6~8 小时，剂量为每次 40~80μg（每喷 20μg），每日 3~4 次。噻托溴铵为长效抗胆碱药，作用长达 24 小时以上，吸入剂量为每次 18μg,每日 1 次。③茶碱类药:缓释型或控释型茶碱,每次 0.2g,每日 2 次;或氨茶碱,每次 0.1g,每日 3 次。

3. **糖皮质激素吸入剂** 长期规律吸入糖皮质激素较适用于 $FEV_1<50\%$ 预计值并且有临床症状以及反复加重的 COPD 患者。联合吸入糖皮质激素和长效 $β_2$ 肾上腺素受体激动剂比各自单用效果好,目前有布地奈德加福莫特罗、氟地卡松加沙美特罗两种联合制剂。

4. **磷酸二酯酶 -4 抑制剂** 适用于重度和极重度患者(3 级和 4 级)及反复加重的患者,可在使用支气管舒张剂的基础上联合使用该类药物,如罗氟司特。

5. **祛痰药** 常用药物有盐酸氨溴索 30mg,每日 3 次;N- 乙酰半胱氨酸 0.2g,每日 3 次;或羧甲司坦 0.5g,每日 3 次;桃金娘油 0.3g,每日 3 次。

6. **长期家庭氧疗** 应在Ⅳ级即极重度 COPD 患者应用,具体指征是:① $PaO_2 \leqslant 55mmHg$ 或动脉血氧饱和度(SaO_2)≤ 88%,有或没有高碳酸血症。② PaO_2 55~60mmHg,或 $SaO_2<89\%$,并有肺动脉高压、心力衰竭水肿或红细胞增多症(血细胞比容>55%)。一般是经鼻导管吸入氧气,流量 1.0~2.0L/min,吸氧持续时间>15h/d。长期家庭氧疗的目的是使患者在静息状态下,达到 $PaO_2 \geqslant 60mmHg$ 和 / 或使 SaO_2 升至 90% 以上。

(二) 急性加重期

1. **抗生素** 细菌感染是导致 COPD 急性加重最重要的原因,即便初期是由病毒感染引起,亦很快因继发细菌感染而加重病情,故选择敏感抗生素极为重要。治疗应根据 COPD 严重程度,结合当地区常见致病菌类型及耐药流行趋势和药敏情况尽早选择敏感抗生素。如对初始治疗方案反应欠佳,应及时根据细菌培养及药敏试验结果调整抗生素。

2. **支气管舒张药** 短效 $β_2$ 肾上腺素受体激动剂较适用于 COPD 急性加重期的治疗。若效果不显著,建议加用抗胆碱能药物(如异丙托溴铵、噻托溴铵等)。对于较为严重的 COPD 加重者,可考虑静脉滴注茶碱类药物。

3. **控制性氧疗** 住院患者的基础治疗。无严重合并症患者氧疗后易达到满意的氧合水平($PaO_2 \geqslant 60mmHg$ 或 $SaO_2 \geqslant 90\%$)。但吸入氧浓度不宜过高,需注意可能发生潜在的 CO_2 潴留及呼吸性酸中毒。

4. **糖皮质激素** 住院患者宜在应用支气管舒张剂基础上,口服或静脉滴注糖皮质激素,口服泼尼松 30~40mg/d,连续 7~10 日后逐渐减量停药。也可以静脉给予甲泼尼龙 40mg,每日 1 次,3~5 日后改为口服。

5. **祛痰药** 溴己新 8~16mg,每日 3 次;盐酸氨溴索 30mg,每日 3 次。

十一、预防

要避免发病的高危因素、急性加重的诱发因素以及增强机体免疫力。戒烟是预防 COPD 的最重要也是最简单易行的措施。控制职业和环境污染,积极防治婴幼儿和儿童期的呼吸系统感染。流感疫苗、肺炎链球菌疫苗等对防止 COPD 患者反复感染可能有益。加强体育锻炼,增强体质提高机体免疫力,可帮助改善机体一般状况。此外,应定期对高危因素的人群进行肺功能监测,以尽可能早期发现 COPD 并及时予以干预。

第四节 慢性肺源性心脏病

慢性肺源性心脏病(chronic pulmonary heart disease)简称肺心病,是由肺、胸廓或肺动脉慢性病变引起的肺循环阻力增加,肺动脉高压形成,右心负荷加重、右心室肥大的一类心脏病。本病在我国平均患病率为0.48%,仅次于冠心病,病死率为15%。男多于女,这可能与吸烟者中男性比例较高和男性相对更长时间暴露于空气污染有关。我国大部分肺心病由慢性支气管炎发展而来,支气管哮喘、支气管扩张、肺结核、硅沉着病(硅肺)等也可导致本病的发生。从肺部基础疾病发展为肺心病,一般需要10~20年。肺心病急性发作以冬、春季节为主,呼吸道感染是其主要诱因。

一、病因

1. 支气管、肺疾病　慢性支气管炎并发阻塞性肺气肿最为多见,占80%~90%,其次有支气管哮喘、重症肺结核、支气管扩张、弥漫性肺间质纤维化、尘肺、结节病、过敏性肺泡炎等。

2. 胸廓运动障碍性疾病　如脊椎后凸、侧凸,胸廓或脊椎畸形,胸廓改形术后,神经肌肉性疾病(脊髓灰质炎、重症肌无力、肌营养不良等)以及过度肥胖伴有肺泡通气障碍等引起胸廓活动受限、肺受压,导致肺功能受限,气道不畅,并发肺气肿,最后致肺血管收缩、狭窄,阻力增加,形成肺动脉高压。

3. 肺血管疾病　很少见。如不明原因的肺动脉高压、广泛或反复发生的多发性肺小动脉栓塞和肺小动脉炎等,均可引起肺动脉阻力增加、肺动脉高压形成。

4. 通气驱动力失常　睡眠呼吸暂停综合征、口咽畸形、肥胖-低通气综合征、原发性肺泡通气不足等,可引起低氧血症,导致肺动脉收缩而发展为慢性肺心病。

二、发病机制

肺动脉高压为肺心病的病理基础,是由肺的结构和功能改变导致的,如阻塞性肺气肿引起肺循环阻力升高;反复发生的气道感染和低氧血症,可导致一系列体液因子变化,引起肺血管收缩、肺循环阻力增加、肺血管重构,最终形成肺动脉高压。

1. 肺动脉高压的形成与下列因素有关:

(1) 肺血管变化的功能性因素:缺氧、高碳酸血症的呼吸性酸中毒可使肺血管收缩、痉挛。目前国内外对缺氧性肺血管收缩的原因研究较多,认为主要与体液因素有关。①缺氧时,肥大细胞、嗜酸性粒细胞和巨噬细胞被激活,肺血管内皮细胞受损,释放一系列介质,如花生四烯酸环氧合酶产物前列腺素和脂氧化酶产物白三烯。前列腺素分为收缩血管物质和舒张血管物质。前者如血栓素(TXA_2)、前列腺素$F_{2\alpha}$,后者如前列环素(PGI_2)和前列腺素E_1(PGE_1)等。白三烯也主要有收缩血管作用。缺氧时收缩血管物质增多,使肺血管阻力增加,肺动脉高压形成。另外,组胺、血管紧张素Ⅱ(Ang Ⅱ)、5-羟色胺(5-HT),血小板激活因子(PAF),血管内皮舒张因子(EDRF)以及内皮源性收缩因子(EDCF)也对肺血管收缩有一定的作用。目前比较公认的观点是缺氧性肺血管收缩并不是只因某种缩血管物质的绝对增加,而更多是由于局部缩血管物质和扩血管物质的比例失衡造成的。②缺氧可使平滑肌细胞膜对Ca^{2+}通透性增高,肌肉兴奋-收缩耦联效应增强,引起肺血管收缩。高碳酸血症时,$PaCO_2$本身不引起血管收缩,但因$PaCO_2$升高时,可使血中H^+升高,导致肺动脉压力增高。另外,缺氧和高碳酸血症可刺激颈动脉窦和主动脉体化学感受器,反射性引起交感神经兴奋,从而儿茶酚胺分泌增加,血管收缩,使肺动脉压力上升。

(2) 肺血管变化的器质性因素:①长期反复发生的慢性支气管炎及支气管周围炎导致相邻肺动脉分支发生病变,引起血管炎,使腔壁增厚和纤维化,管腔狭窄,甚至完全闭塞,导致肺血管阻力增加,产生肺动脉高压。②随着肺气肿的增加,肺泡内压增高,压迫肺泡间壁的毛细血管,导致毛细血管管腔狭窄或闭塞。③严重肺气肿时,肺泡膨胀、破裂融合,形成大疱,肺泡壁毛细血管床减损。肺毛细血管床总横断面积减少超过 70% 时,肺循环阻力增加,促使肺动脉压力升高。④肺血管重构。慢性缺氧使肺血管收缩,管壁张力增加,刺激管壁增生,使肺细小动脉平滑肌细胞肥大或萎缩,内膜弹力纤维及胶原纤维增生,使血管壁增厚硬化,从而使管腔狭窄,肺循环阻力增加。

另外,慢性缺氧导致代偿性红细胞增多,血液黏稠度和血流阻力增加,加重肺动脉高压;缺氧还导致醛固酮增加、水钠潴留、血容量增多,导致肺动脉压力升高。

2. 心脏病变 由于肺循环阻力增加,右心为克服肺动脉升高的阻力而发生代偿性心肌肥厚。在早期,右心室尚能代偿,但随着疾病进展,尤其在急性发作期时,肺动脉压持续升高且较重,超出右心代偿能力,右心排血量下降,右心室舒张末压增高,促使右心室扩大和右心室功能衰竭。尸检资料证明肺心病除导致右心病变外,少数可见左心受累,出现左心功能异常。心肌缺氧,乳酸堆积,反复肺部感染,酸碱平衡失调、电解质紊乱所致的心律失常等均可影响心肌,加速心功能损害。

3. 其他重要脏器损害 缺氧、CO_2 潴留可引起脑、肝、肾、胃肠功能、血液系统、内分泌系统等发生障碍,出现多脏器功能损害。

三、病理

支气管和肺泡的病理改变与慢性支气管炎和阻塞性肺气肿的病理改变相同。肺血管的病理改变主要因反复支气管周围炎和肺炎,炎症波及支气管动脉和肺小动脉,使支气管动脉和肺小动脉不同程度增厚、管腔狭窄或闭塞;严重肺气肿时肺泡间隔断裂,扩张融合为肺大疱,使肺泡壁毛细血管毁损,血管床数目减少。有的出现扩张的交通支,产生动 - 静脉分流。心脏的病理改变为右心肥大,右心室肌壁增厚,心腔扩张,肺动脉圆锥膨隆,心尖圆钝。显微镜观察可见心肌纤维有肥大和萎缩的变化,出现灶性肌溶性病变,还可见间质水肿和灶性纤维坏死,最后由纤维结缔组织代替。有的合并冠状动脉粥样硬化性病变。

四、临床表现

本病发展缓慢,临床上除有基础肺、胸疾病的症状和体征外,逐步出现肺、心功能障碍以及其他脏器功能受损的表现。临床上往往表现为急性发作期和缓解期交替。根据疾病发展一般分为代偿期和失代偿期两个阶段。

1. 肺、心功能代偿期 此期一般心功能代偿良好,肺功能处于部分代偿。患者一般都有慢性咳嗽、咳痰或者哮喘病史,逐步出现呼吸困难,动则心悸、气短、乏力和劳动耐力下降,并有不同程度发绀等缺氧症状。

体征有:①明显肺气肿征:桶状胸、肺部叩诊过清音、呼吸音减弱,心浊音界缩小,甚则消失;②偶有干、湿啰音或哮鸣音;③心音遥远,颈静脉可有轻度怒张;④上腹部剑突下可见心脏收缩期搏动,肺动脉瓣区第二心音亢进,三尖瓣区出现收缩期杂音。

2. 肺、心功能失代偿期 此期因肺功能障碍明显引起呼吸衰竭,导致严重缺氧、二氧化碳潴留,伴或不伴有心力衰竭。

(1)呼吸衰竭:除咳嗽、咳痰等基础疾病的症状外,缺氧早期主要表现为发绀、胸闷、心悸等,进一步发展则见低氧血症和高碳酸血症,表现为头痛、头胀、烦躁,并有幻觉、精神错乱,称为肺性脑病,严重者可出现神志淡漠、嗜睡,甚至昏迷、死亡。

(2)心力衰竭:常合并有呼吸衰竭,多发生在急性呼吸道感染后。以右心衰竭表现为主,如气喘、心悸、少尿,上腹胀满不适,恶心、食欲缺乏等。体检见颈静脉怒张、心率增快,可出现各种心律失常,多为房性期前收缩(房性早搏)及阵发性室上性心动过速,其中以紊乱性房性心动过速最具有特征性,也可见心房扑动(简称房扑)和心房颤动(简称房颤),少数可出现心室颤动甚则心搏骤停。可见肝大伴压痛,肝颈静脉回流征阳性,水肿、腹水,严重者可出现休克。

五、并发症

1. **肺性脑病** 指慢性肺、胸疾病伴有呼吸功能衰竭,出现缺氧、二氧化碳潴留而引起精神障碍、神经症状的一种综合征。为肺心病死亡的首要原因。临床常见神志淡漠、肌肉震颤、间歇抽搐、嗜睡、昏睡、昏迷等表现,神经系统检查可出现腱反射减弱或消失、锥体束征阳性等体征。

2. **酸碱平衡失调及电解质紊乱** 呼吸衰竭时,由于动脉血二氧化碳分压升高,血液碳酸浓度增加,普遍存在呼吸性酸中毒。然而,常因体内代偿情况的不同或并存其他疾病的影响,还可出现各种不同类型的酸碱平衡失调及电解质紊乱,如肺心病急性加重期,治疗前,往往是呼吸性酸中毒并发代谢性酸中毒及高钾血症;治疗后,又易迅速转为呼吸性酸中毒并发代谢性碱中毒及低钾、低氯血症而加重神经系统症状。

3. **心律失常** 多表现为房性期前收缩及阵发性室上性心动过速,也可有房性扑动及心房颤动。少数病例由于急性严重心肌缺氧,可出现心室颤动以至心脏骤停。

4. **休克** 是肺心病较常见的严重并发症及致死原因之一。其发生原因有:①脓毒症休克由于严重呼吸道 - 肺感染、细菌毒素所致微循环障碍引起。②心源性休克由严重心力衰竭、心律失常或心肌缺氧性损伤所致心排血量锐减引起。③失血性休克由上消化道出血引起。

5. **消化道出血** 缺氧、高碳酸血症及循环淤滞可使上消化道黏膜糜烂、坏死,发生弥漫性渗血;或因高碳酸血症时,胃壁细胞碳酸酐酶的活性增加,使氢离子释出增多,产生应激性溃疡而出血。

6. **其他** 功能性肾衰竭、弥散性血管内凝血等。

六、实验室及其他检查

1. **超声心动图** 常见右心室流出道内径增宽(≥30mm),右室内径增大,左右心室内径比值<2.0,右心室前壁厚度≥5mm,右肺动脉内径≥18mm,肺动脉干≥20mm。多普勒超声心动图显示三尖瓣反流及右室收缩压增高。

2. **心电图** 右心室肥大和 / 或右心房肥大为肺心病特征性表现。心电图常有如下改变:肺型 P 波,电轴右偏,额面平均电轴≥+90,常见肢体导联低电压、顺钟向转位。严重肺气肿患者若心电图由正常突然转为不完全右束支传导阻滞,多提示右心负荷过重。此外在 V_1、V_2 甚至 V_3 可出现酷似陈旧性心肌梗死的 QS 波,应注意鉴别。

3. **胸部 X 线检查** 除有肺、胸基础疾病的表现外,可有肺动脉高压、右心增大等表现。肺动脉高压表现:右下肺动脉扩张,横径≥5mm;或右下肺动脉横径与气管横径比值≥1.07;或肺动脉段明显突出≥3mm;肺动脉高压严重者可见中央肺动脉扩张,外周肺血管纤细。右心增大的表现:早期心脏不增大,呈垂直位,右心室流出道增大时见肺动脉圆锥部显著凸出。心尖上翘或圆突,右侧位见心前缘向前隆突,心前间隙变小,有时可见扩大的右心室将左心室后推与脊柱阴影重叠。

4. **动脉血气分析** 肺心病失代偿期可出现低氧血症或合并高碳酸血症,当 $PaCO_2 > 50mmHg$,$PaO_2 < 60mmHg$,提示呼吸衰竭。

5. **血液检查** 红细胞计数和血红蛋白常升高,全血黏度、血浆黏度增高,血小板聚集率多增快,血沉可增快;合并呼吸道感染时,白细胞总数和中性粒细胞增高。部分患者生化检查可有肝肾功能、电解质异常。

6. 肺阻抗血流图及其微分图　肺阻抗血流图及微分波值多降低,Q-B(相当于右室射血前期)时间延长,B-Y(相当于右室射血期)时间缩短,Q-B/B-Y 比值增大,对诊断肺心病有参考价值。

7. 其他　在缓解期可考虑肺功能检查,患者通常通气和换气功能均有障碍。痰培养在急性发作期合并感染时有助于指导抗生素的应用。

七、诊断

既往有慢性支气管炎、肺气肿,以及其他肺、胸疾病患者,通过心电图、X 线表现,超声心动图、肺阻抗血流图等检查,发现肺动脉高压、右心室肥大或右心功能不全表现,同时排除了引起右心增大的其他心脏疾病时,可做出诊断。

八、鉴别诊断

肺心病与冠状动脉粥样硬化性心脏病、风湿性心瓣膜病和发绀型先天性心脏病的鉴别主要应从 X 线、心电图、超声心动图以及发病年龄、病史、临床表现等方面进行鉴别。

1. 冠状动脉粥样硬化性心脏病　两者均多见于老年人,且常常合并存在。但冠心病有典型的心绞痛、心肌梗死的病史或心电图表现,体检、X 线及心电图呈现左心室肥大为主的征象。当肺心病合并冠心病时,鉴别较难,需要详细病史、体检和相关心、肺功能检查。

2. 风湿性心瓣膜病　肺心病患者常于三尖瓣区闻及吹风样收缩期杂音,需与风湿性心脏病(简称风心病)合并三尖瓣疾病相鉴别。后者多有风湿性关节炎的病史,多有其他瓣膜如二尖瓣、主动脉瓣病变,X 线、心电图、超声心动图可有特殊表现。

3. 发绀型先天性心脏病　患者常有右心增大、肺动脉高压和发绀等表现,颇似肺心病,但患者多青年期起病,心脏听诊可闻及特征性杂音,并常有杵状指,根据病史结合 X 线、心电图、心导管等检查有助于鉴别。

九、病情评估

(一) 分期

1. 急性加重期　多由急性呼吸道感染所诱发,有明显的呼吸衰竭和心力衰竭表现。

2. 缓解期　病情相对稳定,除慢性肺部原发疾病表现外,同时有肺动脉高压和右心室肥大的体征。

(二) 预后

慢性肺心病常反复急性加重,随肺功能的损害病情逐渐加重,多数预后不良,病死率在10%~15%,但经积极治疗可以延长寿命,提高患者生活质量。

十、治疗

(一) 急性加重期治疗

1. 积极控制感染　呼吸道感染是肺心病急性发作的常见诱因,因此,急性期最重要的是积极控制感染。可根据痰培养和药物敏感试验选用抗生素。在没有培养结果之前可依据经验选用抗生素。社区获得性感染以革兰氏阳性菌感染占多数,院内获得性感染则以革兰氏阴性菌感染为主。常用的抗生素有青霉素类、大环内酯类、氨基糖苷类、头孢菌素类、喹诺酮类等。对于重症感染可选用碳青霉烯类。选用广谱抗生素时要注意有继发真菌感染的可能。

2. 保持呼吸道通畅 包括：①减少气道分泌物：可选用一些黏液溶解剂和祛痰剂如 N-乙酰半胱氨酸、溴乙胺、溴化己胺醇、α-糜蛋白酶等，同时纠正失水，湿化气道，并用物理方法促进排痰，以保持呼吸道通畅。②支气管舒张剂应用：常用的有选择性 β₂ 肾上腺素受体激动剂，如口服制剂沙丁胺醇、特布他林等；吸入制剂沙丁胺醇气雾剂、特布他林气雾剂等。茶碱类药物，如氨茶碱等。③糖皮质激素应用：肺心病急性加重期可予糖皮质激素以拮抗气道非特异性炎症。静脉制剂可选用氢化可的松琥珀酸钠，或甲基泼尼松龙；口服制剂如泼尼松；吸入制剂如二丙酸倍氯米松、布地奈德等。

3. 纠正缺氧和二氧化碳潴留 包括：①合理氧疗：氧疗的目的是提高 PaO_2，降低呼吸肌做功和肺动脉高压，减轻右心负荷。对于 Ⅰ 型呼吸衰竭的患者，可采用较高浓度给氧，对于 Ⅱ 型呼吸衰竭的患者则采用持续低浓度给氧。②呼吸兴奋剂：具有兴奋呼吸、增加通气量、改善缺氧和促进二氧化碳排出的作用，但要注意用量，掌握指征。常用的有尼可刹米、二甲弗林、洛贝林等。③机械通气：肺心病急性加重期经积极抗感染、应用药物改善呼吸功能等综合措施，仍难以纠正缺氧和二氧化碳潴留时，若患者意识清楚，可考虑无创机械通气。患者出现意识障碍，呼吸浅弱或极度困难，出现潮式呼吸或呼吸暂停等，应考虑建立人工气道，行气管插管或气管切开有创机械通气。

4. 应用血管扩张剂 可减轻心脏后负荷，还可扩张肺血管、降低肺动脉压。常用药物有 α 受体拮抗药（酚妥拉明等），钙通道阻滞药（维拉帕米、硝苯地平），血管紧张素转换酶抑制剂（卡托普利、依那普利等），应从小剂量开始应用。

5. 纠正心力衰竭 在积极控制感染、改善呼吸功能后，一般患者心功能常能改善，尿量增多，水肿消退，肝大可缩小或恢复正常，不需使用利尿剂和强心剂。但较重患者或经以上治疗无效者可适当选用利尿剂和强心剂。

(1) 利尿剂：通过抑制肾脏钠、水重吸收而消除水肿，减少血容量，减轻心脏前负荷。但过多利尿易导致低钾、低氯性碱中毒，产生神经精神症状，增加氧耗，加重病情；还可以使痰液黏稠不易排出，加重呼吸衰竭；又可使血液浓缩，增加循环阻力，且易发生弥散性血管内凝血。因此，宜短疗程、小剂量、间歇联合使用排钾和保钾利尿剂。一般可用氢氯噻嗪 25mg，每日 1~3 次，合用螺内酯 40mg，每日 1~2 次。

(2) 强心剂：其应用指征如下：①感染已被控制，呼吸功能已改善，利尿剂不能取得良好疗效而反复水肿的心力衰竭患者。②合并室上性快速心律失常，如室上性心动过速、心房颤动（心室率>100 次/min）者。③以右心衰竭为主要表现而无明显急性感染的诱因者。④出现急性左心衰竭者。肺心病患者由于慢性缺氧及感染，对洋地黄类药物耐受性很低，疗效差，且易引起中毒，强心剂的剂量宜小，约为常规剂量的 1/2~2/3，同时选用作用快、排泄快的强心剂。用药期间应注意纠正缺氧，防治低钾血症，以免发生药物不良反应。低氧血症、感染等均可使心率增快，故不宜以心率减慢作为衡量强心药的疗效指征。

(3) 血管扩张剂：可减轻心脏前、后负荷，降低心肌耗氧量，增加心肌收缩力，对部分顽固性心力衰竭（简称心衰）有一定效果，但并不像治疗其他心脏病那样效果明显。血管扩张剂在扩张肺动脉的同时也扩张体动脉，往往造成体循环血压下降，反射性产生心率增快，氧分压下降，二氧化碳分压上升等不良反应。因而限制了血管扩张剂在慢性肺心病的临床应用。

6. 控制心律失常 除常规处理后，应注重病因治疗，如控制感染，纠正缺氧，纠正酸碱平衡和电解质紊乱等。但如果心律失常持续存在则可根据不同心律失常，选用相关药物。但应用抗心律失常药物要注意避免应用 β 受体拮抗药，以免引起支气管痉挛。

7. 营养支持 肺心病患者常存在胃肠道淤血、胃肠道功能紊乱和损伤，易出现营养不良、免疫功能低下,要加强营养支持,补充各种维生素、氨基酸和白蛋白等。

（二）缓解期治疗

通过呼吸锻炼改善呼吸功能,去除诱因以减少或避免肺心病的急性加重;提高机体免疫力,适当使用免疫增强剂或免疫调节剂增强患者免疫功能;应用止咳化痰、抗感染及平喘药物进行对症处理;亦可充分发挥中医中药的作用。

十一、预防

积极控制呼吸道感染,宣传戒烟,避免有害气体吸入,建立粉尘作业防护措施,改善生活和工作环境,减少诱发因素;适当给予免疫增强剂或定期注射有关疫苗,提高机体抗病能力。

第五节　支气管哮喘

支气管哮喘（bronchial asthma）简称哮喘,是由多种细胞（如嗜酸性粒细胞、肥大细胞、淋巴细胞、气道上皮细胞等）和细胞组分参与的气道慢性炎症性疾病。临床主要表现为反复发作的喘息、气急、胸闷、咳嗽等症状,伴有明显哮鸣音,多于夜间和凌晨发作,或于运动后发作,可自行缓解或经治疗而缓解。

目前全球约有 3 亿哮喘患者,我国约有 3 000 万哮喘患者,且哮喘发病率普遍呈逐年上升趋势。一般情况下,儿童患病率高于青壮年,发达国家患病率高于发展中国家,城市患病率高于农村。此病具有遗传倾向,约 40% 的患者有家族史。

一、病因

目前认为哮喘是一种有明显家族聚集倾向的多基因遗传性疾病,其发生既受遗传因素又受环境因素的影响。环境因素中尘螨是最常见的变应原,其次为花粉;动物皮毛、木棉、蘑菇也可引起哮喘发作;某些药物如普萘洛尔、阿司匹林等,以及牛奶、鸡蛋、鱼、虾、蟹等食品也可作为变应原。另外,感染、气候改变、环境污染、精神因素、运动、月经、妊娠等也可作为哮喘的促发因素。

二、发病机制

支气管哮喘病因众多,发病机制复杂,主要有以下几种认识:

1. 变态反应　外源性变应原刺激机体,产生特异性的 IgE 抗体,吸附在肥大细胞和嗜碱性粒细胞表面。当变应原再次进入体内并与 IgE 抗体结合后,导致肥大细胞脱颗粒,释放出多种炎症介质,炎症介质使支气管平滑肌痉挛、微血管渗漏、黏膜水肿、分泌增多,致支气管腔狭窄,引起速发相哮喘反应的发生。I 型变态反应通常在几分钟内发生,持续 1 个多小时,常见变应原有尘螨、花粉、真菌等。

2. 气道炎症　最重要的哮喘发病机制,是导致哮喘患者气道高反应性和气道弥漫性、可逆性阻塞的病理基础。炎症发生的机制主要在于外源性变应原使肥大细胞脱颗粒,释放出炎性介质,引起多种炎症细胞从外周循环血液聚集到气道,炎症细胞又活化,再次释放出许多炎性介质,使气道黏膜上皮破坏、微血管渗漏、黏膜水肿、腺体分泌增加,导致迟发相哮喘反应的发生。而 T 淋巴细胞的免疫调节作用失常（Th1 功能不足,Th2 功能亢进,Th1/Th2 比值低于正常）与炎症的发生密切相关。重要的炎症介质和细胞因子有嗜酸性粒细胞释放的嗜酸性粒细胞阳离子蛋白（ECP）、嗜酸性粒细胞趋化因子（ECT）、主要碱性蛋白（MBP）、白三烯(LT)、血小板活化因子(PAF)、白细胞介素 -3(IL-3)、白细胞介素 -4(IL-4)、白细胞介素 -5(IL-5)和粒细胞巨噬细胞集落刺激因子(GM-CSF)等。反复发作的气道炎症可导致气道高反应和气道重构。

3. 神经 - 受体失衡　也被认为是哮喘发病的重要环节。肾上腺素能神经的 α 受体、胆碱能神经的 M1、M3 受体和非肾上腺素能非胆碱能神经的 P 物质受体功能增强,肾上腺素能神经的 β 受体、胆碱能神经的 M2 受体和非肾上腺素能神经的 VIP(血管活性肠肽)受体功能不足,均可使气道对各种刺激因子的反应性增高,引起气道平滑肌收缩、痉挛。

4. 其他机制　哮喘的发生与呼吸道的病毒感染、服用某些解热镇痛药(如阿司匹林、普萘洛尔)和含碘造影剂、运动过程中的过度换气、胃 - 食管反流、心理因素、遗传等也有一定的关系。支气管哮喘属于多基因遗传,约 2/3 的支气管哮喘患者有家族遗传病史。先天遗传因素和后天环境因素在支气管哮喘的发病中均起着重要作用。

三、病理

基本病理改变为气道炎症和重构。早期主要表现为支气管黏膜肿胀、充血,黏液分泌增多,气道黏膜和管腔内以嗜酸性粒细胞为主的炎症细胞浸润和气道平滑肌痉挛等可逆性病理改变,病情缓解后往往可以恢复正常。但长期反复发作可出现柱状上皮细胞纤毛破坏、上皮细胞坏死、黏膜上皮层杯状细胞增多,黏膜层可见以嗜酸性粒细胞为主,淋巴细胞、肥大细胞、嗜碱性粒细胞等大量细胞浸润,基底膜增厚,并见气道平滑肌细胞增生、肥大,气道管壁增厚,直至气道重构,这时的病理变化往往是不可逆的,可导致肺功能永久的损害。

四、临床表现

(一)症状

多数哮喘患者在发作前有一定的前驱症状,如突然出现的鼻和咽部发痒、打喷嚏、流鼻涕,继而出现胸闷、咳嗽等。持续几秒到几分钟后出现典型表现。夜间或凌晨发作是哮喘特征之一。

1. 呼吸困难　表现为发作性喘息,伴有哮鸣音,吸气短促,呼气相对延长,以呼气性呼吸困难为主,严重者可出现端坐呼吸。多于夜间或凌晨突然发作,短则持续数分钟,长则持续数小时甚至数天,可自行缓解或经治疗后缓解。

2. 胸闷　患者胸部有紧迫感,严重者甚至有窒息感,胸闷与呼吸困难可同时存在,也可仅有胸闷。

3. 咳嗽　哮喘发作前多为刺激性干咳,发作时咳嗽反而有所减轻,若无合并感染,多为白色泡沫痰。咳嗽可与胸闷、呼吸困难同时存在,也可以是哮喘的唯一症状,如咳嗽变异性哮喘,其特点是干咳或少量痰液,使用抗生素治疗无效,此类患者常易误诊或漏诊。

(二)体征

1. 哮鸣音　为哮喘患者最具有特征的体征。是由于气流通过狭窄的气道产生的,两肺可闻及广泛的哮鸣音。当哮喘发作严重,支气管极度狭窄,哮鸣音反而减弱甚至消失,此为危重哮喘的表现。

2. 肺过度充气　哮喘发作,尤其是严重发作时,可出现明显的肺过度充气体征,表现为患者胸腔的前后径扩大,肋间隙增宽,发作缓解后肺过度充气体征明显改善或消失。

3. 其他体征　哮喘发作严重时,辅助呼吸肌收缩加强,出现三凹征等体征。持续严重发作可引起呼吸肌疲劳,进而导致呼吸衰竭。重度哮喘时常有奇脉,危重时还可出现胸腹矛盾运动。

五、并发症

1. 呼吸衰竭　严重哮喘发作时通气不足、合并感染、治疗不当、并发气胸、肺不张和肺水肿等，均是哮喘并发呼吸衰竭的常见诱因。一旦出现呼吸衰竭，由于严重缺氧、二氧化碳潴留和酸中毒，哮喘的治疗更加困难。

2. 气胸和纵隔气肿　慢性哮喘可并发肺气肿，哮喘发作时肺泡含气过度，肺内压明显增加，会导致肺大疱破裂，形成自发性气胸；应用机械通气时，气道和肺泡的峰压过高，也容易引起肺泡破裂而形成气压伤，引起气胸甚至伴有纵隔气肿。

3. 水电解质和酸碱失衡　哮喘急性发作期，由于缺氧、摄食不足、大汗等，常并发水电解质和酸碱平衡失调，这些均是影响哮喘疗效和预后的重要因素。

4. 致命性心律失常　严重缺氧、水电解质和酸碱平衡失调、药物使用不当（如频繁使用 β 肾上腺素受体激动剂、茶碱制剂）等因素可诱发致命性心律失常。

5. 多脏器功能不全和多脏器衰竭　重症哮喘常由于严重缺氧、严重感染、酸碱失衡、消化道出血及药物的毒副作用，并发多脏器功能不全甚至功能衰竭。

六、实验室与其他检查

1. 肺功能测定　肺功能测定有助于确诊支气管哮喘，也是评估哮喘控制程度的重要依据之一。

（1）常规肺通气及容量检测：哮喘发作时呈阻塞性通气改变，呼气流速指标显著下降，第一秒用力呼气量（FEV_1）、1 秒用力呼气量占用力肺活量比值（$FEV_1/FVC\%$）以及呼气峰流速（PEF）均减少。肺容量指标可见肺活量减少，肺残气量和肺总量增加。

（2）支气管舒张试验：可测定气道可逆性，用于疑似哮喘的患者。常用吸入型支气管舒张剂如沙丁胺醇、特布他林等，吸入后可使肺功能指标好转，测定吸入前、后的 FEV_1、PEF 等肺功能指标，阳性标准为：① FEV_1 增加率 ≥12%，且绝对值增加 ≥0.2L；② PEF 较治疗前增加 60L/min 或增加 20% 以上。

（3）支气管激发试验：用以测定气道反应性，一般用于通气功能在正常预计值 70% 以上的患者。激发剂为组胺、乙酰胆碱等，吸入后通气功能下降，气道阻力增加，若 FEV_1 下降 ≥20%，可诊断为阳性。

（4）呼气峰流速（PEF）及其变异率测定：PEF 及其 24h 变异率可反映通气功能的变化。哮喘发作时 PEF 下降，并且哮喘患者夜间或凌晨通气功能下降。昼夜 PEF 变异率 ≥20%，有助于哮喘的诊断，也可用于哮喘病情的监测。

2. 呼出气一氧化氮（FENO）　FENO 可评估哮喘相关的气道的嗜酸性粒细胞炎症的程度，FENO 越高，气道炎症越重，吸入激素治疗后可降低。目前，在哮喘管理中把检测 FENO 作为哮喘控制的指标之一，并作为降级治疗的参考依据。

3. 胸部 X 线　在缓解期通常无明显改变。哮喘发作时可见两肺透亮度增加，膈肌下降，活动度降低，并发呼吸道感染时则可见肺部炎性浸润阴影。

4. 痰液检查　患者诱导痰中嗜酸性粒细胞计数可作为非创伤性气道炎症指标，评估与哮喘相关的气道是嗜酸性粒细胞炎症。

5. 其他　血液常规检查可见嗜酸性粒细胞增高，在儿童哮喘中较为明显。缓解期血清中特异性免疫球蛋白 E（IgE）和嗜酸性粒细胞阳离子蛋白（ECP）含量的测定有助于哮喘的诊断。特异性变应原检测（皮肤过敏原测试、血清过敏原筛查）可以帮助寻找过敏原。

七、诊断

符合以下 1~4 条或第 4 条 + 第 5 条者,即可诊断为哮喘。

1. 反复发作的喘息、气急、胸闷或咳嗽,多与接触变应原、冷空气、理化刺激,上呼吸道感染及运动有关。

2. 发作时双肺可闻及散在或弥漫性以呼气相为主的哮鸣音,呼气相延长。

3. 上述症状可经支气管解痉剂治疗缓解或自行缓解。

4. 除外其他原因引起的喘息、气急、胸闷、咳嗽。

5. 临床表现不典型者,应至少具备下列试验中的一项阳性:①支气管激发试验或运动试验阳性;②支气管舒张试验阳性;③PEF 昼夜变异率 ≥ 20%。

八、鉴别诊断

支气管哮喘以咳嗽、喘促和哮鸣音为主要表现,当与心源性哮喘、COPD 和支气管肺癌相鉴别。

1. 心源性哮喘(急性左心衰) 多发生在中老年人;常有高血压、冠心病、风心病等心脏病史和体征;感染、劳累、过量或过快输液可诱发;表现为混合性呼吸困难,咳嗽,咳粉红色泡沫痰,两肺可闻及广泛的湿啰音和哮鸣音,左心界扩大,可闻及奔马律,心脏有器质性杂音;X 线可见肺淤血、心脏增大表现。一时难以鉴别时可静脉注射氨茶碱和雾化吸入 β_2 肾上腺素受体激动剂,禁忌使用吗啡和肾上腺素,以免病情加重危及生命。

2. COPD 参见本章第三节慢性支气管炎、慢性阻塞性肺疾病,临床上 COPD 和支气管哮喘有时很难区分,支气管激发试验可能有所帮助,两病可同时存在。

3. 支气管肺癌 患者常为刺激性干咳,肿瘤和肿大的淋巴结引起气道阻塞时可出现气短和喘鸣,听诊为局限或单侧哮鸣音,X 线肺部检查发现肿块阴影,痰中找到癌细胞等可帮助鉴别。

九、病情评估

1. 非急性发作期病情严重程度分级 主要用于治疗前或初始治疗时(表 2-5-1)。

表 2-5-1 非急性发作期哮喘病情严重程度分级

分级	临床特点
间隙状态 (第 1 级)	症状 < 每周 1 次,短暂出现 夜间哮喘症状 ≤ 每月 2 次 FEV_1 ≥ 80% 预计值或 PEF ≥ 80% 个人最佳值 有或无慢性咳嗽、咳痰症状 FEV_1 或者 PEF 变异率 < 20%
轻度持续 (第 2 级)	症状 ≥ 每周 1 次,但 < 每日 1 次 可能影响活动和睡眠 夜间哮喘症状 > 每月 2 次,但 < 每周 1 次 FEV_1 ≥ 80% 预计值或 PEF ≥ 80% 个人最佳值 FEV_1 或者 PEF 变异率 20%~30%
中度持续 (第 3 级)	每日有症状 影响活动和睡眠 夜间哮喘症状 ≥ 每周 1 次 FEV_1 60%~70% 预计值或 PEF 60%~79% 个人最佳值 FEV_1 或者 PEF 变异率 > 30%

续表

分级	临床特点
重度持续 （第4级）	每日有症状 频繁出现 经常出现夜间哮喘症状 体力活动受限 $FEV_1 < 60\%$ 预计值或 PEF 60% 个人最佳值 PEF 或者 PEF 变异率 >30%

2. **哮喘控制水平** 对非急性发作患者,可用表 2-5-2 分级方法指导治疗,既要评估当前风险,也要评估未来风险。

表 2-5-2 哮喘控制水平表

A. 评估当前临床控制(评估最好超过 4 周)			
	控制(满足以下所有条件)	部分控制(在任 1 周内出现以下任一项表现)	未控制(在任 1 周内出现 1 次哮喘急性发作)
白天症状	无(或 ≤2 次/周)	>2 次/周	出现 ≥3 项未控制表现
活动受限	无	有	
夜间症状/憋醒	无	有	
需要使用缓解药的次数	无(或 ≤2 次/周)	>2 次/周	
肺功能(PEF 或 FEV_1)	正常或 ≥正常预计值(或个人最佳值)的 80%	<正常预计值(或个人最佳值)的 80%	
B. 评估未来风险(急性发作风险、病情不稳定、肺功能迅速下降、药物毒副作用)			
与未来风险增加的相关因素包括: 临床控制不佳,过去 1 年频繁急性发作,曾因严重哮喘住院治疗,FEV_1 低,烟草暴露,高剂量药物治疗			

3. **哮喘急性发作期病情严重程度的分级** 哮喘急性发作轻重程度不一,应对病情做出正确评估,给予积极治疗(表 2-5-3)。

表 2-5-3 哮喘急性发作期病情严重程度分级

临床特点	轻度	中度	重度	危重
气短	步行、上楼时	稍事活动	休息时	不能讲话
体位	可平卧	喜坐位	端坐呼吸	嗜睡或意识模糊
讲话方式	连续成句	常有中断	单字	不能讲话
精神状态	有焦虑尚安静	焦虑或烦躁	有焦虑、烦躁	嗜睡或意识模糊
出汗	无	有	大汗淋漓	
呼吸频率	轻度加快	加快	常 >30 次/min	减弱
辅助呼吸肌活动、三凹征		可有三凹征	常有三凹征	胸腹矛盾运动
哮鸣音	常无,呼吸末期散在	可有,响亮、弥漫	常有,响亮、弥漫	哮鸣音减弱甚至消失

续表

临床特点	轻度	中度	重度	危重
脉率	< 100 次 /min	100 ~ 120 次 /min	> 120 次 /min	慢而不规则
奇脉	无	可有	常有	
使用 β_2 肾上腺素受体激动剂后 PEF 占正常预计值或个人最高值百分比	> 80%	60% ~ 80%	< 60%或 < 100L/min 或作用时间 < 2 小时	
PaO_2(吸空气)	正常	≥ 60mmHg	< 60mmHg	严重低氧血症
$PaCO_2$	< 40mmHg	≤ 45mmHg	> 45mmHg	高二氧化碳血症
SaO_2(吸空气)	> 95%	91% ~ 95%	≤ 90%	
血 pH 值			可降低	降低

4. 分期　一般分为急性发作期和非急性发作期(慢性持续期),急性发作期是指咳嗽、气喘和呼吸困难症状明显,多数需要平喘药物治疗,而非急性发作期(慢性持续期)是指患者即使没有急性发作,但在相当长的时间内仍有不同频度和 / 或不同程度地出现症状(喘息、咳嗽、胸闷等),肺通气功能下降。

5. 预后　大多良好,少数患者长期反复发作可并发 COPD、肺源性心脏病,则预后较差。

十、治疗

目前尚无特效治疗方法,规范化治疗可使哮喘症状得到控制,减少复发乃至不发作。

(一)确定并减少危险因素接触

许多危险因素可引起哮喘急性加重,被称为"触发因素",包括变应原、病毒感染、污染物、烟草烟雾、药物。减少患者对危险因素的接触,可改善哮喘控制情况并减少治疗药物需求量。

(二)支气管舒张药

此类药物以舒张支气管为主要作用,包括以下几种:

1. β_2 肾上腺素受体激动剂　主要通过激动气道的 β_2 受体,激活腺苷酸环化酶,松弛支气管平滑肌。短效的有沙丁胺醇、特布他林、克仑特罗等,作用时间为 4~6 小时;长效的有福莫特罗、沙美特罗及丙卡特罗等,作用时间为 10~12 小时。首选吸入治疗,药物直接作用于呼吸道,局部浓度高,作用迅速,疗效好,不良反应少。注射用药,一般用于严重哮喘,临床很少使用。应该注意,此类药物可引起心悸、骨骼肌震颤等不良反应。本类药物与氨茶碱类药物配合使用效果更好。

2. 茶碱类　常用的药物有氨茶碱和多索茶碱,能够抑制磷酸二酯酶,还能拮抗腺苷受体,刺激肾上腺分泌肾上腺素,增强呼吸肌收缩,增加气道纤毛清除功能和抗炎作用。口服给药用于轻、中度哮喘。静脉给药主要用于重症、危重症哮喘。主要不良反应为胃肠道症状,如恶心、呕吐等;另外也可出现心律失常、血压下降、尿量增多等临床表现,严重者可引起抽搐甚至死亡。最好在用药中监测血浆茶碱药物浓度。

3. 抗胆碱药　为胆碱能受体拮抗剂,可以阻断节后迷走神经通路,降低迷走神经兴奋性,从而舒张支气管,并有减少痰液分泌的作用,如异丙托溴铵。尤其适用于夜间哮喘及痰多的患者。不良反应少,少数患者有口干、口苦感。

（三）抗炎药

这类药物主要治疗哮喘的气道炎症,包括:

1. 糖皮质激素　是当前控制哮喘发作最有效的药物,也是目前国内外首选的治疗气道非特异性炎症药物,其作用机制为抑制炎症细胞的迁移和活化,抑制细胞因子的合成,抑制炎症介质的释放,同时增加平滑肌细胞 β_2 肾上腺素受体的反应性。目前推荐长期抗炎治疗哮喘的方法为吸入治疗,常用的药物有倍氯米松、布地奈德、氟替卡松等,吸入剂量根据病情严重程度制定。口服剂有泼尼松、泼尼松龙,主要用于吸入剂无效或需要加强的患者。静脉用药适用于中度或严重哮喘发作,可及早应用琥珀酸氢化可的松或用甲泼尼龙。症状缓解后逐渐减量,然后改用口服或吸入剂维持。

2. 白三烯调节剂　通过调节白三烯的生物活性而发挥抗炎作用,同时具有舒张支气管平滑肌的作用。常用的药物有孟鲁司特或扎鲁司特。

3. 其他药物　如酮替芬、阿司咪唑、氯雷他定和曲尼司特等,对轻度哮喘和季节性哮喘有一定效果,也可与 β_2 肾上腺素受体激动剂合用。

（四）其他治疗方法

1. 变应原特异性免疫疗法(SIT)　通过给予常见吸入变应原提取液(尘螨、猫毛或狗毛等),可减轻哮喘症状和降低气道高反应。适用于变应原明确但难以避免的哮喘患者。目前已试用舌下给药的变应原免疫疗法,其远期疗效及安全性有待进一步研究与评价。

2. 抗 IgE 治疗　奥马珠单抗是抗 IgE 单克隆抗体,具有阻断游离 IgE 与 IgE 效应细胞表面受体结合的作用,但不会诱导效应细胞的脱颗粒反应,可应用于血清 IgE 水平增高的患者。目前主要用于经过吸入糖皮质激素和 LABA 联合治疗后症状仍未控制的严重患者。使用方法为每 2 周皮下注射 1 次,至少 3~6 个月。从 2006 年起 GINA 推荐将本品作为治疗难治性哮喘的方法之一。

3. 支气管热成形术　经支气管镜射频消融气道平滑肌治疗哮喘的技术,可以减少哮喘患者的支气管平滑肌数量,降低支气管收缩能力和降低气道高反应。

（五）急性发作期的治疗

哮喘急性发作程度不同,处理的方法也不同,目的是尽快缓解气道阻塞,纠正低氧血症,预防进一步恶化或再次发作。

1. 轻度　每日定时吸入糖皮质激素(倍氯米松剂量为 200~500μg/d),出现症状时吸入短效 β_2 肾上腺素受体激动剂,效果不佳时可加服小剂量茶碱控释片或抗胆碱药,如异丙托溴铵气雾剂吸入。

2. 中度　每日吸入一定剂量的糖皮质激素(倍氯米松剂量为 500~1 000μg/d),常规吸入 β_2 肾上腺素受体激动剂或口服长效 β_2 肾上腺素受体激动剂或联合抗胆碱药吸入,必要时可静脉给予氨茶碱治疗。

3. 重度至危重度　持续雾化吸入 β_2 肾上腺素受体激动剂,或合并抗胆碱药,或静脉滴注氨茶碱。静脉滴注糖皮质激素(如甲泼尼龙或地塞米松),待病情平稳后,改为口服,注意纠正水、电解质及酸碱平衡紊乱,如果缺氧不能纠正,病情持续恶化,应及时给予无创或有创机械通气治疗。

（六）非急性发作期的治疗

由于哮喘的本质是慢性炎症性疾病,因此必须制订有效的长期治疗方案。对哮喘患者进行知识宣教、避免诱发因素。按需使用缓解哮喘的药物,包括 β_2 肾上腺素受体激动剂、吸入型抗胆碱能药物、吸入型糖皮质激素及茶碱等药物。

案例分析

男性,40岁。咳嗽、发热4天,胸闷气促1天。患者于4日前不慎受凉后出现咳嗽,少量痰液,伴发热,体温37.8℃。1天前夜间突然气促、胸闷、带哮鸣音的呼吸困难,被迫坐起,大汗,面色苍白。患者有哮喘病史5年,平素靠吸入剂(具体不详)控制。查体:P 120次/min,BP 120/75mmHg,胸廓饱满,两肺满布哮鸣音。心率快,律齐。肝脾不大。胸部X线透视示双肺区透亮度增加。经吸氧、抗感染及重复多次应用氨茶碱未奏效。目前患者仍呼吸困难,唇发绀,大汗。请叙述该病例的诊断及处理。

诊断:危重哮喘。

处理:①机械通气。②激素的使用强调早期、足量、短程。③静脉应用氨茶碱。④积极抗炎。⑤纠正酸碱失衡和电解质紊乱。

附:咳嗽变异性哮喘

咳嗽变异性哮喘(cough variant asthma,CVA),是指以慢性咳嗽为主要或唯一临床表现的一种特殊类型哮喘。支气管哮喘发病之初,有5%~6%是以持续性咳嗽为主要症状的,多发生在夜间或凌晨,常为刺激性咳嗽,此时往往被误诊为支气管炎。近年来这一问题引起了国内外许多学者的注意,并发现在引起慢性咳嗽的单一原因中,哮喘占24%,居第2位,而28%的哮喘患者则以咳嗽为唯一临床症状。

一、病因和发病机制

咳嗽变异性哮喘的病因是错综复杂的,除了患者本身的"遗传素质"、免疫状态、精神心理状态、内分泌和健康状态等主观因素外,变应原、病毒感染、职业因素、气候、药物、运动和饮食等环境因素也是导致咳嗽变异性哮喘发生、发展的重要原因。

其发病机制主要有以下两种解释:

1. 由于不同机体的各种病理变化程度不同,因此,各个不同机体或者同一机体在不同时间、不同场合均会产生不同的临床表现。如果患者发生显著的支气管平滑肌痉挛,则可以表现为喘息;如果发生轻微的支气管痉挛,临床上可以表现以胸闷为主;如果以支气管黏膜肿胀为主,则临床上可表现为咳嗽。

2. 在支气管哮喘发病过程中,某些致病因子刺激气道上皮下的咳嗽受体,通过迷走神经通路直接引起咳嗽,或者通过引起局部支气管收缩间接引起咳嗽反射。Mc Fadden指出咳嗽性哮喘主要是大气道狭窄,由于大气道咳嗽受体极丰富,故表现以咳嗽为主,而典型支气管哮喘因炎症既作用于大气道,又作用于周围气道,故除了产生咳嗽外,还出现喘息及呼吸困难。

二、病理

支气管上皮因慢性炎症而受损,暴露的迷走神经末梢感受器较易被微小刺激所激惹,引起局部小气管收缩,此收缩刺激末梢咳嗽感受器,引起咳嗽。

三、临床表现

其临床表现有如下特点:

1. 在表现为咳嗽变异性哮喘的成人中,发病年龄较典型哮喘大,约有13%患者年龄大于 50 岁,中年女性较多见。

2. 多有较明确的家族过敏史或有其他部位的过敏性疾病史,如过敏性鼻炎、湿疹等。

3. 发作大多有一定的季节性,以春、秋季为多。

4. 临床表现主要为长期顽固性干咳,常常在运动、吸入冷空气、上呼吸道感染后诱发,在夜间或凌晨加剧,体检时无哮鸣音,肺功能损害介于正常人与典型哮喘之间,皮肤过敏原试验可为阳性。

5. 支气管激发试验阳性,当出现阳性反应时,可以出现类似发病时的刺激性咳嗽,提示气道高反应性的存在;气道阻塞的可逆性试验阳性。

6. 一般的止咳化痰药和抗生素治疗无效,而用抗组胺药、β_2 肾上腺素受体激动剂、茶碱类或肾上腺皮质激素可缓解。

四、诊断

由于咳嗽是许多疾病的一种非特异性症状,临床上进行确诊时必须详细询问病史,全面查体,做胸部 X 线、心电图、纤维支气管镜、支气管激发试验、肺功能及一些特殊检查以除外一些可以引起顽固性咳嗽的其他疾病。

临床上,慢性支气管炎、胃食管反流、支气管哮喘、后鼻孔滴漏是顽固性咳嗽最常见的病因,一部分胃食管反流患者可以并存支气管哮喘;此外,慢性心功能不全、食管裂孔疝、过敏性鼻炎、高血压、气道炎症、肿物、结核灶、异物以及烟雾刺激、焦虑等都可导致顽固性咳嗽。

五、病情评估

1/3~1/2 咳嗽变异性哮喘患者会发展为典型的支气管哮喘,也有少数患者咳嗽逐步自行缓解。在儿童时期,咳嗽可能只是哮喘的唯一临床表现,而缺乏早期适当的治疗,往往会发展成更严重的哮喘状态。

六、治疗

顽固咳嗽常常是早期哮喘的一种表现形式,可能发展为典型的支气管哮喘,故应及早诊断并进行治疗。由于其本质同典型哮喘一样,是因变应原或其他诱因引起的气道慢性非特异性炎症,以及在此基础上形成的气道高反应性和顽固性咳嗽,故其治疗原则和典型哮喘一样,主要应用支气管舒张剂,口服茶碱类药物和 / 或 β_2 肾上腺素受体激动剂。一些抗变态反应及稳定肥大细胞的药物如奈多罗米、色甘酸、酮替芬也可以收到良好的效果。这些药物若不显效,可考虑应用肾上腺糖皮质激素,加用倍氯米松(二丙酸倍氯米松)气雾剂或口服泼尼松,另可试用雾化吸入抗胆碱能类药物。

第六节 支气管扩张症

支气管扩张症(bronchiectasis)简称支扩,是一种由多种原因引起的支气管树的病理性永久性扩张的慢性呼吸道结构性疾病。临床表现为持续或反复性咳嗽,咳大量脓性痰和 / 或反复咯血。

一、病因和发病机制

主要病因是支气管 - 肺组织感染和支气管阻塞。有少数是先天发育障碍及遗传因素所致,约 30% 患者原因不明。通常弥漫性支气管扩张发生于遗传、免疫或解剖缺陷的患者,如囊性纤维化、纤毛运动障碍和严重的 α_1- 抗胰蛋白酶缺乏等。局灶性气管扩张可源自未进行治疗的肺炎或气道阻塞,如异物、肿瘤。感染(细菌、真菌、病毒)、先天性疾病及毒性物质吸入、某些炎症性肠病等,损伤了患者气道清除与防御功能,使其清除分泌物的能力下降,易反复发生感染,使气道逐渐扩大、管壁变厚,加之长期咳嗽以及胸内负压对支气管的牵拉导致支气管变形,形成持久的扩张。

二、病理

支扩可以弥漫性发生于双侧肺脏的多个肺段,也可局限于一个部位,以引流不畅的左肺下叶和舌叶最为常见。支扩一般咳痰量多,临床称为湿性支气管扩张,发生于上叶的支扩,由于引流较好,一般以咯血多见,而少有脓性痰,而称为干性支气管扩张。支扩在病理形态可分为柱状扩张、囊状扩张和不规则扩张。受累管壁的结构,包括软骨、肌肉和弹性组织破坏被纤维组织替代。扩张的管腔内积聚稠厚脓性分泌物。显微镜下可见支气管炎症及纤维化、支气管壁溃疡、鳞状上皮化生和黏液腺增生。病变支气管相邻的肺实质也可存在纤维化、肺气肿、支气管炎和肺萎陷。供血的支气管动脉常扩张,并可以和肺动脉终末支吻合,形成血管瘤。

三、临床表现

(一)症状

病程多呈慢性经过,起病多在儿童期或青年期,多数患者童年有麻疹、百日咳或支气管肺炎迁延不愈病史,以后常有反复发作的下呼吸道感染。

1. 慢性咳嗽、大量脓性痰　此症状与体位改变有关,感染加重时痰量明显增加,每日可达数百毫升,痰液常为黄绿色脓性,痰液静置于玻璃瓶中可见痰液分层现象:上层为泡沫、下悬脓性成分,中层为混浊黏液,底层为坏死组织沉淀物。若有厌氧菌混合感染则有臭味,痰量和病情轻重往往有关。

2. 咯血　多数患者可反复发生程度不等的咯血,从痰中带血至大量咯血,咯血量与病情严重程度有时不一致,部分患者仅表现为反复咯血。

3. 其他症状　支气管引流不畅,易反复发生感染,特点为同一肺段反复发生肺炎,并迁延不愈。可出现发热、乏力、食欲减退、消瘦、贫血等慢性感染中毒症状。

(二)体征

早期或干性支气管扩张可无异常体征。一般在扩张部位可闻及固定的湿啰音,伴或不伴干啰音。此外还可伴有阻塞性肺炎、肺不张或肺气肿的体征。部分患者可见杵状指(趾)。

四、实验室与其他检查

1. 影像学检查　X 线胸片常无明显异常或仅有肺纹理增多,疾病后期可显示沿支气管分布的卷发状阴影,或呈蜂窝状,甚至有液平,有时也可见肺叶或肺段不张。由于受累肺实质通气不足、萎陷,扩张的气道往往聚拢,纵切面可显示为"双轨征"。支气管碘油造影可明确诊断支气管扩张,但由于此检查耐受性差且后遗症多,已经被 CT 取代。胸部高分辨 CT 扫描(HRCT)可以进一步提高诊断的敏感性且无创伤,已成为诊断支气管扩张的主要方法。

2. 痰细菌学检查　痰涂片或痰培养及药物敏感试验,可指导临床用药。

3. 纤维支气管镜检查　有助于了解出血、扩张或阻塞的部位,另外也可进行支气管灌

笔记栏

洗、灌洗液细菌学或细胞学检查等。

五、诊断

根据慢性咳嗽、大量脓痰、反复咯血和肺部同一部位反复感染等病史,肺部闻及固定而持久的局限性湿啰音为特征性表现,结合童年有诱发支气管扩张的呼吸道感染或全身性疾病病史,一般临床可做出初步诊断。可进一步通过胸部 HRCT 显示支气管改变即可作出明确诊断。确诊后还要了解其基础疾病,CT 显示的支气管扩张部位对于病因有一定的提示。

六、鉴别诊断

支扩和慢支、肺结核、肺脓肿均属慢性感染性的呼吸道疾病,均以咳嗽、咳痰为主要表现,但在症状、体征及实验室检查尤其是 X 线检查方面有不同特点,当详加鉴别。

1. 慢性支气管炎　多见于中老年人,秋、冬季节病情明显加重,以咳嗽、咳痰为主要症状,痰为白色黏液泡沫状,无反复咯血表现,晚期患者往往伴有支气管扩张。急性发作期可在背部或在两肺底部闻及干、湿啰音,咳嗽后可减少或消失。X 线检查可见肺纹理增粗、紊乱或肺气肿改变。

2. 肺结核　常有低热、盗汗、乏力、消瘦等结核毒性症状,干、湿啰音多位于上肺局部,X 线胸片和痰结核菌检查可明确诊断。

3. 肺脓肿　起病急,畏寒、高热、咳嗽、咳大量脓臭痰。患侧可闻及湿啰音,肺脓腔增大时,可出现空瓮音。X 线检查可见带有液平的空洞,周围可见浓密炎性阴影。急性肺脓肿经有效抗菌药物治疗后,炎症可完全吸收消退。

七、病情评估

支扩的预后取决于基础疾病、支扩的范围和有无并发症。严重肺功能障碍与慢性铜绿假单胞菌感染者预后差。

1. 基础疾病的评估　是否存在肺结核、肺脓肿、肺癌、肺曲菌病、HIV 感染、低丙种球蛋白血症等合并疾病的存在及疾病的分期情况。

2. 判断是否处于急性加重期　因患者长期咳痰,痰量逐渐增多,有时较难识别急性加重,可通过症状的恶化、新症状(如发热、胸痛、胸膜炎、咯血等)的出现等判断是否急性加重及其程度。

3. 评估铜绿假单胞菌感染的危险因素　急性加重一般是由呼吸道定植菌引起感染,定植菌多为铜绿假单胞菌,所以急性加重期初始经验治疗应针对有无铜绿假单胞菌感染的危险因素选择用药方案。高危因素包括:①重度气流阻塞($FEV_1 < 30\%$ 或个人最佳值);②合并其他基础疾病,长期住院尤其是住 ICU 长时间机械通气治疗;③频发(每年 ≥4 次)或近期(3 个月内)应用抗生素;④最近 ≥2 周每日使用糖皮质激素;⑤既往加重时曾分离出铜绿假单胞菌,或在病情稳定时有铜绿假单胞菌定植;⑥免疫功能低下,如合并粒细胞缺乏、实体肿瘤化学治疗(简称化疗)、获得性免疫缺陷综合征(AIDS)。存在以上 ≥2 项者为铜绿假单胞菌感染的高危患者。

4. 咯血及出血量的评估　注意了解咯血发生的急缓、咯血前症状、咯血是否为鲜红色、是否首次咯血,以及是否同时咳嗽、咳痰。此外,需要与口腔、鼻腔出血或呕血鉴别。大咯血可能导致气道阻塞,患者突发胸闷、气短难忍、心悸、烦躁不安、面色苍白或发绀。因此对咯血量进行评估十分重要(表 2-6-1)。

表 2-6-1 咯血量的评估

	咯血量的评估
大咯血	24 小时咯血量＞500ml,或一次咯血＞200ml,严重时可导致窒息
中量咯血	24 小时咯血量为 100~500ml
小量咯血	24 小时咯血量＜100ml

八、治疗

治疗的目的是减轻症状,改善生活质量,减少急性加重,预防进展,防止肺功能下降。治疗的原则是采取综合治疗控制感染为主,促进痰液引流通畅,降低气道微生物负荷和反复感染或急性加重风险。部分患者必要时介入或手术治疗。

1. **病因治疗** 积极治疗导致支扩的基础疾病和并发症,如先天性低免疫球蛋白血症者给予替代治疗,变应性支气管肺曲菌病(ABPA)给予激素抗炎,结核病给予抗结核治疗等。

2. **控制感染** 控制感染是治疗的重要措施。出现大量痰液或脓痰增加等急性感染征象时需应用抗生素。抗生素选择以覆盖铜绿假单胞菌、流感嗜血杆菌和厌氧菌的药物为主,可选择喹诺酮类,三代、四代头孢菌素或氨基糖苷类。可依据痰培养结果选用抗生素。一般推荐疗程为 7~14 天,如果短期内反复发作,疗程可延长至 3 周左右。

3. **清除气道分泌物** 体位引流、胸腔叩击、胸腔振荡等胸部物理治疗均有助于消除气道分泌物。乙酰半胱氨酸能使痰液变得稀薄,利于排出。

4. **咯血的处理** 若小量咯血可嘱患者卧床休息,消除紧张情绪,可用氨基己酸、氨甲苯酸、酚磺乙胺(止血敏)、肾上腺色腙(安络血)等药物止血。如果出现大咯血,需严密监测心率、血压、呼吸、尿量及意识变化,尽快建立有效的静脉输液通道,配血备用。并采取以下措施:①保持呼吸道通畅:若出现呼吸急促、面色苍白、口唇发绀、烦躁不安等症状时,多为咯血窒息,应置患者头低足高 45° 俯卧位,拍击背部,保持体位引流,尽快使积血由气道排出,或直接刺激咽部以咳出血块。②应用止血药:首选垂体后叶素治疗,可收缩小动脉,使肺循环血量减少而达到止血效果。但高血压、冠心病、心力衰竭患者和孕妇禁用。还可选用氨基己酸、蛇毒血凝酶等止血药治疗。③局部止血:经纤维支气管镜确定出血部位,止血治疗;还可采用支气管动脉栓塞法。

5. **手术治疗主要适应证** ①局限于 1~2 个肺叶的支气管扩张,感染频繁发生、有加重趋势;②出现致命的大咯血,且药物和支气管动脉栓塞不能控制;③合并肺脓肿或脓胸。

九、预防

锻炼身体,增强体质,预防和及早控制呼吸道感染。幼年时期积极防治麻疹、百日咳、支气管肺炎等疾病,并做好传染病的预防接种。

案例分析

男性,39 岁。慢性咳嗽,咳黄痰 20 年,加重 1 周伴咯血 1 天。患者 20 年前间断出现咳嗽,咳黄痰,多在受凉感冒后发作,发作时每日咳痰量约 30ml,均为黄绿色黏痰,有时痰中带血,多次行胸部 X 线摄片示两肺炎症,经抗感染治疗可缓解。1 周前咳嗽咳痰加重,无发热,在家自行服用左氧氟沙星片,效不显,1 天前咯血,色鲜红,量约 200ml。

刻下发热,T 38.9℃,双下肺可闻及大、中水泡音,HR 100 次/min,可见杵状指(趾)。血常规 WBC 19.8×10^9/L,N 91%,Hb 123g/L,痰培养为铜绿假单胞菌,胸部 CT 示双侧支气管扩张合并感染。幼时患麻疹性肺炎。请简述应如何对该患者进行诊治。

诊断:两肺支气管扩张合并感染。

治疗措施:①积极抗炎,选用针对铜绿假单胞菌的抗菌素如头孢哌酮、莫西沙星等;②止血:注射用血凝酶、肾上腺色腙;③化痰:盐酸氨溴索、桉柠蒎肠溶软胶囊或厄多司坦胶囊。

第七节　肺　炎

概　述

肺炎(pneumonia)是指包括终末气道、肺泡腔和肺间质等在内的肺实质炎症。可由包括细菌、病毒、真菌、寄生虫等在内的病原微生物、理化因素、免疫损伤及过敏因素等引起。其中最常见的是细菌性肺炎,对年老体弱者、儿童或其他患有严重基础疾病者威胁较大。近些年来,尽管应用了广谱抗菌药物和疫苗,但肺炎的总病死率并无下降,甚至有上升趋势。

流行病学研究表明,不同途径感染获得方式以及不同宿主的肺炎在病原学上具有不同的分布规律和临床特点。近年来关于肺炎分类倾向于按发病场所和宿主状态进行划分,可将肺炎分为社区获得性肺炎(community acquired pneumonia,CAP)和医院获得性肺炎(hospital acquired pneumonia,HAP)。医院获得性肺炎是指患者入院时不存在也不处于潜伏期,而于入院 48 小时后在医院内发生的肺炎。多见于老年人、有各种原发疾病的危重患者、手术后者、应用器械检查及治疗(如使用呼吸机)者,常为混合性感染,耐药菌株多,病死率高。有感染高危因素患者常见致病菌为铜绿假单胞菌、肠杆菌属等革兰氏阴性杆菌,在医院感染中常居第一位和第二位。社区获得性肺炎是指在医院外社区环境中罹患的感染性肺实质(包括肺间质)的炎症,包括在社区有明确潜伏期的感染而发生肺炎的患者。绝大多数患者可以在门诊治疗,约 20% 患者需要住院治疗,严重者需入住重症监护病房(ICU)治疗。本节主要介绍最为常见的几种社区获得性肺炎。

社区获得性肺炎

一、病原学

细菌、真菌、衣原体、支原体、病毒、寄生虫等微生物均可引起 CAP,其中以细菌性肺炎最常见。由于地理位置差异、人群情况不同、采用的病原学诊断技术及方法各异等原因,CAP 病原体分布和构成比存在地域差异。近些年来 CAP 病原谱的总体情况如下:①肺炎链球菌比例在下降,但其仍是 CAP 最主要的病原体。肺炎链球菌为革兰氏阳性球菌,多成对或成链排列,有荚膜,根据其抗原性不同,可分为 86 个血清型,引起成人的致病菌多属1~9 型及 12 型,以第 3 型毒力最强。②非典型病原体所占比例增加,可达 40%,肺炎支体、肺炎衣原体和军团菌分别为 1%~36%、3%~22% 和 1%~16%。上述三种微生物被认为是非典型病原体中代表性的致病微生物,这些非典型病原体可以是 CAP 的单一病原体,但有

1/3~1/2 与肺炎链球菌合并存在。军团菌为革兰氏阴性杆菌,支原体和衣原体在分类上另成一类,但它们能独立生存,对大环内酯类和喹诺酮类抗菌药物敏感。③流感嗜血杆菌和卡他莫拉菌也是 CAP 的重要病原体,特别是合并有 COPD 基础病者。④革兰氏阴性杆菌感染比例在酒精中毒、免疫抑制剂和结构性肺病如支气管扩张症等患者中增加,常见致病菌为肺炎克雷伯菌、铜绿假单胞菌等。此外,耐药菌的广泛出现引起全球关注,如耐甲氧西林金黄色葡萄球菌(MRSA)、耐药肺炎链球菌等,其中肺炎链球菌对青霉素耐药在我国近年来迅速增加,对大环内酯类耐药率超过 50%,对第三代喹诺酮亦出现耐药。

二、发病机制和病理

1. 肺炎链球菌　机体免疫功能正常时肺炎链球菌为定植在口腔及鼻咽部的一种正常菌群,其带菌率常随年龄、季节及免疫状态的变化而有差异。当人体免疫功能下降,有毒力的肺炎链球菌入侵人体而致病。肺炎链球菌不产生毒素,不引起原发性组织坏死或形成空洞,其致病力主要源于荚膜对组织的侵袭作用,首先引起肺泡壁水肿,出现白细胞与红细胞渗出,含菌的渗出液经 Cohn 孔流向邻近的肺泡,可累及整个肺叶,若累及胸膜,可引起渗出性胸膜炎。人体在上呼吸道感染、吸入麻醉、受寒、疲劳、醉酒等情况下,呼吸道黏膜受损,年老、体弱、慢性心肺疾病、长期卧床以及长期应用免疫抑制剂等,使全身免疫功能下降,均易引起肺炎链球菌进入下呼吸道,在肺泡内繁殖而发病。

典型的肺炎链球菌肺炎病理改变分为 4 期:充血期、红色肝变、灰色肝变期及消散期。表现为早期肺泡毛细血管扩张、充血,至红色肝变期有较多的红细胞渗出,红细胞渗入肺泡后,由于渗透压改变,红细胞分解破裂,释放出含铁血黄素,从痰液中排出,故临床可见铁锈色痰。灰色肝变期有大量白细胞和吞噬细胞积聚,病变肺组织色灰白而充实,最后进入消散期,炎症逐渐消散,肺泡内重新充气。病理阶段实际上无确切分界,在应用抗生素后,此种典型的病理分期已很少见。多数患者炎症消散后肺组织完全恢复正常,不留纤维瘢痕。极个别患者肺泡内纤维蛋白吸收不完全,甚至有成纤维细胞形成,即所谓机化性肺炎。若未及时正确治疗,5%~10% 患者可并发脓胸,10%~20% 患者因细菌进入血液循环,可引起脑膜炎、心包炎、心内膜炎、关节炎等肺外感染。

2. 葡萄球菌　为革兰氏染色阳性球菌,金黄色葡萄球菌感染引起的肺炎常见。葡萄球菌的致病物质主要是毒素与酶,如溶血毒素、杀白细胞素、肠毒素等,具有溶血、坏死、杀白细胞及血管痉挛等作用。葡萄球菌致病力可用血浆凝固酶来测定,阳性者致病力较强。金黄色葡萄球菌为阳性,是化脓性感染的主要原因,但其他凝固酶阴性的葡萄球菌亦可引起感染。原发吸入性感染是葡萄球菌肺炎的最常见感染途径和临床类型。

3. 流感嗜血杆菌　是 CAP 的重要病原体之一。流感嗜血杆菌大量地寄居于正常人上呼吸道,仅在呼吸道局部或全身免疫防御机制损害时才入侵下呼吸道导致肺炎,甚至发生败血症。成人流感嗜血杆菌肺炎多呈支气管肺炎,大叶性分布亦不少见,严重者甚至可见两叶或两叶以上肺受累。病变可引起组织坏死,出现空洞,并发肺脓肿或脓胸。

4. 肺炎支原体　常先累及气道,产生气管、支气管和细支气管炎,黏膜充血水肿,管腔内充满中性粒细胞和巨噬细胞。肺泡壁与间隔有中性粒细胞、单核细胞及浆细胞浸润。可产生灶性肺不张、肺实变,重者可见弥漫性肺泡坏死。

5. 病毒　病毒性肺炎可由呼吸道病毒(流感病毒、副流感病毒、人感染禽流感病毒、麻疹病毒等)和疱疹病毒(水痘、带状疱疹病毒、单纯疱疹病毒和巨细胞病毒)等引起,多数经由呼吸道传播,具有较强传染性,病理上多数为肺间质性炎症,肺泡间隔有大量单核细胞浸润,肺泡水肿,表面覆盖含蛋白及纤维素的透明膜,肺泡弥散距离增加,随着病情进展可导致肺实变。吸收后可留有纤维化。

三、临床表现

通常急性起病，常见症状为发热、咳嗽、咳痰、胸痛。同时可出现肺外症状，发生率10%~30%，如头痛、乏力、腹胀、恶心、呕吐、食欲差等。非典型病原体所致 CAP 肺外症状更为多见。重症肺炎患者可有呼吸困难、休克、少尿甚至肾衰竭等。患者常呈急性病容，肺部炎症出现实变时触诊语颤增强，叩诊呈浊音或实音，听诊可有管状呼吸音或湿啰音。常见CAP 临床特点如下：

1. **肺炎链球菌肺炎**　发病前常有受凉、淋雨、劳累、病毒感染等诱因，多数患者有上呼吸道感染的前驱症状。起病多急骤，自然病程1~2周。多突然寒战、高热起病，常伴有头痛、全身肌肉酸痛，体温在数小时内升至 39~40℃，呈稽留热型。年老体弱者或一般情况较差的患者可仅有低热或不发热。使用有效抗生素可使体温在 1~3 天内恢复正常。患者早期为刺激性干咳，1~2 天后可咳少量痰液，可痰中带血或呈铁锈色痰，也可呈脓性痰。典型铁锈色痰已少见。可有患侧胸痛，咳嗽或深呼吸时加剧。当肺叶实变导致肺脏通气及换气功能下降时，患者可出现呼吸浅快及不同程度的呼吸困难。肺外症状包括恶心、呕吐、腹胀或腹泻等胃肠道症状。下叶肺炎刺激膈胸膜，疼痛放射至肩部或腹部，易被误诊为急腹症。重症患者可出现神经系统症状，如意识模糊、烦躁、嗜睡、谵妄、昏迷等。典型患者呈急性热病容，面颊绯红，呼吸浅快，鼻翼扇动，皮肤灼热、干燥，部分可见口唇单纯疱疹。有败血症者，出现皮肤、黏膜出血点及巩膜黄染。早期肺部体征无明显异常，或仅叩诊稍浊，听诊呼吸音减弱、少量湿啰音及胸膜摩擦音等。肺实变时体征有患侧呼吸运动减弱、语音震颤增强、叩诊呈浊音或实音，并可闻及支气管呼吸音。消散期病变部位可闻及湿啰音。如炎症累及膈胸膜可有上腹部压痛。重症感染时可伴肠充气、休克、急性呼吸窘迫综合征等相应体征。

2. **葡萄球菌肺炎**　是由葡萄球菌引起的急性肺化脓性炎症。常发生于有基础疾病者、儿童或年老体弱者，临床表现与肺炎链球菌肺炎相似，但全身中毒症状重，起病急骤，病情发展迅速，寒战、高热（39~40℃），病初咳嗽多较轻，后出现黏稠黄脓痰或脓血痰。全身毒血症状除高热外，尚有精神萎靡、意识模糊、脉搏细速，常并发循环衰竭。身体其他部位可有化脓性病灶，如疖、痈等，胸部体征常与严重中毒症状和呼吸道症状不平行，随着病变进展可闻及散在性湿啰音，病变融合则有肺实变体征。

3. **流感嗜血杆菌肺炎**　多见于有慢性肺部疾病、糖尿病、慢性肾脏病、酒精中毒等患者。起病前常有上呼吸道感染症状。在有慢性疾病的成人，其起病较缓慢，发热，咳嗽加剧，咳脓性痰或痰中带血，严重者出现呼吸困难甚至呼吸衰竭。

4. **肺炎支原体肺炎**　起病较缓，体温一般在 38℃左右，干咳为本病最突出症状，有时见黏液性或黏液脓性痰。体征较少，有时可闻及干、湿啰音。X 线早期呈间质性改变，随后可呈支气管周围肺炎，可有肺门淋巴结肿大和少量胸腔积液。病情一般呈良性过程，但发热可持续 1~3 周，咳嗽可持续 6 周。

5. **病毒性肺炎**　临床表现和病情严重程度差异较大，呼吸道症状相对较轻，有明显发热、头痛、乏力、肌肉酸痛等全身症状，肺部体征不明显。

四、实验室及其他检查

1. **血液检查**

(1)血常规：细菌性肺炎外周血白细胞计数和中性粒细胞比率多升高，并有核左移，细胞内可见中毒颗粒。酗酒、年老体弱或免疫功能低下者白细胞计数可不增高，甚至降低。病毒性肺炎白细胞正常或稍高、稍低,中性粒细胞不增加。

(2)C反应蛋白:C反应蛋白(C-reactive protein,CRP)是一种机体对感染或非感染炎症刺激产生应答的急性期蛋白,由肝脏合成。CRP是细菌感染很敏感的生物标志物,感染数小时即见升高,是经典的炎症标志物,在急性创伤和感染时其血浓急剧升高。

(3)降钙素原:降钙素原(procalcitonin,PCT)是降钙素的前肽物,可能代表一种继发性介质,对感染的炎症反应具有放大效应,本身并不启动炎症反应。用于判断病原体是细菌或病毒感染。病毒性疾病降钙素原不升高或轻度增高,一般不超过 1~2μg。其大于 1μg 时对诊断的敏感性为90%,特异性为83%。

2. X线检查

(1)肺炎链球菌肺炎:早期仅见肺纹理增粗、紊乱,周围模糊。肺实变期呈大叶、肺段分布的密度均匀增高阴影,在实变阴影中可见支气管充气征,即大量肺泡充满炎性渗出物变得致密无气体时,只有含气支气管清晰可见。肋膈角可有少量胸腔积液征。消散期示实变转变为散在的、大小不等的斑片状阴影,炎性浸润逐渐吸收,多数病例起病 3~4 周后才能完全消散。

(2)葡萄球菌肺炎:肺部X线征象变化较大,早期仅有肺纹理增强及小片浸润影,后迅速出现叶段浸润,以双下肺野多见。进一步发展为肺脓肿,可见空腔和液平及多发液气囊腔。由于小支气管渗出液或脓液形成活瓣样阻塞,导致局限性肺气肿或囊肿样空腔,称为肺气囊肿。葡萄球菌的组织破坏力强,肺炎极易并发气胸、脓胸。肺浸润、肺脓肿、肺气囊肿和脓(气)胸是葡萄球菌尤其是金黄色葡萄球菌肺炎的四大X线特征。

(3)肺炎支原体肺炎:X线早期呈间质性改变,随后可呈支气管周围肺炎,或从肺门向肺野外周伸展的扇形阴影,偶有肺门淋巴结肿大和少量胸腔积液。

(4)病毒性肺炎:X线胸片表现多为间质性浸润,纹理增粗、紊乱,或见小斑片阴影,严重者可融合成大片致密阴影犹如"白肺"。

3. 病原学检查 痰涂片或培养若找到相应致病菌即可做出病原学诊断。留取痰标本时应在抗菌药物应用前漱口后采集,取深部咳出的脓性或铁锈色痰。重症患者应争取在使用抗生素前做血培养。肺炎支原体、衣原体肺炎可行血清冷凝集试验检查。病毒性肺炎的诊断需要病毒培养,或血清免疫学检测,或组织病理上见到病毒包涵体。

4. 免疫学检测 聚合酶链反应(PCR)检测及荧光标记抗体检测可提高病原学诊断率,其特异性达90%。

五、诊断

1. 临床诊断 出现以下①+②~⑤中任何一项,并除外肺结核、肺部肿瘤、肺水肿、肺不张、肺栓塞、肺嗜酸性粒细胞浸润、肺血管炎等,CAP 的临床诊断确立:①新出现或进展性肺部浸润性病变;②发热≥38℃;③新出现的咳嗽、咳痰、或原有呼吸道疾病症状加重,并出现脓性痰,伴或不伴胸痛;④肺实变体征和/或湿啰音;⑤白细胞>10×10^9/L 或<4×10^9/L,伴或不伴核左移。

2. 重症肺炎诊断标准

(1)主要标准 ①有创机械通气;②感染性休克,须使用血管升压类药物。

(2)次要标准 ①呼吸频率≥30次/min;② $PaO_2/FiO_2 \leq 250$mmHg;③多肺段浸润;④意识模糊或定向障碍;⑤尿毒血症[BUN ≥ 7mmol/L(20mg/dl)];⑥感染引起的白细胞减少(白细胞计数<4×10^9/L);⑦血小板减少(血小板计数<100×10^9/L);⑧低体温(深部体温<36℃);⑨低血压,须进行积极的液体复苏。

笔记栏

凡符合 1 条主要标准或 3 条次要标准即可诊断为重症肺炎。

3. 病原学诊断　门诊治疗患者可不列为常规检查,但经初始经验性抗微生物治疗无反应者或对通常抗菌治疗方案不能覆盖的特殊病原体感染(如结核)需要进一步做病原学检查,目前常用的方法包括常规留取痰标本、经纤维支气管镜或人工气道吸引、支气管肺泡灌洗等方法采集呼吸道标本行细菌培养并分离致病菌,也可酌情行血和胸腔积液培养。确定致病菌对肺炎的治疗意义重大,尽可能在抗菌药物应用前采集呼吸道标本,避免污染,及时送检。

六、鉴别诊断

社区获得性肺炎属呼吸道感染性疾病,当和肺结核、肺癌伴发阻塞性肺炎、急性肺脓肿等相鉴别。鉴别主要依靠影像学。

1. 肺结核　病程长,除咳嗽、咳痰外,肺结核常有全身中毒症状,如消瘦、乏力、盗汗、午后低热等。X 线胸片见病变多位于肺尖部和锁骨上下,密度不均,变化多样,且可形成空洞。痰中可见结核杆菌,一般抗菌药物治疗无效。

2. 肺癌　一般为中老年,起病缓,多有长期吸烟史,表现为刺激性咳嗽、痰中持续带血和消瘦等症状。胸部 X 线可见呈分叶状、有毛刺和切迹的肿块影,痰中找到癌细胞可明确诊断。肺癌可伴发阻塞性肺炎,若经有效抗菌治疗后肺部阴影迟迟不消散,或暂时消散后于同一部位再次出现肺炎,应密切随访,必要时行 CT、纤维支气管镜、痰脱落细胞等检查明确,以免延误诊断。

3. 急性肺脓肿　早期症状和 X 线胸片表现与肺炎相似,但肺脓肿常于发病的 10~14 天突然咳出大量脓臭痰,X 线可见脓腔及液气平面。

4. 其他　肺血栓栓塞症常有剧烈胸痛、咯血、晕厥、呼吸困难等表现,X 线胸片显示区域性肺血管纹理减少,典型患者可有尖端指向肺门的楔形阴影。另外还需排除非感染性肺部疾病,如肺间质纤维化、肺水肿、肺血管炎等。

七、病情评估

评价肺炎病情的严重程度对于决定门诊治疗还是入院治疗或是收入 ICU 治疗至关重要,严重性取决于三个因素:①局部炎症程度。②肺部炎症的播散。③全身炎症反应程度。评估多用评分系统作为辅助评价工具进行,有 CURB-65 计分法、肺炎严重指数(PSI)、临床肺部感染评分(CPIS)等多种评分系统。目前临床应用较多的是英国胸科学会制定的 CURB-65 计分法,该计分法简洁明了,易于临床操作,共 5 项指标(表 2-7-1)。CURB-65 计分法可用于评估死亡风险及确定治疗场所,0~1 分为低危,病死率 1.5%,适合居家治疗;2 分为中危,应住院治疗;3~5 分为高危,病死率 22%,需收入 ICU 治疗。

表 2-7-1　成人患者住院指征(CURB-65 评分)

计分	指标
1分	新出现的意识障碍
1分	尿毒症:尿素氮>7mmol/L
1分	呼吸频率>30 次/>min
1分	血压:舒张压<60mmHg 或收缩压<90mmHg
1分	年龄≥65 岁

八、治疗

1. 抗感染 为治疗的关键。根据病原微生物选择相应抗生素是肺炎治疗的基本原则。然而病原学诊断结果回报需要时间,且诊断的特异性和敏感性不高,等待病原学诊断可能会延误初始抗炎治疗的时机,影响预后。所以细菌性肺炎应尽早开始经验性抗菌治疗。应根据以下不同情况采取具体措施:

(1)无心肺基础疾病和附加危险因素的门诊患者:常见病原体为肺炎链球菌、肺炎支原体、肺炎衣原体(单独或复合感染)、流感嗜血杆菌等,推荐抗菌治疗为新大环内酯类(阿奇霉素、克拉霉素等)、多西环素。预计肺炎链球菌很少耐药的地区仍可选用青霉素或第一代头孢菌素。

(2)伴心肺基础疾病和/或附加危险因素的门诊患者:附加危险因素是指:①肺炎链球菌耐药危险性,包括年龄>65岁、近3个月内接受β-内酰胺类抗生素治疗、免疫低下、酗酒、有多种内科合并症者,以及托幼机构生活的儿童或密切接触的家长。②感染肠道革兰氏阴性杆菌危险性,包括在护理院内生活、有基础心肺疾病、有多种内科合并症、近期接受过抗生素治疗者。此类患者常见病原体为肺炎链球菌、肺炎支原体、复合感染(细菌+非典型病原体)、流感嗜血杆菌、肠道革兰氏阴性杆菌等。推荐抗感染治疗为呼吸喹诺酮类(左氧氟沙星、莫西沙星、加替沙星),β-内酰胺类/β-内酰胺酶抑制剂(阿莫西林/克拉维酸,氨苄西林/舒巴坦),第二、三代头孢菌素(头孢曲松、头孢噻肟),可联合大环内酯类药物。

(3)其他门诊患者:①肺炎支原体肺炎应用大环内酯类、四环素或喹诺酮类药物治疗有效,疗程10~14天。②对病毒性肺炎目前疗效较好的抗病毒药物包括以下几种:流感病毒早期(48小时内)可选用金刚烷胺、神经氨酸酶抑制剂(奥司他韦和扎那米韦);疱疹病毒可选择阿昔洛韦和更昔洛韦;呼吸道合胞病毒可选用利巴韦林。

(4)无心肺基础疾病和附加危险因素的住院(普通病房)患者:常见病原体为肺炎链球菌、肺炎支原体、肺炎衣原体(单独或复合感染)、流感嗜血杆菌等,推荐抗菌治疗为静脉应用β-内酰胺类联合大环内酯类或呼吸喹诺酮类。

(5)伴心肺基础疾病和/或附加危险因素的住院(普通病房)患者:常见病原体为肺炎链球菌、复合感染(细菌+非典型病原体)、流感嗜血杆菌、肺炎支原体、肺炎衣原体、厌氧菌、军团菌等。推荐抗感染治疗:静脉应用β-内酰胺类(头孢噻肟、头孢曲松)或β-内酰胺酶抑制剂,联合口服或静脉应用大环内酯类、多西环素,或呼吸喹诺酮类。先予静脉给药然后转换为口服给药。

(6)重症肺炎:首先应选择广谱的强力抗菌药物,并应足量、联合用药,如氟喹诺酮类、广谱青霉素/β-内酰胺酶抑制剂、碳青霉烯类,多重耐药菌株感染者可联合万古霉素、替考拉宁或利奈唑胺。抗微生物治疗48~72小时后应对病情进行评估,注意观察临床表现、血白细胞计数、胸部影像学等情况变化,评价治疗是否有效。

2. 支持对症 卧床休息,注意补充足够蛋白质、热量及维生素。密切观察呼吸、脉搏、血压等生命体征变化,防止休克发生。高热者可采用酒精擦浴、冰袋等物理降温,尽量不用阿司匹林或其他解热药,以免过度出汗及干扰真实热型。鼓励每日饮水1~2L。咳嗽、痰不易咳出者给予溴己新或氨溴索口服或静点。剧烈胸痛者,可热敷或酌情用小量镇痛药,如可待因。烦躁不安、谵妄者可根据情况应用小剂量地西泮或水合氯醛等镇静剂,禁用抑制呼吸的镇静药。重症CAP需积极支持治疗,如纠正低蛋白血症、维持水电解质和酸碱平衡、机械通气等。

3. 治疗感染性休克 一般处理包括吸氧,保持呼吸道通畅,密切观察生命体征变化和

笔记栏

出入量等。补充血容量是抢救感染性休克的重要措施,有条件者应进行中心静脉压和肺动脉嵌压监测。积极抗感染治疗,可行抗生素联合治疗,并根据血培养及药物敏感试验选用有效抗生素。注意纠正水、电解质和酸碱平衡紊乱,可酌情用 5% 碳酸氢钠静脉滴注以纠正代谢性酸中毒。

经上述处理后血压仍不回升时可使用血管活性药物,首选升压药物为去甲肾上腺素或多巴胺,静脉滴注。对病情危重、全身毒血症状明显的患者,经过充分液体复苏及升压药物治疗仍为低血压,可短期(3~5 天)静脉滴注氢化可的松或甲基泼尼松龙,不推荐使用地塞米松。另外要注意防治心肾功能不全。

九、预防

加强体育锻炼,增强体质,避免淋雨受寒、疲劳、吸烟、酗酒等危险因素,预防上呼吸道感染。对于年老体弱者,或有心血管疾病、糖尿病、免疫抑制、器官移植等病史者,可注射肺炎疫苗预防。

案例分析

男,32 岁。数天前因受凉咳嗽,今起突然高热,寒战,右下胸痛,咳则更甚,咯铁锈色痰,活动后气促。体检:T 39.4℃,P 123 次 /min,BP 120/78mmHg,右下肺叩诊呈浊音,听诊呼吸音减弱。白细胞计数 12×10^9/L,中性粒细胞百分比 92%。该病如何诊断?

诊断:右下肺炎。

依据:①主诉:受凉后寒战高热,右下胸痛,咯铁锈色痰。②体征:右下肺叩诊呈浊音。③实验室检查:白细胞计数和中性粒细胞比例升高。

《伤寒论》如何治肺炎?

课堂互动

《伤寒论》如何治疗肺炎?

第八节　间质性肺疾病

概　述

间质性肺疾病(interstitial lung disease,ILD)是一组主要累及肺间质、肺泡和 / 或细支气管的肺部弥漫性疾病。ILD 不是一种独立的疾病,而是包括 200 多个病种。尽管每一种疾病的临床表现、实验室和病理学改变有各自的特点,然而它们具有一些共同的临床、呼吸病理生理学和胸部 X 线特征,表现为渐进性劳力性气促、限制性通气功能障碍伴弥散功能降低、低氧血症和影像学上的双肺弥漫性病变。病程多缓慢进展,逐渐丧失肺泡 - 毛细血管功能单位,最终发展为弥漫性肺纤维化和蜂窝肺,导致呼吸衰竭而死亡。

一、发病机制

虽然不同的 ILD 的发病机制有显著区别,如何最终导致肺纤维化的机制尚未完全阐明,但都有其共同的规律,即肺间质、肺泡、肺小血管或末梢气道都存在不同程度的炎症,在炎症损伤和修复过程中导致肺纤维化的形成。

二、分类

大多数肺纤维化患者的病因不明。近年来,一般将本病按已知病因和病因不明者分为两大类(表 2-8-1)。

表 2-8-1 间质性肺疾病的分类

病因已明	病因未明
①吸入无机粉尘,如二氧化硅、石棉、滑石、铍、煤、铝、锡、钡、铁 ②吸入有机粉尘,如霉草尘、蔗尘、蘑菇肺、饲鸽者病 ③放射线损伤 ④微生物感染,如病毒、细菌、真菌、卡氏肺孢子虫病 ⑤药物,如细胞毒化疗药物 ⑥癌性淋巴管炎	特发性肺纤维化、脱屑性间质性肺炎、胶原 - 血管疾病(系统红斑狼疮、类风湿关节炎、强直性脊柱炎、多发性肌炎 - 皮肌炎、干燥综合征)、结节病、组织细胞增多症 X、肺 - 肾出血综合征、特发性肺含铁血黄素沉着症、Wegener 肉芽肿、慢性嗜酸性粒细胞肺炎、肺泡蛋白沉着症、遗传性肺纤维化(结节性硬化症、神经纤维瘤)、肺血管床间质性肺病、原发性肺动脉高压

三、诊断

1. 病史　详细的职业接触史和用药史,发病经过、伴随症状、既往史和治疗经过等,都可能是重要的诊断线索。职业性的粉尘接触可以在 10~20 年后才出现 ILD 的症状,风湿病可以先有肺部病变,随后才出现关节或其他器官表现。

2. 影像学检查　绝大多数 ILD 患者 X 线胸片显示双肺弥漫性阴影。阴影的性质可以是网格条索状、弥漫磨玻璃状、结节状,亦可呈现多发片状或大片状等,可以混合存在。多数 ILD 可以导致肺容积减少。后期可见区域性囊性病变(蜂窝肺),常伴肺容积的进一步减少。阴影性质、分布规律和肺容积变化的特点有助于基础疾病的诊断和鉴别诊断。高分辨 CT(HRCT)更能细致地显示肺组织和间质形态的结构变化和大体分布特点,成为诊断 ILD 重要手段之一。

3. 肺功能　以限制性通气障碍为主,肺活量及肺总量降低,残气量随病情进展而减少。换气功能往往在 ILD 的早期可显示弥散功能(DLco)明显下降,伴单位肺泡气体弥散量(DLCO/Va)下降。ILD 的中晚期均可见低氧血症,但气道阻力改变不大,常因呼吸频率加快及过度通气而出现低碳酸血症。

4. 支气管肺泡灌洗检查　对支气管肺泡灌洗液(BALF)进行细胞学、病原学、生化和炎症介质等的检测,根据 BALF 中炎症免疫效应细胞的比例,可将 ILD 分为淋巴细胞增多型和中性粒细胞增多型。

5. 肺活检　经支气管肺活检或外科肺活检获取肺组织进行病理学检查,是诊断 ILD 的重要手段。

6. 全身系统检查　ILD 可以是全身性疾病的肺部表现,对于这类患者的诊断,全身系统检查尤为重要。例如结缔组织病的血清学异常和其他器官表现、Wegener 肉芽肿的鼻腔和鼻窦表现等,都是重要的诊断依据。

特发性肺纤维化

特发性肺纤维化（idiopathic pulmonary fibrosis,IPF）为最常见间质性肺疾病,病变局限于肺部,引起弥漫性肺纤维化,导致肺功能损害和呼吸困难。患病率随着年龄增加而升高,男性多于女性。

一、发病机制

尚不清楚,可能与接触粉尘或金属、自身免疫、慢性反复的微量胃内容物吸入、病毒感染和吸烟等因素有关。遗传基因对发病过程可能有一定的影响。

二、病理

病理改变与病变的严重程度有关。主要特点是病变在肺内分布不均一,可以在同一低倍视野内看到正常、间质炎症、纤维增生和蜂窝肺的变化,以下肺和胸膜下区域病变明显。

三、临床表现

通常为隐匿性起病,主要的症状是干咳和劳力性气促。随着肺纤维化的发展,发作性干咳和气促逐渐加重。通常没有肺外表现,但可有一些伴随症状,如食欲减退、体重减轻、消瘦、无力等。

体检可发现呼吸浅快,超过 80% 的病例双肺底闻及吸气末期 Velcro 啰音,20%~30% 有杵状指（趾）。晚期出现发绀等呼吸衰竭和肺心病的表现。

四、实验室及其他检查

主要的辅助检查是 X 线和肺功能。胸片显示双肺弥漫的网格状或网络小结节状浸润影,以双下肺和外周（胸膜下）明显。通常伴有肺容积减小。个别早期患者的胸片可能基本正常或呈磨玻璃样变化。随着病情的进展,可出现直径多在 3.0~15mm 大小的多发性囊状透光影（蜂窝肺）。HRCT 有利于发现早期病变,如肺内呈现不规则线条网格样改变,伴有囊性小气腔形成,较早在胸膜下出现,小气道互相连接可形成胸膜下线等。

肺功能表现为限制性通气功能障碍和弥散量减少。

实验室检查为非特异性变化,可以有血沉加快、血乳酸脱氢酶增高和免疫球蛋白增高;有 10%~26% 的患者类风湿因子和抗核抗体阳性。

五、诊断

诊断主要根据临床特征、胸部影像学表现、肺通气及弥散功能、病理活检及排除其他已知原因导致的 ILD。根据是否有外科肺活检的结果,有 2 种确诊标准。

1. 确诊标准一

(1)外科肺活检显示组织学符合寻常型间质性肺炎的改变。

(2)同时具备下列条件:①排除其他已知的可引起 ILD 的疾病,如药物中毒、职业环境性接触和结缔组织病等。②肺功能检查有限制性通气功能障碍伴弥散功能下降。③常规 X 线胸片或 HRCT 显示双下肺和胸膜下分布为主的网状改变或伴蜂窝肺,可伴有少量磨玻璃样阴影。

2. 确诊标准二　无外科肺活检时,需要符合下列所有 4 条主要指标和 3 条以上的次要指标:

（1）主要指标：①除外已知原因的 ILD，如某些药物毒性作用、职业环境接触史和结缔组织病等。②肺功能表现异常，包括限制性通气功能障碍［肺活量（VC）减少，而 FEV_1/FVC 正常或增加］和 / 或气体交换障碍［静态 / 运动时 $P(A\text{-}a)O_2$ 增加或 DLco 降低］。③胸部 HRCT 表现为双下肺和胸膜下分布为主的网状改变或伴蜂窝肺，可伴有极少量磨玻璃样阴影。④经纤维支气管镜肺活检或支气管肺泡灌洗液检查不支持其他疾病的诊断。

（2）次要指标：①年龄>50 岁。②隐匿起病或无明确原因的进行性呼吸困难。③病程 ≥3 个月。④双肺听诊可闻及吸气性 Velcro 啰音。

六、鉴别诊断

特发性肺纤维化主要与特发性非特异性肺炎和隐源性机化性肺炎相鉴别，临床表现无特殊，鉴别主要依靠肺部 CT、肺泡灌洗液和病理。

1. 特发性非特异性肺炎（NSIP）　指 IPF 中病理表现不能诊断为其他已确定类型的间质性肺炎，NSIP 的病理特点是时相均一的炎症和纤维化表现，蜂窝肺很少。发病以中老年为主，可发生于儿童，平均年龄 49 岁，隐匿或亚急性起病。临床主要表现为渐进性呼吸困难和咳嗽，可伴发热和杵状指，双下肺可闻及吸气相末的爆裂音，胸部 HRCT 表现为双肺斑片状磨玻璃影或实变影，呈对称性分布，并以胸膜下区域为显著，伴不规则线影和细支气管扩张。肺泡灌洗液主要表现为淋巴细胞增高，T 细胞亚群、CD4/CD8 有明显比例倒置。与 IPF 患者相比，NSIP 对皮质激素有相对较好的反应及预后，5 年内病死率为 15%~20%。

2. 隐源性机化性肺炎（COP）　发病年龄以 50~60 岁为多，部分患者发病有"流感样"症状，如咳嗽、发热、周身不适、乏力和体重减轻等。常有吸气末爆裂音。肺功能主要表现为限制性通气功能障碍，静息和运动后常有低氧血症。HRCT 提示肺部斑片状肺泡腔内实变、磨玻璃影、小结节影和支气管壁的增厚和扩张，主要分布在肺周围，尤其是下野，蜂窝肺不常见。

七、病情评估

IPF 急性加重是指 IPF 患者出现无已知原因可以解释的病情加重或急性呼吸衰竭。诊断标准为：过去或显著诊断为 IPF 的患者，近 1 个月内发生无法解释的（排出肺感染、肺栓塞、气胸或心力衰竭等疾病）呼吸困难加重；低氧血症加重或气体交换功能严重受阻；新出现的肺泡浸润影。

预后一般很差，进展的速度有明显的个体差异，经过数月至数年发展为呼吸衰竭和肺心病，起病后平均存活时间为 2.8~3.6 年。

八、治疗

治疗效果有限。目前采用糖皮质激素或联合细胞毒药物治疗，其使用剂量和疗程视患者的具体病情而定。目前推荐的治疗方案是糖皮质激素联合环磷酰胺或硫唑嘌呤，具体方法如下：

1. 糖皮质激素　泼尼松或其他等效剂量的糖皮质激素，0.5mg/（kg·d）（理想体重，以下同），口服 4 周，然后 0.25mg/（kg·d），口服 8 周；继之减量至 0.125mg/（kg·d）或 0.25mg/kg 隔天 1 次口服。

2. 环磷酰胺　按 2.0mg/（kg·d）给药。开始剂量可为 25~50mg/d 口服，第 7~14 天增加 25mg，直到最大量 150mg/d。

3. 硫唑嘌呤　按 2.0~3.0mg/（kg·d）给药。开始剂量可为 25~50mg/d，之后每第 7~14 天增加 25mg，直到最大量 150mg/d。

治疗至少持续 6 个月。治疗过程中需要监测和预防药物的副作用,尤其是骨髓抑制、粒细胞减少甚至缺乏。

近年来,尼达尼布(nintedanib)治疗 IPF 的作用受到重视,作为酪氨酸激酶抑制剂类药物中的一种,尼达尼布可针对参与肺纤维化病理机制的生长因子受体发挥靶向作用。其他治疗药物包括 N- 乙酰半胱氨酸、γ- 干扰素和吡非尼酮(pirfenidone,TNF-α 抑制剂)、秋水仙碱、青霉胺等。这些药物的临床疗效尚有待进一步论证。

如果患者肺功能严重不全、低氧血症迅速恶化,但不伴有严重的心、肝、肾病变、年龄小于 60 岁者,可考虑进行肺移植。

第九节 原发性支气管肺癌

原发性支气管肺癌(primary bronchogenic carcinoma)简称肺癌,是原发于支气管黏膜或腺体的恶性肿瘤。肺癌在全球的发病率和病死率仍在逐年上升,其随年龄增长而增加,一般 40 岁以后发病率明显上升,发病年龄高峰在 60~79 岁。世界卫生组织(WHO)的统计资料显示,2005 年全球男性肺癌死亡率为 31.2/10 万,我国男性肺癌死亡率为 41.34/10 万;2005 年全球女性肺癌死亡率为 10.1/10 万,我国女性肺癌死亡率为 19.84/10 万。根据 2018 年公布的 CONCORD-3 研究数据,2010—2014 年我国肺癌患者 5 年生存率仅为 19.8%,仍然是我国重大的公共卫生问题。

一、病因和发病机制

病因与发病机制迄今仍未阐明,但目前认为主要与下列因素有关:

(一) 吸烟

吸烟是目前公认的肺癌最危险因素,尤其是长期大量吸烟与肺癌发生有密切关系,吸烟指数大于每年 400 支者为肺癌高危人群。研究认为,烟草中含有多种致癌物质,其中最主要的是 3,4- 苯并芘。

(二) 空气污染

包括工业废气、汽车尾气、燃煤等造成的大环境污染和室内装修、被动吸烟、烹调导致的室内小环境污染。在污染空气中,含有苯并芘、氧化亚砷、不燃的脂肪族碳氢化合物、放射性物质等多种致癌物质。目前,PM2.5 与肺癌的相关性受到重视。

(三) 职业致癌因素

长期从事采矿、烟草加工,接触石棉、放射性物质、焦油和石油的多环芳烃、无机砷等化合物以及砷、铬、镍等,发生肺癌的危险性较其他职业者明显增加。其中接触石棉、铀暴露是公认的肺癌发病的高危因素。而吸烟可加剧上述职业因素致癌风险。

(四) 电离辐射

大剂量电离辐射可引起肺癌,主要是中子、α 射线。

(五) 其他

研究发现,β- 胡萝卜素可抑制苯并芘、亚硝酸胺等的致癌作用,干扰癌变过程,较多摄入富含维生素 A、β- 胡萝卜素的食物可降低肺癌发病风险。支气管和 / 或肺部慢性病变,尤其是肺结核瘢痕者,易发生肺癌。已经证明在肺癌几个癌基因家族中包括引起突变的 *ras* 家族、放大基因的 *myc* 家族、*C-erB-2*、机制不明的 *bcl-2* 及由野生型变异的抑癌基因 *p53*、*p16* 和 *RB* 等,也与肺癌发生有一定关系。

二、病理

(一)按解剖学分类

1. 中央型肺癌 发生在段支气管至主支气管的癌肿称为中央型肺癌,以鳞状上皮细胞癌(鳞癌)和小细胞未分化癌常见,约占肺癌 3/4,多生长在段以上支气管,位于肺门附近。

2. 周围型肺癌 以腺癌多见,约占 1/4,生长在段以下支气管,位于肺的周围。

(二)按组织病理学分类

肺癌的组织病理学分类目前分为两大类:

1. 非小细胞肺癌(non-small cell lung cancer,NSCLC)

(1)鳞癌:最多见,约占肺癌的一半,与吸烟关系密切,以中央型肺癌多见,并有向管腔内生长的倾向,早期常引起支气管狭窄导致肺不张或阻塞性肺炎。癌组织易变性、坏死,形成空洞或癌性肺脓肿。多见于老年男性,生长缓慢,转移较晚,手术机会较多,5 年生存率较高,但对化学治疗(简称化疗)、放射治疗(简称放疗)效果不如小细胞未分化癌。

(2)腺癌:约占肺癌的 25%,女性多见,与吸烟关系不大,多为周围型,血行转移较早。腺癌倾向于管外生长,但也可循肺泡壁蔓延,常在肺边缘部形成直径 2~4cm 的肿块。腺癌富血管,故局部浸润和血行转移较鳞癌早。易转移至肝、脑和骨,更易累及胸膜而引起胸腔积液。细支气管肺泡癌为腺癌特殊类型,是分化较好的腺癌之一。

(3)大细胞未分化癌(大细胞癌):相对于小细胞癌恶性程度低,转移少而晚,易侵犯局部淋巴结和血管,手术机会较大。

2. 小细胞肺癌(small cell lung cancer,SCLC):包括燕麦细胞型、中间细胞型、复合燕麦细胞型。小细胞未分化癌恶性程度最高,占 10%~15%,多位于肺门附近,细胞质内含有神经内分泌颗粒,具有内分泌和化学受体功能。40~50 岁多见,生长快,转移早,对化疗、放疗敏感。

(三)转移途径

有直接蔓延、淋巴转移、血行转移和种植转移 4 种途径。小细胞癌早期易发生淋巴转移和血行转移。肺癌多转移至脑、肝脏、骨骼和右锁骨上淋巴结。

三、临床表现

肺癌起病缓慢,5%~10% 的患者发现时无任何症状,多由健康体检发现。其临床表现与癌肿部位、大小、类型、生长速度、有无并发症或转移等有关。一般中央型肺癌症状出现较早,周围型肺癌症状出现较晚。

(一)原发肿瘤引起的表现

1. 咳嗽 多为刺激性干咳或少量黏痰,细支气管 - 肺泡细胞癌可出现大量白色黏液痰,少数可出现持续性、高音调金属音样咳嗽。继发感染时咳黏液脓痰。

2. 咯血 以中央型肺癌多见,早期表现为痰中带血或小量咯血,当癌肿侵蚀大血管可出现大咯血。

3. 呼吸困难 胸闷、喘憋为肿瘤阻塞或压迫支气管引起,多见于中央型肺癌;或周围型肺癌转移引起肺门淋巴结肿大,压迫主支气管;或大量胸腔积液、心包积液等。听诊可发现局限性哮鸣音。

4. 全身表现 体重下降、发热,多为低热或中等度发热,一般抗感染及退热药疗效欠佳,严重者出现恶病质。

(二)肿瘤局部侵犯引起的表现

1. 胸痛 为癌肿侵犯胸膜,压迫肋间神经或侵犯肋骨、胸椎所致。多为不规则钝痛或隐痛。

2. 吞咽困难　为癌肿侵犯或压迫食管引起。

3. 声音嘶哑　癌肿或转移肿大的淋巴结压迫喉返神经引起。

4. 上腔静脉阻塞综合征　当肿瘤侵犯纵隔压迫上腔静脉时,导致上腔静脉回流受阻,出现头面部、颈部、上肢水肿以及前胸部淤血和静脉曲张。

5. 霍纳(Horner)综合征　肿瘤压迫颈部交感神经引起患者剧烈胸痛,上肢静脉怒张、水肿、臂痛和上肢运动障碍,伴有同侧上眼睑下垂、瞳孔缩小、眼球内陷、面部无汗等颈交感神经综合征表现。

（三）肿瘤远处转移引起的表现

近期出现的头痛、恶心、眩晕或视物不清等神经系统症状和体征应当考虑脑转移的可能。骨转移则可引起持续固定部位的骨痛、血浆碱性磷酸酶或血钙升高,甚至导致病理性骨折。右上腹痛、肝大、碱性磷酸酶、谷草转氨酶(天冬氨酸氨基转移酶)或胆红素升高应当考虑肝转移的可能。皮下转移时可在皮下触及结节。

（四）副肿瘤综合征

有些肺癌患者可出现胸部以外系统器官的症状或体征,并非由肿瘤直接作用或转移引起,称为副肿瘤综合征,又称为肺癌的肺外表现,可出现于肺癌发现后,也可出现于肺癌发现前。副肿瘤综合征包括肥大性骨关节病,分泌异位促性腺激素、异位促肾上腺皮质激素、异位抗利尿激素,神经肌肉综合征,高钙血症和类癌综合征等表现。

四、实验室及其他检查

1. 影像学检查　胸部 X 线是早期发现肺癌的一个重要手段,是术后随访的方法之一,也是解剖学分型的主要依据。影像学表现可见肺内密度较高的肿块阴影,呈分叶状,边缘带有毛刺,或见到肺不张、局限性肺气肿、阻塞性肺炎等由于肿块压迫造成的间接征象。有空洞形成时可见洞壁厚薄不均。胸部 CT 可以进一步验证病变所在的部位和累及范围,也可大致区分其良、恶性,是目前诊断肺癌的重要手段。低剂量螺旋胸部 CT 和肺部高分辨 CT(HRCT)可有效地发现早期肺癌,尤其是呈磨玻璃影或磨玻璃结节的原位癌和浸润性腺癌。而 CT 引导下经皮肺穿刺活检是重要的获取细胞学、组织学诊断的技术,尤其适用于肺周围型肿块结节病变。胸部 MRI 在确定肿瘤和大血管关系方面优于 CT,但发现小于 5mm 病灶不如螺旋 CT。MRI 检查对肺癌的临床分期有一定价值,特别适用于判断脊柱、肋骨以及颅脑有无转移。骨扫描检查(ECT)是用于判断肺癌骨转移的常规检查。当骨扫描检查提示骨可疑转移时,可对可疑部位进行 MRI 检查验证。PET 检查不推荐常规使用,在诊断肺癌纵隔淋巴结转移时较 CT 的敏感性、特异性高,可作为肺癌分期、疗效考核的重要依据。

2. 病理学检查　病理学检查是肺癌的确诊手段。当怀疑肺癌时,应该根据患者的肿瘤部位及影像学表现等选择适合的方法获取标本进行病理学检查,包括细胞学检查或组织病理学检查。中央型肺癌可考虑采集气管深部咳出的痰进行痰脱落细胞学检查,或者纤维支气管镜检查刷检找脱落细胞＋活检行组织病理学检查;周围型肺癌可考虑在胸部 CT 引导下采用细针经胸壁穿刺进行肺部病灶活检;淋巴结肿大者可考虑淋巴结活检;对于标本获取困难者,也可以考虑纵隔镜或胸腔镜活检。对于早期肺癌,也可以考虑直接手术,但手术切除的标本应当进行病理学检查。

3. 分子生物学检测　随着靶向药物的发展,目前肿瘤的诊断越来越重视分子生物学检测,不同基因分型的肺癌往往需要接受不同的分子靶向药物,其预后也完全不同。因此,在有条件的情况下应进行分子生物学检测,包括常用的 EGFR 基因突变、ALK 重排以及罕见的 KRAS 突变、ROSI 重排、MET 扩增、RET 重排等;随着免疫哨卡抑制剂在临床的广发应用,有条件的情况下还应该检测 PD-L1 表达情况以及肿瘤突变负荷,以帮助临床决策。

4. 肿瘤标志物检测　肿瘤标志物虽然对诊断有一定的帮助,但缺乏特异性,一般临床用于疗效和病情的监测,包括癌胚抗原(CEA,多见于腺癌)、神经特异性烯醇化酶(NSE,多见于小细胞癌)、细胞角蛋白片段 19(CYFRA21-1,多见于鳞癌)、鳞状细胞癌抗原(SCC,多见于鳞癌)等。此外组织多肽抗原(TPA)、CA-50、CA-125、CA-199 等亦可升高。

五、诊断

早期肺癌常常无典型临床症状,然而肺癌的早期诊断又极为重要,因此,定期健康体检尤为重要。

对 40 岁以上男性,尤其是长期大量吸烟,或长期从事有害职业,或原有慢性肺部疾病者,出现下列情况应高度怀疑肺癌的可能:①近期出现原因不明的刺激性干咳,治疗无效;②原有呼吸道慢性疾病,咳嗽性质发生改变;③原因不明的持续性痰中带血伴有进行性体重下降;④同一部位反复发生肺炎;⑤原因不明的肺脓肿,无中毒症状,无大量脓痰,抗感染治疗效果不显著者;⑥原因不明的持续性胸痛及腰背部疼痛、四肢关节疼痛、杵状指、声音嘶哑、上腔静脉阻塞综合征;⑦原因不明的局限性肺气肿、肺不张及单侧肺门肿大;⑧原有结核已稳定,而形态改变者;⑨无结核中毒症状的胸腔积液,尤其是增长快速的血性胸腔积液者。出现上述情况应及早检查,以便早期发现、早期诊断、早期治疗。

六、鉴别诊断

支气管肺癌与肺结核、肺炎、肺脓肿等疾病的临床表现无特异之处,鉴别主要依据影像学、纤维支气管镜和痰脱落细胞学。

1. 肺结核　中央型肺癌有肺门淋巴结转移时应注意与肺门淋巴结结核鉴别,发生在中、上肺的周围型肺癌应注意与结核球鉴别,肺泡癌需与急性粟粒性肺结核鉴别。

2. 肺炎　阻塞性肺炎需与肺炎鉴别,抗感染治疗后 2~4 周复查胸部影像学肺内炎症多可吸收,而阻塞性肺炎吸收缓慢,但炎性假瘤病灶长期无明显变化。

3. 肺脓肿　肺癌空洞需与肺脓肿鉴别,鉴别困难时,可结合痰脱落细胞学、纤维支气管镜检查鉴别。

4. 肺部其他疾病　肺错构瘤、结节病、肺隔离症、纵隔淋巴瘤等。

七、病情评估

1. 非小细胞肺癌　目前非小细胞肺癌的 TNM 分期采用国际肺癌研究协会(IASLC)2009 年第七版分期标准(表 2-9-1)。依据原发肿瘤(T)、区域淋巴结(N)、远处转移(M)综合评定。临床分为 Ⅰ~Ⅳ期,原位癌和隐性癌较少见。

2. 小细胞肺癌　对于接受外科手术的小细胞肺癌患者仍采用 AJCC 肺癌第 8 版 TNM 分期指导治疗,然而,大多数小细胞肺癌发现时已失去手术机会,因此临床应用较多的是"退伍军人研究组"的两期分类方案:①局限期:病变局限于同侧半胸,可安全地包含于一个放射野内;②广泛期:病变超过同侧半胸以外,包括恶性胸腔积液或心包积液。

3. 预后　肺癌患者良好的预后取决于早发现、早诊断和早治疗。确诊的肺癌患者,其预后取决于组织学类型及确诊时的临床分期,并与治疗措施的合理选择有关。

表 2-9-1　肺癌的 TNM 分期

原发肿瘤 T	
T_x	原发肿瘤大小无法测量；或痰脱落细胞，或支气管冲洗液中找到癌细胞，但影像学检查和支气管镜检查未发现原发肿瘤
T_0	没有原发肿瘤的证据
T_{is}	原位癌
T_{1a}	原发肿瘤最大直径<2cm，局限于肺和脏层胸膜，或局限于支气管壁
T_{1b}	原发肿瘤>2cm，≤3cm
T_{2a}	肿瘤最大直径>3cm，≤5cm；或累及主支气管，但距离隆突 ≥2cm；或累及脏层胸膜；或扩展到肺门的肺不张或阻塞性肺炎，但未累及全肺
T_{2b}	肿瘤>5，≤7cm
T_3	肿瘤>7cm；或无论大小累及胸壁、横膈、心包、纵隔胸膜或主支气管（距隆突<2cm，但未及隆突）；或全肺不张；或原发肿瘤同一肺叶出现分离的癌结节
T_4	无论大小，侵及纵隔、心脏、大血管、隆突、气管、食管或椎体；原发肿瘤同侧不同肺叶出现分离的癌结节
区域淋巴结 N	
N_x	淋巴结转移情况无法判断
N_0	无区域淋巴结转移
N_1	同侧支气管、肺门淋巴结转移
N_2	同侧纵隔、隆突下淋巴结转移
N_3	对侧纵隔和对侧肺门、前斜角肌或锁骨上区淋巴结转移
远处转移 M	
M_x	无法评价有无远处转移
M_0	无远处转移
M_{1a}	胸膜播散（恶性胸腔积液、心包积液或胸膜结节）、原发肿瘤对侧肺叶出现分离的癌结节
M_{1b}	有远处转移（肺/胸膜外）

八、治疗

应当采取多学科综合治疗的原则。根据患者的机体状况，肿瘤的细胞学、病理学类型、侵及范围（临床分期）和发展趋向，采取多学科综合治疗（MDT）模式，有计划、合理地应用手术、化疗、放疗、生物靶向治疗、免疫哨卡抑制剂以及中医药等治疗手段，以期达到根治或最大程度控制肿瘤、提高治愈率、改善患者的生活质量、延长患者生存期的目的。

（一）手术治疗

手术切除是肺癌的主要治疗手段，也是目前临床治愈肺癌的唯一方法。手术适应证：Ⅰ、Ⅱ期和部分Ⅲa期非小细胞肺癌以及Ⅰ期小细胞肺癌；经新辅助治疗（化疗或化疗加放疗）后有效的 N_2 期非小细胞肺癌等。

（二）化学药物治疗

化学药物治疗又称化学治疗，简称化疗，对肺癌是非常重要的治疗手段之一。有复发高危因素的Ⅰb期以及Ⅱa期以上的非小细胞肺癌患者术后应该接受辅助化疗；部分初始无法手术切除的局部晚期患者通过化疗或同期放化疗后有时可获得手术切除的机会；对于Ⅲb期以上的非小细胞肺癌患者，若未检测出敏感基因突变，化疗往往是首选的治疗方案。常用的化疗方案包括：多西他赛联合铂类（DP）、长春瑞滨联合铂类（NP）、吉西他滨联合铂类（GP）、紫杉醇合铂类（TP）等，非鳞非小细胞肺癌还可以使用培美曲塞联合铂类（AP）。

几乎各期的小细胞肺癌，无化疗禁忌证的均可化疗，常用的化疗方案包括依托泊苷联合顺铂（EP）和伊立替康联合顺铂（IP）等。

（三）放射治疗

放疗可分为根治性和姑息性两大类，对于病灶局限而因解剖原因不便手术或因其他内科疾病不能手术的患者，可考虑根治性放疗，临床往往采用同期放化疗的方式以提高疗效；姑息性放疗的目的在于抑制肿瘤生长，缓解症状，如合并上腔静脉综合征、肺不张、疼痛、有症状的脑转移时，可通过局部姑息放疗缓解症状。

小细胞肺癌对放疗敏感，其治疗以全身化疗为主并辅以放疗，放疗的范围应包括原发灶、已有的淋巴结转移灶及广泛的邻近淋巴引流区。有专家主张小细胞肺癌在治疗完全缓解后，应做预防性全脑照射以预防脑转移。

（四）分子靶向治疗

分子靶向药物治疗目前主要用于局部晚期及Ⅳ非小细胞肺癌患者，根据基因检测结果选择相应的分子靶向药物。对于EGFR基因敏感突变者，可选用EGFR-TKI类药物（吉非替尼、厄洛替尼、埃克替尼、阿法替尼、奥西替尼等），有证据显示Ⅲ期非小细胞肺癌患者若术后病理提示EGFR基因敏感突变，那么患者亦可从EGFR-TKI类药物的辅助治疗中获益。ALK-EML4融合者，可选用克唑替尼、赛瑞替尼等。ROS1重排、MET扩增或突变者可选用克唑替尼，RET重排者可选用艾乐替尼、凡德他尼、卡博替尼等。抗血管生成药物（贝伐珠单抗）联合含铂双药化疗方案也在非鳞非小细胞肺癌中广泛应用。

（五）免疫哨卡抑制剂

免疫哨卡抑制剂为晚期非小细胞肺癌的治疗带来了又一次重大突破，包括帕博利珠单抗、纳武利尤单抗、阿特珠单抗等。主要用于治疗EGFR、ALK野生型的晚期非小细胞肺癌患者，可一线治疗或后线治疗，亦可与化疗联合应用。目前尚缺乏令人满意的疗效预测因素，临床一般通过肿瘤组织中PD-L1表达量、肿瘤的基因突变负荷、错配修复基因缺失或微卫星高不稳定等特征预测其疗效，部分患者甚至可以获得长期生存。

（六）局部介入治疗

一般用于治疗并发症，如合并大咯血内科治疗无效时可考虑支气管动脉造影栓塞止血，合并气道梗阻时可考虑经纤维支气管镜局部激光切除治疗以解除梗阻，局部的微创消融治疗可达到减轻肿瘤负荷、缓解症状的目的，合并上腔静脉阻塞综合征时可考虑使用脱水剂及激素，配合局部静脉内支架植入以缓解梗阻，合并恶性胸腔积液时可予以胸腔穿刺引流，同时腔内局部注射药物（如顺铂、IL-2等），配合全身治疗。

（七）中医药治疗

中医学中有许多单方、验方以及辨证治疗在肺癌的治疗中可以与西药治疗产生协同作用。

九、预防

戒烟，注意职业劳动保护，积极防治大气污染、呼吸系统慢性疾病，40岁以上人群定期进行X线检查等是预防和早期发现肺癌的可行措施。

案例分析

男性,60 岁。咳嗽,痰中带血 1 周。既往体健,否认结核病史,吸烟史 40 年,1~2包/d。

胸部 CT 示右肺上叶后段周围型结节,直径 1.5cm,毛刺征,纵隔淋巴结阴性。

当地医院考虑"结核",未做进一步检查,单纯抗结核治疗,未嘱其复查。其后咯血反复,7 个月后复查胸部 CT 示病变增大至直径 4cm,局部侵犯壁层胸膜。予手术探查为右肺上叶鳞状细胞癌,行根治术。请分析该案例进一步的诊疗。

分析:患者为中老年男性,既往有长期吸烟史,有咳嗽、痰中带血症状,且胸部 CT提示肺结节毛刺征,应考虑肺癌可能。

肺结核常有结核中毒症状,如低热等,需完善相关检查,如结核菌素试验(PPD)、γ 干扰素释放试验等,必要时行活检明确诊断。

知识链接

肺内磨玻璃影(ground-glass opacity,GGO)或磨玻璃结节(ground-glass nodule,GGN)其实是个影像学概念,是指在胸部 CT 检查时发现的肺部表现为密度轻度增高的云雾状淡薄影/圆形结节,样子像磨砂玻璃一样,其内支气管及血管纹理仍可显示,所以称之为磨玻璃影或磨玻璃结节。肺内许多良恶性病变都可以在 CT 上表现为 GGO 或GGN,最常见的原因可以是炎症、出血、非典型腺瘤样增生,也可能是早期的肺癌,如原位癌、浸润性腺癌。

判断一个磨玻璃样结节会不会癌变,要结合其大小、密度,以及在磨玻璃样结节的中央有无高密度影像、有无空泡征象及血管征象等。如果磨玻璃结节大于 20mm,恶性率为 80%,CT 上结节表现为分叶征、毛刺征、胸膜凹陷、部分实性或周围型磨玻璃结节贴近脏层胸膜,还有一些磨玻璃结节动态观察发现结节增大或者实性成分增加也要警惕恶性可能。

第十节　肺栓塞与肺血栓栓塞症

肺栓塞(pulmonary embolism,PE)是内源性或外源性栓子阻塞肺动脉及其分支引起肺循环障碍的疾病或临床综合征的总称,包括肺血栓栓塞症、脂肪栓塞综合征、羊水栓塞、空气栓塞、肿瘤栓塞等。本节主要介绍肺血栓栓塞症(pulmonary thromboembolism,PTE)。

肺血栓栓塞症是最常见的 PE 类型,是指来自静脉系统或右心的血栓阻塞肺动脉或其分支所致的疾病,以肺循环和呼吸功能障碍为主要临床表现和病理生理特征。引起 PTE 的血栓,至少 90% 来源于深静脉血栓症(deep venous thrombosis,DVT)。40%~50%DVT 并发PTE。

一、病因

深静脉血栓是引起 PTE 的主要血栓来源,DVT 多发于下肢或者骨盆深静脉,脱落后随血流循环进入肺动脉及其分支。由于 PTE 与 DVT 在发病机制上存在相互关联,是同一种疾病病程中两个不同阶段的临床表现,因此统称为静脉血栓栓塞症(venous thromboembolism,VTE)。

DVT 和 PTE 具有共同的危险因素,即 VTE 的危险因素,包括任何可以导致静脉血液瘀滞、血液高凝状态和血管内皮损伤的因素,即 Virchow 三要素。具体可以分为遗传性和获得性两类(表 2-10-1)。遗传性危险因素常引起反复发生的动、静脉血栓形成和栓塞。

表 2-10-1　静脉血栓栓塞症常见危险因素

遗传性危险因素	获得性危险因素		
	血液高凝状态	血管内皮损伤	静脉血液瘀滞
抗凝血酶缺乏	高龄	手术(多见于全髋关节或膝关节置换)	瘫痪
蛋白 S 缺乏	恶性肿瘤	创伤 / 骨折(多见于髋部骨折和脊髓损伤)	长途航空或乘车旅行
蛋白 C 缺乏	抗磷脂抗体综合征	中心静脉置管或起搏器	急性内科疾病
V 因子 Leiden 突变(活性蛋白 C 抵抗)	口服避孕药	吸烟	住院
凝血酶原 20210A 基因突变(罕见)	妊娠 / 产褥期	高同型半胱氨酸血症	居家养老护理
XII 因子缺乏	静脉血栓个人史 / 家族史	肿瘤静脉内化疗	
纤溶酶原缺乏	肥胖		
纤溶酶原不良血症	炎症性肠病		
血栓调节蛋白异常	肝素诱导血小板减少症		
纤溶酶原激活物抑制因子过量	肾病综合征		
非 "O" 血型	真性红细胞增多症		
	巨球蛋白血症		
	植入人工假体		

获得性危险因素是指后天获得的易发生 DVT 和 PTE 的多种病理和病理生理改变。上述危险因素既可以单独存在,也可以同时存在、协同作用。年龄是独立的危险因素,随着年龄增长,DVT 和 PTE 的发病率逐渐增高,年龄大于 40 岁者较年轻者风险增高,其风险大约每 10 年增加 1 倍。

二、发病机制

急性 PTE 导致肺动脉管腔阻塞,血流减少或中断,引起不同程度的血流动力学和气体交换障碍。轻者几乎无任何症状,重者因肺血管阻力突然增加,肺动脉压升高,压力超负荷导致右心室衰竭,是 PTE 死亡的主要原因。

1. 血流动力学改变

(1)机械作用是主要和直接的因素。当肺血管床面积减少 25%~30% 时肺动脉平均压轻

笔记栏

度升高;肺血管床面积减少 30%~40% 时肺动脉平均压可达 30mmHg 以上,右室平均压可升高;肺血管床面积减少 40%~50% 时肺动脉平均压可达 40mmHg,右室充盈压升高,心脏指数下降;肺血管床面积减少 50%~70% 可出现持续性肺动脉高压;肺血管床面积减少>85% 可导致猝死。

(2)神经体液因素引起肺动脉痉挛收缩也起重要作用,在急性栓塞的短时间内尤为突出,血栓中富含交联的纤维蛋白和聚集的血小板,还有多种炎症细胞浸润,因此不断向循环中释放一系列炎症介质,包括血栓素 A2(TXA2)、五羟色胺(5-HT)、内皮素、血小板活化因子(PAF)、白三烯类(LTs)和组胺等物质释放,导致肺动脉强烈收缩和血管通透性增高,其中 TXA2 和 5-HT 是最重要的血管活性因子。此外低氧血症也可引起肺血管收缩加剧肺动脉高压。解剖学阻塞和血管收缩导致肺血管阻力增加,动脉顺应性下降。

(3)心功能不全最终影响体循环血流动力学改变,肺循环阻力升高是影响心功能的始动因素。在肺栓塞早期,可导致右心室后负荷增加、每搏功耗增加,心室收缩末期压力升高;此时交感兴奋,心率加快,以拮抗肺循环阻力增加维持血流动力学相对稳定。随着肺动脉压力进一步升高,每搏心输出量逐渐下降,右心室舒张末期充盈压升高,使室壁张力增加,心肌纤维牵张,一定范围内心肌收缩力增强,心排血量增加,上述代偿机制与体循环血管收缩共同增加了肺动脉压力,以增加阻塞肺血管床的血流,由此暂时稳定体循环血压。右心室充盈压的进一步增加,使得右心室扩张,收缩时间延长,依据 Frank-Starling 定律,未预适应的薄壁右心室无法产生 40mmHg 以上的压力以抵抗平均肺动脉压,右心室扩张不足以代偿时,右心房压力也升高,心房扩大,最终右心功能失代偿,表现为右心衰竭,体循环淤血,血压下降。同时右室壁张力增加使右冠状动脉相对供血不足,右室心肌氧耗增多,均可导致心肌缺血,进一步加重右心功能不全。右心室收缩时间的延长,右束支传导阻滞加重的心室间不同步,以及室间隔在左心室舒张早期向左侧的突挤,以上因素引起左心室舒张早期充盈受损,加之右心功能不全导致左心回心血量减少,使心输出量降低,造成体循环低血压和血流动力学不稳定。

2. 呼吸功能 PTE 时呼吸衰竭主要是血流动力学紊乱的结果。心输出量低引起混合静脉血氧饱和度降低。此外,阻塞血管和非阻塞血管毛细血管床的通气/血流比例失调,导致低氧血症。由于右心房与左心房之间压差倒转,1/3 的患者超声可以检测到经过卵圆孔的右向左分流,引起严重的低氧血症,并增加反常栓塞和卒中的风险。

三、临床表现

1. 症状 PTE 的临床表现常是非特异性的,变化颇大,与其他心血管疾病难以区别。症状轻重虽然与栓子大小、数目,栓塞的部位有关,但不一定成正比,往往与原有心肺疾病的代偿能力有密切关系。经典的肺栓塞“三联征”为呼吸困难、胸痛和咯血,但临床上只有不到 30% 的患者出现。

(1)呼吸困难:是最常见的和重要的临床症状,发生率为 80%~90%,可伴发绀。程度和栓塞的范围相关,栓塞面积小时可无呼吸困难,但当栓塞面积较大时,呼吸困难严重且持续时间长,并伴有濒死感显著焦虑是预后不良的征兆。部分患者可多次发生突发呼吸困难(气短),系反复发生的小栓塞所致。

(2)胸痛:常为轻到中度的钝痛,包括胸膜性疼痛和心绞痛性胸痛,前者多见。胸膜性疼痛往往同时合并有胸腔积液,与呼吸有关。心绞痛性胸痛严重时可发生心肌梗死,伴大汗淋漓,甚至昏厥,多以右室为主,为预后不佳的表现。

(3)咯血:为提示肺梗死的主要症状,多在梗死后 24 小时内发生,量不多,鲜红色,发生率 11%~30%。

（4）晕厥：肺血管栓塞50%以上发作时均可伴脑供血不足。晕厥可为PTE的唯一或首发的症状，多表现为一过性意识丧失，以晕厥为表现的患者中，肺血管栓塞不足1%。

（5）休克：1%~5%患者发生休克，常伴有肺动脉反射性痉挛，可致心排血量急骤减少，患者血压下降、大汗淋漓、焦虑等，严重者可猝死。

2. 体征

（1）一般检查：70%患者呼吸频率≥20次/min，最高可达40~50次/min，特征为浅而速，一般为低热，高热少见，血压一般无特异性改变。

（2）心血管系统：心动过速往往是PTE持续的体征。也可出现期前收缩、心房颤动等其他心律失常；可出现舒张早期奔马律、颈静脉充盈怒张、搏动增强、肝脏增大和下肢水肿等右心衰竭的体征；也可出现少至中等量的心包积液。

（3）呼吸系统：PTE后因肺泡表面活性物质丧失及肺毛细血管渗透性改变致肺不张、心力衰竭，因此常可闻及湿啰音。神经反射可引起小支气管痉挛、间质水肿，肺部可闻及哮鸣音。部分患者有胸膜摩擦音及胸腔积液的相应体征。一侧肺叶或全部PTE时可出现气管移向患侧，膈肌抬高。

（4）下肢深静脉血栓：主要表现为患肢肿胀、周径增粗、疼痛或压痛、皮肤色素沉着，行走后患肢易疲劳或肿胀加重，是诊断PTE的重要特征。约1/2 PTE患者有下肢血栓性静脉炎表现。

四、实验室及其他检查

1. 血浆D-二聚体　D-二聚体是血栓中的交联纤维蛋白在纤溶系统作用下纤溶酶溶解与蛋白化合而产生的降解产物。用ELISA测定，较为可靠。临床上D-二聚体对PTE有较大的排除诊断价值，若<500ng/ml，可基本除外PTE。

2. 动脉血气分析　PTE患者常有低氧血症、低碳酸血症和肺泡-动脉血氧分压差（$P_{A-a}O_2$）增大，尤其$P_{A-a}O_2$的测定较有诊断意义。

3. 胸部X线　可以排除胸部其他急性病症，有助于PTE的诊断。特异性表现有Hampton驼峰征，即肺内实变致密区呈圆顶状，顶部指向肺门，常位于下肺肋膈角区。另有Westermark征，即栓塞近端肺血管扩张，而远端肺血管纹理缺如。

4. 心电图检查　最常见的改变为窦性心动过速。当有肺动脉及右心压力升高时，可出现V_1、V_2甚或V_4的T波倒置和ST段异常、$S_ IQ_{ III}T_{ III}$征（即I导联S波深，III导联Q波显著和T波倒置）、完全性或不完全性右束支传导阻滞、肺型P波、电轴右偏及顺钟向转位等。

5. 超声心动图　对提示PTE和除外其他心血管疾病及进行急性PTE危险分层有重要价值。对于严重的PTE病例，超声心动图检查发现右心室功能障碍的一些表现，可提示或高度怀疑PTE。超声检查符合下述两项指标时即可诊断右心室功能障碍：①右心室扩张；②右心室壁运动幅度减低；③吸气时下腔静脉不萎缩；④三尖瓣反流压差>30mmHg，但尚不能作为PTE的确诊依据。可以发现右心、肺动脉主干内血栓。

6. 肺动脉CT血管造影（CTPA）　能够发现段以上肺动脉内的血栓，可显示1mm的栓子及小于2mm的血管，是PTE的一线确诊手段。①直接征象：血管内低密度充盈缺损，部分或完全包围在不透光的血流之间（轨道征），或者呈完全充盈缺损，远端血管不显影；②间接征象：肺野楔形密度增高影，条带状高密度区或盘状肺不张，中心肺动脉扩张及远端血管分支减少或消失。

7. 磁共振肺动脉造影（MRPA）　诊断PTE的敏感度和特异度很高，并可显示外周肺动脉血栓，且具有潜在的识别新旧血栓的能力，可为确诊溶栓方案提供依据，但易受呼吸和心搏影响,成像时间长,不适用于急危重症患者检查。

8. 选择性肺动脉造影(CPA) 是目前诊断 PTE 最正确、可靠的"金标准"。其敏感性约为 98%,特异性为 95%~98%,可显示直径 0.5mm 血管内的栓子。直接征象有肺动脉内造影剂充盈缺损,伴或不伴轨道征的血流阻断;间接征象有肺动脉造影剂流动缓慢,局部低灌注,静脉回流延迟或消失等。但 CPA 为有创性检查,有发生致命性或严重并发症的可能,其应用时应引起注意。

9. 放射性核素肺通气灌注扫描 典型征象是肺灌注相与通气显像不一致的肺段分布灌注缺损。其诊断 PTE 的敏感性和特异性都很高,肺灌注显像可观察到直径 1mm 以上的栓塞血管,优于 CTPA,尤其在诊断亚段远端 PTE 中具有特殊意义。但任何引起肺血流或通气受损的因素如肺部炎症、肺部肿瘤、慢性阻塞性肺疾病等均可造成局部通气血流失调,因此单凭此项检查可能造成误诊,部分有基础心肺疾病的患者和老年患者由于不耐受等因素也使其临床应用受限。此检查可同时行双下肢静脉显像,与胸部 X 线平片、CT 肺动脉造影相结合,可显著提高诊断的特异度和敏感度。

10. 下肢深静脉检查 PTE 栓子 70%~90% 来自下肢深静脉,因此 DVT 被认为是 PTE 的标志,故下肢深静脉检查对诊断和防治 PTE 十分重要。肢体静脉造影、肢体核素显影及多普勒超声血管检查有助于下肢深静脉血栓的诊断,一侧小腿周径比另一侧大 1cm 有诊断意义。

五、鉴别诊断

PTE 的临床类型不一,应与冠状动脉供血不足、急性心肌梗死、急性左心衰竭、胸膜炎、肺不张、急性呼吸窘迫综合征、主动脉夹层等鉴别。

1. 急性心肌梗死(AMI) PTE 与 AMI 鉴别见表 2-10-2。

表 2-10-2 PTE 与 AMI 鉴别

项目	AMI	PTE
诱发因素	劳累、情绪波动	烧伤、骨折、分娩、手术、长期卧床、肿瘤
胸痛	持续、剧烈	剧烈疼痛持续时间不定,呼吸时疼痛加剧
发绀	少有发绀	发绀明显
呼吸症状	不明显	严重呼吸困难、咯血、哮鸣音
心电图	心肌梗死特征性演变图形	无特异性改变
实验室检查	AST、LDH、CK-MB 均升高	LDH 升高明显,AST、CK-MB 正常或稍升高
确诊方法	心电图、心肌酶谱	CPA、CTPA

2. 主动脉夹层 急性发病,胸痛可延至背部、腹部、下肢,疼痛剧烈,胸痛与呼吸无关,血压升高,可出现主动脉瓣闭锁不全征象。胸部 X 线检查可见上纵隔或主动脉增宽、主动脉双重影,必要时可进一步做胸部 CT、MRI、主动脉造影等检查。

3. 急性胸膜炎 约有 1/3 的 PTE 患者可发生胸腔积液,易被误诊为急性胸膜炎。急性胸膜炎常致剧烈胸痛,伴高热。早期可闻及摩擦音,稍晚可出现大量胸腔积液。

六、病情评估

主要根据 PTE 的临床分型进行病情评估,以发病 3 个月为界限分为急性和慢性,1~3 个月之间的血栓也称为亚急性肺栓塞。

1. 急性肺血栓栓塞症

(1) 高危 PTE：临床上以休克和低血压为主要表现，即体循环动脉收缩压<90mmHg，或较基础值下降幅度≥40mmHg，持续 15 分钟以上。须除外新发生的心律失常、低血容量或感染中毒所致的血压下降。此型患者病情变化快，预后差，临床病死率>15%，需要积极予以治疗。

(2) 中危 PTE：血流动力学稳定，但存在右心功能不全和 / 或心肌损伤。右心功能不全的诊断标准：临床上出现右心功能不全的表现，超声心动图提示存在右心室功能障碍，或脑钠肽（BNP）升高（>90pg/ml）或 N 末端脑钠肽前体（NT-proBNP）升高（>500pg/ml）。心肌损伤：心电图 ST 段升高或压低，或 T 波倒置；心肌肌钙蛋白 I（cTnI）升高（>0.4ng/ml）或心肌肌钙蛋白 T（cTnT）升高（>0.1ng/ml）。此型患者可能出现病情恶化，临床病死率为3%~15%，故需密切监测病情变化。

(3) 低危 PTE：占所有 PTE 的 60%，血流动力学稳定，无右心功能不全和心肌损伤。临床病死率<1%。

2. 慢性血栓栓塞性肺动脉高压　慢性血栓栓塞性肺动脉高压（chronic thromboembolic pulmonary hypertension，CTEPH）常表现为呼吸困难、乏力、运动耐量下降。多可追溯到呈慢性、进行性发展的肺动脉高压的相关临床表现，后期出现右心衰竭；影像学检查证实肺动脉阻塞，经常呈多部位、较广泛的阻塞，可见肺动脉内贴血管壁、环绕或偏心分布、有钙化倾向的团块状物等慢性血栓栓塞征象；常可发现 DVT 的存在；右心导管检查示静息肺动脉平均压>25mmHg；超声心动图检查示右心室壁增厚，符合慢性肺源性心脏病的诊断标准。CTEPH 预后较差。

七、治疗

PTE 大多为急性、重症，需及时处理，分为对症治疗和特异性治疗，药物治疗是基本的治疗方法。对症治疗包括改善低氧血症、止痛、舒张支气管、纠正休克和心力衰竭等。特异性治疗包括溶栓、抗凝和手术。

1. 血流动力学和呼吸支持　急性右心衰及其导致的心排血量不足是 PTE 患者死亡的首要原因。因此，PTE 合并右心衰患者的支持治疗极其重要。研究提示积极扩容不仅无益，反而有可能因过度机械牵张或反射机制抑制心肌收缩力而恶化右心功能。对心脏指数低、血压正常的 PTE 患者，给予适度的液体冲击，有助于增加心输出量。

在药物、外科或者介入再灌注治疗的同时，通常需使用升压药。去甲肾上腺素通过直接正性肌力作用能改善右心室功能，同时通过刺激外周血管 α 受体升高体循环血压，也能改善右心室冠状动脉灌注，但应限于低血压患者。多巴酚丁胺和 / 或多巴胺对心脏指数低、血压正常的 PTE 患者有益，但应掌握尺度，超过生理范围的心脏指数可导致血流由阻塞血管向未阻塞血管的进一步重新分配，从而加重通气 / 血流比失调。肾上腺素兼具去甲肾上腺素和多巴酚丁胺的优点，而无体循环扩血管效应，可能对 PTE 伴休克患者有益。

PTE 患者常伴中等程度的低氧血症和低碳酸血症。低氧血症通常在吸氧后逆转。当给予机械通气时，需注意尽量减少其不良的血流动力学效应。机械通气造成的胸腔内正压会减少静脉回流，恶化血流动力学不稳定 PTE 患者的右心衰。因此，呼气末正压要慎用。应给予较低的潮气量（约 6ml/kg 去脂体重），以保持吸气末平台压力<30cmH$_2$O。

2. 抗凝治疗　可防止栓塞发展和再发，是血流动力学稳定 PTE 患者的基本治疗方法。常用的抗凝药物有低分子肝素（LMWH）、普通肝素、华法林、磺达肝癸钠、新型口服抗凝药物。磺达肝癸钠是选择性 X a 因子抑制剂，应用方法：5mg（体重<50kg）、7.5mg（体重

50~100kg)、10mg(体重>100kg),皮下注射,每日 1 次。严重肾功能不全的患者(肌酐清除率<30ml/min),因其将在体内蓄积,增加出血的风险,禁用磺达肝癸钠。新型口服抗凝药(new oral anticoagulants,NOACs)用于 PTE 或 VTE 急性期治疗,与华法林相比,药代动力学特性更稳定,受药物、食物等因素影响小,起效和失效速度快,使用方便。包括达比加群酯、利伐沙班、阿哌沙班和依度沙班等。

3. 溶栓治疗 可迅速溶解血栓和恢复肺组织再灌注,逆转右心衰竭,改善肺毛细血管容量,降低复发率。

(1)溶栓指征:大面积 PTE 引起循环衰竭者。在急性 PTE 起病 48 小时内即开始行溶栓治疗,能够取得最大的疗效,对发病时间在 14 天以内者仍可考虑溶栓治疗,但对于血压和右心室运动功能均正常的病例,不推荐溶栓。

(2)绝对禁忌证:①出血性卒中;② 6 个月内缺血性卒中;③中枢神经系统损伤或肿瘤;④近 3 周内重大外伤、手术或者头部损伤;⑤ 1 个月内消化道出血;⑥已知的出血高风险患者。

(3)相对禁忌证:① 3 个月内短暂性脑缺血发作(transient ischemic attack,TIA);②口服抗凝药;③ 15 天内的严重创伤;④ 2 周内的大手术、分娩、有创检查如器官活检或不能压迫止血部位的血管穿刺;⑤近期曾行心肺复苏;⑥难于控制的重度高血压(收缩压>180mmHg,舒张压>110mmHg);⑦严重肝、肾功能不全;⑧感染性心内膜炎;⑨ 10 天内的胃肠道出血;⑩ 1 个月内的神经外科或眼科手术。

(4)溶栓药物:①尿激酶(UK):2 小时溶栓方案:按 20 000U/kg 剂量,持续静脉滴注 2 小时;另可考虑负荷量 4 400U/kg,静脉注射 10 分钟,随后以 2 200U/(kg·h)持续静脉滴注 12 小时。②链激酶首次剂量 25 万 IU,加入生理盐水或 5% 葡萄糖溶液 100ml 中,30 分钟内静脉滴注,以后 10 万 IU/h 维持 12~24 小时。③重组组织型纤维蛋白溶酶原(rt-PA)50mg 持续 2 小时静脉滴注。PTE 溶栓治疗可不同时加用肝素。目前溶栓治疗多用固定剂量给药,不需做剂量判断。溶栓疗法主要并发症是出血,发生率为 18%~27%,致死率约为 1%。在溶栓治疗前及治疗中应监测血小板计数、凝血酶原时间、凝血时间和部分凝血活酶时间。

4. DVT 治疗 对 PTE 患者的治疗绝不能忽视 DVT 的检查和处理,以防 PTE 的再发。DVT 的治疗原则是卧床、抬高患肢、抗凝、溶栓、抗炎及使用抗血小板聚集药等。为防止血栓脱落 PTE 再发,可于下腔静脉安装滤过器。

5. 其他内科治疗 栓塞性肺动脉高压除机械阻塞因素外,神经体液因素也可能参与部分作用,具有部分可逆性。临床可应用钙通道阻滞药、血管紧张素转换酶抑制剂等血管扩张药,也可服用抗血小板聚集药如阿司匹林等。

6. 外科治疗 仅适用于较大肺动脉栓塞,肺血管床阻塞>50% 时,尤其是溶栓及抗凝治疗无效且伴有低血压者。可行 PTE 取栓术和腔静脉阻断术。

八、预防

1. 凡老年体弱、久病卧床、行腹腔和盆腔手术者,应注意加强腿部的活动,经常更换体位,术后早期活动,经常抬高下肢,必要时穿弹力袜,行腓肠肌电按摩或下肢气囊压迫,以减轻下肢的血液瘀滞,预防深静脉血栓。

2. 药物抗凝预防血栓形成。

第十一节 呼 吸 衰 竭

概 述

呼吸衰竭(respiratory failure,RF)是指各种原因引起的肺通气和 / 或换气功能严重障碍,不能进行有效气体交换,导致缺氧(低氧血症)伴或不伴二氧化碳潴留(高碳酸血症),引起的一系列生理功能和代谢紊乱的临床综合征。其诊断标准为海平面大气压、静息状态、呼吸空气的情况下动脉血氧分压(PaO_2)<60mmHg,伴或不伴动脉血二氧化碳分压($PaCO_2$)>50mmHg。

一、病因

引起呼吸衰竭的原因很多,任何引起肺通气和 / 或肺换气功能障碍的因素,均可导致呼吸衰竭,多数是呼吸系统的疾病,但也有相当一部分是肺外疾病所引起。

1. 气道阻塞 气管支气管痉挛、炎症、肿瘤、异物、烧伤等理化因子引起黏膜肿胀、气道分泌物积聚和支气管痉挛。

2. 肺组织与肺血管病变 重症肺炎、肺结核、肺间质纤维化、肺气肿、肺水肿、急性呼吸窘迫综合征(ARDS)、肺栓塞、血管炎、毛细血管瘤、肿瘤,血管畸形等。

3. 胸廓与胸膜病变 各种胸部创伤、气胸、急剧增加的胸腔积液、胸廓畸形等。

4. 中枢及神经肌肉疾患 脑部疾病,如颅脑损伤、急性颅内感染、脑血管病(脑出血、脑梗死)等;抑制中枢神经系统的药物,如吗啡、巴比妥类、精神抑制药、乙醇及各种镇静剂等;脊柱和外周神经系统疾病,如颈椎和高位胸椎损伤、脊髓灰质炎和多发性神经炎等;肌肉疾病,如重症肌无力、多发性肌炎等。

5. 循环系统病变 心力衰竭、休克、各种缺血性心脏病、严重心瓣膜疾病、心包疾病、心肌疾病等。

二、发病机制及病理生理

呼吸的全过程包括 3 个相互联系着的环节:①外呼吸:指外界环境与血液在肺部实现的气体交换。它包括肺通气(肺与外界的气体交换)和肺换气(肺泡与血液之间的气体交换)两个过程。②气体在血液中的运输。③内呼吸:指血液或组织液与组织之间的气体交换。呼吸衰竭所涉及机制主要是外呼吸,包括肺通气和肺换气。缺氧和二氧化碳(CO_2)潴留是呼吸衰竭的基本病理生理变化。

1. 缺氧的发生机制

(1)通气障碍:正常成人在静息状态下有效肺泡通气量约为 4L/min 才能维持正常的肺泡氧分压(P_AO_2)和肺泡二氧化碳分压(P_ACO_2)。肺泡通气量减少会引起 P_AO_2 下降和 P_ACO_2 上升,从而发生缺氧和 CO_2 潴留。它主要因肺扩张受限制或气道阻力增加引起。正常肺扩张有赖于呼吸中枢驱动、神经传导、吸气肌收缩、横膈下降、胸廓和肺泡的扩张。上述任何一个环节的障碍如呼吸中枢抑制、呼吸肌疲劳、胸廓和肺顺应性降低等均可导致肺扩张受限,出现限制性肺泡通气不足。阻塞性肺泡通气不足主要因气道阻力增加而引起。

(2)换气障碍:①弥散障碍:见于呼吸膜增厚(如肺水肿)和面积减少(如肺不张、肺实变),或肺毛细血管血量不足(肺气肿)及血液氧合速率减慢(贫血)等。静息状态下,流经肺泡壁毛细血管的血液与肺泡的接触时间约为 0.72 秒,而 O_2 完成气体交换的时间为 0.25~0.3 秒,CO_2 则只需 0.13 秒,并且 O_2 的弥散能力仅为 CO_2 的 1/20,故单纯换气障碍所致的血气变化特点:仅有 PaO_2 下降,$PaCO_2$ 正常或降低;肺泡 - 动脉血氧分压差 $P_{A-a}O_2$ 增大。②通气 / 血流比例失调:正常成人静息状态下,肺泡每分钟的通气量为 4.2L,流经肺泡毛细血管的血流量是 5L,因此,通气 / 血流比例为 0.84。比值<0.84 见于肺部病变,如肺泡萎缩、肺水肿、肺炎、肺不张等引起病变部位的肺泡通气不足;比值>0.84 见于肺血管病变,如肺栓塞、肺毛细血管床广泛破坏、部分肺血管收缩等引起病变部位的血流减少或肺内动 - 静脉解剖分流以及 CO 中毒和氰化物中毒。

(3)氧耗量增加:发热、寒战、抽搐、呼吸困难等均可增加氧耗量,寒战时耗氧量可达 500ml/min;严重哮喘时,呼吸肌做功增加,耗氧量可达正常的十几倍。另外,在气道阻塞的情况下,不合理应用呼吸兴奋剂,亦会显著增加氧耗而加重缺氧,应予重视。

2. CO_2 潴留的发生机制　$PaCO_2$ 的水平取决于 CO_2 的生成量与排出量。生成量增加主要是由于机体代谢率增加、运动、脓毒血症、甲状腺功能亢进症(简称甲亢)、碳水化合物摄入过多引起。此外 CO_2 潴留主要因肺泡通气不足引起。因此,$PaCO_2$ 是反映肺泡通气量的指标,其升高必有肺泡通气不足。

三、分类

临床上呼吸衰竭有以下几种分类方法:

1. 按照动脉血气分类　①Ⅰ型呼吸衰竭:低氧血症型呼吸衰竭,主要由于肺换气功能障碍,血气分析特点是 PaO_2<60mmHg,$PaCO_2$ 降低或正常;②Ⅱ型呼吸衰竭:高碳酸血症型呼吸衰竭,主要由于肺通气功能障碍,血气分析特点是 PaO_2<60mmHg,同时伴有 $PaCO_2$>50mmHg。Ⅰ型呼吸衰竭加重可成为Ⅱ型呼吸衰竭。

2. 按照发病急缓分类　①急性呼吸衰竭(ARF):由于突发的致病因素,在短时间内引起呼吸衰竭,病情危重,机体难以很快代偿;②慢性呼吸衰竭(CRF):某些慢性疾患造成呼吸功能的损害逐渐加重,经过较长时间发展为呼吸衰竭,机体通过代偿适应;③慢性呼吸衰竭急性加重:临床与 ARF 类似,一般按 ARF 处理。

3. 按照发病机制分类　①通气性呼吸衰竭:又称泵衰竭(pump failure),指驱动或调控呼吸运动的中枢神经系统、外周神经系统、神经肌肉组织(包括神经 - 肌肉接头和呼吸肌)以及胸廓统称为呼吸泵,这些部位的功能障碍主要引起通气功能障碍,表现为Ⅱ型呼吸衰竭;②换气性呼吸衰竭:又称肺衰竭(lung failure),指因气道阻塞、肺组织和肺血管病变常引起换气功能障碍,常表现为Ⅰ型呼吸衰竭。严重气道阻塞性疾病影响通气功能,造成Ⅱ型呼吸衰竭。

急性呼吸衰竭

急性呼吸衰竭(acute respiratory failure)是指原来的呼吸功能是正常的,某些突发的致病因素如溺水、电击、创伤、药物中毒、肺脑血管、颅脑病变抑制呼吸中枢和呼吸道受物理化学因素直接刺激等,使呼吸功能突然衰竭出现呼吸困难、发绀和神经精神症状等。如不及时诊断、尽早抢救,会危及生命。

一、临床表现

临床上首先表现基础疾病的改变。急性呼吸衰竭的主要临床表现是低氧血症和高碳酸血症所引起的症状和体征,但这些临床表现都非特异性。

1. 低氧血症　呼吸困难是呼吸衰竭最早出现的症状。PaO_2 下降可刺激外周化学感受器而兴奋呼吸中枢,使呼吸加深加快来进行代偿。患者出现喘息性呼吸困难,端坐呼吸,呼吸频率明显增快,可达 30 次 /min 以上,鼻翼翕动,辅助呼吸肌运动增强,还可出现明显的"三凹"现象,即呼气时胸骨上窝、锁骨上窝和肋间隙下陷。严重缺氧可出现呼吸变浅、变慢,甚至呼吸停止。血氧饱和度(SaO_2)低于 90% 时,患者可出现口唇黏膜、甲床发绀。神经与心血管系统对缺氧十分敏感,缺氧初期可表现为头痛、兴奋、烦躁、不自主运动、心率加快、血压升高,逐渐出现语言障碍、定向障碍、嗜睡、昏迷,心率减慢,心律失常,周围循环衰竭和心脏停搏。

2. 高碳酸血症 急性 CO_2 潴留使脑血管扩张,血流量增加,颅内压升高,表现为头痛、烦躁不安、精神错乱、嗜睡、昏迷、抽搐和呼吸抑制等。患者可多汗、球结膜充血水肿、颈静脉充盈。扑翼样震颤是 CO_2 潴留的重要体征之一。当 $PaCO_2$ 增至正常 2 倍以上时,患者逐渐进入昏迷状态,出现肺性脑病。

3. 其他 严重的低氧血症和高碳酸血症可影响和加重肝、肾、胃肠道和凝血功能障碍,临床上可出现黄疸、肝肾功能异常、蛋白尿、消化道出血和弥散性皮下出血。严重的低氧血症和高碳酸血症几乎均伴有酸碱失衡和电解质紊乱。

二、实验室及其他检查

1. 动脉血气分析 急性呼吸衰竭的诊断很大程度上依靠动脉血气分析的结果。原无呼吸系统疾患,PaO_2 在短时间内下降到 60mmHg 以下,伴或不伴 $PaCO_2$ 上升到 50mmHg 以上,可诊断急性呼吸衰竭;原有慢性呼吸系统疾患,PaO_2 低于 50mmHg 或已出现失代偿性呼吸性酸中毒,才能考虑急性呼吸衰竭。

2. X 线检查 是明确急性呼吸衰竭的病变范围、程度的重要辅助检查。根据 X 线胸部检查能了解心脏及气管的状态、气胸或血胸的存在,以及有无肺炎、肺水肿、肺实变、肺不张等改变。有助于了解原发病的诊断及严重程度,有无合并肺部感染。

3. 痰液检查 痰涂片与细菌培养的检查结果,有利于指导用药。

4. 其他检查 胸部 CT 较普通 X 线摄片更为灵敏,能够捕捉相当危险的病理改变,同时也是急性呼吸衰竭的诊断方法之一。支气管内镜既可对气道灼伤、支气管阻塞或肺不张以及气管内出血等进行诊断,也可作为治疗手段。尽管某些重症患者肺功能检测受到限制,但能通过肺功能判断通气功能障碍的性质(阻塞性、限制性或混合性)及是否合并换气功能障碍,并对通气和换气功能障碍的严重程度进行判断。心电图、血常规、超声心动图等有助于心脏、感染等疾病的诊断。

三、诊断

1. 根据患者呼吸系统疾病或其他导致呼吸功能障碍的病史及诱因。

2. 有缺氧和 / 或 CO_2 潴留的临床表现。

3. 呼吸衰竭的诊断主要依靠血气分析。动脉血气分析对判断呼吸衰竭和酸碱失衡的严重程度及指导治疗均有重要意义。pH 值可反映机体的代偿情况,当 $PaCO_2$ 升高、pH 值正常时,称为代偿性呼吸性酸中毒;若 $PaCO_2$ 升高、pH 值<7.35,则称为失代偿性呼吸性酸中毒。由于血气受年龄、海拔高度、氧疗等多种因素的影响,在具体分析时一定要具体结合临床情况做出判断。

四、病情评估

(一)临床分型

根据动脉血气分析可将急性呼吸衰竭分为两种类型:Ⅰ型和Ⅱ型急性呼吸衰竭。但临床实践中,2种类型呼吸衰竭的界线有时并不明显,很多患者可同时存在Ⅰ型和Ⅱ型呼吸衰竭的特点。

1. **急性Ⅰ型呼吸衰竭** 又称急性低氧性呼吸衰竭,仅有低氧血症而无高碳酸血症,以换气障碍为主,其发病机制为通气/血流(V/Q)比例失调和弥散功能障碍。以肺水肿和急性呼吸窘迫综合征(ARDS)为代表。

2. **急性Ⅱ型呼吸衰竭** 又称急性通气性呼吸衰竭,低氧血症伴高碳酸血症,以通气障碍为主。中枢神经系统、神经肌肉等肺外疾病易引起此型呼吸衰竭。而慢性阻塞性肺病(COPD)所致的高碳酸血症因肺部感染,心力衰竭加重,应用镇静剂等,使肺泡通气更加不足,呈急性恶化状态,称为失代偿性呼吸性酸中毒,此时才考虑诊断急性呼吸衰竭。但某些严重的COPD患者PaO_2较长时间<50mmHg,但机体没有明显失代偿表现,则仍应属于慢性呼吸衰竭。

(二)病程及预后

急性呼吸衰竭的病程及预后视原发病而定,严重者可于数小时内导致死亡,亦可持续数天到数周,演变成慢性呼吸衰竭。若原发病能治愈或自行恢复,则现代呼吸衰竭抢救技术能使大多数患者获救,关键在于要防止抢救过程中的一系列并发症和医源性损伤,尤其是呼吸道感染。年龄可影响病程,婴儿呼吸衰竭常在短时间内即可恢复或导致死亡,较大年龄的儿童通常不致发展到呼吸衰竭地步,一旦发生,则治疗较难,且所需时间常比婴儿长。开始抢救的时间对病程长短也有重要影响,并直接影响预后。错过时机的过晚抢救,会造成被动局面,大大延长治疗时间,甚至造成脑、肾、心等重要生命器官的不可逆损害。

五、治疗

去除急性呼吸衰竭诱因,保持气道通畅,改善低氧血症和二氧化碳潴留,积极有效地抗感染,纠正酸碱失衡、电解质紊乱,防治多脏器功能损害。

1. **呼吸支持治疗**

(1)建立通畅气道:无论何种原因引起的急性呼吸衰竭,保持气道通畅是最基本、最首要的治疗措施,是进行各种呼吸支持治疗的必要条件。要鼓励患者咳嗽排痰,解除气道痉挛。常用的解除支气管痉挛的药物有β₂肾上腺素受体激动剂、抗胆碱药、糖皮质激素或茶碱类药物等。在急性呼吸衰竭时,主要经静脉给药。对意识不清的患者,要通过采取合适的体位,应使其处于仰卧位,头后仰,托起下颌并将口打开,经气道吸引甚至建立人工气道以保证呼吸道通畅。对于深部大量分泌物积聚不易排出者,可考虑通过纤维支气管镜吸除。

(2)氧疗:指通过不同吸氧装置增加肺泡内氧分压以纠正机体低氧血症的治疗方法。急性呼吸衰竭的紧急处理是氧疗,确定吸氧浓度的原则是在保证PaO_2迅速提高到60mmHg或维持血氧饱和度达90%以上的前提下,尽量降低吸氧浓度(FiO_2)。Ⅰ型呼吸衰竭患者开始可给予较高浓度氧(>35%),以便尽快纠正严重缺氧而不会引起CO_2潴留,以后根据血气分析结果调整吸氧浓度,以保持PaO_2 60~80mmHg为理想水平。对于伴有高碳酸血症的急性呼吸衰竭,往往需要将给氧浓度设定为达到上述氧合目标的最低值。常用的氧疗方法有鼻导管以及面罩给氧。

(3)增加有效肺泡通气量,改善高碳酸血症:①合理使用呼吸兴奋剂:呼吸兴奋剂包括尼可刹米、洛贝林、贝美格等,可刺激呼吸中枢或周围化学感受器,增强呼吸驱动,增加呼吸频率和潮气量,改善通气。与此同时,患者的氧耗量和二氧化碳产生量亦相应增加,并与通气量成正相关,故在临床使用呼吸兴奋剂时,应掌握其适应证。如服用安眠药所致呼吸抑制、睡眠呼吸暂停综合征、特发性肺泡低通气综合征等,系中枢呼吸抑制为主,呼吸兴奋剂疗效较好。但慢性阻塞性肺疾病呼吸衰竭,神经传导系统和呼吸肌病变、肺炎、肺水肿、ARDS 和肺广泛间质纤维化等以换气障碍为特点的呼吸衰竭,呼吸兴奋剂有弊无益,为禁忌证。使用呼吸兴奋剂,通常应同时增加吸氧浓度,另外呼吸兴奋剂的使用剂量接近引起惊厥的剂量,使用过程中应密切注意患者的神智和精神变化。②机械通气:借助人工辅助通气装置(有创或无创正压呼吸机)来改善通气和 / 或换气功能即为机械通气。机械通气能维持必要的肺泡通气量,降低 $PaCO_2$;改善肺的气体交换效能;使呼吸肌得以休息,有利于恢复呼吸肌功能。可根据病情选用无创或有创机械通气。

2. 控制心力衰竭 急性呼吸衰竭常合并心力衰竭,加重心脏负荷。故急性呼吸衰竭治疗过程中,应维持血流动力学及循环功能的稳定。治疗应以利尿、扩血管药物为主,强心剂为辅。

3. 纠正酸碱失衡和电解质紊乱 呼吸性酸中毒的治疗主要是改善肺泡通气,排除体内潴留的 CO_2;呼吸性碱中毒的治疗主要是降低机械通气量。应加强液体管理,防止血容量不足和液体负荷过大,保证血细胞比容在一定水平,对于维持氧输送能力和防止肺水肿具有重要意义。

4. 营养支持 急性呼吸衰竭,严重肺部感染等多有高代谢,应及时补充营养以利于受损组织的修复、呼吸肌功能的维持和感染的控制。

附:急性呼吸窘迫综合征

急性呼吸窘迫综合征(acute respiratory distress syndrome,ARDS)是指肺内、外严重疾病导致的急性弥漫性肺损伤进而发展的急性呼吸衰竭。主要病理特征是炎症反应导致的肺微血管内皮及肺泡上皮受损,肺微血管通透性增高,肺泡腔渗出富含蛋白质的液体,进而导致肺水肿及透明膜形成。临床表现为呼吸窘迫及难治性低氧血症,肺部影像学表现为双肺弥漫渗出性改变。ARDS 是急性肺损伤(acute lung injury,ALI)的一个阶段,所有的 ARDS 都有 ALI,但并非所有的 ALI 都是 ARDS,ARDS 只是这一过程最严重结局,是全身炎症反应(systemic inflammatory response)在肺部的表现,是全身炎症反应导致的多系统器官功能不全(multiple organ dysfunction syndrome,MODS)的一个组成部分,55% 的 ALI 会在 3 天内进展为 ARDS。鉴于用不同名称区分严重程度可能给临床和研究带来困惑,2012 年发表的 ARDS 柏林定义取消了 ALI 的命名,将本病统一称为 ARDS,原 ALI 相当于现在的轻症 ARDS。

一、病因

ARDS 的病因复杂多样,可涉及临床各科,大致可分为以下两大类:

1. 肺外因素(间接因素) 非肺源性感染中毒症、胰腺炎、非心源性休克、大面积创伤(多发性骨折、胸腹部外伤、重度烧伤等)、药物过量及溺水、弥散性血管内凝血(DIC)、尿毒症等。

2. 肺内因素(直接因素) 肺炎、胃内容物误吸、肺挫伤、吸入性肺损伤、输血相关急性肺损伤以及肺血管炎等。

二、发病机制

诸多病因通过共同的通道产生肺病理生理方面的改变,其确切发病机制尚未完全阐明。目前认为炎症细胞的持续激活,炎症介质 / 抗炎症介质的失平衡以及凝血功能的紊乱在 ARDS 发病过程中发挥了重要的作用。外源性损伤或毒素对炎症细胞(中性粒细胞、单核 - 巨噬细胞等)的激活是 ARDS 的启动因素。侵入机体的细菌或毒素激活巨噬细胞,继发性释放大量炎症介质和细胞因子,可能是诱导 ARDS 的主要环节。其中最重要的是肿瘤坏死

因子 -α（TNF-α）和白细胞介素 -1（interleukin-1，IL-1），导致大量中性粒细胞在肺内聚集、激活，并通过 "呼吸爆发" 释放氧自由基、蛋白酶和炎症介质，引起肺毛细血管内皮和肺泡上皮等靶细胞损害、肺毛细血管收缩、血小板凝集。这种炎症反应是全身性的，称为全身炎症反应综合征（SIRS）。ARDS 只不过是这种全身反应的一部分，故将 ARDS 视为 SIRS 在肺部的表现。另外，有害气体的吸入、胃内容物误吸等可直接损伤肺泡 - 毛细血管膜（ACM），造成肺毛细血管通透性增加，使水分甚至蛋白质聚积于肺间质和肺泡内，引起肺顺应性降低，功能残气量减少，V/Q 比例失调，肺内分流量增加和严重的低氧血症等，导致 ARDS。

三、病理

ARDS 从病理形态学角度可以分为三个连续而又重叠的时期：水肿出血期、极化修复期以及纤维化期。第一期又称为渗出期，后两期合称为纤维增生期。ARDS 的基本病理改变是肺泡上皮和肺毛细血管内皮通透性增加所致的非心源性肺水肿。由于肺泡水肿、肺泡塌陷导致严重通气 / 血流比例失调，特别是肺内分流明显增加，从而产生严重的低氧血症。肺血管痉挛和肺微小血栓形成引发肺动脉高压。

ARDS 早期的特征性表现为肺毛细血管内皮细胞与肺泡上皮细胞屏障的通透性增高，肺泡与肺间质内积聚大量的水肿液，其中富含蛋白及以中性粒细胞为主的多种炎症细胞。中性粒细胞黏附在受损的血管内皮细胞表面，进一步向间质和肺泡腔移行，释放大量促炎介质，如炎症性细胞因子、过氧化物、白三烯、蛋白酶、血小板活化因子等，参与中性粒细胞介导的肺损伤。除炎症细胞外，肺泡上皮细胞以及成纤维细胞也能产生多种细胞因子，从而加剧炎症反应过程。凝血和纤溶紊乱也参与 ARDS 的病程，ARDS 早期促凝机制增强，而纤溶过程受到抑制，引起广泛血栓形成和纤维蛋白的大量沉积，导致血管堵塞以及微循环结构受损。ARDS 早期在病理学上可见弥漫性肺损伤，透明膜形成及 Ⅰ 型肺泡上皮或内皮细胞坏死、水肿，发病后 2~3 周后患者肺损伤进一步发展，出现早期纤维化，典型组织学改变是炎性渗出液、Ⅱ 型肺泡上皮细胞增生和间质纤维化等表现。

尽管多数 ARDS 患者发病后 3~4 周后，肺功能能得以恢复，仍有部分患者将进入纤维化期，可能需要长期机械通气和 / 或氧疗。组织学上，早期的肺泡炎性渗出性水肿转化为肺间质肺纤维化。腺泡结构的显著破坏导致肺组织呈肺气肿样改变和肺大疱形成。肺微血管内膜的纤维化导致进行性肺血管闭塞和肺动脉高压。上述病理改变导致患者肺顺应性降低和无效腔增加，并易发生气胸。

四、临床表现

临床表现有很大差别，取决于潜在疾病和受累器官的数目与类型，以发病迅速、呼吸窘迫和难以纠正的低氧血症为主要临床特点。

早期主要是原发病症状，并无典型的呼吸窘迫和明显的缺氧表现，易被忽视。一般在严重创伤、烧伤、感染、休克或大手术后 72 小时内，最早出现的症状是呼吸增快，并呈进行性加重的呼吸困难，严重时患者烦躁不安，唇和指甲发绀，呼吸困难的特点是呼吸深快、费力，患者常感胸廓紧束、严重憋气，即呼吸窘迫，吸氧不能改善呼吸困难，亦不能用其他原发心肺疾病（如气胸、肺气肿、肺不张、肺炎、心力衰竭）解释。病情后期可有发热、畏寒等肺部感染症状，可嗜睡、谵妄、昏迷等。肺部听诊可闻及干、湿啰音。若合并 MODS，则病死率升高。

五、实验室及其他检查

1. 动脉血气分析　动脉血气分析对于本病甚为重要，早期低氧血症是其特点。

（1）氧合指数：氧合指数（PaO_2/FiO_2）是诊断 ARDS 与判断预后的重要指标。FiO_2 为吸入氧浓度（吸入氧分数），PaO_2/FiO_2 正常值为 400~500mmHg，≤300mmHg 是诊断 ARDS 的必要条件。考虑到 ARDS 的病理生理特点，新的 ARDS 柏林定义对监测 PaO_2/FiO_2 患者的呼吸支持形式进行了限制，规定在监测动脉血气分析时患者应用的呼气末正压（PEEP）/ 持续气道内正压（CPAP）不低于 $5cmH_2O$。早期 $PaCO_2$ 正常或偏低，后期则出现增高。在不能测定动脉血气时，用血氧饱和度 / 吸入氧气浓度比值（SpO_2/FiO_2）评价氧合功能。

（2）吸纯氧时动脉血氧分压：患者通过连有三通单向活瓣的咬口或面罩呼吸纯氧或经人工气道机械通气吸氧约 15 分钟以后测定动脉血气，$PaO_2<300mmHg$ 时可考虑 ARDS。

2. 胸部影像检查

（1）X 线检查：早期可无异常，或呈轻度间质改变，表现为两肺散布大小不等、边缘模糊的浓密斑片状阴影，可融合成大片磨玻璃样影。后期磨玻璃样影密度增加，心影边缘不清，可呈重力依赖性肺水肿的影像学改变和"白肺"样改变（磨砂玻璃状）。另外 X 线改变受治疗干预的影响很大。

（2）肺 CT 检查：CT 可见肺渗出性改变和肺实变。CT 显示的病变范围大小常能较准确地反映气体交换的异常和肺顺应性的改变。

3. 血流动力学监测　通过置入 Swan-Ganz 导管可测定肺动脉楔压（PAWP），这是反映左心房压较为可靠的指标。PAWP 一般 $<12mmHg$，若 $>18mmHg$ 则支持左心衰竭的诊断。考虑到心源性肺水肿和 ARDS 有合并存在的可能性，目前认为 $PAWP>18mmHg$ 并非 ARDS 的排除标准，如果呼吸衰竭的临床表现不能完全用左心衰竭解释时，应考虑 ARDS 诊断。

4. 损伤标志物检测　检测患者内皮细胞损伤（如内皮素、vW 因子抗原）、上皮细胞损伤（如涎液化糖链抗原）的标志物以及细胞因子（如 TNF-α、IL-1β、IL-5、IL-8、IL-10、HMGB1、可溶性细胞间黏附分子 -1、可溶性肿瘤坏死因子 I 受体），可作为诊断和预后评估指标。

5. 测定肺毛细血管屏障功能

（1）肺水肿液和血浆蛋白浓度比值：方法为将 14~18F 导管楔入到肺段或亚段支气管内，不能前进时再用尽可能低的负压（通常为 $50cmH_2O$）吸引肺水肿液体至集液器内。吸不出液体时，可慢慢转动患者卧位姿势，使导管对应的支气管高于导管端口，靠重力帮助液体流出。标本含有气道分泌物时，如黏液和脓液，应用纱布滤过丢弃。同时需采取血液标本，分别测定肺水肿液体和血浆中蛋白浓度及计算两者比值。肺损伤后，由于微血管屏障功能受损不能有效地限制血浆蛋白流到血管外，可使水肿液蛋白与血浆蛋白比值 >0.7。肺损伤性肺水肿合并心源性肺水肿，或肺毛细血管膜损伤严重时，测定水肿液中的蛋白浓度也可进行性降低。分析测定结果时应密切结合临床。

（2）血管外肺水指数（EVLWI）和肺毛细血管通透性指数（PVPI）的测定：EVLWI 反映肺水肿的严重程度，PVPI 反映肺毛细血管的损伤程度和通透性，不仅有助于 ARDS 的诊断和病情评估，也可用来鉴别肺水肿类型。高静水压性肺水肿 EVLWI 明显增加，PVPI 正常或降低；相反，ARDS 引起的高通透性肺水肿，除 EVLWI 增加外，PVPI 也明显升高。若以 EVLWI ≥10ml/kg 和 PVPI>3 为临界值，则可以显著提高 ARDS 诊断的敏感性和特异性。

（3）经胸壁超声检查：是近年来开始用于临床评价肺水肿的一个新的方法。ARDS 的患者肺内出现充血、水肿、局部陷闭，肺组织中含气含水量发生变化并分布不均，超声在气体和液体界面上出现反复反射，形成比较有特征性的"彗星尾征"。此方法使用方便，可随访患者肺内水肿程度和范围的变化。

六、诊断

根据 ARDS 柏林定义,满足如下 4 项条件方可诊断 ARDS:

1. 明确诱因下 1 周内出现的急性或进展性呼吸困难。

2. 胸部 X 线平片 / 胸部 CT 显示双肺浸润影,不能完全用胸腔积液、肺叶 / 全肺不张和结节影解释。

3. 呼吸衰竭不能完全用心力衰竭和液体负荷过重来解释。如果临床没有危险因素,需要用客观检查(如超声心动图)来评价心源性肺水肿。

4. 低氧血症　根据 PaO_2/FiO_2 确立 ARDS 诊断,并将其按严重程度分为轻度、中度和重度 3 种:① 轻度:200mmHg$<PaO_2/FiO_2\leqslant$300mmHg;② 中度:100mmHg$<PaO_2/FiO_2\leqslant$200mmHg;③ 重度:$PaO_2/FiO_2\leqslant$100mmHg。需要注意的是上述氧合指数中 PaO_2 的监测都是在机械通气参数 PEEP/CPAP 不低于 5cmH$_2$O 的条件下测得;所在地海拔超过 1 000m 时,需对 PaO_2/FiO_2 进行校正,校正后的 PaO_2/FiO_2=(PaO_2/FiO_2)×(所在地大气压值 /760)。

七、鉴别诊断

ARDS 为危重的呼吸道疾病,当与心源性肺水肿、急性肺栓塞和自发性气胸相鉴别。鉴别要点为病史、临床表现和实验室检查。

1. 心源性肺水肿　原有可引起急性左心衰竭的心脏病,如高血压心脏病、冠心病、主动脉瓣病变、心肌炎、心肌病等。心源性肺水肿发病急,不能平卧,咳粉红色泡沫样痰,两肺有大量湿啰音,对强心、利尿、扩血管药物反应较好;PaO_2 虽低,吸氧后可改善。而 ARDS 患者一般能平卧,咳血水样痰,两肺湿啰音较少,对强心、利尿、扩血管药物反应差;PaO_2 低,常规氧疗无效。

2. 急性肺栓塞　发病急剧、呼吸困难、胸痛、发绀、咯血、PaO_2 和 $PaCO_2$ 均降低,与 ARDS 颇相似。但急性肺栓塞多有深静脉栓塞、肿瘤、手术后或长期卧床等病史。心电图 I 导联 S 波加深,Ⅲ导联大 Q 波及倒置 T 波。胸部 X 线检查可见典型的圆形或三角形阴影。CTPA 可明确诊断。

3. 自发性气胸　大多有病理基础和诱因,呈急性发病,呼吸困难、发绀、有时出现休克表现。听诊病变侧呼吸音减弱或消失,一般无明显的低氧血症。胸部 X 线检查可明确诊断,可见气管向健侧移位,萎陷的肺缩向肺门,纵隔向健侧偏移。

八、病情评估

1. 分期　ARDS 起病多急骤,典型临床经过可分 4 期。

(1)损伤期:损伤后 4~6 小时。以原发病表现为主,呼吸可增快,呼吸频率可>25 次 /min,出现过度通气,但无呼吸窘迫。胸部 X 线检查无阳性发现,PaO_2 尚属正常或正常低值。此期容易恢复。

(2)相对稳定期:损伤后 6~48 小时。逐渐出现呼吸困难、频率加快、低氧血症、过度通气、$PaCO_2$ 降低、肺部体征不明显。胸部 X 线检查可见肺纹理增多、模糊和网状浸润影,提示肺血管周围液体积聚增多和间质性水肿。

(3)呼吸衰竭期:损伤后 48 小时。呼吸困难、呼吸窘迫和发绀,常规氧疗无效,也不能用其他原发心肺疾病来解释。呼吸频率可达 35~50 次 /min,胸部听诊可闻及湿啰音。胸部 X 线检查可见两肺有散在片状阴影或呈磨玻璃样改变。血气分析 PaO_2 和 $PaCO_2$ 均降低,低氧血症更加明显,常呈代谢性酸中毒合并呼吸性碱中毒。

(4)终末期:极度呼吸困难和严重发绀,出现神经精神症状如嗜睡、谵妄、昏迷等。胸部X线检查示融合成大片状浸润阴影。血气分析提示严重低氧血症、CO_2 潴留,常有混合性酸碱失衡,最终可发生循环功能衰竭。

2. 严重程度及预后　文献系统综述提示 ARDS 的病死率为 26%~44%。预后与原发病和疾病严重程度明显相关。继发于感染中毒症或免疫功能低下患者并发条件致病菌引起的肺炎患者预后极差。ARDS 单纯死于呼吸衰竭者仅占 16%,49% 的患者死于 MODS。另外,老年患者(年龄超过 60 岁)预后不佳。有效的治疗策略和措施是降低病死率,改善预后的关键因素。ARDS 协作网在 1997—2009 年期间开展的临床试验显示,ARDS 的病死率呈明显下降,这可能与采取的允许性高碳酸血症和保护性肺通气策略、早期应用抗生素、预防溃疡和血栓形成、良好的液体管理、营养支持和其他脏器支持等措施有关。ARDS 存活者大部分肺功能完全恢复,部分遗留肺纤维化。

九、治疗

去除原发病因是 ARDS 的根本治疗,呼吸支持、改善循环是 ARDS 的治疗关键。至今对 ARDS 尚无特异性治疗方法,目前的各种抢救措施均是针对其病理生理变化的不同环节及并发症。感染是导致 ARDS 的高危因素,也是 ARDS 的常见死亡原因,需加强抗感染治疗。全身性营养支持对防止并发症有重要意义。

1. 去除病因　在 ARDS 的防治中占有重要地位。如果基础疾病为脓毒血症,除了清除感染灶外,应及早开始经验性抗生素治疗,然后根据治疗反应和药敏试验调整。对于病毒感染,要早期使用抗病毒药物。同时还需加强呼吸道卫生,降低院内感染率,如有效地进行呼吸道湿化、物理排痰、鼓励患者咳嗽等。此外还有部分直接和间接的肺损伤原因是可以治疗和避免的,如避免大量输血、输液和积极早期诊断和治疗原发病,避免高浓度吸氧,保护性机械通气也有助于预防机械性通气相关肺损伤。

2. 改善气体交换

(1)提高吸氧浓度:必须尽早给氧,经面罩或鼻导管吸氧浓度低于 70%,一般考虑高浓度吸氧需要建立人工气道。早期高浓度吸氧保证氧饱和度的快速上升,纠正缺氧,一旦稳定后要逐步降低吸氧浓度,维持氧分压 60mmHg 以上即可。尽量保持吸氧浓度 50% 以下。单纯增加吸氧浓度是不够的,因为 ARDS 患者的低氧血症是肺泡内渗出和肺不张所引起的分流样效应,仅仅提高吸氧浓度的作用有限,需应用机械通气加 PEEP 治疗。以往的研究充分证明 PEEP 改善肺功能的机制是增加功能残气量,使萎陷的肺泡重新启用。

(2)机械通气:为目前治疗 ARDS 最重要且无可替代的手段之一。无创机械通气(NIV)可以避免气管插管和气管切开引起的并发症,近年来得到广泛的推广应用。当 ARDS 患者意识清楚、血流动力学稳定,并能够得到严密监测和随时可行气管插管时,可以尝试 NIV 治疗。一般认为,ARDS 患者在以下情况时不适宜应用 NIV:①意识不清;②血流动力学不稳定;③气道分泌物明显增加而且气道自洁能力不足;④因脸部畸形、创伤或手术等不能佩戴鼻面罩;⑤上消化道出血、剧烈呕吐、肠梗阻和近期食管及上腹部手术;⑥危及生命的低氧血症。应用 NIV 治疗 ARDS 时应严密监测患者的生命体征及治疗反应。如 NIV 治疗 1~2 小时后,低氧血症和全身情况得到改善,可继续应用 NIV。若低氧血症不能改善或全身情况恶化,提示 NIV 治疗失败,应及时改为有创通气。

研究发现,ARDS 时肺泡损伤的分布并不是均匀的,即部分区域肺泡闭陷,部分区域肺泡保持开放和正常通气,通常受重力影响在下肺区存在广泛的肺水肿和肺不张,而在上肺区存在通气较好的肺泡。ARDS 时参与气体交换的肺容量减至正常肺容量 35%~50%,严重 ARDS 甚至减至 20%。当使用全肺通气的常规潮气量时,会导致通气肺泡的过度扩张,产生肺泡外气体、系统性气体栓塞和弥漫性肺损伤等所谓气压伤。基于以上认识,故提出保护性通气策略,主要目的是防止呼吸机相关性肺损伤。保护性通气策略包括:①低潮气量:避免高潮气量,即 6~8ml/kg,可从 8ml/kg 开始,逐步降至 6ml/kg,旨在将吸气平台控制在 <30cmH_2O,防止肺泡过度膨胀;②容许性高碳酸血症:为符合低潮气量,可允许一定程度的 CO_2 潴留和呼吸性酸中毒(PH 值 7.25~7.30);③适当的 PEEP 水平:从低水平开始,先用 5cm H_2O 逐渐增加至合适的水平,争取维持 PaO_2>60mmHg 而 FiO_2<0.6。保护性通气策略的效果已经临床实践证实,并成为标准通气模式,可明显降低病死率。

(3) 体外膜肺氧合(extracorporeal membrane oxygenation,ECMO)和血液净化:对于严重 ARDS 患者,如果对标准治疗无效,采用 ECMO 治疗,6 个月生存率可以从 47% 上升至 63%。ECMO 联合持续性的血液净化治疗可减少严重 ARDS 患者的病死率。血液净化系统包括血浆置换、吸附、灌流、血液 / 血浆滤过等,能清除炎症因子,减轻炎症反应对机体的损伤,可用于重型、危重型患者早中期的救治。

3. 防治肺水肿,维持适量体液平衡

(1)严格掌握补液:有效血容量不足时,会加重低血压和休克,但过多的液体又会加重肺水肿。在血压稳定的前提下,出入液体量宜轻度负平衡(每天负 500ml 左右),这对于控制肺水肿十分有利。入量以静脉输液为主,出量以尿量为主,一般每日入量限于 2 000ml 以内,以最低有效血容量来维持有效循环功能,使肺处于相对"干"状态,必要时可用利尿剂,强效利尿剂可促进水肿的消退。在 ARDS 的早期,血清蛋白无明显减少时,补液应以晶体为主;由于毛细血管通透性增加时,胶体可渗至肺间质,所以在 ARDS 的早期,若有低蛋白血症者,可静脉输入血浆白蛋白,以提高胶体渗透压,使肺内水肿液回到血管内,继而注意用利尿剂使多余的水分排出体外,当然这最好在血流动力学比较稳定的情况下进行。

(2)强心与扩张血管:当 ARDS 低氧血症时必然造成心肌缺氧、心功能不全、继而引起肺淤血、肺动脉高压、肺水肿等,加重 ARDS。强心药可改善心功能,增加心排量。血管扩张剂不仅减轻心脏前、后负荷,改善微循环,更重要的是降低肺动脉高压、减少肺循环短路开放、解除支气管痉挛,有利于改善通气和纠正低氧血症。

4. 维持适当的酸碱平衡 许多严重的 ARDS 患者仍能够很好地耐受呼吸性酸中毒,因此,动脉血 pH 值 ≥7.15 不需要碳酸氢钠治疗,若合并心律失常或意识水平下降,则需进行积极治疗。

5. 防治肺损伤 ARDS 肺损伤是疾病本身的炎症反应以及损伤性通气造成继发性的炎症介质释放入血引起。糖皮质激素和一些传统中药如血必净能够减轻 ARDS 患者的炎症反应改善患者的预后。起病 14 天以前开始应用甲泼尼龙,起始剂量为 1~1.5mg/(kg·d),如 7~9 天后不改善可增加至 2mg/(kg·d)。

6. 营养支持 ARDS 时机体三大物质的分解代谢增强而出现负氮平衡及热量供给不足,影响损伤的肺组织修复,严重者导致机体免疫和防御功能下降,会出现感染等并发症,应提倡全胃肠营养,以增强机体的抗病能力。一般中度危重患者需要热量 30~40kcal/(kg·d),危重患者则需要 40~50kcal/(kg·d)。还应补充水溶性维生素和微量元素 ω-3 脂肪酸等。

7. 镇静剂和肌松药物的使用 适当使用镇静剂和肌松药物是保证有效和良好机械通气的一个重要条件,可以减少机械通气的并发症(如应激性溃疡、颅内压升高等)。使用镇静剂时应进行充分的监测,防止药物过量引起气道分泌物潴留、低血压等并发症。严重 ARDS 患者短期使用肌松药物可以减少气压伤改善人机协调,早期、短程使用不会导致患者获得性的肌无力。

8. 防治并发症　应积极采取措施缩短病程和机械通气时间,针对病因,积极纠正低氧、CO_2 潴留、低血压,改善微循环和酸中毒,防止患者出现呼吸肌相关肺炎、气压伤、应激性溃疡以及多脏器功能不全 / 衰竭综合征。此外对并发深静脉血栓及肺栓塞高危且无出血风险的患者予预防性的抗凝,同时还应注意将床头抬高至 45°,减少患者误吸发生率,改善患者生活质量。

慢性呼吸衰竭

慢性呼吸衰竭(chronic respiratory failure)指各种疾病导致患者动脉血氧分压和 / 或二氧化碳分压长期超过正常值,引起的一系列生理功能和代谢功能紊乱的临床综合征。临床上最常见的是 COPD 晚期导致的呼吸衰竭,患者由于肺功能进行性下降,最后几乎都要经过慢性呼吸衰竭这一病理生理过程。根据动脉血气分析结果可以明确诊断慢性呼吸衰竭。

一、病因

1. 支气管 - 肺疾病　如 COPD、重症肺结核、肺间质纤维化、尘肺等,其中 COPD 是最为常见病因。

2. 胸廓和神经肌肉病变　如脑部疾病、脊柱畸形、胸廓畸形、广泛胸膜增厚、重症肌无力、多发性神经根炎等。

二、发病机制

主要是各种慢性疾病导致肺通气功能和换气功能的障碍。

1. 肺通气功能障碍　包括限制性通气不足和阻塞性通气不足,最终导致肺泡通气量不足,使流经肺泡毛细血管的血液未充分氧合,引起 PaO_2 降低和 $PaCO_2$ 升高。

2. 肺换气功能障碍　包括弥散障碍和肺泡 V/Q 比例失调等。肺泡气和肺泡毛细血管血液之间进行气体交换是通过弥散进行的,弥散障碍是由于肺泡膜面积减少或肺泡膜异常增厚所引起的气体交换障碍。肺实变、肺不张等致肺泡膜面积明显减少,肺水肿、肺泡透明膜形成、肺纤维化等致肺泡膜厚度增加,引起弥散速度减慢。只有当血液和肺泡接触时间过短,或肺泡膜面积明显减少,或肺泡膜明显增厚等情况下,才会由于弥散功能不充分而发生低氧血症。如肺的通气量虽正常,但肺通气或 / 和血流不均匀,造成 V/Q 比例失调,也可引起气体交换障碍,导致呼吸衰竭。这不仅是引起低氧血症最常见的病理生理改变,也是肺部疾患引起呼吸衰竭最常见、最主要的机制。

三、病理生理

呼吸衰竭时发生的缺氧和二氧化碳潴留可影响全身各系统器官的代谢和功能,其对机体的损害程度取决于缺氧和二氧化碳潴留发生的速度、程度和持续时间。若缺氧和二氧化碳潴留同时存在时,对机体的损害更为明显,其中缺氧对机体损害显得更为重要。在所有缺氧引起的脏器损害中,心、脑、肺血管、肝、肾对缺氧最敏感。呼吸衰竭早期出现代偿适应,严重时出现失代偿反应,导致各系统器官代谢、功能紊乱和衰竭。

1. 缺氧　缺氧时,颈动脉体和主动脉体化学感受器可反射性兴奋呼吸中枢,增强呼吸运动,具有代偿作用;但此种保护性反射作用有一定限度,当 $PaO_2<30mmHg$ 时,缺氧对呼吸中枢有直接的抑制作用。缺氧的早期可兴奋心血管运动中枢,使心率加快、心肌收缩力增强、外周血管收缩;严重缺氧或缺氧晚期可直接抑制心血管中枢,引起心肌不可逆性损伤,出

现心率减慢、心肌收缩力下降、心输出量减少、心律失常,甚至出现心搏骤停。长期慢性缺氧可导致心肌纤维化、心肌硬化。缺氧和酸中毒能损伤血管内皮细胞使其通透性增高,导致脑间质水肿。早、中期脑缺氧可表现判断力降低、不安及精神错乱等;重度缺氧可出现表情淡漠、嗜睡,甚至昏迷、惊厥。长期缺氧引起内皮细胞损害,导致血小板黏附、聚集、溶解,并释放血小板因子,使血液进入高凝状态,易诱发 DIC。缺氧可引起肝、肾、胃肠道血管收缩,出现肝肾功能损伤和胃黏膜糜烂、坏死、出血与溃疡形成。

2. CO_2 潴留　CO_2 急骤升高,呼吸加深加快;长时间严重的 CO_2 潴留,会造成中枢化学感受器对 CO_2 的刺激作用发生适应;当 $PaCO_2$ 超过 80mmHg 时,会对呼吸中枢产生抑制和麻醉效应,呼吸中枢的兴奋性主要依赖于缺氧的刺激,如吸入高浓度氧,解除了低氧对呼吸中枢的刺激作用,可导致呼吸抑制而加重病情,此为Ⅱ型呼吸衰竭必须控制性氧疗的原因。CO_2 潴留会引起脑血管扩张,血流阻力降低,血流量增加以代偿脑缺氧。

四、临床表现

1. 呼吸困难　呼吸困难往往是临床上最早出现的重要症状。病情较轻时呼吸费力伴呼气延长,严重时发展成浅快呼吸。呼吸中枢受抑制时可出现潮式呼吸、叹息样呼吸等。

2. 发绀　发绀是一项可靠的低氧血症的体征,血流淤积,毛细血管及静脉血氧饱和度偏低,容易出现发绀。发绀的轻重主要取决于缺氧的程度,也受血红蛋白量、皮肤色素及心功能状态的影响。当血氧饱和度低于 90% 时,可在唇甲出现发绀。贫血者发绀一般不明显。

3. 神经精神症状　轻度缺氧可有注意力不集中、定向障碍;缺氧严重并伴有 $PaCO_2$ 升高可表现为先兴奋后抑制现象,如头痛、兴奋、烦躁、夜间失眠白天嗜睡(昼夜颠倒现象)、抽搐、意识丧失等。肺性脑病表现为意识淡漠、肌肉震颤或扑翼样震颤、间歇抽搐、昏睡甚至昏迷等。

4. 循环系统症状　缺氧和 CO_2 潴留早期可引起心率增快、肺动脉高压;严重或长期缺氧,可出现心律失常、血压下降、右心衰竭,最后导致循环衰竭。

5. 消化系统症状　肝细胞缺氧发生变性坏死或肝脏淤血,可见血清丙氨酸氨基转移酶增高。严重缺氧和 CO_2 潴留常有消化道出血,其原因可能是胃肠道黏膜充血、水肿、糜烂,或形成应激性溃疡所引起。

6. 泌尿系统　多见功能性肾功能不全,出现少尿、蛋白尿、管型尿及氮质血症,晚期可出现肾衰竭。

7. 酸碱失衡与电解质紊乱　缺氧和 CO_2 潴留以及长期应用糖皮质激素、利尿剂等可造成酸碱失衡与电解质紊乱。

五、诊断

根据病因、病史、临床表现及体征结合动脉血气分析可诊断慢性呼吸衰竭。动脉血气分析诊断标准:在海平面、标准大气压、静息状态、呼吸空气条件下,Ⅰ型呼吸衰竭为 $PaCO_2$ 正常或下降,$PaO_2 < 60mmHg$;Ⅱ型呼吸衰竭为 $PaCO_2 > 50mmHg$,$PaO_2 < 60mmHg$。

六、鉴别诊断

慢性呼吸衰竭失代偿期,根据患者呼吸系统慢性疾病或其他导致呼吸功能障碍的病史,有缺氧和 / 或 CO_2 潴留的临床表现,结合有关体征,诊断并不困难。动脉血气分析能客观反映呼衰的性质和程度,对指导氧疗、机械通气各种参数的调节,以及纠正酸碱平衡和电解质紊乱均有重要价值。

七、病情评估

严重程度及预后 根据患者病史、临床表现、动脉血气分析结果及并发症情况,判断其严重程度及预后。年长患者,病史长久的患者,合并严重肺部感染肺性脑病、低血压休克及严重水电、酸碱失衡的患者,病情危重,预后不良。

八、治疗

慢性呼吸衰竭的治疗原则是治疗病因,去除诱因,保持呼吸道通畅,纠正缺氧,解除二氧化碳潴留,治疗与防止缺氧和二氧化碳潴留所引起的各种症状。

1. **通畅气道,增加通气量** 在有效治疗原发病基础上常采用支气管扩张剂治疗和雾化吸入治疗,必要时可采用气管插管或切开以及机械通气治疗。

(1)支气管扩张剂:正确使用支气管扩张剂对慢性呼吸衰竭患者通畅气道、改善预后是非常有益的。常用有吸入、口服用药,最好选用吸入方式给药,例如 0.5% 沙丁胺醇溶液 1~5mg 或特布他林 2.5~10mg 雾化吸入治疗;茶碱类药物口服或静脉用药,对于呼吸衰竭患者最好使用静脉用药,常用氨茶碱 0.25~0.5g 或喘定 0.5g 生理盐水 250ml 静脉滴注。

(2)呼吸道的湿化和雾化:呼吸道的湿化和雾化疗法是采用湿化或雾化装置将药物(溶液或粉末)分散成微小的雾滴或雾粒,使其悬浮于气体中,并进入呼吸道及肺内,达到洁净气道、湿化气道,局部治疗(解痉、祛痰、抗感染等)及全身治疗的目的。这对于慢性呼吸衰竭患者能起到较好的解痉、祛痰、通畅气道的作用。常用湿化及雾化的药物有:祛痰药例如乙酰半胱氨酸、支气管扩张剂沙丁胺醇和抗胆碱类药物(异丙托溴铵)、糖皮质激素等。

(3)机械通气:机械通气是治疗急性呼吸衰竭和慢性呼吸衰竭急性加重最有效的手段。对于慢性呼吸衰竭患者正确使用机械通气治疗能十分有效地纠正缺氧和二氧化碳潴留,并能为原发支气管-肺部感染的治疗赢得时间,减少和避免缺氧和二氧化碳潴留对其他脏器造成的损害。

2. **氧疗** 慢性呼吸衰竭应采用控制性氧疗,其吸氧浓度通常为 25%~33%。对于 Ⅰ 型呼吸衰竭,吸氧浓度可适当提高,尽快使 $PaO_2 > 60mmHg$,但一般也不超过 40%。Ⅱ 型呼吸衰竭患者,吸氧宜从低浓度开始,逐渐提高浓度,一般不超过 33%。

3. **抗感染** 反复的支气管-肺部感染既是引起慢性呼吸衰竭的重要因素,又是呼吸衰竭加重的关键所在。尤其是气管插管或气管切开进行机械通气患者,大多发生呼吸机相关肺炎(VAP)。应选择有效的抗菌药物或联合用药。近年来,广谱抗生素的普遍应用使院内获得性感染菌株发生明显变异,抗生素耐药率逐年增加。如产超广谱 β-内酰胺酶(ESBL)的肺炎克雷伯菌、大肠埃希菌,高产 AmpC 酶的肠杆菌属、弗劳地枸橼酸菌、沙雷氏菌,耐甲氧西林金黄色葡萄球菌(MRSA)等。故应尽早进行呼吸道分泌物的细菌学检测,根据培养结果选择有效的抗菌药物,如伴有混合感染,常需联合应用抗生素治疗。

4. **呼吸兴奋剂的应用** 慢性呼吸衰竭的患者在病情需要时可服用呼吸兴奋剂阿米三嗪(almitrine)50~100mg,2 次/d。该药通过刺激颈动脉体和主动脉体的化学感受器兴奋呼吸中枢,增加通气量。

5. **糖皮质激素的应用** 慢性呼吸衰竭可酌情应用糖皮质激素,但不宜长期应用。其目的是减轻气道炎症反应,通畅气道,减轻脑水肿。

6. **纠正酸碱失衡及电解质紊乱** 慢性呼吸衰竭大部分是由于支气管-肺部感染加重而引起气道阻塞加重,使二氧化碳潴留和严重缺氧,随之出现酸碱失衡和电解质紊乱。当 pH

值<7.25时可考虑静脉补碱,否则有加重二氧化碳潴留的危险。而对于伴有严重低氧血症的呼吸性碱中毒,只要治疗肺部感染,通畅气道,吸氧纠正低氧血症即可,随着上述治疗后病情好转,呼吸性碱中毒也随之好转。同时要注意患者电解质情况并予以纠正。

7. 营养支持　慢性呼吸衰竭患者因能量代谢增高,蛋白分解加速,摄入不足,机体处于负代谢。长时间营养不良会降低机体的免疫功能,感染不易控制,呼吸肌疲劳,以致发生呼吸泵功能衰竭,不利于患者的救治和康复,故在慢性呼吸衰竭救治中应注意对患者的营养支持。

案例分析

男性,54岁。因"间断咳嗽、咳痰5年,加重伴全身酸痛6个月余"入院。入院体格检查:桶状胸,双侧呼吸动度减弱,肋间隙增宽,语颤减弱,双肺叩诊呈过清音,双肺呼吸音粗,双肺底可闻及大量湿啰音,心界叩诊缩小。入院诊断:①慢性阻塞性肺病伴有急性加重;②慢性肺源性心脏病;③慢性心力衰竭:心功能Ⅳ级(NYHA分级)。辅助检查示:动脉血气:pH值7.39,PCO_2 34mmHg,PO_2 43mmHg。凝血检查:PT 15.8秒,INR 1.35,D-二聚体0.82mg/L,AT-Ⅲ 47.55%。入院后给予解痉平喘、化痰止咳等对症支持治疗,病情无明显好转,请制订进一步诊疗措施。

补充诊断:①Ⅰ型呼吸衰竭;②高凝状态。

进一步诊疗措施:进一步检查心电图、心肌酶、BNP、心脏超声以排除心肌梗死和急性左心衰。治疗予积极抗炎、抗凝、高浓度吸氧或呼吸机辅助通气。

附:呼吸支持技术

呼吸支持技术是针对各种原因导致的呼吸功能不全或衰竭而采取的一系列治疗,主要包括氧气治疗、人工气道的建立与管理、机械通气等内容。

一、氧疗

是通过增加吸入氧浓度来纠正患者缺氧状态的治疗方法(简称氧疗)。合理的氧疗使体内可利用氧明显增加,并可减少呼吸做功,降低缺氧性肺动脉高压。

一般而言,只要PaO_2低于正常即可氧疗,但在实践中往往采取更严格的标准。对于成年患者,特别是慢性呼吸衰竭患者,$PaO_2 < 60mmHg$是比较公认的氧疗指征。而对于急性呼吸衰竭患者,氧疗指征应适当放宽。对于不伴CO_2潴留的低氧血症患者,其主要问题为氧合功能障碍,而通气功能基本正常。可予较高浓度吸氧($FiO_2 \geq 35\%$),使PaO_2提高到60mmHg以上或SaO_2达90%以上。对于低氧血症伴有明显CO_2潴留者,应予低浓度($FiO_2 < 35\%$)持续吸氧,控制PaO_2于60mmHg或SaO_2于90%或略高。

吸氧装置有鼻导管、面罩等。其他氧疗方式还有经鼻高流量湿化氧疗(high-flow nasal cannula oxygen therapy,HFNC)、机械通气氧疗、高压氧疗、气管内给氧或氦-氧混合气吸入等。氧疗应注意避免长时间高浓度吸氧($FiO_2 > 0.5$),以防止氧中毒。注意吸入气体的湿化,吸氧装置需定期消毒,注意防火。HFNC指通过高流量鼻塞持续为患者提供可以调控并相对恒定吸氧浓度(21%~100%)、温度(31~37℃)和湿度的高流量(8~80L/min)吸入气体的治疗方式。HFNC能够通过吸入高流量气体产生一定水平的呼气末正压、冲刷上呼吸道生理无效腔、恒温恒湿的气体维持黏液纤毛清除系统功能以及降低患者上气道阻力和呼吸功等作用改善患者的换气和部分通气功能,主要运用于轻中度单纯低氧性呼吸衰竭(Ⅰ型呼吸衰竭)的治疗。

二、人工气道的建立与管理

在危重症急救中维持呼吸道通畅,保持足够的通气和充分的气体交换,以防止呼吸道并发症及呼吸功能不全,是关系到重要器官功能保障和救治能否取得成功的重要环节。

1. 建立人工气道的目的　①解除气道梗阻;②及时清除呼吸道内分泌物;③防止误吸;④严重低氧血症和高碳酸血症时施行正压通气治疗。

2. 建立人工气道的方法

(1)喉罩:应用时将喉罩放入口腔,置于喉头,球囊充气。主要用于安静、能合作和短期应用的成人。此方式可避免胃肠胀气,吸痰方便,但对咽喉部有刺激,且耐受性差,目前已较少应用。

(2)经口气管插管:适用于心肺复苏、严重呼吸衰竭、外科手术患者;也可作为气管切开的过渡措施。优点:插管容易,适合急救;管腔相对大,气道阻力小,利于吸痰;气道密闭较好,较少无效腔,不易漏气等。缺点:对咽喉部有刺激,清醒患者不能长时间耐受,不利于口腔护理,一般留置不超过 7 天。

(3)经鼻气管插管:主要用于需建立人工气道,且又允许一定时间操作的患者;或经口插管短期内不能拔管的患者。优点:易耐受,可留置 7~14 天,最长可达 2 个月;与经口插管相比,易固定、不易脱出;利于口腔护理;对口腔和咽喉部损伤小。缺点:气道阻力大、不易吸痰、不适合急救、易发生鼻出血、鼻骨折等,长时间放置会发生鼻窦炎、中耳炎等。

(4)气管切开:应用于需长期机械通气者、因上呼吸道狭窄或损伤等无法气管插管者、患者难以耐受气管插管而又无法脱离呼吸机者。优点:容易清除分泌物,呼吸道阻力及无效腔明显减少,患者易耐受,可以保持数月或数年,患者可以进食,易于口腔护理。缺点:创伤大,可发生切口出血、感染,拔出气管套管后会留有瘢痕,有时会造成气管狭窄。

3. 人工气道的管理　固定好插管,防止脱落移位。详细记录插管的日期和时间、插管型号、插管外露的长度、气囊的最佳充气量等。在拔管及气囊放气前必须清除气囊上滞留物,以防止误吸、呛咳及窒息。对长期机械通气患者,注意观察气囊有无漏气现象。定时口腔护理,以预防由于口腔病原菌而引起的呼吸道感染。做好胸部物理治疗,注意环境消毒隔离。此外还需注意加强湿化,每日湿化液的需要量约 350~500ml,湿化温度约 32~35℃。有痰即吸,痰量不多时可 2~3 小时吸痰 1 次,一次吸痰时间以不超过 15 秒为宜。

三、机械通气

机械通气是在患者自然通气和/或氧合功能出现障碍时,运用器械(主要是呼吸机)使患者恢复有效通气并改善氧合的技术方法。原则上说,凡呼吸系统不能维持正常通气所发生的呼吸衰竭经常规治疗效果不佳而且在继续发展者,就应予以机械通气。但在临床实践中,应根据患者通气治疗的目的,呼吸衰竭发展趋势,机械通气利弊的权衡,以及患者的病情是否可逆,有无撤机可能等综合考虑。

(一) 适应证

机械通气的适应证见表 2-11-1。

表 2-11-1　机械通气的适应证

中枢神经系统疾病	外伤、出血、感染、水肿、镇痛或苯二氮䓬类(安定类)药物中毒、特发性中枢性肺泡通气不足
神经肌肉疾病	多发性肌炎、吉兰 - 巴雷综合征、重症肌无力、肌肉弛缓症、有机磷中毒
骨骼肌肉疾病	胸部外伤(连枷胸)、脊柱侧弯后凸、肌营养不良、皮肌炎、严重营养不良
肺部疾病	各种肺实质或气道的病变,如 ARDS,限制性肺疾病、肺栓塞、重症肺炎、弥漫性肺间质纤维化、肺心病急性恶化、重症哮喘
围手术期	外科手术的常规麻醉和术后管理的需要;心、胸、腹部和神经外科手术;手术时间延长或需特殊体位;心肺疾病者需行手术治疗

（二）禁忌证

随着机械通气技术的进步,现代机械通气已无绝对禁忌证,相对禁忌证仅为气胸及纵隔气肿未行引流者。

（三）呼吸机常用通气模式及参数调节

1. 常用通气模式　通气模式总的来说分为定容型通气模式和定压型通气模式两大类。定容型通气模式时,每次通气的潮气量是恒定的;而定压型通气模式时,每次通气的压力是恒定的。

（1）控制通气、辅助通气和辅助 - 控制通气:控制通气(controlled ventilation,CV)是指呼吸机以预设频率定时触发,并输送预定潮气量,即以呼吸机完全代替患者的自主呼吸。可分为压力控制和容积控制两种。辅助通气(assisted ventilation,AV)是在患者吸气用力时依靠气道压的降低(压力触发)或流量的改变(流量触发)来触发,触发后呼吸机即按预设潮气量(或压力)、频率、吸气和呼吸时间将气体输送给患者,也分为容积辅助通气(VAV)和压力辅助通气(PAV)两种基本模式。辅助 - 控制通气(assist-controlventilation,A/CV)是将 AV 和 CV 的特点结合应用。以上三种模式统称为持续指令通气(continuous mandatory ventilation,CMV)。间歇正压通气(intermittent positive pressure ventilation,IPPV)是临床上最常用的 CMV 模式的一种。

（2）间歇指令通气和同步间歇指令通气:间歇指令通气(intermittent mandatory ventilation,IMV)指患者自主呼吸时,间断给予 IPPV 通气。两次指令通气之间允许自主呼吸,且自主呼吸的频率和潮气量由患者自己控制。但此模式下,自主呼吸和指令通气可能会发生冲突,易发生人机对抗,目前已少用。同步间歇指令通气(synchronized intermittent mandatory ventilation,SIMV)指呼吸机按预设的呼吸参数进行指令通气,在触发窗内出现自主呼吸时,便触发 IPPV 通气,若在触发窗内无自主呼吸,触发窗结束后呼吸机便会自动给予 IPPV 通气。SIMV 模式允许指令通气中进行自主呼吸,减少人机对抗,通过调节指令通气的频率和潮气量,可以锻炼呼吸肌,有利于下一步脱机。

（3）压力支持通气:压力支持通气(pressure support ventilation,PSV)是指自主呼吸触发和维持吸气过程,呼吸机给予一定的压力辅助。呼吸频率和吸呼比由患者决定,潮气量由 PSV 水平、患者吸气力量和胸肺顺应性决定。PSV 可克服气道阻力,减少呼吸肌做功,不易发生人机对抗,是最常用的通气模式之一。但当患者呼吸不稳定时,可发生通气不足或过度,一般与 SIMV 合用。

（4）持续气道正压:持续气道正压(continuous positive airway pressure,CPAP)是指整个呼吸过程中,均有患者自主触发,呼吸机仅提供维持气道内正压的恒定压力。CPAP 只能用于有自主呼吸、呼吸中枢功能正常的患者,可以与 SIMV、PSV 等合用。适用于睡眠呼吸暂停综合征、ARDS、支气管哮喘、术后肺不张等。CPAP 既可用于有创通气,也可用于无创通气。

(5)呼吸末正压(PEEP):PEEP 指患者机械通气时,呼吸末借助呼吸机呼气端的限制气流活瓣装置,使气道压高于大气压。PEEP 的主要作用是使小气道在呼气末开放,防止 CO_2 潴留,同时呼气末肺泡膨胀,增加功能残气量,改善氧合。主要应用于 ARDS、COPD、肺炎、肺水肿及大手术后预防肺不张等。

(6)双相气道正压通气:双相气道正压通气(biphasic positive airway pressure,BiPAP)是指在患者自主呼吸条件下,分别设置两个气道正压水平和持续时间,两个压力水平交替变化,也就是两个水平的 CPAP。高压和低压水平均允许患者自主呼吸,即自主呼吸和控制呼吸均可应用。若患者没有自主呼吸,则 BiPAP 就为时间切换的压力控制通气。该模式不影响患者的自主呼吸,有利于早期脱机。

(7)压力调节容量控制:压力调节容量控制(pressure regulated volume control,PRVC)是指压力控制通气时,呼吸机根据压力 - 容积曲线自动调节压力水平,使潮气量不低于设定的最低水平。实质是将压力控制通气的人工调节改为电脑自动调节。可应用于无自主呼吸或自主呼吸弱的患者。

(8)反比通气:反比通气(inverse ratio ventilation,IRV)指吸气时间长于呼气时间,吸呼比(I:E)>1:1,一般 I:E=(1~4):1。吸气时间的延长可以使气体在肺内停留时间长,使陷闭的小气道和肺泡复张,改善换气和通气功能,主要应用于 ARDS 和肺纤维化的患者。

(9)其他通气模式:容积调节压力支持通气(VRPSV)、指令分钟通气(MMV)、气道压力释放通气(APRV)、自动持续气道正压(auto-CPAP)、容积支持通气(VSV)、压力限制通气(PLV)、自适应支持通气(ASV)、成比例通气(PAV)、神经调节辅助通气(NAVA)等多种模式。

随着科技迅速发展和智慧医疗的广泛应用,呼吸机通气模式越来越智能化,更加符合人体的自然生理模式,近年来有更多的通气模式被应用于临床。

2. 呼吸机参数的设置

(1)潮气量(tidal volume,VT):在成年人一般为 5~15ml/kg。8~12ml/kg 是最常用的范围。在肺大疱、气胸、低血容量休克、ARDS 等情况下,应降低潮气量(<8~10ml/kg)。潮气量大小的设定应考虑以下因素:患者体型、基础潮气量水平、胸肺顺应性、气道阻力、呼吸机管道的可压缩容积、氧合状态、通气功能和发生气压伤的危险性。

(2)呼吸频率(respiratory rate,RR):对于成年人,机械通气频率可设置到 16~20 次/min。对于急、慢性限制性通气功能障碍患者,应设定较高的机械通气频率(≥20 次/min)。机械通气 15~30 分钟后,应根据 PaO_2、$PaCO_2$ 和 pH 值,进一步调整通气频率。

(3)吸呼比呼吸机的吸呼比(I:E):设定应考虑机械通气对患者血流动力学的影响、氧合状态、自主呼吸能力等因素。呼吸功能基本正常者,I:E 一般为 1:(1.5~2);阻塞性通气障碍延长呼气时间,可调至 1:(2~2.5),限制性通气障碍可调至 1:(1~1.5)。

(4)流速:只有在容量控制通气中才直接设定流速,应结合患者吸气用力水平和每分钟通气量来设置流速,一般成年人选择 40~100L/min,平均 60L/min。对 COPD 患者可选择 100L/min。

(5)吸氧浓度:吸氧浓度(FiO_2)设置范围 21%~100%,其设置主要考虑 PaO_2 目标水平,PaO_2 目标为 60mmHg 或 SaO_2 90%,更高常无必要。对严重氧合障碍的患者,在 PEEP 足够高的情况下,有时不得不应用高浓度氧(60%~100%),此时可能并发肺损伤。

(6)呼气末正压:PEEP 的调节原则为从小渐增,最佳 PEEP 应对循环影响小,而又能达到最大肺顺应性、最小肺内分流、最低 FiO_2 时的最小 PEEP 值。一般从 2.5cmH$_2$O 开始,逐

笔记栏

渐增加至能有效改善氧合,而血压无明显下降。

(7)触发灵敏度:吸气触发分压力触发和流速触发两种。压力触发灵敏度设置在 -0.5~1.5cmH$_2$O,流速触发灵敏度设置在 1~3L/min。过高会增加呼吸肌做功,导致呼吸肌疲劳;过低会出现误触发,导致人机对抗。呼气触发灵敏度指从吸气相进入呼气相时的吸气峰流速下降的百分比,一般为 25%。

(8)流量加速百分比:指压力控制通气时,由初始压力达到设置压力时的速率。数值越大,达到目标压力的速率就越快。一般来说,如果吸气比较平缓,应设置在 50% 以下;如果吸气比较激烈,应设置在 50% 以上。

四、并发症

机械通气的并发症主要与正压通气和人工气道有关。

1. 呼吸机相关肺损伤(ventilator-associated lung injury,VALI)　包括气压 - 容积伤、剪切伤和生物伤。

2. 血流动力学影响　胸腔内压力升高,心输出量减少,血压下降。

3. 呼吸机相关肺炎(ventilator-associated pneumonia,VAP)。

4. 气囊压迫致气管 - 食管瘘。

五、撤机

由机械通气状态恢复到完全自主呼吸需要一个过渡过程,这个过程即为撤机。撤机前应基本去除呼吸衰竭的病因,呼吸衰竭症状改善,血流动力学稳定,已停用或仅少量应用血管活性药物,内环境稳定,无电解质紊乱、酸碱失衡,呼吸驱动力正常,存在咳嗽反射和较强的自主咳痰能力,已停用镇静药或肌松药,营养状态良好,无严重贫血或低蛋白血症。撤机具体指标有以下几点:①意识状态清醒;② SaO$_2$ ≥ 90% 或氧合指数 ≥ 150mmHg 或 PaO$_2$ ≥ 60mmHg(FiO$_2$ ≤ 40%~50%);③呼吸频率 ≤ 35 次 /min;④最大吸气压 < -25cmH$_2$O;⑤自主呼吸潮气量 > 5ml/kg;⑥快浅呼吸指数(自主呼吸频率 / 潮气量,f/Vt)< 105。

临床可以 T 型管、SIMV、PSV 和有创 - 无创序贯通气等方式逐渐撤机。

第十二节　胸腔积液

胸膜腔是由被覆于肺表面和叶间裂的脏层胸膜和被覆于肋胸壁内面、膈上面与纵隔侧面的壁层胸膜形成的完全密闭的潜在腔隙。正常情况下,胸膜腔两层胸膜间含少量无色、透明浆液,起润滑胸膜作用,它的滤出和吸收处于动态平衡状态。任何因素使胸膜腔内液体形成过快或吸收过缓,出现胸膜腔内液体积聚即胸腔积液。

胸腔积液是内科常见临床征象,其中结核性胸膜炎是渗出性胸腔积液最常见原因,其次恶性胸腔积液占内科全部胸腔积液的 20%~30%,心衰、尿毒症、肝硬化所致胸腔积液临床也很常见。

一、病因与发病机制

1. 胸膜毛细血管内静水压增高　如充血性心力衰竭、缩窄性心包炎、血容量增加、上腔静脉或奇静脉受阻,体循环或肺循环压力升高导致胸膜毛细血管内静水压增高,壁层胸膜液体渗出超过脏层胸膜回吸收的能力,产生胸腔漏出液。

2. 胸膜毛细血管内胶体渗透压降低 如肝硬化、肾病综合征、严重营养不良致低蛋白血症、急性肾小球肾炎、黏液性水肿等,血浆白蛋白减少、血浆胶体渗透压降低,壁层胸膜毛细血管液体滤出增加,同时脏层胸膜毛细血管胶体渗透压亦降低,胸腔液体再吸收减少,最终形成漏出性胸腔积液。

3. 胸膜通透性增加 如胸膜炎症(肺结核、肺炎等)、胸膜肿瘤(恶性肿瘤转移、胸膜间皮瘤等)、膈下炎症(膈下脓肿、肝脓肿等)、肺梗死、结缔组织病(系统性红斑狼疮、类风湿关节炎等)等疾病累及胸膜,由于胸膜直接受累或受损的细胞释放各种酶、补体以及生物活性物质如组胺等致使胸膜毛细血管通透性增加,大量含有蛋白质和细胞的液体进入胸膜腔,胸膜积液中蛋白含量升高,胶体渗透压增高,进一步促使胸膜腔液体积聚,产生渗出性胸腔积液。

4. 壁层胸膜淋巴引流障碍 胸腔积液中的液体和蛋白通过淋巴系统返回循环系统,故癌性淋巴管阻塞、发育性淋巴管引流异常等,常产生蛋白含量高的胸腔积液。由于淋巴回到静脉循环端,所以全身静脉高压可阻止胸腔积液的淋巴引流。胸部淋巴管与腹腔淋巴引流相通,且在膈肌的浆膜下有广泛的交通,肝硬化等疾病患者胸腔积液通过膈肌的转运,可使壁层胸膜淋巴系统的淋巴压力增加,加重胸腔积液。

5. 损伤 包括外伤或医源性损伤,如主动脉瘤破裂、食管破裂、胸导管破裂等,抑或针灸治疗、中心静脉置管等医源性因素均可产生胸腔积液,多为血胸、脓胸或者乳糜胸。

恶性胸腔积液的产生原因复杂多样,可以是多种机制的综合结局,其中最主要的机制是淋巴引流障碍;其次为恶性肿瘤直接侵犯胸膜,使胸膜通透性增加;再者就是肿瘤细胞与宿主免疫细胞之间的相互影响,分泌各种细胞因子,促进胸腔积液形成,如血管内皮细胞生长因子(VEGF)分泌增多,使血管通透性增加,肿瘤坏死因子 C-C 趋化因子配体 2(CCL2)和骨桥蛋白(OPN)等促进免疫细胞募集参与胸腔内炎症反应,抑制肿瘤细胞凋亡,加重胸腔积液形成。

二、病理

良性胸腔积液胸膜面无光泽,血管模糊不清,片状或弥漫性充血水肿。白细胞浸润并有多数内皮细胞脱落,胸膜表面有少量纤维蛋白渗出,致使胸膜增厚粗糙。愈合后形成胸膜粘连,但也可吸收而不留痕迹。结核性胸膜炎胸腔镜下见灰白色肉芽肿铺满壁层胸膜和膈胸膜。恶性胸腔积液可见胸膜分布有大小不一肿瘤的特征性病变,如直径 1~5mm 的结节,局限性肿块,同时胸膜粗糙、苍白、增厚等。

三、临床表现

1. 症状

(1)呼吸困难:最为常见,和积液量有关,积液量少于 0.3~0.5L 时症状多不明显,大量积液时呼吸困难明显,甚至可致呼吸衰竭。

(2)胸痛:多出现于干性胸膜炎阶段,为腋侧下胸部或季肋部针刺样疼痛,深呼吸或咳嗽时加重,屏气、患侧卧位减轻。随着胸腔积液量的增加胸痛可缓解,但可出现胸闷、气促。恶性胸腔积液多见于中老年患者,胸部隐痛,伴有消瘦和呼吸道或原发部位肿瘤的症状,一般无发热。

(3)咳嗽:多为干咳,也可咳痰。

(4)其他:结核性胸膜炎多见于青年人,常有发热。肝脓肿所伴右侧胸腔积液可为反应性胸膜炎,亦可为脓胸,多有发热和肝区疼痛。心力衰竭所致胸腔积液多为漏出液,有心功能不全的表现。

2. 体征　少量积液时可无明显体征,或可触及胸膜摩擦感及闻及胸膜摩擦音。中至大量积液时,患侧胸廓饱满,触觉语颤减弱,局部叩诊浊音,呼吸音减低或消失。可伴有气管、纵隔向健侧移位。肺外疾病如胰腺炎和类风湿关节炎等引起的胸腔积液多有原发病的体征。急性脓胸可见高热,慢性脓胸则有消瘦、贫血和杵状指。

四、实验室及其他检查

1. 影像学检查

(1)胸部 X 线:用于发现胸腔积液的首要影像学方法。极小量的游离性胸腔积液,仅见肋膈角变钝;积液量增多时显示有向外侧、向上的弧形上缘的积液影。平卧时积液散开,使整个肺野透亮度降低。大量积液时患侧胸部有致密影,肋膈角消失,气管和纵隔推向健侧。液气胸时有气液平面。包裹性积液不随体位改变而变动,边缘光滑饱满,多局限于肺叶间或肺与膈之间。肺底积液可仅有膈肌升高和 / 或形状的改变。

(2)超声检查:探测胸腔积液灵敏度高,定位准确。临床用于估计胸腔积液的深度和积液量,协助胸腔穿刺定位。B 超引导下胸腔穿刺用于包裹性和少量胸腔积液。超声为无创检查,可以反复检查,有助于观察积液量变化和病情随访。

(3)胸部 CT:可显示少量胸腔积液、肺内病变、胸膜间皮瘤、胸内转移性肿瘤、纵隔和气管旁淋巴结等病变,有助于病因诊断。卧位时积液主要集中在背部,并向外侧胸壁延伸,形成斜弧形液面。抽液后 CT 检查更有助于诊断。

(4)胸部 MRI:具有较高分辨力,可检测少量胸腔积液。非出血性或细胞和蛋白成分较低时,T1 加权为低信号,反之则为中、高信号。积液量与信号强度无关。胸腔积液 T2 加权均为强信号,对叶间积液、肺底积液和包裹性积液诊断较有价值。

(5)正电子发射计算机断层显像(PET):不仅可以帮助鉴别良、恶性胸膜疾病,还能为确定和查找肿瘤及其转移病灶提供诊断依据,对恶性肿瘤患者进行分期诊断并协助判断肿瘤复发和治疗评估、疗效随访。具有灵敏、准确、特异及定位精确等特点。

2. 胸腔穿刺术和胸腔积液检查　对明确积液性质及病因诊断均至关重要。如漏出液有明确病因可不做胸腔穿刺。

(1)常规检查:漏出液透明清亮,静置不凝固,比重<1.018。渗出液可呈多种颜色,以血性、草黄色多见,易有凝块,比重>1.018。结核性胸腔积液可有草绿色、淡黄或深黄色、淡红色等。脓性积液则呈黄脓性,厌氧菌感染有恶臭味。血性胸腔积液呈洗肉水样或静脉血样,多见于肿瘤、结核和肺栓塞。渗出液的白细胞数常超过 $500 \times 10^6/L$。脓胸时白细胞多达 $10\ 000 \times 10^6/L$ 以上。中性粒细胞增多时提示为急性炎症;淋巴细胞为主则多为结核性或肿瘤性;寄生虫感染或结缔组织病时嗜酸性粒细胞常增多。漏出液的细胞数常少于 $100 \times 10^6/L$,以淋巴细胞与间皮细胞为主。胸腔积液中红细胞超过 $5 \times 10^9/L$ 时可呈淡红色,多由恶性肿瘤或结核所致。胸腔穿刺损伤血管亦可引起血性胸腔积液,应谨慎鉴别。红细胞超过 $100 \times 10^9/L$ 时,应考虑创伤、肿瘤或肺梗死。

(2)胸腔积液生化:渗出液的蛋白含量较高(>30g/L),胸腔积液 / 血清比值大于 0.5。漏出液的蛋白含量较低(<30g/L),以白蛋白为主,黏蛋白试验(Rivalta 试验)阴性。正常胸腔积液中葡萄糖含量与血中含量相近,随血葡萄糖的升降而改变。漏出液与大多数渗出液的葡萄糖含量正常;而脓胸、类风湿关节炎、系统性红斑狼疮、结核和恶性胸腔积液中含量可<3.3mmol/L。pH 值<6.8 常见于脓胸或食管胸膜瘘。渗出液乳酸脱氢酶(LDH)含量增高,大于 200U/L,且胸腔积液 / 血清 LDH 比值大于 0.6。LDH 是反映胸膜炎症程度的指

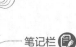

标,其值越高,表明炎症越明显。LDH>500U/L 常提示为恶性肿瘤或胸腔积液已并发细菌感染。癌性 LDH 及其同工酶 LDH_2 升高,而良性 LDH 以 LDH_4 和 LDH_5 升高为主。结核性胸膜炎时胸腔积液中腺苷脱氨酶(ADA)多高于 45U/L,其诊断结核性胸膜炎的敏感度较高。肿瘤(淋巴瘤除外)时此值降低,甚至可 <20U/L。

(3)胸腔积液细胞学:胸膜炎症时,胸腔积液中可见各种炎症细胞及增生与退化的间皮细胞。恶性胸腔积液中有 40%~90% 可查到恶性肿瘤细胞,反复多次检查和液基细胞学制片检查可提高检出率。胸腔积液细胞学检查是鉴别确诊良、恶性胸腔积液主要依据,临床上广泛使用。

(4)胸腔积液病原学:胸腔积液涂片查找细菌、真菌、结核菌及培养,有助于病原诊断。结核性胸膜炎胸腔积液沉淀后做结核菌培养,阳性率仅 20%,胸腔积液结核菌涂片阳性率更低。黑色胸腔积液可做真菌涂片。细菌培养有助于脓胸诊治,巧克力色胸腔积液应镜检阿米巴滋养体。

(5)胸腔积液肿瘤标志物:胸腔积液 CEA>20μg/L 或胸腔积液 / 血清 CEA>1,常提示为恶性胸腔积液。胸腔积液端粒酶测定、肿瘤糖链相关抗原、细胞角蛋白 19 片段、神经元特异性烯醇酶(NSE)、间皮素等,可作为鉴别诊断的参考,尤其对恶性肿瘤病理分型有重要的参考价值。联合检测多种肿瘤标志物,可提高阳性检出率。

3. 经皮胸膜活检 原因不明的渗出性胸腔积液可行经皮闭式胸膜活检,可发现肿瘤、结核和其他胸膜病变,阳性诊断率为 40%~75%。CT 引导下活检可提高成功率,诊断敏感度可达 87%,特异度 100%,阴性预测值 80%,阳性预测值 100%。

4. 微创或剖胸术 通过胸腔镜等微创技术能全面检查胸膜腔,观察病变的形态特征、分布范围及邻近器官受累情况,且可在直视下多处活检,故诊断率较高,可达 70%~100%。近年来微创技术在疾病诊断和治疗的应用日渐增多。临床上有少数胸腔积液的病因虽经上述检查仍难以确定,如无特殊禁忌,可考虑剖胸探查。

五、诊断与鉴别诊断

胸腔积液的诊断和鉴别诊断比较复杂,一般分 3 个步骤逐一明确病因。

1. 确定有无胸腔积液 根据呼吸困难、胸痛等症状结合胸腔积液体征,辅以 B 超、CT 等检查可确定有无胸腔积液。

2. 确定胸腔积液性质 诊断性胸腔穿刺检查可区别积液的性质。漏出液透明清亮,静置不凝固,生化 PH 值、蛋白、糖均正常。渗出液外观渗出液可呈多种颜色,以草黄色多见,易有凝块,结合生化、细胞学等不难确定。介于渗出液与漏出液之间时,目前多根据 Light 标准,尤其对蛋白质浓度在 25~35g/L 之间者,符合以下任何 1 条可诊断为渗出液:①胸腔积液 / 血清蛋白比例>0.5;②胸腔积液 / 血清 LDH 比例>0.6;③胸腔积液 LDH 水平大于血清正常值高限的 2/3。此外,诊断渗出液的指标还有胸腔积液胆固醇浓度>1.56mmol/L,胸腔积液 / 血清胆红素比例>0.6,血清 - 胸腔积液白蛋白梯度<12g/L。

3. 确定胸腔积液的病因

(1)漏出液:常见病因为充血性心力衰竭、肝硬化、肾病综合征和低蛋白血症等,结合病史不难诊断。

(2)渗出液:最常见病因为结核性胸膜炎,多见于青壮年,临床表现为胸痛、气短,常伴有干咳、潮热、盗汗、消瘦等结核中毒症状,胸腔积液检查以淋巴细胞为主,间皮细胞<5%,蛋白质多大于 40g/L,ADA 及 γ- 干扰素增高,沉渣找结核分枝杆菌或培养可阳性,但阳性率仅约 20%。胸膜活检阳性率达 60%~80%,PPD 皮试强阳性。老年患者可无发热,结核菌素试验

亦常为阴性,应予注意。除外恶性胸腔积液也可试验性抗结核治疗观察。

(3)恶性胸腔积液:常由肺癌、乳腺癌和淋巴瘤直接侵犯或转移至胸膜所致,也可由其他部位如胃肠道和泌尿生殖系统等肿瘤引起。也可由原发于胸膜的恶性间皮瘤引起。中老年人多见,胸腔积液多呈血性,量大、增长迅速,CEA>20μg/L,LDH>500U/L,胸腔积液脱落细胞检查、胸膜活检、胸部影像学、纤维支气管镜及胸腔镜等检查,有助于进一步的诊断和鉴别。

(4)类肺炎性胸腔积液:指肺炎、肺脓肿和支气管扩张等感染引起的胸腔积液,如积液呈脓性则称脓胸。患者多有发热、咳嗽、咳痰、胸痛等症状,血白细胞升高,中性粒细胞增加伴核左移。胸部 X 线检查先有肺实质浸润影、肺脓肿和支气管扩张的表现,然后出现胸腔积液,积液量一般不多。胸腔积液呈草黄色甚或脓性,白细胞明显升高,以中性粒细胞为主,葡萄糖和 pH 值降低。急性脓胸常表现为高热、突然胸痛等;慢性脓胸有胸膜增厚、胸廓塌陷、慢性消耗和杵状指(趾)等。胸腔积液呈脓性、黏稠,涂片革兰氏染色找到细菌或脓液细菌培养阳性。

六、病情评估

主要评估其严重程度及预后。出现恶性胸腔积液,意味着患者已是晚期肿瘤,已无手术和根治性放疗机会,预后往往不佳,如不治疗,一般出现胸腔积液后数月死亡。结核性胸膜炎患者经抗结核治疗及胸腔局部治疗多可痊愈,可遗留胸膜粘连肥厚、钙化。脓胸经抗感染等治疗预后较好。

七、治疗

胸腔积液为胸部或全身疾病的一部分,病因治疗尤为重要,一般在治疗原发病的同时给予胸腔穿刺抽液或置管引流,以及胸腔内注射药物局部治疗,临床现多采用置管引流术。此外要注意休息,加强营养支持治疗,保证充分能量摄入,注意水电解质平衡,维持内环境稳定。

1. 结核性胸膜炎

(1)一般治疗:休息,加强营养,支持对症治疗。

(2)胸腔穿刺抽液或置管引流:不仅是诊断需要,也是治疗的必要手段。胸腔积液者每周抽液 2~3 次,直至胸腔积液完全消失或胸腔穿刺留置小导管(一般用 PICC 管,减少穿刺点渗漏液)持续缓慢引流,依据患者情况间断夹闭,注意防治胸膜反应和复张后肺水肿。一般情况下,引流胸腔积液后没必要胸内注入抗结核药物,但可注入链激酶等防止胸膜粘连,也可胸腔注入生物制剂和静脉滴注白蛋白,促进胸腔积液吸收。

(3)抗结核治疗:一旦诊断应进行正规抗结核治疗,WHO 推荐在没有合并中枢神经和骨关节结核的情况下,结核性胸膜炎参照痰菌阳性的肺结核治疗方案,即 2HRZE/4HR 或 $2H_3R_3Z_3E_3/4H_3R_3$;《中国结核病防治规划实施工作指南》推荐结核性胸膜炎的治疗方案是 2HRZE/10HRE 或 $2H_3R_3Z_3E_3/10H_3R_3E_3$;如果是耐药结核性胸膜炎则参考多耐药结核病的治疗方案。

(4)糖皮质激素:全身症状严重、大量胸腔积液者,在抗结核药物治疗的同时,可加用泼尼松 30mg/d,分 3 次口服。待体温正常、全身毒性症状减轻、胸腔积液量明显减少时,即逐渐减量以至停用。一般疗程 4~6 周。

2. 类肺炎性胸腔积液和脓胸 前者一般积液量少,经有效的抗生素治疗后可吸收,不需要引流治疗。中等或大量胸腔积液或脓胸,胸腔引流是治疗的关键。引流是脓胸最基本的治疗方法,因脓液黏稠,常用管口径大的胸腔引流管来引流,应尽可能将脓液引流干净后注入等量的生理盐水或 2% 的碳酸氢钠溶液反复冲洗,直到引流液变清亮为止,包裹或多房性的脓胸或非常黏稠的脓液,可于腔内注入尿激酶、链激酶或组织型纤溶酶原激活剂稀化脓液,以便于引流。同时辅以抗菌药物治疗。抗菌药物要足量,体温恢复正常后再持续用药 2 周以上,防止脓胸复发,急性期可联合抗厌氧菌的药物,全身及胸腔内给药。

3. 恶性胸腔积液 包括原发病和胸腔积液的治疗。原发病治疗主要是全身化疗、放疗、分子靶向治疗、免疫治疗为主的综合性治疗。同时胸腔穿刺置管引流,胸腔内注入顺铂等抗肿瘤药物进行局部化疗,以及胸腔内注入生物免疫调节剂,如短小棒状杆菌疫苗、白介素 -2、干扰素、淋巴因子激活的杀伤细胞、肿瘤浸润性淋巴细胞等。以往使用滑石粉等进行化学性胸膜固定术,封闭胸膜腔,减少胸腔积液产生,但患者常会出现不可耐受的胸痛等并发症,临床已很少应用。

案例分析

女性,82 岁。因"进行性胸闷、气短 1 个月,加重 1 周"入院。患者自诉入院 1 个月前无明显诱因出现咳嗽伴胸闷、气短不适,无发热、盗汗。入院前 1 周症状加重,就诊于某医院,超声检查提示:右侧胸腔积液(大量)。为进一步诊治收住入院。既往史:无传染病等病史。个人史:吸烟 20 年,10 支 /d。家族史:母亲因肺癌去世。入院后体格检查:右侧呼吸运动减低,右侧语颤减弱,右肺叩诊浊音,右肺呼吸音消失。入院血清肿瘤标志物检查示:CEA 61.16ng/ml、CA125 23.1U/ml、CYFRA21-1 3.59ng/ml、NSE 18.98ng/ml。讨论患者下一步的诊疗措施。

分析:本病例为老年女性,检查见右侧大量胸腔积液,考虑恶性胸水可能大。为明确诊断可行胸腔穿刺,查胸水生化、胸水常规、脱落细胞、CEA、ADA 等。同时行肺部 CT 检查。

知识链接

化学性胸膜固定术

胸膜固定术也称为胸膜粘连术,主要目的是减少胸腔积液的产生。具体方法如下:抽吸胸腔积液或胸腔插管引流后,为避免药物引起的局部剧痛,先注入适量利多卡因(标准剂量 200mg),让患者转动体位,充分麻醉胸膜,15~20 分钟后注入硬化剂,硬化剂用生理盐水 60~100ml 稀释后经胸腔导管注入,夹管 1~2 小时后引流。常用的硬化剂如博来霉素、顺铂、丝裂霉素等抗肿瘤药物,或其他胸膜硬化剂如滑石粉、多西环素等,也可胸腔内注入生物免疫调节剂,如短小棒状杆菌疫苗、白细胞介素 -2、干扰素、淋巴因子激活的杀伤细胞、肿瘤浸润性淋巴细胞等,可抑制恶性肿瘤细胞、增强淋巴细胞浸润及活性,并使胸膜粘连。滑石粉也可经胸腔镜直视下喷洒。若一次无效,可重复注药。主要不良反应为胸痛、发热,滑石粉可引起急性呼吸窘迫综合征,应用时应予以注意。

(倪 伟 呼永华)

扫一扫
测一测

复习思考题

1. 急性上呼吸道感染与流行性感冒、过敏性鼻炎如何鉴别?

2. 慢性支气管炎如何诊断?

3. 慢性支气管炎与咳嗽变异性哮喘如何鉴别?

4. 简述慢性支气管炎急性发作期的治疗。

5. 如何对 COPD 进行病情严重度评估?

6. 简述 COPD 稳定期的治疗。

7. 简述慢性肺源性心脏病的临床表现及诊断。

8. 如何纠正肺心病心力衰竭?

9. 如何鉴别支气管哮喘与心源性哮喘?

10. 治疗哮喘的支气管舒张药物有哪些? 其主要不良反应是什么?

11. 简述支扩的临床表现。

12. 如何评估支扩咯血的出血量? 出现大咯血时应如何治疗?

13. 肺炎按其发病场所和宿主状态可分为哪两类? 其临床特点是什么?

14. 简述肺炎链球菌肺炎的临床表现。重症肺炎如何治疗?

15. 如何诊断特发性肺纤维化?

16. 简述特发性肺纤维化的治疗。

17. 支气管肺癌按照组织病理学如何分类?

18. 简述支气管肺癌的临床表现。

19. 哪些情况下应该高度怀疑肺癌的可能?

20. 简述支气管肺癌的治疗方法。

21. 简述肺血栓栓塞症的主要临床表现。

22. 试述肺栓塞和肺血栓栓塞症的危险因素。

23. 简述 I 型与 II 型呼吸衰竭的动脉血气分析的区别。

24. 慢性呼吸衰竭的治疗原则包括哪些?

25. 简述急性肺损伤与急性呼吸窘迫综合征的机械通气策略。

26. 试述胸腔积液的诊断步骤及主要诊断依据。

第三章

循环系统疾病

学习目标

1. 掌握循环系统常见病、多发病的主要病因、临床表现、诊断思路、病情评估,以及治疗措施。掌握心脏骤停的临床表现、现场判断要点、心肺复苏术的操作要领及复苏后治疗的主要内容。

2. 熟悉循环系统常见病、多发病的病理及发病机制。

3. 了解循环系统常见病、多发病诊疗进展。

第一节 总 论

循环系统包括心脏、血管及调节心脏功能与血液循环的神经体液装置。发生于心脏及血管的各类疾病统称为循环系统疾病,亦称为心血管疾病。广义的心血管疾病包括心血管、脑血管及外周血管疾病。循环系统疾病是近代严重危害人类健康的疾病之一,其中冠状动脉粥样硬化性心脏病是导致人类死亡的重要疾病。近年来,我国冠心病、高血压发病率呈升高的趋势,且随着人口老龄化,慢性心脏瓣膜病亦有渐多的趋势。积极防治心血管疾病具有重要的意义。目前我国已经建立并运行了急性胸痛中心及急性胸痛绿色通道,明显降低了急性心肌梗死患者的急性期院内病死率。

一、心血管疾病的分类

(一) 按照病理解剖分类

1. 心内膜疾病 包括急性与慢性心脏瓣膜病、急性与亚急性心内膜炎等。

2. 心肌疾病 包括冠心病、心肌炎、原发性与继发性心肌病等。

3. 心包疾病 包括急性心包炎、慢性缩窄性心包炎、心包间皮瘤等。

4. 血管疾病 包括动脉粥样硬化症、多发性动脉炎、高血压等。

(二) 按照病理生理分类

1. 心脏机械功能障碍性疾病 包括急性与慢性左心衰竭、右心衰竭、全心衰竭等。

2. 心脏电生理功能障碍 包括各类心律失常如期前收缩、心动过速、心房颤动、病态窦房结综合征、预激综合征等。

3. 心脏压塞 心包积液量达到一定程度时,造成心输出量和回心血量明显下降而产生的一系列临床症状。

4. 外周循环功能障碍 包括各种原因导致的低血压状态甚至休克。

（三）按照病因分类

1. 先天性心血管疾病　包括先天性心脏病如室间隔缺损、动脉导管未闭、法洛四联症等，原发性肺动脉高压症，先天性二尖瓣脱垂症等。

2. 后天性心血管病　包括除先天性心血管疾病以外的所有器质性、功能性心血管疾病，如冠心病、心肌炎、高血压、风湿性心脏病、心脏神经症等。

二、心血管疾病的诊断

心血管疾病的诊断强调病史、体格检查结合辅助检查以获得的客观诊断依据，进行综合诊断。多数心血管疾病已建立诊疗指南，目前临床诊断主要依据相关诊疗指南进行病史采集、系统体格检查、实验室检查及器械检查结果等，进行综合分析诊断，根据诊疗指南依据确立临床诊断。应该强调的是，某些急性发病、病情危重的心血管病，应抓住诊断金标准或核心诊断依据进行快速诊断，以免丧失救治良机。心血管系统疾病的诊断内容包括病因学诊断、病理解剖学诊断及病理生理学诊断、并发症诊断及共患病诊断等。

（一）心血管疾病的常见症状

1. 呼吸困难　呼吸困难的分类归属于心源性呼吸困难。几乎见于所有器质性心脏病并发心功能不全甚至心力衰竭时，呼吸困难的表现与心功能障碍的程度有关，由轻到重表现为劳力性呼吸困难、夜间阵发性呼吸困难、心源性哮喘等。

2. 发绀　发绀是机体缺氧的敏感表现与重要的诊断体征。心血管疾病中发绀最常见于先天性心脏病法洛四联症等，亦可见于右心衰竭引起的体循环淤血、左心衰竭引起的全身性缺氧等，常提示病情危重。

3. 心悸　心悸是心血管疾病患者常见的主诉与就诊原因之一。心悸的发生原因与机制有心律不齐、心动过速、心动过缓、心肌收缩力异常增强等，可见于大多数心血管疾病，应加以详细问诊，结合伴随表现分析心悸发生的原因。

4. 咳嗽、咳痰、咯血　对于心血管疾病患者而言，咳嗽、咳痰或伴有咯血提示肺静脉压升高导致肺淤血，常见于心力衰竭、心脏瓣膜病、先天性心脏病患者。突发的严重的呼吸困难伴有频繁咳嗽、咳粉红色泡沫样痰，应首先排除急性肺水肿的可能。

5. 胸闷、胸痛　无论静息状态下还是体力活动后出现的胸闷、胸痛，最常见于发生心肌缺血，应尽快根据胸痛的特点及性质，排除急性心肌缺血事件以及急性冠脉综合征。胸闷、胸痛也可见于急性心肌炎、急性心包炎、心肌病、急性肺栓塞等。

6. 头痛、头昏、眩晕　常见于出现血压异常的患者，包括血压的异常升高及降低，应及时监测血压，并了解有无面部五官及颈椎疾病。伴有肢体运动功能异常时，应及时排除颅脑疾病如急性脑血管病等。

7. 上腹胀痛、恶心、呕吐　消化道症状是心肌缺血、心律失常时常见的表现，多呈一过性，与消化道供血不足及神经反射有关，治疗以纠正心肌缺血及心律失常为主，消化道症状多不需要特殊处理。

8. 水肿、少尿　心血管疾病引起的心源性水肿，一般水肿由低垂部位开始，呈凹陷性水肿。下肢水肿伴有尿量减少一般见于右心衰竭患者，因体循环淤血导致肾脏淤血而发生。另外，各种原因引起左心房压力升高、左心衰竭的早期，因脑钠肽分泌增加可出现尿量增加，但显著的心力衰竭患者因肾脏灌注减少而尿量减少，多仅有水肿的表现。

9. 晕厥、抽搐　晕厥为脑组织急性缺血、缺氧的表现，由心血管疾病引起的晕厥多为心源性脑缺血，常见于急性心肌缺血事件如急性心肌梗死、急性左心衰竭，以及严重的心律失常如室性心动过速、高度或完全性房室传导阻滞、严重的病态窦房结综合征、心室颤动等导致的心源性脑缺血综合征（A-S 综合征）。

（二）心血管疾病的常见体征

1. 心脏和血管体征　具体心血管疾病不同，阳性体征不同。常见体征有心浊音界扩大、异常心音、额外心音、心脏杂音、心包摩擦音、脉搏短绌的异常体征、周围血管征、静脉充盈及异常搏动等。

2. 肺脏体征　心血管疾病引起的肺淤血等，常出现肺部体征，如呼吸急促、呼吸频率增快、哮鸣音、湿啰音等，多见于心力衰竭及先天性心脏病、心脏瓣膜病、严重心律失常等。

3. 其他体征　二尖瓣面容，皮肤、黏膜苍白、发绀，皮肤黏膜瘀点，杵状指（趾），肝大，下肢水肿等。

（三）常用实验室检查

1. 血、尿常规　作为常规检查，用于所有患者。重点关注有无外周血白细胞（WBC）升高及中性粒细胞比例增高、血沉增快，有无蛋白尿等。

2. 血液生化检查　血电解质、肝肾功能指标、血糖、血脂、血尿酸、血同型半胱氨酸等。

3. 心肌损伤标志物　肌钙蛋白、肌红蛋白和血清心肌酶检测，用于急性冠脉综合征、急性心肌炎等疾病的诊断。

4. 动脉血气分析　了解血氧饱和度、动脉血氧分压、酸碱代谢情况等。

5. 脑钠肽（BNP）　用于心力衰竭的诊断、鉴别诊断与病情评估。

6. 其他　有关链球菌抗体和炎症反应的血液指标（如抗链球菌溶血素 O、血沉、C 反应蛋白）检测有助于慢性心脏瓣膜病的病因诊断；血液及体液的微生物培养、病毒核酸及抗体等检查有助于感染性心脏病的诊断；内分泌功能的有关检测，可以协助排除继发性高血压等。

（四）常用器械检查

1. 侵入性检查　主要有心导管检查和与其相关的选择性心血管造影（包括选择性冠状动脉造影）；选择性指示剂（包括温度）稀释曲线测定心排血量；心内膜心肌活组织检查；临床心脏电生理检查如希氏束电图、心腔内心电图、心内膜和外膜心电标测等；心血管内镜检查；心脏和血管腔内超声显像等。根据可疑的病变部位、性质及检查目的选择适宜的检查项目。

2. 非侵入性检查　血压的测量是最常用的检查，根据需要选择随机血压监测及动态血压监测；与心电描记相关的检查包括 12 导联、18 导联同步心电图、24 小时动态心电图、心电图运动负荷试验、食管导联心电图及起搏电生理检查、心室晚电位和心率变异性分析、遥测心电图等；超声心动图检查包括 M 型超声、经食管超声、超声心动图三维重建和超声多普勒血流图检查等；计算机断层扫描（CT），包括多层螺旋 CT（MDCT 或 MSCT）、双源CT（DSCT）、数字减影法心血管造影（DSA）和 CT 血管造影（CTA）；放射性核素心肌和血池显像，单光子发射计算机断层显像（SPECT）；磁共振体层显影（MRI）及磁共振血管造影（MRA）等。

三、心血管疾病的治疗

（一）病因治疗

病因治疗始终是治疗疾病的根本措施。对于有明确病因的心血管疾病，如风湿性心脏病、甲亢性心脏病、贫血性心脏病、血栓栓塞性疾病、营养失衡导致的心血管疾病等，应首先积极消除病因。如风湿性心脏病应首先控制链球菌感染、积极治疗风湿热；治疗贫血性心脏病关键是纠正贫血等，病因得到控制，心血管疾病可以明显减轻甚至痊愈。

对于病因尚不清楚或由多种危险因素共同作用导致的心血管疾病,近年来提出了"心血管事件链"的概念。心血管事件链是指由各种心血管病的危险因素所导致的各种靶器官损害,主要表现为动脉粥样硬化和左心室肥厚,随后出现冠心病、脑卒中等严重事件,直至发生心力衰竭和死亡。各种危险因素自始至终参与心血管疾病的发生和发展。此类心血管疾病应强调防治结合,应对各种危险因素进行早期或强化综合干预,在事件链的各个阶段有目的地积极防治。危险因素干预措施包括戒烟、限酒、低盐低糖低脂饮食、控制体重、纠正血脂异常及糖代谢异常、维持血压达标等。

(二)针对病理解剖学异常的治疗

用介入或外科方法,纠正心血管疾病的病理解剖学异常。心脏瓣膜病的治疗,如经皮球囊扩张介入治疗、瓣膜修复或分离术、人工瓣膜置换术等;冠状动脉病变的介入治疗,如粥样斑块经皮腔内球囊扩张、支架安置术等,以及自体血管主动脉旁路移植术、动脉内膜剥脱术等;肥厚型梗阻性心肌病的治疗如心肌化学消融术等;心律失常的治疗如射频、激光等介入消融治疗。对病变严重而难以修复的心脏结构异常,可行心脏移植、心肺联合移植或人造心脏替代等治疗。

(三)针对病理生理异常的治疗

心血管疾病严重的病理生理异常有休克、严重心律失常、急性心力衰竭及急性心脏压塞等,一般出现在病情加重及疾病的终末期,应积极处理,并严密监测其变化,随时调整治疗方案,最大限度地加以纠正,以降低患者的死亡风险;持续存在并进行性加重的病理生理异常有高血压、慢性心房颤动、慢性心力衰竭等,在积极治疗原发病的基础上,应依照防治指南进行长期的规范化治疗,最大限度地防止病情加重及恶化。

心血管疾病的病理生理异常的治疗以药物治疗为主,选用药物时应参考循证医学的防治建议,密切结合患者进行个体化治疗。联合用药时应兼顾患者尤其是老龄患者的共患病治疗现状,强调个体化治疗,注意药物间的相互作用及联合用药的禁忌证,并随时监测评估治疗效果,及时发现药物的不良反应并加以处理,明确各项治疗的目标。

(四)心血管疾病的康复治疗

心血管疾病的康复治疗需根据患者心脏病变的具体情况及功能状态,并结合年龄、体能情况、有无共患病等,在准确评估的基础上合理实施。康复治疗应强调动静结合、弛张有度,并根据疾病所处的时期适时进行。一般应在恢复期进行,对恢复心脏功能、促进冠状动脉侧支循环建立、提高机体对缺氧的耐受能力、改善患者生存质量、促进身体功能康复有积极的意义。

(潘 涛)

第二节 心 力 衰 竭

概 述

心力衰竭(heart failure,HF)是指在静脉回心血量基本正常的情况下,由于心脏收缩和/或舒张功能异常,心排血量明显减少,导致脏器组织灌注不足,不能满足机体生理代谢的需要,同时出现肺和/或体循环淤血为主要表现的临床综合征。心力衰竭是大多数器质性心脏病的常见并发症,是心血管疾病的主要死亡原因。心力衰竭时通常伴有肺循环和/或体循环的被动性充血(淤血),故又称为充血性心力衰竭。心功能不全是一个广义的心功能异常的概念,包括心功能不全的代偿期与失代偿期,其中出现相应临床症状的心功能不全,称为心力衰竭。

一、病因

1. 基本病因　心力衰竭的病因包括基本病因及诱因两个方面。基本病因是发生心力衰竭的基础疾病,多数具有不可逆性,甚至呈进行性加重;诱因是诱发与加重心力衰竭的因素,具有可逆性。

(1)原发性心肌损害:①心肌缺血:冠心病心肌梗死最常见。②心肌炎症与变性:病毒性心肌炎及原发性扩张型心肌病常见。③心肌代谢障碍:糖尿病心肌病常见。

(2)心脏负荷过重:①压力负荷(后负荷)过重:左心室的压力负荷过重见于高血压、主动脉瓣狭窄等;右心室的压力负荷过重见于肺动脉高压、肺动脉瓣狭窄等。②容量负荷(前负荷)过重:见于心脏瓣膜关闭不全所致的血液反流,心内外分流性疾病如房间隔缺损、动脉导管未闭等,高动力循环状态如慢性贫血、甲状腺功能亢进症等。

(3)心室舒张期充盈受限:①心室舒张期顺应性减低:见于高血压左心室肥厚、心肌缺血、肥厚型心肌病等。②心包疾病:大量心包积液、缩窄性心包炎等。

另外,二尖瓣狭窄尤其合并快速室率性心房颤动时,因左心房压力升高,导致肺循环高压,出现肺淤血甚至肺水肿,最终导致右心功能不全。

2. 诱因　器质性心脏病患者在其病程过程中,常由一些增加心脏负荷的因素诱发或加重心力衰竭,常见诱因包括:①感染:呼吸道感染是最常见的诱因,感染性心内膜炎亦常诱发心力衰竭;②心律失常:心房颤动诱发或加重心力衰竭最常见;③过度体力活动和情绪激动;④妊娠与分娩;⑤循环血容量增加:见于过多过快输液、钠盐摄入过多、甲状腺功能亢进症及贫血等;⑥治疗不当:洋地黄类药物应用不当;应用具有负性肌力作用的药物如维拉帕米、β受体拮抗药等,尤其是联合用药时。

二、发病机制与病理生理

当心功能发生异常时,由于心排血量减少,激发机体产生多种代偿机制,使心功能在一定的时间内维持在相对正常的水平,当病理因素的作用超过代偿能力时,发生失代偿,则出现心力衰竭的临床表现。同时这些代偿机制也引发一些有害于心脏的因素,有害的因素可单独或相互作用,进一步加重心脏损害。

1. 机体代偿　包括 Frank-Starling 机制、心肌肥厚、神经体液代偿等机制等。

(1)Frank-Starling 机制:随心脏前负荷的增加而心排血量增加,但回心血量增多使舒张末压力增高,相应地增加心房压、静脉压,当达到一定程度时,出现肺循环或体循环淤血。

(2)神经-体液代偿机制:主要有交感神经张力增加、肾素-血管紧张素-醛固酮系统(RAAS)激活等,由此所产生的活性物质(儿茶酚胺、血管紧张素、醛固酮等)使心肌收缩力增强,周围血管收缩,以保证心、脑等重要脏器的血供。但去甲肾上腺素分泌增加参与心室重构,并加速心肌细胞凋亡;醛固酮分泌增加,增加水、钠潴留,加重心脏前负荷;血管紧张素Ⅱ增加,导致血压升高,并使新的收缩蛋白合成增加,参与心室重构。这些因素均通过增加心脏负担,参与心室重构,导致进一步的心肌损害,促进心力衰竭的进展。

(3)心肌肥厚:心脏后负荷增加时,心肌代偿性肥厚,以增强心肌收缩力,克服后负荷阻力保证心排血量。但心肌肥厚降低了心室顺应性,使舒张功能降低,同时,心肌肥厚使心肌耗氧量增加,心肌能量不足加重,终使心肌纤维化甚至心肌细胞死亡,导致心力衰竭恶化。

2. 体液因子改变　心力衰竭时出现一些体液因子的变化,这些因子参与水、钠和全身血管舒缩功能的调节,同时参与心室及血管的重构,参与心力衰竭的进程。

(1)心钠肽(ANP)和脑钠肽(BNP):ANP 主要由心房分泌,心房压升高增加 ANP 的分泌;BNP 主要由心室肌分泌。两者具有扩张血管,促进排钠,抑制 RAAS 的作用。心力衰竭时 ANP 和 BNP 分泌增加,其增高的程度与心衰的严重程度呈正相关,可作为评定心衰的进程和判断预后的指标。

(2)内皮素(ET):由血管内皮释放,有很强的收缩血管作用。心力衰竭时血浆 ET 水平升高,使血管收缩,参与心脏与血管重构。

(3)精氨酸加压素(AVP):由垂体分泌,具有抗利尿和收缩周围血管的作用。心力衰竭时 AVP 分泌增多,使全身血管收缩、水潴留,增加心脏的后负荷及前负荷。心力衰竭早期 AVP 起到一定的代偿作用,但长期 AVP 水平增加,促使心力衰竭进一步恶化。

3. 心肌损害和心室重构 心功能异常的早期,各种不同的继发性介导因素作用于心肌,导致心肌结构、功能和表型发生变化,包括心肌细胞肥大、凋亡、胚胎基因和蛋白的再表达、心肌细胞外基质量和组成变化等,促进心室重构,表现为心肌重量、心室容量增加和心室形态的改变。心肌细胞肥大导致能量供应不足及能量利用障碍,进一步导致心肌纤维化和心肌细胞凋亡,是心力衰竭从代偿期到失代偿期的重要因素。随着心肌细胞死亡数量的增加,心肌整体收缩力下降;心肌纤维化又使心室的顺应性下降,使重塑更趋严重。如此恶性循环,终至心力衰竭不可逆转,进入终末阶段。

三、分类

心力衰竭的分类方法较多,临床上常多种分类方法共同应用,以全面呈现病理特点及病情。

1. **按心力衰竭发生的部位** 分为左心衰竭、右心衰竭和全心衰竭。临床以左心衰竭多见。

2. **按心力衰竭发生的缓急** 分为急性心力衰竭、慢性心力衰竭。临床以慢性心力衰竭多见,急性心力衰竭多为临床急危症。

3. **按心脏的功能障碍** 分为收缩性心力衰竭和舒张性心力衰竭。临床以收缩性心力衰竭多见。

4. **按左心室射血(EF)分数变化** 分为 EF 降低的心力衰竭(HFrEF)、EF 中间值的心力衰竭(HFmrEF)、EF 保留的心力衰竭(HFpEF)。

综合而言,临床上以慢性、收缩性、HFrEF、左心衰竭最多见。

急性心力衰竭

急性心力衰竭是指由于急性心脏病变引起心排血量急骤而显著减少,导致脏器组织灌注不足和急性淤血的临床综合征。急性心力衰竭包括急性左心衰竭与急性右心衰竭。临床上急性左心衰较为常见,以肺水肿和心源性休克为主要表现。本节主要讲述急性左心衰竭。

一、病因

1. **急性左心室功能障碍** 见于急性心肌梗死、急性心肌炎、肥厚型心肌病,以及感染性心内膜炎致瓣膜穿孔、腱索断裂等。

2. **急性心脏负荷过重** 见于急性心脏瓣膜病如主动脉瓣关闭不全、二尖瓣关闭不全、严重主动脉瓣狭窄等,左向右分流的先天性心血管病如室间隔缺损、动脉导管未闭,以及高血压危象等。

3. 严重心律失常　见于室性心动过速、高度或完全性房室传导阻滞、心室颤动、快速室率性心房颤动等。

二、临床表现

急性心力衰竭临床以急性左心衰竭多见,综合表现如下:

(1)突发严重的呼吸困难,呼吸频率达 30~40 次/min,呈强迫端坐位(端坐呼吸),伴频繁咳嗽,咯大量粉红色泡沫样痰,甚至咯血。

(2)面色苍白、口唇及四肢末梢发绀、冷汗淋漓、烦躁不安、焦虑恐惧,病情严重者出现意识模糊甚至昏迷。

(3)早期双肺底可闻及少量湿啰音,病情重者双肺满布湿啰音及广泛哮鸣音;心率加快,多超过 100 次/min,可闻及心尖区舒张期奔马律,肺动脉瓣区第二心音亢进;血压正常或呈一过性升高,随后降低,脉压缩小。如病情严重或救治不及时,心排出量急剧下降导致血压明显下降,甚至发生心源性休克,可于短时间内发生死亡。

三、实验室及其他检查

1. 胸部 X 线　早期肺间质水肿、上肺静脉充盈,表现为肺门血管影模糊、小叶间隔增厚;肺水肿时表现为蝶形肺门;严重肺水肿时,双肺呈现弥漫大片阴影。

2. 漂浮导管检查　用于重症患者,肺动脉楔压(PAWP)随病情加重而增高,心脏指数(CI)下降。

四、诊断与鉴别诊断

1. 诊断要点　有原发器质性心脏病史及诱发急性心力衰竭的诱因,根据典型症状与体征,突发严重呼吸困难,咳大量粉红色泡沫样痰,基本可做出临床诊断。

2. 鉴别诊断　急性左心衰竭突发严重的呼吸困难伴有肺部哮鸣音,应与支气管哮喘发作鉴别,主要鉴别点:①病史、诱发因素不同。②急性左心衰竭除呼吸困难、哮鸣音等体征外,常有肺底湿啰音、心界扩大、心脏杂音、额外心音等重要体征。③胸片、心脏超声检查及血 BNP 或 NT-proBNP 测定有助于鉴别。发生心源性休克时应与其他原因引起的休克鉴别。

五、病情评估

急性心力衰竭的严重程度分级,由急性心肌梗死导致的急性左心衰竭,常用 Killip 分级:①Ⅰ级:无心力衰竭的临床表现;②Ⅱ级:有心力衰竭的症状与体征,肺部湿啰音区域不超过 50% 肺野,可闻及第三心音奔马律,胸片可见肺淤血;③Ⅲ级:有严重的心力衰竭症状与体征,肺部湿啰音区域超过 50% 肺野,有严重肺水肿;④Ⅳ级:心源性休克。

六、治疗

急性左心衰竭的治疗原则是消除诱因、缓解患者紧张情绪、积极氧疗、减轻心脏负荷、增强心肌收缩力。一旦确立诊断应立即实施综合治疗。

1. 一般治疗

(1)体位:患者取坐位,双下肢下垂,必要时轮流结扎四肢,以减少静脉回流,减轻心脏前负荷。

(2)吸氧:根据经皮动脉血氧饱和度及动脉血气分析结果决定氧疗策略,经鼻导管或面罩吸氧,病情严重者可考虑无创正压通气治疗。保持 $SaO_2 \geqslant 95\%$。

（3）监护：收入 CCU 或 EICU 进行危重病监护，必要时实施有创性血流动力学监测，并立即开通静脉通路。记录 24 小时出入量进行严格的体液管理。

2. 药物治疗

（1）镇静：可有效消除患者的紧张情绪，并扩张周围血管、减轻心脏负荷，缓解急性呼吸困难。常用吗啡 5~10mg 皮下或肌内注射，必要时 15~30 分钟后可重复使用。亦可应用哌替啶 50~100mg 肌内注射。

（2）快速利尿：可扩张静脉、降低周围血管阻力，缓解肺水肿。呋塞米 20~40mg 稀释后静脉注射，必要时 4 小时后可重复使用。也可应用托拉塞米 10~20mg 稀释后静脉注射。应用常规利尿剂效果不佳者，可考虑使用托伐普坦等。

（3）应用血管扩张剂：通过扩张外周小动脉、小静脉，降低心脏负荷，促进心功能恢复。

1）硝普钠：主要用于急性心肌梗死、高血压危象等引起的急性左心衰竭。初始 0.3μg/(kg·min)静脉滴注，根据症状及血压变化及时调整滴速，连续用药时间不宜超过 24 小时。

2）乌拉地尔：具有扩张动静脉、降低肾血管阻力的作用，应用过程中注意监测血压变化。主要用于高血压危象并发的急性左心衰竭等。初始剂 2mg/min 静脉滴注，根据临床表现可渐增至 9mg/min。

3）硝酸甘油：可减轻肺淤血但不影响心排血量及心肌氧耗，尤其适用于急性心肌梗死引起的急性心力衰竭。常用 5~10mg 溶于 5% 葡萄糖溶液 250~500ml 中静脉滴注，初始剂量为 10μg/min，随后每 5~10 分钟可增加 5~10μg。应用中注意监测血流动力学改变。

（4）应用正性肌力药：增强心肌收缩力，增加心排血量。选用药物时应注意药物的作用特点及禁忌证。

1）洋地黄类：通过增强心肌收缩力增加心排血量，降低左心室舒张压，改善症状，主要用于快速室率性心房颤动、左心室收缩性心力衰竭。常用毛花苷 C（西地兰）0.4~0.8mg 加入 5% 葡萄糖溶液 20ml 缓慢静脉注射，必要时 2~4 小时后可重复使用 0.2~0.4mg。

2）肾上腺素受体激动药：①多巴酚丁胺：用于以心排出量降低和左心室舒张终末压升高为主的急性心力衰竭。初始剂量为 2.5μg/(kg·min)，可渐增至 10μg/(kg·min)；②多巴胺：药理作用与剂量相关，小剂量 2~5μg/(kg·min)作用于肾、肠系膜、冠状动脉和脑动脉的多巴胺受体，有利于缓解心力衰竭症状，但剂量超过 10μg/(kg·min)可加重心力衰竭。

3）钙增敏剂：具有增加心肌收缩力、扩张血管、降低血浆 BNP，从而快速改善急性心力衰竭患者的血流动力学状态及临床症状。常用左西孟旦 6~12μg 静脉注射，随后以 0.1μg/(kg·min)静脉滴注维持，并根据病情及血压变化及时调整剂量。

4）磷酸二酯酶抑制剂：兼有正性肌力及降低外周血管阻力的作用，急性心力衰竭在应用血管扩张剂与利尿剂的基础上使用。常用米力农等。

（5）应用氨茶碱：具有解除支气管痉挛、扩张血管、利尿、正性肌力作用，用于辅助性治疗。常用氨茶碱 0.25g 稀释后缓慢静脉推注。

（6）应用糖皮质激素：根据基础原发病需要可选用地塞米松 5~10mg 稀释后静脉注射或溶于葡萄糖溶液中静脉滴注；或氢化可的松 100~200mg 溶于 5%~10% 葡萄糖溶液内静脉滴注。

3. 非药物治疗 主动脉内球囊反搏术主要用于冠心病并发的急性心力衰竭。

4. 消除诱发因素、积极治疗原发病 救治急性心力衰竭的同时或随后，应积极寻找和消除诱发急性心力衰竭的诱因如心律失常、感染、血压升高等，加以纠正消除。积极治疗原发病如急性心肌梗死、急性病毒性心肌炎等。

5. 改善远期预后 患者心功能逐渐改善，病情平稳后，按照慢性心力衰竭诊疗指南，结合患者基础原发病及心功能评估结果,考虑使用血管紧张素转换酶抑制剂或血管紧张素Ⅱ受体拮抗剂、醛固酮拮抗剂、β受体拮抗药等药物治疗。

慢性心力衰竭

一、病因

慢性心力衰竭是由各种慢性器质性心脏病引起心肌与心脏结构发生渐进性病理改变,导致心脏收缩或/和舒张功能发生障碍,心功能不全进入失代偿期的临床综合征,是绝大多数器质性心血管疾病的最终结局与主要的死亡原因。近年来,冠心病、高血压心脏病及心肌病已成为我国慢性左心衰竭主要病因;慢性肺心病、慢性心脏瓣膜病及高原性心脏病是慢性右心衰竭的常见病因。

二、临床表现

1. 左心衰竭 临床上最为常见,主要表现为肺淤血和心排血量降低导致的重要脏器灌注不足的症状与体征,其中症状更为突出。

(1)基础原发病的临床表现:不同患者具有不同的左心衰竭的基础原发病,如冠心病、高血压心脏病、慢性心脏瓣膜病、原发性心肌病等,一般在病情加重时出现心力衰竭加重,因此,患者首先具有原发病的临床表现。

(2)左心衰竭的症状

1)肺淤血的症状

呼吸困难:是左心衰竭最早出现和最主要的症状。症状特点是病情不同表现不同,心力衰竭由轻到重分别出现:①劳力性呼吸困难:症状仅出现在重体力劳动时,随心衰程度加重,引发呼吸困难的体力活动量也相应减少。②夜间阵发性呼吸困难:患者多在夜间入睡后因憋气而惊醒,随即取强迫端坐位以缓解呼吸困难。轻者坐起后经过一段时间症状逐渐缓解,重者症状难以缓解,并出现咳嗽、咳泡沫样痰、心悸等病情加重的表现。③心源性哮喘:患者出现严重呼吸困难、喘憋、气急,端坐呼吸,伴有烦躁不安、发绀、咳嗽、咳痰等,具有诊断意义的症状是咳大量粉红色泡沫样痰。多数患者双肺满布哮鸣音,双肺底可闻及湿啰音。

咳嗽、咳痰和咯血:咳嗽、咳痰是肺泡和支气管黏膜淤血所致,多在体力活动或夜间平卧时加重。痰多呈白色浆液性泡沫状,偶可见痰中带血丝。长期肺淤血、肺静脉压力升高,肺循环和支气管循环之间建立侧支循环,支气管黏膜下血管扩张,一旦破裂可引起大咯血。

2)重要脏器灌注不足的症状:因心排血量降低,脏器组织灌注不足而出现的一组症状,常见头晕、乏力、少尿、食欲不振、腹胀等。

(3)左心衰竭的体征

1)肺部体征:由于肺毛细血管压增高,液体渗出到肺泡,导致通气/血流比例失调所致。出现呼吸过速,双肺可闻及湿啰音,轻者仅分布于双肺底,发生急性肺水肿时可弥漫于全肺,并可闻及散在哮鸣音。

2)心脏体征:除原有心血管疾病的体征外,可见心浊音界扩大,心率增快,肺动脉瓣区第二心音亢进,心尖区闻及舒张期奔马律,可触及交替脉。

2. 右心衰竭 主要出现静脉血回流受阻,体循环静脉压升高,脏器组织淤血及缺氧的表现,体征突出。

(1)基础原发病的临床表现:慢性右心衰竭的基础原发病以慢性肺心病、慢性心脏瓣膜病多见,患者首先具有原发病的临床表现。慢性右心衰竭病情加重最常见的诱因是肺部感染,因此,多数患者有肺部感染的临床表现。

（2）右心衰竭的症状

1）消化道症状：因腹腔脏器淤血所致,有腹胀、食欲不振、恶心、呕吐等。

2）呼吸困难和发绀：病情加重时出现劳力性呼吸困难,发绀多出现在肢体的低垂部位及末梢部位。

（3）右心衰竭的体征

1）体循环淤血的体征：为一组具有诊断意义的体征,包括：①水肿：由体循环静脉压升高所致,水肿首先出现在身体的低垂部位,严重时呈现全身水肿,甚至出现胸膜腔、腹腔积液；②颈静脉征：因上腔静脉回流受阻所致,出现颈静脉搏动增强、充盈、怒张和肝颈静脉反流征(+)等；③肝大：因下腔静脉血回流受阻而肝脏淤血所致,肝浊音区扩大,常伴压痛,长期慢性右心衰竭可致心源性肝硬化。

2）心脏体征：心浊音界扩大,心率增快,胸骨左缘可闻及舒张期奔马律,三尖瓣听诊区可闻及收缩期杂音等。

3. 全心衰竭　多因右心衰竭继发于左心衰竭而发生全心衰竭,表现为左、右心力衰竭的症状与体征同时存在,但因右心衰竭出现后右心室排血量下降,肺淤血症状反而减轻。扩张型心肌病等表现为左、右心室同时衰竭者,肺淤血症状往往不重,主要表现为心排血量减少的相关症状和体征。

三、实验室及其他检查

1. 脑钠肽(BNP)/N 末端脑钠肽前体(NT-proBNP)　是诊断心力衰竭和评估病情的重要指标。未经治疗的患者如血 NT-proBNP 水平正常,BNP<35ng/L、NT-proBNP<125ng/L 时,可排除慢性心衰；已进行治疗的患者如 NT-proBNP 水平明显升高,提示预后不良。

2. X 线检查　左心衰竭早期肺静脉压增高,主要表现为肺门血管影增强,随着心衰的加重,出现间质性肺水肿,出现肺野模糊。发生急性肺水肿时肺门呈蝴蝶状影,肺野可见大片融合阴影。慢性肺淤血时在肺野外侧清晰可见的水平线状影,称为 Kerley B 线,是肺小叶间隔内积液的表现。

3. 超声心动图　可准确反映各心腔大小的变化、心脏瓣膜结构和功能情况,临床用于评估心脏功能状况。

（1）心室收缩功能：射血分数(EF)是反映心室排血功能较敏感的指标,左室射血分数(LVEF)正常值>50%,LVEF≤40% 为收缩性心力衰竭的诊断依据。

（2）舒张功能：舒张早期心室充盈最大值(E 峰)与舒张晚期心室充盈最大值(A 峰)比值(E/A 比值)应>1.2,舒张功能不全时,E 峰下降,A 峰增高,E/A 比值降低。

4. 心电图　可出现心房扩大、心室肥厚伴劳损、心律失常、心肌梗死等基础心脏病变的表现。V_1 导联的 P 波终末电势[$Ptfv_1$ ＝负性振幅(mm)× 时间(s)]与肺小动脉楔压呈负相关,因此,在无二尖瓣狭窄时,若 $PtfV_1$ 小于 –0.03mms,则提示存在左心衰竭。

5. 创伤性血流动力学检查　对重症心力衰竭患者,必要时采用漂浮导管检查,测定各部位的压力及血氧饱和度,计算心脏指数[CI,正常>2.5L/(m²·min)]、肺动脉楔压(PAWP,正常<12mmHg)、每分钟心排血量(CO),直接反映左心功能。

四、诊断与鉴别诊断

1. 诊断

（1）诊断内容：包括原发病诊断、心力衰竭分类诊断、心功能评价。

(2)诊断依据：①有器质性心脏病的证据；②具备心力衰竭的症状与体征，如左心衰竭有肺淤血甚至肺水肿引起的呼吸困难、肺部湿啰音；右心衰竭有体循环淤血引起的颈静脉怒张、肝大、水肿等表现；③相关的辅助检查尤其是 BNP、NT-proBNP 测定、心脏超声检查有助于诊断。

2. 鉴别诊断

(1)支气管哮喘：慢性左心衰竭以不同程度的呼吸困难为主要表现，尤其发生心源性哮喘时，应首先与支气管哮喘等鉴别。病史、发作特点、伴随表现及辅助检查有助于鉴别。诊断不确定时，应慎用吗啡、肾上腺素等药物。

(2)大量心包积液、肝硬化：慢性右心衰竭以颈静脉怒张、肝大及下肢水肿为主要表现，应与大量心包积液、肝硬化腹水鉴别。原发病史、水肿以外的临床表现、肝功能及心脏超声等辅助检查，有助于鉴别诊断。

五、病情评估

1. 分期

(1)A 期(前心衰阶段)：患者有高血压、心绞痛、代谢综合征、使用心肌毒性药物等基础疾病或危险因素，但尚无器质性心脏病或心力衰竭的表现，是心力衰竭的高危期。

(2)B 期(前临床心衰阶段)：已有器质性心脏病变，如左室肥厚、无症状的心脏瓣膜病、陈旧性心肌梗死等，尚无心力衰竭的体征与症状。

(3)C 期(临床心衰阶段)：有器质性心脏病，既往或目前有心力衰竭症状与体征。

(4)D 期(难治性终末期心衰阶段)：经规范治疗，休息时仍有症状，需要特殊干预治疗，常伴有心源性恶病质。

2. 心功能分级　美国纽约心脏病学会(NYHA)的分级方案。

(1)Ⅰ级：患者患有心脏病，但日常活动量不受限制，一般活动不引起疲乏、心悸、呼吸困难或心绞痛等。

(2)Ⅱ级：患者体力活动轻度受限，休息时无自觉症状，但一般活动可出现疲乏、心悸、呼吸困难或心绞痛。

(3)Ⅲ级：患者体力活动明显受限，轻度活动即可引起疲乏、心悸、呼吸困难或心绞痛的症状。

(4)Ⅳ级：患者不能从事任何体力活动。休息时也出现心力衰竭的症状，体力活动后加重。

3. 严重程度分级　常用 6 分钟步行试验，通过测定慢性心力衰竭患者的运动耐力评价心力衰竭的严重程度。要求患者在平直的走廊里以最快的速度行走，计时 6 分钟，测量步行的实际距离。

(1)重度心衰：6 分钟步行距离<150m。

(2)中度心衰：6 分钟步行距离 150~450m。

(3)轻度心衰：6 分钟步行距离>450m。

4. 心力衰竭分期与心功能分级的比较　见表3-2-1。

5. 心衰的预后评估　与心衰患者预后不良相关的参数包括：LVEF 下降、BNP 持续升高、NYHA 心功能分级恶化、低钠血症、运动峰值耗氧量减少、血细胞比容降低、心电图 QRS 波群增宽、慢性低血压、静息心动过速、肾功能不全、不能耐受常规治疗、难治性容量超负荷等。

表 3-2-1 心力衰竭分期与 NYHA 心功能分级的比较

心力衰竭阶段	定义	患病人群	NYHA 心功能分级
阶段 A(前心力衰竭阶段)	患者为心力衰竭的高危人群,无心脏结构或功能异常,无心力衰竭症状和/或体征	高血压、冠心病、糖尿病、肥胖、代谢综合征、使用心脏毒性药物史、酗酒史、风湿热史,心肌病家族史等	无
阶段 B(前临床心力衰竭阶段)	患者已发展成器质性心脏病,但尚无心力衰竭症状和/或体征	左心室肥厚、陈旧性心肌梗死、无症状的心脏瓣膜病等	I
阶段 C(临床心力衰竭阶段)	患者有器质性心脏病,既往或目前有心力衰竭症状和/或体征	器质性心脏病患者伴运动耐量下降(呼吸困难、疲乏)和液体潴留	I~IV
阶段 D(难治性终末期心力衰竭阶段)	患者器质性心脏病不断进展,虽经积极的内科治疗,休息时仍有症状,且需要特殊干预	因心力衰竭反复住院,且不能安全出院者;需要长期静脉用药者;等待心脏移植者;使用心脏机械辅助装置者	IV

六、治疗

治疗原则:积极治疗原发病,去除诱因;减轻心脏负荷,增强心肌收缩力,缓解临床症状;消除神经内分泌激活,阻止心室重构,延缓心力衰竭进展。

1. 病因治疗 积极治疗原发病,改善心肌供血;采取有效措施消除诱因,如有效控制肺部感染、纠正心律失常、控制甲状腺功能亢进症、纠正贫血等。

2. 减轻心脏负荷

(1)休息,控制体力活动,避免精神刺激,从而降低心脏负荷。

(2)限制水钠摄入:有利于减轻水肿症状,减轻心脏负荷。每日氯化钠摄入量一般控制在 2~5g 为宜。

(3)应用利尿剂:通过排钠、排水以减轻心脏容量负荷。常用利尿剂:①噻嗪类:常用氢氯噻嗪,每次 25mg,每日 1 次口服,根据病情需要增减剂量。②袢利尿剂:常用呋塞米,每次 20mg,每日 1 次口服,病情严重者可增至 100mg/d。口服效果不佳者 100mg/次,每日 1~2 次静脉注射。③保钾利尿剂:常用螺内酯,每次 20mg,每日 2~3 次口服。本药利尿作用不强,与噻嗪类或袢利尿剂合用时,能加强利尿作用并减少钾的丢失。轻度心力衰竭可应用噻嗪类联合保钾利尿剂口服,较重的患者应用袢利尿剂静脉注射,待病情好转后改为噻嗪类利尿剂等口服。长期、大量使用利尿剂最常见的副作用是电解质紊乱,以低钾血症为主。

(4)应用血管扩张药:血管扩张药可改善心力衰竭患者的血流动力学,减轻心脏前、后负荷,减轻肺循环/体循环淤血症状。血管扩张药因扩张血管的部位不同而作用不同,应根据患者具体需要加以选择。常用药物:①扩张小动脉为主药物:如酚妥拉明等;②扩张小静脉为主药物:如硝酸甘油、硝酸异山梨酯等;③同时扩张小动脉及静脉药物:如硝普钠等。

3. 增加心肌收缩力 对于已有心力衰竭症状的患者,应用正性肌力药可增强心肌收缩力,提高心排血量,有效缓解症状。常用药物包括洋地黄类、肾上腺素受体激动剂、磷酸二酯酶抑制剂等。

(1)洋地黄类药:具有正性肌力作用,抑制心脏传导系统,对房室交界区的抑制最为明显,可直接兴奋迷走神经,减慢心率。主要适应证:①慢性充血性心力衰竭伴有心房颤动;②室上性快速性心律失常,如阵发性室上性心动过速(简称室上速)、心房颤动、心房扑动。

禁忌证：①预激综合征合并心房扑动、心房颤动；②二度或高度房室传导阻滞；③窦性心律的单纯重度二尖瓣狭窄；④肥厚型心肌病；⑤室性心动过速。此外肺源性心脏病导致右心衰竭，常伴低氧血症，洋地黄效果不佳且易于中毒，应慎用；急性心肌梗死发病24小时内洋地黄应慎用或禁用。

常用制剂：①地高辛：每次0.125~0.25mg，每日1次口服，服药后2~3小时血浓度达高峰，4~8小时获最大效应。药物半衰期为1.6日，连续口服相同剂量7日后血浆浓度可达有效稳态，最常用于治疗心力衰竭，适用于中度心力衰竭的维持治疗，70岁以上及肾功能不全的患者宜减量使用。②毛花苷C（西地兰）：每次0.2~0.4mg稀释后静脉注射，24小时总量0.8~1.2mg，注射后10分钟起效，1~2小时达高峰，适用于急性心力衰竭或慢性心衰加重时，特别适用于心衰伴快速室率性心房颤动者。③毒毛花苷K：每次0.25mg稀释后静脉注射，24小时总量0.5~0.75mg，用药后5分钟起作用，0.5~1小时达高峰，主要用于急性心力衰竭。

洋地黄毒性反应及其对策：①心律失常：可出现各种心律失常，室性期前收缩最常见，多表现为二联律，也可出现房性期前收缩、心房颤动、房室传导阻滞及非阵发性交界区心动过速等，快速房性心律失常伴有传导阻滞是洋地黄中毒的特征性表现；②胃肠道症状：是中毒早期的不良反应，出现恶心、呕吐、食欲减退等；③神经系统症状：出现头晕、头痛、倦怠、视力模糊、黄视及绿视等，相对少见。

中毒的对策：①立即停用洋地黄类药及排钾利尿剂，血钾低者立即补钾。②纠正心律失常，对快速性心律失常者可用苯妥英钠缓慢静脉注射或利多卡因静脉注射，必要时可重复使用。禁用电复律，因易致心室颤动。缓慢性心律失常可用阿托品静脉注射，不宜使用异丙肾上腺素。

(2)非洋地黄类正性肌力药

1)肾上腺素受体激动剂：①多巴胺：其作用随剂量的大小而不同，小剂量[2μg/(kg·min)]表现为心肌收缩力增强、血管扩张，特别是肾小动脉扩张；大剂量[5~10μg/(kg·min)]则可出现外周血管收缩、血压升高、心率加快。用于治疗心力衰竭常规应用量为2~5μg/(kg·min)。②多巴酚丁胺：增加心率和收缩周围血管的作用均较弱，增加心肌收缩力作用强，副作用小，治疗心力衰竭作用优于多巴胺，常用量5~10μg/(kg·min)。

2)磷酸二酯酶抑制剂：通过增加Ca^{2+}内流而增强心肌收缩力，常用米力农，主要用于重症心衰常规治疗后症状仍不能控制时的短期应用。

4. 对抗神经-内分泌激活

(1)血管紧张素转换酶抑制剂(ACEI)：主要作用机制：①抑制RAAS，扩张血管，抑制交感神经兴奋性，改善和延缓心室重塑；②抑制缓激肽的降解，扩张血管，同时亦有抗组织增生的作用。常用药物：①卡托普利12.5~25mg/次，每日2次口服；②依那普利5~10mg/次，每日2次口服；③贝那普利5~10mg/次，每日1次口服；④培哚普利2~4mg/次，每日1次口服。

(2)血管紧张素Ⅱ受体拮抗剂：阻断RAAS的效应与ACEI相同，常用药物：①氯沙坦25~50mg/次，每日1次口服；②厄贝沙坦75~150mg/次，每日1次口服；③替米沙坦40~80mg/次，每日1次口服。

(3)醛固酮受体拮抗剂：可阻断醛固酮的作用，可抑制心血管的重构，改善慢性心力衰竭的远期预后。常用螺内酯20mg/次，每日1~2次口服，一般用于中、重度心衰患者。

(4)β受体拮抗药：主要作用机制：①阻断由于交感神经系统持续激活介导的心室重塑；②降低周围血管与左心室流出道阻力；③减慢心率，降低心肌耗氧量；④拮抗RAAS的不良作用，改善心室舒张功能等。用于所有无禁忌证的，心功能评价NYHAⅡ级、Ⅲ级病情稳定的心力衰竭患者，应在利尿剂和ACEI治疗的基础上使用。治疗由低剂量开始。常用药物：

①美托洛尔 12.5mg/d；②比索洛尔 1.25mg/d；③卡维地洛 3.125mg/ 次，每日 1~2 次口服，每 2~4 周剂量加倍，达最大耐受量或靶剂量。β 受体拮抗药治疗心力衰竭，在用药后 2~3 个月才出现效应，初期可能使心力衰竭症状恶化。应用本类药物的主要目的并不在于短时间内缓解症状，而是长期应用达到改善心室重塑、延缓病变进展、减少复发和降低猝死率的目的。

(5) 血管紧张素受体脑啡肽酶抑制剂 (ARNI)：ARNI 具有血管紧张素 Ⅱ 受体拮抗剂 (ARB) 和脑啡肽酶抑制剂的作用，对于 NYHA 心功能 Ⅱ~ Ⅲ 级、有症状的 HFrEF 患者，若能够耐受 ACEI/ARB，推荐以 ARNI 替代 ACEI/ARB，以进一步减少心衰的发病率及病死率。ARNI 的代表药物是沙库巴曲缬沙坦钠，由小剂量开始，每 2~4 周剂量加倍。ARNI 的禁忌证包括：①有血管神经性水肿病史；②双侧肾动脉严重狭窄；③妊娠妇女、哺乳期妇女；④重度肝损害 (Child-Pugh 分级 C 级)，胆汁性肝硬化和胆汁淤积；⑤已知对 ARB 或 ARNI 过敏。血清肌酐>221μmol/L 或 eGFR<30ml/(min·1.73m^2)，血钾>5.4mmol/L，症状性低血压(收缩压<95mmHg)的患者应慎用。

5. 其他治疗药物

(1) 血管扩张药：对于无法使用 ACEI/ARB/ARNI 的有症状 HFrEF 患者，合用硝酸酯与肼屈嗪治疗可能有助于改善症状。

(2) 改善能量代谢：心肌细胞能量代谢障碍参与心衰的发生和发展，使用改善心肌能量代谢的药物，如曲美他嗪、辅酶 Q10、辅酶 Ⅰ、左卡尼汀、磷酸肌酸等可以改善患者症状和心脏功能，改善生活质量，但对患者远期预后的影响，尚需进一步研究证实。

6. 舒张性心功能不全的治疗　舒张性心功能不全由于心室舒张不良使左室舒张末压升高而致肺淤血，其病理基础为心肌肥厚型病变，多见于高血压和冠心病等。治疗原则与药物治疗不同于收缩功能不全的心力衰竭。

(1) 限制钠盐摄入。

(2) 降低肺静脉压：应用利尿剂，肺淤血症状严重者需加用扩张小静脉药如硝酸酯类等。

(3) 应用 β 受体拮抗药：改善心肌顺应性，从而改善心室舒张功能。

(4) 应用钙通道阻滞药：改善心肌主动舒张功能，主要用于肥厚型心肌病的舒张性心力衰竭。

(5) 应用 ACEI/ARB：有效控制高血压，改善心肌及小血管重构，改善心室舒张功能，对高血压心脏病及冠心病患者尤为重要。

(6) 在无收缩功能障碍的情况下，禁用正性肌力药物。

7. 非药物治疗　慢性心衰的非药物治疗主要为心脏植入型电子器械治疗，包括：①心脏再同步化治疗 (CRT)：用于纠正慢性心力衰竭患者的心脏失同步状态以改善心力衰竭症状；②植入式体内除颤仪 (ICD) 治疗：用于慢性心力衰竭患者心脏性猝死的一级或二级预防。

●(潘 涛)

第三节 心 律 失 常

概 述

正常的心脏冲动起源于窦房结，发放 60~100 次 /min 节律规整的冲动，经过心脏传导系统到达心室肌，使其规律地完成除极 - 复极过程，维持心脏的生理活动。因各种原因导致

笔记栏

心脏的冲动起源异常、传导时间及顺序异常，表现为心脏的节律与频率异常，称为心律失常（cardiac arrhythmia）。心律失常可为病理性，常是器质性心脏病及全身性疾病的并发症，甚至为致死原因；亦可为生理性，见于青少年或自主神经系统功能紊乱时。心律失常是否需要及时治疗，取决于心律失常的临床意义。因此，评价心律失常的临床意义十分重要。

一、心脏起搏传导系统

心脏为肌性器官，绝大部分为普通心肌，通过收缩/舒张实现血液循环的功能，小部分特殊分化的心肌，担负着心脏冲动的形成与传导功能，称为心脏的起搏传导系统，包括窦房结、结间束、房室结、希氏束、左右束支及浦肯野纤维等。通常电冲动在窦房结形成后，沿着结间束传到房室结，后通过左、右束支到达浦肯野纤维，最终到达心肌。心脏起搏传导系统受自主神经支配，迷走神经兴奋性增加，抑制窦房结的自律性与传导性，并延长窦房结与其周围组织的不应期，减慢房室结传导；交感神经兴奋性增加，产生与其相反的生理作用。

二、心律失常的分类

1. 根据发生机制分类

（1）冲动形成异常

1）窦性心律失常：①窦性心动过速；②窦性心动过缓；③窦性心律不齐；④窦性停搏；⑤病态窦房结综合征。

2）异位心律：①主动性异位心律：期前收缩（房性、交界性、室性）；心动过速（室上性、室性）；扑动与颤动（心房扑动、心室扑动、心房颤动、心室颤动）。②被动性异位心律：逸搏及逸搏心律（房性、交界性、室性）。

（2）冲动传导异常

1）干扰及干扰性房室脱节（生理性）。

2）传导阻滞：①窦房传导阻滞；②房内阻滞；③房室传导阻滞；④室内阻滞（束支传导阻滞）。

3）房室间传导路径异常：预激综合征。

（3）自律性与传导性并存的心律失常

1）并行心律。

2）异位节律伴传出阻滞。

3）混合性心律失常。

（4）起搏器心律失常

1）起搏异常。

2）感知功能异常。

3）起搏器诱发的心律失常。

2. 根据心率分类

（1）快速性心律失常：心律失常发生时的心率快于非发作时，包括期前收缩、心动过速、扑动与颤动等。

（2）缓慢性心律失常：心律失常发生时的心率慢于非发作时，包括窦性心动过缓、窦性停搏、病态窦房结综合征、传导阻滞等。

3. 根据心律失常的预后分类

（1）良性心律失常：心律失常不引起明显的血流动力学异常，可无自觉症状，如大多数期前收缩、室上性心动过速、一度房室传导阻滞等。

笔记栏

(2)潜在恶性心律失常：心律失常本身不引起严重的血流动力学异常，但可以引发更加严重的心律失常而危及患者生命，如室性期前收缩 R-on-T、多源性室性期前收缩可引发室性心动过速及心室颤动；二度房室传导阻滞可进展为高度房室传导阻滞及完全性房室传导阻滞等。

(3)恶性心律失常：心律失常一旦发生常引起严重的血流动力学异常，导致严重的心室低排，患者突发昏厥、Adams-Stroke 综合征（A-S 综合征，阿 - 斯综合征）甚至心脏骤停，如心室颤动、部分室性心动过速、高度房室传导阻滞等。

三、心律失常的诊断

心律失常多数为发作性，诊断应重视病史的采集，结合体格检查及适宜的辅助检查综合做出诊断，如诊断困难应及时进行有针对性的特殊检查明确诊断，尤其是伴有血流动力学改变的心律失常，应尽早明确诊断，以防患者因此而发生心源性猝死。

1. 病史　病史采集是发现和诊断心律失常的重要方法，应重点询问发病的时间、地点、环境，发病的诱因及可能缓解的因素，发病时最突出的自觉感受，有无黑矇、昏厥、大汗、乏力等症状，详细询问当前用药情况及与心律失常有关的既往史。

2. 体格检查　重点进行心脏的听诊及脉搏的检查，包括心率、心律、心音、心脏杂音、脉率等。

3. 辅助检查

(1)静息心电图：是诊断心律失常最重要、最常用的无创伤性检查。

(2)动态心电图：有助于了解患者发生的心悸、晕厥等重要症状是否与心律失常有关，并可以协助分析心律失常的发生原因，跟踪评价药物治疗的效果。

(3)心电图运动负荷试验：通过增加心脏做功诱发可疑的心律失常，以协助诊断，并可明确心律失常的发生是否与心肌缺血有关。

(4)食管心电图：有助于鉴别室上性心动过速伴室内差异性传导与室性心动过速，也常用于评价窦房结功能等。

(5)心腔内电生理检查：为有创性检查方法，用于诊断心律失常的类型，了解心律失常的起源部位及发生机制，协助进行心律失常的射频消融治疗。

四、心律失常的治疗

心律失常的治疗包括病因治疗、药物治疗与非药物治疗。病因治疗是关键性治疗措施，药物治疗以终止发作和预防复发为主，非药物治疗近年来发展较快，对于部分心律失常，非药物治疗可以达到根治的目的。

1. 药物治疗

(1)药物治疗原则：①首先明确心律失常的发生机制、类型、严重程度；②明确患者有无原发器质性心脏病，以及心脏病的严重程度和并发症；③严格把握抗心律失常药的适应证，依据心律失常的发生机制选择适宜的抗心律失常药物；④先应用一种药物，效果不佳可考虑联合用药；⑤抗心律失常药物由小剂量开始，病情需要时逐渐增加剂量；⑥紧急情况下采用静脉给药，一般情况下口服给药；⑦联合用药时选择作用机制不同的药物，并相应减少剂量；⑧治疗过程中监测心率、心电图（尤其是 Q-T 间期）、血电解质（血钾）、心功能情况等；⑨注意患者的合并用药情况，防止药物间的相互影响而产生严重的不良反应。

(2)抗心律失常药物：目前临床常用改良的 Vaughan Williams 分类法，依据抗心律失常药物的电生理效应分为四类（表 3-3-1）。

表 3-3-1　抗心律失常药物改良的 Vaughan Williams 分类

类别		作用特点	常用药物	临床应用
Ⅰ类	Ⅰa	钠通道阻滞药,适度阻滞钠通道,降低动作电位 0 期除极速率,不同程度抑制心肌细胞钾与钙通道,延长复极过程,显著延长有效不应期	奎尼丁、普鲁卡因胺	对房性及室性快速性心律失常均有效,可用于心房颤动、室上性及室性心律失常的转复及预防
	Ⅰb	钠通道阻滞药,轻度阻滞钠通道,降低动作电位 0 期除极速率,降低自律性,缩短或不影响动作电位时程	利多卡因、苯妥英钠、美西律	主要用于治疗室性快速性心律失常,如室性心动过速及心室颤动等
	Ⅰc	钠通道阻滞药,明显阻滞钠通道,显著降低动作电位 0 期除极速率及幅度,明显减慢传导	普罗帕酮、氟卡尼	口服用于维持心房颤动的窦性心律,也用于室性心律失常
Ⅱ类	β 肾上腺素受体阻断药	通过阻断心肌细胞 β 受体,抑制交感神经兴奋引起的起搏电流、钠电流和 L 型钙电流的增加,减慢动作电位 4 相自动除极的速率,降低自律性,同时减慢动作电位 0 相除极速率,减慢传导	普萘洛尔、阿替洛尔、美托洛尔、艾司洛尔、比索洛尔	主要用于控制心房颤动的心室率,及交感神经兴奋引起的快速性心律失常
Ⅲ类	延长动作电位时程药	阻滞多种钾通道,延长动作电位时程与有效不应期,为多靶点单组分药物,除阻滞钾通道外,还阻滞起搏细胞的钠、钙通道	胺碘酮	为广谱抗心律失常药,广泛用于治疗心房扑动、心房颤动、室上性心动过速及室性心动过速
Ⅳ类	钙通道阻滞药	主要阻滞 L 型钙通道,降低窦房结自律性,减慢房室结传导,抑制细胞内钙超载	维拉帕米、地尔硫草	治疗室上性及房室结折返性心律失常效果好,可作为阵发性室上性心动过速的首选药
其他类	内源性嘌呤核苷酸	作用于 G 蛋白耦联的腺苷受体,激活心房、窦房结、房室结的乙酰胆碱敏感性钾通道,缩短动作电位时程,降低自律性,同时抑制 L 型钙通道电流并延长房室结的有效不应期	腺苷	主要用于快速终止折返性室上性心律失常

2. 非药物治疗　以微创电生理治疗为主,如室上性快速性心律失常、预激综合征、室性心动过速等可采用导管射频消融治疗及埋藏式心脏复律除颤器的植入等,缓慢心律失常的根本治疗是起搏器,弥补了药物治疗的局限及不足。

期 前 收 缩

期前收缩(premature complex,PC)又称为过早搏动或早搏。为窦房结以外的异位起搏点提前发出的冲动引起的心脏活动。依据异位起搏点的位置不同分为房性、房室交界区及室性期前收缩,其中室性期前收缩最多见;依据心房或心室内存在单个或多个异位起搏点,分为单源性期前收缩、多源性期前收缩;依据期前收缩发生的频率分为偶发、频发。频发期前收缩可呈联律出现如二联律、三联律等。期前收缩与其前面的一个 QRS 波群的间距称为配对间期,期前收缩与其后面的一个 QRS 波群的间距称为代偿间期。

一、病因

1. 房性期前收缩

(1)功能性因素:过度疲劳,情绪激动,焦虑,吸烟,饮酒、茶或咖啡,睡眠不足,自主神经功能失调,女性月经期等。

(2)器质性疾病:多见于高血压、肺心病、甲亢性心脏病、冠心病等,也见于心脏瓣膜病、心肌病、心肌炎等,以及由器质性心脏病引起的心力衰竭。

(3)药物及其他因素:发热、缺氧、酸中毒、电解质紊乱及各种心导管检查与治疗等。

2. 室性期前收缩

(1)功能性因素:过度疲劳,情绪激动,焦虑,饮酒、茶或咖啡,睡眠不足,自主神经功能失调等。

(2)器质性疾病:多见于冠心病、心肌炎等,也见于心脏瓣膜病、心肌病、高血压心脏病等。

(3)药物及其他因素:应用洋地黄类、肾上腺素类等药物,发热、缺氧、酸中毒、电解质紊乱及各种心导管检查与治疗等。

3. 房室交界性期前收缩　病因与房性期前收缩类似。

二、临床表现

期前收缩的临床表现轻重不一,取决于患者是否存在器质性心脏病以及器质性心脏病的性质与严重程度、期前收缩的发生频率、患者症状的个体敏感性等。

1. 症状　无器质性心脏病且偶发的期前收缩,患者可无自觉症状或仅有心悸、胸闷,短暂的心脏停跳感,发作频繁时可出现气急、乏力等;有基础器质性心脏病者,自觉症状多较明显,出现心悸、气急、胸闷、乏力,严重时可出现头晕、心绞痛发作等心脑供血不足的表现。

2. 体征　除原发病表现外,主要为心律与脉律不规整,可闻及或触及期前收缩,心脏听诊期前收缩的第一心音增强,第二心音减弱或消失。

三、心电图诊断

1. 房性期前收缩

(1)提早出现的异常 P 波,其形态与窦性 P 波略有差异。

(2)PR 间期>0.12 秒。

(3)房性 P 波后的 QRS 波群多正常;如房性期前收缩受阻,其 P 波后无 QRS 波群,表现为前一个心搏的 T 波高耸、变形,称为房性期前收缩未下传;房性期前收缩合并室内差异性传导时,QRS 波群宽大畸形,在 V_1、V_{3R} 导联呈现完全性右束支阻滞的图形。

(4)代偿间歇多呈不完全性(图 3-3-1)。

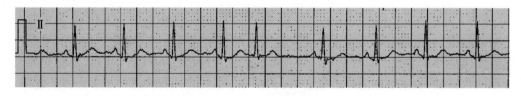

图 3-3-1　房性期前收缩

2. 房室交界性期前收缩

(1)提前出现的 QRS-T 波群,其形状与窦性心律中的 QRS 波形基本相同。

(2)提前的 QRS-T 波群前无直立 P 波。若有 P 波则为逆行 P′ 波,逆行 P′ 波在 QRS 波之前则 P′R<0.12 秒,埋于 QRS 波之中则 P′R 间期为零,或位于 QRS 波之后则 R-P′<0.20 秒。

（3）代偿间歇多为完全性（图3-3-2）。

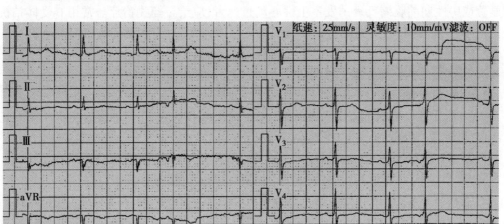

图3-3-2 房室交界性期前收缩

3. 室性期前收缩

（1）提早出现的 QRS-T 波群，其前无 P 波。

（2）QRS 波群宽大畸形，时限>0.12 秒，ST 段及 T 波方向与主波方向相反。

（3）代偿间歇为完全性。

（4）室性期前收缩出现在两个窦性 QRS 波群之间，其后无代偿间歇，称为间位性室性期前收缩（图3-3-3）。

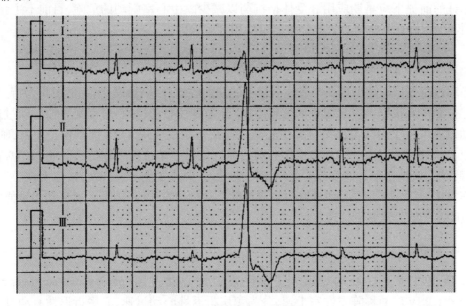

图3-3-3 室性期前收缩

四、治疗

1. 房性期前收缩

（1）功能性因素诱发的房性期前收缩，一般无需治疗，以去除及避免诱因为主。

（2）病理性因素诱发的房性期前收缩，以纠正引起房性期前收缩的病因与诱因为主，同时应适当休息、戒烟酒，慎饮浓茶与咖啡，必要时适当给予镇静剂等。

（3）器质性心脏病基础上发生的房性期前收缩，以治疗原发病，改善心功能为主，临床症状显著或房性期前收缩反复诱发室上性心动过速者，应给予药物治疗。常用β受体拮抗药美托洛尔、比索洛尔，Ⅰc类药物普罗帕酮等抗心律失常药，应注意药物引起的不良反应及对原发病的影响。

2. 房室交界性期前收缩　以治疗原发病为主，一般不需药物治疗。

3. 室性期前收缩

（1）无器质性心脏病的室性期前收缩，无症状者可不予治疗；有明显自觉症状影响正常生活者，可予适当处理。

1）进行心理疏导，并避免诱发因素如饮酒、吸烟、过度疲劳等，保证作息规律及睡眠。精神紧张、焦虑的患者，可适当应用镇静剂如地西泮2.5mg/次，每日3次口服。

2）症状明显者，选用β受体拮抗药如美托洛尔25~50mg/次，每日2次口服，或比索洛尔5mg/次，每日1次口服。亦可应用普罗帕酮150mg/次，每6~8小时1次，有效后减量至100mg/次，每日3次口服，最小维持量50mg/次，每日3次口服；美西律200mg/次，每6~8小时1次，有效后减至150mg/次，每6~8小时1次，后逐渐减至维持量100mg/次，每8小时1次，逐渐停用。

（2）有慢性器质性心脏病的室性期前收缩，症状明显者目前多主张应用胺碘酮治疗，可有效控制室性期前收缩。导管射频消融术可用于室性期前收缩的治疗，其适应证为：①室性期前收缩引起的临床症状不能耐受，反复发作，抗心律失常药无效或不能耐受；②不接受药物治疗者；③可能导致心功能不全的频发室性期前收缩。

（3）急性心肌缺血并发的室性期前收缩，主要见于急性心肌梗死发病最初的24小时，在无禁忌证的前提下应早期应用β受体拮抗药以减少发生心室颤动的危险，目前不主张预防性应用其他抗心律失常药物。药物控制可应用利多卡因等。

心 动 过 速

心动过速是指连续出现3个或3个以上的期前收缩，以突然发作、突然中止为特点的快速性异位心律。根据异位起搏点的位置不同，分为房性心动过速、房室交界性心动过速、室性心动过速。由于房性与房室交界性心动过速发作频率较快，QRS波群形态正常，临床表现相似，难于辨别，因而统称为室上性心动过速。依据心动过速发作持续时间，分为持续性与非持续性；依据心动过速发作时心室率的快慢，分为阵发性与非阵发性，室上性心动过速多为阵发性。部分室上性心动过速与多数室性心动过速发作时，因导致血流动力学异常，心排血量明显降低而需紧急处理。

一、病因

1. 阵发性室上性心动过速　阵发性室上性心动过速（paroxysmal supraventricular tachycardia，PSVT）简称阵发性室上速，分为窦房折返性心动过速、心房折返性心动过速、房室结折返性心动过速（AVNRT）及房室折返性心动过速（AVRT）。后两者占阵发性室上速的90%以上，因临床表现相似、心电图亦难区别，故统称为阵发性室上速，多见于无器质性心脏病者，由于房室交界区存在折返环，发生连续折返激动所致。少数患者发生于器质性心脏病如冠心病、高血压心脏病、心肌病、心脏瓣膜病等；也可见于洋地黄中毒、预激综合征等。

2. 室性心动过速　室性心动过速（ventricular tachycardia，VT）简称室速，是起源于左或右心室的连续性冲动形成的异位心律，部分室性心动过速属于恶性心律失常。室性心动过速多见于器质性心脏病如冠心病急性心肌梗死、心肌病、急性心肌炎、心脏瓣膜病、家族性

Q-T 间期延长综合征等；药物过量及中毒引起的室性心动过速见于应用洋地黄、胺碘酮、异丙肾上腺素等药物；各种心导管检查及手术治疗、低温麻醉、电解质及酸碱平衡失调可诱发室性心动过速。部分室性心动过速发生于无器质性心脏病的健康人，常由运动、情绪激动等诱发，青年人多见，称特发性室性心动过速。

二、临床表现

1. 阵发性室上性心动过速　阵发性室上速的共同特点是突然发作，突然终止，发作时心率加快至 150~250 次 /min，持续数分钟至数小时，甚至数日。无器质性心脏病患者阵发性室上速发作时，多突发心悸、胸闷、乏力、头晕，部分患者出现恶心、呼吸困难及晕厥，心室率一般低于 200 次 /min。有原发器质性心脏病基础且发作时心室率超过 200 次 /min，发作持续时间较长者，因心排血量明显下降，可诱发心绞痛发作，诱发或加重心力衰竭，甚至导致脑供血不足而出现晕厥，严重者发生猝死。阵发性室上速发作时的主要体征为心率及脉率增快，多在 200 次 /min 左右，节律基本规整，第一心音强度基本一致。

2. 室性心动过速　室性心动过速的临床表现与发作时心室率、持续时间、原有心脏病变的程度、心功能状况有关。非持续性室性心动过速（发作时间 <30 秒）可无任何临床症状，或仅有突发心悸感，常自行终止；持续性室性心动过速（发作时间 >30 秒）多引起明显的血流动力学异常，出现气急、低血压、心绞痛、晕厥等，严重者诱发急性左心衰竭、心源性休克。发作时心率及脉率增快，心律轻度不规则，第一心音强弱不一致，可伴有血压降低。

三、心电图诊断

1. 阵发性室上性心动过速

(1)连续出现 3 个或 3 个以上房性或交界性期前收缩，频率在 150~250 次 /min，RR 间期规则。无明显 P 波，提示为 AVNRT；若 P 波重叠在 ST 段上，RP 间期 >70ms，提示为 AVRT。

(2)QRS 波群形态与时限正常，发生心室内差异性传导时可出现宽大畸形 QRS 波群(图 3-3-4)。

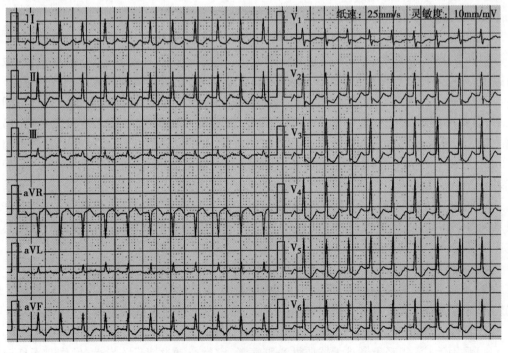

图 3-3-4　阵发性室上性心动过速

2. 室性心动过速

（1）连续出现3次或3次以上室性期前收缩，QRS波群畸形，时间≥0.12秒，频率在100~250次/min。

（2）房室分离，P波与QRS波群无关，P波频率<心室率。

（3）可出现心室夺获及室性融合波（图3-3-5）。

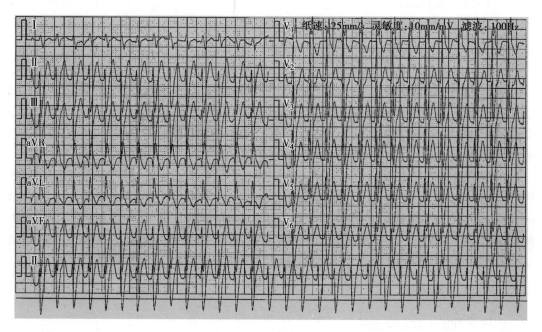

图 3-3-5　室性心动过速

四、治疗

1. 阵发性室上性心动过速

（1）病因治疗：去除病因及诱因，积极治疗原发病。

（2）控制发作：方法有机械刺激迷走神经、药物治疗、电复律、经食管心脏起搏等。

1）机械刺激迷走神经：首选终止发作的方法：①诱发恶心、呕吐；②Valsalva法（深吸气后屏气，再用力做呼气动作）；③按压颈动脉窦；④压迫眼球（青光眼或高度近视者禁用）。

2）药物治疗：根据患者具体情况选用药物静脉注射，常用：①维拉帕米5mg稀释后静脉注射，总量不超过15mg；②毛花苷C：伴有心力衰竭者，如近期内未用洋地黄类药物，可应用毛花苷C 0.4mg稀释后静脉注射，若无效2小时后可重复注射0.2mg，24小时总量不超过1.2mg；③腺苷3~6mg静脉注射，可增加至12mg并可重复使用；④普罗帕酮1~2mg/kg静脉注射。

3）同步直流电复律：经药物治疗无效或患者出现低血压、休克、心绞痛发作、心力衰竭或晕厥等严重表现，迅速施行同步直流电复律。但禁用于洋地黄中毒及低血钾所致的心动过速患者。

4）经食管心房起搏：可单独或与药物合用，应用超速刺激终止心动过速。

（3）预防复发：对于发作频繁、持续时间长、症状明显的患者，可试用药物预防发作。频繁发作而药物治疗无效者可实施射频消融术，为室上性心动过速的根治方法。

2. 室性心动过速

（1）病因治疗：年轻患者且无器质性心脏病者，室性心动过速呈阵发性，发作时无任何症状及血流动力学异常,处理与室性期前收缩同;室性心动过速持续发作则应积极治疗。有器质性心脏病的患者,应针对病因进行治疗。

(2)终止发作

1)药物治疗:静脉注射利多卡因或普鲁卡因胺,随后静脉持续滴注;普罗帕酮不宜用于急性心肌梗死及心力衰竭患者;合并器质性心脏病患者,胺碘酮可作为防治室性心动过速的首选抗心律失常药。除非有禁忌证,室性心动过速患者均应给予 β 受体拮抗药口服。

2)电复律:室性心动过速伴血流动力学障碍,已发生低血压、休克、心绞痛、心力衰竭或脑血流灌注不足等症状,应迅速施行电复律。但洋地黄中毒引起的室性心动过速,不宜电复律治疗。

(3)预防复发:一般患者应用口服药物预防再次发作,常用美西律、普罗帕酮、胺碘酮及索他洛尔等,亦可与埋藏式心室起搏装置合用,治疗复发性室性心动过速。高危患者植入心脏复律除颤器。无器质性心脏病的特发性单源性室性心动过速,可应用经导管射频消融术根治。

心房扑动与心房颤动

心房扑动(atrial flutter,AF)简称房扑,是起源于心房,介于房性心动过速和心房颤动之间的一种快速而规则的房性异位心律失常,心房扑动频率一般为 250~350 次 /min。

心房颤动(atrial fibrillation,Af)简称房颤,是指心房肌丧失规则有序的电活动,代之以快速无序紊乱的心房电活动,心房颤动频率一般为 350~600 次 /min。心房颤动是临床上常见的心律失常之一,约占住院心律失常患者的 1/3,根据病程分为急性心房颤动和慢性心房颤动(包括阵发性心房颤动、持续性心房颤动、永久性心房颤动)。

一、病因

1. 心房扑动   心房扑动可见于各种器质性心脏病如冠心病、高血压心脏病、心肌病、先天性心脏病等;少数心房扑动与器质性心脏病无关,见于甲状腺功能亢进症、酒精中毒等。

2. 心房颤动   心房颤动多见于慢性心脏瓣膜病(二尖瓣狭窄最多见)、冠心病、高血压心脏病、心肌病、心肌炎、预激综合征、肺源性心脏病、先天性心脏病、甲亢性心脏病等。心脏以外的病因有低氧血症、洋地黄中毒、乌头碱中毒、酗酒、吸烟、情绪激动、过度疲劳、全身感染等。少数心房颤动患者原因不明,预后良好,约占心房颤动的 5%,称为特发性心房颤动。心房颤动发生于中青年且无心脏病变者,称为孤立性心房颤动。老年患者应注意排除心动过缓 - 心动过速综合征(慢 - 快综合征)。

二、临床表现

1. 心房扑动   心房扑动有不稳定的倾向,可自行恢复窦性心律或进展为心房颤动。临床表现取决于心室率的快慢及是否伴有器质性心脏病,心室率在正常范围时,可无明显自觉症状;心室率过快时,出现心悸、头晕、乏力等,严重者可诱发心绞痛及心力衰竭。心脏听诊心律基本规则,当房室传导比率发生变动时,第一心音强度随之变化。

2. 心房颤动   心房颤动患者的临床表现取决于心房颤动时心室率的快慢、心功能状况及心房颤动持续时间等。心房颤动使心排血量下降>25%,心室率不快时可无明显症状,心室率较快的心房颤动,对心排血量的影响更加明显,表现有心悸、胸闷、头晕、乏力等,患者常焦虑不安,重者可诱发或加重心力衰竭,出现晕厥甚至发生休克。心脏听诊第一心音强弱不等,节律绝对不规整,心室率快时可发生脉搏短绌。

慢性心房颤动,因心房长期丧失有效收缩功能,可于心房内形成附壁血栓,血栓脱落可导致外周动脉栓塞,发生脑栓塞、肠系膜动脉栓塞、脾动脉栓塞等。

三、心电图诊断

1. 心房扑动

(1)P 波消失,等电位线消失,代之以快速而规则的锯齿状扑动波(F 波),频率在 250~350 次 /min,在 Ⅱ、Ⅲ、aVF、V₁ 导联明显。

(2)心室率取决于心房激动下传到心室的比例,常见 2∶1 或 4∶1 房室传导,极少数情况下呈 1∶1 下传。扑动波呈等比例下传时,心电图上表现为 RR 间期规则,不等比例下传时则 RR 间期不规则。

(3)QRS 波群形态正常,当出现室内差异传导、原有束支传导阻滞或经房室旁路下传时,QRS 波群增宽、形态异常(图 3-3-6)。

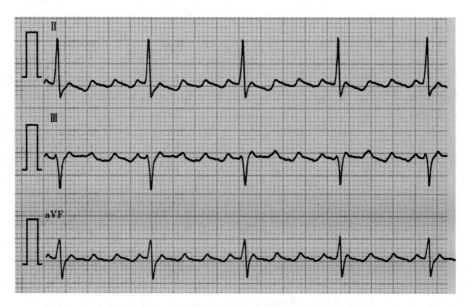

图 3-3-6　心房扑动

2. 心房颤动

(1)P 波消失,等电位线消失,代之以形状、大小不规则的房颤波(f 波),f 波频率在 350~600 次 /min,V₁ 导联最清楚。

(2)RR 间距绝对不规则,形态和振幅略有不同。

(3)QRS 波群形态基本一致,发生室内差异传导时可出现 QRS 波群宽大畸形(图 3-3-7)。

四、治疗

1. 心房扑动

(1)病因治疗:有器质性心脏病患者,积极治疗原发病。合并心力衰竭时,减轻心脏负荷,改善心功能,纠正心力衰竭。

(2)转复心律:转复心律的方法有同步直流电复律、药物转复、经食管心房调搏术、射频消融术等,其中电复律为最有效、最常用的终止心房扑动转复心律的方法。

1)电复律:心房扑动发作时,如心室率较快伴有血流动力学障碍,患者出现胸痛、晕厥、低血压等,应立即给予直流电复律。

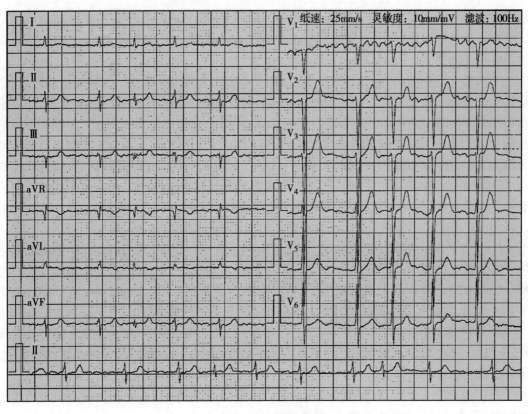

图 3-3-7 心房颤动

2)药物复律:可应用Ⅰa类(如奎尼丁)、Ⅰc类(如普罗帕酮)及Ⅲ类(如胺碘酮)抗心律失常药转复心房扑动,合并冠心病、心力衰竭的患者宜应用胺碘酮。

3)心房调搏术:快速心房起搏能有效终止心房扑动,起搏部位一般选择高位右房或经食管心房刺激,起搏频率较心房基础频率快 10~20 次 /min,最快起搏频率可达 400~450 次 /min。

4)射频消融术:对于部分患者为根治方法。

(3)控制心室率:减慢心室率对缓解临床症状极为重要,常用药物有 β 受体拮抗药美托洛尔或比索洛尔、钙通道阻滞药维拉帕米或地尔硫草及洋地黄类。合并心功能不全时,应选用洋地黄治疗。必要时可联合用药,但应注意用药配伍禁忌。

(4)抗凝治疗:持续性心房扑动、心房扑动与心房颤动反复交替者,均应给予抗凝治疗,防止血栓栓塞并发症。有心房扩大、心功能不全、既往有体循环血管栓塞史,或经食管超声发现心房内附壁血栓者,应正规抗凝治疗。一般应用华法林口服,每月复查凝血功能,维持INR 在 2.0~3.0。

2. 心房颤动

(1)病因治疗:由甲状腺功能亢进症、心力衰竭、电解质紊乱、低氧血症、肺部感染等疾病导致的心房颤动,在纠正病因后,心房颤动可以自行转复。二尖瓣狭窄在进行二尖瓣球囊成形术或人工瓣膜置换术后,部分患者的心房颤动可以自行转复。

(2)控制心室率:心房颤动患者的症状和血流动力学障碍主要来自心室率过快,控制心室率于适宜的范围,是重要的治疗措施。根据具体临床情况选择治疗措施:①阵发性或持续性心房颤动:患者血流动力学稳定、无明显临床症状,心室率低于 100 次 /min,可以不给予特殊治疗。通过休息、应用镇静药,阵发性心房颤动可以自行转复;②永久性心房颤动、大多数持续性心房颤动及阵发性心房颤动的急性期：应通过药物减慢心室率，使心室率达标。

1）心率控制目标：静息状态下心室率控制在 60~80 次/min，日常活动中，心室率不宜超过 100 次/min。

2）减慢心室率的药物：①洋地黄类药：用于有心力衰竭或休养生活方式的老年患者，器质性心脏病患者合并快速室率心房颤动。洋地黄仅能控制静息或睡眠时的心室率，相关指南不推荐洋地黄类药物单独用于阵发性心房颤动患者的心室率控制；②β 肾上腺素受体拮抗药（β 受体拮抗药）：是控制心房颤动患者心室率的一线药物，可以很好地控制静息和活动时的心室率，控制疗效优于钙通道阻滞药；③非二氢吡啶类钙通道阻滞药：因有负性肌力作用，慎用于心力衰竭患者。对于支气管痉挛或阻塞性肺气肿患者，该药控制心室率的效果优于 β 受体拮抗药；④胺碘酮：当其他药物无效或有禁忌证时，可应用胺碘酮控制心室率。上述减慢心室率的药物禁用于预激综合征伴心房颤动的患者。

（3）节律控制：目前心房颤动的复律主要有两种方法：药物复律与电复律。节律控制适用于阵发性心房颤动和部分持续性心房颤动患者，不适用于永久性心房颤动患者。若心房颤动持续<2 日，复律前无须抗凝治疗；否则复律前应接受 3 周的华法林治疗，复律后继续治疗 3~4 周，紧急复律可静脉注射肝素或皮下注射低分子肝素抗凝。

1）药物复律：主要药物有普罗帕酮、胺碘酮等。普罗帕酮对新发心房颤动转复效果较好，不良反应少；胺碘酮对新发心房颤动的转复效果不优于其他抗心律失常药物，但对于器质性心脏病患者相对安全。

2）同步直流电复律：有预激旁路前传的心房颤动，心室率>200 次/min 或血流动力学不稳定时，应立即同步直流电复律，一般选用能量为 200~300J。

（4）预防血栓栓塞：心房颤动不能转复为窦性心律者，其动脉血栓栓塞的发生率较高，应给予长期抗凝治疗。

1）适应证：有血栓栓塞史患者；超声心动图检查发现左心房内有附壁血栓者；心脏瓣膜病严重二尖瓣狭窄，左心房明显扩大者；人工心脏瓣膜置换术后患者；有糖尿病、高血压等共患疾病者。

2）常用药：华法林 1~3mg/次，每日 1 次口服，长期应用。用药期间注意有无皮肤、黏膜出血现象，定期检查凝血酶原时间，维持 INR 在 2.0~3.0。

（5）其他治疗：若心房颤动发作频繁，心室率不易控制者，应考虑非药物治疗。包括：①外科手术；②导管射频消融术（相关指南列为二线治疗）；③起搏器治疗（施行房室结阻断消融术，同时安装心室按需或双腔起搏器）；④房内复律除颤器。

病态窦房结综合征

病态窦房结综合征（sick sinus syndrome，SSS）简称病窦综合征，是指由各种原因导致窦房结及其周围组织发生病变，引起窦房结功能减退，以心动过缓为主要表现，并产生多种心律失常的临床综合征。患者可在不同时间出现多种类型的心律失常，部分患者同时有房室传导阻滞。

一、病因

1. 器质性心脏病　病窦综合征可见于导致窦房结缺血、炎症、纤维化、变性等病理改变的疾病，如冠心病急性心肌梗死、心肌病、急性心肌炎等。

2. 其他　心肌淀粉样变性、结缔组织病、甲状腺功能减退症、某些感染（如伤寒、布鲁菌病）以及急性中毒等，另外有家族性窦房结病、窦房结硬化与退行性变、窦房结周围神经和心肌的病变等。

二、临床表现

1. 心动过缓相关表现 出现与心动过缓有关的心脑等脏器供血不足的表现,有心悸、心绞痛发作、心力衰竭及各种心律失常,严重者可发生猝死;由于脑血流灌注减少,出现头晕、失眠、记忆力减退,严重者出现晕厥;其他有乏力、倦怠等骨骼肌供血不足的表现。

2. 心动过缓-心动过速综合征 随病程进展,患者在严重心动过缓的基础上常并发快速性心律失常,以室上性心动过速、心房扑动、心房颤动等多见,称为心动过缓-心动过速综合征,常提示病情严重。发作时出现相应的临床表现。

三、心电图诊断

1. 持续性窦性心动过缓,心率多数<50次/min,运动时心率不能相应增快,运动过程中心率始终<90次/min。

2. 出现窦房阻滞、窦性停搏。

3. 窦房阻滞与房室传导阻滞并存,为双结病变。

4. 可出现房性、房室交界性或室性逸搏、逸搏心律。

5. 出现心动过缓-心动过速综合征(图3-3-8)。

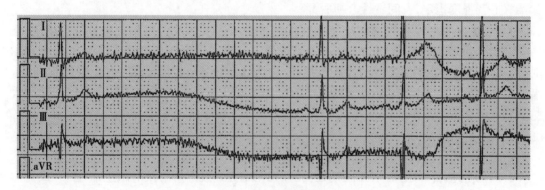

图 3-3-8 病窦综合征

四、治疗

应积极治疗原发病。若患者无心动过缓有关的症状,暂时不予治疗,但应定期随访;对有症状的患者,应安装永久型人工心脏起搏器。心动过缓-心动过速综合征患者发作心动过速时,单独应用抗心律失常药物治疗可加重心动过缓,应加以重视。应用起搏治疗后,患者仍有心动过速发作,可同时应用抗心律失常药物。

安装永久型人工心脏起搏器指征:①心室率<50次/min,有明显的临床症状;②间歇发生心室率<40次/min;③有>3秒的R-R间隔,无论有无症状。

房室传导阻滞

房室传导阻滞(atrioventricular block,AVB)是指心房的冲动在房室交界区脱离了生理不应期后,向心室传导延迟或不能传导至心室。阻滞部位可位于房室结、希氏束或束支。按阻滞程度不同分为不完全性、完全性AVB;按心电图改变特点分为一度、二度、三度AVB,其中二度AVB依据有无文氏现象分为莫氏Ⅰ型(文氏型)与莫氏Ⅱ型。

一、病因

1. 生理性因素 正常人或专业运动员可出现一度或二度Ⅰ型AVB,与迷走神经张力增高有关。

2. 器质性心脏病 AVB常见于急性心肌梗死、病毒性心肌炎、心内膜炎、心肌病、心脏瓣膜病、心包间皮瘤、先天性心血管疾病、高血压心脏病等器质性心脏病患者。

3. 其他 可见于风湿热活动期、心脏手术、电解质紊乱、药物中毒等,亦可见于Lyme病、Chagas病、Lev病及Lenegre病等。

二、临床表现

1. 一度AVB 患者无任何自觉症状,心脏听诊时可发现第一心音减弱(PR间期延长所致)。

2. 二度AVB 患者的症状轻重差异较大。可无症状,或仅有心悸、心搏脱落感;高度AVB患者可反复发生晕厥,甚至猝死。

(1)二度Ⅰ型AVB:一般仅有心搏脱漏感,可伴有心悸、气短等症状。心脏听诊第一心音强度渐弱并有心搏脱漏。

(2)二度Ⅱ型AVB:心搏脱漏搏感频繁,严重者出现头晕、胸闷,甚至发生晕厥。心脏听诊第一心音强度恒定,有间歇性心搏脱漏。

3. 三度AVB 症状轻重取决于心室率的快慢与原发病及伴发病。患者常有疲倦、乏力、头晕,严重者出现晕厥、心绞痛、心力衰竭等。一度、二度AVB突然进展为完全性AVB时,患者可出现暂时性意识丧失,甚至抽搐,称为Adams-Stroke综合征(A-S综合征),严重者可发生猝死。心脏听诊第一心音经常变化,第二心音呈正常或反常分裂,可间歇听到"大炮音"。

三、心电图诊断

1. 一度房室传导阻滞 PR间期延长>0.12秒;QRS波群形态及时限正常(图3-3-9)。

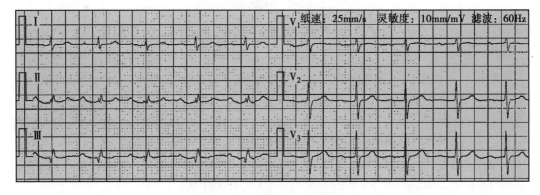

图3-3-9 一度房室传导阻滞

2. 二度房室传导阻滞

(1)二度Ⅰ型房室传导阻滞(又称为文氏阻滞):①PR间期进行性延长,RR间期进行性缩短,直至一个P波不能下传心室,形成5:4、4:3、3:2传导,最常见的房室传导比例为3:2和5:4;②包含受阻P波在内的RR间期小于正常窦性PP间期的2倍;③QRS波群正常

（当阻滞部位位于希氏束下部,QRS 波群呈束支传导阻滞图形）（图 3-3-10）。

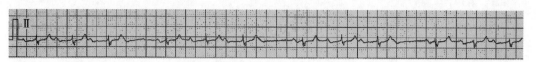

图 3-3-10　二度 I 型 AVB

（2）二度 II 型房室传导阻滞:① PR 间期恒定,下传心搏的 PR 间期大多正常。② QRS 波群正常,阻滞多位于房室结;QRS 波群增宽、形态异常时,阻滞部位多位于希氏束 - 浦肯野系统。③传导比例可为 4:3、3:2、2:1、3:1 等(2:1 的房室阻滞可能属于 I 型或 II 型房室阻滞,QRS 波群正常者为 I 型)。低于 3:1 传导的二度 II 型 AVB,称为高度 AVB(图 3-3-11)。

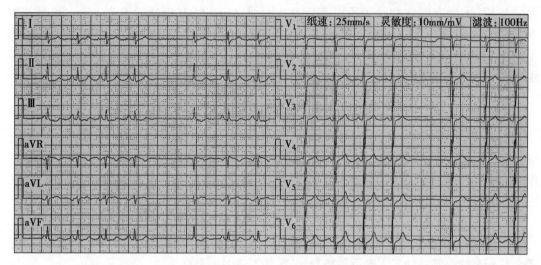

图 3-3-11　二度 II 型 AVB

3. 三度房室传导阻滞

(1)P 波与 QRS 波无关,呈完全性房室分离。

(2)心房率>心室率。

(3)QRS 波群正常或增宽(图 3-3-12)。

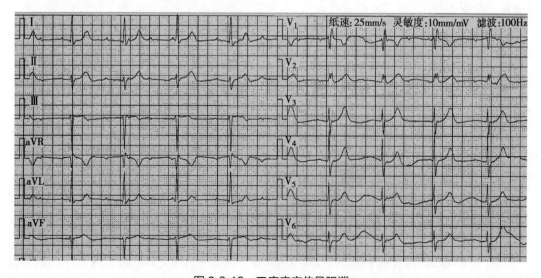

图 3-3-12　三度房室传导阻滞

四、治疗

1. 病因治疗　积极明确与纠正引起 AVB 的病因。

2. 分度治疗

(1)一度 AVB 与二度 I 型 AVB 心室率不太慢,无需特殊治疗。

(2)二度 II 型与三度 AVB,如心室率显著减慢,甚至发生 Adams-Strokes 综合征者,应予起搏治疗。紧急情况下,给予药物治疗暂时提高心室率,常用以下药物:①阿托品 0.5~2.0mg 静脉注射,适用于阻滞部位位于房室结的患者;②异丙基肾上腺素 1~4μg/min 静脉滴注,适用于任何部位的房室传导阻滞,但慎用于急性心肌梗死患者。

3. 安装人工心脏起搏器　人工起搏治疗是 SSS 的根本性治疗。安装人工心脏起搏器的指征:①伴有临床症状的所有高度及完全性 AVB;②有症状的束支 - 分支水平的阻滞,间歇发生二度 II 型 AVB;③心室率<50 次 /min,有明显的临床症状,或间歇发生心室率 <40 次 /min,或有>3 秒的 R-R 间隔,无论有无症状;④ AVB 患者因其他疾病的治疗需要应用减慢心率的药物者。

预激综合征

预激综合征(preexcitation syndrome)又称为 Wolf-Parkinson-White 综合征(WPW 综合征),是指心房冲动提前激动心室的部分或全部,心电图呈预激表现,临床上可有心动过速发作的临床综合征。

一、病因

预激综合征患者大多无器质性心脏病病史,可发生于任何年龄,男性多于女性,部分患者合并先天性心脏病如三尖瓣下移畸形、二尖瓣脱垂及心肌病等。

二、临床表现

预激综合征本身不引起症状。随年龄增加心动过速的发生率增加,其中约 80% 为房室折返性心动过速,临床表现为突发心悸、胸闷、头晕等;15%~30% 患者出现心房颤动,5% 患者发生心房扑动,出现相应的临床表现。并发严重的快速性心律失常时,可导致心力衰竭、低血压等临床表现。

三、心电图诊断

1. 窦性心律的 PR 间期<0.12 秒。

2. 某些导联的 QRS 波群时限>0.12 秒,QRS 波群起始部分粗钝(称为 δ 波),终末部分正常,伴有继发的 ST-T 改变,T 波与主波方向相反。

3. 根据胸导联 QRS 波群形态,一般将预激综合征分为以下两型:① A 型,QRS 主波均向上(预激发生在左或右心室后底部);② B 型,V_1 导联的 QRS 波主波向下,V_5、V_6 导联向上(预激发生在右室前侧壁)。

4. 发生心动过速时,QRS 波群宽大畸形(图 3-3-13)。

四、治疗

患者无心动过速发作或偶有发作,症状轻微,一般无需治疗。如心动过速发作频繁伴有明显症状,应给予治疗。治疗方法包括药物治疗和导管射频消融术。

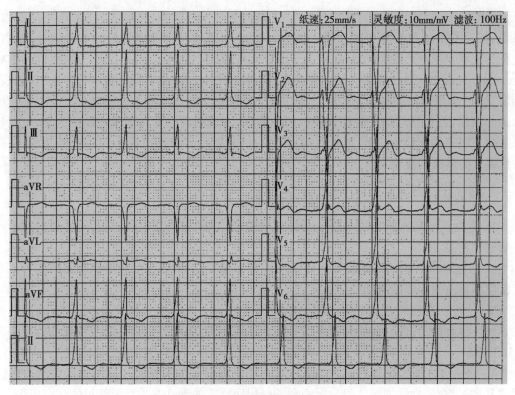

图 3-3-13　预激综合征（B 型）

1. 药物治疗

（1）发作正向性房室折返性心动过速时,首先选择机械刺激迷走神经,无效时应用药物控制发作,常用维拉帕米、普罗帕酮或腺苷静脉注射。洋地黄类药可缩短房室旁路不应期,使心室率加快,不宜单独用于曾经发作心房颤动或心房扑动的患者。

（2）发作心房颤动或心房扑动伴有低血压、晕厥时,立即电复律。若无血流动力学障碍,选择药物治疗,常用普罗帕酮、胺碘酮等延长房室旁路不应期的药物。利多卡因、维拉帕米可加快预激综合征合并心房颤动的心室率,甚至诱发心室颤动,故不宜应用。

2. 射频消融术　为根治预激综合征合并室上速发作的首选治疗方法。适应证:①心动过速发作频繁;②心房颤动或心房扑动经旁路快速前向传导;③心室率极快,旁路前相传导不应期短于 250 毫秒;④药物治疗未能显著降低心动过速时的心室率者。

五、预防

若无条件进行射频消融治疗,选用 β 受体拮抗药、维拉帕米、普罗帕酮或胺碘酮等药物,可有效预防心动过速的反复发作。

●（潘涛）

第四节　冠状动脉粥样硬化性心脏病

概　述

冠状动脉粥样硬化性心脏病（coronary atherosclerotic heart disease,CAD）是指在多种易

笔记栏

患因素作用下,冠状动脉形成粥样硬化病变,使管腔狭窄或阻塞,导致供血区相应心肌缺血、缺氧,甚至发生缺血性坏死的一类心脏病。CAD 和冠状动脉痉挛导致的心肌缺血、缺氧,统称为冠状动脉性心脏病(coronary heart disease,CHD),简称冠心病,又称为缺血性心脏病(ischemic heart disease,IHD)。国际心脏病学会及 WHO 临床命名标准化联合专题组将冠心病定义为"由于冠状动脉功能性或器质性病变导致冠状动脉供血和心肌需血之间不平衡所致的心肌损害,包括急性暂时性和慢性两种情况"。冠心病男女发病率比约为 2∶1,近年来发病有明显的年轻化趋势,男性发病早于女性,其死亡占心脏病病死率的 50%~70%,是严重危害人类健康的重要疾病之一。

一、病因

1. 高血压　高血压为冠心病发病的独立危险因素。收缩压升高与脉压增大与冠心病发病密切相关。

2. 血脂异常　脂代谢紊乱与冠心病发病密切相关,其中低密度脂蛋白胆固醇的升高与高密度脂蛋白胆固醇的降低较为重要。

3. 吸烟　为公认的冠心病的主要危险因素之一。流行病学研究显示,与不吸烟者相比,男性吸烟者致死性心肌梗死的发生率高 2~3 倍,女性吸烟者致死性心肌梗死的发生率高 1.5~3 倍。

4. 糖尿病　糖尿病与冠心病关系密切。糖耐量异常的男性发生冠心病的危险较血糖正常者增加 50%,女性增加 2 倍。冠心病是糖尿病严重的慢性并发症及常见的死亡原因。

5. 年龄与性别　两者为客观存在且不可改变的危险因素。40 岁以上、男性发病率升高。

6. 其他　研究显示 A 型性格、缺乏体力活动、早发冠心病家族史及遗传因素、饮酒、饮食因素、超重等与冠心病发病相关。另外,高同型半胱氨酸血症、胰岛素抵抗、病毒及衣原体感染等亦被认为是冠心病的危险因素。

二、临床分型

1. WHO 临床分型

(1)无症状心肌缺血:又称隐匿型冠心病,患者无症状,但存在心肌缺血的证据。病理学检查心肌无明显组织形态学改变。

(2)心绞痛:为一过性心肌供血不足所致的发作性胸痛,是常见的临床类型。

(3)心肌梗死:因冠状动脉闭塞引起的心肌缺血性坏死,是冠心病严重的临床类型。

(4)缺血性心肌病:因心肌缺血及纤维化等原因所致,表现为心脏扩大、慢性心力衰竭和心律失常。

(5)心脏性猝死:因心肌缺血所致的严重心律失常而导致原发性心脏骤停,突然死亡,没有其他原因可解释。

2. 按发病特点分类

(1)稳定性冠状动脉疾病(stable coronary artery disease,SCAD):亦称为慢性心肌缺血综合征(chronic myocardial ischemic syndrome,CMIS),包括稳定型心绞痛、冠状动脉正常的心绞痛、无症状性冠心病和缺血性心肌病。

(2)急性冠脉综合征(acute coronary syndrome,ACS):又分为非 ST 段抬高的 ACS(NSTE-ACS)和 ST 段抬高的 ACS(STE-ACS)。NSTE-ACS 包括不稳定型心绞痛(UA)和非 ST 段抬高型心肌梗死(NSTEMI),STE-ACS 即 ST 段抬高型心肌梗死(STEMI),冠心病猝死

亦属于 ACS 范畴。ACS 的临床表现存在差异，及时识别 ACS 及其类型，关系到治疗方法的优选与处理。

1）不稳定型心绞痛：是介于稳定型心绞痛和急性心肌梗死之间的临床综合征，常继发于冠状动脉粥样硬化斑块破裂形成的非闭塞性血栓导致的不完全性冠状动脉阻塞，未引起心肌坏死标志物增高，可为急性心肌梗死的先兆表现。

2）非 ST 段抬高心肌梗死（NSTEMI）：没有 ST 段抬高但有心肌坏死证据的急性心肌缺血事件，多为非 Q 波性急性心肌梗死。

3）ST 段抬高型心肌梗死（STEMI）：新发的 ST 段抬高的 ACS，为临床表现典型的急性心肌梗死。

急性冠状动脉综合征

急性冠状动脉综合征（acute coronary syndrome，ACS）是指以冠状动脉粥样硬化斑块不稳定而发生破裂或糜烂，继发完全或不完全闭塞性血栓形成为病理基础的临床综合征，极少数患者发病与动脉炎、动脉夹层、血栓栓塞、心脏介入诊疗意外等有关。ACS 包括 UA、NSTEMI、STEMI 和冠心病猝死。

一、非 ST 段抬高型 ACS

NSTE-ACS 包括不稳定型心绞痛和非 ST 段抬高的心肌梗死。

1. 发病机制　动脉粥样硬化斑块不稳定而发生破裂或糜烂，在此基础上血小板聚集、非闭塞性血栓形成、冠状动脉痉挛、微血栓栓塞是导致急性心肌缺血的主要发病机制。UA/NSTEMI 多表现为罪犯血管的严重狭窄（80%~95%），但仍可有血流通过。心肌需氧和供氧的失衡所导致的心肌相对供血不足，是 UA/NSTEMI 共同的病理基础。血小板聚集和斑块破裂碎片产生的微栓塞，则是导致 NSTEMI 心肌损伤标志物释放的主要原因。

2. 临床表现

（1）症状：多数患者以急性胸痛就诊。胸痛与胸部不适的性质、特点与稳定型心绞痛相似，但疼痛更剧烈、持续时间更长，症状可以发生于安静状态下。胸痛的主要特点：①诱发心绞痛发作的体力活动的强度显著降低；②心绞痛发作的频率、严重程度及持续时间增加；③出现静息或夜间发作的心绞痛；④发作时伴随症状明显，常有出汗、乏力、心悸、气急、恶心等；⑤发作时含服硝酸甘油不能完全缓解或无缓解；⑥老年人及糖尿病患者症状可不典型。

UA 有三种临床类型：①静息心绞痛：休息时发生，持续时间>20 分钟；②初发型心绞痛：首次出现的心绞痛发作 1~2 个月内，较轻的体力活动即可诱发；③恶化型心绞痛：在原有稳定型心绞痛的基础上，诱发发作的体力活动强度降低，疼痛更剧烈，持续时间更长或发作更频繁。

（2）体征：常无特异性体征。心脏听诊可出现一过性心音低钝、舒张期奔马律、心尖区收缩期杂音等。血压一般无显著变化。

3. 实验室及其他检查

（1）心电图：心电图是诊断与评估病情严重程度及预后的重要检查方法。获得发作时心电图并与非发作状态下的心电图进行比较尤为重要。发作时心电图的主要表现是 ST 段一过性压低和 T 波低平或倒置。心电图改变持续 12 小时以上，则提示 NSTEMI。

（2）连续心电监护：可以协助诊断无痛性心肌缺血，有助于获得心肌缺血发作时的心电图改变。

（3）冠状动脉造影或冠状动脉内超声：冠状动脉造影可以显示冠状动脉的病变情况，对诊断及评估病情与预后具有重要的临床价值。由稳定型心绞痛进展的 NSTE-ACS 患者常有多支冠状动脉病变,新发的 NSTE-ACS 可以仅有单支冠状动脉病变。部分患者可无明显冠状动脉病变,此类患者可能是误诊的心绞痛患者,也可能是冠状动脉痉挛、冠状动脉内血栓自发溶解或微循环灌注障碍。

冠状动脉内超声检查可以提供准确的粥样硬化斑块分布、性质、大小等证据,并可提供斑块是否发生溃破及血栓形成等重要病理学信息。

(4)心肌损伤标志物:通过及时、反复检测血液中肌钙蛋白(cTn)T 及 I 或高敏肌钙蛋白(hs-cTn)、肌酸激酶(CK)及其同工酶(CK-MB)是否升高及有无动态性改变,获得重要的诊断信息。临床上 UA 的诊断主要依赖临床表现、发作时的心电图阳性表现及其动态改变,如患者同时伴有 cTnT 及 cTnI 的升高,往往提示预后不良。

(5)心脏超声:用于评估心脏结构、心室运动及功能,具有一定的诊断及鉴别诊断价值。

4. 诊断与鉴别诊断

(1)诊断:UA/NSTEMI 的诊断主要依据心绞痛症状、典型的缺血性心电图改变及心肌损伤标志物检测综合做出。不典型患者诊断困难时,应根据具体情况及时选择冠状动脉造影等特殊检查明确诊断。

(2)鉴别诊断:UA/NSTEMI 的主要症状是发作性胸痛,尽管在发病机制上与 STEMI 相似,但程度及病理改变不同,治疗原则不同,因此应加以鉴别。除此之外,还应与其他原因引起的急性胸痛进行鉴别,如急性肺栓塞、主动脉夹层动脉瘤破裂等。

5. 病情评估 主要通过对患者的危险分层,评估病情及预后。NSTE-ACS 的危险分层方法很多,目前较常用的是心肌梗死溶栓治疗临床试验(TIMI)危险分层、全球急性冠状动脉事件注册(GRACE)危险分层,用于 NSTEMI 患者缺血风险和预后评估;接受冠状动脉造影的患者,需用 CRUSADE 出血风险评分预测严重出血的风险。2020 年欧洲心脏病协会(ESC)指南中将危险分层关联侵入性治疗时机的选择,将诊断与治疗有机地结合。

1)TIMI 危险分层:简便易用,但对患者远期预后的预测价值较差。将纳入的七个项目分别赋予 0 分或 1 分,有则计 1 分,无则计 0 分,共计 7 分。根据具体得分评估危险性:0~2 分为低危;3~4 分为中危;5~7 分 2 为高危(表 3-4-1)。

表 3-4-1　NSTE-ACS 的 TIMI 评分

计分项	分值
≥3 个冠心病危险因素	1
既往冠心病史,冠状动脉狭窄 ≥50%	1
过去 7 天内使用过阿司匹林	1
最近 24 小时内出现的严重心绞痛(至少 2 次心绞痛发作)	1
心肌损伤标志物升高	1
ST 改变 ≥0.5mm	1
年龄 ≥65 岁	1

2)GRACE 危险分层:是 ACS 患者危险分层及个体化治疗的有效依据,可以有效预测患者的临床预后,并准确预测 ACS 院内的临床结局,准确预测 ACS 患者的远期死亡风险,国际指南建议入院、出院、门诊随访均需行 GRACE 危险分层(表 3-4-2、表 3-4-3)。

表 3-4-2　GRACE 危险分层相关指标与分值表（入院 24 小时）

年龄（岁）	分值	心率（bpm）	分值	收缩压（mmHg）	分值	血清肌酐（mg/dl）	分值	Killip 分级	分值	危险因素	分值
<30	0	<50	0	<80	58	0~0.39	1	Ⅰ	0	入院时心脏骤停	39
30~39	8	50~69	3	80~99	53	0.4~0.79	4	Ⅱ	20	ST-T 改变	28
40~49	25	70~89	9	100~119	43	0.8~1.19	7	Ⅲ	39	心肌损伤标志物升高	14
50~59	41	90~109	15	120~139	34	1.2~1.59	10	Ⅳ	59		
60~69	58	110~149	24	140~159	24	1.6~1.99	13				
70~79	75	150~199	38	160~199	10	2~3.99	21				
80~89	91	≥200	46	≥200	0	≥4	28				

表 3-4-3　GRACE 危险分层及其死亡风险

危险级别	GRACE 评分	院内死亡风险（%）	GRACE 评分	出院后 6 个月死亡风险（%）
低危	≤108	<1	≤88	<3
中危	109~140	1~3	89~118	3~8
高危	>140	>3	>118	>8

3）不稳定型心绞痛死亡或非致死性心肌梗死短期危险分层：结合患者的年龄、存在的心血管危险因素、心绞痛的严重程度、心电图改变、心肌损伤标志物变化及是否行血运重建等多项指标（表 3-4-4）。

表 3-4-4　不稳定型心绞痛死亡或非致死性心肌梗死短期危险分层

项目	高度危险（至少具备下列 1 项）	中度危险（无高度危险性特征但至少具备下列 1 项）	低度危险（无高、中度危险性特征但至少具备下列 1 项）
病史	心肌缺血症状在 48 小时内恶化	既往有心肌梗死、脑血管病、冠状动脉旁路移植手术史，或使用阿司匹林	
疼痛特点	静息性胸痛时间>20 分钟	静息性胸痛时间>20 分钟但目前已缓解，并有中度或高度冠心病可能；静息性胸痛经休息或含服硝酸甘油缓解，持续<20 分钟	过去的 2 周内新发的 CCS 分级 Ⅲ~Ⅳ级心绞痛，但无>20 分钟的静息性胸痛，有中度或高度冠心病可能
体征	有心肌缺血引发的肺水肿的体征；年龄>75 岁	年龄>70 岁	
心电图	静息型心绞痛伴有一过性 ST 段改变>0.05mV，新出现束支传导阻滞或持续性心动过速	T 波倒置>0.2mV，病理性 Q 波	胸痛发作时心电图正常或较前无变化
心肌损伤标志物	cTnT>0.1μg/L	cTnT>0.01μg/L 但<0.1μg/L	正常

4）2020 年 ESC 的危险分层：进一步细化侵入策略风险分层，分为极高危、高危、中危和低危四个分层，并推荐极高危患者应在 2 小时内立即实施侵入性治疗（图 3-4-1）。

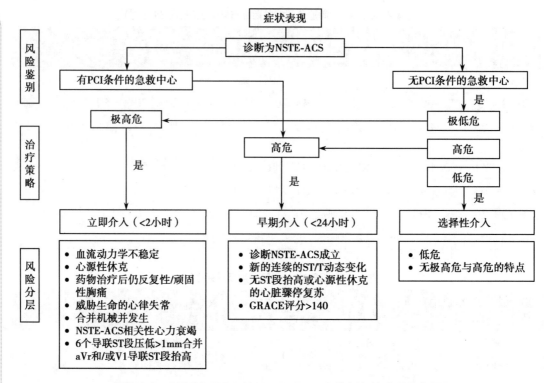

图 3-4-1 2020 年 ESC 关于 NSTE-ACS 的侵入策略风险分层

5）CRUSADE 评分：用于预测严重出血的风险（表 3-4-5、表 3-4-6）。

表 3-4-5 CRUSADE 预测严重出血的风险评分

预测因子		评分	预测因子		评分
项目	结果		项目	结果	
红细胞比容（%）	<31	9	性别	男性	0
	31~33.9	7		女性	8
	34~36.9	3	心力衰竭症状	否	0
	37~39.9	2		是	7
	≥40	0	既往心血管疾病史	否	0
肌酐清除率（ml/min）	≤15	39		是	6
	>15~30	35	糖尿病	否	0
	>30~60	28		是	6
	>60~90	17	收缩压（mmHg）	≤90	10
	>90~120	7		91~100	8
	>120	0		101~120	5
心率（bpm）	≤70	0		121~180	1
	71~80	1		181~200	3
	81~90	3		≥201	5
	91~100	6	既往心血管疾病定义为外周动脉疾病或卒中史 肌酐清除率＝(140- 年龄)×体重/72×Scr；女性按计算结果×0.85		
	101~110	8			
	111~120	10			
	≥120	11			

表3-4-6 GRUSADE 出血风险评分分级

风险分级	评分
极高危	>50
高危	41~50
中危	31~40
低危	21~30
极低危	≤20

6. 治疗 UA/NSTEMI 的治疗目标是尽快缓解心肌缺血,防止病情进展为急性心肌梗死及发生死亡。治疗原则:根据 UA/NSTEMI 患者的轻重缓急及危险分层,护送至适宜的治疗单元,尽快有效抗血小板、抗凝、抗缺血治疗及调脂治疗,并动态监测心电图及心肌损伤标志物,需要时行介入或手术治疗。UA/NSTEMI 的治疗目前有"早期保守治疗"和"早期侵入治疗"两种方案,早期保守治疗的策略是首先规范的药物治疗后仍有心绞痛发作,应及时给予冠状动脉造影;早期侵入治疗的策略是患者若无血运重建术的禁忌证,常规给予冠状动脉造影,根据病变情况进一步选择经皮冠状动脉腔内成形术(PCI)或冠状动脉旁路移植术(CABG)。两种方案的选择主要依据患者的危险分层。

(1)一般治疗:①卧床休息,缓解紧张与焦虑情绪,可适量应用镇静剂;②吸氧,监测血氧饱和度,维持 SaO_2 >90%;③积极去除增加心肌氧耗的因素如发热、感染、快速性心律失常等;④根据病情需要进行连续的心电监护。

(2)药物治疗:为 UA/NSTEMI 患者"早期保守治疗"方案的主要治疗内容。

1)抗心肌缺血药:通过增加冠状动脉供血、降低心肌氧耗恢复冠状动脉供血与心肌需血量之间的供需平衡,缓解心肌缺血症状。单独或联合应用抗心绞痛药。

①硝酸酯类药:扩张冠状动脉,同时扩张静脉,改善左心室功能,降低心肌耗氧量。常用硝酸甘油,心绞痛发作时 0.5mg 舌下含服,必要时 3~5 分钟后可重复使用,服用 3 次无效应改为 5~10μg/min 静脉滴注,根据需要增加剂量至症状缓解,200μg/min 为最大推荐剂量。症状缓解 12~24 小时后改为口服制剂如硝酸异山梨酯或单硝酸异山梨酯。常用药物见表3-4-7。

表3-4-7 硝酸酯类药物的作用特点

药物	给药途径	剂量和用法
硝酸甘油	舌下含服	0.5mg 逐渐增加到 1.5mg
	静脉滴注	5~200μg/min
硝酸异山梨醇酯	口服	5~20mg,每日 3 次或每日 4 次
	口服(缓释剂)	40mg,每日 1 次或每日 2 次
单硝酸异山梨醇酯	口服	20mg,每日 2 次
	口服(缓释剂)	30~240mg,每日 1 次

②β 受体拮抗药:应用 β 受体拮抗药为 UA 的常规治疗。主要通过阻断心脏的 $β_1$ 受体从而减慢心率、降低心肌收缩力达到降低心肌氧耗的目的,可减少心肌缺血的反复发作,减少心肌梗死的发生。β 受体拮抗药应尽早用于所有无禁忌证的 UA/NSTEMI 患者,并足量使用,治疗后达到的目标心率为静息卧床时为 50~60 次 /min。低危或中危患者一般口服给药,高危患者考虑静脉给药。口服常用美托洛尔或比索洛尔,静脉用药常用艾司洛尔。在选

择该类药物时，要考虑其药代动力学特点、受体的选择性、有无内在的交感活性、患者有无禁忌证等。

③钙通道阻滞药：在 UA 治疗中的主要作用是缓解症状。一般作为冠状动脉痉挛性心绞痛的首选药。可扩张冠状动脉，解除冠脉痉挛，降低血压而降低心肌氧耗。应用 β 受体拮抗药及硝酸酯类药不能控制心肌缺血症状时，合并心动过速时可口服非二氢吡啶类钙通道阻滞药，常用地尔硫䓬等。UA 如合并高血压，在 β 受体拮抗药和 ACEI 不能控制的情况下，可以使用长效的二氢吡啶类药物如氨氯地平、贝尼地平等。

2）抗血小板聚集药

①阿司匹林：通过抑制血小板内环氧化酶使血栓素 A_2（TXA_2）合成减少，达到抑制血小板聚集的作用，可降低死亡和心肌梗死的发生。UA/NSTEMI 时首剂嚼服 300mg，继之 75~100mg/d 口服并长期应用。阿司匹林过敏或有消化道疾病不能耐受者，应用氯吡格雷。

② ADP 受体拮抗剂：拮抗血小板 ADP 受体，抑制其聚集。与阿司匹林联合应用可以提高抑制率，UA/NSTEMI 患者建议联合用药并维持 12 个月。常用氯吡格雷口服，首剂给予负荷剂量 300~600mg 口服，随后 75mg/d 维持；替格瑞洛首剂 180mg，维持剂量 90mg，2次/d，禁用于心动过缓患者；普拉格雷首剂 60mg，维持剂量 10mg/d，禁用于有出血风险、年龄>75 岁的患者。

③血小板糖蛋白Ⅱb/Ⅲa 受体拮抗剂：血小板糖蛋白Ⅱb/Ⅲa 受体的激活是引起血小板聚集的最后通路，作用机制不同于阿司匹林和氯吡格雷。Ⅱb/Ⅲa 受体拮抗剂还可以抑制凝血酶引起的血小板聚集。常用阿昔单抗静脉注射，作用持续 48 小时，适用接受介入治疗的患者。其他药物有替罗非班、拉米非班等，主要用于计划进行介入治疗的 UA/NSTEMI 患者。

3）抗凝治疗：应常规应用于中危及高危的 UA/NSTEMI 患者，抗凝治疗带来的获益主要在 UA/NSTEMI 发作急性期以及发作后数天内。常用低分子肝素，具有较强的抗凝血因子 Xa 活性和较弱的抗凝血酶活性，可有效作用于凝血过程的初始阶段。低分子肝素皮下注射后，血浆半衰期为 3~6 小时，1~2 次/d 皮下给药，除非患者合并肾功能不全（血浆抗 Xa 因子水平增加），一般无需检测活化部分凝血活酶时间（APTT），但抗凝程度不易测定和调整，对拟行 PCI 治疗的患者，应使用普通肝素，半衰期短并容易调整。

4）调脂治疗：他汀类药物除调脂作用外，可以改善内皮细胞功能，抑制平滑肌及吞噬细胞增殖，减少斑块病变的炎症反应，稳定斑块。ACS 患者应尽早应用他汀类药，常用阿托伐他汀、瑞舒伐他汀等。

5）ACEI 或 ARB：对 UA/NSTEMI 患者使用 ACEI 或 ARB，可改善患者症状和提高远期生存率，可用于所有无禁忌证的患者，发病后的第一个 24 小时使用 ACEI，随后不能耐受者改用 ARB。常用卡托普利、贝那普利、厄贝沙坦、氯沙坦等。

（3）冠状动脉血运重建治疗

1）经皮冠状动脉介入治疗（percutaneous coronary intervention，PCI）：中、高危的 UA/NSTEMI 患者应给予早期侵入治疗，在充分溶栓、抗缺血治疗后，行冠状动脉造影术，根据造影结果选择适合的介入治疗。

2）冠状动脉旁路搭桥术：应根据患者病史、病变具体情况及手术适应证选择。手术最大的受益者是冠状动脉病变严重、多支血管病变症状严重的患者以及左心室功能不全的患者。

（4）再次危险度分层：对 UA/NSTEMI 危险度的评估贯穿于整个治疗过程中，客观准确的危险度分层有助于及时调整治疗对策、患者最大获益。UA/NSTEMI 的预后和冠状动脉病变程度、左室功能状态有关,住院病死率约为4%。UA在症状出现的1个月内危险性最高。症状不典型、急性缺血期过后无客观缺血证据的年轻患者预后较好,NSTEMI肌钙蛋白升高者以及有ECG缺血改变者预后较差。

二、急性 ST 段抬高型 ACS

急性ST段抬高型ACS即急性ST段抬高型心肌梗死(STEMI),是指在冠状动脉病变的基础上,冠状动脉血供急剧减少或中断,使相应的心肌发生严重而持久的急性缺血所致的缺血性坏死。心肌梗死在欧美国家常见,>65岁的患者病死率最高。本病在我国的发病率虽不及在欧美国家发病率高,但近年来发病率呈明显增高的态势。

1. 发病机制　基本病因是冠状动脉粥样硬化,少见病因为冠状动脉栓塞、炎症、先天性畸形、痉挛和冠状动脉口阻塞等。上述原因造成一支或多支血管管腔狭窄和心肌供血不足,而侧支循环未充分建立,在此基础上,一旦血供急剧减少或中断,使心肌严重而持久地急性缺血达30分钟以上,即可发生心肌梗死。大量的研究证实,绝大多数的心肌梗死是由于冠状动脉内不稳定的粥样斑块溃破、出血及继发闭塞性血栓形成。少数情况下粥样斑块内或其下发生出血或血管持续痉挛,也可使冠状动脉完全闭塞。导致冠状动脉内粥样硬化斑块发生破裂、出血及血栓形成的常见因素有:①上午6~12时这个时间段因交感张力较高,机体应激反应敏感,易出现心率增快、心肌收缩力增强,而导致冠状动脉张力增高;②进食大量脂类食物后血液黏滞度增加;③情绪激动、体力活动、血压短时内升高等加重左心室负荷;④各种原因导致心排血量骤降,冠状动脉血供急剧减少;⑤其他如一次大量吸烟、醉酒,突发其他严重疾病等。

2. 病理

(1)冠状动脉病变:闭塞血管与心肌梗死部位密切相关。易发生急性事件的冠状动脉依次为左前降支、右冠状动脉、左回旋支、左主干。冠状动脉病变与心肌坏死:①左冠状动脉前降支闭塞:引起左心室前壁、心尖部、下侧壁、前间隔和二尖瓣前乳头肌梗死;②右冠状动脉闭塞:引起左心室膈面(右冠状动脉占优势时)、后间隔和右心室梗死,并可累及窦房结和房室结;③左冠状动脉回旋支闭塞:引起左心室高侧壁、膈面(左冠状动脉占优势时)和左心房梗死,可能累及房室结;④左冠状动脉主干闭塞:引起左心室广泛梗死。

(2)心肌坏死:冠状动脉闭塞后约30分钟,受其供血的心肌即有少数坏死,1~2小时后绝大部分心肌呈凝固性坏死,心肌间质充血、水肿,伴炎症细胞浸润。随后坏死的心肌纤维逐渐溶解,形成肌溶灶,渐有肉芽组织形成。1~2周后心肌坏死组织开始吸收,逐渐纤维化,6~8周瘢痕愈合,为陈旧性或愈合性心肌梗死。继发的病理改变有心脏破裂、心室壁瘤等。

3. 病理生理　急性期病理生理改变的严重程度取决于梗死的部位、程度和范围。左心室心肌梗死表现为心肌收缩力减弱、顺应性减低、心肌收缩不协调、左心室舒张末期压增高,心搏量和心排血量下降,心率增快及心律失常。均有不同程度的血压下降,病情严重者,动脉血氧含量降低。急性大面积心肌梗死者,发生泵衰竭时,并发急性肺水肿及心源性休克。右心室梗死出现急性右心衰竭,右心房压力增高,高于左心室舒张末期压,心排血量减低,血压下降。

4. 临床表现　临床表现与梗死的部位、范围、侧支循环建立情况及有否并发症密切有关。

(1)症状

1)先兆表现:多数患者发病前数日有乏力,胸部不适,活动时心悸、气急、烦躁、心绞痛等前驱症状,其中以初发型心绞痛和恶化型心绞痛最有意义。

2）疼痛：为最早出现的症状。疼痛部位和性质与心绞痛相同，但诱因多不明显，可发生于安静时，较心绞痛发作疼痛程度重，持续时间长，可达数小时以上，休息和含服硝酸甘油多不能缓解。常伴有烦躁不安、出汗、恐惧、胸闷及濒死感。少数患者可无疼痛，以休克或急性心力衰竭为主要表现。不典型患者疼痛位于上腹部或下颌、颈部、背部上方，易发生误诊及漏诊。

3）全身症状：一般在疼痛发生后 24~48 小时，出现发热、心动过速、白细胞增高和血沉增快等，由坏死物质被吸收所致，程度与梗死范围呈正相关。体温一般在 38℃左右，持续约 1 周。

4）胃肠道症状：疼痛剧烈时常伴有恶心、呕吐和上腹胀痛，重症者可发生呃逆。与坏死心肌刺激迷走神经受体和心排血量降低组织灌注不足有关。

5）心律失常：见于 75% 以上的患者，多发生在起病 1~2 天，尤其是发病的最初 24 小时内。心律失常可引起乏力、头晕、晕厥等。室性心律失常最多见，常见频发室性期前收缩、成对出现或呈短阵室性心动过速、多源性室性期前收缩或室性期前收缩 R-on-T 等。缓慢性心律失常房室传导阻滞和束支传导阻滞也较多见，室上性心律失常少见。前壁心肌梗死如出现房室传导阻滞，表明梗死范围广泛，预后不良。

6）低血压和休克：如疼痛已缓解而收缩压仍低于 80mmHg，伴有烦躁、面色苍白、大汗淋漓、皮肤湿冷，甚至晕厥，提示发生休克。休克多发生于起病后数小时~1 周内，见于约 20% 的患者，为心肌广泛（40% 以上）坏死，心排血量急剧下降所致的心源性休克，神经反射引起的周围血管扩张及血容量不足亦参与休克的发生。

7）心力衰竭：AMI 引起的心力衰竭称为泵衰竭，多为急性左心衰竭，见于左心室梗死。发生于发病最初几天内，发生率 32%~48%。表现为呼吸困难、频繁咳嗽、发绀等，严重者可发生急性肺水肿、心源性休克。如兼有急性肺水肿和心源性休克情况最严重，继之可有颈静脉怒张、肝大、水肿等右心衰竭表现。右心室心肌梗死发病后可出现急性右心衰竭伴血压下降。

（2）体征

1）心脏体征：心脏浊音界正常或轻度增大；心率增快，少数可减慢；心尖区 S1 减弱；可出现舒张期奔马律；10%~20% 患者起病第 2~3 天发生反应性纤维性心包炎，出现心包摩擦音；如发生二尖瓣乳头肌功能不全或断裂，心尖区可闻及粗糙的收缩期杂音或伴收缩中晚期喀喇音；可有各种心律失常的体征。

2）血压改变：几乎所有患者都有不同程度血压降低。起病前有高血压者，血压可降至正常，且不再恢复到发病前的水平。

（3）其他：并发休克或心力衰竭时，出现相关体征。

5. 并发症 大面积心肌梗死患者可并发乳头肌功能失调或断裂、心脏破裂、心室壁瘤等并发症，多需要紧急外科干预，预后不良。起病后如形成左心室附壁血栓，脱落可引起脑、肾、脾或四肢等动脉栓塞。少数患者于发病后数周~数月并发心肌梗死后综合征，出现心包炎、胸膜炎或肺炎，可有发热、胸痛等症状，为机体对坏死物质的过敏反应。

6. 实验室及其他检查

（1）心电图

1）特征性改变：①ST 段呈弓背向上型抬高，在面向坏死区周围损伤区的导联上出现；②宽而深的 Q 波，在面向透壁心肌坏死区的导联上出现；③T 波倒置，在面向损伤区周围缺血区的导联上出现；④R 波增高、ST 段压低和 T 波直立并增高，在背向 MI 区的导联出现。

2）动态性改变：①早期（超急期）：可无异常或出现异常高大双肢不对称的 T 波。②急性期:ST 段明显弓背向上抬高与直立的 T 波连接,形成单相曲线。数小时~2 日内出现坏死型 Q 波,同时 R 波减低,Q 波在 3~4 天内稳定不变,以后 70%~80% 永久存在。③近期(亚急性期):发病后数日~2 周,抬高的 ST 段基本回复至等电位线,坏死型 Q 波持续存在,缺血性倒置 T 波逐渐变浅,直至恢复正常或趋于恒定。④陈旧期(愈合期):发病后 3~6 个月或更久,ST 段和 T 波不再变化,多数患者遗留坏死型 Q 波。

3)定位诊断:可根据梗死图形出现的导联判断梗死部位及范围,以前壁、前间壁、下壁心肌梗死多见(表 3-4-8、图 3-4-2~ 图 3-4-4)。

表 3-4-8 心肌梗死的心电图定位

部位	特征性心电图改变导联	对应改变导联
前间壁	V_1~V_3	
局限前壁	V_3~V_5	
前侧壁	I、II、aVL、V_5~V_7	
广泛前壁	V_1~V_6	
下壁	II、III、aVF	I、aVL
下间壁	II、III、aVF	I、aVL
下侧壁	II、III、aVF、V_5~V_7	I、aVL
高侧壁	I、aVL	II、III、aVF
正后壁	V_7~V_9	V_1~V_3 导联 R 波增高
右室	V_{3R}~V_{5R}	多伴下壁梗死

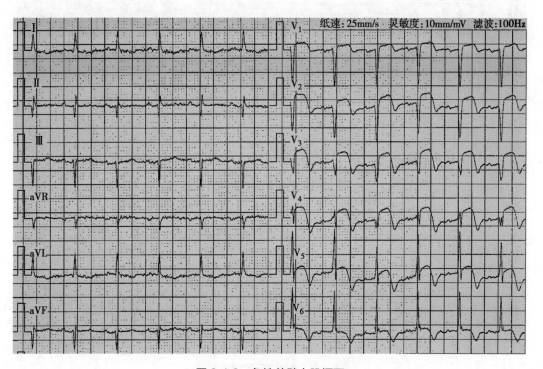

图 3-4-2 急性前壁心肌梗死

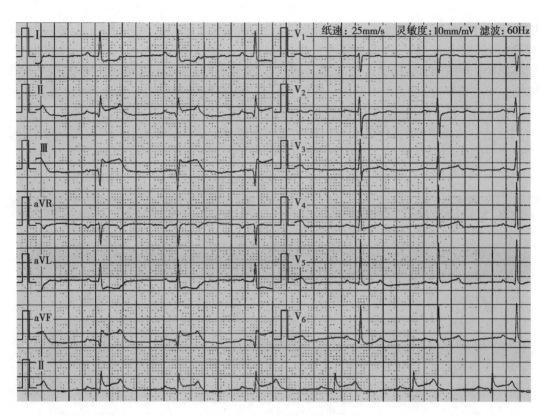

图 3-4-3　急性下壁心肌梗死

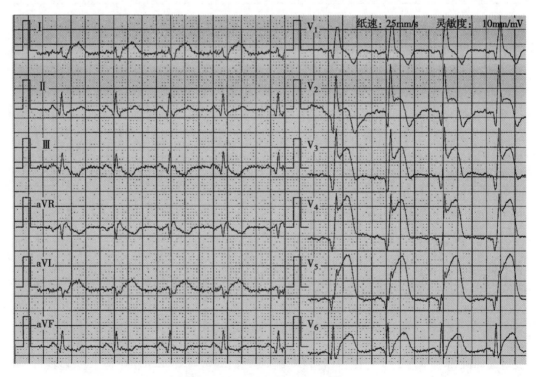

图 3-4-4　急性广泛前壁心肌梗死

（2）放射性核素检查：静脉注射 ^{99m}Tc 焦磷酸盐进行"热点"扫描或照相，可显示 MI 的部位和范围，主要用于急性期。PET 可观察心肌的代谢变化，判断心肌的存活情况。

（3）超声心动图：有助于了解心室壁的运动和左心室功能，诊断室壁瘤和乳头肌功能失调等。

（4）实验室检查：①血常规和血沉：起病 24~48 小时后外周血白细胞可增至(10~20)×10⁹/L，中性粒细胞增多，嗜酸性粒细胞减少或消失；血沉增快；C 反应蛋白增高，可持续 1~3 周。②血心肌坏死标志物：心肌坏死标志物肌钙蛋白 T(cTnT)升高为心肌梗死的诊断依据。心肌结构蛋白在血液中含量增高是反映急性心肌梗死的敏感指标，心肌损伤标志物增高水平与心肌梗死范围及预后明显相关。肌钙蛋白 I(cTnI)或 T(cTnT)起病 3~4 小时后升高，cTnI 于 11~24 小时达峰，7~10 天降至正常，cTnT 于 24~48 小时达峰，10~14 天降至正常。③肌酸激酶同工酶 CK-MB：起病后 4 小时内增高，16~24 小时达高峰，3~4 天恢复正常，其增高的程度能较准确地反映梗死的范围，其高峰出现时间是否提前有助于判断溶栓治疗是否成功。

7. 诊断与鉴别诊断

（1）诊断：综合临床症状、心电图改变和血清心肌坏死标志物升高做出诊断。目前诊断采用的是"1+1"模式，具体诊断要点为：心肌坏死标志物(cTn)水平升高超过参考上限值 99 百分位值，同时至少伴有下述心肌缺血证据之一：①心肌缺血症状；②心电图坏死型 Q 波形成；③心电图 ST 段改变提示新发缺血改变或新发左束支传导阻滞；④影像学证据提示新发局部室壁运动异常或存活心肌丢失；⑤与 PCI 相关的心肌梗死；⑥与 CABG 相关的心肌梗死。

老年患者突然发生严重心律失常、休克、心力衰竭而无合理的原因解释，或突然发生较重而持久的胸闷或胸痛者，均应考虑本病的可能。

（2）鉴别诊断

1）心绞痛：临床特点与心肌梗死相似，但预后不同，应注意鉴别（表 3-4-9）。

表 3-4-9　心绞痛和急性心肌梗死的鉴别诊断要点

鉴别要点	心绞痛	急性心肌梗死
疼痛鉴别		
部位	胸骨上中段后	胸骨中下段或上腹部
性质	压榨性或窒息性	相似，更剧烈
诱因	劳力、激动、饱食、受寒等	不常有
时限	短，1~5 分钟或 15 分钟内	长，数小时或 1~2 天
频率	发作频繁	不频繁
缓解方式	硝酸酯显著缓解	硝酸酯作用差
心肌坏死的证据		
发热	无	常有
心包摩擦音	无	可有
白细胞数量	不增加	增加
血沉	不增快	增快
心肌坏死标志物	不升高	升高
心电图	无或暂时性 ST-T 变化	出现坏死型 Q 波，呈特征性及动态变化
心力衰竭表现		
气喘或肺水肿	极少	常有
血压	升高或不变	降低，甚至休克

2）主动脉夹层：胸痛开始即达高峰，向背、肋、腹、腰和下肢放射，两上肢的血压和脉搏可有明显差别，血清心肌坏死标志物、超声心动图、X线或磁共振体层显像有助于诊断。

3）急性肺动脉栓塞：可发生胸痛、咯血、呼吸困难和休克，但有右心负荷急剧增加的表现如发绀、肺动脉瓣区第二心音亢进、颈静脉充盈、肝大、下肢水肿等。心电图示 $S_ⅠQ_ⅢT_Ⅲ$，胸导联过渡区左移，右胸导联 T 波倒置等改变，可资鉴别。

4）急性心包炎：急性非特异性心包炎因有剧烈而持久的心前区疼痛，易与急性心肌梗死混淆，但心包炎的疼痛与发热同时出现，呼吸和咳嗽时加重，早期即有心包摩擦音，后者和疼痛在心包腔出现渗液时均消失；全身症状一般不如心肌梗死严重；心电图除 aVR 外，其余导联均有 ST 段弓背向下的抬高，T 波倒置，无异常 Q 波出现。

5）急腹症：急性胰腺炎、消化性溃疡穿孔、急性胆囊炎、胆石症等均有上腹部疼痛，可伴休克。仔细询问病史、体格检查、心电图检查、心肌坏死标志物测定可协助鉴别。

8. 病情评估　AMI 是冠心病严重的临床类型，也是主要的死亡原因，因此，确诊的 AMI 患者均属于临床危重症，需要收入冠心病监护治疗病房进行规范的救治。独立增加患者死亡风险的因素包括：①高龄；②发生心力衰竭；③出现心房颤动等心律失常；④前壁心肌梗死；⑤收缩压降低；⑥血清肌酐增高。发病后无明显心力衰竭、休克及严重心律失常并发症的患者，一般预后良好；急性期尤其是发病一周内出现室性心动过速、心室颤动等严重心律失常，或合并心源性休克、急性左心衰的患者，预后凶险。除此之外，部分患者尤其是广泛前壁心肌梗死的患者，发生二尖瓣乳头肌断裂、室间隔穿孔或心脏破裂等严重并发症者，多需外科手术救治，死亡率极高。

9. 治疗　治疗原则是尽早开通梗死相关冠状动脉，恢复有效血流，挽救濒死的心肌、防止梗死扩大，保护和维持心脏功能，及时处理严重心律失常、泵衰竭、休克和各种并发症，防止猝死。

（1）监护和一般治疗：①休息：急性期卧床休息，保持环境安静，减少探视，避免各种精神心理刺激，解除焦虑情绪；②监测：进行连续心电、血压和呼吸监护，除颤仪处于紧急备用状态；③吸氧：对有呼吸困难和血氧饱和度降低者，最初几日可给予鼻管或面罩吸氧；④加强护理，流质饮食，防止发生排便困难等。

（2）有效缓解疼痛：疼痛剧烈者给予哌替啶 50~100mg 肌内注射或吗啡 3~5mg 稀释后缓慢静脉注射，必要时 1~2 小时后重复 1 次，对老年患者谨防呼吸功能抑制。硝酸甘油 0.5mg 或硝酸异山梨酯 5~10mg 舌下含服或静脉滴注，显著血压降低者慎用。

（3）抗血小板及抗凝治疗：①抗血小板治疗：发病后无禁忌证者立即联合应用阿司匹林及 ADP 受体拮抗剂，先给予负荷剂量，随后以维持剂量治疗。用法：立即口服水溶性阿司匹林或嚼服肠溶阿司匹林 300mg，随后 1 次 /d，3 天后改为 75~100mg，1 次 /d，长期服用；联合氯吡格雷或替格瑞洛等。②抗凝治疗：抑制凝血酶从而抑制血栓的形成是非常重要的治疗措施。根据选用的血运重建方法合理选择抗凝药物，常用普通肝素、低分子量肝素、比伐芦定等。

（4）心肌再灌注治疗：起病 3~6 小时，最好在 3 小时内，最迟在 12 小时内，使闭塞的冠状动脉再通，恢复心肌再灌注，可有效解除疼痛，挽救濒死的心肌，缩小心肌坏死范围，减轻心肌重构，改善预后。

1）PCI：起病 3 小时以上且具备施行介入治疗条件的医院，可根据不同的时机及具体情况，施行直接 PCI、补救性 PCI、溶栓治疗再通者 PCI。

2）溶栓疗法：无急诊 PCI 条件，或因患者延迟就诊，或因转诊到具备 PCI 条件的治疗单元需要的时间超过再灌注治疗时间窗的患者，如无禁忌证应立即（接诊患者后 30 分钟内）行溶栓治疗。溶栓药物为纤维蛋白溶酶原激活剂,激活血栓中纤维蛋白溶酶原,进而溶解冠状动脉内血栓。常用以下药物:①尿激酶 30 分钟内静脉滴注 150 万~200 万 U;②皮试阴性后链激酶或重组链激酶 150 万 U 静脉滴注,60 分钟内滴完;③重组型纤维蛋白溶酶原激活剂(rt-PA)100mg 在 90 分钟内静脉给予。用 rt-PA 前先用肝素 5 000U 静脉注射,用药后继续以肝素每小时 700~1 000U 持续静脉滴注共 48 小时,以后改为皮下注射 7 500U,每 12 小时 1 次,连用 3~5 天。也可用低分子量肝素。

闭塞血管再通的判断依据如下:

1)直接依据:冠状动脉造影直接观察,血流达到 TIMI2~3 级。

2)间接依据:①心电图抬高的 ST 段于 2 小时内回降>50%;②胸痛于 2 小时内基本消失;③2 小时内出现再灌注心律失常;④血清 CK-MB 酶峰值提前出现(14 小时内)等间接判断溶栓疗效。

3)紧急主动脉 - 冠状动脉旁路移植术:介入治疗失败或溶栓治疗无效、有手术指征者,宜争取 6~8 小时内施行主动脉 - 冠状动脉旁路移植术。

(5)抗心律失常:急性期发生的各种心律失常均必须及时消除,以免演变为恶性心律失常导致猝死。发生多形性室性心动过速或心室颤动应立即实施非同步直流电复律;频发室性期前收缩应静脉注射利多卡因,并静脉滴注维持治疗;缓慢性心律失常可先给予阿托品肌内或静脉注射,需要时及时安装临时心脏起搏器。

(6)控制休克:①首先应补充血容量,估计有血容量不足或中心静脉压和肺动脉楔压低者,应用右旋糖酐 40 或 5%~10% 葡萄糖溶液静脉滴注,输液后如中心静脉压上升>18cmH$_2$O,肺小动脉楔压>15~18mmHg,则应停止继续输液。右心室梗死时,中心静脉压的升高并不是补充血容量的禁忌。②补充血容量后血压仍不升,而肺小动脉楔压和心排血量正常时,提示周围血管张力不足,可给予升压药如多巴胺或去甲肾上腺素,亦可选用多巴酚丁胺静脉滴注。③经上述处理血压仍不升,而肺动脉楔压增高,心排血量低或周围血管显著收缩以致四肢厥冷并有发绀时,应给予血管扩张药如硝普钠 15μg/min 静脉滴注,每 5 分钟逐渐增量至 PCWP 降至 15~18mmHg;或硝酸甘油 10~20μg/min 开始静脉滴注,每 5~10 分钟增加 5~10μg/min 直至左室充盈压下降。④纠正酸中毒,避免脑缺血,保护肾功能,必要时应用洋地黄制剂等。为了降低心源性休克的病死率,有条件的医院考虑用主动脉内球囊反搏术或左心室辅助装置进行辅助循环,然后做选择性冠状动脉造影,随即施行介入治疗或主动脉 - 冠状动脉旁路移植手术,可挽救一些患者的生命。

(7)纠正心力衰竭:急性左心衰竭的治疗以应用吗啡(或哌替啶)和利尿剂为主,亦可选用血管扩张剂减轻左心室的负荷。可用多巴酚丁胺 10μg/(kg·min)静脉滴注。洋地黄制剂在梗死发生后 24 小时内尽量避免使用。右心室梗死患者应慎用利尿剂。

(8)其他药物治疗

1)β 受体拮抗药和钙通道阻滞药:起病早期如无禁忌证均应尽早给予 β 受体拮抗药治疗,尤其是前壁心肌梗死伴有交感神经功能亢进者,可防止梗死范围的扩大,改善预后,但应注意其对心脏收缩功能的抑制。常用美托洛尔、比索洛尔或卡维地洛等。钙通道阻滞药中的地尔硫草可能有类似效果,如有 β 受体拮抗药禁忌者可考虑应用。不推荐 AMI 患者常规使用钙通道阻滞药。

2)血管紧张素转换酶抑制剂或血管紧张素 II 受体拮抗剂:起病早期即应开始应用,由低剂量开始,有助于改善心肌重构,降低心力衰竭的发生率,降低病死率。常用卡托普利、依那普利、雷米普利、福辛普利等。如不能耐受血管紧张素转换制剂者可改用血管紧张素 II 受体拮抗剂如氯沙坦、厄贝沙坦等。

笔记栏

3）极化液疗法：氯化钾 1.5g、胰岛素 10U 加入 10% 葡萄糖溶液 500ml 中静脉滴注，每日 1~2 次，7~14 日为一疗程。可促进心肌摄取和葡萄糖代谢，使钾离子进入细胞内，减少心律失常的发生。

（9）右心室心肌梗死的治疗：右心室心肌梗死引起右心衰竭伴低血压，无左心衰竭的表现时，应积极扩张血容量。在血流动力学监测下静脉补液，直到低血压得到纠正或肺毛细血管楔压达 15~18mmHg。若输液 1 000~2 000ml 后低血压未能纠正，可加用正性肌力药如多巴酚丁胺。不宜应用利尿药。伴有房室传导阻滞者根据需要及时安装临时心脏起搏器。

（10）恢复期治疗：经治疗后病情稳定，体能增加，可考虑出院继续治疗。近年主张出院前行症状限制性运动负荷试验等相关检查以了解患者对体力活动的耐受情况；未行血运重建治疗者应进行冠状动脉造影了解冠状动脉病变情况。经 2~4 个月体力活动锻炼后，酌情恢复部分或轻工作，部分患者可恢复全天工作，但应避免过重的体力活动及精神过度紧张。

稳定性冠状动脉疾病

稳定性冠状动脉疾病（stable coronary artery disease，SCAD）亦称为慢性心肌缺血综合征（chronic myocardial ischemic syndrome，CMIS）或慢性冠状动脉疾病（chronic coronary artery disease，CAD），是指以慢性反复发作的心肌缺血或心力衰竭、心律失常为主要临床表现的一类冠心病，包括稳定型心绞痛、冠状动脉正常的心绞痛、无症状心肌缺血和缺血性心肌病，其中以稳定型心绞痛为多见。本单元主要介绍稳定型心绞痛。

稳定型心绞痛亦称为劳力性心绞痛，是指在冠状动脉严重的固定性狭窄的基础上，由于心肌耗氧量增加，导致心肌急剧的一过性缺血缺氧的临床综合征。其特点为阵发性胸骨后压榨性疼痛，可放射至心前区和左上肢，常以劳力或情绪激动等因素为诱因，发作多持续数分钟，休息或应用硝酸酯类药后可缓解。

一、发病机制

生理情况下，心肌细胞摄取血液氧含量的 65%~75%，为组织摄氧率的最大值，当心肌需氧量增加时，代偿主要依赖增加冠状动脉的血流量。稳定型心绞痛的主要发病机制是冠状动脉粥样硬化病变致管腔狭窄或分支闭塞，扩张性减弱，血流量减少且相对固定，出现冠状动脉供血与心肌需求之间失去平衡，静息状态下可无症状，当诱因导致心肌氧耗增加时，冠状动脉血流量不能满足心肌代谢的需要，引起心肌急剧的、暂时的缺血缺氧，产生心绞痛。

心绞痛时疼痛的产生机制是在缺血缺氧情况下，心肌内积聚过多的酸性代谢产物如乳酸、丙酮酸、磷酸、多肽类物质等，刺激心脏内自主神经传入纤维末梢，经 1~5 胸交感神经节和相应脊髓段传至大脑，产生疼痛感觉。这种痛觉反映在与自主神经进入水平相同脊髓段的脊神经所分布的区域，即胸骨后及左上肢前内侧与小指。

二、病理

冠状动脉造影显示稳定型心绞痛患者冠状动脉粥样斑块为向心性、纤维帽厚、脂质池小的稳定斑块，斑块导致病变冠状动脉直径减少常 >70%，可呈单只或多支病变；5%~10% 的患者有左主干病变；15% 的患者血管无显著狭窄。

心绞痛发作前，出现血压增高、心率增快、肺动脉压和肺毛细血管压增高，反映心脏、肺的顺应性减弱；心绞痛发作时，左心室收缩力和收缩协调性降低、左心室收缩压下降而心搏量和心排血量降低，左心室舒张末期压和血容量增加等，反映左心室收缩和舒张功能障碍。随着心肌缺血、缺氧的改善，上述情况可减轻或消失。

三、临床表现

1. **症状** 以发作性胸痛为主要临床表现。

（1）部位：典型患者疼痛位于胸骨上、中段之后，波及心前区，约手掌大小范围，界限不清。可放射至左肩、左上肢内侧达无名指和小指，或放射至颈、咽喉或下颌部。

（2）性质：胸痛常为压迫性、紧缩性或憋闷感，可伴有灼烧感、濒死感及恐惧感，出现强迫停立位。不典型患者仅有胸闷不适。

（3）诱因：疼痛发作常由体力劳动或情绪激动诱发，常发作于饱食、寒冷、吸烟、心动过速、休克等状态下，疼痛多发生于诱因出现的当时。相似的诱因强度下，晨起时较午后易发，与晨间交感神经张力增高有关。

（4）持续时间：疼痛出现后逐渐加重，可持续数分钟至十余分钟，多为 3~5 分钟，一般不超过半小时。可数天或数周发作一次，亦可 1 天内多次发作。

（5）缓解方式：一般去除诱因即可缓解；舌下含服硝酸甘油可在数分钟内缓解。

2. **体征** 心绞痛发作时可出现心率增快、血压升高，表情焦虑、皮肤冷或汗出，心尖区可闻及舒张期奔马律。出现乳头肌缺血致功能失调引起二尖瓣关闭不全所致时，可闻及心尖区暂时性收缩期杂音。

四、实验室及其他检查

1. **心电图** 心电图是发现心肌缺血、诊断心绞痛最常用的检查方法。

（1）静息时心电图：约半数患者正常，也可有陈旧性心肌梗死、非特异性 ST-T 异常、心脏传导阻滞等改变。

（2）发作时心电图：大多数患者于心绞痛发作时出现暂时性 ST 段压低 ≥ 0.1mV，提示内膜下心肌缺血，可伴有 T 波倒置，发作缓解后恢复；有时相关导联 ST 段抬高，提示透壁性心肌缺血，为变异型心绞痛的特征。

（3）动态心电图：连续记录 24 小时心电图，发现心电图 ST-T 改变和各种心律失常等，与患者同时间段的活动及症状相对照，提供临床诊断依据。

（4）心电图负荷试验：通过运动增加心肌氧耗从而激发心肌缺血，常用运动负荷试验。运动中监测心电图改变，运动中止后即刻及此后每 2 分钟重复记录心电图，直至心率恢复至运动前水平。试验结果以 ST 段水平型或下斜型压低 ≥ 0.1mV（J 点后 60~80 毫秒）持续 2 分钟作为阳性标准。运动中出现心绞痛发作、步态不稳、室性心动过速或血压下降时，应即停止运动。

2. **实验室检查** 常规检测血脂、血糖等。胸痛持续时应急查血清心肌损伤标志物包括肌钙蛋白、肌酸激酶同工酶 CK-MB，对于鉴别 ACS 有重要意义。

3. **放射性核素检查** ^{201}T1（铊）随冠状血流被正常心肌所摄取，在冠状动脉供血不足部位的心肌，明显的灌注缺损见于运动后缺血区。PET 判断心肌的血流灌注、心肌的代谢情况，还可评估心肌的活力。

4. **冠状动脉造影** 选择性冠状动脉造影可使左、右冠状动脉及其主要分支显影，有助于判断冠状动脉的狭窄程度及部位，还可评估心肌血流灌注情况。

5. **心脏 CTA** 64 排或双源 CT 是用于诊断冠状动脉病变的常用无创性检查方法，可作为冠状动脉狭窄筛查的有效检查手段。

6. **其他** 超声心动图可探测到缺血区心室壁的运动异常，了解左心室功能。血管内超声显像 IVUS、光学相干断层显像 OCT 等可显示血管壁的粥样硬化病变。

五、诊断与鉴别诊断

1. 诊断　根据典型的发作特点,含服硝酸甘油后可缓解,结合存在冠心病的易患因素,除外其他原因所致的心绞痛,即可诊断。

发作不典型者,诊断依靠观察硝酸甘油的疗效及发作时心电图改变;如仍不能确诊,多次复查心电图或行心电图负荷试验或动态心电图连续监测,如心电图出现阳性变化或负荷试验阳性时,亦可确诊。诊断有困难者应考虑行放射性核素检查或选择性冠状动脉造影。

2. 鉴别诊断

(1)急性心肌梗死:详见第三章第二节。

(2)其他心脏疾病所致心绞痛:主动脉瓣狭窄或关闭不全、风湿性冠状动脉炎、梅毒性主动脉炎致冠状动脉口狭窄或闭塞,肥厚型心肌病、X综合征、心肌桥等均可引起心绞痛,根据其相关临床表现进行鉴别。

(3)肋间神经痛和肋软骨炎:前者疼痛常累及第1~2肋间,为刺痛或灼痛,咳嗽、用力呼吸及转体可使疼痛加剧,沿肋间走行有压痛;后者在肋软骨处有压痛。

(4)心脏神经症:多为短暂的刺痛或持久的隐痛,常有叹息样呼吸,疼痛多在左乳房下心尖部附近,位置游走不定,含服硝酸甘油无效或在10分钟后见效,常伴心悸、疲乏、头昏、失眠等。

(5)不典型胸痛:需与胃食管反流病、膈疝、消化性溃疡、肠道疾病、颈椎病等鉴别。

六、病情评估

稳定型心绞痛严重度的分级:根据加拿大心血管病学会(CCS)分级分为四级。

(1)Ⅰ级:一般体力活动(如步行和登楼)不受限,仅在强、快或持续用力时发生心绞痛。

(2)Ⅱ级:一般体力活动轻度受限。快步、饭后、寒冷或刮风中、精神应激或醒后数小时内发作心绞痛。一般情况下平地步行200m以上或登楼一层以上受限。

(3)Ⅲ级:一般体力活动明显受限,一般情况下平地步行200m,或登楼一层引起心绞痛。

(4)Ⅳ级:轻微活动或休息时即可发生心绞痛。

七、治疗

治疗原则:改善冠状动脉的血供,降低心肌的耗氧,同时治疗动脉粥样硬化,降低不稳定心绞痛和心肌梗死的发生率。

1. 发作期治疗

(1)休息:发作时立即休息,一般患者在停止活动后症状即可消失。

(2)药物治疗:应用作用较快的硝酸酯类药。硝酸酯类药物可扩张冠状动脉、降低血管阻力、增加冠状循环的血流量,同时扩张周围血管,减少静脉回心脏血量,降低心室容量、心腔内压、心排血量和血压,降低心脏前后负荷和心肌的耗氧量,从而缓解心绞痛。

1)硝酸甘油:0.5mg舌下含服,1~2分钟起效,约半小时后作用消失。有效率约92%,其中76%的患者在3分钟内见效。延迟见效或无效提示患者并非冠心病或为严重的冠心病,长时间反复应用由于耐药性而效果减低,停用10小时以上即可恢复有效。药物的不良反应有头晕、头痛、面红心悸等,偶有血压下降。第一次用药时,患者宜平卧片刻。

2)硝酸异山梨酯:5~10mg舌下含服,2~5分钟见效,作用维持2~3小时。

2. 缓解期治疗　尽量避免各种已知的诱发因素,调节饮食,戒烟限酒,调整日常生活与工作量,减轻精神负担。

(1)改善心肌缺血:使用作用持久的抗心绞痛药物,可单独使用、交替应用或联合应用。

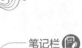

1)硝酸酯类药:口服硝酸异山梨酯 5~20mg,每日 3 次,服后半小时起作用,持续 3~5 小时;缓释剂 20mg,每日 2 次;单硝酸异山梨酯 20~40mg,每日 2 次;长效硝酸甘油 2.5mg,每 8 小时服 1 次,服后半小时起效。2% 硝酸甘油油膏或橡皮膏贴片涂或贴在胸前或上臂皮肤,适于预防夜间心绞痛发作。

2)β 受体拮抗药:口服美托洛尔 25~100mg,每日 2 次,缓释片 47.5~95mg,每日 1 次;比索洛尔 2.5~5mg,每日 1 次;卡维地洛 25mg,每日 2 次。本类药与硝酸酯类合用有协同作用,用量应减少,初始剂量尤其要偏小,以免诱发直立性低血压;停用本类药时应逐步减量,突然停用有诱发心肌梗死的风险;低血压、支气管哮喘以及心动过缓、二度或以上房室传导阻滞者慎用或禁用。

3)钙通道阻滞药:抑制心肌收缩力,减少心肌氧耗;扩张冠状动脉,解除冠状动脉痉挛,改善心内膜下心肌缺血;扩张外周血管,降低动脉压,减轻心脏负荷;降低血黏度,抗血小板聚集,改善心肌微循环。常口服维拉帕米 40~80mg,每日 3 次,或缓释剂 240mg,每日 1 次;硝苯地平缓释剂 20~40mg,每日 2 次,或控释剂 30mg,每日 1 次;地尔硫䓬 30~60mg,每日 3 次,或缓释剂 90mg,每日 1 次。维拉帕米与地尔硫䓬有心脏负性传导及负性肌力作用,一般禁与 β 受体拮抗药联合应用。

(2)预防严重心肌缺血事件

1)抗血小板聚集药:用于所有没有禁忌证的患者,口服肠溶阿司匹林每日 75~100mg,或氯吡格雷每日 75mg,主要用于存在阿司匹林抵抗或不能耐受阿司匹林的患者。

2)他汀类药:延缓冠状动脉内粥样硬化斑块进展、稳定斑块、抑制炎症反应。目前认为所有冠心病患者不参考血脂水平均应使用,并根据 LDL-C 水平调整使用剂量。常用阿托伐他汀每日 20~40mg,或瑞舒伐他汀每日 5~20mg 等。

3)ACEI 或 ARB:可以降低冠心病患者心血管死亡、非致死性心肌梗死的危险性。合并高血压、糖尿病、心功能不全的稳定型心绞痛患者均应使用。常用卡托普利每次 12.5~50mg,每日 3 次,或依那普利每次 5~10mg,每日 2 次,或雷米普利每次 5~10mg,每日 1 次等,不能耐受的患者改用 ARB,常用氯沙坦每日 50~100mg,或厄贝沙坦每日 75~150mg 等。

(3)血管重建治疗

1)介入治疗:经皮冠状动脉腔内成形术(PCI)及冠状动脉内支架术,目前已成为治疗冠心病的重要手段。其他尚有冠状动脉内旋切或旋磨术等。

2)冠状动脉旁路移植术:患者一般情况能耐受手术,左主干合并 2 支以上冠状动脉病变、多支冠状动脉病变合并糖尿病者,应考虑手术治疗。

(4)运动锻炼疗法:适当的运动锻炼可促进冠状动脉侧支循环的建立,提高体力活动的耐受量而改善症状。

冠心病的预防

1. 一级预防　通过干预生活方式、戒烟限酒等,预防动脉粥样硬化及冠心病。

2. 二级预防　对已有冠心病和心肌梗死病史者,应预防再次梗死和其他心血管事件。二级预防的综合措施概括为 A、B、C、D、E 五个方面。

A.aspirin 抗血小板聚集(或氯吡格雷等);anti-anginal therapy 抗心绞痛治疗(硝酸酯类)。

B.beta-blocker 预防心律失常,减轻心脏负荷;blood pressure control 控制血压达标。

C.cholesterol lowing 控制血脂水平;cigarettes quiting 戒烟。

D.diet control 控制饮食;diabetes treatment 治疗糖尿病。

E.education 普及有关冠心病的教育,包括患者及其家属;exercise 鼓励有计划的适当的运动锻炼。

3. 三级预防　是针对 ACS 的危重患者的救治及康复,预防和延缓并发症的发生,降低病死率。包括尽快转送患者至"胸痛中心"的绿色通道,接受及时的规范治疗,急性期严密监测病情变化及并发症的发生,及时给予对症治疗,患者一旦病情平稳,尽早进行系统的心脏康复治疗。

（潘　涛）

第五节　高　血　压

高血压(hypertension)又称为原发性高血压,是指病因不清,与遗传关系密切,以体循环动脉压升高为主要临床表现的心血管综合征,占高血压的 95% 以上。高血压是指体循环动脉血压高于正常值,可伴有心、脑、肾和血管等靶器官损害的临床综合征,根据导致血压升高的病因不同,分为原发性高血压和继发性高血压两大类,其中绝大多数为原发性高血压,即高血压,继发性高血压亦称为症状性高血压,是指由某些确定的原发病引起的血压升高,高血压是该原发病的临床表现之一,约占高血压的 5%。

高血压的患病率因国家、种族、地域的不同各异。随年龄增长患病率升高,高纬度寒冷地区患病率高于低纬度温暖地区。2002 年一项对我国 30 个省市 27 万人的调查结果显示:18 岁以上人群高血压患病率为 18.8%,且呈明显上升的趋势。2010 年的调查结果显示,我国高血压患者总体的知晓率、治疗率和控制率依然很低。高血压是我国急性脑血管病、冠心病、慢性肾损伤的重要危险因素。

一、病因与发病机制

高血压的病因尚不十分清楚,目前认为与遗传因素、超重、高钠及低钾膳食、精神应激、吸烟、过度饮酒等有关。高血压是遗传易感性和环境因素相互作用,通过几个环节影响体循环血管阻力、心排血量、血容量而引起血压增高。

1. 病因

(1)遗传因素:高血压有明显的家族聚集性,可能与基因结构、生活习惯等有关。约 60%的高血压患者有高血压家族史。父母一方有高血压,其子女的患病率是无家族史人群的 1.5倍,父母同时有高血压,其子女的患病率是无家族史人群的 2~3 倍。

(2)环境因素:①超重:体重与血压呈正相关,超重是高血压的重要的危险因素;②高钠低钾饮食:高血压的患病率与人群的钠盐平均摄入量呈显著正相关;③精神应激:脑力劳动者高血压的患病率高于体力劳动者,长期从事精神高度紧张职业者高血压的患病率升高;④吸烟:烟草中的化学物质可使交感神经张力增加,增加氧化应激而使血压升高;⑤药物作用:血压升高与服用避孕药、麻黄碱、糖皮质激素等有关;⑥睡眠呼吸暂停低通气综合征:约半数睡眠呼吸暂停低通气综合征患者出现血压升高,且与程度有关。

2. 发病机制　血压水平主要取决于心输出量和体循环外周血管阻力,血压升高的病因通过增加循环血容量增加心排量、增加外周血管阻力的机制,导致血压升高。

(1)交感神经张力增加:长期处于应激状态,如精神紧张、焦虑等使大脑皮质下神经中枢功能失调,约 40% 高血压患者血儿茶酚胺等神经递质水平升高,导致交感神经系统活性增强,外周小动脉收缩使体循环阻力增加,最终导致持续性血压升高。

(2)肾素 - 血管紧张素 - 醛固酮系统(RAAS)激活:循环及组织中异常增高的血管紧张

素Ⅱ(AT-Ⅱ)与高血压的发生有重要关系。肝脏产生的血管紧张素原,在肾小球旁细胞分泌的肾素作用下生成血管紧张素Ⅰ(AT-Ⅰ),后者在肺血管内皮细胞产生的血管紧张素转换酶(ACE)作用下转变为血管紧张素Ⅱ(AT-Ⅱ),AT-Ⅱ导致血压升高的主要机制:①血管平滑肌收缩;②肾上腺皮质球状带分泌醛固酮增加,使水钠潴留;③血管平滑肌重塑;④增加交感神经活性。上述机制导致血管收缩、管壁僵硬、管腔狭窄、水钠潴留,最终血压升高。

(3)肾潴钠过多:肾脏是调节钠代谢的最主要器官。肾脏潴留钠过多是引起血压升高的原因之一。高血压分为盐敏感型和非盐敏感型,盐敏感型患者摄入相对高盐饮食后,其肾尿钠排泄量显著低于血压正常者,引起水钠潴留而致血压升高。我国60%的高血压为盐敏感型高血压。研究表明,个体中存在盐敏感基因是发生高血压的遗传基础。

(4)胰岛素抵抗:由于正常水平的胰岛素不能有效刺激靶细胞摄取与利用葡萄糖,使机体产生超常量的胰岛素来维持其正常生物效应,称为胰岛素抵抗。胰岛素抵抗造成继发性高胰岛素血症,从而导致血压升高的机制:①肾小管对钠的重吸收增加;②增加交感神经张力;③细胞内钠、钙浓度增加,刺激血管壁增生肥厚,使外周血管阻力增加。

(5)血管内皮细胞损伤:许多因素如血脂异常、血糖升高、吸烟等因素,导致血管内皮细胞受损,是高血压持续存在、靶器官损害的基础。

(6)血管重塑:高血压引起的血管重塑是维持和加剧高血压的病理基础。

二、病理

高血压的病理改变以动脉病变和左心室肥厚为主。动脉的病理学改变主要包括:①全身小动脉早期痉挛,继而血管壁玻璃样变,内膜纤维组织和弹力纤维增生,中层平滑肌增殖、管壁增厚,管腔狭窄;②长期高血压促进脂质在全身大、中动脉沉积,形成动脉粥样硬化病变,导致心、脑、肾等重要脏器受损。

1. 心脏　主要病理改变为左心室肥厚和冠状动脉粥样硬化。心肌细胞体积增大和间质增生,左心室体积和重量增加,左心室肥厚,随病情进展出现心力衰竭;血压增高使冠状动脉发生粥样硬化,引起冠心病(心绞痛、心肌梗死等)。

2. 脑　主要病理改变为脑动脉粥样硬化,使管腔狭窄、血栓形成甚至闭塞,导致脑梗死等;脑动脉在高压血流长期冲击下形成微小动脉瘤,发生破裂引起脑出血。

3. 肾脏　主要病理改变为肾小球入球小动脉发生玻璃样变性和纤维化,使血压进一步升高,亦可造成肾单位萎缩,最终导致肾衰竭。

三、临床表现

1. 症状　大多数患者起病隐匿,常见症状有头痛、头晕、视物不清、心悸、失眠、耳鸣、健忘或记忆力减退、注意力不集中等,症状与血压水平有一定的相关性,但个体差异大,约1/5患者无症状或症状不明显,在体检或因其他疾病就诊时发现血压升高,部分患者以心、脑、肾等靶器官受损或其他并发症为首发表现。

2. 体征　初期血压呈波动性增高,在情绪激动、精神紧张、焦虑及体力活动时血压暂时升高,休息或去除诱因可恢复正常。随病程进展,血压逐渐呈持续性升高,可出现主动脉S2亢进,主动脉收缩早期喀喇音。长期血压控制不达标,可出现左心室肥大征象。

四、并发症

1. 靶器官并发症

(1)心脏:出现左心室肥大称为高血压心脏病,晚期常发生心力衰竭。并发冠心病时可出现心绞痛、心肌梗死甚至猝死。

（2）脑：脑血管并发症是我国高血压最常见的并发症。早期可有短暂性脑缺血发作（TIA），长期血压增高可并发脑梗死、脑出血，短时间内血压显著升高可出现高血压脑病等。

（3）肾脏：肾脏受累时可有蛋白尿，晚期多并发慢性肾衰竭。

（4）血管：①视网膜动脉硬化：眼底改变与病情的严重程度和预后相关，根据检眼镜检查结果 Keith-Wagener 眼底分级法分为 4 级：Ⅰ级，视网膜小动脉轻度狭窄、硬化、痉挛和变细；Ⅱ级，小动脉中度硬化和狭窄，出现动脉交叉压迫征，视网膜静脉阻塞；Ⅲ级，动脉中度以上狭窄伴局部收缩，视网膜有棉絮状渗出、出血和水肿；Ⅳ级，视神经乳头水肿。②主动脉夹层。

2. 高血压急症　高血压急症是指高血压患者在某些诱因作用下血压突然和显著升高，常超过 180/120mmHg，同时伴有进行性心、脑、肾等重要靶器官功能不全的表现，包括高血压脑病、高血压危象、急性心力衰竭、急性冠状动脉综合征、主动脉夹层、子痫等。

（1）高血压脑病：以舒张压增高为主，舒张压常 >120mmHg。过高的血压导致脑组织灌注过多引起脑水肿，出现头痛、烦躁不安、恶心、呕吐、视物模糊、精神错乱，严重者可出现意识障碍甚至昏迷，或暂时性偏瘫、失语，局灶或全身性抽搐等。

（2）高血压危象：以收缩压急剧升高为主，血压可高达 200/110mmHg 以上，常因紧张、寒冷、突然停服降压药物等原因诱发，伴交感神经亢进的表现如心悸、汗出、烦躁等，常伴发急性脏器功能障碍如急性心力衰竭、心绞痛、脑出血、主动脉夹层动脉瘤破裂等。

3. 高血压亚急症　高血压亚急症是指血压显著升高但尚未出现严重临床症状及进行性靶器官损害，与高血压急症的主要区别是有无新近发生的急性进行性靶器官损害。

五、实验室及其他检查

1. 血压测量　血压测量是评估血压水平、诊断高血压和评估降压疗效的主要手段。目前主要有诊室血压、动态血压监测、家庭自测血压 3 种方法。

（1）诊室血压：医护人员在医疗场所检测的血压，是目前诊断高血压和分级的标准方法。

（2）动态血压监测：连续测量并记录 24 小时内各时间段血压的平均值和离散度，用于确诊高血压，排除白大衣高血压及评价降压药物疗效。

（3）家庭自测血压：患者或其家人采用在家中或其他环境中测量的血压，一般低于诊室血压值，诊断高血压的标准为 ≥135/85mmHg。目前认为家庭自测血压具有更好的心脑血管风险的预测价值。

2. 基本检查项目　实验室检查项目包括血钾、空腹血糖、血脂、尿酸、肌酐；全血细胞计数、血红蛋白和血细胞比容；尿液分析；器械检查项目为心电图。

3. 推荐检查项目　用于更准确地了解心肾等靶器官损伤的程度，评价靶器官功能，了解全身动脉硬化的程度。包括 24 小时动态血压监测、超声心动图、颈动脉超声、餐后 2 小时血糖、血同型半胱氨酸、尿蛋白 / 白蛋白定量、眼底、胸部 X 线检查、脉搏波传导速度、踝臂血压指数等。

4. 选择检查项目　对可疑继发性高血压者，应积极查找病因，根据需要选择以下检查：血浆肾素活性；血、尿醛固酮；血、尿儿茶酚胺。疑有颈动脉、外周动脉和主动脉病变者，应做血管超声检查或动脉造影；疑有肾脏或肾上腺疾病者，选择超声检查、CT 或 MRI。

六、诊断与鉴别诊断

1. 诊断标准和分类　根据中国高血压防治指南的规定，18 岁以上成年人高血压定义：

在未服抗高血压药物情况下,收缩压 ≥ 140mmHg 和 / 或舒张压 ≥ 90mmHg;既往有高血压史,目前正服用抗高血压药物,即使血压已低于 140/90mmHg,仍应诊断为高血压。血压水平分类见表 3-5-1。

表 3-5-1　血压水平分类和定义(《中国高血压防治指南 2018 年修订版》)

分类	收缩压(mmHg)		舒张压(mmHg)
正常血压	<120	和	<80
正常高值血压	120~139	和 / 或	80~89
高血压	≥140	和 / 或	≥90
1 级高血压(轻度)	140~159	和 / 或	90~99
2 级高血压(中度)	160~179	和 / 或	100~109
3 级高血压(重度)	≥180	和 / 或	≥110
单纯收缩期高血压	≥140	和	<90

注:当收缩压和舒张压分属于不同级别时,以较高的级别为准。

2. 特殊类型高血压

(1)老年高血压:指年龄 ≥ 60 岁的高血压患者,其特点是多数患者为单纯收缩期高血压,脉压增大,血压波动性明显,并发症及伴发病较多,治疗强调收缩压的达标。

(2)儿童青少年高血压:一般为轻、中度血压升高,多数无明显自觉症状,伴有超重的患者较多,进展为成人高血压时,多伴有左心室肥厚甚至高血压心脏病。

(3)顽固性高血压:指经三种以上的降压药物治疗,血压仍不能达标的患者。常见原因有:①假性难治性高血压,有显著的白大衣现象;②生活方式干预不足;③降压治疗方案不合理;④在用的其他药物对抗降压治疗效果;⑤钠盐摄入过多,容量超负荷;⑥存在胰岛素抵抗;⑦继发性高血压未予准确诊断。

3. 鉴别诊断　确诊高血压需首先排除继发性高血压、白大衣性高血压及药源性高血压等。

(1)肾实质性疾病:慢性肾小球肾炎、慢性肾盂肾炎、肾血管病变、多囊肾和糖尿病肾病等均是继发性高血压的病因。疾病早期有肾脏疾病相应的临床表现,高血压多出现在病程的中后期,但亦可以作为首诊症状就诊,此后高血压伴随整个疾病过程。肾穿刺病理检查有助于诊断慢性肾小球肾炎;多次尿细菌培养和静脉肾盂造影对诊断慢性肾盂肾炎有价值;肾动脉多普勒超声、肾动脉造影、数字减影血管造影术(DSA)等有助于肾血管病变的诊断;糖尿病病史等有利于糖尿病肾病的诊断。

(2)嗜铬细胞瘤:多因情绪改变如兴奋、恐惧等诱发,高血压多为阵发性,也可为持续性,伴头痛、心悸、恶心、多汗、四肢发凉和麻木感、视力减退、上腹或胸骨后疼痛等。血和尿儿茶酚胺及其代谢产物(3- 甲氧基 -4 羟基 - 苦杏仁酸)的测定、酚妥拉明试验、胰高糖素激发试验等药物试验有助于诊断。

(3)原发性醛固酮增多症:多表现为轻、中度高血压,伴有多尿,尤其是夜尿增多,口渴、发作性肌无力或瘫痪、肌痛或手足麻木感等,实验室检查可见尿比重下降、碱性尿和蛋白尿等,血和尿醛固酮升高有助于鉴别。

(4)其他:白大衣性高血压及药源性高血压等,通过动态血压监测及详细询问用药情况,鉴别不困难。

七、病情评估

制定高血压治疗方案时,要考虑血压水平、心血管疾病的危险因素、靶器官损害和相关的临床情况(表3-5-2),并判定预后。目前将高血压的心血管危险性分为低危、中危、高危和很高危4类(表3-5-3),在随后的10年中发生主要心血管事件的危险性分别为低于15%、15%~20%、20%~30%和高于30%。

表3-5-2 影响高血压预后的因素(《中国高血压防治指南(2018年修订版)》)

心血管危险因素	靶器官损害	伴临床疾患
• 高血压(1~3级) • 男性>55岁;女性>65岁 • 吸烟或被动吸烟 • 糖耐量受损(2小时血糖7.8~11.0mmol/L)和(或)空腹血糖异常(6.1~6.9mmol/L) • 血脂异常① • 早发心血管病家族史(一级亲属发病年龄<50岁) • 腹型肥胖(腰围男性≥90cm,女性≥85cm)或肥胖(BMI≥28kg/m²) • 高同型半胱氨酸血症(≥15μmol/L)	• 左心室肥厚(心电图:Sokolow-Lyon电压>3.8mV或Cornell乘积>244mV·ms;或超声心动图LVMI:男≥115g/m²·女≥95g/m²) • 颈动脉超声IMT≥0.9mm或动脉粥样斑块 • 颈-股动脉脉搏波速度≥12m/s • 踝/臂血压指数<0.9 • 估算的肾小球滤过率降或血清肌酐轻度升高② • 微量白蛋白尿③	• 脑血管疾病(脑出血,缺血性脑卒中,短暂性脑缺血发作) • 心脏疾病(心肌梗死史,心绞痛,冠状动脉血运重建,慢性心力衰竭,心房颤动) • 肾脏疾病④ • 外周血管疾病 • 视网膜病变(出血或渗出,视乳头水肿)

注:① 血脂异常:TC≥5.2mmol/L(200mg/dl)或LDL-C≥3.4mmol/L(130mg/dl)或HDL-C<1.0mmol/L(40mg/dl)。② 肾小球滤过率降低:eGFR 30~59ml·min⁻¹·1.73m⁻²;血清肌酐轻度升高:男性115~133μmol/L(1.3~1.5mg/dl),女性107~124μmol/L(1.2~1.4mg/dl)。③ 微量白蛋白尿:30~300mg/24小时或白蛋白/肌酐≥30mg/g(3.5mg/mmol)。④ 肾脏疾病:糖尿病肾病,肾功能受损[eGFR<30ml/(min·1.73m²)];血浆肌酐升高:男性≥133μmol/L(1.5mg/dl)、女性≥124μmol/L(1.4mg/dl);蛋白尿≥300mg/24小时。

表3-5-3 高血压心血管风险水平分层(《中国高血压防治指南2018年修订版》)

其他心血管危险因素和疾病史	血压(mmHg)			
	SBP 130~139 和/或 DBP 85~89	SBP 140~159 和/或 DBP 90~99	SBP 160~179 和/或 DBP 100~109	SBP≥180 和/或 DBP≥110
无		低危	中危	高危
1~2个其他危险因素	低危	中危	中/高危	很高危
≥3个其他危险因素,靶器官损害,或CKD 3期,无并发症的糖尿病	中/高危	高危	高危	很高危
临床并发症,或CKD≥4期,有并发症的糖尿病	高/很高危	很高危	很高危	很高危

注:CKD:慢性肾脏病

八、治疗

治疗目标:最大限度降低靶器官并发症的发生与死亡的危险;干预治疗心血管危险因素、靶器官损伤及各种并存的临床疾病。

1. 治疗策略

(1)首先对确诊的患者进行危险分层,根据危险分层结果选择适宜的治疗方案。

1)高危和很高危患者:一旦确诊,应立即开始生活方式干预和药物治疗。

2)中危患者:在生活方式干预的同时,继续监测血压和其他危险因素 1 个月,多次测量血压或进行动态血压监测,若收缩压<140mmHg 及舒张压<90mmHg,继续监测;收缩压≥140mmHg 或舒张压≥90mmHg,开始药物治疗。

3)低危患者:在生活方式干预的同时,继续监测血压和其他危险因素 3 个月,多次测量血压或动态血压监测,若收缩压<140mmHg 及舒张压<90mmHg,继续监测;收缩压≥140mmHg 或舒张压≥90mmHg,开始药物治疗。

(2)对于大多数高血压患者,应在数周到数月内将血压控制到目标水平。年轻患者、病史较短的患者可缩短达标时间;老年高血压患者或伴发病复杂、已有显著并发症的患者,可适当延长达标时间。

2. 血压控制目标

(1)一般高血压患者血压目标值为<140/90mmHg。

(2)伴糖尿病、肾脏疾病、心力衰竭、稳定的冠心病患者,血压目标值为<130/80mmHg。

(3)≥65 岁老年人,收缩压应<150mmHg,如不受舒张压下降限制并能耐受者,应进一步降低至<140mmHg。

3. 非药物治疗 非药物治疗适用于所有的高血压患者,治疗作用肯定。

(1)合理膳食:减少钠盐摄入,每日钠盐的摄入量应少于 6g;多食用富含钾、钙的水果和蔬菜;减少脂肪摄入等。

(2)戒烟限酒:严格戒烟;限制饮酒,包括限制饮酒的种类及饮用量,可适量饮用干红葡萄酒,并严格限制日用酒量。

(3)适量运动:通过适宜于个体的运动方式与运动量,控制 BMI 于达标范围,并预防超重,增加心脑等重要脏器对缺氧的耐受能力。

(4)心理平衡:减轻精神压力,缓解焦虑情绪,保持平和的心态等。

4. 药物治疗

(1)药物治疗基本原则:药物治疗采取个体化原则,综合评估患者的年龄、心血管危险因素、靶器官损害、伴发病及对降压药的治疗反应等,合理选择药物治疗方案。

1)小剂量开始:初始药物治疗,除非合并高血压急症,均应由低剂量开始,并根据患者对治疗的反应进一步调整剂量。

2)优先使用长效药:每天服药 1 次的长效降压药具有平稳降压、有效预防心脑血管并发症、依从性好的优势。

3)联合用药:单一药物常规剂量不能使血压达标时,应开始考虑 2 种及 2 种以上药物的联合用药。对于血压超过目标值 20/10mmHg 的患者,初始即应考虑联合用药。但应注意联合用药方案的合理性及药物剂量的选择。

4)个体化:根据患者个体患病情况,并考虑患者意愿、经济承受能力等选用药物。

(2)常用口服降压药:目前临床常用口服降压药有六大类,各类降压药有其不同的作用机制、最佳适用证(表 3-5-4)、常见副作用及禁忌证等。

1)利尿剂:主要通过利尿排钠、降低高循环血容量发挥降压作用,是轻、中度高血压的首选药,尤其适合老年高血压、单纯收缩期高血压或伴心力衰竭者。常用药物:氢氯噻嗪 12.5~25mg/ 次,或吲达帕胺 1.25~2.5mg/ 次,每日 1 次口服。也可用氨苯蝶啶或氯噻酮。噻嗪类利尿剂主要副作用是低血钾,长期较大剂量使用可影响糖、脂代谢。痛风及肾功能不全患者慎用或禁用。

表 3-5-4　常用降压药物的适应证(《中国高血压防治指南(2018 年修订版)》)

适应证	A(ACEI)	A(ARB)	B(β 受体阻滞剂)	C(CCB)	D(利尿剂)
左心室肥厚	+	+	±	+	±
稳定性冠心病	+[a]	+[a]	+	+	−
心肌梗死后	+	+	+	−[b]	+[c]
心力衰竭	+	+	+	−[e]	+
心房颤动预防	+	+			
脑血管病	+	+	±	+	+
颈动脉内中膜增厚	±	±	−	+	−
蛋白尿 / 微量白蛋白尿	+	+	−	−	−
肾功能不全	+	+	−	±	−[d]
老年	+	+	±	+	+
糖尿病	+	+	−	±	±
血脂异常	+	+	−	±	−

注:CCB:二氢吡啶类钙通道阻滞剂;ACEI:血管紧张素转换酶抑制剂;ARB:血管紧张素Ⅱ受体阻滞剂;+ 适用;± 可能适用;−证据不足或不适用;[a] 冠心病二级预防,[b] 对伴心肌梗死病史者可使用长效 CCB 控制血压,[c] 使用螺内酯,[d] eGFR<30ml/min 时应选用襻利尿剂,[e] 氨氯地平和非洛地平可用。

2)β 受体拮抗药:主要通过降低交感神经张力、降低心肌收缩力、减慢心率而发挥降压作用。适用于轻、中度高血压,尤其是静息时心率较快(>84 次 /min)的中青年高血压患者,或伴心绞痛或心肌梗死后、合并有室上性快速性心律失常者。常用选择性 β_1 受体拮抗药:美托洛尔 25~50mg/ 次,每日 2 次;比索洛尔 2.5~5mg/ 次,每日 1 次。心脏传导阻滞、支气管哮喘、慢性阻塞性肺疾病及周围血管病患者禁用或慎用。

3)血管紧张素转换酶抑制剂(ACEI):通过抑制 ACE,阻断 RAAS 发挥降压作用。适用于轻、中度或严重高血压,尤其是伴左心室肥厚、心力衰竭、糖尿病合并微量蛋白尿、肾脏损害伴蛋白尿者。常用药有:依那普利 5~10mg/ 次,每日 1~2 次;贝那普利 5~20mg/ 次或培哚普利 4~8mg/ 次,每日 1 次;卡托普利 12.5~50mg/ 次,每日 2~3 次。最常见副作用为持续性干咳,较少见的严重副作用有血管神经性水肿。长期应用可致血钾升高,肾动脉狭窄、高钾血症、妊娠妇女、肾衰竭(血清肌酐>265.2μmol/L)患者禁用。

4)血管紧张素Ⅱ受体拮抗剂(ARB):适应证、禁忌证与 ACEI 相同。主要用于不能耐受 ACEI 所致的干咳者。常用药:氯沙坦 50~100mg、厄贝沙坦 75~150mg、缬沙坦 80~160mg、替米沙坦 80mg 等,每日 1 次口服。

5)钙通道阻滞药(CCB):主要通过阻断血管平滑肌细胞上的钙离子通道,扩张血管而降低血压,分为二氢吡啶类和非二氢吡啶类,二氢吡啶类 CCB 适用于各型高血压,尤其适用于老年高血压、单纯收缩期高血压、伴稳定型心绞痛、冠状动脉或颈动脉粥样硬化及周围血管病的患者。常用药物:硝苯地平缓释片 30~40mg/ 次,每日 1 次;氨氯地平 2.5~10mg/ 次,每日 1 次;左旋氨氯地平 2.5~5mg/ 次,每日 1 次;非洛地平 2.5~5mg/ 次,每日 1~2 次。二氢吡啶类 CCB 的主要副作用是反射性心率增快、面红、头痛、下肢水肿等。

6)α_1 受体拮抗药:一般不作为高血压治疗的首选药,适用于伴高脂血症或前列腺肥大的患者,也可于难治性高血压患者的治疗。常用药有:哌唑嗪 0.5~3mg/ 次,每日 2~3 次;特拉唑嗪 1~5mg/ 次,每日 1 次。主要副作用为体位性低血压、眩晕、晕厥、心悸等,首剂减半或临睡前服用可减少副反应。

(3)联合用药:联合用药可减少单一药物剂量,提高患者的耐受性和依从性。目前临床主要推荐的优化联合治疗方案如下:

1)以利尿剂为基础的联合:① ARB+ 噻嗪类利尿剂;②ACEI+ 噻嗪类利尿剂;③二氢吡啶类 CCB+ 噻嗪类利尿剂。

2)以 CCB 为基础的联合:①二氢吡啶类 CCB+ARB;②二氢吡啶类 CCB+ACEI;③二氢吡啶类 CCB+β 受体拮抗药。

如两药合用仍不能有效降压,可考虑采用三种以上药物合用,三药联合的方案中二氢吡啶类 CCB+ACEI(或 ARB)+ 噻嗪类利尿剂最为常用。

5. 干预相关危险因素 降压治疗的同时应积极控制心血管相关危险因素,包括调脂、控制血糖、抗血小板、降低同型半胱氨酸等。

6. 高血压急症的治疗

(1)血压控制策略:控制性降压,初始阶段(数分钟 ~1 小时内),平均动脉压降低不超过治疗前的 25% 或保持血压在 160~170/100~110mmHg 水平;随后的 2~6 小时内,将血压降至安全水平即 160/100mmHg 以内;24~48 小时逐步降至正常。

(2)降压药物:静脉使用短效降压药物。常用硝普钠 50~100mg 加入 5% 葡萄糖溶液 250~500ml 中,以 0.25~10μg/(kg·min)的速度静脉滴注,连续使用不超过 48~72 小时,作为高血压急症的首选药物,急性肾功能不全者慎用;或硝酸甘油 5~10mg 加入 5% 葡萄糖溶液 500ml 中静脉滴注,以 5~100μg/min 的速度静脉滴注,根据血压调整速度,适用于合并冠心病、心肌缺血事件和心功能不全者。

暂时没有条件静脉用药时,可采用舌下含服降压药物。常用硝酸甘油片 0.5~1.0mg,极少数患者可出现血压过度下降;无禁忌证的情况下,可含服卡托普利片 12.5~25mg,或硝苯地平 10~20mg。

7. 高血压亚急症的治疗 选用不同降压机制的药物联合使用,24~48 小时将血压缓慢降至 160/100mmHg 以下。用药后观察 5~6 小时,血压达标后调整口服药物后续治疗,并建议患者按医嘱服药和测量血压。

九、高血压的预防

高血压的预防策略分为三级。

1. 一级预防 主要针对整体人群,特别是高血压高危人群(有明确家族史、肥胖、盐敏感者)开展健康教育,认识高血压的危害,采取健康的生活方式,防止高血压的发生。

2. 二级预防 在一级预防基础上,对已经患有高血压者,进行及时正确的指导,使高血压患者知晓维持药物治疗的必要性,强调高血压是一个"无声杀手",不可根据有无自觉症状决定是否药物治疗,应合理用药,定时测量血压,知晓降压治疗的最终目的与目标,预防靶器官损害。

3. 三级预防 在二级预防基础上,对合并严重并发症的患者实施有效救治,防治靶器官功能衰竭,并实施康复治疗,改善生活质量和延长寿命。

(潘 涛)

第六节　慢性心脏瓣膜病

心脏瓣膜病（valvular heart disease，VHD）指由各种病因导致瓣膜及瓣膜相关结构损害而引起单个或多个瓣膜发生急性或慢性狭窄和/或关闭不全，出现功能障碍，从而产生相应的血流动力学异常的一类心脏疾病。心脏瓣膜病依据病因性质及瓣膜损害出现的缓急，分为急性和慢性两大类，其中以慢性病因导致的慢性心脏瓣膜病多见，是我国常见的器质性心脏病之一，多见于20~40岁青壮年。近年来随着生活及居住条件的改善，因风湿热所致的风湿性心脏瓣膜病发病率明显下降，而随人口老龄化，瓣膜退行性病变有增加的趋势。心脏瓣膜中二尖瓣病变最常见，其次为主动脉瓣，三尖瓣和肺动脉瓣病变少见。出现两个或两个以上瓣膜发生病损，称为联合瓣膜病，较常见的联合瓣膜病为二尖瓣狭窄合并主动脉瓣关闭不全。慢性心脏瓣膜病为我国常见的心血管疾病的住院原因。

二尖瓣狭窄

二尖瓣狭窄（mitral stenosis，MS）是由于各种原因使二尖瓣结构发生不可逆转的异常，致使二尖瓣口不能正常开放而引起二尖瓣口阻塞的心脏瓣膜病，仍是目前常见的慢性心脏瓣膜病。二尖瓣狭窄最常见病因为风湿热，好发于青壮年女性，后期常合并二尖瓣关闭不全，主动脉瓣亦常受累。非风湿性病因有左房黏液瘤、先天性畸形或结缔组织病等。

一、病因

1. 风湿热　风湿热反复风湿活动，导致反复瓣膜炎症，最终致瓣膜结构异常，即风湿性心脏病。现发病率已有所下降，好发于20~40岁青壮年女性，约半数患者可无急性风湿热病史。

2. 退行性病变　老年人瓣膜退行性钙化为无风湿热病史的老年人二尖瓣狭窄的常见病因。

3. 其他　包括：①结缔组织病：系统性红斑狼疮等导致心内膜炎，可致二尖瓣病损，较罕见；②感染性心内膜炎：炎症可破坏瓣膜结构；③创伤：胸部穿通或钝挫伤可致瓣叶、瓣膜附属结构损伤；④先天性畸形：先天性二尖瓣畸形导致二尖瓣狭窄等。

二、病理

风湿性心内膜炎反复发作可致二尖瓣瓣叶间发生炎症、融合粘连、瓣叶与腱索增厚、钙化挛缩，瓣叶与腱索发生粘连，最终瓣膜僵硬、瓣口狭窄。依据病变特点分为隔膜型与漏斗型。①隔膜型：瓣膜病变轻，腱索病变不明显，不伴有瓣膜关闭不全；②漏斗型：瓣膜明显增厚、纤维化、钙化，腱索与乳头肌相互粘连挛缩，瓣叶活动受损，瓣膜呈漏斗型，瓣膜狭窄明显，多伴有关闭不全。

三、病理生理

正常二尖瓣口面积4~6cm^2，如瓣口面积减少1/2以上视为瓣膜狭窄。根据瓣膜口面积分为三级：①轻度狭窄：瓣膜口面积1.5~2cm^2；②中度狭窄：瓣膜口面积1~1.5cm^2；③重度狭窄：瓣膜口面积<1.0cm^2。一般中度以上狭窄显著影响血流动力学，出现相应的病理生理改变及临床表现。

1. 左心房功能代偿期　二尖瓣狭窄面积减少至 2.0cm² 致瓣口血流受阻,左房排血受阻,左心房压力升高,左心房代偿性肥厚扩张以增强收缩力,克服因瓣口狭窄所致的血流受阻,保证左心室充盈。该期患者多无明显自觉症状。

2. 左心房功能失代偿期　当瓣口面积小于 1.5cm²,左心房压进一步升高,肺静脉与肺毛细血管压升高,血管扩张、淤血,进而出现间质性肺水肿和肺小动脉血管壁增厚,引起肺顺应性降低,出现呼吸困难等左心衰竭的表现。

3. 右心衰竭期　由于长期肺动脉高压,右心室负荷增加,右心室代偿性肥厚与扩张,最终导致右心衰竭。

四、临床表现

1. 症状

(1)呼吸困难:为最常见的早期症状。呼吸困难发作常以运动、精神紧张、体力活动、感染、妊娠或并发心房颤动等为诱因,多先有劳力性呼吸困难,随瓣膜狭窄加重,出现静息时呼吸困难、端坐呼吸和阵发性夜间呼吸困难,甚至发生急性肺水肿。

(2)咯血:是二尖瓣狭窄患者常见的表现:①突然咯大量鲜血,常见于严重二尖瓣狭窄,可为首发症状。当肺静脉压突然升高时,黏膜下淤血、扩张而壁薄的支气管静脉破裂引起大咯血,咯血后肺静脉压减低,咯血可自止。随支气管静脉壁增厚,肺血管阻力增加及右心功能不全,咯血的发生率降低;②痰中带血,见于出现阵发性夜间呼吸困难的患者;③咳粉红色泡沫状痰,见于出现急性肺水肿时。

(3)咳嗽:较常见,可能与支气管黏膜水肿、肺淤血、心房增大压迫左主支气管有关。

(4)声音嘶哑、吞咽困难:为左心房肥大的压迫症状,较少见。

2. 体征

(1)视诊:重度二尖瓣狭窄常有"二尖瓣面容";心脏视诊可见心前区隆起;右心室扩大时可见心前区心尖抬举样搏动。

(2)触诊:心尖区可触及舒张期震颤。

(3)叩诊:心脏相对浊音界向左扩大,呈梨形心。

(4)听诊:心尖部 S1 亢进,可闻及开瓣音,如瓣叶钙化僵硬,则 S1 减弱,开瓣音消失;脉动脉高压时肺动脉瓣区 S2 亢进或伴分裂;心尖区可闻及舒张中晚期隆隆样杂音,局限不传导,是最重要的体征,具有诊断价值;当肺动脉扩张引起相对性肺动脉瓣关闭不全,可在胸骨左缘第二肋间闻及舒张早期吹风样杂音,称 Graham-Steel 杂音;右心室扩大时三尖瓣区可闻及全收缩期吹风样杂音。

五、并发症

1. 心房颤动　可为患者首次就诊的原因。无症状的患者一旦发生心房颤动,可突然出现显著的呼吸困难,甚至急性肺水肿。心房颤动亦是并发血栓栓塞的主要原因。

2. 急性肺水肿　为重度二尖瓣狭窄的严重并发症。患者突然出现重度呼吸困难和发绀,端坐呼吸,咳粉红色泡沫样痰,为常见的死亡原因。

3. 血栓栓塞　最常见于二尖瓣狭窄伴心房颤动的患者。左心房淤血、扩大形成附壁血栓,血栓脱落可引起动脉栓塞,其中脑栓塞最多见,其他可见于四肢、肠系膜、肾、脾动脉栓塞。

4. 右心衰竭　为晚期常见的并发症,常为病情加重的表现。

5. 感染性心内膜炎　单纯二尖瓣狭窄患者少见。

6. 肺部感染　肺淤血易并发肺部感染,肺部感染可诱发或加重心力衰竭。

六、实验室及其他检查

1. X线检查 胸部平片可见左心房增大,肺动脉干突出;右心室增大与左心房增大呈双房影;右心室增大、主动脉结缩小、肺淤血等征象。

2. 心电图 左心房肥大可见P波时限延长,呈双峰P;重度二尖瓣狭窄可有电轴右偏和右心室肥厚表现;并发心房颤动时出现心房颤动的心电图改变。

3. 超声心动图 心脏超声对诊断及评估心脏瓣膜病具有重要的临床价值。M型超声显示二尖瓣城墙样改变(EF斜率降低,A峰消失),后叶向前移动及瓣叶增厚;二维超声心动图可显示二尖瓣的形态、活动度、瓣口的狭窄程度及瓣叶的厚度,了解心腔大小及有否附壁血栓形成;多普勒超声心动图可见狭窄的二尖瓣口下有舒张期湍流频谱。静息多普勒超声检查结果与临床表现存在差异时,可行运动负荷超声心动图检查,评价跨二尖瓣压力阶差和肺动脉压的运动期变化,提供辅助诊断信息。

七、诊断和鉴别诊断

1. 诊断 心尖区闻及隆隆样舒张期杂音,同时X线或心电图有左心房肥大的证据,即可诊断二尖瓣狭窄,超声心动图检查可协助确诊。病因诊断依赖于病史资料及相关的实验室检查。

2. 鉴别诊断

(1)相对性二尖瓣狭窄:严重二尖瓣反流、大量左至右分流的先天性心脏病(如室间隔缺损、动脉导管未闭)和高动力循环(如甲状腺功能亢进症、贫血)时,经二尖瓣口的血流增加,心尖区可闻及短促的隆隆样舒张中期杂音。病史及心脏超声检查有助于鉴别。

(2)主动脉瓣关闭不全:由于从主动脉反流至左心室的血流冲击二尖瓣瓣叶,使其在舒张期不能顺利开放,心尖区可闻及舒张中晚期隆隆样杂音(Austin-Flint杂音),无开瓣音及S1亢进,不伴有心尖区舒张期震颤。心脏超声检查可鉴别。

(3)左房黏液瘤:瘤体阻塞二尖瓣口,产生随体位改变的舒张期杂音,常有发热、关节痛、贫血、血沉增快和体循环栓塞等。心脏超声示左心房内云雾状光点可鉴别。

八、病情评估

慢性心脏瓣膜病二尖瓣狭窄是常见的心脏结构异常性疾病,其病情严重程度与患病年限、患者年龄及并发症密切相关。一般通过心脏超声等影像检查手段,获得二尖瓣狭窄的病理特点和狭窄程度,结合临床表现判断瓣膜狭窄程度及临床分期,指导治疗方法的选择(表3-6-1、表3-6-2)。

表3-6-1 二尖瓣狭窄程度分级

分级	瓣膜口面积	瓣膜病理改变	临床表现
轻度	1.5~2cm^2	瓣膜病变轻,腱索病变不明显,不伴有瓣膜关闭不全	无明显临床症状,但可发现二尖瓣狭窄的相关体征
中度	1.0~1.5cm^2	瓣膜明显增厚、纤维化、钙化,腱索与乳头肌相互粘连挛缩,瓣叶活动受损,瓣膜呈漏斗型,瓣膜狭窄明显,多伴有关闭不全	反复出现左心房失代偿肺淤血的表现,可并发心房颤动等并发症
重度	<1.0cm^2	瓣膜增厚、纤维化、钙化严重,瓣膜狭窄严重,多伴有关闭不全及代偿性心脏结构异常	静息状态下仍有临床症状,体力活动显著受限,伴有多种并发症,反复发生右心衰竭等

表3-6-2 二尖瓣狭窄的临床分期

分期	瓣膜病理生理特点	临床表现
风险期	二尖瓣血流速度基本正常	无明显症状
进展期	二尖瓣血流速度增加,舒张期压力减半时间<150ms,伴有轻 - 中度左心房扩大,静息状态下肺动脉压力尚正常	无明显症状
无症状严重期	舒张期压力减半时间>150ms,心率在正常范围时二尖瓣平均压差>5~10mmHg,左心房扩大明显,肺动脉收缩压>30mmHg	可无明显症状,但体力活动耐量降低,出现劳力性呼吸困难
有症状严重期	舒张期压力减半时间 ≥ 220ms	有典型的症状,反复加重

九、治疗

1. **一般治疗** 避免剧烈运动,限制钠盐摄入,有风湿活动者抗风湿治疗并预防反复出现风湿活动。

2. **对症治疗**

(1)心房颤动:积极控制心室率,转复和保持窦性心律,预防血栓栓塞。

(2)急性肺水肿:临床处理与急性左心衰竭所致肺水肿相似,但应避免使用小动脉扩张药。正性肌力药物仅用于合并快速室率性心房颤动。

(3)右心衰竭:限制钠盐摄入,应用利尿剂等。

(4)预防栓塞:未接受手术治疗但存在持续性心房颤动的栓塞高危者,宜持续抗凝治疗;机械瓣置换者宜长期口服华法林抗凝,维持 INR 在 2.0~3.0。

3. **经皮球囊二尖瓣成形术** 为单纯二尖瓣狭窄的首选治疗方法。中度风湿性二尖瓣狭窄未合并关闭不全、无血栓形成、无风湿活动者,均应考虑。

4. **外科手术**

(1)二尖瓣分离术:适于瓣膜无明显钙化、瓣叶柔软、单纯狭窄、无风湿活动者。

(2)瓣膜置换术:适应证:①严重瓣叶和瓣下结构钙化、畸形,不宜做分离术者;②二尖瓣狭窄合并明显二尖瓣关闭不全者。人工瓣膜置换术手术死亡率和术后并发症均高于分离术,但术后存活者心功能恢复良好。

二尖瓣关闭不全

二尖瓣关闭不全(Mitral insufficiency or Mitral regurgitation,MI 或 MR)是由于二尖瓣结构中任何部分的异常或功能障碍,致使二尖瓣口不能完全关闭,收缩期左心室血液反流入左心房的心脏瓣膜病。二尖瓣的关闭异常与二尖瓣结构(包括瓣叶、瓣环、腱索、乳头肌)异常有关,左心室的结构和功能异常亦影响二尖瓣关闭。二尖瓣关闭不全的主要病因为风湿热、二尖瓣腱索断裂、感染性心内膜炎、二尖瓣黏液样变性及冠心病等。

一、病因

1. **风湿热** 风湿热反复风湿活动,导致反复瓣膜炎症,最终致瓣膜结构异常,即风湿性心脏病。约半数患者可无急性风湿热病史。

2. **退行性病变** 老年人瓣膜退行性钙化导致二尖瓣病变,为老年人慢性二尖瓣关闭不全的常见病因。

3. **其他** 系统性红斑狼疮等导致心内膜炎,可致二尖瓣病损,较罕见;感染性心内膜炎炎症可破坏瓣膜结构；胸部穿通或钝挫伤可致瓣叶、瓣膜附属结构损伤；先天性二尖瓣脱垂、先天性心脏病可致二尖瓣关闭不全等。

二、病理

病因不同则病理改变不同。风湿热可致二尖瓣纤维化、增厚、僵硬和缩短，或伴有腱索和乳头肌纤维化与粘连；冠心病可致左心室乳头肌或乳头肌附着的左心室壁缺血、坏死或纤维化，引起乳头肌功能失常；二尖瓣脱垂是重度二尖瓣关闭不全的常见原因；黏液样变性使瓣叶冗长、松弛致二尖瓣关闭不全。

三、病理生理

二尖瓣关闭不全时，左心室部分血液反流入左心房，使左心房代偿性扩张及肥厚，持续而严重的容量负荷增加致使左心房压升高、肺静脉淤血，晚期致肺动脉压升高；持续肺动脉压升高最终导致右心室肥厚和右心衰竭；另一方面左心房容量负荷增加导致舒张期左心室充盈量增多、左心室代偿性肥大，代偿期左心室排血无减少。当二尖瓣关闭不全进行性加重时，左心室舒张末期容量进行性增加，出现左心衰竭，进一步加重肺淤血。

四、临床表现

1. 症状 不同病因所致的二尖瓣关闭不全的临床表现有所差别。二尖瓣脱垂所致的二尖瓣关闭不全一般较轻，多无症状，或仅有胸痛、心悸、乏力、头晕，体位性晕厥和焦虑等，严重者晚期出现左心衰竭；风湿性心脏病导致的二尖瓣关闭不全无症状期常超过20年，一旦出现症状，多已有不可逆的心功能损害，表现为疲乏无力、呼吸困难等左心衰竭症状，且病情进行性恶化。

2. 体征

(1)视诊：发生右心衰竭时可见颈静脉怒张、肝颈静脉回流征(+)、下肢水肿等。心尖搏动呈高动力型，并向左下移位。

(2)触诊：可触及抬举样心尖搏动。

(3)叩诊：心界向左下扩大。

(4)听诊：风心病所致者S1减弱，二尖瓣脱垂和冠心病所致者多S1正常、S2分裂增宽。不同病因的二尖瓣关闭不全心脏杂音的性质不同：风心病者心尖区可闻及3/6级粗糙的全收缩期吹风样杂音，向左腋下和左肩胛下区传导，吸气时减弱，呼气时稍增强，可伴震颤；二尖瓣脱垂者随收缩中期喀喇音之后出现收缩晚期杂音；冠心病乳头肌功能失调者可有全收缩期杂音；腱索断裂时杂音似海鸥鸣或乐音性。严重反流时心尖区可闻及紧随S3后的短促的舒张期隆隆样杂音。

五、并发症

1. 心房颤动 见于3/4的慢性重度二尖瓣关闭不全患者。
2. 感染性心内膜炎 较二尖瓣狭窄常见，多发生于轻、中度二尖瓣关闭不全。
3. 动脉血栓栓塞 见于左心房扩大伴有慢性心房颤动的患者，较二尖瓣狭窄少见。
4. 心力衰竭 多于晚期发生，可出现左心衰竭、右心衰竭。

六、实验室及其他检查

1. X线检查 出现左心房、左心室增大征象；左心室衰竭时可见肺淤血和间质性肺水肿;二尖瓣环钙化为致密而粗的 C 形阴影,左侧位或右前斜位可见。

2. 心电图　左心房增大;部分有左心室肥厚和非特异性 ST-T 改变;少数有右心室肥厚征;心律失常以心房颤动常见。

3. 超声心动图　心脏 M 型超声显示左心房前后径增大。二维超声心动图显示瓣叶和瓣下结构增厚、融合、缩短和钙化,瓣叶冗长脱垂,瓣环扩大或钙化,左室扩大和室壁矛盾运动等,有助于明确病因诊断。彩色多普勒血流显像诊断二尖瓣关闭不全的敏感性达 100%,并可对二尖瓣反流进行半定量及定量诊断。

七、诊断和鉴别诊断

1. 诊断　根据心尖区典型的杂音伴左心房、左心室增大,即可诊断二尖瓣关闭不全,确诊有赖于超声心动图或彩色多普勒检查。

2. 鉴别诊断

(1)三尖瓣关闭不全:为全收缩期杂音,在胸骨左缘第 4、5 肋间最清楚,右心室显著扩大时可传导至心尖区,但不向左腋下传导。超声心动图可资鉴别。

(2)室间隔缺损:多幼年发病,为全收缩期杂音,在胸骨左缘第 3、4 肋间最清楚,不向腋下传导,常伴胸骨旁收缩期震颤。超声心动图可见室间隔跨隔血流。

(3)主动脉瓣狭窄及肺动脉瓣狭窄:分别于胸骨右缘第 2 肋间及胸骨左缘第 2 肋间闻及收缩期喷射性杂音。超声心动图可协助鉴别。

(4)肥厚梗阻型心肌病:于胸骨右缘第 3、4 肋间闻及收缩期喷射性杂音,杂音始于收缩中期,止于第二心音前。超声心动图可协助鉴别。

八、病情评估

二尖瓣关闭不全的病情轻重取决于心脏超声下中心反流面积的大小及瓣膜反流口的直径以及反流量(表 3-6-3)。

表 3-6-3　二尖瓣关闭不全的定量评估

瓣膜关闭不全程度	射流面积(cm^2)	每搏反流量(ml)	反流分数(%)
轻度	<4	<30	<30
中度	4~8	30~59	30~49
重度	>8	>60	>50

九、治疗

1. 内科治疗　无症状、心功能正常的患者无需特殊治疗,定期随访;有症状的患者以内科以对症治疗为主,并积极治疗各种并发症。

2. 外科治疗

(1)瓣膜修补术:适于瓣环扩张或瓣膜病变较轻、活动度好、以关闭不全为主者,LVEF ≤ 20% 为禁忌证。

(2)人工瓣膜置换术:瓣叶钙化,瓣下结构病变严重,感染性心内膜炎或合并二尖瓣狭窄者,应进行人工瓣置换术。严重左心室功能不全(LVEF ≤ 35%)或左心室重度扩张(左心室舒张末内径 LVEDD ≥ 80mm,左心室舒张末容量指数 LVEDVI ≥ 300ml/m²)不宜行换瓣术治疗。

笔记栏

主动脉瓣狭窄

主动脉瓣狭窄(aortic stenosis, AS)是指由于各种原因导致左心室流出道(瓣膜、瓣上或瓣下狭窄)发生阻塞,左心室血液排出受阻,使排血量降低,左心室发生代偿性肥大终致左心衰竭的心脏瓣膜病。主要病因有风湿热、瓣膜先天性畸形及瓣膜退行性钙化等。主动脉瓣狭窄约占慢性心脏瓣膜病的1/4,男性多见,单纯主动脉瓣狭窄少见,多伴有主动脉瓣关闭不全或二尖瓣病变。

一、病因

1. 退行性病变　老年人瓣膜退行性钙化导致主动脉瓣病变,为老年人慢性主动脉瓣狭窄最主要的病因。

2. 风湿热　风湿热反复风湿活动,导致反复瓣膜炎症,最终致瓣膜结构异常。风湿热导致的主动脉瓣病变常合并有二尖瓣病变。

3. 其他　先天性主动脉瓣单瓣叶、二瓣叶或三瓣叶畸形等导致不同程度的主动脉瓣狭窄,多自幼起病。

二、病理

主要病变为瓣叶增厚、交界处粘连,有瓣叶缩短时常伴有关闭不全。

三、病理生理

成人主动脉瓣口面积 $3.0 \sim 4.0 cm^2$。当瓣口面积减少 $\leqslant 1.0 cm^2$ 时,左心室收缩压明显升高,跨瓣压差显著增大,代偿性左心室肥厚,继之左心室扩张、顺应性减低,失代偿发生左心衰竭,心排血量进一步减少。由于心排血量减少及左心室肥厚导致心肌耗氧量增加,活动后出现心肌缺血、心绞痛发作及各种心律失常,甚至发生心脏性猝死。

四、临床表现

1. 症状　症状出现较晚,呼吸困难、心绞痛和晕厥为典型主动脉瓣狭窄常见的“三联征”。

(1)呼吸困难:劳力性呼吸困难为常见的首发症状,见于90%有症状的患者。病情进展发生阵发性夜间呼吸困难、端坐呼吸和急性肺水肿。

(2)心绞痛:半数以上的患者有心绞痛发作。常由体力活动诱发,休息后缓解。主要由心肌缺血所致,极少数由瓣膜的钙质栓塞冠状动脉引起,部分患者同时患有冠心病,可进一步加重心肌缺血。

(3)晕厥:见于1/3有症状的患者。多发生于直立、运动中或运动后即刻,少数在休息时发生,因体循环动脉压下降,脑循环灌注压降低导致脑缺血引起。

2. 体征

(1)视诊:心尖搏动增强、弥散。

(2)触诊:左心室肥厚明显者心尖搏动向左下移位,可触及抬举样心尖搏动;严重狭窄者,同时触诊心尖部和颈动脉可发现颈动脉搏动明显延迟;胸骨右缘第二肋间可触及收缩期震颤。

(3)叩诊:心浊音界向左下扩大。

(4)听诊:S1 正常,A2 减弱、消失或逆分裂,主动脉瓣区可闻及(4~5)/6 级喷射性收缩期杂音,呈粗糙、吹风样、递增 - 递减型,向颈部或胸骨左下缘传导。钙化性主动脉瓣狭窄者,杂音多在心底部,高调粗糙,呈乐音性,向心尖区传导。发生左心室衰竭或心排出量减少时,杂音消失或减弱；部分患者可闻及收缩期喷射音。晚期收缩压和脉压均下降。

五、并发症

1. **心律失常** 可出现心房颤动，并使病情迅速恶化出现低血压、晕厥或急性肺水肿；主动脉瓣钙化累及传导系统可致房室传导阻滞；左心室肥厚、心内膜下心肌缺血或冠状动脉栓塞可致室性心律失常等。

2. **心力衰竭** 常见并发症，一旦发生心力衰竭，病情进行性恶化，并缩短自然病程。

3. **感染性心内膜炎** 较少见，多发生于较年轻的轻、中度狭窄患者。

4. **心脏性猝死** 多发生于有症状的患者。

5. **其他** 少数患者有胃肠道症状，可合并胃肠道出血，多见于老年人。

六、实验室及其他检查

1. **X线检查** 心影正常或左心室轻度增大，左心房可轻度增大，升主动脉根部常见狭窄后扩张，可见主动脉瓣钙化，晚期有肺淤血征象。

2. **心电图** 左心室肥厚伴继发性ST-T改变和左心房扩大；可有房室传导阻滞、室内阻滞、心房颤动或室性心律失常等。

3. **超声心动图** 二维超声可探测主动脉瓣增厚，开放速度减慢及幅度缩小，左心室室壁增厚；多普勒超声显示主动脉瓣收缩期湍流频谱。

4. **心导管检查** 多用于超声心动图不能确诊或需进行人工瓣膜置换术的患者。可测定左心室-主动脉间压力阶差增加，根据所得压差可计算出瓣口面积。左心室造影可显示主动脉瓣口狭窄程度。

七、诊断和鉴别诊断

1. **诊断** 依据典型体征、X线胸片、超声心动图即可明确诊断，确诊依赖于心脏超声检查。

2. **鉴别诊断** 应与肥厚性梗阻型心肌病、先天性主动脉瓣上狭窄鉴别。并应注意与二尖瓣关闭不全、三尖瓣关闭不全、室间隔缺损的收缩期杂音进行鉴别。心脏超声检查有助于鉴别诊断。

八、病情评估

主动脉瓣狭窄的病情轻重取决于心脏二维超声检查主动脉瓣叶增厚、钙化程度，瓣叶收缩期开放幅度及速度。彩色多普勒检查瓣膜口下方射流速度，最大跨瓣压力阶差及瓣膜口面积等（表3-6-4）。

表3-6-4 主动脉瓣狭窄程度的定量评估

瓣膜狭窄程度	射流速度（m/s）	平均压力阶差（mmHg）	瓣口面积（cm^2）
轻度	<3	<25	>1.5
中度	3~4	25~40	1.0~1.5
重度	>4	>40	<1.0

九、治疗

1. **内科治疗** 轻度狭窄者不影响日常生活，中度狭窄者应避免重度体力活动及剧烈的体育活动。并发心房颤动时,轻、中度主动脉瓣狭窄宜尽快转复为窦性心律,重度主动脉瓣狭窄者需急诊转复为窦性心律。发生心力衰竭时,应限制钠盐摄入,可用洋地黄类强心苷治疗,慎用利尿剂。需要应用血管扩张剂时,应避免使用小动脉扩张药。不宜应用 ACEI 及 β 受体拮抗药。

2. 外科治疗

(1)人工瓣膜置换术:为治疗主动脉瓣狭窄的主要方法。重度狭窄伴发心绞痛、晕厥或心力衰竭为主要指征。

(2)直视下主动脉瓣分离术:主要适用于儿童、青少年的非钙化性先天性主动脉瓣严重狭窄的治疗。

(3)经皮球囊主动脉瓣成形术:适合于非心脏急诊手术者及高龄患者伴有心力衰竭等手术禁忌证者。适应证:①因严重狭窄发生心源性休克者;②严重狭窄但需要非心脏急诊手术者;③严重狭窄的妊娠妇女;④严重狭窄但拒绝手术者。

(4)经皮主动脉瓣置换术:手术风险高且成功率较低,目前尚不作为常规治疗方法。

主动脉瓣关闭不全

主动脉瓣关闭不全(aortic incompetence,AI)由各种原因导致主动脉瓣及/或主动脉根部血管壁病变,出现关闭不全的心脏瓣膜病。单纯主动脉瓣关闭不全男性较多见,多为非风湿性;合并二尖瓣疾病者女性多见,多为风湿性。风湿性主动脉瓣关闭不全多与狭窄并存。

一、病因

1. 风湿热　风湿热反复风湿活动,导致反复瓣膜炎症,最终致瓣膜结构异常,即风湿性心脏病。大多数主动脉瓣关闭不全的病因是风湿热。

2. 先天性畸形　二叶式主动脉瓣、主动脉瓣穿孔、室间隔缺损伴主动脉瓣脱垂等。

3. 退行性病变　老年人瓣膜退行性钙化导致主动脉瓣病变,多数表现为主动脉瓣狭窄伴有主动脉瓣关闭不全。

4. 其他　感染性心内膜炎、主动脉瓣黏液样变性、强直性脊柱炎、梅毒性主动脉炎、Marfan 综合征等。

二、病理

主要病理改变有主动脉瓣增厚、缩短、僵硬,瓣膜游离缘赘生物形成,瓣膜根部、交接部粘连等。

三、病理生理

主动脉瓣关闭不全时,主动脉内血液反流入左心室,左心室同时接受左心房和主动脉反流的血液,致左心室充盈显著增加,左心室对慢性舒张末期容量增加发生代偿,左心室扩张、室壁应力维持正常,当晚期发生失代偿,心室收缩功能降低,出现左心衰竭。

四、临床表现

1. 症状　轻、中度主动脉瓣反流的患者常无心脏相关症状,严重反流时出现明显的主动脉瓣关闭不全及周围血管征的表现,患者常有头部搏动感、心悸及心前区不适。约 20% 患者可有心绞痛发作,多发生在夜间,一般治疗不易控制。晚期发生左心衰竭,出现不同程度的呼吸困难等肺水肿的表现,终末期可出现右心衰竭。

2. 体征

(1)心脏体征

1)视诊:心尖搏动呈高动力性,范围扩大并向左下移位。

2)触诊:心尖搏动呈抬举样,范围扩大并向左下移位。

3)叩诊:心浊音界向左下扩大,呈靴形心。

4)听诊:S1 减弱,A2 减弱或消失;胸骨左缘 2~3 肋间及主动脉瓣区闻及与 S2 同时开始的高调、递减型舒张早期叹气样杂音,向主动脉瓣区及心尖部传导,坐位前倾及深呼气时明显;严重主动脉瓣关闭不全时,因主动脉反流致相对性二尖瓣狭窄,可在心尖部闻及舒张中晚期隆隆样杂音,称为 Austin-Flint 杂音。

(2)周围血管征:收缩压增高,舒张压减低,脉压增大。随心脏搏动的点头征,颈动脉和桡动脉可触及水冲脉,毛细血管搏动征(+),股动脉可闻及枪击音及双期血管杂音(Duroziez 征)。

五、并发症

1. 感染性心内膜炎　较其他心脏瓣膜病常见。

2. 心力衰竭　以反复发生左心衰竭为主,终末期可伴有右心衰竭。

3. 心律失常　以室性心律失常多见。

六、辅助检查

1. 胸部 X 线　左心室增大,心影呈靴形,主动脉弓凸出,有明显搏动。

2. 心电图　电轴左偏,左心室肥大及劳损。

3. 超声心动图　心脏 M 型超声可见舒张期二尖瓣前叶或室间隔纤细扑动,主动脉瓣开放与关闭速度增快,关闭不能合拢。左心室及流出道增宽,主动脉内径增大。二维超声示主动脉根部内径增宽,主动脉瓣瓣叶增厚,回声增强,瓣叶缩短,伴左心室增大。彩色多普勒超声见主动脉瓣下舒张期湍流频谱,为确定主动脉瓣反流最敏感的检查。

七、诊断与鉴别诊断

1. 诊断　根据病史、典型的心脏杂音及周围血管征(+)等体征,结合 X 线胸片与心脏超声检查,可做出诊断。

2. 鉴别诊断　主要与继发于肺动脉高压与肺动脉扩张的相对性肺动脉瓣关闭不全,于胸骨左缘第二肋间可闻及的舒张早期吹风样杂音(Graham-Steel 杂音)进行鉴别,该杂音于吸气时明显,常伴有肺动脉高压体征,不伴有周围血管征。超声心动图可资鉴别。

八、病情评估

主动脉瓣关闭不全的病情轻重取决于心脏超声射流速度及瓣膜反流量(表 3-6-5)。

表 3-6-5　主动脉瓣关闭不全的程度评估

反流程度	射流宽度	每搏反流量(ml)	反流分数(%)
轻度	<左心室流出道的 25%	<30	<30
中度	左心室流出道的 25%~65%	30~59	30~49
重度	>左心室流出道的 65%	>60	>50

九、治疗

1. 内科治疗 主要为对症治疗,包括纠正心力衰竭、控制心律失常等。对于轻、中度主动脉瓣反流者,宜限制体力活动、定期随访;伴有心绞痛的患者可使用硝酸酯制剂;舒张压>90mmHg 使用降压药,避免使用负性肌力药物。心力衰竭的治疗以应用强心苷、利尿剂及血管扩张剂、血管紧张素转换酶抑制剂为主。

2. 外科治疗 人工瓣膜置换术为治疗该病的主要方法。适应证:①有症状伴左心室功能不全者;②无症状伴左心室功能不全者;③有症状而左心室功能正常者,先试用内科治疗,若无改善不宜拖延手术时间。禁忌证:LVEF ≤ 20%、LVEDD ≥ 80mm 或 LVEDVI ≥ 300ml/m²。部分病例如创伤、感染性心内膜炎所致的瓣叶穿孔,可行瓣叶修复术。主动脉根部扩大如马方综合征者宜行主动脉根部带瓣人工血管移植术。

———————————————————————————————————————●(潘 涛)

案例分析

  患者男性,57 岁。因晚餐饱食后出现胸骨后疼痛,伴恶心、呕吐 2 小时就诊。患者于 2 小时前进食晚餐后突然感到胸骨后疼痛,有明显的压迫感及濒死感,卧床休息并含服速效救心丸无明显缓解,胸痛出现后伴有出汗、恶心,呕吐 2 次为胃内容物,无腹痛及腹泻。既往有高血压病史 20 余年,按医嘱服药。无药物过敏史,吸烟 20 余年,每日 20 支左右。查体:T 36.9℃,P 102 次 /min,R 21 次 /min,BP 106/64mmHg,表情痛苦,自主体位,未见皮疹和发绀,浅表淋巴结未触及。巩膜无黄染,颈静脉无充盈,双肺未查见明显异常,心界不大,心率 106 次 /min,可闻及期前收缩 5~6 次 /min,心尖部闻及 S4,未闻及心脏杂音。腹平软,全腹无明显触痛,肝脾肋下未触及,肠鸣音 6 次 /min,双下肢无水肿。入院急查心电图示:V$_{1~4}$ 导联 ST 段明显抬高,V$_{1~2}$ 导联 QRS 波群呈 Qr 型,T 波倒置,频发室性期前收缩。急查血 cTnT 0.79μg/L(正常 <0.1μg/L),CK-MB 11.2μg/L(<0.38μg/L)。请分析其入院诊断及诊断依据。

  入院诊断:急性冠脉综合征,急性 ST 段抬高型心肌梗死。

  诊断依据:①患者中老年男性,长期吸烟,既往有高血压病史 20 余年。②胸痛诱因为饱餐,疼痛位置于胸骨后,疼痛的性质为压迫感及濒死感,来诊时疼痛持续时间为 2 小时,卧床休息及含服速效救心丸无明显缓解,伴随汗出,恶心,呕吐,呕吐物为胃内物。依据患者临床症状,依据查体结果和实验室检查结果,故诊断。

第七节 心肌疾病

  心肌疾病是一组除心血管疾病继发的心肌病变(如冠心病、高血压心脏病、心脏瓣膜病、慢性肺心病、先天性心脏病等)以外的心肌自身结构和功能异常的疾病。

  心肌疾病的分类如下:

  1. 遗传性心肌病肥厚型心肌病、右室发育不良心肌病、长 QT 综合征、Brugada 综合征、先天性传导阻滞等。

  2. 混合性心肌病扩张型心肌病、限制型心肌病等。

3. 获得性心肌病感染性心肌病、围生期心肌病等。

本节主要介绍病毒性心肌炎、扩张型心肌病和肥厚型心肌病。

病毒性心肌炎

病毒性心肌炎（viral myocarditis）是由病毒感染引起的局限性或弥漫性心肌炎症，以心肌非特异性炎症为主要病理改变。大多数病例为散发，可有小范围流行，约占心肌炎的一半。本病可见于各年龄组，以年龄<40岁人群多见，男性略多于女性，多数患者有前驱病毒感染史。病程多呈自限性，部分患者可进展为扩张型心肌病。

一、病因与发病机制

1. 病因　几乎所有的感染人类的病毒均可累及心脏。主要以肠道病毒如柯萨奇B组病毒、埃可（ECHO）病毒、脊髓灰质炎病毒常见，其中柯萨奇B组病毒最多见，占30%~50%。此外还有腺病毒、巨细胞病毒、流感与副流感病毒、流行性腮腺炎病毒、风疹病毒、肝炎病毒、HIV等。发病的常见诱因有感染、营养不良、缺氧、过劳及妊娠等。

2. 发病机制　目前尚未完全明确，可能与病毒的直接损伤以及随后发生的免疫损伤有关。

（1）病毒的直接损伤：病毒感染机体后，引起病毒血症，急性期大量病毒在心肌细胞内复制，感染后6~7天达高峰，引起心肌细胞的损伤、凋亡、坏死。起病9天内可从心肌中分离出相应病毒，电镜检查可发现病毒颗粒，应用聚合酶链反应（PCR）技术可检测到基因片段或核糖核酸（RNA）。

（2）病毒介导的免疫损伤：人体感染病毒后刺激B细胞产生中和抗体；病毒在心肌细胞复制时，诱导大量的巨噬细胞、自然杀伤（NK）细胞等浸润心肌，并直接杀伤有病毒复制的心肌细胞；免疫细胞产生细胞因子引起心肌炎症反应。这些免疫机制可以导致心肌的免疫性损伤。

二、病理

典型改变是心肌间质水肿、充血、炎症细胞浸润。急性期主要为心肌的实质性病变，包括心肌细胞的变性、坏死、溶解；慢性期可见心肌纤维化与心脏扩大。

三、临床表现

取决于受累心肌的范围与部位，轻者可无症状，重者出现猝死。

1. 症状　约半数患者发病前1~3周有前驱感染，如发热、咽痛、腹泻等症状；继而出现心悸、胸闷或胸部隐痛、乏力等；少数重症患者可出现阿-斯综合征、急性心力衰竭、心源性休克等，危及生命。

2. 体征　与发热程度不平行的心动过速，各种心律失常尤其是期前收缩（早搏）或心动过缓等；心尖区S1减弱，可有S3，心尖区收缩期或舒张期杂音；伴发心包炎时可有心包摩擦音。重症患者出现急性心力衰竭的体征如肺部啰音、室性或房性奔马律、交替脉、颈静脉怒张、肝大等，易合并心源性休克而出现意识模糊甚至晕厥，出现脉搏细速、血压下降、皮肤湿冷、大汗淋漓等表现。

四、辅助检查

1. 血液一般检查　白细胞总数增高、血沉增快、C反应蛋白升高等。

2. 心肌损伤标志物　肌酸激酶及其同工酶(CK-MB)、血清肌钙蛋白升高。

3. 病毒相关检查急性期和恢复期测定血清病毒中和抗体效价 4 倍或 4 倍以上的升高；血清中特异性 IgM 呈 1∶320 以上阳性。急性期从患者咽部、血液、心包、心肌中可分离出病毒。

4. 心电图　心律失常多见，室性期前收缩占 70%，其次为房室传导阻滞；约 1/3 患者出现 ST 段降低、T 波低平或倒置；合并心包炎时有 ST 段抬高、低电压；心肌损伤严重时可出现病理性 Q 波。

5. 超声心动图　出现左室收缩与舒张功能异常，心脏扩大，心包积液暗区等。

6. X 线检查　心肌局灶性受累时心影正常；弥漫性心肌炎或并发心包炎者心影扩大，搏动减弱。严重者可出现肺淤血或肺水肿等左心衰竭的征象。

五、诊断与鉴别诊断

(一) 诊断

急性病毒性心肌炎的诊断依赖于临床表现，结合心电图异常改变、血心肌损伤标志物的升高基本可做出诊断。心内膜、心肌、心包穿刺液中检测出病毒、病毒基因片段或病毒蛋白抗原，或血清中病毒抗体增高，具有重要的诊断价值。有阿 - 斯综合征、心衰伴或不伴心肌梗死样心电图改变、心源性休克、急性肾衰等一项或多项表现，可诊断为重症病毒性心肌炎。

(二) 鉴别诊断

1. 风湿性心脏病　有链球菌感染史，有发热、多发性游走性大关节炎、环形红斑及皮下结节等风湿活动表现，瓣膜发生病变时出现二尖瓣区收缩期和 / 或舒张期杂音。实验室检查血 ASO 阳性，咽拭子培养有链球菌感染的证据等，有助于鉴别。

2. β 受体功能亢进综合征　年轻女性多见，主诉多而易变，客观体征少，常有一定精神因素，无心脏扩大的证据；心电图以窦性心动过速或 Ⅱ、Ⅲ、aVF 导联 ST-T 变化为主。

六、病情评估

(一) 临床分型

1. 亚临床型　患者多无明显症状，心电图示 ST-T 改变，期前收缩等。数周后心电图可恢复正常。

2. 轻症自限型　病毒感染数周后，患者出现心悸、胸闷等症状，无心脏结构改变及心力衰竭症状。心电图示 ST-T 改变、期前收缩等，心肌酶及肌钙蛋白可高于正常，经治疗可逐渐恢复。

3. 隐匿进展型　病毒感染后临床表现为一过性心肌炎症状，随着病程延展可表现为扩张型心肌病。

4. 急性重症型　病毒感染 1~2 周内出现心悸、胸痛、气短等症状、伴心动过速、奔马律、心力衰竭及心源性休克，可于数日内死于心衰或恶性心律失常。

5. 猝死型　患者多于活动后猝死，死前无明显临床症状，尸检可证实为急性病毒性心肌炎。

(二) 预后特点

预后取决于临床类型，临床上以亚临床型及轻症自限型多见，大多数患者经过规范治疗后可康复，预后良好。极少数患者由于心肌弥漫性炎症和坏死，发生急性心力衰竭、心源性休克或严重心律失常而死亡，约 12.5% 的患者演变为扩张型心肌病。

七、治疗

1. 一般治疗 休息是急性期的主要治疗措施,目的是减轻心脏负荷。一般患者休息半个月,3 个月内不参加重体力活动;病情较重者,应卧床休息 1 个月,半年内不参加体力活动;出现心肌坏死表现、严重心律失常或心包炎时,应卧床休息 3 个月。进食易消化、富含维生素和蛋白质的食物。

2. 抗病毒及调节免疫治疗 应用干扰素 α(IFN-α)100~300 万 U,每周 1 次肌内注射,3~6 个月为一个疗程;也可使用金刚烷与利巴韦林。重症心肌炎可短期应用糖皮质激素,总疗程为 4~6 周。治疗初期常规应用青霉素或红霉素等抗生素,避免继发细菌感染。

3. 促进心肌代谢治疗 常用 1,6 二磷酸果糖或果糖二磷酸钠(FDP)5~10g 静脉滴注,1~2 次/d。也可静脉滴注黄芪注射液、加镁极化液、能量合剂等,疗程 10~14 日。口服药物可使用盐酸曲美他嗪片 20mg 每日 3 次及辅酶 Q_{10} 10mg 每日 3 次等。

4. 并发症治疗 针对急性心力衰竭、各种心律失常及心源性休克等积极治疗,防止发生死亡,具体治疗详见相关章节。

八、预防

本病的主要预防措施是预防病毒感染。接种麻疹、脊髓灰质炎、腮腺炎、流感等疫苗。柯萨奇病毒、埃可病毒感染者在病毒流行期间应采取适当隔离措施。已有病毒感染者要充分休息,及时治疗,防止病毒性心肌炎的发生。

扩张型心肌病

扩张型心肌病(dilated cardiomyopathy,DCM)是以左心室或伴有右心室扩大及收缩功能障碍为特征的心肌病,为临床较常见的心肌病。本病病因复杂,男性多见,男女之比为 2.5:1,临床预后不良,5 年生存率为 50%,10 年生存率仅为 25%。

一、病因与发病机制

1. 病因 迄今尚不明确,相关发病因素主要有:①病毒性心肌炎尤其与柯萨奇病毒 B 组病毒所致者关系密切;②有家族性发病趋势,目前已经定位了 26 个染色体位点,并发现了 22 个致病基因;③具有心肌毒性的药物如某些化疗药物(阿霉素等)、锂制剂等;④代谢内分泌异常如微量元素硒缺乏、嗜铬细胞瘤、甲状腺疾病等;⑤围生期心肌病等。

2. 发病机制 本病的发生主要与病毒感染和自身免疫有关。

二、病理

以心脏扩大为主,左心室显著。肉眼可见心脏呈苍白色伴钙化,左心室腔扩张明显,心室壁多变薄,有纤维瘢痕形成,心尖部常有附壁血栓。光镜下可见非特异性心肌细胞肥大、变性、坏死及纤维化,有少量炎症细胞浸润。电镜下可显示线粒体数目增多且肿胀,肌浆网扩张,糖原增多,肌原纤维消失。

三、临床表现

一般起病缓慢,任何年龄均可发病,以 30~50 岁多见。病程长短不一,临床过程分为无症状期、有症状期与晚期三个阶段。

（一）症状

早期无自觉症状。以活动耐量下降及呼吸困难为主要症状，随着病程进展逐步出现心力衰竭症状如活动后气促、阵发性夜间呼吸困难、端坐呼吸等。晚期出现上腹部饱胀不适、食欲减低、消化不良、下肢和低垂部位水肿等右心衰竭的表现。合并心律失常时出现心悸、头昏、黑矇等，严重的心律失常可导致猝死。部分患者肺、脑、脾和肾可发生血栓栓塞。终末期可有顽固性低血压。

（二）体征

心界扩大为主要体征，左心室扩大显著，可闻及 S3 或 S4 心音"奔马律"，各种心律失常的体征。晚期右心功能不全时可见发绀、颈静脉怒张、肝大、下肢水肿，少数患者有胸腔积液、腹水。

四、辅助检查

1. 超声心动图　可以确定诊断。特征性改变为全心扩大，尤以左心室扩大明显，室间隔和左心室壁运动普遍减弱。彩色多普勒可见二尖瓣、三尖瓣反流。

2. 心电图　多有异常表现但缺乏特异性。可有各种心律失常如心房颤动、房室传导阻滞等，常有 ST-T 改变、QRS 低电压，少数患者可有病理性 Q 波。

3. X 线检查　心影扩大，心胸比例>0.5，发生心力衰竭时有肺淤血征。

4. 免疫学检查　可有抗 ADP/ATP 载体抗体(+)、抗 β_1- 受体抗体(+)、抗肌球蛋白重链抗体(+)等。

5. 心内膜心肌活检　有心肌细胞肥大、变性、间质纤维化等改变。

五、诊断与鉴别诊断

（一）诊断

对于有心力衰竭表现，心脏超声显示有心脏扩大、心室收缩功能减低伴或不伴有充血性心力衰竭者，均应考虑本病，心脏超声改变具有确诊价值。

（二）鉴别诊断

应与多种器质性心脏病如风湿性心脏病、冠心病、先天性心血管病、高血压心脏病、心包积液以及各种继发性心肌病加以鉴别。病史、心脏超声检查等有助于诊断。

六、治疗

在疾病早期，虽然已出现心脏扩大、收缩功能损害，但尚无心力衰竭的临床表现。应积极寻找病因，给予相应的治疗，如控制感染、严格限酒或戒酒、治疗相应的内分泌疾病或自身免疫病，纠正液体负荷过重及电解质紊乱，改善营养失衡等。在此基础上，阻止基础病因介导的心肌损害，阻断造成心力衰竭加重的神经体液机制，去除心力衰竭加重的诱因，控制心律失常和预防猝死，预防各种并发症的发生如血栓栓塞，提高临床心功能、生活质量和延长生存。随病程进展，心室收缩功能进一步减低，并出现心力衰竭的临床表现。此阶段应按慢性心力衰竭治疗指南进行治疗。

1. 一般治疗　限制体力活动，避免劳累，低盐饮食，有症状的患者宜长期休息。

2. 心力衰竭的治疗　①慎用洋地黄类药物；②利尿剂应用从小剂量开始，逐渐加大剂量；③无禁忌证者应尽早使用 ACEI 或 ARB；④β 受体拮抗药从极小剂量开始，根据耐受情况逐渐增加剂量；⑤顽固性终末期心力衰竭可短期使用非洋地黄类正性肌力药物。

3. 心律失常的治疗　有症状者积极选用抗心律失常药或介入治疗，尤其是室性心律失常；高度房室传导阻滞者必要时安装人工心脏起搏器。

4. 保护心肌治疗 ①治疗免疫介导的心肌损伤常用美托洛尔；②钙通道阻滞药地尔硫䓬适宜于早期治疗；③改善心肌代谢可长期使用辅酶 Q10、曲美他嗪等。

5. 防治栓塞 预防血栓栓塞可用抗血小板聚集药如肠溶阿司匹林 75~100mg/d；已有附壁血栓形成者应口服华法林抗凝治疗，维持国际标准化凝血酶原时间比值（INR）在 2~2.5 之间。

6. 介入和外科治疗 可使用左心辅助装置（LVAD）；难治性患者可行左室成形术；长期显著心衰内科治疗无效者，可考虑心脏移植。

七、预防

包括一级预防与二级预防。一级预防为对病毒性心肌炎的治疗和预防；二级预防为对扩张型心肌病尚无心力衰竭的患者进行早期干预，应用 ACEI/ARB、β 受体拮抗药和钙通道阻滞药等维持治疗，非药物治疗以限制体力活动、低盐饮食、预防呼吸道感染等为主。

肥厚型心肌病

肥厚型心肌病（hypertrophic cardiomyopathy，HCM）是以心室非对称性肥厚，心室腔变小为特征的心肌疾病。根据左室流出道有无梗阻分为梗阻性肥厚型心肌病和非梗阻性肥厚型心肌病。本病男性多见，男女之比为 2∶1。HCM 是青少年猝死的主要原因。

一、病因与发病机制

（一）病因

1. 遗传因素占肥厚型心肌病病因的 1/3，属常染色体显性遗传病，常因肌节收缩蛋白基因突变所致。目前已发现 15 个基因突变和超过 400 个位点突变可以导致肥厚型心肌病，我国汉族人群至少有 6 个基因变异与 HCM 相关。

2. 心肌肥厚的促进因素 儿茶酚胺代谢异常、细胞内钙调节异常、高血压、长期高强度运动等均可作为本病发病的促进因素。

（二）发病机制

包括：①儿茶酚胺活性增强、环磷酸腺苷储存减少，促进心肌细胞内 myc 癌基因表达增加，造成心肌肥厚，原癌基因可能是 HCM 发病的始动因素之一；②约 1/3 的 HCM 患者心室间隔及心房肌的钙通道阻滞药受体增加，细胞内钙调节异常可能参与发病过程。

二、病理

主要病理改变为心肌显著肥厚，尤其是左心室心肌肥厚，心室腔缩小。依据室壁肥厚的范围和程度不同，分为三型：①非对称性室间隔肥厚，约占 HCM 的 90%；②对称性左心室肥厚，约占 HCM 的 5%；③特殊部位心肌肥厚，约占 HCM 的 5%。显微镜下的主要改变为心肌细胞肥大、排列紊乱等。

三、临床表现

（一）症状

起病多缓慢，部分患者无明显症状。有症状者多于 30 岁以前出现相关症状。主要症状为心悸、胸痛、运动后呼吸困难、乏力、头晕等。室性心律失常发生率约为 50%，部分患者出现无症状性室性心动过速。约 1/3 患者出现一过性晕厥，严重者出现心力衰竭甚至猝死。

（二）体征

心尖搏动向左下移位,心浊音界向左扩大;半数患者心尖部可听到吹风样收缩期杂音,梗阻性肥厚型心肌病患者可在胸骨左缘3~4肋间听到粗糙喷射性收缩期杂音。心脏杂音具有易变性,其特点是含服硝酸甘油或做 Valsalva 动作,因使左心室容量减少、心肌收缩力相应增加,杂音增强;反之,体力活动或服用 β 受体拮抗药后,因左心室容量增加,心肌收缩力下降,可致杂音减弱。

四、辅助检查

1. 超声心动图　典型改变常见于梗阻型患者,出现:①舒张期室间隔厚度>15mm,舒张期室间隔厚度/左室后壁厚度比值达(1.3~1.5):1;②二尖瓣前叶收缩期前移贴近室间隔;③左室流出道狭窄;④左心室顺应性降低。

2. 心电图　因心肌肥厚的部位不同,表现略有差异,最常见的改变是左室肥大、ST-T 改变、深而窄(<0.04秒)的异常 Q 波;可有不同类型的心律失常如房性期前收缩、室性期前收缩、心房颤动、心室内传导阻滞等。

3. X 线胸片　早期心脏大小正常;发生心功能不全时多有左心室增大征象;晚期可出现心力衰竭征象。

4. 心内膜、心肌活检　可见心肌细胞肥大、畸形,排列紊乱,伴有局灶性或弥漫性间质纤维化。

5. 心导管检查和心血管造影　出现左心室舒张末期压力增高,梗阻型者在左心室腔与流出道之间有收缩期压差;心室造影显示左心室腔变形,可呈香蕉状、犬舌状、纺锤状等;冠状动脉造影多无明显异常。

五、诊断与鉴别诊断

（一）诊断要点

根据心肌病家族史,结合心脏体征、典型超声心动图改变及彩色多普勒测定存在左心室流出道压力差等,可综合做出临床诊断。

（二）鉴别诊断

本病主要的临床特征是心悸、胸痛、心脏杂音及左心室肥厚,因此,应与冠心病、高血压心脏病、先天性心脏病、心脏瓣膜病主动脉瓣狭窄等可出现左心室肥大、心脏杂音的器质性心脏病鉴别,根据病史、临床表现及心脏超声检查结果,不难鉴别。

六、病情评估

HCM 是青年和运动员心脏性猝死最常见的病因。预测高危风险的因素包括:①曾经发生过心脏骤停;②一级亲属中有1个或多个 HCM 猝死发生;③左心室严重肥厚(≥30mm)、左室流出道高压力阶差;④Holter 检查发现反复非持续性室性心动过速;⑤运动时出现低血压;⑥不明原因晕厥(尤其发生在运动时)。

七、治疗

1. 一般治疗　避免过度劳累、剧烈活动和屏气,以减少猝死的发生;避免使用增加心肌收缩力的药物如洋地黄等,避免使用减轻心脏前负荷的药物如硝酸甘油等,对预防患者突发事件极为重要。

2. 延缓和逆转心室重构　长期服用 β 受体拮抗药、非二氢吡啶类钙通道阻滞药,但两类药一般不联合使用。β受体拮抗药是HCM的一线用药,可改善心肌的张力、减慢心率增加心室舒张充盈、预防心律失常的发生。

3. 对症治疗 发生快速性心律失常如心房颤动、室上性心动过速、室性心律失常等,应用胺碘酮、索他洛尔等抗心律失常药治疗;晚期出现心脏扩大、心力衰竭时,首选ACEI或ARB治疗,酌情使用小剂量利尿剂。

4. 介入和外科治疗

(1)手术治疗:左室流出道压力阶差≥50mmHg并伴明显症状,出现重症梗阻者,经内科治疗无效,可行室间隔部分心肌切除术或室间隔心肌剥离扩大术。

(2)室间隔消融术:通过加入技术造成部分室间隔坏死,可改善心力衰竭症状,远期预后尚不确定,一般用于年龄过大及有手术禁忌证的患者。

(3)心脏起搏治疗:植入双腔心脏起搏治疗可预防心源性猝死。

(4)心脏移植术:为HCM的根本性治疗。

八、预防

本病与遗传关系密切,因此发病难于预防。确立诊断后应告诫患者避免高强度运动,避免使用洋地黄类药物等,以减少心源性猝死的发生。确诊后应长期随访患者。

(林 谦)

第八节 心 包 炎

心包炎(pericarditis)是指各种原因引起的心包脏层和壁层的急、慢性炎症的总称。心包炎常是全身疾病的一部分,或由邻近组织病变所累及。心包炎分类见表3-8-1,临床上以急性心包炎和慢性缩窄性心包炎最常见。

表3-8-1 心包炎分类

分类依据	类别	主要特征及临床类型
病程	急性	病程<6个月,包括纤维素性、渗出性
	亚急性	病程6周~6个月,包括渗出性缩窄性、缩窄性
	慢性	病程>6个月,包括缩窄性、渗出性、粘连性
病因	感染性	结核性、病毒性、化脓性、真菌性等
	非感染性	AMI后、尿毒症性、肿瘤性、胆固醇性、放射性、急性特发性、外伤性等
	免疫性	风湿性、血管炎性、药物性、损伤性等

急性心包炎

急性心包炎(acute pericarditis)是指心包脏层和壁层的急性炎症,临床上以胸痛、心包摩擦音为特征的临床综合征,包括急性纤维蛋白性心包炎与渗出性心包炎。本病男性多于女性,成年人多于少年儿童。

一、病因

急性心包炎常因全身多种原发疾病引起。我国常见病因有结核感染、风湿热及其他细菌感染。近年来病毒感染性、尿毒症性、急性心肌梗死后心包炎逐年增多。病因不明者称为非特异性心包炎。

二、病理

正常心包是由光滑的脏层与壁层组成的圆锥形浆膜腔,内有少量液体起润滑作用。在病因作用下,大量纤维蛋白渗出并沉积于脏、壁两层心包膜上,使心包表面粗糙,心脏舒缩时引起两层心包膜产生摩擦,形成急性纤维蛋白性心包炎。随着心包腔内渗出液增加,转变为渗出性心包炎。渗出液如短时间内大量增多,心包内压力急剧增高,心室舒张期充盈受限,出现心脏压塞征,可引起舒张性心力衰竭甚至心源性休克。

急性期心包脏层与壁层上出现纤维蛋白、白细胞及少许内皮细胞渗出组成的黏稠液体,继而渗出物中的液体成分增加,可达 2~3L。积液一般多在 2~3 周内自行吸收,随后可造成心包增厚或遗留不同程度的粘连,也可机化引起心包钙化。

三、临床表现

(一)急性纤维素性心包炎

1. 症状

(1)胸痛:胸痛是急性纤维素性心包炎最早、最主要的症状。疼痛为尖锐性,多位于心前区,可放射至颈、背部与左上肢,也可达上腹部,多在卧位、咳嗽、深吸气时加重。

(2)发热:有不同程度的发热。化脓性心包炎多有高热,结核性、非特异性心包炎多为低、中度发热。

2. 体征

(1)心包摩擦音:为急性纤维蛋白性心包炎的典型体征。多位于心前区、收缩期与舒张期均可闻及搔抓样高音调粗糙音,以胸骨左缘第 3、4 肋间最明显,前倾坐位、深吸气或听诊器胸件加压时更易听到,持续数小时或数天、数周。当积液增多后将二层心包分开,摩擦音自行消失。

(2)其他:可有精神不振、呼吸困难、心动过速及原发病体征。

(二)急性渗出性心包炎

1. 症状　呼吸困难是心包有大量渗液时最突出的症状。表现为烦躁不安、呼吸浅快、胸闷气促,大汗淋漓,患者常采取强迫坐位以缓解症状。快速渗出大量心包积液时,可引起急性心脏压塞,表现为心动过速,脉压变小和静脉压明显上升。心排血量显著下降,可产生急性循环衰竭、心源性休克。

2. 体征　特征性体征为心脏压塞征。当心包积液高达到 200~300ml 时,心尖搏动减弱或消失,心界向两侧扩大,且心浊音界随体位变化而发生变化,立位时呈三角烧瓶状,平卧位时变为球形。心率加快,脉压缩小,可出现奇脉。多有 Ewar 征(左肩胛骨下触觉语颤增强、叩诊浊音、闻及支气管呼吸音)及 kussmaul 征(颈静脉怒张与吸气时颈静脉扩张更明显);肝大、腹水和下肢水肿等。

四、辅助检查

1. 血液检查　结核性及化脓性心包炎外周血白细胞升高、血沉增快、C 反应蛋白增高。

2. X 线检查　纤维素性心包炎多无明显改变;渗出性心包炎时可见心脏阴影向两侧增大呈"三角烧瓶型",并随体位变化而改变。X 线透视下可见心脏搏动减弱或消失。心影显著增大而无肺部充血是心包积液的征象,可与心力衰竭相区别。

3. 心电图 90% 患者出现心电图异常改变,主要表现为: ①除 aVR 和 V_1 导联外,所有导联 S-T 段呈弓背向下抬高,T 波高耸直立; ②心包积液时 QRS 波群低电压(图 3-8-1)。

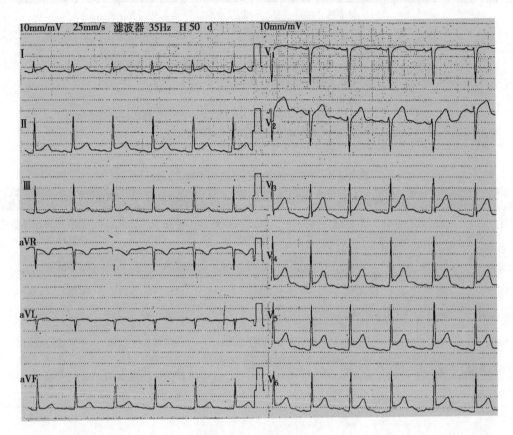

图 3-8-1 急性心包炎

4. 超声心动图 心脏超声的相关异常改变是心包积液的确诊依据。超声心动图显示液性暗区,可粗略估计心包积液量;心脏压塞时,可见舒张末期右房塌陷、舒张期右室游离壁塌陷。

5. 心包穿刺液检查 可进一步证实心包积液的存在。抽取液体进行实验室检查,通过对生化指标、细胞学分类及病原学检查,有助于病因诊断。

五、诊断与鉴别诊断

(一) 诊断

在可能并发心包炎的疾病过程中,如出现胸痛、呼吸困难、心动过速和病因不明的体循环淤血或心影扩大,应考虑急性心包炎可能。在心前区听到心包摩擦音,心包炎诊断即可成立,心脏超声有助于确诊。诊断标准见表 3-8-2。

(二) 鉴别诊断

1. 急性心包炎 不同病因分类之间的鉴别(表 3-8-3)。

2. 急性心肌梗死 两者均有急性出现的向颈肩部放射的胸痛伴心电图改变,因治疗措施不同,应加以鉴别。急性心肌梗死胸痛多位于胸骨后,心电图出现动态性改变,ST 段弓背向上抬高,以具有定位价值的相关导联的 ST 段抬高为主,伴有心肌损伤标志物的升高及动态性改变,结合心脏超声可明确鉴别。

3. 其他 应与其他可出现急性严重胸痛的疾病鉴别,如主动脉夹层动脉瘤破裂、急性肺栓塞等。

笔记栏

表3-8-2 急性心包炎的诊断标准

类型	诊断标准
急性	炎症性心包综合征的诊断至少有以下 4 项中 2 项： (1) 与心包炎一致的胸痛； (2) 心包摩擦音； (3) 心电图上新出现的广泛 ST 段抬高或 PR 段压低； (4) 心包积液(新出现或恶化) 附加证据： (1) 炎症标志物升高(C 反应蛋白、红细胞沉降率、白细胞计数)； (2) 心包炎症成像基础(CT、CMR)的证据

表3-8-3 不同病因诊断的急性心包炎的鉴别

鉴别要点	非特异性	结核性	化脓性	肿瘤性	损伤性
病史	上呼吸道感染	结核病	原发感染灶伴败血症	肿瘤	手术、创伤史；急性心肌梗死病史
发热	持续	低热	高热	低热	常有低热
胸痛	剧烈	常无	常有	常无	常有
心包摩擦音	明显	可有	常有	少有	少有
白细胞计数	正常或增高	正常或轻度增高	明显增高	正常或轻度增高	正常或轻度增高
心包积液量	较少	大量	较多	大量	中等量
细菌培养	无	结核菌	化脓细菌	无	无

六、治疗

1. 一般治疗 多数患者需住院治疗。卧床休息至发热及胸痛消失。高热量、高纤维素、高蛋白饮食。

2. 对症治疗 胸痛时给予地西泮、阿司匹林、布洛芬等口服，必要时给予吗啡类镇痛药肌内或皮下注射。急性心脏压塞时，应进行心包穿刺抽液或置管引流解除压迫症状。

3. 病因治疗 结核性心包炎应尽早采用三联药物抗结核治疗，在此基础上可使用糖皮质激素等；风湿性心包炎应加强抗风湿治疗，可应用糖皮质激素辅助治疗；化脓性心包炎应选用敏感抗生素静脉用药，并进行心包穿刺排脓或引流；非特异性心包炎选择非甾体抗炎药及短期使用糖皮质激素口服治疗。

4. 外科治疗 急性化脓性心包炎患者经内科治疗效果不佳时，应及早施行心包切开引流术。心包有缩窄倾向时，可考虑行心包切除术。

七、预防

积极参加体育活动，增强体质，生活有规律，预防感冒。对风湿性疾病、结核病等进行积极的病因治疗，避免创伤、放射线损伤，合理使用肼屈嗪、苯妥英钠等药物。

缩窄性心包炎

缩窄性心包炎(constrictive pericarditis)是指心脏被致密而厚的纤维化、钙化的心包所包围，心室舒张期充盈受限而产生的一系列循环障碍征象的心包疾病。

一、病因与发病机制

缩窄性心包炎的病因以结核性占首位,其次为急性非特异性、化脓性、创伤性,少数为心包肿瘤。放射性心包炎和心脏直视手术后引起者逐渐增多。部分患者病因不明。另外,各种急性心包炎在愈合过程中,可引起普遍性心包增厚或遗留不同程度的粘连,也可机化为结缔组织瘢痕,甚至引起心包钙化,最终发展成缩窄性心包炎。

二、病理

心脏外形一般在正常范围或缩小,心包脏层和壁层广泛粘连、融合钙化。心包呈局灶性或弥漫性增厚。镜下心包瘢痕组织由致密纤维组织构成,呈玻璃样变性,部分心包内可见结核性或化脓性肉芽组织;严重者可见心肌萎缩、纤维变性、脂肪浸润和钙化。

三、临床表现

缩窄性心包炎的起病隐匿,心包缩窄多于急性心包炎后 1 年内形成,少数可长达数年,前者称急性缩窄,后者称为慢性缩窄。缩窄性心包炎由于心包由坚硬的纤维组织代替,限制心室的舒张,使心腔充盈障碍、静脉压增高;心脏充盈受限导致体循环淤血和心排出量下降。在缩窄发展的早期,体征常比症状明显。

（一）症状

劳力性呼吸困难最常见,常伴乏力、消瘦、眩晕、心悸、腹胀、上腹痛、食欲减退等,与心排血量降低有关。

（二）体征

1. 心脏体征　心界不大,甚至缩小;心尖搏动不明显;心率增快,心音减低;胸骨左缘第 3、4 肋间舒张早期可闻及心包叩击音。

2. 体循环淤血　颈静脉充盈怒张是缩窄性心包炎最重要的体征之一,多有 Kussmaul 征,伴有肝大、腹水、下肢水肿等,重者可发展为全身水肿。

3. 血压改变　晚期患者动脉压降低,脉压变小、脉搏细弱。

四、辅助检查

1. 血液检查　多有轻度贫血;病程长者有肝功能损害;长期肾淤血可有蛋白尿等。

2. 心电图　出现 QRS 低电压,可伴有 T 波低平或倒置;心律失常以窦性心动过速、心房颤动常见;约半数患者 P 波增宽有切迹;可见宽大 Q 波。

3. X 线　可见左右心缘正常弧弓消失,变平直僵硬;上腔静脉明显增宽;心包可有钙化呈蛋壳状;X 线透视下可见心脏搏动减弱。

4. 超声心动图　心包增厚、僵硬、钙化;舒张早期室间隔向左室侧运动;右心室前壁或左室后壁舒张运动减弱。

5. CT 与 MRI　CT 检查对心包增厚具有很好的特异性和分辨率,可评估心包的形状及心脏大血管的形态。MRI 可清楚地显示心包增厚,并能准确测量其厚度,判断累及范围,显示心脏舒张功能受限所引起的心脏大血管心态及内径的异常改变。

6. 右心导管检查　特征性改变为肺毛细血管压力、肺动脉舒张压力、右心室舒张末期压力、右心房平均压显著增高。

五、诊断与鉴别诊断

（一）诊断

应根据典型的临床表现结合辅助检查综合做出诊断。如患者有腹水、肝大、颈静脉怒张、Kussmaul 征（＋）和静脉压显著升高等体循环淤血的体征，而无显著心脏扩大或心脏杂音时，应考虑缩窄性心包炎的可能。结合急性心包炎的病史、X 线发现心包钙化，心脏超声、CT 等影像学检查有相应改变，即可明确诊断。

（二）鉴别诊断

缩窄性心包炎常需与限制型心肌病、肝硬化、充血性心力衰竭、结核性腹膜炎等相鉴别，尤其是要与限制型心肌病相鉴别，两者鉴别有时较困难，必要时可通过心内膜心肌活检明确诊断。缩窄性心包炎与限制型心肌病的鉴别见表 3-8-4。

表 3-8-4 缩窄性心包炎与限制型心肌病的鉴别

鉴别要点	缩窄性心包炎	限制型心肌病
病史	结核性或化脓性感染史	不明
乏力和呼吸困难	逐渐发生、加重	起病时即明显
Kussmaul 征	有	常无
心尖搏动	不明显	常触及
奇脉	常有	无
心包叩击音	有	无,可有二尖瓣和三尖瓣关闭不全杂音
X 线	心包钙化,心影正常或轻度增大,肺纹理减少	心内膜钙化,左室受累肺淤血,右室受累时肺血减少
超声心动图	心包增厚,无房室瓣反流	心内膜增厚、房室瓣反流

六、治疗

1. 手术治疗 多数患者会发展为慢性缩窄性心包炎,应及早施行心包剥离术和心包切除术。手术前应改善患者的一般情况,严格休息,低盐饮食,必要时给予少量多次输血;围术期风险很高;手术后心脏负担不应过重,逐渐增加活动量。

2. 药物治疗 少部分患者心包缩窄是短期、可逆的,对于近期诊断且病情稳定的患者,除外心源性恶病质、心源性肝硬化、心肌萎缩等并发症后,可尝试抗炎治疗 2~3 个月。对于结核性心包炎推荐抗结核治疗延缓心包缩窄进展,术后应继续抗结核治疗 1 年。

3. 对症治疗 有心力衰竭或心房颤动时,适当应用洋地黄类药物等治疗。

（林 谦）

第九节 感染性心内膜炎

感染性心内膜炎（infective endocarditis,IE）是指细菌、真菌、病毒等微生物直接感染而引起的心瓣膜或心室壁内膜的炎症性损伤,并伴赘生物形成。最常累及心脏瓣膜,也可发生于缺损的间隔、腱索、心壁内膜等。近年来风湿性心瓣膜病相应减少,但心脏介入操作、心脏手术的增加,以及静脉药瘾者增多、人口老龄化等社会现象,使本病的发生率有上升的趋势,也带来了病因构成及致病菌谱的变化。感染性心内膜炎按病情和病程进展分为急性与亚急性,其中亚急性多见,约占 2/3 ;按累及瓣膜的性质及所涉及的人群分为自体瓣膜、人工瓣膜和静脉药瘾者心内膜炎。本节主要介绍自体瓣膜心内膜炎。

一、病因与发病机制

（一）病因

1. 急性感染性心内膜炎 病原菌主要是毒力强的化脓性细菌,其中 50% 以上为金黄色葡萄球菌,其次有肺炎链球菌、淋球菌、A 族链球菌和流感杆菌等。

2. 亚急性感染性心内膜炎 80% 的病因为非溶血性链球菌,主要是草绿色链球菌,其次为 D 族链球菌（牛链球菌和肠球菌）、表皮葡萄球菌等。

3. 其他 人工瓣膜心内膜炎或静脉药瘾者心内膜炎,以及长期使用糖皮质激素、免疫抑制剂的患者可见真菌感染。

（二）发病机制

主要与原有心血管病变,血流动力学改变,细菌的数量、毒力等密切相关。

1. 亚急性感染性心内膜炎

（1）无菌性赘生物形成:正常心脏的心内膜、瓣膜光滑,不易发生感染性心内膜炎。在病理情况下如心脏瓣膜病、先天性心脏病等,心脏瓣膜、内膜受到高速射流的血液冲击,引起心内膜的损伤,受损的局部容易出现纤维蛋白和血小板的黏附,形成结节样无菌性赘生物即非细菌性血栓性心内膜炎,成为细菌黏附而激发感染性心内膜炎的重要因素。

（2）细菌性赘生物的形成:在创伤、感染、机体免疫力低下等诱因作用下,短暂性菌血症如细菌数量多、毒力强,黏附在无菌性赘生物的部位定居、繁殖形成细菌性赘生物,引起感染性心内膜炎。口腔部位的草绿色链球菌入血机会频繁,黏附性强,成为亚急性感染性心内膜炎的最常见致病菌。

2. 急性感染性心内膜炎 主要累及正常心瓣膜。与长期静脉治疗、免疫功能障碍、介入性检查和治疗等有关。血液循环中细菌量大、细菌毒力强、具有高度侵袭性和黏附于内膜的能力等有关。常累及主动脉瓣。

急性与亚急性感染性心内膜炎的病因与发病机制见表 3-9-1。

表 3-9-1 急性与亚急性感染性心内膜炎的病因与发病机制

鉴别要点	急性感染性心内膜炎	亚急性感染性心内膜炎
病原菌	金黄色葡萄球菌居多,肺炎链球菌、淋球菌、A族链球菌、流感杆菌等	草绿色链球菌,肠球菌、表皮葡萄球菌、革兰氏阴性杆菌等
来源	全身各部位的活动性感染灶	手术（口腔、流产、分娩或泌尿道）
循环中细菌	量大,毒力强,中毒症状明显,感染迁移多见	毒性较小、中毒症状轻、感染迁移少见
受累瓣膜	正常瓣膜	有器质性病变的瓣膜
病程	6 周以内	6 周以上

二、病理

（一）心脏内赘生物

细菌性赘生物形成是本病的特征。赘生物呈污秽的灰黄色,小疣状结节或息肉样,质地松脆、易脱落,大小不等,大的赘生物可阻塞瓣口。急性者可引起化脓性病变,导致瓣膜溃烂、破损、穿孔或腱索断裂,引起瓣膜关闭不全。

（二）赘生物碎片脱落

①脱落碎片引起全身器官的含菌栓塞,最常见的部位是脑,其次为肾、脾、心脏,形成相应部位的梗死和继发性脓肿。②血管壁破坏、囊样扩张,形成细菌性动脉瘤,可引起致命的并发症。

（三）持续性菌血症

形成远离心脏部位的化脓性感染、转移性脓肿。

（四）免疫系统激活

持续性菌血症激活免疫系统,形成的免疫复合物或抗体-补体沉积物与组织中沉积的抗原相互作用而产生组织损伤,出现脾大,弥漫性或局灶性肾小球性肾炎、关节炎、心包炎和微血管炎;后者又可引起皮肤、黏膜的各种表现和心肌炎。

三、临床表现

（一）症状

80%以上的患者在发生菌血症情况后2周内产生症状,少数患者无明显的细菌进入途径可寻。

1. 急性心内膜炎 呈爆发性败血症过程,高热、寒战,常伴头、胸、背部和肌肉关节痛,少数患者可突发心力衰竭。

2. 亚急性心内膜炎 起病隐匿,可出现全身不适、乏力,食欲缺乏和体重减轻等非特异症状。发热一般<39℃,午后和晚上较高,伴寒战和盗汗;可伴有头痛、背痛和肌肉关节痛等。

（二）体征

1. 心脏体征 所有急性、亚急性心内膜炎患者几乎均有心脏杂音。急性心内膜炎患者大多无基本瓣膜病变,以出现主动脉瓣关闭不全的新杂音多见;亚急性心内膜炎患者可出现原有心脏杂音性质的改变,或出现新的心脏杂音。

2. 心外体征 半数以上的患者有一种或多种典型的外周表现,但近年来其发生率有所下降。心外体征包括:①瘀点:可出现于身体任何部位,以眼睑、口腔黏膜、前胸部皮肤多见,常成批反复出现;②指(趾)甲下出血:为暗红色、线状出血,可有触痛;③Osler结节:在指(趾)垫出现豌豆大小暗红色痛性结节,亚急性者多见;④Janeway损害:位于手掌、足底的小型红斑或无压痛的出血斑点,急性者多见;⑤Roth斑:为视网膜椭圆形黄斑出血伴中央苍白;⑥杵状指(趾):主要见于病程超过6周的亚急性患者;⑦脾脏肿大、贫血:见于亚急性患者。

四、并发症

（一）心脏并发症

1. 心力衰竭 最常见,瓣膜损伤而关闭不全所致,主动脉瓣、二尖瓣最常受累,故左心衰竭多见。

2. 心肌脓肿和化脓性心包炎 少见,见于急性者。

3. 急性心肌梗死 少见,由冠状动脉栓塞引起,有主动脉瓣感染者多见。

4. 特异性心肌炎 少见。

（二）动脉栓塞

动脉栓塞是感染性心内膜炎最多见的并发症。但临床诊断栓塞者仅占15%~35%,急性者多见,由赘生物脱落引起。左心的赘生物脱落可发生脑、心脏、脾脏、肾脏、四肢等体循环的栓塞,也可有肺栓塞;右心的赘生物脱落可引起肺栓塞。

（三）细菌性动脉瘤

一般见于亚急性患者的晚期,多无症状,仅扪及搏动性肿块。

（四）转移性脓肿

急性者多见,常发生于肝、脾、骨髓和神经系统。

（五）神经系统受累

约 1/3 患者出现神经系统受累表现,栓塞性脑卒中最常见,还可有脑出血、脑脓肿、中毒性脑病和化脓性脑膜炎等。

（六）肾脏受累

大多数患者并发肾脏损害。急性者出现肾栓塞和肾梗死;亚急性者出现免疫复合物性肾小球肾炎。

五、辅助检查

1. 血液检查　急性者外周血白细胞计数增高,中性粒细胞升高,核左移明显,可无贫血;亚急性者白细胞计数正常或轻度增高,轻度核左移,并伴有贫血。超过 90% 的患者有血沉增快。

2. 尿液检查　半数以上患者有蛋白尿和镜下血尿。肉眼血尿常提示肾梗死;大量蛋白尿和红细胞管型提示并发弥漫性肾小球肾炎。

3. 血培养　75%~85% 的患者血培养阳性,血培养是诊断本病的最直接、最敏感的方法,是确诊本病的最重要的依据。目前推荐在第 1 个 12~24 小时内至少每间隔 1 小时在不同静脉穿刺点抽血进行 3 次血培养,每次抽血量至少 20ml,同时做药敏试验以指导抗生素的选择。对临床怀疑心内膜炎而血培养阴性的患者,病原体检查有赖于一些特殊方法,如延长培养时间、加做真菌培养、血清学检查、间接荧光检测、细菌内转基因扩增等。

4. 超声心动图　心脏超声检查是诊断及判断治疗效果、预后的重要方法,尤其对血培养阴性者的诊断更有意义。超声心动图可见:①瓣膜赘生物检出率约 50%,食管超声（TEE）可发现 <5mm 的赘生物,敏感性高达 95% 以上;②无瓣膜穿孔、腱索断裂、瓣周脓肿、心包积液等;③判定原有的心脏病变、评估心脏功能、判断预后、决定是否手术等。

5. X 线检查　发生左心衰时有肺淤血征;CT 可协助诊断脑梗死、脓肿和出血等并发症。

6. 心电图　一般无特异性改变。并发心肌梗死及心包炎时可有相关特征性改变;伴室间隔脓肿或瓣环脓肿时可出现房室、室内传导阻滞。

7. 免疫学检查　亚急性患者病程超过 6 周者,50% 的患者类风湿因子呈阳性,90% 的患者出现循环免疫复合物,可有高丙种球蛋白血症。低补体血症见于并发肾小球肾炎者。

六、诊断与鉴别诊断

（一）诊断要点

目前临床应用的是 1994 年 Duke 诊断标准,2015 年 ESC 做了修订。

1. 主要条件　①血培养阳性（2 次以上同一病原菌）;②心内膜损害证据（多普勒超声心动图发现瓣膜赘生物;其支持结构上或瓣膜反流路径上出现可移动的物质而不能用其他解剖上的原因解释;瓣周脓肿;新出现瓣膜反流体征）;③心脏 CT 发现心瓣膜周围病变,应视作一个主要诊断标准;④人工瓣膜疑似发生心内膜炎,经 18F-FDG PET/CT（仅当假体植入超过 3 个月时)或放射性标记白细胞 SPECT/CT 发现植入部位附近存在异常活动。

2. 次要条件 ①易发因素:如基础心脏病等;②发热>38℃;③血管表现:主要有动脉栓塞、结膜出血、化脓性肺梗死、动脉瘤、颅内出血、Janeway 损伤;④免疫表现:肾小球肾炎、Osler 小结、Roth 斑、类风湿因子阳性;⑤微生物学依据:血培养阳性但不符合上述主要标准,或与感染性心内膜炎相符的致病菌的血液学检查;⑥超声心动图表现:发现感染性心内膜炎表现但不具备上述主要标准;⑦仅通过成像技术发现近期发生栓塞事件或感染性动脉瘤。

具有以上主要条件中 2 项,或 1 项主要条件加 3 项次要条件,或 5 项次要条件者,即可明确诊断。

(二)鉴别诊断

急性心内膜炎应与各种原因所致败血症鉴别;亚急性心内膜炎应与风湿热、系统性红斑狼疮、左房黏液瘤、结核病等鉴别。

七、病情评估

IE 患者院内病死率为 15%~30%,其中患者本身特征、是否合并心源性 / 非心源性并发症、感染的病原体及心脏超声表现为影响预后的主要因素。死亡原因为心力衰竭、肾衰竭、栓塞、细菌性动脉瘤破裂或严重感染。除耐药的革兰氏阴性杆菌和真菌所致的心内膜炎者外,大多数患者可获细菌徐治愈。2%~6% 的患者治疗后可能复发,需警惕再次出现发热、寒战或其他感染征象。

八、治疗

感染性心内膜炎防治指南强调感染性心内膜炎管理多学科团队合作的重要性,建议包括心内科、心外科医生及传染病科医生,医院同时应设置诊断及心外科手术专用快速通道。抗生素治疗是感染性心内膜炎治疗的基础,强调早诊断、早期应用抗菌药物及早期手术相结合,并注意对高危人群进行抗菌药物预防用药。

(一)一般治疗

卧床休息;有足够的蛋白质、热量和维生素等摄入;维持水、电解质、酸碱平衡;监测呼吸、心率、血压、意识、尿量及心脏杂音变化,注意可能发生的心衰、脑卒中等并发症。

(二)抗生素治疗

应用原则:①高危患者相关高危操作时预防性用药;②早期应用,抽血送培养后即刻开始;③大剂量、长疗程(4~6 周)应用杀菌性药物;④静脉用药为主,保持高而稳定的血药浓度。

1. 经验性治疗 怀疑本病但病原菌尚未明确时,送血培养后,应立即开始治疗。对急性者选用针对金黄色葡萄球菌、链球菌和革兰氏阴性菌的广谱抗生素治疗;亚急性者选用针对包括肠球菌在内的大多数链球菌的抗生素。

2. 已知致病微生物的治疗

(1)草绿色链球菌、肺炎链球菌、肠球菌:首选青霉素。青霉素 1 200 万 ~1 800 万 U/d,每 4 小时 1 次静脉给药。当有并发症或为耐药菌株所致,可加大青霉素剂量并延长青霉素疗程 2 周;或改用万古霉素 30mg/(kg·d),分 2 次静脉给药,疗程 4 周。

(2)金黄色葡萄球菌和表皮葡萄球菌:萘夫西林或苯唑西林 2g,每 4 小时 1 次静脉注射,共 4~6 周。对青霉素、头孢菌素过敏或为耐药菌株感染者,可选用万古霉素、利福平等。

(3)革兰氏阴性菌:革兰氏阴性菌心内膜炎患者病死率较高,可采用具有协同作用的抗生素联合治疗。如青霉素类或头孢菌素类,联用氨基糖苷类抗生素,如庆大霉素、阿米卡星等。选用第二代头孢菌素如头孢噻肟、头孢呋辛,或第三代头孢菌素如头孢噻甲呋肟,疗程为4~6周。还可选用喹诺酮类抗生素如环丙沙星等。

（4）真菌:静脉注射两性霉素B,或口服氟胞嘧啶治疗,并争取早期手术切除受累瓣膜组织。

（三）外科治疗

适用于有严重心内并发症或抗生素治疗无效者,可降低感染性心内膜炎的病死率。手术主要适应证:①严重二尖主动脉瓣反流致心力衰竭;②难治性感染:持续感染>7~10天、难治性局部感染(脓肿、假性动脉瘤、瘘管、较大的赘生物等);③栓塞。手术可切除损伤瓣膜,置换人工瓣,清除脓肿,修复缺损。术后应继续应用抗生素4~6周。

（林　谦）

第十节　心脏骤停与心脏性猝死

心脏骤停与
心脏性猝死

心脏骤停(cardiac arrest)是指心脏泵血功能的突然停止。心脏性猝死(sudden cardiac death,SCD)是指急性症状发作后1小时内发生的以意识骤然丧失为特征,由心脏原因引起的非外力性的自然死亡。无论是否知道患者有无基础心脏病,死亡的时间和形式均难以预料。研究证实绝大多数SCD是心律失常所致。心肺复苏(cardiopulmonary resuscitation,CPR)是针对心脏、呼吸骤停的患者,恢复其自主心跳与自主呼吸最重要、最常用的生命支持技术,其目的在于尽快恢复患者的自主呼吸和循环功能,维持一定的组织灌注压。随着社会的进步与医学的发展,人们逐渐意识到,成功的复苏应不仅以自主呼吸与自主心跳的恢复为目的,而更应强调保护脑、心等重要脏器不发生不可逆的损伤,最终使患者回归社会,保持有良好的脑功能,因此,将脑复苏提高到与心肺复苏同等重要的地位,提出心肺脑复苏(cardiopulmonary cerebral resuscitation,CPCR)的概念。

一、病因

（一）心脏疾病

为主要病因,主要有冠心病、心肌炎、风心病、细菌性心内膜炎等,以及由器质性心脏病并发的严重心律失常如心室颤动等,其中最常见的是急性心肌梗死和严重心律失常。

（二）心脏外疾病

常见的心脏外病因有严重的电解质紊乱如高血钾或低血钾,酸碱平衡失调,药物或毒物中毒,重症颅脑损伤,大血管破裂引起的大出血,意外伤害如电击伤、溺水、窒息,严重创伤,麻醉及手术意外等。

二、病理生理

心脏骤停与SCD的基本病理变化是全身缺氧、酸中毒和CO_2蓄积,最终继发一系列细胞及分子水平的病理改变。因体内各种主要脏器对缺血缺氧时间的耐受能力或阈值不同,心脏骤停与SCD后,在缺血缺氧时,各重要脏器发生病理改变的时间及其损伤程度不同。因大脑对缺血缺氧的耐受时间只有4~6分钟,因此,最先受损的是脑组织,其他脏器对缺血缺氧耐受时间分别是:延髓20~25分钟,心肌和肾小管细胞为30分钟,肝细胞为1~2小时,肺组织可以维持较长时间的代谢。心脏骤停与SCD后,细胞损伤的进程主要取决于最低氧供的供给程度。由于缺血缺氧,大量氧自由基产生,Fe^{2+} 释放;由于细胞膜离子泵功能障碍,大量 Ca^{2+} 内流;在各种因素的作用下,花生四烯酸代谢产物增加,当组织细胞再灌注时,这些有害物质随血流到达组织,可造成"再灌注损伤"。

三、临床表现

心脏性猝死临床分为四个时期:前驱期、终末事件期、心脏骤停及生物学死亡。

(一)前驱期

部分患者在发生心脏骤停前数天至数周,甚至数月,有前驱症状如心绞痛发作,心悸或气急加重,易于疲劳,烦躁不安等。亦可完全没有前驱表现骤然发病。

(二)终末事件期

是指导致心脏骤停前的急性心血管改变时期,通常不超过 1 小时,典型表现有持续而严重的胸痛,急性呼吸困难,突然心悸或眩晕,持续性心动过速等。

(三)心脏骤停期

①突然意识丧失,昏倒于各种场合;②抽搐或叹息样呼吸;③面色苍白或转为发绀;④瞳孔散大随后发生固定。通常瞳孔散大不列为关键体征,因为瞳孔散大可能在心搏骤停 1 分钟或更长时间才发生,有的在心搏骤停后瞳孔无明显散大。该时期为进行心肺脑复苏的最佳时期,一旦判定应争分夺秒开始实施有效的心肺脑复苏,开展"白金十分钟"的复苏急救。

(四)生物学死亡期

生物学死亡是指心跳、呼吸及脑功能等不可逆转的停止,即细胞学死亡。由心脏骤停期进入生物学死亡期的时间长短不一,主要取决于原发病的性质及心脏骤停后开始复苏的时间。随着生物学死亡的发生,可出现早期尸体现象如尸冷、尸僵等。

四、辅助检查

发生心脏骤停的患者,除了必要的生命体征检查外,可行的最有意义的现场辅助检查是心电图检查,常见的心电图表现有以下几种:

1. 心室颤动 心肌发生不协调、快速而紊乱的连续颤动。心电图上 QRS 波群与 T 波均不能辨认,代之以连续的不定形心室颤动波。心室扑动也是死亡心电图的表现,且很快转变为心室颤动或两者同时存在。在心脏骤停中,心室颤动最为多见,约占 90%。

2. 心脏电 - 机械分离 心脏处于"极度泵衰竭"状态,无心排出量。心电图有正常或宽而畸形、振幅较低的 QRS 波群,频率多在 30 次 /min 以下,但心脏无有效泵血,血压及心音均消失,是病死率极高的一种心电图改变。

3. 心室停搏 心肌完全失去电活动能力,心电图呈等电位。可发生在行直流电击后,更多见于心脏停搏的最终状态,是最完全的心脏停搏。

五、诊断

心脏骤停的判断要点包括主要依据与次要依据。院外现场的判断最简单有效的方法是大动脉搏动消失,结合意识丧失、心音消失及次要依据综合判断;院内对患者的判断,心电图具有重要的判断价值。

(一)主要依据

1. 突然意识丧失。

2. 心音或大动脉(颈动脉、股动脉)搏动消失。

笔记栏

3. 心电图可以有三种表现：心室颤动、室性自主心律即心肌电 - 机械分离（慢而宽大畸形的室性自搏）、心室停搏（心电完全消失而呈一条直线或偶有 P 波）。

尽管心电图表现不一，其临床表现均为心搏停止，只有在心电图检查时方可鉴别。在上述三条主要诊断依据中，以心电图的诊断最为可靠，但临床很难做到。为争取时间，单凭第 2 条就可以决定实施 CPR 抢救技术。至于第 1 条突然意识丧失，虽然不一定均是由心搏停止造成，如脑出血、脑外伤和脑部炎症等原发性脑部疾病也可以因颅内压突然增高引起，但即使在这种情况下也应立即考虑到有心搏停止的可能，必要时先采取一定的心肺复苏措施，如叩击心前区，然后再寻找第 2、3 条指标，以便在最大限度和范围内减少对心搏停止的漏诊，赢得时间，为后期复苏的成功奠定基础，并创造相对有利的条件。

（二）次要依据

1. 双侧瞳孔散大、固定、对光反射消失。

2. 自主呼吸完全消失，或先呈叹息或点头状呼吸，随后自主呼吸消失。

3. 口唇、甲床等末梢部位出现发绀。

次要诊断依据可以及时提醒救治人员及早意识到可能发生心搏停止，警惕和考虑是否已发生或即将发生心搏停止。

六、病情评估

心脏骤停复苏成功的患者，及时评估左心室的功能非常重要。和左心室功能正常的患者相比，左心室功能减退的患者心脏骤停复发的可能性较大，对抗心律失常药物的反应较差，病死率较高。

急性心肌梗死早期的原发性心室颤动为非血流动力学异常引起者，经及时除颤易获复律成功。急性下壁心肌梗死并发的缓慢型心律失常或心脏停搏所致的心脏骤停，预后良好。相反，急性广泛前壁心肌梗死合并房室或室内阻滞引起的心脏骤停，预后往往不良。

继发于急性大面积心肌梗死及血流动力学异常的心脏骤停，即使病死率高达59%~89%，心脏复苏往往不易成功。即使复苏成功，亦难以维持稳定的血流动力学状态。

七、治疗

心脏骤停的初始阶段最重要的救治措施是实施有效的心肺脑复苏。CPCR 分为三个时期：①基础生命支持期（basic life support，BLS）；②高级生命支持期（advanced life support，ALS）；③进一步生命支持期（prolonged life support，PLS）。BLS 又称为紧急供氧期，包括 A、B、C、D 四个步骤，即通畅气道、人工呼吸、胸外心脏按压及电击除颤；ALS 包括人工气道建立、复苏用药、心电监护和维持呼吸循环稳定；PLS 以恢复神志为重点的脑复苏及重症监护治疗、治疗"心脏骤停后综合征"为主。成功复苏的不仅是指心跳、呼吸的恢复，而应达到智能恢复。

（一）基础心肺复苏

即基础生命活动的支持，目的在于迅速建立有效的人工循环，保证脑组织及其他重要脏器的有效灌注压及氧供，主要操作包括评估心跳、呼吸；呼叫急救医疗服务体系（emergency medical service system，EMSS）或传递呼救信息，并准确记录事件发生的时间；清除口腔异物并开通气道（A），人工呼吸（B）与胸外按压（C），必要时使用自动体外除颤仪（automated external defibrillator，AED）电击除颤。其中 AED 电击除颤和人工胸外按压最为重要，心肺复苏程序为 CAB。

1. 呼救与计时 要求在不耽搁 CPR 的前提下尽快呼救，并准确记录事件发生的时间。

启动 EMSS，督促协助者尽快取得 AED。

2. 初级心肺复苏

（1）胸外心脏按压和早期除颤：胸外心脏按压是建立人工循环的主要的有效方法。使患者仰卧于硬板床或平整的地上，施救者跪在患者身旁或站在床旁的椅凳上，一只手的掌根放置在胸骨中下 1/3 处，另一只手的掌根完全重叠放在该手的手背上，双臂伸直，双肩连线在患者胸骨上方正中，用肩部的力量垂直向下用力按压，按压深度为 5~6cm 或患者胸廓前后径的 1/3。压后放松，使胸廓充分回弹，按压与放松的时间比为 1:1。按压频率每分钟 100~120 次，按压应规律、均匀、不间断地进行。放松时定位的手掌根不要离开胸骨定位点，但应避免在按压间隙紧靠在患者胸壁上，以便每次按压后使胸廓充分回弹。尽可能减少胸外按压中断的次数和时间，中断时间限制在 10 秒以内。在整个 CPR 过程中，胸外按压的时间应占 60% 以上（图 3-10-1、图 3-10-2）。

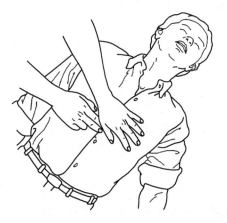

图 3-10-1　正确的按压部位

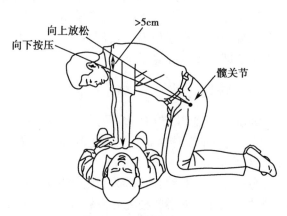

图 3-10-2　胸外按压方法

心脏体外电除颤是利用除颤仪在瞬间释放高压电流经胸壁到心脏，使心肌细胞瞬间同时除极，终止导致心律失常的异常折返或异位兴奋灶，从而恢复窦性心律。CPR 早期的关键措施是胸外按压和早期除颤。目前要求院内 3 分钟内实施除颤，院外 5 分钟内实施除颤。

（2）清除口腔异物与开通气道：保持呼吸道通畅是成功复苏的重要环节。打开气道前应快速检查口腔，清除呕吐物、异物及活动性义齿等。施救者一手拇指伸入患者口腔将舌下压，另一手示指弯曲伸入口腔自上而下将口腔异物清除。随后立即打开气道，畅通气道的方法如下：①仰头抬颏法：施救者将一手尺侧置于患者前额用力加压，使头后仰，另一手的示、中两指抬起下颏，使下颏尖、耳垂的连线与地面呈近乎垂直状态，以通畅气道（图 3-10-3）；②仰头抬颈法：施救者将一手尺侧置于患者前额用力加压，同时另一手掌伸直置于患者颈后部托起头颈部，使头后仰，以通畅气道，注意该方法禁用于怀疑有颈部损伤的患者。

（3）人工呼吸：气管内插管是建立人工通气的最佳方法。在院内通常以呼吸面罩暂时支持通气，而在院外则采用口对口人工呼吸法或简易气囊装置实施人工呼吸。正确的人工呼吸是增加血氧含量、保护重要器官氧供的重要方法。一般采用口对口人工呼吸，若患者牙关紧闭，则可改为口对鼻呼吸。口对口人工呼吸时，在保持呼吸道通畅和患者口部张开的情况下，用按于前额一手的拇指、食指捏闭患者鼻孔，施救者将自己的口张开包含患者口部，口唇贴紧患者口周围皮肤做深而稍快的用力吹气，并用眼角余光观察患者胸廓，直至患者胸部上抬（图 3-10-4）。每次吹入气量在 700~1 000ml，吹气量大于 1 200ml 可造成胃充气，不利于复苏。如果单人进行心肺复苏，在连续胸部按压 30 次后，吹气 2 口，即 30:2 比例；如果两人进行复苏,每 6 秒进行 1 次人工呼吸,同时持续胸外按压。口对口人工呼吸只是临时性紧急措施,应马上争取气管内插管,以人工气囊挤压或人工呼吸机进行辅助呼吸与输氧,快速纠正低氧血症。

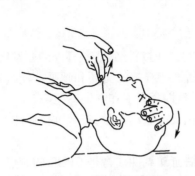
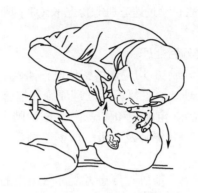

图 3-10-3　仰头抬颏法畅通气道　　　　图 3-10-4　口对口人工呼吸

　　(4)再评估:实施 CPR 操作 5 个周期约 2 分钟后,快速判断患者的大动脉搏动、心音或心电图等,以决定是否继续进行胸外心脏按压,还是进入高级心肺复苏阶段。

　　(二) 高级心肺复苏

　　即高级生命支持,在基础生命支持成功的基础上,应用辅助设备及特殊技术等建立更为有效的通气和血运循环。主要措施包括快速建立静脉通路、气管插管、除颤转复为血流动力学稳定的心律,并应用必要的药物治疗。

　　1. 通气与氧供　患者自主呼吸没有恢复应尽早行气管插管,使用呼吸机,根据血气分析结果调整参数,纠正低氧血症。

　　2. 除颤、复律与起搏　治疗迅速恢复有效的心律是复苏成功的关键。一旦心电监测确定为心室颤动或持续性快速室性心动过速,应立即进行直流电除颤,心室颤动后每延迟电除颤 1 分钟,病死率增加 7%~10%。如果有双向波除颤器,可用选择 150~200J。如果用单向波除颤器,首次电击用 360J,后续电击都用此能量。3 次除颤失败提示预后不良,应继续进行胸外按压和人工通气。5 个周期的 CPR 后(约 2 分钟)再次分析心律,必要时再次除颤。对心搏停止患者不推荐使用起搏治疗,而对有症状的心动过缓患者则考虑起搏治疗。如果患者出现严重症状,尤其是当高度房室传导阻滞发生在希氏束以下时,则应该立即施行起搏治疗。

　　3. 药物治疗　心脏骤停患者在进行心肺复苏时,应尽早开通静脉通道,如果外周静脉通畅,选用肘前静脉或颈外静脉,中心静脉可选用颈内静脉、锁骨下静脉和股静脉。一时静脉通道不能建立而气管插管已成功时,可将复苏药物以静脉用量的 1~2 倍加等渗盐水或蒸馏水稀释至 10ml 左右经气管插管注入气管支气管树,因肺泡面积很大,肺内有丰富的毛细血管网,吸收力强,药物易到达心脏。

　　(1)肾上腺素:是心脏复苏的首选药物。可以用于电击无效的心室颤动或无脉室性心动过速、心脏停搏或无脉性电生理活动。每隔 3~5 分钟应用 1mg 静脉注射,阿托品 1~2mg 静脉注射。严重低血压可以给予去甲肾上腺素、多巴胺、多巴酚丁胺等。

　　(2)碳酸氢钠:心脏骤停或复苏时间过长者,或早已存在代谢性酸中毒、高钾血症的患者,可以适当补充碳酸氢盐,但应注意碳酸氢钠过量可致碱中毒、高钠血症和高渗状态等。

　　(3)胺碘酮:给予 2~3 次除颤加 CPR 及肾上腺素之后,仍然是心室颤动 / 无脉室性心动过速,考虑给予抗心律失常药,常用胺碘酮,也可应用利多卡因。

对于一些难治性多形性室性心动过速、尖端扭转型室性心动过速、快速单形性室性心动过速或心室扑动(频率>260次/min)及难治性心室颤动,可试用β受体拮抗剂。异丙肾上腺素或心室起搏可能有效终止心动过缓和药物诱导的尖端扭转型室性心动过速。当心室颤动/无脉室性心动过速心脏骤停与长QT间期的尖端扭转型室性心动过速相关时,可以应用镁剂。

(三) 复苏后处理

一旦复苏成功,均应连续密切监护48~72小时,同时对导致心脏骤停的原发疾病给予及时适当的处理。心脏复苏后处理原则和措施包括维持有效的循环和呼吸功能,预防再次心脏骤停,维持水、电解质和酸碱平衡,防治脑水肿、急性肾衰竭和继发感染等。

1. 维持有效循环及呼吸 严密监测病情变化及血流动力学,有效维持循环及呼吸支持治疗措施。

2. 脑复苏 心脏骤停患者复苏后出现的脑缺血缺氧性损害是CPCR的难点,脑复苏成功与否决定着心肺复苏成功后患者的生存质量,因此心肺复苏和脑复苏是紧密结合的。此期以脑复苏为重点,治疗原则是:防治脑缺血缺氧及脑水肿、保护脑细胞、恢复脑功能。综合治疗,越早进行效果越好。

(1)浅低温:浅低温可降低脑代谢,减少乳酸堆积,提高脑细胞对缺氧的耐受性,浅低温还可保护血-脑脊液屏障,减轻脑水肿,降低颅内压,抑制反应性高温,稳定细胞膜功能,延迟缺血后的Ca^{2+}内流,抑制兴奋性递质(尤其谷氨酸)的释放以及环氧化酶、脂氧化酶等活性,从而阻滞脂质过氧化"瀑布样"炎症反应和减少NO和自由基的形成,减轻复苏后综合征,减少神经细胞的损害。一般主张浅低温为33~34℃(不低于正常体温5~6℃),可达到最佳的脑保护作用。在心肺复苏同时立即放置冰帽,实施头部重点低温,也可以头、颈、腋窝及腹股沟放置冰袋。对于有发热的患者,必须施行有效降温,维持浅低温。浅低温持续时间应坚持到病情稳定,脑功能开始恢复为止,然后逐渐复温。

(2)利尿脱水:一般首选甘露醇,其降低颅内压效果明显,且有降低血液黏滞度和清除氧自由基的作用。心功能不全者可选用呋塞米;血容量不足者可选用人体白蛋白、血浆等。初2~3天应加强利尿脱水,以后根据病情变化调整剂量。需注意脱水必须在血压正常情况下应用为宜,加强动脉压和中心静脉压监测,维持血压正常和中心静脉压在正常低值。同时注意液体出入量和电解质平衡。

(3)应用糖皮质激素:大剂量糖皮质激素可防止和减轻氧自由基引起的脂质过氧化反应,保护细胞膜和亚细胞的完整性,使毛细血管通透性降低,亚细胞的结构功能改善,能量恢复,钠泵随之恢复,防止和减轻脑水肿。糖皮质激素还能提高机体应激能力,维持心血管对儿茶酚胺的反应性,从而使心肌收缩力加强,心排出量增加,血压升高。常用地塞米松$1mg/(kg\cdot d)$或甲基泼尼松龙$5mg/(kg\cdot d)$,可连用3天,但其确切疗效尚无定论。

(4)巴比妥类药物:可以降低脑细胞氧化代谢,降低颅内压,减轻脑水肿;此外,还可稳定溶酶体膜,抑制自由基反应,降低细胞内Ca^{2+}浓度。目前已广泛应用于脑复苏中,但需注意巴比妥类药物可出现抑制呼吸、降低血糖等现象。

(5)钙通道阻滞药:在心肺复苏中使用可减轻血管损伤,解除缺血后血管痉挛,增加脑血流灌注,保护心肌,扩张冠状动脉,提高心室颤动阈值。

(6)纳洛酮:阿片受体拮抗剂,可透过血-脑脊液屏障,拮抗β内啡肽的不利影响,并在脑缺氧的情况下提高脑的灌注压,逆转内啡肽的继发损害。同时还能阻断钙通道,避免细胞内钙超载;抑制粒细胞释放氧自由基,阻止脂质过氧化,稳定溶酶体膜;抑制花生四烯酸的代谢,阻抑TXA_2生成等多种机制来减少神经细胞的损害。纳洛酮又是主要应激激素,还能

逆转 β 内啡肽介导的心肺脑功能的抑制,促进自主呼吸的恢复。常用纳洛酮 0.8mg 稀释后静脉注射,随后用纳洛酮 2mg 加入葡萄糖氯化钠溶液静脉滴注维持。

(7)改善脑细胞代谢药物:改善脑细胞代谢药物主要可提高脑细胞对氧和葡萄糖的利用,增加脑代谢率,激活脑干网状系统的功能,促进脑复苏。目前常用甲氯芬酯(氯酯醒)、吡拉西坦(脑复康)、胞磷胆碱等。

(8)高压氧:高压氧可提高血氧张力,增加血氧储备,提高血氧弥散,减轻脑水肿,降低颅内压,改善脑电活动。一般作为病情平稳后的康复治疗。

3. 防治急性肾衰竭　如心脏骤停时间较长或复苏后持续低血压,易并发急性肾衰竭,尤其是原有肾脏疾病的老年患者。防治急性肾衰竭应注意维持有效循环功能,避免使用对肾脏有损害的药物。在心肺复苏后宜留置导尿管,记录每小时尿量,如血压正常但每小时尿量少于 30ml 时,可试用呋塞米 40~100mg 静脉注射,如注射呋塞米后仍无尿或少尿,则提示急性肾衰竭,应限制入水量,防治高血钾,必要时考虑血液透析治疗。

4. 防治心脏骤停后综合征　心脏骤停后综合征是指发生心脏呼吸骤停的患者,经历全身性缺血缺氧损伤后,在有效复苏进入组织再灌注阶段后,由于再灌注损伤机制导致的多器官系统的损伤,可以增加复苏后的。早期复苏病死率后及时进行心脏骤停后综合征的预防与干预,可有效降低病死率,改善患者的预后。

(四)复苏有效指征与终止指征

1. 复苏有效指征

(1)自主心跳恢复:可听到心音,触及大动脉搏动。心电图示窦性心律,房性或交界性心律,即使是心房扑动或颤动亦是自主心跳恢复的表现。

(2)瞳孔变化:散大的瞳孔回缩变小,对光反应恢复。

(3)意识好转:有脑功能开始好转的迹象,肌张力增加、自主呼吸恢复、吞咽动作出现。

2. 终止复苏指征　凡心跳呼吸停止行心肺复苏已历时 30 分钟者,出现下述情形时,可终止心肺复苏:①瞳孔散大或固定;②对光反射消失;③呼吸仍未恢复;④深反射活动消失;⑤心电图呈直线。

八、预防

心搏骤停与心脏性猝死的预防,重在识别高危人群。根据流行病学资料及患者的病史资料、相关检查,评估患者发生心搏骤停与心脏性猝死的危险性。

1. 对于有严重心脏疾患者,尤其有心绞痛、心肌梗死和心律失常病史的患者,避免过度疲劳、情绪激动等,规范药物治疗并达到治疗目标,出现疾病预兆应立即就医。

2. 大力宣传群众自救与呼救知识,培训义务院前急救人员。

3. 建立科学的、实用的、反应灵敏的急救医疗服务体系。

(林 谦)

复习思考题

1. 何谓心力衰竭? 急性心力衰竭的救治措施有哪些?

2. 慢性左心衰竭的主要病理改变及其对应的临床表现是什么?

3. 试述慢性心力衰竭的治疗原则与治疗措施。

4. 试述心律失常的分类。

5. 试述心房颤动的常见病因及治疗原则。

6. 简述冠心病的易患因素。

7. 试述稳定型心绞痛典型发作的临床特点。

8. 何谓 ACS？试述 NSTE-ACS 与 STE-ACS 的治疗原则。

9. 如何进行 NSTE-ACS 的危险分层？

10. 简述 NSTE-ACS 与 STE-ACS 的诊断要点。

11. 如何鉴别心绞痛与急性心肌梗死？

12. 何谓原发性高血压？其易患因素有哪些？

13. 简述高血压的并发症。

14. 试述高血压的治疗原则及血压控制的目标。

15. 简述高血压的药物治疗原则及常用降压药物分类。

16. 简述慢性心脏瓣膜病二尖瓣狭窄的并发症。

17. 试述扩张型心肌病的治疗。

18. 试述急性心包炎的临床表现。

19. 试述心脏骤停的判断要点。

20. 简述心肺复苏的有效指征及终止指征。

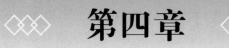

第四章

消化系统疾病

学习目标

1. 掌握消化系统常见病、多发病的临床表现,相关检查方法,诊断及鉴别诊断,治疗原则,以及上消化道大出血、急性胰腺炎的抢救措施;原发性肝癌、胃癌的早期诊断、分型及治疗。

2. 熟悉常见消化系统疾病的病因、发病机制、实验室及其他检查。

3. 了解消化系统疾病相关基础知识。

第一节 总 论

消化系统疾病是指发生于食管、胃、肠、肝、胆、胰以及腹膜、肠系膜、网膜等脏器的疾病。在我国,慢性胃炎和消化性溃疡是最常见的消化系疾病,胃癌和肝癌的病死率在恶性肿瘤病死率排名中分别位于第二和第三位,其他如大肠癌、胰腺癌患病率有明显上升趋势。慢性乙型病毒性肝炎和肝炎后肝硬化在我国相当普遍,而酒精性肝病和酒精性肝硬化亦逐渐增多,非酒精性脂肪性肝病已成为我国常见慢性肝病之一。随着社会与环境的改变,我国疾病谱也在发生变化。近年来胃食管反流病和功能性胃肠病的患病率增高,炎症性肠病亦不断增加。

一、消化系统的生理功能

(一) 食管抗反流防御机制

在生理状况下,由于完善的食管抗反流机制,避免了胃食管反流的发生。

1. 抗反流屏障 是食管和胃交接的解剖结构,包括食管下括约肌(lower esophageal sphincter,LES)、膈肌脚、膈食管韧带、食管与胃底间的锐角等。LES 是食管末端 3~4cm 长的环形肌束,其收缩产生的食管胃连接处的高压带,可防止胃内容物反流入食管。

2. 食管清除作用 正常情况下,一旦发生胃食管反流,大部分反流物通过 1~2 次食管自发和继发的蠕动性收缩将反流物排入胃内,即食管廓清。剩余反流物则由唾液冲洗及中和。

3. 食管黏膜屏障 反流物进入食管后,食管黏膜屏障凭其上皮前黏液及 HCO_3^-、复层鳞状上皮以及黏膜下丰富的血液供应,抵抗反流物对食管黏膜的损伤。

(二) 胃黏膜屏障

正常人胃液 pH 值为 0.9~1.5,分泌量为 1.5~2.5L/d,胃蛋白酶原在酸性环境下被激活。并且胃黏膜经常与各种病原微生物及刺激性的、损伤性的物质接触,却能保持自身完整无损,使胃腔与胃黏膜内的 H^+ 浓度维持在 1 000 倍之差的高梯度状态,这与胃黏膜屏障结构和功能的完整性有关。胃黏膜屏障由上皮前屏障、上皮细胞屏障和上皮后屏障三层组成。

1. 上皮前屏障　由覆盖于胃黏膜上皮细胞表面的一层约 0.5mm 厚的黏液凝胶层及碳酸氢盐层构成,能防止胃内高浓度的盐酸、胃蛋白酶、病原微生物及其他有刺激的甚至是损伤性的物质对胃上皮细胞的伤害,保持酸性胃液与中性黏膜间高 pH 值梯度。

2. 上皮细胞屏障　上皮细胞顶面膜及细胞间的紧密连接对酸反弥散及胃腔内的有害因素具有屏障作用。它们再生速度很快,每隔 2~3 天更换 1 次,在其受到损伤后很快修复。上皮细胞可产生炎症介质,其间有上皮间淋巴细胞,是黏膜免疫的重要组成部分。

3. 上皮后屏障　胃黏膜丰富的毛细血管网为上皮细胞旺盛的分泌功能及自身不断更新提供足够的营养,并将局部代谢产物及反渗回黏膜的盐酸及时运走,胃黏膜的健康血液循环对保持黏膜完整十分重要。此外,间质中的炎症细胞在损伤愈合中亦具有积极意义。

前列腺素、一氧化氮、表皮生长因子、降钙素基因相关肽、蛋白酶活化受体、过氧化物酶增殖活化受体及辣椒素等分子群参与了复杂的胃黏膜屏障功能调节。前列腺素 E 对胃黏膜细胞具有保护作用,能促进黏膜的血液循环及黏液、碳酸氢盐的分泌,是目前认识较为充分的一类黏膜保护性分子。

（三）胃酸的分泌与调节

胃窦从食物感受到的信息促使幽门腺的 G 细胞分泌促胃液素,大部分促胃液素经循环以内分泌的方式作用于胃体的肠嗜铬细胞,刺激其分泌组胺,组胺及少量促胃液素通过组胺 H_2 或缩胆囊素 -B 受体共同促进胃体壁细胞合成及分泌盐酸。胃窦 D 细胞分泌的生长抑素对上述过程中涉及的三种细胞均有负性调控作用。

胃壁细胞分泌盐酸的过程大致分为以下 3 个主要步骤:①组胺、乙酰胆碱和促胃液素刺激壁细胞上的各自受体;②壁细胞内,在 cAMP 或钙离子介导下生成 H^+;③存在于壁细胞分泌小管和囊泡内的 H^+-K^+-ATP 酶,又称质子泵,将 H^+ 从壁细胞逆浓度梯度泵入胃腔。此外,来自肠神经系统的乙酰胆碱通过神经内分泌的方式影响壁细胞、G 细胞和 D 细胞的功能状态,其对胃酸分泌的综合调节作用变化甚大。

（四）肠道屏障

肠道在接触大量的食物和肠腔内微生物共生的过程中,其屏障防御体系起了重大的作用,可有效地阻挡肠道内 500 多种、浓度高达约 10^{11} 个 /ml 的肠道内寄生菌及其毒素向肠腔外组织、器官移位,防止机体受内源性微生物及其毒素的侵害。肠道屏障是指肠道能够防止肠内有害物质如细菌和毒素穿过肠黏膜进入体内其他组织、器官和血液循环的结构和功能的总称。肠道屏障由机械屏障、化学屏障、免疫屏障、生物屏障与肠蠕动共同构成。

1. 机械屏障　是指肠黏膜上皮细胞、细胞间紧密连接与菌膜三者构成的完整屏障,在执行肠屏障功能中最为重要。

2. 化学屏障　由肠黏膜细胞分泌的黏液、消化液及肠腔内正常寄生菌产生的抑菌物质构成。

3. 免疫屏障　由肠相关淋巴组织(上皮间淋巴细胞、固有层淋巴细胞及 Peyer 结)、肠系膜淋巴结、肝脏 Kupffer 细胞和浆细胞产生的分泌型抗体(sIgA)及免疫细胞分泌的防御素等构成。在天然免疫及获得性免疫中发挥重要作用。

4. 生物屏障　指对外来菌株有定植抵抗作用的肠内正常寄生菌群。

5. 肠蠕动　肠蠕动如同肠道的清道夫,在肠梗阻、肠麻痹等情况下,常伴有小肠细菌过生长。

（五）肠道微生态及其功能

肠道微生态由细菌、真菌、病毒等构成,其数目和基因数远高于人体自身细胞数目和基因数目,称为人体第二基因组。肠道菌群与机体的诸多疾病有关,其菌群谱呈明显的个体化特征,可大致分为:①益生菌:主要是各种双歧杆菌、乳酸杆菌等厌氧菌,常紧贴黏液层,是人体健康不可缺少的要素,可以合成各种维生素,参与食物的消化,促进肠道蠕动,阻止致病菌与肠上皮细胞的接触,分解有害、有毒物质等;②条件致病菌:如大肠杆菌、肠球菌等具有双重作用的细菌,在正常情况下对健康有益,一旦增殖失控,或从肠道转移到身体其他部位,就可能引发疾病;③有害菌:如痢疾杆菌、沙门菌等,数量一旦失控大量生长,就会引发多种疾病,或者影响免疫系统的功能。

微生物与人类形成了相互依赖、依存的共生关系。肠黏膜屏障与肠道微生态之间相互影响、双向调节。肠道微生态影响人体的营养、代谢、免疫、发育及衰老等,与代谢性疾病、神经精神疾病、免疫相关病、肿瘤等许多慢性疾病相关。肠道微生物具备以下功能:①代谢功能:可分泌复杂的蛋白酶,具有氧化还原作用,可促进分解食物中的成分,并对内源性及外源性其他物质进行分解、代谢或转化;②营养功能:合成多种维生素、氨基酸、多肽、短链脂肪酸,微生物的代谢产物促进矿物质、营养物质的吸收,从而影响宿主的营养代谢;③宿主免疫功能:调节宿主免疫器官的发育成熟,并作为广谱抗原刺激宿主产生免疫应答,包括体液免疫和细胞免疫;④肠道防御功能:是肠黏膜屏障的重要组成部分,能阻止潜在致病菌的入侵或定植,维护肠黏膜屏障功能和结构完整性。

(六)胃肠多肽

散布在胃肠道的内分泌细胞可产生 50 余种胃肠多肽,如缩胆囊素、生长抑素、肠血管活性多肽、P 物质等,消化道因此是体内最大的内分泌器官,这些胃肠多肽对胃肠道的分泌、动力、物质转运、免疫及肠上皮细胞的修复具有重要而复杂的调节作用,也对其他器官功能产生影响。

(七)肝脏的代谢与解毒功能

肝脏是体内物质代谢与解毒的重要器官。糖、脂肪、蛋白质三大物质代谢均在肝脏进行。如糖原的合成与分解、氨基酸的代谢、白蛋白的合成等。其解毒功能主要通过以下 4 种生化反应:①氧化:如乙醇在肝内氧化为乙醛、乙酸、二氧化碳和水,又称氧化解毒;②还原:如三氯乙醛通过还原作用转化为三氯乙醇,失去催眠作用;③水解:水解酶将多种药物或毒物水解;④结合:是肝脏生物转化的最重要方式,使药物或毒物与葡萄糖醛酸、乙酰辅酶 A、甘氨酸、3'- 磷酸腺苷 -5'- 磷酸硫酸、谷胱甘肽等结合,以便从胆汁和尿中排出。由于肝内的一切生物化学反应,都需要肝细胞内各种酶系统参加。因此,在严重肝病或有门静脉高压、门 - 体静脉分流时,应特别注意药物的选择,掌握剂量,避免增加肝脏负担及药物的不良反应。

(八)胰酶合成、活化及胰腺防御自身消化的机制

生理情况下,多种无活性的胰酶原(胰蛋白酶原、淀粉酶原、脂肪酶原、弹性蛋白酶原、磷脂酶原、糜蛋白酶原、激肽释放酶原、羟肽酶原等)及溶酶体水解酶均在腺泡细胞粗面内质网合成,转运至高尔基器。溶酶体水解酶经糖基化及磷酸化后,通过与甘露糖 -6 磷酸化受体特异性结合,被转运到溶酶体内;而胰蛋白酶原不与甘露糖 -6 磷酸化受体结合。正是通过这两种不同的途径,同在粗面内质网合成的胰酶原和溶酶体水解酶被最终"分选"到不同的分泌泡内,分别形成了消化酶原颗粒和溶酶体。

腺泡细胞在各种生理刺激下,通过提升胞内钙离子浓度,促使酶原颗粒释放,经胰管、十二指肠大乳头进入十二指肠,在肠激酶的作用下被激活,发挥其消化食物功能。由于胰蛋白酶可激活多种其他胰酶,故胰蛋白酶原活化为胰蛋白酶在多种胰酶级联激活中最为关键。生理状态下,从腺泡细胞分泌出的胰蛋白酶原在胰腺内可有微量激活,但胰腺间质细胞所产

生的酶特异性抑制物（α_1-抗胰蛋白酶、α_2-巨球蛋白等）可使在胰腺内提前活化的胰蛋白酶迅速失活，避免发生自身消化。

二、消化系统疾病的诊断

尽管影像学检查在消化系统疾病的诊断中起着关键性的作用，但病史、症状、体征及常规实验室检查依然十分重要，在全面分析这些资料的基础上，才能有针对性地选择恰当的影像学及有关特殊检查，以求既能尽快做出正确的诊断，又能减少各种检查给患者带来的精神负担，并节省医疗资源。

（一）病史与症状

病史采集在消化系统疾病诊断中占有相当重要的地位，不少消化系统疾病的典型症状可以为诊断提供重要线索乃至做出临床诊断。因此，在病史采集过程中要抓住要领，务求细致。要尽可能了解其诱因、起病情况、发病经过、用药的反应等，要详细了解疾病部位、性质、程度、时间、加剧和缓解的规律，以及所伴随的其他症状等。此外，患者的年龄、性别、籍贯、职业、经济状况、精神状态、饮食及生活习惯、烟酒嗜好、接触史以及家族史等对诊断亦有相当意义。

消化系统疾病常见的症状有吞咽困难、恶心、呕吐、嗳气、反酸、烧心、食欲缺乏、早饱、腹胀、腹痛、腹泻、便秘、腹块、里急后重、黄疸、呕血、黑便、便血等，这些症状可独立或组合出现。

（二）体格检查

既要重视腹部检查，又要注意全身系统检查。

观察面部表情可提示腹痛是否存在及其严重程度；口腔溃疡及关节炎可能与炎症性肠病有关；皮肤黏膜的表现如色素沉着、黄疸、瘀点、瘀斑、蜘蛛痣、肝掌等是诊断肝病的重要线索；左锁骨上淋巴结肿大见于胃肠道癌的转移。

重点进行腹部检查：①视诊常能提供重要线索，如腹部膨隆提示腹水或肠胀气，出现胃肠型和蠕动波提示肠梗阻等。②触诊十分重要，如腹壁紧张度、压痛和反跳痛对腹痛的鉴别诊断至关重要；腹腔脏器的触诊可发现脏器的相关疾病；触到腹部包块时应详细检查其位置、大小、形状、表面情况、硬度、活动情况、触痛及搏动感等。③叩诊发现移动性浊音提示已有中等量的腹水。④听诊时注意肠鸣音的特点，对急腹症的鉴别诊断及消化道活动性出血的诊断有帮助。需强调肛门直肠指检在胃肠道疾病诊断中的重要性，尤其对便血、腹泻、便秘、下腹痛的患者更有必要，常能发现大多数的直肠肿瘤及胃肠道恶性肿瘤的盆腔转移。

（三）实验室和其他检查

1. 实验室检查　①血液常规检查可反映有无脾功能亢进、有无恶性贫血等。②粪便常规检查是胃肠道疾病的一项重要常规检查，粪便的肉眼观、隐血试验、显微镜下检查可为诊断提供重要资料，对肠道感染、某些寄生虫病有确诊价值，必要时可做细菌培养以确定致病菌；隐血试验阳性是消化道出血的重要证据。③血沉增快可作为炎症性肠病、肠或腹膜结核的活动性指标。④血清酶学测定在内的肝功能试验可从某一方面反映肝功能损害的情况；血、尿淀粉酶测定对急性胰腺炎诊断有重要价值。⑤各型肝炎病毒标志物检测可确定肝炎类型。⑥甲胎蛋白对于原发性肝细胞癌有较特异的诊断价值，而癌胚抗原等肿瘤标志物对结肠癌和胰腺癌具有辅助诊断和估计疗效的价值。⑦某些血清自身抗体测定对恶性贫血、原发性胆汁性肝硬化、自身免疫性肝炎等有重要的辅助诊断价值。⑧消化道激素如胃泌素测定对某些胃肠内分泌细胞肿瘤引起的消化系疾病有诊断价值。⑨腹水常规检查可大致判断出腹水系渗出性或漏出性，结合生化、细胞学及细菌培养对鉴别肝硬化合并原发性细菌性腹膜炎、结核性腹膜炎和腹腔恶性肿瘤很有价值。⑩幽门螺杆菌的检测可采用血清学、快速尿素酶试验、组织学检查、细菌培养以及 ^{13}C 或 ^{14}C- 尿素呼气试验等方法。

2. 内镜检查　内镜检查是 20 世纪消化病学革命性的进展,现已成为消化系疾病诊断的一项极为重要的检查手段。用内镜可直接观察消化道腔内的各类病变、取活组织做病理学检查和进行内镜下治疗。常见内镜有胃镜、十二指肠镜、小肠镜、结肠镜、腹腔镜、胆道镜、胰管镜等。其中,以胃镜和结肠镜最为常用,可检出大部分的常见胃肠道疾病。胃镜或结肠镜检查时镜下喷洒染色剂,即染色内镜,可判别轻微的病变,提高早期癌的诊断,如结合放大内镜,早期癌的诊断水平可进一步提高。应用十二指肠镜插至十二指肠降段可进行逆行胰胆管造影(ERCP)。经内镜导入超声探头,即超声内镜检查,可了解黏膜下病变的深度、性质、大小及周围情况,并可在超声引导下进行穿刺取样活检。胶囊内镜对以往不易发现的小肠病变诊断有特殊价值,如小肠出血、早期克罗恩病等。双气囊小肠镜的发明大大改进了小肠镜插入深度,逐渐成为小肠疾病诊断的重要手段。

3. 影像学检查

(1)超声检查:B 超普遍用于腹腔内实体脏器检查,如肝、脾、胆囊、胰腺等,从而发现这些脏器的肿瘤、囊肿、脓肿、结石等病变;了解有无腹水及腹水量,对腹腔内实质性肿块的定位、大小、性质等的判断也有一定参考价值。B 超对靠近腹壁的结构观察较理想,如胆囊结石诊断的敏感度可达 90% 以上,观察胆总管有无扩张可初步做出肝内、外梗阻的判断;B 超还能监视或引导各种经皮穿刺,进行诊断和治疗。彩色多普勒超声可观察肝静脉、门静脉、下腔静脉,有助于门静脉高压的诊断与鉴别诊断。

(2)X 线检查:普通 X 线检查依然是诊断胃肠道疾病的常用手段。腹部平片可发现腹腔内游离气体,肠曲内气液平,体内的结石等情况。通过胃肠钡剂造影、小肠钡灌造影、钡剂灌肠造影等 X 线检查,可观察全胃肠道;气 - 钡双重对比造影技术能更清楚地显示黏膜表面的细小结构,从而提高微小病变的发现率。通过这些检查可发现胃肠道的溃疡、肿瘤、炎症、静脉曲张、结构畸形以及运动异常等,对于膈疝和胃黏膜脱垂的诊断优于内镜检查。

近年数字减影血管造影技术的应用提高了消化系疾病的诊断水平,如门静脉、下腔静脉造影有助于门静脉高压的诊断及鉴别诊断,选择性腹腔动脉造影有助于肝和胰腺肿瘤的诊断和鉴别诊断以及判断肿瘤范围,并可同时进行介入治疗。

(3)CT、MRI: 在消化系统病的诊断上越来越重要。CT 对腹腔内病变,尤其是肝、胰等实质脏器及胆系的病变如肿瘤、囊肿、脓肿、结石等有重要诊断价值;对弥漫性病变如脂肪肝、肝硬化、胰腺炎等也有较高诊断价值。螺旋 CT 图像后处理可获得类似内镜在管腔脏器观察到的三维和动态图像,称为仿真内镜;MRI 对占位性病变的定性诊断尤佳。MRI 图像后处理可进行磁共振胰胆管造影术(MRCP),用于胆、胰管病变的诊断;磁共振血管造影术(MRA)可显示门静脉及腹腔内动脉。上述 CT 或 MRI 图像后处理技术为非创伤性检查,其中 MRCP 已成为一项成熟的技术,临床上可代替侵入的逆行胰胆管造影(ERCP)用于胰胆管病变的诊断。

(4)PET:PET 反映生理功能而非解剖结构,根据示踪剂的摄取水平能将生理过程形象化和数量化,近年用于消化系统肿瘤的诊断、分级和鉴别诊断均有重要价值,可与 CT 和 MRI 互补提高诊断的准确性。

4. 活组织检查　消化系统的活组织检查是在内窥镜直视下进行,如胃镜或结肠镜下对食管、胃、结直肠黏膜病变组织,或腹腔镜下对病灶取材,然后进行病理学检查。在超声或 CT 引导下细针穿刺取材也是常用的方法,如对肝、胰或腹腔肿块的穿刺。手术标本的组织学检查也属此范畴。

三、消化系统疾病的防治原则

（一）一般治疗

1. 饮食营养　消化系统是食物摄取、转运、消化、吸收及代谢的重要场所,消化系统疾病影响上述生理功能,而不当的饮食又会加重疾病过程,因此饮食和营养在治疗中占相当重要地位。应视疾病部位、性质及严重程度决定限制饮食甚至禁食,如急性胰腺炎早期应禁食,肠梗阻除禁食外必要时给予胃肠减压。肠道吸收功能障碍者给予高营养易消化吸收的食物,必要时应静脉补充营养物质。某些可能引起过敏的食物会诱发或加重病情,在一些疾病中应避免之。

2. 生活安排与精神心理治疗　功能性胃肠病患者多伴有精神紧张或焦虑,消化道器质性疾病亦会引起消化功能异常,而精神紧张或生活紊乱又会诱发或加重器质性疾病,因此,精神心理治疗相当重要。措施包括向患者耐心解释病情、消除紧张心理,给予心理治疗,适当使用镇静药等。还要教育患者注意劳逸结合、合理安排作息。

（二）药物治疗

1. 针对病因或发病环节的治疗　①细菌感染引起的胃肠道炎症、胆系炎症、幽门螺杆菌相关性慢性胃炎等,这类疾病予以抗菌药物治疗多可被彻底治愈。②大多数消化系统疾病病因未明,治疗上主要针对发病的不同环节,阻断病情发展的恶性循环,促进病情缓解、改善症状和预防并发症的发生。如抑酸药物或促胃肠动力药治疗胃食管反流病、抑酸药或黏膜保护剂治疗消化性溃疡、抑制炎症反应药物治疗炎症性肠病、抗纤维化药物治疗早期肝硬化、血管活性药物治疗门静脉高压引起的食管 - 胃底静脉曲张出血等。这类治疗有两个要点应予注意,一是由于发病机制及病理生理涉及多方面,因此强调综合治疗及不同时期治疗措施的合理选择;二是由于病因未被根本去除,因此缓解期往往需要维持治疗以预防复发。

2. 对症治疗　许多症状如腹痛、呕吐、腹泻等不但令患者经受难以忍受的痛苦,而且会导致机体功能及代谢紊乱,从而进一步加剧病情发展,因此在基础治疗未发挥作用时往往要考虑予以对症治疗。镇痛药、止吐药、止泻药及抗胆碱能药物是常用的对症治疗药物。但应注意,药物使用应权衡利弊,酌情使用,否则会影响基础治疗,如过强的止泻药用于急性胃肠感染会影响肠道有毒物质的排泄,在治疗重症溃疡性结肠炎时会诱发中毒性巨结肠。还要注意对症治疗有时因掩盖疾病的主要临床表现而影响临床判断,甚至延误治疗,如急腹症病因诊断未明者用强力镇痛药、结肠癌用止泻药等可能导致漏诊。

（三）手术治疗或介入治疗

1. 手术治疗　是消化系统疾病治疗的重要手段。对经内科治疗无效、疗效不佳或出现严重并发症的疾病,手术切除病变部位常常是疾病治疗的根本办法或最终途径,如肿瘤切除,合并穿孔、严重大出血不止、器质性梗阻的消化道疾病常需要手术治疗,各种晚期肝病可考虑肝移植等。

2. 内镜治疗　近年在消化内镜下进行的"治疗内镜"技术发展迅速,涉及食管狭窄扩张术及食管支架放置、消化道息肉切除术、食管胃底静脉曲张止血(硬化剂注射及皮圈套扎术)以及非静脉曲张上消化道出血止血治疗(局部药物喷洒、局部药物注射、微波、激光、热探头止血、血管夹钳夹等)、早期胃癌和早期食管癌黏膜切除术、十二指肠乳头括约肌切开术、胆道碎石和取石术、胆管内、外引流术、经皮内镜下胃造瘘术等。

3. 介入治疗　血管介入技术如经颈静脉肝内门体静脉分流术(TIPS)治疗门脉高压及狭窄血管支架置入术治疗 Budd-Chiari 综合征、肝动脉栓塞化疗(TAE)治疗肝癌等。以往需外科手术的许多消化系统疾病可用创伤较少的介入治疗替代,或与外科手术互相配合,从而大大开拓了消化系统疾病治疗的领域。

（四）中医中药治疗

中医中药在消化道疾病的施治方面有其独到之处，尤其对功能失调或紊乱性疾病，如功能性消化不良、慢性腹泻等。对慢性胃炎和炎症性肠病可以较长时间控制病情。近年来用中药丹参、苦参等进行抗肝纤维化治疗取得了可喜的成绩。

第二节　胃食管反流病

胃食管反流病（gastro-esophageal reflux disease，GERD）是指胃或十二指肠内容物反流至食管，引起以烧心、反酸等不适症状为主要表现的消化道常见病，按有无食管黏膜糜烂、溃疡等组织学改变，分为反流性食管炎（reflux esophagitis，RE）、非糜烂性反流病（non-erosive reflux disease，NERD）和 Barrett 食管。GERD 也可引起咽喉、气道等食管邻近器官的组织损伤，出现食管外症状。

GERD 为一种常见消化道疾病，发病率随年龄增加而增加，男女发病无明显差异。欧美国家患病率 10%~20%，亚洲地区患病率约 5%，NERD 较为多见。

一、病因和发病机制

GERD 是多种因素造成的食管下括约肌（lower esophageal sphincter，LES）功能障碍为主的胃食管动力障碍性疾病，直接损伤因素为反流至食管的胃酸、胃蛋白酶及胆汁（非结合胆盐和胰酶）等。

（一）食管抗反流屏障结构与功能异常

正常状态下，LES 保持张力性收缩（高于胃内压），如 LES 压力<6mmHg 会造成胃内容物反流至食管。中重度食管炎患者 LES 压力降低明显。引起 LES 压力降低的因素有食物（高脂肪、巧克力、咖啡、酒精、碳酸饮料、薄荷等）、药物（钙通道阻滞药、地西泮、β 肾上腺素受体激动药、α 肾上腺素受体拮抗药、抗胆碱能药、茶碱、三环类抗抑郁剂、多巴胺受体激动剂等）、某些激素（胆囊收缩素、促胰液素、胰高糖素、血管活性肠肽等），以及胃扩张、胃排空延迟、腹内压增加等因素，引起 LES 功能障碍或一过性 LES 松弛频繁发生。胃食管交界处的结构改变，如食管裂孔疝可致 LES 结构受损，使食管的推进性蠕动等清除反流物作用降低。

（二）食管清除作用减低

如干燥综合征等可致食管蠕动和唾液分泌异常，也可降低食管的清除作用，导致GERD。

（三）食管黏膜屏障功能减低

长期吸烟、饮酒等刺激或一些药物如阿司匹林及非甾体抗炎药、铁剂、氯化钾等，也可造成食管黏膜屏障损伤，食管黏膜抗反流物质损害的屏障功能减低。

（四）其他因素

婴儿、妊娠、肥胖、硬皮病、糖尿病、腹水、高胃酸分泌状态也常有胃食管反流。

二、病理

RE 患者胃镜下可见食管糜烂及溃疡，组织病理学改变主要有：①复层鳞状上皮细胞层增生；②固有层内中性粒细胞浸润；③食管下段鳞状上皮被化生的柱状上皮代替，称为Barrett 食管。部分 NERD 患者食管鳞状上皮细胞间隙增宽。

三、临床表现

GERD 临床表现多样,轻重不一,主要表现如下:

（一）食管症状

1. 典型症状　反流、烧心为本病的典型症状,常在餐后 1 小时出现,屈曲、弯腰、平卧或咳嗽、妊娠、用力排便、腹水等腹压增高状态时诱发或加重,部分患者症状可在夜间睡眠时发生。

反流是在无恶心、干呕和腹肌收缩先兆的情况下,胃或食管内容物不费力地反流到口咽部。如反流物为不消化食物称为反食,如有酸味或仅为酸水则称为反酸,少数情况下可有苦味的胆汁或肠液。

烧心指胸骨后或剑突下的烧灼感,多由胸骨下段或上腹部向上延伸,甚至达咽喉,是反流物刺激食管深层上皮感觉神经末梢所致,为 GERD 的特征性表现。

2. 非典型症状　反流物刺激食管引起食管痉挛,造成胸骨后疼痛,酷似心绞痛,是非心源性胸痛的常见病因之一,有时较剧烈,可放射到后背、胸部、肩部、颈部、耳后。吞咽困难或胸骨后异物感,可由食管痉挛或功能紊乱所致,症状呈间歇性,进食固体或液体食物均可发生。如吞咽困难或吞咽疼痛是因食管黏膜炎症、食管狭窄、食管运动功能失调所致,并呈持续或进行性加重,多为间歇性发生,可出现在吞咽固体和液体食物后。

（二）食管以外的症状

包括哮喘、慢性咳嗽、咽喉炎、中耳炎等,可为少数患者首发或主要表现。反流所致哮喘患者近 50% 无烧心症状,发作无季节性,为反流物吸入或反流物刺激食管化学感觉器(通过迷走神经反射),抑或咽喉部对酸超敏感,引起喉头和支气管痉挛所致。可有反复发作的吸入性肺炎,严重者出现肺间质纤维化。亦有表现为咽部不适、异物感、堵塞感,而无吞咽困难,称为癔球症。

（三）并发症

1. 上消化道出血　食管黏膜糜烂或溃疡可导致出血。

2. 食管狭窄　反复发生的 RE 导致纤维组织增生,最终形成瘢痕狭窄,发生率为 8%~20%。

3. 癌变　Barrett 食管的腺癌发生率较正常人高 10~20 倍。

四、辅助检查

（一）胃镜检查

胃镜检查是诊断 RE 和 Barrett 食管最准确的方法,结合活检与其他原因引起的食管病变相鉴别,并能判断病变严重程度及有无并发症。胃镜下 RE 分级(洛杉矶分级法,LA):正常:食管黏膜无破损;A 级:黏膜破损长径<5mm;B 级:黏膜破损长径>5mm,但病灶间无融合;C 级:黏膜破损融合,但<食管周径的 75%;D 级:黏膜破损融合累及食管周径 ≥75%。NERD 患者食管无黏膜破损,放大内镜可观察到局部有微小病变,但特异性较低。

内镜下正常食管黏膜呈均匀粉红色,如发现橘红色黏膜上移超过胃食管连接处的齿状线近端,活检确认有肠化生者即可诊断 Barrett 食管,可为岛状、舌状、环状分布。

（二）24 小时食管 pH 值监测

该方法是确诊酸反流的重要手段,能反映昼夜酸反流的情况,尤其在症状不典型、没有 RE,或有典型症状治疗无效时更具诊断价值。无线便携式 pH 值记录仪可在更接近生理的条件下监测 48~72 小时酸反流情况,增加诊断的阳性率。

（三）食管测压

食管测压是诊断食管动力异常的重要手段,可测定 LES 压力、显示频繁的一过性 LES 松弛和评价食管体部动力功能。正常人 LES 静息压在 10~30mmHg,如<6mmHg 易导致反流,当胃内压升高 LES 压力不能相应升高(比值 ≤1)时即发生反流。食管高分辨测压更能全面反映食管动力功能。

（四）食管 X 线钡餐

对诊断 RE 敏感性不高,可发现中重度食管炎、狭窄、食管裂孔疝。

五、诊断

（一）症状典型的患者主要诊断依据

1. 有典型的反流、烧心症状即可做出 GERD 的初步诊断。

2. 内镜下发现食管下段黏膜破损,排除其他原因的食管炎后可确诊 RE。

3. 有典型的反流、烧心症状,内镜下无食管炎,但 24 小时食管 pH 值检测由食管过度酸反流,可确立 NERD 诊断。质子泵抑制剂试验性治疗(PPI 试验)对于内镜下无食管炎或未行内镜检查者 GERD 诊断的敏感性和特异性约为 78% 和 54%,方法:标准剂量 PPI 口服,每日 2 次,连用 1~2 周,如服药后症状缓解,即 PPI 试验阳性。

（二）症状不典型的患者

表现为咽喉炎、哮喘、咳嗽、胸痛的患者应结合内镜检查、24 小时食管 pH 值检测和 PPI 试验性治疗结果综合判断。

（三）诊断为 GERD 后

还应了解患者的食管动力、LES 压力、过度酸反流,有无食管裂孔疝等病理生理异常。

六、鉴别诊断

（一）功能性烧心或非酸反流

多为 PPI 试验性治疗无效的烧心患者。

（二）以胸痛为主要症状的患者

应与冠心病及其他原因引起的胸痛鉴别。

（三）吞咽困难者

应与食管运动紊乱、食管癌、贲门失弛缓症、嗜酸性粒细胞性食管炎等鉴别。

（四）内镜下食管下段炎症和溃疡

须与真菌感染、药物、克罗恩病、结核、癌肿或白塞病等鉴别。

（五）症状不典型的患者

应排除原发性咽喉或肺部疾病。

七、病情评估

大多数 GERD 有慢性复发倾向,NERD 对治疗的反应较差,Barrett 食管有发生腺癌的倾向。随着治疗方法的不断改进,RE 治愈率逐渐提高,严重并发症的发生率减少。

八、治疗

治疗的目的是缓解症状、治愈 RE、防治复发和并发症。

（一）一般治疗

睡前 2 小时不宜再进食,白天进餐后不宜立即卧床,抬高床头 15~20cm 可减少卧位及夜间反流。戒烟、禁酒、降低腹压、避免系紧身腰带、肥胖者减轻体重,避免进食高脂肪、巧克力、咖啡、浓茶、刺激性食品等可减少反流。避免使用降低 LES 压力及延迟胃排空的药物,如硝酸甘油、钙通道阻滞药及抗胆碱能药物。

（二）药物治疗

1. 抑酸治疗　①PPI 抑酸作用强,缓解症状快,效果显著而持久,治疗 RE 愈合率高,是治疗 RE 的首选药物,也是治疗 NERD 的主要用药。对于症状重、有严重食管炎者,治疗量多为消化性溃疡的两倍,疗程至少 8~12 周。②常规剂量 H_2 受体拮抗剂(H_2RA)对空腹和夜间胃酸分泌抑制明显,而对餐后胃酸分泌抑制作用弱,可缓解轻至中度 GERD 患者的症状,但对 C 级以上的 RE 愈合率低,长期服用会产生药物耐受。

2. 促动力药　如多潘立酮、莫沙必利、伊托必利等,单独使用疗效差,抑酸治疗效果不佳时,考虑联合应用促动力剂,特别是对于伴有胃排空延迟的患者。

3. 抗酸剂　可中和胃酸,用于临时缓解症状,对 RE 的愈合几乎无作用,常用的药物是含有铝、镁、铋等的碱性盐类及其复合制剂,其中碳酸镁铝有吸附胆汁的作用。

4. 维持治疗　PPI 治愈率高,但停药 6 个月后的复发率达 80%,故须维持治疗。PPI 维持治疗的效果优于 H_2RA 和促动力药,用药量无统一标准,多用常规剂量或半量的 PPI 每天 1 次,对严重的 RE 食管炎(洛杉矶分级 C-D 级)需足量维持。NERD 患者提倡按需服药,即出现症状后患者自己服起效快的 PPI 至症状被控制。

5. 难治性 GERD　是指采用标准剂量 PPI 治疗 8 周后,反流和 / 或烧心等症状无明显改善。引起难治性 GERD 的原因较多,其中与反流相关的原因有:抑酸不足、食管高敏感性、肥胖及食管裂孔疝等;与非反流相关的原因有:食管运动障碍、其他食管炎、功能性烧心等。应根据具体原因调整治疗方案。

（三）内镜下治疗

方法包括:注射、射频和折叠等,创伤小、安全性较好,但疗效不理想,并发症尚需进一步评估。PPI 治疗有效者不主张用该类方法。禁忌证有 C 级或 D 级食管炎、Barrett 食管、>2cm 的食管裂孔疝、食管体部蠕动障碍等。

（四）抗反流手术治疗

手术目的是阻止胃内容物反流入食管。适应证:①内科治疗有效,但无法长期服用 PPI;②持续存在与反流有关的咽喉炎、哮喘,内科治疗无效;③ LES 压力降低、食管体部动力正常。手术方式主要为胃底折叠术,合并食管裂孔疝应行修补术,可在腹腔镜下或常规剖腹进行,两者效果相同,但前者并发症少。抗反流手术 10 年复发率为 62%,并发症率 5%~20%,术后死亡和病残发生的风险显著高于发生食管腺癌。

（五）并发症的治疗

1. Barrett 食管治疗　使用 PPI 及长程维持治疗,定期随访,无上皮内瘤变(或异型增生)者 3~5 年做 1 次内镜检查,低级别上皮内瘤变给予 12 周大剂量 PPI,如持续存在,6 个月至 1 年复查 1 次内镜,高级别上皮内瘤变应强化内镜监测,可考虑镜下瓣膜切除或外科食管切除。

2. 食管狭窄　可在内镜下扩张治疗后,予以长程用 PPI 维持治疗,防止复发;严重瘢痕性狭窄需行手术切除。

第三节　胃　　炎

胃炎(gastritis)是胃黏膜对胃内各种刺激因素的炎症反应,常伴上皮损伤和细胞再生。

某些病因引起的胃黏膜病变主要表现为上皮损伤和上皮细胞再生,而胃黏膜炎症缺如或很轻,则称为胃病。胃炎是常见的消化道疾病之一,按发病的急缓和病程长短,一般将胃炎分为急性胃炎和慢性胃炎。

急 性 胃 炎

急性胃炎(acute gastritis)是由多种病因引起的急性胃黏膜的炎症。发病急,常表现为上腹部症状。内镜检查可见胃黏膜充血、水肿、糜烂、浅表溃疡等一过性的急性病变,病理组织学特征是胃黏膜固有层以中性粒细胞浸润为主的炎症。其中以充血、水肿等非特异性炎症为主要表现者称为急性单纯性胃炎;以胃黏膜糜烂、出血为主要表现者称为急性糜烂出血性胃炎。

一、病因和发病机制

1. 生物因素　幽门螺杆菌(helicobacter pylori,Hp)感染是引起急性胃炎的主要病因,但因其感染后多为一过性的上腹部症状或无症状,未引起患者重视和治疗,临床上很少进行病因诊断。但感染 Hp 后,如不予以及时治疗,可发展为慢性胃炎。由于胃酸的强力杀菌作用,除 Hp 之外的细菌很难在胃内存活,因此一般人很少患除 Hp 之外的感染性胃炎。但当机体免疫力下降时,可发生各种细菌、真菌、病毒所引起的急性感染性胃炎。如沙门菌、嗜盐菌、葡萄球菌、致病性大肠杆菌及其毒素通过污染的食物,引起急性胃肠炎症,多以肠道炎症为主。

2. 理化性损伤　进食过热、过冷、粗糙生硬的食物,饮用咖啡、浓茶、乙醇和某些药物等,均能损伤胃黏膜。药物是损伤胃黏膜最常见的因素,特别是非甾体抗炎药(NSAIDs,如阿司匹林、保泰松、吲哚美辛等)、某些抗肿瘤药、氯化钾或铁剂等。NSAIDs 还通过抑制环氧合酶而抑制前列腺素的合成,削弱胃黏膜的屏障功能。抗肿瘤化疗药物在抑制肿瘤生长时常对胃肠道黏膜产生细胞毒作用,导致严重的黏膜损伤,使增加合并细菌和病毒感染的概率,如氟尿嘧啶对快速分裂的胃肠道黏膜细胞产生明显的细胞毒作用。乙醇具有亲脂性和溶脂性,可导致胃黏膜糜烂及出血,炎症细胞浸润多不明显。十二指肠内容物、胆汁、肠液和胰液反流入胃,其中胆汁酸和溶血卵磷脂可以损伤胃黏膜上皮细胞,引起糜烂和出血。糖皮质激素刺激胃蛋白酶和胃酸分泌,减少黏液的分泌,抑制上皮细胞的修复而损伤胃黏膜屏障。

肝性、肝前性门静脉高压常致胃底静脉曲张,不能及时清除代谢产物,胃黏膜常有渗血和糜烂,称为门静脉高压性胃病。

3. 应激　急性应激可由于严重创伤、大手术、大面积烧伤、急性脑血管病和严重脏器功能衰竭、休克、败血症等引起。应激状态致胃黏膜发生广泛糜烂和出血,严重者发生急性溃疡并大量出血。由烧伤所致者称 Curling 溃疡,中枢神经系统病变所致称 Cushing 溃疡。一般认为,急性应激状态下胃黏膜微循环不能正常运行而造成黏膜缺血、缺氧是发病的重要环节,由此导致黏膜屏障破坏和碳酸氢盐分泌减少、局部前列腺素合成不足、上皮再生能力减弱等改变,胃黏膜屏障因而受损。

一般由应激所致的胃黏膜病损以胃体、胃底为主,以 NSAIDs 或乙醇所致者则以胃窦为主。

二、临床表现

多数患者无症状,或症状被原发疾病所掩盖。有症状者主要表现为上腹痛、饱胀不适、恶心、呕吐和食欲不振等。急性应激或摄入 NSAIDs 所致的急性糜烂出血性胃炎,多为突发呕血和 / 或黑便,占上消化道出血的 10%~25%,其确诊有赖于急诊胃镜检查。由 Hp 感染所致胃炎多无症状,有症状亦缺乏特异性,病程短,临床上较难做出诊断。沙门菌、嗜盐菌或葡萄球菌及毒素污染食物引起者常伴有腹泻,导致急性胃肠炎。上腹部压痛或不适是胃炎的常见体征。

三、诊断

根据患者急性起病,上腹胀痛不适,有不洁饮食史、服药史或应激状态等,一般可诊断为急性胃炎。发病后 24~48 小时内行胃镜检查,可以明确不同类型胃炎的诊断。

四、病情评估

多数胃黏膜糜烂和出血可自行愈合及止血;少数患者黏膜糜烂可发展至溃疡,并发症增多,但药物治疗效果良好。

五、治疗

1. 病因治疗　首先应去除病因,如停用 NSAIDs、禁酒等。一般患者给予流质或软食,严重呕吐者应禁食。

2. 对症治疗　腹痛明显者可给予阿托品类解痉止痛药,如山莨菪碱、颠茄片。呕吐频繁者可用多潘立酮或甲氧氯普胺(胃复安)。脱水明显者积极补液,纠正电解质紊乱和酸碱平衡失调。急性糜烂出血性胃炎在去除病因的同时,应给予抑制胃酸分泌的 H_2 受体拮抗剂或质子泵抑制剂,或具有黏膜保护作用的药物,如雷尼替丁或奥美拉唑和果胶铋或硫糖铝等。胃出血者按上消化道出血原则治疗。

3. 抗菌治疗　细菌性胃炎或胃肠炎者可予相应抗菌药治疗。

六、预防

停用不必要的 NSAIDs 治疗。严重创伤、烧伤、大手术和重要器官衰竭及需要长期服阿司匹林或氯吡格雷等,可预防性给予 H_2RA。对有骨关节疾病患者,可用选择性 COX-2 抑制剂如塞来昔布、美洛昔康等进行抗炎治疗,减少对 COX-1 的抑制。倡导文明的饮食习惯,避免酗酒。对门静脉高压性胃病可给予 PPI,严重者应考虑血管介入治疗以降低门静脉压力。

慢 性 胃 炎

慢性胃炎(chronic gastritis)是由各种病因引起的胃黏膜的慢性炎症。按新悉尼系统分类,将慢性胃炎分为非萎缩性、萎缩性和特殊类型胃炎三类。慢性非萎缩性胃炎是指不伴有胃黏膜萎缩性改变、胃黏膜层以淋巴细胞和浆细胞浸润为主的慢性胃炎。又根据炎症分布的部位,分为胃窦炎、胃体炎和全胃炎。Hp 感染是主要病因。慢性萎缩性胃炎是指胃黏膜已经发生了萎缩性改变的慢性胃炎,可分为多灶萎缩性胃炎和自身免疫性胃炎两类。前者多由慢性非萎缩性胃炎发展而来,病变呈多灶性分布,以胃窦炎为主。后者多由自身免疫引起,以胃体炎为主。特殊类型胃炎种类很多,临床上较少见,本节不予赘述。

一、病因和发病机制

慢性胃炎的发生主要与 Hp 感染有关,与自身免疫、胆汁反流等因素也有一定的关系。

1. Hp 感染　呈世界范围分布,我国属高感染率国家,估计人群中 Hp 感染率在

40%~70%。人是目前唯一被确认的 Hp 的传染源。人与人之间通过口 - 口或粪 - 口途径传播。

Hp 经口进入胃内，部分可被胃酸杀灭，部分则附着于胃窦部黏液层，依靠其鞭毛穿过黏液层，定居于黏液层与胃窦黏膜上皮细胞表面，一般不侵入胃腺和固有层内。一方面避免了胃酸的杀菌作用，另一方面难以被机体的免疫功能清除。Hp 产生的尿素酶可分解尿素，产生氨中和反渗入黏液内的胃酸，形成有利于 Hp 定居和繁殖的局部微环境。Hp 凭借其产生的氨及空泡毒素导致细胞损伤，促进上皮细胞释放炎症介质，菌体细胞壁 Lewis X、Lewis Y 抗原引起自身免疫反应，多种机制使炎症反应迁延或加重。胃黏膜炎症发展与转归取决于 Hp 毒株及毒力、宿主个体差异和胃内微生态环境等多因素的综合结果。

2. 自身免疫因素　自身免疫性胃炎以胃体黏膜壁细胞萎缩为主，在患者血液中存在壁细胞抗体（PCA）和内因子抗体（IFA）。PCA 使壁细胞总数减少，导致胃酸分泌减少或丧失，IFA 致内因子分泌丧失引起维生素 B_{12} 吸收不良，导致恶性贫血。本病还可伴有其他自身免疫性疾病，如桥本甲状腺炎、白癜风等。

3. 其他因素　①十二指肠液反流：胆汁、胰液和十二指肠液大量反流入胃，削弱和 / 或破坏胃黏膜屏障功能；②胃黏膜损伤因子：如长期摄食粗糙或刺激性食物、酗酒、高盐饮食、长期服用 NSAIDs 等，可长期反复损伤胃黏膜，造成炎症持续不愈；③慢性右心衰竭、肝硬化门静脉高压症可引起胃黏膜淤血缺氧。这些因素可各自或与 Hp 感染协同起作用。

二、病理

病理学特征是炎症、萎缩和肠化生。

1. 炎症　以淋巴细胞、浆细胞为主的慢性炎症细胞浸润，初在黏膜浅层，称为浅表性胃炎。病变继续发展，可波及黏膜全层，常呈多病灶分布伴有淋巴滤泡。炎症的活动性是指中性粒细胞的出现，一般存在于固有层、小凹上皮和腺管上皮之间，严重者可形成小凹脓肿。

2. 化生　长期慢性炎症使胃黏膜表层上皮和腺上皮被杯状细胞和幽门腺细胞所取代，分别被称为肠上皮化生和假幽门腺化生。①肠上皮化生：以杯状细胞为特征的肠腺替代了胃固有腺体；②假幽门腺化生：胃底腺的颈黏液细胞增生，形成幽门腺样腺体，它与幽门腺在组织学上一般难以区别，需根据活检部位做出判断。化生分布范围越广，发生胃癌的危险性越高。

3. 萎缩　病变扩展至腺体深部，腺体破坏、数量减少，固有层纤维化，黏膜变薄。根据是否伴有化生而分为非化生性萎缩及化生性萎缩等，以胃角为中心，波及胃窦及胃体的多灶萎缩发展为胃癌的风险增加。

4. 异型增生　又称不典型增生，是细胞再生过程中过度增生和分化缺失，增生的上皮细胞拥挤、有分层现象，核增大失去极性，有丝分裂象增多，腺体结构紊乱，亦称为上皮内瘤变。异型增生是胃癌的癌前病变，异型增生的程度分为轻、中、重三度。轻度者常可逆转为正常；重度者有时与高分化腺癌不易区别，应密切观察。

慢性非萎缩性胃炎，淋巴细胞、浆细胞浸润在黏膜浅层，腺体结构保持完整。慢性萎缩性胃炎，炎症波及黏膜全层，腺体结构破坏、萎缩，数目减少，可伴有化生。在炎症的活动期，出现中性粒细胞浸润的现象。一般而言，慢性胃炎的病理变化，胃窦重于胃体，小弯侧重于大弯侧。在慢性炎症向胃癌的进程中，化生、萎缩及异型增生被视为胃癌前状态。

三、临床表现

慢性胃炎大多数无明显的临床症状，有症状者多为非特异性消化不良的表现，如上腹隐痛或不适、烧灼、饱胀、嗳气、泛酸、恶心等，症状的轻重程度与内镜所见和组织病理学分级无明显的相关性。恶性贫血者常有全身衰弱、疲软，可出现明显的厌食、体重减轻、贫血，一般消化道症状较少。慢性胃炎除了上腹部可有轻压痛外，一般无明显的腹部体征。

四、辅助检查

1. 胃镜及病理组织学检查　胃镜检查同时结合活体组织病理学检查是诊断慢性胃炎最可靠方法。胃镜下，慢性非萎缩性胃炎的黏膜呈红黄相间，或黏膜皱襞肿胀增粗；萎缩性胃炎的黏膜色泽变淡，皱襞变细而平坦，黏液减少，黏膜变薄，有时可透见黏膜下的血管。由于内镜所见与活组织检查的病理表现不尽一致，因此诊断时应两者结合，在充分活检基础上以组织病理学诊断为准。

2. Hp检测　有助于慢性胃炎的病因诊断和选择治疗方案。检查方法有侵入性和非侵入性两大类，前者包括快速尿素酶法、组织学检查法、Hp培养法，后者主要有 ^{13}C 或 ^{14}C 尿素呼气试验、血清学检查及聚合酶链反应（PCR）等，其中快速尿素酶法是临床上最常用的方法，Hp培养法是最可靠的方法。

3. 自身免疫性胃炎的相关检查　疑为自身免疫性胃炎者应检测血 PCA 和 IFA，PCA多呈阳性，伴恶性贫血时 IFA 多呈阳性。血清维生素 B_{12} 浓度测定及维生素 B_{12} 吸收试验有助恶性贫血诊断。

4. 血清胃泌素 G_{17}、胃蛋白酶原Ⅰ和Ⅱ测定　有助判断萎缩是否存在及其分布和程度。胃体萎缩者血清胃泌素 G_{17} 水平显著升高、胃蛋白酶原Ⅰ和/或胃蛋白酶原Ⅰ/Ⅱ比值下降；胃窦萎缩者血清胃泌素 G_{17} 水平下降、胃蛋白酶原Ⅰ和胃蛋白酶原Ⅰ/Ⅱ比值正常；全胃萎缩者则两者均降低。

五、诊断

诊断要点：慢性胃炎的确诊依靠胃镜检查和胃黏膜组织病理学检查。Hp检测有助于病因诊断，怀疑自身免疫性胃炎应检测相关自身抗体及血清胃泌素。

六、鉴别诊断

应与消化性溃疡、胃癌、胃神经症、慢性胆囊炎等可表现为上腹不适的慢性疾病鉴别，胃镜检查和上腹部B超检查有助于鉴别。

七、病情评估

慢性非萎缩性胃炎预后良好；肠上皮化生通常难以逆转；部分患者萎缩可以改善或逆转；不典型增生虽也可以逆转，但重度者易转变为癌。对有胃癌家族史、食物营养单一、常食熏制或腌制食品的患者，需警惕肠上皮化生、萎缩及不典型增生向胃癌的进展。

八、治疗

1. 一般治疗　避免食用刺激性的物质，如烟酒、浓茶、咖啡等；多食水果、蔬菜；饮食规律；保持心情舒畅。

2. 病因治疗

（1）根除Hp：对于由Hp引起的慢性胃炎，是否应常规根除治疗意见尚不统一。建议根除Hp的适应证：①伴有胃黏膜糜烂、萎缩及肠化生、异型增生者；②有消化不良症状者；③有胃癌家族史者。根除Hp常用的联合方案有：1种PPI+2种抗生素或1种铋剂+2种抗生素,疗程7~14天(表4-3-1)。

表4-3-1　根除Hp常用的药物

抗生素	克拉霉素、阿莫西林、甲硝唑、替硝唑、喹诺酮类、呋喃唑酮、四环素等
PPI	埃索美拉唑、奥美拉唑、兰索拉唑、泮托拉唑、雷贝拉唑、艾普拉唑等
铋剂	枸橼酸铋钾、果胶铋等

(2)自身免疫性胃炎的治疗:目前尚无特异治疗方法,发生恶性贫血时肌内注射维生素B_{12}可减轻或纠正贫血。

(3)十二指肠液反流:使用助消化药及促胃动力药等。

3. 对症治疗　消化不良症状的严重程度与慢性胃炎之间并无明确的平行关系,因此,对症治疗实际上属于功能性消化不良的经验性治疗,抑酸或抗酸药、促胃肠动力药、胃黏膜保护药、中药等均可试用,这些药物除对症治疗作用外,对胃黏膜上皮修复及炎症也可能有一定作用。

4. 异型增生治疗　近年大样本的临床研究提示,口服选择性COX-2抑制剂塞来昔布对胃黏膜重度炎症、肠化、萎缩及异型增生的逆转有一定益处;也可适量补充复合维生素和含硒食物等。对药物不能逆转的局灶中、重度不典型增生(高级别上皮内瘤变),在确定没有淋巴结转移时,可在胃镜下行黏膜剥离术,并应视病情定期随访。对药物不能逆转的灶性重度不典型增生伴有局部淋巴结肿大时,应考虑手术治疗。

第四节　消化性溃疡

消化性溃疡(peptic ulcer,PU)是指胃肠道黏膜被自身消化而形成的溃疡,可发生于食管、胃、十二指肠及Meckel憩室,以胃、十二指肠球部溃疡最为常见。消化性溃疡是一种全球性常见病,估计有10%左右的人一生中曾患过本病。本病可发生于任何年龄段。十二指肠溃疡(duodenal ulcer,DU)多见于青壮年,胃溃疡(gastric ulcer,GU)多见于中老年。男性多于女性,DU与GU之比约为3:1。

一、病因和发病机制

(一) 病因

病因复杂,不同患者的致病因素并不完全相同,其中Hp感染、胃酸及胃蛋白酶分泌增多、胃黏膜屏障受损是引起消化性溃疡的重要因素。药物因素、精神神经因素、遗传因素、环境因素等均与本病发生有关。

(二) 发病机制

消化性溃疡的发病机制是胃酸、胃蛋白酶的侵袭作用与黏膜的防御能力之间失衡,使胃酸对黏膜产生自我消化。如果将黏膜屏障比喻为"屋顶",胃酸、胃蛋白酶比喻为"酸雨",漏"屋顶"遇上虽然不大的"酸雨"或过强的"酸雨"腐蚀了正常的"屋顶",都可能导致消化性溃疡发生。多数导致消化性溃疡发生的病因既可以损坏"屋顶",又可增加"酸雨"。

1. Hp感染　是消化性溃疡的主要病因。Hp感染导致消化性溃疡发生的确切机制尚未阐明。目前认为,DU发病的重要环节是十二指肠球部胆酸减少、酸负荷增加和胃上皮化生;GU的发病机制认为是Hp感染引起的胃黏膜炎症,削弱了胃黏膜的屏障功能,使胃酸对

笔记栏

胃黏膜的侵蚀作用增强。一般认为,消化性溃疡的发生,是幽门螺杆菌、宿主和环境因素三者相互作用的结果。

2. 胃酸和胃蛋白酶 消化性溃疡最终形成是由于胃酸/胃蛋白酶对黏膜自身消化所致,其中胃酸在溃疡形成过程中起决定性作用。正常人的胃黏膜内,大约有 10 亿壁细胞,平均每小时分泌盐酸 22mmol,而十二指肠球部溃疡患者的壁细胞总数平均为 19 亿,每小时分泌盐酸约 42mmol,比正常人高出 1 倍左右。胃酸的自身消化作用一般发生在正常黏膜防御和修复功能遭受破坏时。此外,部分 DU 患者胃酸分泌量并未增高,说明胃酸并非消化性溃疡形成的唯一的决定因素,但是胃酸分泌增多是绝大多数消化性溃疡特别是 DU 发生的必要条件。

3. 非甾体抗炎药(NSAIDs) NSAIDs 是引起消化性溃疡的另一个常见病因,NSAIDs能抑制内源性前列腺素的合成与分泌,削弱黏膜的防御和修复功能而导致消化性溃疡发生。NSAIDs 引起的溃疡以 GU 多见。溃疡形成及其并发症发生的危险性除与服用 NSAIDs 种类、剂量、疗程有关外,尚与高龄、同时服用抗凝药、糖皮质激素等因素有关。其他如糖皮质激素、氯吡格雷、化疗药物等,亦可以诱发溃疡形成。

NSAIDs 和 Hp 是引起消化性溃疡发病的两个独立因素,至于两者是否有协同作用则尚无定论。

4. 胃黏膜屏障受损 胃黏膜屏障具有抵抗各种损害因素的作用。胃黏膜上皮细胞本身有多种防护机制,包括修复、碳酸氢盐及黏液分泌能力等。胃黏膜表面均匀分布着一层碱性黏液,称黏液/碳酸氢盐屏障,能有效阻止胃蛋白酶及大分子物质扩散,并形成 pH 值梯度,控制 H^+ 反向弥散。此外,胃肠激素中的表皮生长因子、生长抑素及前列腺素等都能促进胃黏膜细胞增生,对黏膜有重要的保护作用。但各种有害因素,如 NSAIDs、Hp 感染等长期、反复作用,导致胃黏膜屏障受损,使 H^+ 离子反弥散进入黏膜,产生炎症,诱发溃疡形成。

5. 遗传易感因素 部分 PU 患者有明显的家族史,存在遗传易感性。

6. 其他因素 应激、吸烟、长期精神紧张、无规律进食、胃排空障碍等都是消化性溃疡发生的常见诱因。胃溃疡在发病机制上以黏膜屏障功能降低为主要机制,十二指肠球部溃疡则以高胃酸分泌起主导作用。

二、病理

GU 多发生于胃小弯,DU 多发生于球部。溃疡多为单发,也可为多发,胃或十二指肠发生两处或以上的溃疡称为多发性溃疡。胃和十二指肠同时发生溃疡称为复合性溃疡。胃镜下典型溃疡呈圆形或卵圆形,边缘光整,底部由肉芽组织构成,覆以灰黄色渗出物,周围黏膜常有炎症水肿。大多数活动性溃疡直径<1.0cm,GU 较 DU 稍大,亦可见到直径大于 2.0cm的巨大溃疡。溃疡深者可累及胃壁肌层甚至浆膜层,累及血管时可导致出血,侵及浆膜层时引起穿孔。愈合期溃疡周围黏膜炎症、水肿消退,边缘上皮细胞增生覆盖溃疡面,其下的肉芽组织纤维化,变为瘢痕,瘢痕收缩使周围黏膜皱襞向其集中。

三、临床表现

上腹痛是消化性溃疡的主要症状,但部分患者可无症状或症状较轻,不为患者所注意,而以出血、穿孔等并发症为首发症状。典型的消化性溃疡有如下临床特点:①慢性过程,病史可达数年至数十年。②周期性发作,发作与缓解期相交替,发作期可为数周或数月,缓解期亦长短不一,短者数周、长者数年;发作常有季节性,多在秋冬或冬春之交发病,可因精神情绪不良或过劳而诱发。③发作时上腹痛呈节律性,表现为空腹痛即餐后 2~4 小时和/或午夜痛,腹痛多为进食或服用抗酸药所缓解,典型DU节律性为进食—缓解—疼痛。

（一）症状

上腹痛为主要症状,性质多为灼痛,亦可为钝痛、胀痛、剧痛或饥饿样不适感。多位于中上腹,可偏右或偏左。一般为轻至中度持续性痛。疼痛常有典型的节律性,多在进食或服用抗酸药后缓解。

部分患者无上述典型的表现,而仅表现为无规律性的上腹隐痛或不适。具或不具典型疼痛者均可伴有反酸、嗳气、上腹胀等症状。

（二）体征

溃疡活动时上腹部可有局限性轻压痛,缓解期无明显体征。若并发梗阻、穿孔、出血时则出现相应的体征。

（三）特殊类型

1. 复合溃疡　指胃和十二指肠均有活动性溃疡,DU往往先于GU出现,约占消化性溃疡的7%,多见于男性,幽门梗阻发生率较高。复合溃疡中的胃溃疡较单独的胃溃疡癌变率低。

2. 幽门管溃疡　指发生于距幽门孔2cm以内的溃疡。胃酸分泌一般较高,上腹痛的节律性不明显,餐后很快发生疼痛,早期出现呕吐,易出现幽门梗阻、出血和穿孔等并发症。内科治疗效果较差。

3. 球后溃疡　指发生于十二指肠球部远端的溃疡,多位于十二指肠乳头的近端。X线及胃镜检查易漏诊。球后溃疡夜间痛及背部放射痛更为常见,易出血,严重的炎症反应可导致胆总管引流障碍,出现梗阻性黄疸或引发急性胰腺炎。内科治疗效果差。

4. 巨大溃疡　指直径大于2cm的溃疡,常见于有NSAIDs服用史及老年患者。易发生慢性穿透或穿孔,疼痛剧烈而顽固,多放射至背部。对药物治疗反应较差、愈合时间较慢。巨大胃溃疡并不一定都是恶性的,注意与恶性溃疡鉴别。

5. 老年人溃疡　常无症状或症状不明显,疼痛多无规律,较易出现体重减轻和贫血。胃溃疡多位于胃体上部甚至胃底部,溃疡常较大,易误认为胃癌。由于NSAIDs在老年人使用广泛,老年人溃疡有增加的趋势。

6. 无症状性溃疡　约15%消化性溃疡患者可无症状,而以出血、穿孔等并发症为首发症状。可见于任何年龄,以老年人较多见。NSAIDs引起的溃疡近半数无症状。

7. 难治性溃疡　经正规抗溃疡治疗而仍未愈合的溃疡。可能的因素有:①病因尚未去除;②穿透性溃疡;③特殊病因:如克罗恩病;④某些疾病或药物影响抗溃疡药物吸收或效价降低;⑤误诊:如胃或十二指肠恶性肿瘤;⑥不良诱因存在:包括吸烟、酗酒及精神应激等,处理的关键在于找准原因。

四、并发症

（一）出血

溃疡侵蚀周围或深处的血管可引起出血。出血是消化性溃疡最常见的并发症,也是上消化道出血最常见的病因。十二指肠球部溃疡较胃溃疡易发生出血。轻者表现为黑便,重者出现呕血。有慢性腹痛的患者,出血后腹痛可减轻。

（二）穿孔

溃疡病灶向深部发展穿透浆膜层则并发穿孔。溃疡穿孔临床上可分为急性、亚急性和慢性,以急性穿孔常见。急性穿孔的溃疡常位于十二指肠前壁或胃前壁,发生穿孔后胃肠的内容物漏入腹腔而引起急性腹膜炎,呈突发剧烈腹痛,持续而加剧,先出现于上腹,继之延及全腹。体征有腹壁板样僵直,压痛、反跳痛,肝浊音界消失,部分患者出现休克;十二指肠或胃后壁的溃疡深至浆膜层时已与邻近的组织或器官发生粘连,穿孔时胃肠内容物不流入腹腔,称为慢性穿孔,又称为穿透性溃疡,患者常有腹痛规律改变,且顽固而持续,疼痛常放射至背部;邻近后壁的穿孔或游离穿孔较小,只引起局限性腹膜炎时称亚急性穿孔,症状较急性穿孔轻而体征较局限,且易漏诊。

(三) 幽门梗阻

多由十二指肠球部溃疡及幽门管溃疡引起。炎性水肿和幽门平滑肌痉挛所致暂时梗阻可因药物治疗、溃疡愈合而消失;瘢痕收缩或与周围组织粘连而阻塞胃流出道,则呈持续性梗阻,需要手术治疗。临床症状常有明显上腹胀痛,餐后加重、呕吐后腹痛可稍缓解,呕吐物可为宿食,严重呕吐可致失水,低氯、低钾性碱中毒,体重下降、营养不良。体检可见胃蠕动波及震水声。

(四) 癌变

溃疡由良性演变为恶性的概率很低。估计<1% 胃溃疡有可能癌变,十二指肠球部溃疡一般不发生癌变。

五、辅助检查

(一) 胃镜及黏膜活检

胃镜检查是诊断消化性溃疡的首选方法,其诊疗价值有:①确定有无病变、部位及分期;②鉴别溃疡的性质;③治疗效果的评价;④对合并出血者给予止血治疗。胃镜下所见溃疡形态特征见病理叙述。

(二) X 线钡餐检查

X 线钡餐用于:①了解胃的运动情况;②胃镜禁忌者;③不愿接受胃镜检查者和不具备胃镜检查的条件时。尽管气钡双重造影能较好地显示胃肠黏膜形态,但其效果仍逊于胃镜。溃疡的 X 线钡餐征象有直接和间接两种征象。直接征象为龛影,对溃疡的诊断有确诊意义。间接征象有局部压痛、胃大弯侧痉挛性切迹、十二指肠球部激惹及变形。间接征象仅有提示意义。X 线钡餐检查在溃疡合并穿孔、活动性出血时列为禁忌。

(三) Hp 检测

为消化性溃疡诊断的常规检查项目。快速尿素酶试验是侵入性检查的首选方法,操作简便、费用低。组织学检查可直接观察 Hp,与快速尿素酶试验结合,可提高诊断准确率。细菌培养是诊断 Hp 感染最可靠的方法,主要用于科研。^{13}C 或 ^{14}C 尿素呼气试验检测幽门螺杆菌敏感性及特异性高而无需胃镜检查,可作为根除治疗后复查的首选方法。

(四) 粪便隐血检查

了解溃疡有无合并出血。粪便隐血试验呈阳性,提示溃疡活动,经积极治疗后多在 1~2 周转阴。粪便隐血持续阳性者,应注意癌变。

六、诊断

慢性病程、周期性发作、节律性上腹疼痛是疑诊消化性溃疡的重要病史,胃镜可以确诊。不能接受胃镜检查者,X 线钡餐发现龛影,也可以诊断溃疡。

七、鉴别诊断

1. **胃癌** 胃镜发现胃溃疡时,应注意与癌性溃疡鉴别。溃疡型胃癌形态多不规则,溃疡>2cm,边缘呈结节状,底部凹凸不平、覆污秽状苔。对于胃溃疡,应常规在溃疡边缘取活检。对有胃溃疡的中老年患者,当溃疡迁延不愈时,应多点活检,并在正规治疗6~8周后复查胃镜,直到溃疡完全愈合。

2. 胃泌素瘤 即Zollinger-Ellison综合征,是胰腺非β细胞瘤分泌大量胃泌素所致。肿瘤往往很小(<1cm),生长缓慢,半数为恶性。大量胃泌素可刺激壁细胞增生、分泌大量胃酸,使上消化道经常处于高酸环境,导致胃、十二指肠球部等部位发生多发性溃疡。两者的主要鉴别要点是该病溃疡发生于不典型部位,具有难治性特点,有过高胃酸分泌及高空腹血清胃泌素。增强CT有助于发现肿瘤。

3. 其他引起慢性上腹痛的疾病 虽然通过胃镜检查可以检出消化性溃疡,但部分患者在消化性溃疡愈合后症状仍不缓解,应注意是否有慢性肝、胆、胰疾病,慢性胃炎,功能性消化不良等与消化性溃疡曾经共存。

八、病情评估

有效的药物治疗可使溃疡愈合率达到95%,青壮年患者消化性溃疡病死率接近于零,老年患者主要死于严重的并发症,尤其是大出血和急性穿孔,病死率<1%。

九、治疗

治疗目标:去除病因,控制症状,促进溃疡愈合、预防复发和避免并发症。

(一) 一般治疗

生活规律,避免过度劳累和精神紧张,戒烟酒,服用NSAIDs者尽可能停用。

(二) 药物治疗

消化性溃疡的药物治疗主要包括根除Hp、制酸及保护胃黏膜。DU治疗重点在于根除Hp与制酸,GU治疗侧重在保护胃黏膜。治疗溃疡常用药物见表4-4-1。

表4-4-1 治疗溃疡常用药物

分类	通用药名	治疗剂量	维持剂量
H₂受体拮抗剂			
	雷尼替丁	每次150mg,每日2次	每次150mg,每晚1次
	法莫替丁	每次20mg,每日2次	每次20mg,每晚1次
	尼扎替丁	每次150mg,每日2次	每次150mg,每晚1次
质子泵抑制剂			
	奥美拉唑	每次20mg,每日2次	每次20mg,每日1次
	兰索拉唑	每次30mg,每日1次	每次30mg,每日1次
	泮托拉唑	每次40mg,每日1次	每次20mg,每日1次
	雷贝拉唑	每次20mg,每日1次	每次10mg,每日1次
	埃索美拉唑	每次40mg,每日1次	每次20mg,每日1次
保护胃黏膜药物			
	枸橼酸铋钾	每次300mg,每日4次	
	铝碳酸镁	每次1g,每日3次	

1. 根除Hp治疗 消化性溃疡不论活动与否,都是根除Hp的主要指征之一。对有并发症和经常复发的消化性溃疡患者,应追踪抗Hp的疗效,一般应在治疗结束至少4周后复

检 Hp。根除 Hp 可显著降低溃疡的复发率。由于耐药菌株的出现、抗菌药物不良反应、患者依从性差等因素，部分患者胃内的 Hp 难以根除，此时应因人而异制订多种根除 Hp 方案。

目前尚无单一药物可有效根除 Hp，仍须联合用药。以 PPI 或胶体铋为基础加上两种抗生素的三联治疗方案有较高根除率，是临床中最常用的方案。其中 PPI 加克拉霉素再加阿莫西林或甲硝唑的方案根除率最高。

2. 治疗消化性溃疡的疗程　为使溃疡愈合率超过 90%，抑酸药物的疗程通常为 4~6 周，部分患者需要 8 周。根除 Hp 所需的 1~2 周疗程可重叠在 4~8 周的抑酸药物疗程内，也可在抑酸疗程结束后进行。

3. 维持治疗　消化性溃疡愈合后，大多数患者可以停药。但对反复复发的溃疡、Hp 阴性及已排除其他危险因素的患者，可给予维持治疗，即较长时间服用维持剂量（表 4-4-1）的 H_2 受体拮抗剂或 PPI，疗程因人而异，短者 3~6 个月，长者 1~2 年，甚至更长时间。

（三）治疗并发症

针对疾病过程中出现的并发症，应及时诊断并予以治疗。急性上消化道出血根据出血情况采取药物、内镜或手术治疗；急性穿孔、幽门梗阻及可疑恶变，经确诊后及时给予手术治疗。

（四）外科治疗

由于内科治疗的进展，目前外科手术主要限于少数有并发症者。适应证：①大量出血经药物、胃镜及血管介入治疗无效者；②急性穿孔、慢性穿透性溃疡；③瘢痕性幽门梗阻；④胃溃疡疑有癌变。

第五节　胃　癌

胃癌（gastric cancer）系指源于胃黏膜上皮细胞的恶性肿瘤，主要是胃腺癌，占胃部恶性肿瘤的 95% 以上，也是最多见的消化道恶性肿瘤。全球胃癌的病死人数居全部恶性肿瘤病死率的第 2 位，近年虽然全球总发病率有所下降，但 2/3 胃癌病例分布在发展中国家。地理分布上，以日本、中国等东亚国家高发。在我国，北方高于南方，农村高于城市。男性胃癌的发病率和死亡率高于女性，男女之比约为 2∶1。55~70 岁为高发年龄段。全国平均年死亡率约为 16/10 万（男性 21/10 万，女性 10/10 万），近年死亡率下降并不明显。

一、病因与发病机制

在不良环境、饮食及 Hp 等多种因素作用下，在 COX-2、生长因子（表皮生长因子、转化生长因子 -α）等因子的介导下，胃黏膜发生持续慢性炎症，由慢性胃炎→萎缩性胃炎→萎缩性胃炎伴肠化→异型增生而逐渐向胃癌演变。在此过程中，胃黏膜细胞增殖与凋亡之间的平衡被打破；活化与胃癌发生相关的癌基因，抑制抑癌基因，使胃上皮细胞过度增殖又不能启动凋亡信号，逐渐进展为胃癌。

（一）幽门螺杆菌感染

Hp 感染与胃癌有共同的流行病学特点，胃癌高发区人群 Hp 感染率高；Hp 抗体阳性人群发生胃癌的危险性高于阴性人群；1994 年 WHO 宣布 Hp 是人类胃癌的 I 类致癌原。

（二）环境和饮食因素

生活在火山岩地带、高泥碳土壤、水土含硝酸盐过多、微量元素比例失调或化学污染等环境中，可直接或间接经饮食途径参与胃癌的发生。流行病学研究提示，多吃新鲜水果和蔬菜、使用冰箱及正确贮藏食物,可降低胃癌的发生。经常食用霉变食品、咸菜、腌制烟熏食品,以及过多摄入食盐,可增加患胃癌的危险性。

(三) 遗传因素

胃癌有明显的家族聚集倾向,家族发病率高于普通人群 2~3 倍。浸润型胃癌有更高的家族发病倾向,提示该型胃癌的发病与遗传因素有关。

(四) 癌前状态

分为癌前疾病和癌前病变。前者是指与胃癌相关的胃良性疾病,有发生胃癌的危险性;后者是指较易转变为癌组织的病理学变化,主要指异型增生。癌前疾病包括萎缩性胃炎、胃息肉、胃溃疡、残胃炎。癌前病变包括萎缩性胃炎伴肠化及异型增生。

二、病理

胃癌的好发部位依次为胃窦(58%)、贲门(20%)、胃体(15%)、全胃或大部分胃(7%)。根据胃癌的进程可分为早期和进展期胃癌。早期胃癌是指病灶局限且深度不超过黏膜下层的胃癌,不论有无局部淋巴结转移。进展期胃癌深度超过黏膜下层,已侵入肌层者称中期胃癌;侵及浆膜或浆膜外者称晚期胃癌。

(一) 组织病理学分类

胃癌根据病理学特征分为:腺癌(包括乳头状腺癌、管状腺癌、黏液腺癌、印戒细胞癌、混合型腺癌、腺鳞癌、髓样癌、肝样腺癌),鳞状细胞癌和未分化癌。

根据癌细胞分化程度可分为高分化、中度分化和低分化三大类。

(二) 侵袭与转移

胃癌有四种扩散方式。

1. 直接蔓延 侵袭至相邻器官:胃底贲门癌常侵犯食管、肝及大网膜,胃体癌则多侵犯大网膜、肝及胰腺。

2. 淋巴结转移 一般先转移到局部淋巴结,再到远处淋巴结。转移到左锁骨上淋巴结时,称为 Virchow 淋巴结。

3. 血行播散 晚期患者可占 60% 以上。最常转移到肝脏,其次是肺、腹膜及肾上腺,也可转移到肾、脑、骨髓等。

4. 种植转移 癌细胞侵及浆膜层脱落入腹腔,种植于肠壁和盆腔,如种植于卵巢,称为 krukenberg 瘤;也可在直肠周围形成结节状肿块。

三、临床表现

(一) 症状

早期胃癌多无症状,部分患者可有消化不良症状。进展期胃癌可有上腹痛、餐后加重,食欲不振,厌食,乏力及体重减轻等。

胃癌发生并发症或转移时可出现一些特殊症状,贲门癌累及食管下段时可出现吞咽困难。并发幽门梗阻时可有恶心、呕吐,溃疡型胃癌出血时可引起呕血与黑便,继之出现贫血。胃癌转移至肝脏可引起右上腹痛、发热等;转移至肺可引起咳嗽、咯血,累及胸膜产生大量胸腔积液时可出现呼吸困难;肿瘤侵及胰腺时,可出现背部放射性疼痛。

(二) 体征

早期胃癌无明显体征,进展期胃癌在上腹部可扪及肿块,有压痛。肿块多位于上腹偏右相当于胃窦处。如肿瘤转移至肝脏可致肝大及黄疸,甚至出现腹水。腹膜有转移时也可发生腹水。侵犯门静脉或脾静脉时有脾脏增大。有远处淋巴结转移时可触及肿大的淋巴结或可扪及 Virchow 淋巴结,肿大的淋巴结质地坚硬,活动度差。

四、并发症

1. 出血　多呈呕血及黑便,约 5% 可发生难治性大出血。
2. 幽门或贲门梗阻　可出现进食困难、呕吐、腹胀及营养不良等症状。
3. 穿孔　较良性溃疡少见,多见于幽门前区的溃疡型癌。

五、辅助检查

(一)胃镜检查

胃镜检查结合黏膜组织活检,是目前最可靠的诊断手段。

1. 早期胃癌　好发于胃窦部及胃体部,特别是小弯侧,可表现为小的息肉样隆起或凹陷,也可呈平坦样,但黏膜粗糙、触之易出血,斑片状充血及糜烂。病灶小于 1cm 称小胃癌,小于 0.5cm 称微小胃癌。胃镜下疑诊者,可用亚甲蓝染色,癌性病变处着色,有助于指导活检部位。放大胃镜、窄带光成像和激光共聚焦胃镜能更仔细观察细微病变,提高早期胃癌的诊断率。早期胃癌胃镜下分型仍沿用日本内镜学会 1962 年标准,分为:①Ⅰ型(隆起型);②Ⅱ型(浅表型):又分 3 个亚型,Ⅱa(浅表隆起型)、Ⅱb(浅表平坦型)、Ⅱc(浅表凹陷型);③Ⅲ型(溃疡型)。

2. 进展期胃癌　胃镜下多可做出拟诊,肿瘤表面常凹凸不平、糜烂、有污秽苔,活检时易出血。也可呈深大溃疡,底部覆有污秽灰白苔,溃疡边缘呈结节状隆起,无聚合皱襞,病变处无蠕动。癌组织发生于黏膜之下,在胃壁内向四周弥漫浸润扩散,同时伴有纤维组织增生。当病变累及胃窦,可造成胃流出道狭窄;当其累及全胃,可使整个胃壁增厚、变硬,称为皮革胃,胃镜下黏膜可无明显病变,甚至普通黏膜活检也常呈阴性结果。临床疑诊时,可行大块黏膜切除,提高诊断的阳性率。

大体形态类型仍沿用 Borrmann 提出的分类法:Ⅰ型(息肉型或蕈伞型);Ⅱ型(溃疡型);Ⅲ型(溃疡浸润型);Ⅳ型(弥漫浸润型)。

胃癌病灶处的超声内镜(EUS)检查可较准确地判断肿瘤侵犯深度,有助于区分早期胃癌和进展期胃癌;还能了解有无局部淋巴结转移,可作为 CT 检查的重要补充。

(二)X 线钡餐

当患者有胃镜检查禁忌证时,可行 X 线钡餐检查。气钡双重造影和多角度摄影可提高其阳性率。早期胃癌 X 线钡餐检查较难发现,可表现为局部黏膜僵直或呈毛刷状,中晚期胃癌钡餐阳性率可达 90%,其 X 线征有胃壁强直、皱襞中断、蠕动波消失、充盈缺损、胃腔缩小及不规则的癌性溃疡龛影等。

(三)实验室检查

缺铁性贫血较常见,若伴有粪便隐血阳性,提示肿瘤有长期小量出血。血胃蛋白酶原(PG)Ⅰ/Ⅱ显著降低,有助于胃癌风险的分层管理;血清肿瘤标志物如 CEA 和 CA19-9 及 CA724 等,有助于胃癌早期预警和术后再发的预警,但特异性和灵敏度不理想。

六、诊断

主要依据胃镜检查及胃黏膜组织活检。早期诊断是根治胃癌的前提,对有中上腹痛、消化不良、呕血或黑便者应及时行胃镜检查。对下列胃癌的高危患者应定期胃镜检查:①慢性萎缩性胃炎伴肠化或异型增生者;②良性溃疡经正规治疗 2 个月无效者;③胃切除术后 10 年以上者。

七、鉴别诊断

1. 胃溃疡　胃镜检查及活检有助于鉴别。

2. 慢性胃炎　慢性胃炎的症状与胃癌很相似,加之胃窦胃炎的 X 线征象如黏膜粗乱、充盈缺损等更易混淆,胃镜检查有助于鉴别。

3. 邻近器官的肿瘤　如肝脏、胰腺、结肠、肾脏等脏器的肿瘤,亦可在上腹部扪及包块,并因包块压迫胃而出现食欲减退、幽门梗阻等症状,酷似胃癌,可通过胃镜检查予以鉴别。

八、病情评估

胃癌的预后直接与临床分期有关。迄今为止,手术仍然是胃癌的最主要治疗手段,但由于胃癌早期诊断率低,大部分胃癌在确诊时已处于中晚期,5 年生存率仍较低。

九、治疗

胃癌治疗效果取决于是否能早期诊断。早期胃癌无淋巴转移时,可采取内镜治疗;进展期胃癌在没有全身转移时,可行手术治疗;肿瘤切除后,应尽可能清除残胃的 Hp 感染。

（一）内镜治疗

早期胃癌特别是黏膜内癌,可行内镜下黏膜切除术(endoscopic mucosal resection,EMR)或内镜黏膜下剥离术(endoscopic submucosal dissection,ESD)。适应于高或中分化、无溃疡、直径小于 2cm 且无淋巴结转移者。应对切除的癌变组织进行病理检查,如切缘发现癌变或浅表型癌肿侵袭到黏膜下层,需追加手术治疗。

（二）手术治疗

对于早期胃癌,可采取胃部分切除术。进展期胃癌如无远处转移,尽可能根治性切除;伴有远处转移者或伴有梗阻者,则可行姑息性手术,保持消化道通畅。外科手术切除加区域淋巴结清扫是目前治疗进展期胃癌的主要手段。胃切除范围可分为近端胃切除、远端胃切除及全胃切除,切除后分别用 Billroth-Ⅰ、Billroth-Ⅱ及 Roux-en-Y 式重建消化道连续性。对那些无法通过手术治愈的患者,特别是有梗阻的患者,部分切除肿瘤后,约 50% 患者的症状可获得缓解。

（三）化学治疗

早期胃癌且不伴有任何转移灶者,术后一般不需要化疗。尽管胃癌对化疗不够敏感,但术前、术中、术后化疗仍有一定作用。术前化疗即新辅助化疗可使肿瘤缩小,增加手术根治及治愈机会;术后辅助化疗方式主要包括静脉化疗、腹腔内化疗、持续性腹腔温热灌注和淋巴结靶向化疗等。单一药物化疗只适合于早期需要化疗的患者或不能承受联合化疗者。常用药物有 5- 氟尿嘧啶(5-FU)、替加氟(FT-207)、丝裂霉素(MMC)、多柔比星(ADM)、顺铂(DDP)或卡铂、亚硝脲类(CCNU,MeCCNU)、依托泊苷(VP-16)等。联合化疗多采用 2~3 种药物联合,以免增加药物毒副作用。化疗失败与癌细胞对化疗药物产生耐药性或多药耐药性有关。

（四）其他治疗

基础及临床前期研究表明,生长抑素类似物及 COX-2 抑制剂能抑制胃癌生长,改善患者生活质量,不良反应少,疗效还有进一步证实。其他尚包括中医中药治疗、光动力学治疗、介入治疗和营养支持治疗等。

十、预防

1. 养成良好的生活习惯,多吃新鲜的蔬菜和水果,少吃腌腊制品,可以降低胃癌的发病率。

2. Hp 感染是胃癌发生的重要病因之一,对于有胃癌前疾病者,根除 Hp 可能预防胃癌发生。

3. 积极治疗与胃癌发病有关的疾病,中度或重度萎缩性胃炎、中度或重度肠型化生、不典型增生、有胃癌家族史者应予根除 Hp 治疗。胃癌高发区建立防治网以利早期发现、及时防治。对高危人群需定期随访。

第六节　炎症性肠病

炎症性肠病(inflammatory bowel disease,IBD)是一类由多种病因引起的免疫介导的肠道慢性及复发性炎症性疾病,有终身复发倾向,主要包括溃疡性结肠炎(ulcerative colitis,UC)和克罗恩病(Crohn disease,CD)。

概　　述

一、病因

IBD 的病因尚未完全阐明,目前由环境、遗传、感染和免疫等多因素相互作用,导致肠道黏膜免疫系统异常反应,在 IBD 发病中起重要作用。

1. **环境因素**　近年来,IBD 的发病率持续增高,认为环境因素的变化与其发病有关,如饮食、吸烟、卫生条件或暴露于其他尚不明确的因素。

2. **遗传因素**　IBD 患者一级亲属发病率显著高于普通人群,而患者配偶的发病率不增加。单卵双胞胎 CD 发病率显著高于双卵双胞胎。NOD2/CARD15 基因突变可能与 NF-κB 的活化水平有关,但该基因突变主要见于白种人,表明不同种族、人群遗传背景的差异。

3. **肠道微生态**　近年来认为,IBD 是针对自身正常肠道菌群的异常免疫反应性疾病,临床显示细菌滞留易促发 CD 发生,而粪便转流能防止 CD 复发;抗生素或微生态制剂对某些 IBD 患者有益。

4. **免疫因素**　肠道黏膜免疫系统在 IBD 肠道炎症发生、发展、转归过程中发挥重要作用。IBD 的受累肠段产生过量抗体,肠道的非特异性免疫细胞及上皮细胞、血管内皮细胞等亦参与免疫炎症反应。免疫反应中释放出各种导致肠道炎症反应的细胞因子和介质,包括免疫调节因子如 IL-1、IL-2、IL-4、IL-6、IL-8、IFN-γ 和 TNF-α 等,参与免疫炎性损伤的过程。

二、发病机制

目前对 IBD 发病机制的认识为:环境因素作用于遗传易感者,在肠道菌群的参与下,启动了难以自限和过度亢进的、发作与缓解交替的肠道天然免疫及获得性免疫,导致肠黏膜屏障的免疫损伤,溃疡经久不愈,炎性增生等病理改变。一般认为 UC 和 CD 是同一疾病的不同亚型,组织损伤的基本病理过程相似,但可能由于致病因素不同,发病的具体环节不同,最终导致组织损害的表现不同。

溃疡性结肠炎

UC 是一种以大肠黏膜与黏膜下层炎症为特征的慢性非特异性炎症性疾病。病变主要累及直肠和乙状结肠。临床表现为腹泻、黏液脓血便和腹痛。病情轻重不等，呈反复发作的慢性病程。本病可发生于任何年龄，多见于 20~40 岁，亦可见于儿童或老年。男女发病率无明显差别。我国较欧美国家少见，但近年患病率明显增加。

一、病理

病变呈连续性分布，范围多自肛侧直肠开始，逆行向近段发展，甚至累及全结肠及回肠末段。活动期黏膜呈弥漫性炎症反应，固有膜内有大量弥漫性淋巴细胞、浆细胞、单核细胞、中性粒细胞和嗜酸性粒细胞浸润，形成隐窝炎、隐窝脓肿。当隐窝脓肿融合溃破，黏膜出现广泛的小溃疡，并可逐渐融合成大片溃疡。肉眼见黏膜弥漫性充血、水肿，表面呈细颗粒状，可见出血、糜烂及溃疡。病变一般限于黏膜与黏膜下层，很少深入肌层。少数暴发型或重症患者病变累及结肠全层，可发生中毒性巨结肠，肠壁重度充血、肠腔膨大、肠壁变薄，溃疡累及肌层至浆膜层，常并发穿孔，引起腹膜炎。

结肠黏膜在反复发作的慢性炎症过程中，不断被破坏和修复，致腺体变形、排列紊乱、数目减少等萎缩改变，伴杯状细胞减少和潘氏细胞化生，常形成炎性息肉。由于溃疡瘢痕形成，使结肠变形缩短、结肠袋消失，甚至肠腔缩窄。病程超过 20 年的患者癌变风险较正常人高 15~20 倍。

二、临床表现

起病多缓慢，少数急性起病，偶见急性暴发起病。病程呈慢性经过，多表现为发作期与缓解期交替，少数患者症状持续并逐渐加重。部分患者在发作间歇期可因饮食失调、精神刺激、感染、感冒、妊娠、分娩、肠道炎症、外科手术、精神创伤、过度疲劳、食物过敏、甲状腺功能亢进症等诱发或加重。临床表现与病变范围、临床分型及病期等有关。

1. 症状

(1)消化道症状

1)腹泻和黏液脓血便：最常见。腹泻主要与炎症导致大肠黏膜对水钠吸收障碍以及结肠运动功能失常有关。黏液脓血便是本病活动期的重要表现，为黏膜炎性渗出、糜烂及溃疡所致。大便次数及便血的程度反映病情轻重，轻者每日排便 2~4 次，便血轻或无；重者每日排便可达 10 次以上，脓血较多，甚至大量便血。粪质亦与病情轻重有关，多数为糊状，可至稀水样。病变局限于直肠或累及乙状结肠的患者，可见鲜血附于粪便表面。多有便频，偶尔便秘，是病变引起直肠排空功能障碍所致；若病变扩展至直肠以上者，则血混于粪便之中。

2)腹痛：轻型及缓解期患者可无腹痛或仅有腹部不适。一般有轻至中度腹痛，多为左下腹或下腹的阵痛，亦可累及全腹。有疼痛—便意—便后缓解的规律，常有里急后重。若并发中毒性巨结肠或炎症波及腹膜，有持续性剧烈腹痛。

3)其他：可有食欲不振、恶心、呕吐、腹胀等症状。

(2)全身表现：轻者常不明显，一般出现在中、重型患者。活动期常有低热至中度发热，高热多提示严重感染或见于急性暴发型。可出现衰弱、消瘦、贫血、低蛋白血症、水与电解质平衡紊乱等表现。

(3)肠外表现：包括外周关节炎、结节性红斑、巩膜外层炎、前葡萄膜炎、口腔复发性溃疡、坏疽性脓皮病等，这些肠外表现在结肠炎控制或结肠切除后可以缓解或恢复；骶髂关节炎、强直性脊柱炎、原发性硬化性胆管炎及淀粉样变性、急性发热性嗜中性皮肤病等，可出现在重症或病情持续活动者。

2. 体征 轻、中型患者仅有左下腹轻压痛，有时可触及痉挛的降结肠或乙状结肠。重型和暴发型患者常有明显压痛和鼓肠。若有腹肌紧张、反跳痛、肠鸣音减弱应注意中毒性巨结肠、肠穿孔等并发症。

三、并发症

1. **中毒性巨结肠** 多见于急性型或重症 UC 患者,结肠病变广泛而严重,累及肌层与肠肌神经丛,肠壁张力减退,结肠蠕动消失,肠内容物与气体大量积聚,引起急性结肠扩张,常以横结肠最为严重。常因低钾、钡剂灌肠、使用抗胆碱能药物或阿片类药物而诱发。临床表现为病情急剧恶化,中毒症状明显,体温升高,血便加重,伴有脱水及电解质紊乱,出现肠型、腹部压痛、反跳痛,肠鸣音减弱或消失。白细胞计数显著升高。X 线腹部平片可见肠腔增宽、结肠袋消失等。易并发急性肠穿孔,预后差。

2. **直肠结肠癌变** 本病有 5%~10% 发生癌变,多见于广泛性结肠炎、幼年起病且病程漫长者。癌变常发生在黏膜下,易漏诊。

3. **其他** 可并发大出血、肠穿孔、肠梗阻、瘘管及肛周脓肿。

四、辅助检查

1. **血液检查** 轻症者血红蛋白多正常或轻度下降,中、重度者轻或中度下降,甚至重度降低。白细胞计数、血沉和 C 反应蛋白增高是活动期的标志。严重或病情持续者可有血清白蛋白降低、电解质紊乱、凝血酶原时间延长。

2. **粪便检查** 肉眼观察有黏液脓血便,镜检见红细胞、白细胞,急性发作期可见巨噬细胞。常经粪便病原学检查排除感染性结肠炎,至少连续做 3 次,检查内容包括:①常规致病菌培养,排除痢疾杆菌和沙门菌等感染,可根据情况选择特殊细菌培养以排除空肠弯曲菌、艰难梭菌、耶尔森菌、真菌等感染;②取新鲜粪便,注意保温,找溶组织内阿米巴滋养体及包囊;③有血吸虫疫水接触史者做粪便集卵和孵化以排除血吸虫病。

3. **自身抗体检测** 外周血中中性粒细胞胞质抗体(p-ANCA)和酿酒酵母抗体(ASCA)分别为 UC 和 CD 的相对特异性抗体,同时检测这两种抗体有助于 UC 和 CD 的诊断及鉴别诊断。

4. **结肠镜检查** 是本病诊断与鉴别诊断的最重要方法。应做全结肠及回肠末端检查,直接观察肠黏膜变化,并确定病变范围,取活检组织病理检查。本病病变呈连续性、弥漫性分布,内镜下所见特征性改变有:①病变明显处见弥漫性充血、水肿、糜烂,血管纹理模糊、紊乱或消失,多发性浅溃疡;②黏膜粗糙,呈细颗粒状,弥漫性出血,可附有脓血性分泌物;③慢性病变可见假息肉及黏膜桥,结肠袋往往变浅、变钝或消失。

5. **X 线钡剂灌肠检查** X 线征象主要有:①多发性浅溃疡,表现为管壁边缘毛糙呈毛刺状或锯齿状以及小龛影或条状存钡区,亦有炎症息肉而表现为多个小的圆或卵圆形充盈缺损;②黏膜粗乱或有细颗粒改变;③结肠袋消失,肠壁变硬,肠管缩短、变细,可呈铅管状。重症或暴发型患者一般不宜做钡剂灌肠检查,以免加重病情或诱发中毒性结肠扩张。

五、诊断

有持续或反复发作腹泻和黏液脓血便、腹痛、里急后重,伴有(或不伴)不同程度全身症状者,在排除急性自限性结肠炎、阿米巴痢疾、慢性血吸虫病、肠结核等感染性结肠炎及克罗恩病、缺血性肠炎、放射性肠炎等基础上,具有相关结肠镜检查的改变及黏膜组织活检改变可诊断。初发病例、临床表现、结肠镜改变不典型者,暂不诊断,可随访 3~6 个月,观察发作情况。应强调本病并无特异性改变,各种病因均可引起类似的肠道炎症改变,故只有在排除各种可能病因后才能做出本病诊断。

六、鉴别诊断

1. 慢性细菌性痢疾　常有急性细菌性痢疾病史,抗菌治疗有效,粪便检查可分离出痢疾杆菌,结肠镜检查时采取黏液脓性分泌物培养,阳性率较高,有助于鉴别。

2. 慢性阿米巴肠炎　病变主要侵犯右侧结肠,亦可累及左侧结肠,呈散在性,溃疡较深,溃疡间黏膜多属正常。粪便及结肠镜检查可找到溶组织内阿米巴滋养体或包囊,血清抗阿米巴抗体阳性,抗阿米巴治疗有效。

3. 克罗恩病　病变主要在回肠末端,呈跳跃分布。腹痛多位于右下腹及脐周围,粪便常无黏液脓血。结肠镜可见病变黏膜呈卵石样,有较深的纵行溃疡,病变间的黏膜正常。组织病理可见裂隙状溃疡、非干酪性肉芽肿、黏膜下层淋巴细胞聚集。

4. 大肠癌　多见于中年以上,直肠癌指检可触及包块,结肠镜及 X 线钡剂灌肠检查对鉴别诊断有价值,活检可确诊。需注意与溃疡性结肠炎引起的癌变区别。

5. 肠易激综合征　常有结肠以外的神经症状,粪便中可有黏液,但无脓血,显微镜检查正常或仅见少量白细胞,结肠镜和 X 线钡餐灌肠检查可见结肠激惹征象,但无器质性病变,精神紧张可诱发或症状加重。综合临床可资鉴别。

七、病情评估

1. 临床分型

(1)病程类型:①初发型:指无既往史的首次发作;②慢性复发型:临床上最多见,发作期与缓解期交替;③慢性持续型:症状持续,间以症状加重的急性发作;④急性型:急性起病,病情严重,全身毒血症状明显,可伴中毒性巨结肠、肠穿孔、败血症等并发症。上述各型可相互转化。

(2)病情严重程度:①轻度:腹泻每日 4 次以下,便血轻或无,无发热,贫血无或轻,血沉正常;②中度:介于轻度与重度之间;③重度:腹泻每日 6 次以上,并有明显黏液脓血便,体温>37.5℃,脉搏>90 次/min,血红蛋白<100g/L,血沉>30mm/h。

(3)病变范围:根据病变累及部位可分为直肠炎、直肠乙状结肠炎、左半结肠炎(结肠脾曲以远)、广泛性或全结肠炎(病变扩展至结肠脾曲以近或全结肠)。

(4)病情分期:分为活动期和缓解期。患者在缓解期可因饮食失调、劳累、精神刺激、感染等症状加重,使疾病转为活动期。

2. 预后　本病一般呈慢性过程,大部分患者反复发作,只有少数患者一次发作或病情呈慢性持续活动。严重发作或有并发症者以及年龄超过 60 岁的患者预后不良。慢性持续活动或反复发作频繁,预后较差,如能合理择期手术治疗,亦可望恢复。

八、治疗

主要采用内科治疗,治疗目的是控制急性发作,缓解病情,减少复发,防治并发症。

1. 一般治疗　暴发型和急性发作期患者应卧床休息,密切观察病情变化。精神过度紧张者可适当给予镇静剂。发作期给予流质饮食,病情好转后给予富有营养、易消化、少渣饮食,避免饮用牛奶和乳制品。严重者应禁食,通过静脉给予营养治疗,减轻肠道负担。腹痛或腹泻明显者,应慎用抗胆碱能药物或止泻药,大剂量使用在重症患者中可能诱发中毒性巨结肠。

重症患者应住院治疗,及时纠正水、电解质紊乱,贫血者可输血,低蛋白血症者可输入人血白蛋白。抗生素用于重症患者有继发感染时,应用广谱抗生素,并合用硝基咪唑类抗菌药如甲硝唑,以抗厌氧菌感染。

2. 药物治疗 本病活动期治疗方案的选择主要根据病情和病变部位,结合治疗反应确定。缓解期主要以氨基水杨酸制剂维持治疗。

(1)氨基水杨酸制剂:柳氮磺吡啶(SASP)是治疗本病的常用药物,适用于轻型、中型或重型经糖皮质激素治疗已有缓解者。一般4g/d,分4次口服,用药3~4周病情缓解后可减量继续使用3~4周,改为维持量2g/d,分3~4次口服,维持1~2年。不良反应分为两类,一类是剂量相关不良反应,如恶心、呕吐、食欲减退、头痛、可逆性男性不育等,餐后服用可减轻消化道反应;另一类不良反应属于过敏反应,有皮疹、粒细胞减少、自身免疫性溶血、再生障碍性贫血等,因此服药期间必须定期复查血常规,一旦出现此类不良反应应改用其他药物。其他药物有奥沙拉秦、美沙拉秦、巴柳氮等,疗效与SASP相仿,不良反应较少,但价格昂贵,适用于对SASP不能耐受者。5-氨基水杨酸(5-ASA)的灌肠剂及栓剂,适用于病变局限在直肠者。

(2)糖皮质激素:对急性发作期有较好的疗效。抑制非特异性抗炎和免疫反应。适用于对氨基水杨酸制剂治疗无效,急性发作期或重症患者。一般给予泼尼松口服30~40mg/d,重症患者先予较大剂量静脉滴注,氢化可的松200~300mg/d,或甲泼尼龙40mg/d,或地塞米松10mg/d,7~14天后改为泼尼松口服60mg/d,病情控制后逐渐减量至停药。注意减药速度不宜太快,以防反跳。减药期间应加用氨基水杨酸制剂逐渐接替激素治疗。

病变局限在直肠、乙状结肠的患者,可用琥珀酸钠氢化可的松(不能用氢化可的松醇溶制剂)100mg、泼尼松龙20mg或地塞米松5mg加氯化钠溶液100ml保留灌肠,1次/d,病情好转后改为每周2~3次,疗程1~3个月。布地奈德泡沫灌肠剂是以局部作用为主的糖皮质激素,全身不良反应少,可用2mg保留灌肠,1次/晚。

(3)免疫抑制剂:硫唑嘌呤或巯嘌呤可试用于对糖皮质激素治疗效果不佳或对糖皮质激素依赖的慢性活动性病例,加用这类药物后可逐渐减少糖皮质激素用量甚至停用。常用硫唑嘌呤1.5~2.5mg/(kg·d)或巯嘌呤1.5mg/(kg·d),分次口服,疗程约1年。严重不良反应主要是白细胞减少等骨髓抑制表现。对严重急性发作静脉用糖皮质激素治疗无效的患者,应用环孢素2~4mg/(kg·d),静脉滴注7~14天,有效者改为口服4~6mg/(kg·d),由于其肾毒性,多在6个月减停。大部分患者可取得暂时缓解而避免急症手术。

3. 手术治疗 对于病情严重、病变范围广和出现严重并发症者,常需要外科手术治疗。手术指征:①急性发作经正规治疗症状无缓解者;②并发结肠穿孔或有肠穿孔倾向者;③大量出血经激素治疗或局部止血治疗无效者;④发生中毒性巨结肠经内科治疗无效者;⑤病情反复、迁延不愈,对患者生活质量有明显影响者;⑥经病理证实发生癌变者;⑦肠外并发症严重者。

克 罗 恩 病

克罗恩病(CD)是一种胃肠道慢性炎性肉芽肿性疾病。病变多见于回肠末段和邻近结肠,但从口腔至肛门各段消化道均可受累,呈节段性或跳跃式分布。临床上以腹痛、腹泻、体重下降、腹块、瘘管形成和肠梗阻为特点,常伴有发热等全身表现以及关节、皮肤、眼、口腔黏膜等肠外损害。重症患者迁延不愈,预后不良。发病年龄多在15~30岁,但首次发作可出现在任何年龄,男女患病率近似。本病在欧美国家多见,我国近年发病率有逐渐增高的趋势。

一、病理

病变可同时累及回肠末段与邻近结肠;或只累及小肠及局限在结肠。病变累及口腔、食管、胃、十二指肠者较少见。肠壁全层病变可致肠腔狭窄,可发生肠梗阻。溃疡穿孔引起局部脓肿,或穿透至其他肠段、器官、腹壁等,形成内瘘或外瘘。肠壁浆膜纤维素渗出、慢性穿孔均可引起肠粘连。

大体形态特点为:①病变呈节段性或跳跃性,而不呈连续性;②黏膜溃疡的特点:早期呈鹅口疮样溃疡;随后溃疡增大、融合,形成纵行溃疡和裂隙溃疡,将黏膜分割呈鹅卵石样外观;③病变累及肠壁全层,肠壁增厚变硬,肠腔狭窄。

组织学特点为:①非干酪性肉芽肿,由类上皮细胞和多核巨细胞构成,可发生在肠壁各层和局部淋巴结;②裂隙溃疡,呈缝隙状,可深达黏膜下层甚至肌层;③肠壁各层炎症,伴固有膜底部和黏膜下层淋巴细胞聚集、黏膜下层增宽、淋巴管扩张及神经节炎等。

二、临床表现

大多起病隐匿,从早期症状出现至确诊往往数月至数年。病程慢性,长短不等的活动期与缓解期交替,有终生复发倾向。少数急性起病,可表现为急腹症,酷似急性阑尾炎或急性肠梗阻。腹痛、腹泻和体重下降三大症状是本病的主要临床表现。但本病的临床表现复杂多变,与临床类型、病变部位、病期及并发症有关。

1. 症状

(1)消化系统表现

1)腹痛:最常见症状,多位于右下腹或脐周,间歇性发作,多为痉挛性阵痛伴肠鸣音增加。常于进餐后加重。腹痛的发生可能与进餐引起胃肠反射或肠内容物通过炎症、狭窄肠段,引起肠管痉挛有关。腹痛亦可由部分或完全性肠梗阻引起,此时伴有肠梗阻症状。

2)腹泻:主要由病变肠段炎症渗出、蠕动增加及继发性吸收不良引起。腹泻多间歇发作,病程后期可转为持续性。粪便多为糊状,一般无脓血和黏液。病变累及下段结肠或肛门直肠者,可有黏液血便及里急后重。

3)瘘管形成:是 CD 的特征性临床表现,因透壁性炎性病变穿透肠壁全层至肠外组织或器官而成。瘘分内瘘和外瘘,前者可通向其他肠段、肠系膜、膀胱、输尿管、阴道、腹膜后等处,后者通向腹壁或肛周皮肤。肠段之间内瘘形成可致腹泻加重及营养不良。肠瘘通向的组织与器官可致继发性感染。通向膀胱、阴道的内瘘均可见粪便与气体排出。

4)肛门周围病变:包括肛门周围瘘管、脓肿形成及肛裂等病变。这些病变可为本病的首发或突出的临床表现。

(2)全身表现

1)发热:常见的全身表现之一,与肠道炎症活动及继发感染有关。间歇性低热或中度热常见,少数呈弛张热伴毒血症。少数患者以发热为主要症状,甚至较长时间不明原因发热之后才出现消化道症状。

2)营养不良:由慢性腹泻、食欲减退及慢性消耗等因素所致。主要表现为体重下降,可有贫血、低蛋白血症和维生素缺乏等表现。青春期前发病的患者,常生长发育迟滞。

(3)肠外表现:肠外表现与 UC 的肠外表现相似,但发生率较高,以口腔黏膜溃疡、皮肤结节性红斑、关节炎及眼病为常见。

2. 体征

(1)腹部包块:见于 10%~20% 患者,由于肠粘连、肠壁增厚、肠系膜淋巴结肿大、内瘘或局部脓肿所致,多位于右下腹或脐周。固定的包块提示有粘连,多已有内漏形成。

(2)腹部压痛:部位多在右下腹。出现持续性腹痛和明显压痛,提示炎症波及腹膜或腹腔内脓肿形成。全腹剧痛和腹肌紧张,提示病变肠段急性穿孔。

三、并发症

肠梗阻最常见,其次是腹腔内脓肿,偶可并发急性穿孔和大量血便。直肠或结肠黏膜受累者可发生癌变。

四、辅助检查

1. **实验室检查**　详见 UC。

2. **影像学检查**　小肠病变做胃肠钡剂造影,结肠病变做钡剂灌肠检查。X 线可见黏膜皱襞粗乱、纵行溃疡或裂沟、鹅卵石征、假息肉、多发性狭窄或肠壁僵硬、瘘管形成等征象,病变呈节段性分布。由于肠壁增厚,可见填充钡剂的肠袢分离,出现铅管征或铝管征。CT 或磁共振肠道显像(CTE/MRE)可更清晰显示小肠病变,主要可见内外窦道形成,肠腔狭窄、肠壁增厚、强化,形成"木梳征"和肠周脂肪液化等征象。腹部超声、CT、MRI 可显示肠壁增厚、腹腔或盆腔脓肿、包块等。

3. **结肠镜检查**　全结肠及回肠末段均需检查。结肠镜、胶囊内镜及双气囊小肠镜可见病变呈节段性、非对称性分布,阿弗他溃疡或纵行溃疡、鹅卵石样改变,肠腔狭窄或肠壁僵硬,炎性息肉等,病变之间黏膜外观正常。胶囊内镜是无创、安全的小肠检查方法,适宜于 CD 早期及无肠腔狭窄时,否则可增加胶囊滞留的风险。双气囊小肠镜为有创的检查方法,但可进行活检,适用于不宜进行胶囊内镜的小肠明显狭窄患者。

因克罗恩病病变范围广、可累及肠壁全层,故其诊断往往需要 X 线与结肠镜检查的配合。结肠镜检查直视下观察病变,对该病的早期识别、病变特征的判断、病变范围及严重程度的估计准确,且可取活检,但只能观察至回肠末段;X 线检查可观察全胃肠道,显示肠壁及肠壁外病变,可与结肠镜互补。

4. **活组织检查**　对诊断和鉴别诊断有重要价值。本病的典型病理组织学改变是非干酪性肉芽肿,还可见裂隙状溃疡、固有膜底部和黏膜下层淋巴细胞聚集、黏膜下层增宽、淋巴管扩张及神经节炎等。

五、诊断

对慢性起病、反复发作右下腹或脐周痛,伴有腹泻、体重下降,特别是伴有肠梗阻、腹部压痛、腹块、肠瘘、肛周病变、发热等表现者,应考虑本病。世界卫生组织的 CD 诊断要点见表 4-6-1。不典型病例应通过随访观察,逐渐明确诊断。

表 4-6-1　WHO 诊断 CD 的要点

	临床	影像	内镜	活检	切除标本
非连续性或节段性病变		+	+		+
鹅卵石样黏膜或纵行溃疡		+	+		+
全肠壁性炎症反应改变	+(腹部包块)	+(狭窄)	+(狭窄)		+
非干酪性肉芽肿				+	+
裂沟、瘘管	+	+			+
肛门部病变	+			+	+

六、鉴别诊断

需与各种肠道感染性或非感染性炎症疾病及肠道肿瘤鉴别。急性发作时应与急性阑尾炎鉴别;慢性发作时应与肠结核及肠道淋巴瘤鉴别;病变单纯累及结肠者应与溃疡性结肠炎、肠结核进行鉴别。

1. 肠结核　患者既往或现有肠外结核病史,临床表现少有瘘管、腹腔脓肿和肛门周围病变;结核菌素试验(PPD)强阳性、血清结核杆菌相关性抗原和抗体检测阳性等倾向肠结核诊断。内镜检查见病变主要涉及回盲部,可累及邻近结肠,但节段性分布不明显,溃疡多为横行,浅表而不规则;活检组织抗酸杆菌染色阳性有助鉴别诊断。对鉴别有困难不能除外肠结核者,应先行诊断性抗结核治疗,治疗 2~6 周后症状有明显改善,治疗 2~3 个月后内镜所见明显改善或好转提示为肠结核。有手术指征者可行手术探查,病变肠段或肠系膜淋巴结病理组织学检查发现干酪性肉芽肿可获确诊。

2. 小肠恶性淋巴瘤　原发性小肠恶性淋巴瘤可较长时间内局限在小肠,部分患者肿瘤可呈多灶性分布,此时与克罗恩病鉴别有一定困难。如 X 线检查见一肠段内广泛侵蚀、呈较大的指压痕或充盈缺损,B 型超声或 CT 检查肠壁明显增厚、腹腔淋巴结肿大,有利于小肠恶性淋巴瘤诊断。小肠胶囊内镜检查,双气囊小肠镜下活检或必要时手术探查可获确诊。

3. 急性阑尾炎　无反复发作的病史,腹泻少见,常有转移性右下腹痛,压痛限于麦氏点,血常规检查白细胞计数增高显著,但有时需剖腹探查才能明确诊断。

4. 其他　如血吸虫病、阿米巴肠炎、其他感染性肠炎(耶尔森菌、空肠弯曲菌、艰难梭菌等感染)、药物性肠病(如 NSAIDs)、嗜酸性粒细胞性肠炎、缺血性肠炎、放射性肠炎、胶原性结肠炎、各种肠道恶性肿瘤以及各种原因引起的肠梗阻,均需鉴别。

七、病情评估

1. 临床分型　有助于全面估计病情和预后,制订治疗方案。

(1)按疾病类型:分为非狭窄非穿通型(B1)、狭窄型(B2)和穿通型(B3)以及伴有肛周病变(P)。各型可有交叉或转化。

(2)按病变部位:可分为回肠末段(L1)、结肠(L2)、回结肠(L3)和上消化道(L4)。

(3)严重程度:根据主要临床表现的程度及并发症,计算 CD 活动指数(CDAI),用于疾病活动期与缓解期区分、病情严重程度估计(轻、中、重度)和疗效评定。

2. 预后　本病可经治疗好转,也可自行缓解。但多数反复发作,迁延不愈,其中部分患者因出现并发症而手术治疗,预后较差。

八、治疗

CD 的治疗原则及药物应用与溃疡性结肠炎相似,但具体方案有所不同。氨基水杨酸类药物应视病变部位选择,对 CD 的疗效逊于对溃疡性结肠炎。糖皮质激素治疗无效或依赖的患者在 CD 中多见,因此免疫抑制剂、抗生素和生物制剂在 CD 使用较为普遍。相当一部分 CD 患者在疾病过程中最终因并发症而需手术治疗,但术后复发率高,至今尚无预防术后复发的有效措施。

1. 一般治疗　必须戒烟,强调营养支持,一般给高营养低渣饮食,适当给予叶酸、维生素 B 等多种维生素。重症患者酌用要素饮食或全胃肠外营养,有助诱导缓解。腹痛、腹泻明显者可酌情使用抗胆碱能药物或止泻药,合并感染者可静脉给予广谱抗生素。

2. 活动期治疗

（1）氨基水杨酸制剂：柳氮磺吡啶仅适用于病变局限在结肠的轻、中度患者；美沙拉秦能在回肠末段、结肠定位释放，适用于轻度回结肠型及轻、中度结肠型患者。

（2）糖皮质激素：对控制病情活动有较好疗效，适用于各型中、重度患者，以及上述对氨基水杨酸制剂无效的轻、中度患者。应注意，有相当部分患者表现为激素无效或依赖（减量或停药短期复发），对这类患者应考虑加用免疫抑制剂。布地奈德全身不良反应较少，疗效则略逊于系统作用的糖皮质激素，可用于轻、中度小肠型或回结肠型患者，一般剂量 3mg/次，每日 3 次口服。

（3）免疫抑制剂：硫唑嘌呤或巯嘌呤适用于对激素治疗无效或对激素依赖的患者，加用这类药物后可逐渐减少激素用量乃至停用。常用硫唑嘌呤 1.5~2.5mg/（kg·d）或巯嘌呤 0.75~1.5mg/（kg·d），该类药显效时间需 3~6 个月，维持用药可至 3 年或以上。严重不良反应主要是白细胞减少等骨髓抑制表现，应用时严密监测。对硫唑嘌呤或巯嘌呤不耐受者可试换用甲氨蝶呤。

（4）抗菌药物：某些抗菌药物如硝基咪唑类、喹诺酮类药物应用于本病有一定疗效。甲硝唑对肛周病变有效，环丙沙星对肛瘘有效。上述药物长期应用不良反应多，故临床上一般与其他药物联合短期应用，以增强疗效，减少剂量。

（5）生物制剂：英夫利昔单抗（infliximab）及阿达木单抗（adalimumab）是抗 TNF-α 的人鼠嵌合体单克隆抗体，为促炎性细胞因子的拮抗剂，对传统治疗无效的活动性 CD 有效，重复治疗可取得长期缓解。其他生物制剂如阻断淋巴细胞迁移的维多珠单抗（vedolizumab）及拮抗 LL-12/IL-23 与受体结合的尤特克单抗（ustekinumab）也被证实有良好疗效。

3. 缓解期治疗 用氨基水杨酸制剂或糖皮质激素治疗取得缓解者，可用氨基水杨酸制剂维持缓解，剂量与诱导缓解的剂量相同。因糖皮质激素无效或依赖而加用硫唑嘌呤或巯嘌呤取得缓解者，继续以相同剂量硫唑嘌呤或巯嘌呤维持缓解。使用英夫利昔单抗取得缓解者，推荐继续定期使用以维持缓解。维持缓解治疗用药时间可至 3 年以上。

4. 全肠内营养 对于常规药物治疗效果欠佳或不能耐受者，特别是青少年患者，全肠内要素饮食对控制症状，降低炎症反应有帮助。

5. 手术治疗 因手术后复发率高，故手术治疗主要针对并发症。手术治疗适应证：完全性肠梗阻、瘘管与腹腔脓肿、急性穿孔或不能控制的大量出血者。应注意，对肠梗阻要区分炎症活动引起的功能性痉挛与纤维狭窄引起的机械梗阻，前者经禁食、积极内科治疗多可缓解而无需手术；对没有合并脓肿形成的瘘管，内科保守治疗有时也可闭合，合并脓肿形成或内科治疗失败的瘘管为手术指征。手术方式主要是病变肠段切除。术后复发的预防至今仍是难题。选用美沙拉秦者应在半年内进行内镜检查，如复发，建议用硫唑嘌呤或巯嘌呤，易于复发的高危患者可考虑使用英夫利昔单抗。预防用药推荐在术后 2 周开始，持续时间不少于 3 年。

第七节　肠易激综合征

肠易激综合征（irritable bowel syndrome，IBS）是一种以腹痛或腹部不适伴排便习惯改变为特征而无器质性病变的功能性肠病。发病年龄多在 20~50 岁，50 岁以后首次发病少见，男女比例约为 1∶2。根据排便特点和粪便性状，临床分为腹泻型、便秘型与混合型。在欧美国家 IBS 以便秘型多见，我国以腹泻型为主。

一、病因和发病机制

IBS 病因和发病机制尚不清楚,与多种因素有关。目前认为,IBS 的病理生理学基础主要是胃肠动力学异常和内脏感觉异常,肠道感染和精神心理障碍是 IBS 发病的重要因素。

(一)胃肠动力学异常

结肠电生理研究显示,IBS 以便秘、腹痛为主者,3 次 /min 的慢波频率明显增加;腹泻型 IBS 患者高幅收缩波明显增加,对各种刺激(如进食、肠腔扩张、肠内容物以及某些胃肠激素等)的动力学反应过强,并呈反复发作过程。

(二)内脏感觉异常

直肠气囊充气试验表明,IBS 患者充气疼痛阈值明显低于对照组。IBS 患者对胃肠道充盈扩张、肠道平滑肌收缩等生理现象敏感性增强,易产生腹胀、腹痛。

(三)中枢神经系统对肠道刺激的感知异常和脑肠轴调节异常

BS 患者存在中枢神经系统的感觉异常和调节异常,BS 可以被认为是对脑肠系统的超敏反应,包括对肠神经系统和中枢神经系统。其中 5-HT、胆囊收缩素、生长抑素、胃动素等胃肠激素可能在胃肠道动力和感觉调节中发挥作用。

(四)生物因素

较多临床研究表明,IBS 可能是急性或慢性感染性胃肠道炎症后的结果之一,其发病与感染的严重性及应用抗生素时间均有一定相关性。肠道微生态失衡 IBS-D 患者乳酸菌、脱硫弧菌和双歧杆菌数量明显减少,而 IBS-C 患者韦荣球菌数目增加。但是肠道微生态参与 IBS 发病的具体机制有待进一步研究。

(五)精神心理因素

心理应激影响胃肠运动。大量研究表明,IBS 患者有心理障碍或精神异常表现,焦虑、抑郁指数显著高于正常人,应激事件发生频率也高于正常人且对应激反应更强烈和敏感。

二、临床表现

多数患者起病隐匿,症状反复发作或慢性迁延,病程可长达几年甚至几十年,但全身健康状况一般少受影响。症状复发或加重常与精神刺激、饮食等因素有关。主要的临床表现是腹痛或腹部不适、排便习惯与粪便性状的改变。

(一)症状

1. 腹痛　几乎所有 IBS 患者都有不同程度的腹痛或腹部不适,疼痛部位不定,以下腹和左下腹部多见,多于排便或排气后缓解,腹痛在睡眠中发作极少。腹痛不会进行性加重。

2. 排便异常

(1)腹泻型:排便一般每日 3~5 次,严重者达 10 余次。大便多呈稀糊状,也可为成形软便或稀水样,可带有黏液。部分患者粪量少、黏液多,但无脓血,禁食几小时后腹泻可消失。部分患者腹泻与便秘交替发生。

(2)便秘型:排便困难,粪便干结、量少,有排便不尽感,粪便可呈羊粪状或细杆状,表面可附黏液。

3. 其他消化道症状　多伴腹胀、排便不净感,可有烧心、早饱、恶心、呕吐等消化不良症状。

4. 全身症状　部分患者有不同程度的焦虑、抑郁、失眠、头晕、头痛、多疑、紧张等精神症状。

(二)体征

通常无明显体征,部分患者有多汗、脉速、血压增高等表现。可有腹部轻压痛,部分患者

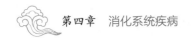

笔记栏

可触及腊肠样肠管。直肠指诊时可感到肛门痉挛,张力较高且有触痛。

三、辅助检查

IBS 选择一定的辅助检查的目的是在确立诊断之前,排除其他的可以出现相似临床表现(如反复腹痛、腹泻等)的消化系统疾病如炎症性肠病、消化系统肿瘤等。IBS 患者反复粪常规及培养(−),大便隐血试验(−),结肠镜检查并黏膜活检等无器质性病变。

四、诊断

在缺乏可解释症状的形态学改变和生化异常基础上,反复发作的腹痛,近 3 个月内发作至少每周 1 次,伴以下 2 项或者 2 项以上症状:①与排便相关;②症状发生伴随排便次数改变;③症状发生伴随粪便性状(外观)改变。诊断前症状出现至少 6 个月,近 3 个月符合以上诊断。

以下症状不是诊断所必备,但属常见症状,这些症状越多越支持 IBS 的诊断:①排便频率异常(每天排便>3 次或每周<3 次);②粪便性状异常(块状/硬便或稀水样便);③粪便排出过程异常(费力、急迫感、排便不尽感);④黏液便;⑤胃肠胀气或腹部膨胀感。西方国家便秘型多见,我国则以腹泻型为主。

五、鉴别诊断

应与炎症性肠病(溃疡性结肠炎、克罗恩病)、结肠癌、细菌性痢疾、甲状腺功能亢进症、肠道吸收不良综合征等鉴别。一般出现以下症状和实验室检查结果,不支持 IBS 的诊断,包括:①老年起病,进行性加重;②显著影响睡眠;③发热、脱水,明显消瘦;④腹痛与排便关系不肯定;⑤有腹肌紧张、反跳痛、高调肠鸣音等体征;⑥血沉加快、血中白细胞增多,明显贫血;⑦脓血便,有脂肪滴或虫卵;⑧甲状腺功能异常。

1. 腹泻型　应与引起腹泻的疾病鉴别,主要注意与常见的乳糖不耐受症鉴别。

2. 便秘型　应与引起便秘的疾病鉴别,其中功能性便秘及药物不良反应引起的便秘为主,应详细询问病史及用药史。

六、病情评估

IBS 是良性过程,症状可反复或间歇发作,但一般不影响全身情况。如患者了解疾病的性质,消除顾虑和提高信心,注意饮食,合理用药,可在数周至数年内达到症状的缓解。无疗效者可增加精神社会学的干预。

七、治疗

治疗目的是消除患者顾虑,改善症状,提高生活质量。主要治疗措施是积极寻找并去除促发因素,对症治疗,强调综合治疗和个体化治疗。

(一) 一般治疗

首先告知患者 IBS 的诊断并详细解释疾病的性质,以解除患者焦虑,提高治愈信心。教育患者注意改善饮食结构,避免不耐受食物。一般而言,应避免产气食品如乳制品、大豆等,以及辛辣等刺激性食物。高纤维食物对改善便秘有明显效果。养成良好的生活习惯,对失眠、焦虑者可适当给予治疗。

(二) 药物治疗

1. 镇静及抗抑郁药　有助于缓解神经精神症状。常用:①苯二氮䓬类(安定类):如地西泮口服；②抗抑郁药：对腹痛较重、一般药物无效且精神症状明显者可试用,常用的有三环类抗抑郁药如阿米替林；选择性抑制 5- 羟色胺再摄取的抗抑郁药如帕罗西汀等,宜从小剂量开始,注意药物的不良反应。

2. 解痉药　可短期使用抗胆碱药物以缓解腹痛。匹维溴铵为选择性作用于胃肠道平滑肌的钙拮抗药,对腹痛亦有一定疗效且不良反应少,用法为每次 50mg,3 次 /d。

3. 止泻药　腹泻较重者应用洛哌丁胺或地芬诺酯止泻,效果良好,但不宜长期使用。轻症可用吸附止泻药如蒙脱石、药用炭等。

4. 导泻药　便秘型者可用缓泻药,但不宜长期使用,并且使用作用温和的轻泻剂。常用渗透性轻泻剂如聚乙二醇、乳果糖或山梨醇等；容积性轻泻剂,如甲基纤维素或欧车前制剂等。

5. 胃肠促动力药　用于便秘型 IBS 患者,常用莫沙必利、多潘立酮等口服,可促进生理性结肠蠕动,对慢性便秘者有疗效。

6. 消胀剂　主要用于腹胀症状较重的患者,常用二甲硅油、活性炭、半乳糖苷酶等。

7. 肠道微生态制剂　纠正肠道菌群失调,对腹泻、腹胀有一定疗效,采用双歧杆菌制剂、乳酸杆菌、酪酸菌等。

（三）心理行为疗法

经一般治疗和药物治疗无效者,应考虑心理行为治疗,包括心理疏导、认知疗法、催眠疗法以及生物反馈疗法等。

第八节　非酒精性脂肪性肝病

非酒精性脂肪性肝病（non-alcoholic fatty liver disease,NAFLD）是指除酒精和其他明确的肝损害因素所致的,以弥漫性肝细胞大泡性脂肪变为主要特征的临床病理综合征,包括单纯性脂肪性肝病以及由其演变的非酒精性脂肪性肝炎（non-alcoholic steatohepatitis,NASH）、脂肪性肝纤维化和脂肪性肝硬化。本病在西方国家成人中发病率为 10%~24%,在肥胖人群中的发生率高达 57%~74%。近年来,我国的患病率呈上升趋势,目前已与西方国家相近,明显超过病毒性肝炎及酒精性肝病的发病率。患病年龄以 40~50 岁最多见,且有低龄化趋势,男女患病率基本相同。

一、病因与发病机制

（一）病因

非酒精性脂肪性肝病一般指原发因素所致,隐源性脂肪肝也属此范畴。

1. 原发性因素　肥胖、2 型糖尿病以及高脂血症是单独或共同的 NAFLD 是最常见的易感因素。

2. 继发性因素　营养不良、胃肠道术后、全胃肠外营养、药物、工业毒物及环境因素等也可导致本病。

（二）发病机制

本病的发病机制复杂,因其病因不同而存在一定的差异,目前被广泛接受的是"二次打击"或"多重打击"学说。初次打击主要指肥胖、2 型糖尿病以及高脂血症等伴随的胰岛素抵抗（insulin resistance,IR）,引起肝细胞内脂质沉积,特别是甘油三酯沉积是形成 NAFLD 的一个先决条件。导致脂质沉积的代谢异常机制主要有：①脂质摄入异常,高脂饮食、高脂血

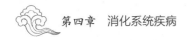

症以及外周脂肪组织动员增多,促使游离脂肪酸(FFA)输送入肝脏增多;②线粒体功能障碍,FFA 在肝细胞线粒体内氧化磷酸化和 β 氧化减少,转化为甘油三酯增多;③肝细胞合成极低密度脂蛋白(VLDL)合成不足或分泌减少,导致甘油三酯运出肝细胞减少。上述因素造成肝脏脂质代谢的合成、降解和分泌失衡,导致脂质在肝细胞内异常沉积。第二次打击为脂质过量沉积的肝细胞发生氧化应激和脂质过氧化,导致线粒体功能障碍、炎症介质产生,肝星状细胞激活,从而产生肝细胞的炎症、坏死和纤维化。

二、病理

根据病理特征分为单纯性脂肪性肝病、脂肪性肝炎、脂肪性肝纤维化和脂肪性肝硬化 3 个阶段。

(一) 单纯性脂肪性肝病

肝小叶内 30% 以上的肝细胞脂肪变性,以大泡性脂肪变性为主,根据脂肪变性在肝脏累及的范围可分为轻、中、重度三型。视野内 30%~50% 的肝细胞脂肪变性者为轻度,50%~75% 为中度,75% 以上为重度。

(二) 脂肪性肝炎

主要病理特征为在肝细胞大泡性或以大泡性为主的混合性脂肪变性的基础上,肝细胞气球样变,甚至伴肝细胞不同程度的坏死,小叶内混合性炎症细胞浸润。依据炎症程度可把 NASH 分为 4 级:G0 级,为无炎症;G1 级,腺泡 3 区呈少数气球样肝细胞,腺泡内散在个别点灶状坏死;G2 级,腺泡 3 区明显气球样肝细胞,腺泡内散在点灶状坏死增多,门管区轻或中度炎症;G3 级,腺泡 3 区广泛的气球样肝细胞,腺泡内点灶状坏死明显,门管区轻或中度炎症伴(或)门管区周围炎症。

(三) 脂肪性肝纤维化和脂肪性肝硬化

肝小叶结构毁损,根据肝腺泡 3 区纤维化、门静脉纤维化、桥接纤维化的程度和有无肝硬化,将脂肪性肝纤维化分为 4 期:①S1 期,为局限或广泛肝腺泡 3 区窦周纤维化;②S2 期,在 S1 期病变的基础上出现局灶性或广泛性门脉周围纤维化;③S3 期,在 S2 期病变的基础上出现局灶性或广泛桥接纤维化;④S4 期,为脂肪性肝硬化,即小结节性肝硬化,可见纤维隔从中央静脉向汇管区分割肝小叶,形成新的假小叶。根据纤维间隔是否存在界面性肝炎,分为活动性和静止性。当肝硬化发生后,肝细胞脂肪变性和炎症则减轻,甚至可完全消退。

三、临床表现

NAFLD 起病隐匿,进展缓慢,多无症状。少数患者可有乏力、右上腹轻度不适,肝区隐痛或上腹胀痛等非特异性症状。严重脂肪性肝炎可出现黄疸、食欲减退、恶心、呕吐等症状。部分患者可有肝大。发展至肝硬化失代偿期则其临床表现与其他原因所致的肝硬化相似。

四、辅助检查

(一) 实验室检查

天冬氨酸氨基转移酶(AST)、丙氨酸氨基转移酶(ALT)和 γ- 谷氨酰转肽酶(γ-GT)正常或轻、中度升高,通常在正常值上限的 1~4 倍以内。部分患者血脂、尿酸、转铁蛋白和空腹血糖升高或糖耐量异常。病情进一步进展时血清白蛋白水平和凝血酶原时间也可出现异常改变,且常出现在胆红素代谢异常之前。

（二）影像学检查

超声、CT 和 MRI 检查在脂肪性肝病的诊断上有重要的实用价值,其中超声检查敏感性高,准确率达 70%~80%。脂肪性肝硬化的典型影像学特征是肝裂增宽,肝包膜增厚,表面不规则,肝内回声、密度及信号不均匀,各肝叶比例失常,门静脉主干管径增粗,每分钟血流量参数增加,肝脏体积指数增大等。

1. 超声检查　典型超声特征为肝区近场弥漫性点状高回声,回声强度高于脾脏和肾脏,远场回声衰减,光点稀疏;肝内胆道结构显示不清;肝脏轻度至中度肿大,边缘变钝。

2. CT　特异性强,典型特征是弥漫性肝脏密度降低,肝脏与脾脏的 CT 平扫比值正常 ≤1,根据比值的降低程度将病变分为三级,比值 ≤1 及 >0.7 时为轻度;≤0.7 及 >0.5 为中度;≤0.5 为重度。

3. MRI　在局灶性脂肪肝与肝内占位性病变鉴别时价值较大,而且 CT 和 MRI 波谱分析还可半定量分析肝内脂肪含量。

（三）肝穿刺活体组织学检查

肝穿刺活体组织学检查有助于明确病因,鉴别单纯性脂肪肝与 NASH 以及评价脂肪性肝病的严重程度,对鉴别局灶性脂肪性肝病与肝肿瘤、某些少见疾病如血色病、胆固醇酯贮积病和糖原贮积病等有重要意义,也是判断预后的最敏感和特异的方法。

五、诊断

对疑有 NAFLD 的患者,结合临床表现、实验室检查、影像学检查综合做出诊断。

临床诊断标准:①有易患因素如肥胖、2 型糖尿病以及高脂血症等;②无饮酒史或饮酒折合乙醇量男性每周<140g,女性每周<70g;③除外病毒性肝炎、药物性肝病、全胃肠外营养、肝豆状核变性和自身免疫性肝病等可导致脂肪性肝病的特定疾病;④除原发疾病的临床表现外,可有乏力、肝区隐痛、肝脾大等症状及体征;⑤血清转氨酶或 γ-GT、转铁蛋白升高;⑥符合脂肪性肝病的影像学诊断标准;⑦肝组织学改变符合脂肪性肝病的病理学诊断标准。凡具备第 1~5 项和第 6 或第 7 项中任何一项者即可诊断。

六、病情评估

单纯性脂肪性肝病积极治疗后可完全恢复。脂肪性肝炎及早发现、积极治疗多数能逆转。部分脂肪性肝炎可发展为肝硬化,预后则与病毒性肝炎后肝硬化、酒精性肝硬化相似。

七、治疗

（一）病因治疗

治疗原发病和危险因素,对多数单纯性脂肪性肝病和脂肪性肝炎有效。

1. 控制饮食、增加运动是治疗肥胖相关 NAFLD 的最佳措施,因体重下降过快,可加重肝损伤,故减肥过程中应监测体重及肝功能,使体重平稳下降。

2. 注意纠正营养失衡,禁酒,慎重服用药物及保健品。

（二）药物治疗

单纯性脂肪性肝病一般无需药物治疗。脂肪性肝炎患者,可选用维生素 E、多烯磷脂酰胆碱、甘草酸制剂、还原型谷胱甘肽等,以减轻脂质过氧化。胰岛素受体增敏剂如二甲双胍、噻唑烷二酮类药物可用于 2 型糖尿病的 NAFLD 患者。伴有高脂血症者可加用降脂药物,但要注意定期复查肝功能,必要时联合应用保肝药。进展到肝硬化者,治疗详见本章第九节肝硬化。

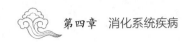

第九节 肝 硬 化

肝硬化（hepatic cirrhosis）是一种或多种原因引起的，以肝组织弥漫性纤维化、假小叶和再生结节形成为特征的慢性肝病。起病隐匿，早期多无明显症状，病程长，发病缓慢，以门静脉高压和肝功能减退为临床特征，常因消化道出血、肝性脑病、肝肾综合征等严重并发症而死亡。年发病率 17/10 万，发病高峰年龄为 20~50 岁，男性多见。

一、病因

引起肝硬化的病因很多，在亚洲国家以病毒性肝炎为主，欧美国家以慢性酒精中毒为主要病因。

（一）病毒性肝炎

主要为乙型、丙型和丁型肝炎病毒感染，乙型和丙型或丁型肝炎病毒重叠感染可加速肝硬化的发展。甲型和戊型病毒性肝炎不发展为肝硬化。

（二）慢性酒精性肝病

在我国约占 15%，今年来有升高趋势。长期大量饮酒（每日摄入酒精 80g 且达 10 年以上），乙醇及其代谢产物（乙醛）的毒性作用，导致酒精性脂肪肝、酒精性肝炎形成，继而发展成肝硬化。

（三）非酒精性脂肪性肝病

是仅次于上述两种病因的最为常见的肝硬化前期病变，发病率日益升高。据统计，约 20% 非酒精性脂肪性肝病可发展为肝硬化。危险因素有肥胖、糖尿病、药物等。

（四）长期胆汁淤积

可引起原发性胆汁性肝硬化（PBC）和继发性胆汁性肝硬化。是由于多种原因致持续肝内淤胆或肝外胆管梗阻，高浓度胆酸和胆红素对肝细胞的毒性作用所致。

（五）肝脏血液循环障碍

慢性右心衰、慢性缩窄性心包炎等和多种原因引起的肝静脉阻塞综合征（Budd-Chiari综合征）、肝窦阻塞综合征（又称肝小静脉闭塞病，HVOD）等引起肝脏长期淤血缺氧。

（六）遗传代谢性疾病

又称代谢性肝硬化。在我国，由于铜代谢障碍所致的肝豆状核变性（hepatolenticular degeneration）最为常见。其他少见的由铁代谢障碍引起的血色病、半乳糖血症及肝糖原累积病等都可以引起代谢性肝硬化。

（七）药物或毒物

长期服用对肝脏有害的药物如甲基多巴、异烟肼等或长期反复接触四氯化碳、砷等化学毒物均可引起药物性或中毒性肝炎而发展成肝硬化。

（八）免疫紊乱

自身免疫性肝炎可发展为肝硬化。

（九）血吸虫病

血吸虫虫卵堆积于汇管区，进而嗜酸性粒细胞浸润、纤维组织增生，导致窦前性门脉高压。由于其再生结节不明显，严格来说应称为血吸虫性肝纤维化。

（十）隐源性肝硬化

5%~10% 肝硬化患者病因仍不明确。其他可能的病因包括营养不良、肉芽肿性肝损害、感染等。

二、发病机制

各种因素导致肝细胞损伤,发生变性坏死,进而肝细胞再生和纤维结缔组织增生,肝纤维化形成,最终发展为肝硬化。其病理演变过程包括以下 4 个方面:①致病因素的作用使肝细胞广泛变性、坏死,肝小叶的纤维支架塌陷;②残存的肝细胞不沿原支架排列再生,形成不规则结节状的肝细胞团(再生结节);③各种细胞因子促进纤维化的产生,自汇管区 - 汇管区或自汇管区 - 肝小叶中央静脉延伸扩展,形成纤维间隔;④增生的纤维组织使汇管区 - 汇管区或汇管区 - 肝小叶中央静脉之间纤维间隔相互连接,包绕再生结节或将残留肝小叶重新分割,改建成为假小叶,形成肝硬化典型形态改变。

上述病理改变造成血管床缩小、闭塞和扭曲,血管受到再生结节挤压,肝内门静脉、肝静脉和肝动脉三者分支之间失去正常关系,并且出现交通吻合支等。肝脏血液循环紊乱是形成门静脉高压的病理基础,且加重肝细胞缺血缺氧,促进肝硬化病变的进一步发展。

其中肝纤维化是肝硬化演变发展过程的一个重要阶段。正常肝组织细胞外基质(extracellular matrix,ECM)生成和降解保持平衡。细胞外基质的过度沉积是肝纤维化的基础。肝细胞受损伤时肝星状细胞被激活,在多种细胞因子的参与下,ECM 合成增加,降解减少,总胶原含量明显增加,同时其成分发生变化、分布发生改变。各型胶原沉积在 Disse 间隙,间歇增宽,肝窦内皮细胞下基底膜形成,内皮细胞上窗孔的数量和大小减少,甚至消失,形成弥漫的屏障,类似于连续性毛细血管,称为肝窦毛细血管化(sinusoidal capillarization)。肝窦毛细血管化也是造成硬化的肝脏进一步发生肝功能不全和门静脉高压的重要基础。

三、病理

在大体形态上,肝脏早期肿大、晚期明显缩小,质地变硬,外观呈棕黄色或灰褐色,表面有弥漫性大小不等的结节和塌陷区。切面见肝正常结构被圆形或近圆形的岛屿状结节代替,结节周围有灰白色的结缔组织间隔包绕。其病理特点是在肝细胞坏死基础上,小叶结构塌陷,弥漫性纤维化以及肝脏结构的破坏,纤维包绕的异常的肝细胞结节(假小叶)形成和肝内血管解剖结构的破坏。

根据结节形态将肝硬化分为 3 型:①小结节性肝硬化:酒精性和淤血性肝硬化常属此型,其结节大小相仿,直径小于 3mm;②大结节性肝硬化:是在肝实质大量坏死基础上形成的,慢性乙型肝炎和丙型肝炎所致肝硬化、血色病、Wilson 病大多属于此型,其结节大小不等,一般平均大于 3mm,最大结节直径可达 5cm 以上;③大小结节混合性肝硬化:α_1- 抗胰蛋白酶缺乏症属于此型,部分 Wilson 病和乙型肝炎引起的肝硬化也属此型,其特征为肝内同时存在大、小结节两种病理形态,比例相同。

肝硬化时其他器官亦可有相应病理改变。脾因长期淤血而肿大,脾髓增生和大量结缔组织形成。门静脉高压导致食管、胃底和直肠黏膜下层静脉曲张、淤血,进而破裂引起大量出血。胃黏膜因淤血而见充血、水肿、糜烂,若见呈马赛克或蛇皮样改变时称门脉高压性胃病。合并消化道溃疡亦不少见。慢性乙型肝炎引起的肝硬化常常因为免疫损伤引起肾小球肾炎及肾小球硬化。睾丸、卵巢、肾上腺皮质、甲状腺等常有萎缩和退行性变。

四、临床表现

起病隐匿,病程发展缓慢,可隐伏数年至 10 年以上,但少数因短期大面积肝坏死,可在数月后发展为肝硬化。早期可无症状或症状轻微,当出现腹水或并发症时,临床上称为失代偿期肝硬化。

（一）肝硬化代偿期

症状轻且无特异性，常体检或手术中偶然发现。可有乏力、食欲减退、腹胀不适等症状。查体可触及肿大的肝脏、质偏硬，脾可肿大，可有蜘蛛痣和肝掌。肝功能检查正常或仅有轻度酶学异常。

（二）肝硬化失代偿期

1. 肝功能减退的表现

（1）全身及肝脏表现：乏力为早期症状，其程度可自轻度疲倦至严重乏力。体重下降往往随病情进展而逐渐明显。面色黧黑、暗淡无光泽（肝病面容），少数患者有不规则低热、水肿等。半数以上患者有轻度黄疸，少数有中、重度黄疸，与肝细胞坏死有关。查体早期可触及肿大肝脏，质硬、边缘钝，可有结节感，后期缩小，肋下常触不到。

（2）消化道症状：食欲减退为常见症状，进食后常感恶心或呕吐。由于对脂肪和蛋白质耐受差，稍进油腻肉食即易发生腹泻。腹胀亦常见，与胃肠积气、腹水和肝脾大等有关，常常成为患者最难忍受的症状。产生的原因与肝硬化门静脉高压时胃肠道淤血、消化吸收障碍和肠道菌群失衡有关。部分患者有腹痛，多为隐痛，可由情志、劳累等因素诱发。

（3）出血倾向和贫血：常见牙龈、鼻腔出血、皮肤紫癜、胃肠出血、女性月经过多等，主要与肝脏合成凝血因子减少、脾功能亢进所致血小板减少和毛细血管脆性增加有关。由于营养不良、肠道吸收障碍、出血及脾功能亢进，患者常有不同程度的贫血。

（4）内分泌紊乱：肝功能减退时对雌激素的灭活功能减退，雌激素/雄激素比例失调，可致男性性功能减退、乳房发育，女性可发生闭经、不孕。患者面部、颈、前胸、肩背及上肢等上腔静脉引流区域出现蜘蛛痣，手掌大鱼际、小鱼际和指端腹侧部位的红斑（肝掌）均与雌激素水平增高有关。肝硬化患者糖尿病发病率升高，表现为高血糖、糖耐量试验异常、高胰岛素血症和外周性胰岛素抵抗。而严重肝功能减退时由于肝脏糖原储备不足或对胰岛素分解减弱易出现低血糖。

2. 门静脉高压症的表现　门静脉系统阻力增加和门静脉血流量增多，是形成门静脉高压的原因。脾脏肿大和脾功能亢进、侧支循环的建立与开放、腹腔积液是门静脉高压症的三大临床表现。

（1）脾脏肿大及脾功能亢进：门静脉高压时因脾静脉回流受阻、脾脏淤血肿大，多为轻、中度肿大，严重时可达脐下，严重失血后，脾可暂时缩小。脾大常伴有脾功能亢进，可致白细胞、红细胞和血小板计数减少。

（2）侧支循环的建立与开放：门静脉压力增高，消化器官和脾脏的回心血流经肝受阻，促使门、体循环间建立交通支，出现静脉曲张。常见有食管胃底静脉曲张、腹壁与脐周静脉曲张、痔静脉曲张及腹膜后组织间隙静脉曲张。其中腹壁静脉以脐为中心显露至曲张，严重者脐周静脉突起呈水母状并可听见静脉杂音。

（3）腹腔积液：肝硬化失代偿期最突出的临床表现。其产生的原因有：①门静脉压力增高：腹腔内脏血管床静水压增高，组织液回流减少而漏入腹腔；②低蛋白血症：血浆胶体渗透压降低，致血液外渗；③淋巴液生成过多：肝静脉回流受阻时，血浆自肝窦壁渗透至窦旁间隙，致肝淋巴液生成增多，当超过胸导管引流的能力后，淋巴液自肝包膜及肝门淋巴管渗出至腹腔内；④继发性醛固酮增多：钠潴留；⑤抗利尿激素增多：水的重吸收增加；⑥有效循环血容量不足：继发性引起肾素-血管紧张素-醛固酮系统兴奋，肾交感神经活动增强，前列腺素分泌减少，心房肽活性减低，从而导致肾血流量及尿钠排出减少。

患者出现大量腹水时腹部膨隆如蛙腹状，叩诊移动性浊音阳性，严重时可表现为脐疝。部分患者可出现胸腔积液，多见于右侧，系腹水通过膈淋巴管或经瓣性开口进入胸膜腔所致。

各型肝硬化起病方式与临床表现并不完全相同。如大结节性肝硬化起病较急、进展较快，门静脉高压症相对较轻，但肝功能损害则较严重；血吸虫病性肝纤维化的临床表现则以门静脉高压症为主，巨脾多见，黄疸、蜘蛛痣、肝掌少见，肝功能损害较轻，肝功能试验多基本正常。

五、并发症

(一) 上消化道出血

上消化道出血为最常见并发症。多突然发生呕血和/或黑便，常为大量出血，引起失血性休克，可诱发肝性脑病。病因主要为食管胃底曲张静脉破裂导致出血。部分肝硬化患者上消化道大出血可由其他原因如消化性溃疡、门脉高压性胃病引起，内镜检查可资鉴别。

(二) 肝性脑病

肝性脑病是本病最严重的并发症，亦是最常见的死亡原因，往往发生在严重肝病和/或广泛门体分流的基础上，消化道出血、大量放腹水、大量利尿、感染、高蛋白饮食等是常见诱发因素。临床上主要表现为高级神经中枢的功能紊乱（如性格改变、智力下降、行为失常、意识障碍等）以及运动和反射异常（如扑翼样震颤、肌阵挛、反射亢进和病理反射等）。根据意识障碍程度、神经系统体征和脑电图改变，可将肝性脑病的临床过程分为四期。分期有助于早期诊断、预后估计及疗效判断。

一期（前驱期）：焦虑、欣快激动、淡漠、睡眠倒错、健忘等轻度精神异常，可有扑翼样震颤（asterixis）。此期临床表现不明显，易被忽略。

二期（昏迷前期）：嗜睡、行为异常（如衣冠不整或随地大小便）、言语不清、书写障碍及定向力障碍。有腱反射亢进、肌张力增高、踝阵挛及 Babinski 征阳性等神经体征，有扑翼样震颤。

三期（昏睡期）：昏睡，但可唤醒，各种神经体征持续或加重，有扑翼样震颤，肌张力高，腱反射亢进，锥体束征常阳性。

四期（昏迷期）：昏迷，不能唤醒。由于患者不能合作，扑翼样震颤无法引出。浅昏迷时，腱反射和肌张力仍亢进；深昏迷时，各种反射消失，肌张力降低。

亚临床性肝性脑病（subclinical hepatic encephalopathy，SHE）最近已被更名为轻微肝性脑病（minimal hepatic encepalopathy），是指临床上患者虽无上述症状和体征，可从事日常生活和工作，但用精细的智力测验和/或电生理检测可发现异常，这些患者的反应力常降低，不宜驾车及高空作业。

(三) 原发性肝癌

肝硬化特别是病毒性肝炎肝硬化和酒精性肝硬化发生原发性肝癌的危险性高。当患者出现肝区疼痛、肝大、血性腹水、无法解释的发热时要考虑此病，血清甲胎蛋白升高及 B 超提示肝占位性病变时应高度怀疑，必要时行 CT、肝动脉造影检查，肝穿刺活检可确诊。对肝癌高危人群（35 岁以上、乙肝或丙肝病史 ≥ 5 年、肝癌家族史和来自肝癌高发区）应定期做甲胎蛋白和 B 超筛查，争取早期诊断、早期治疗。

(四) 感染

肝硬化患者免疫功能低下，常并发感染，如呼吸道、胃肠道、泌尿道等而出现相应症状。有腹水的患者常并发自发性细菌性腹膜炎（spontaneous bacterial peritonitis，SBP），SBP 是指在无任何邻近组织炎症的情况下发生的腹膜和/或腹水的细菌感染，是肝硬化常见的一种严重的并发症,其发病率颇高。病原菌多为来自肠道的革兰氏阴性菌,表现为发热、腹痛、短期内腹水迅速增加,体检发现轻重不等的全腹压痛和腹膜刺激征。腹水检查如白细胞>500×10^6/L 或多形核白细胞(polymorphonuclear leucocyte,PMN)>250×10^6/L,可诊断 SBP,腹水细菌培养有助确诊。

(五) 肝肾综合征

肝肾综合征(hepatorenal syndrome,HRS)是指发生在严重肝病基础上的肾衰竭,但肾脏本身并无器质性损害,故又称功能性肾衰竭。主要见于伴有腹水的晚期肝硬化或急性肝功能衰竭患者。主要是由于有效血容量不足及肾内血流重新分布等因素所致,临床表现为自发性少尿或无尿,氮质血症和血清肌酐升高,稀释性低钠血症,低尿钠。

(六) 其他

如电解质和酸碱平衡紊乱、门脉高压性胃病、肝源性糖尿病、肝肺综合征等。

六、实验室和其他检查

(一) 血常规

代偿期多正常,以后可有轻重不等的贫血。脾功能亢进时白细胞、红细胞和血小板计数减少。

(二) 尿常规

一般正常,有黄疸时可出现尿胆素,并有尿胆原增加。

(三) 粪常规

消化道出血时出现黑便,门脉高压性胃病引起的慢性出血,粪隐血试验阳性。

(四) 肝功能试验

代偿期大多正常或仅有轻度的酶学异常,失代偿期多有异常,且其异常程度往往与肝脏的储备功能减退程度相关。血清酶学转氨酶升高与肝脏炎症、坏死相关。一般为轻至中度升高,以 ALT 升高较明显,肝细胞严重坏死时则 AST 升高更明显。胆碱酯酶常低于正常;血清白蛋白降低,白蛋白和球蛋白比例下降或倒置,血清蛋白电泳显示以 γ-球蛋白增加为主。凝血酶原时间不同程度延长,且不能为注射维生素 K 纠正。总胆红素常有不同程度升高,结合胆红素及非结合胆红素均升高,仍以结合胆红素升高为主。胆红素持续升高往往预后不良。

(五) 血清免疫学检查

1. 乙、丙、丁病毒性肝炎血清标志物有助于分析肝硬化病因。

2. 甲胎蛋白(AFP)升高提示可能合并原发性肝癌。但注意肝细胞严重坏死时 AFP 亦可升高,但往往伴有转氨酶明显升高,且随转氨酶下降而下降。

3. 血清抗线粒体抗体、抗平滑肌抗体、抗核抗体阳性提示自身免疫性肝硬化。

(六) 影像学检查

食管静脉曲张时行食管吞钡 X 线检查显示虫蚀样或蚯蚓状充盈缺损,纵行黏膜皱襞增宽;胃底静脉曲张时胃肠钡餐可见菊花瓣样充盈缺损。B 超常为肝脏表面不光滑、肝叶比例失调、肝实质回声不均匀等提示肝硬化改变的超声图像,以及脾大、门静脉扩张等提示门静脉高压的超声图像,还能检出体检难以检出的少量腹水。2010 年美国肝病研究学会肝癌诊治指南推荐定期 B 超检查可早期发现肝细胞癌。CT 和 MRI 对肝硬化的诊断价值与 B 超相似,但对肝硬化合并肝细胞癌的诊断价值则高于 B 超。近年来,可测定肝硬度的变化的瞬时弹性记录仪被大量运用于临床协助肝硬化的诊断。

(七) 内镜检查

可确定有无食管胃底静脉曲张,及静脉曲张的程度,并对其出血的风险性进行评估。食

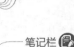

管胃底静脉曲张是诊断门静脉高压的最可靠指标。在并发上消化道出血时,急诊胃镜检查可判明出血部位和病因,并进行止血治疗。

（八）肝穿刺活组织检查

发现假小叶形成即可确诊为肝硬化。尤适用于代偿期肝硬化的早期诊断、肝硬化结节与小肝癌鉴别及鉴别诊断有困难的其他情况者。

（九）腹腔镜检查

能直接观察肝、脾等腹腔脏器及组织,并可在直视下取活检,对诊断有困难者有价值。

（十）腹水检查

抽腹水做常规检查、腺苷脱氨酶（ADA）测定、细菌培养及细胞学检查。无合并 SBP 的肝硬化腹水为漏出液性质,血清 - 腹水白蛋白梯度（SAAG）>11g/L;合并 SBP 时则为渗出液或中间型,腹水白细胞及 PMN 增高、细菌培养阳性。腹水呈血性应高度怀疑癌变,细胞学检查有助于诊断。

七、诊断

失代偿期肝硬化诊断并不困难,依据下列各点可做出临床诊断:①有病毒性肝炎、长期大量饮酒等可导致肝硬化的有关病史;②有肝功能减退和门静脉高压的临床表现;③肝功能试验有血清白蛋白下降、血清胆红素升高及凝血酶原时间延长等指标提示肝功能失代偿;④B 超或 CT 提示肝硬化以及内镜发现食管胃底静脉曲张。组织肝活检见假小叶形成是诊断本病的金标准。代偿期肝硬化的临床诊断常有困难,必要时肝穿刺活检可获确诊。

八、鉴别诊断

1. 肝脾大的鉴别诊断　与血液病、代谢性疾病引起的肝脾大鉴别,必要时可做肝穿刺活检。

2. 腹水的鉴别诊断　结核性腹膜炎、缩窄性心包炎、慢性肾小球肾炎等疾病均可引起腹水。需根据病史及临床表现、有关检查及腹水检查鉴别,必要时做腹腔镜检查常可确诊。

3. 肝硬化并发症的鉴别诊断　①上消化道出血:应与消化道溃疡、肿瘤等相鉴别;②肝性脑病:应与低血糖、酒精戒断综合征、其他代谢性脑病相鉴别;③肝肾综合征:应与慢性肾小球肾炎等相鉴别。

九、病情评估

肝硬化的预后与病因、肝功能代偿程度及并发症有关。临床常用 Child-Pugh 分级（表 4-9-1）来评估肝脏储备功能,判断预后及选择治疗方案,A 级最好,C 级最差。死亡原因常为肝性脑病、肝肾综合征、食管胃底静脉曲张破裂出血等并发症。肝移植的开展已明显改善了肝硬化患者的预后。

表 4-9-1　肝功能 Child-Pugh 评分

	分数		
	1	2	3
肝性脑病（期）	无	I ~ II	III ~ IV
腹腔积液	无	少	多
总胆红素（μmol/L）	<34	34~51	>51

笔记栏

续表

	分数		
	1	2	3
血清白蛋白(g/L)	>35	28~35	<28
PT(>对照秒)	<4	4~6	>6

根据 5 项的总分判断分级：
A 级：5~6 分，1~2 年生存率 85%~100%；
B 级：7~9 分，1~2 年生存率 60%~80%；
C 级：10~15 分，1~2 年生存率 35%~45%。

十、治疗

本病目前无特效治疗，关键在于早期诊断，针对病因治疗，阻止肝硬化进一步发展，后期积极防治并发症，终末期则只能肝移植。

（一）一般治疗

1. 休息与饮食　代偿期患者宜适当减少活动，避免劳累，保证休息，可参加轻工作，失代偿期尤其当出现并发症时患者需卧床休息。饮食以高热量、高蛋白和维生素丰富而易消化的食物为主。目前已证实营养疗法对降低肝硬化患者尤其是营养不良者病死率有一定作用。在肝功能严重受损或有肝性脑病时应限制或禁食蛋白质。盐和水的摄入视病情调整。禁酒，忌用对肝有损害的药物，避免进食粗糙、坚硬食物。

2. 支持疗法　对于病情重、进食少、营养状况差的患者，可静脉适当补充营养，视情况输注白蛋白或血浆，维持水、电解质和酸碱平衡。

（二）抗纤维化治疗

治疗原发病，以防止起始病因所致的肝脏炎症坏死，即可一定程度上起到防止肝纤维化发展的作用。

1. 抗病毒治疗　根据 2015 版《慢性乙型肝炎防治指南》，乙肝肝硬化患者病毒一旦可测出，无论肝功受损与否均需抗病毒治疗。代偿期肝硬化治疗目标是延缓和降低肝功能失代偿期和原发性肝癌的发生。失代偿期肝硬化治疗目标是通过抑制病毒复制，改善肝功能，以延缓或减少肝移植的需求。指南指出，应首选耐药发生率低的替诺福韦和恩替卡韦，拉米夫定、阿德福韦酯和替比夫定为二线用药，需长期甚至终身服药。代偿期患者肝功能好的情况下在密切监测下也可选择干扰素治疗。

慢性丙型肝炎经积极抗病毒治疗可以减轻肝损害，延缓肝硬化的发展。可根据情况选择蛋白酶抑制剂联合治疗。

2. 抗纤维化药物　有报道活血化瘀的中药如丹参、桃仁有一定抗纤维化作用，但仍缺乏有力的循证医学证据。

（三）腹水的治疗

1. 限制钠和水的摄入　钠摄入量控制在 60~90mmol/d（相当于食盐 1.5~2g/d）。限钠饮食和卧床休息是腹水的基础治疗，部分轻、中度腹水患者经此治疗可发生自发性利尿，腹水消退。应用利尿剂时，可适当放宽钠摄入量。有稀释性低钠血症（<125mmol/L）者，应同时限制水摄入，摄入水量在 500~1 000ml/d。

2. 利尿剂　临床常用的利尿剂为螺内酯和呋塞米。前者为潴钾利尿剂，单独长期大量使用可发生高钾血症；后者为排钾利尿剂，单独应用应同时补钾。目前主张两药合用，既可加强疗效，又可减少不良反应。理想的利尿效果为每天体重减轻 0.5kg（无水肿者）或 1kg

（有下肢水肿者）。利尿药的副作用有水电解质紊乱、男性乳房发育等,严重者诱发肝性脑病和肝肾综合征。

3. 提高血浆胶体渗透压 对低蛋白血症患者,每周定期输注白蛋白或血浆,可通过提高胶体渗透压促进腹水消退。

4. 难治性腹水的治疗 难治性腹水指使用最大剂量利尿剂(螺内酯 400mg/d 加上呋塞米 160mg/d)而腹水仍无减退或者小剂量利尿剂时,腹水无减退且反复诱发肝性脑病、低钠血症、高钾血症或高氮质血症者。难治性腹水的治疗可选择下列方法:

(1)放腹水加输注白蛋白:此法对大量腹水患者,疗效比单纯加大利尿剂剂量效果要好,对部分难治性腹水患者有效。

(2)自身腹水浓缩回输:将抽出腹水经浓缩处理后再经静脉回输,起到清除腹水、保留蛋白、增加有效血容量的作用。对难治性腹水有一定疗效,在经济不发达地区首选。但注意,使用该法前必须对腹水进行常规细菌培养和内毒素检查,感染性或癌性腹水不能回输。

(3)经颈静脉肝内门体分流术(TIPS):是一种以血管介入的方法在肝内的门静脉分支与肝静脉分支间建立分流通道。用于治疗难治性腹水和反复发生的食管胃底静脉曲张破裂出血,但易诱发肝性脑病。

(4)肝移植:难治性腹水患者极易并发 SBP 和肝肾综合征,预后不良,是肝移植的适应证。

(四) 并发症的治疗

1. 上消化道出血 病死率高,应采取急救措施,包括禁食水、卧床休息、加强监护、迅速扩容补液纠正出血性休克、积极的止血措施、预防感染和肝性脑病等。对于预防再次出血,可长期服用 β 肾上腺素受体拮抗药普萘洛尔等降低门脉压力药物,该药通过收缩内脏血管,降低门静脉血流而降低门静脉压力,普萘洛尔由 10mg/d 开始,逐渐加量至静息心率降为基础心率 75% 左右,或心率不低于 55 次 /min。与单硝酸异山梨酯联用可更好地降低门静脉压力。无效、不能耐受或有禁忌证者,在控制活动性曲张静脉出血后,可以在内镜下对曲张静脉进行套扎,或使用硬化剂注射。

2. 肝性脑病 治疗原则为早期确定并消除诱因,减少肠源性毒物的生成及吸收。

(1)去除诱因:上消化道出血、感染、大量放腹水、高蛋白饮食等多种因素均可引起肝性脑病,需及时去除诱因。

(2)减少肠道毒物的生成和吸收:需限制蛋白质摄入,以碳水化合物为主食。乳果糖导泻或用生理盐水、弱酸性溶液清洁灌肠,减少氨的产生和吸收。口服抗生素抑制肠道细菌生长,减少血氨的生成。

(3)降低血氨药物:①门冬氨酸鸟氨酸:是一种鸟氨酸和门冬氨酸的混合制剂,能促进体内的尿素循环(鸟氨酸循环)而降低血氨;②其他:谷氨酸钠或钾、精氨酸等药物在单纯性门体分流性脑病、有碱中毒的轻度肝性脑病中可能有效。

(4)调节神经递质:① GABA/BZ 复合受体拮抗剂氟马西尼(flumazcnil),可以拮抗内源性苯二氮䓬类所致的神经抑制。对部分Ⅲ~Ⅳ期患者具有促醒作用。静脉注射氟马西尼起效快,往往在数分钟之内起效,但维持时间很短。②减少或拮抗假神经递质:支链氨基酸竞争性抑制芳香族氨基酸进入大脑,减少假神经递质的形成使血浆氨基酸谱正常化。

(5)其他:积极纠正水、电解质和酸碱平衡失调,抗感染,防治脑水肿等,人工肝可清除肝性脑病患者血液中部分有毒物质、降低血胆红素浓度及改善凝血酶原时间,对肝性脑病有效,尤适用于急性肝功能衰竭患者。对严重和顽固性的肝性脑病可行肝移植。

3. 肝肾综合征 积极改善肝功能前提下尽快消除 HRS 的诱发因素如感染、上消化道出血、水电解质紊乱、应用大剂量利尿剂等；避免使用肾毒性药物，严格控制出入量，扩容基础上运用利尿药，输注白蛋白等提高胶体渗透压，可运用小剂量多巴胺改善肾血流量，增加肾小球滤过率。近年研究证实下列治疗有可能改善 HRS，不但能为肝移植赢取时间，且可减少术后并发症：①血管性药物加输注白蛋白：特利加压素（terlipressin）加输注白蛋白对 HRS 的疗效已被证实，奥曲肽与 α_1 肾上腺素受体激动剂米多君（midodrine）合用加输注白蛋白有一定疗效。② TIPS：有报道 TIPS 可促进 HRS 患者肾功能的恢复和难治性腹水的消退，并可提高 HRS 患者生存率。而肝移植是唯一能使患者长期存活的疗法。

4. 自发性细菌性腹膜炎 合并 SBP 常迅速加重肝损害，故应早期、足量和联合应用抗生素，一经诊断，立即进行。主要选择针对肠道革兰氏阴性菌并兼顾革兰氏阳性球菌的有效、腹水浓度高、肾毒性小的广谱抗生素，以头孢噻肟等第三代头孢菌素为首选，静脉给药，由于本病极易复发，用药要足量、足疗程。

（五）门静脉高压症的手术治疗

手术治疗的目的主要是降低门静脉压力和消除脾功能亢进，有各种断流、分流术和脾切除术等。预后与手术时机密切相关，在无黄疸或腹水、肝功能损害较轻者，手术预后较好。

（六）肝移植

肝移植是各种原因引起的终末期肝硬化治疗的最佳选择。

十一、预防

肝硬化病因繁多，其中我国最常见的病因为病毒性肝炎，酒精性肝硬化亦不少见，故对乙肝患者应积极抗病毒治疗，节制饮酒，避免应用肝损伤药物，定期体检，早发现，早治疗。

第十节 原发性肝癌

原发性肝癌（primary carcinoma of the liver）是指由肝细胞或肝内胆管上皮细胞发生的恶性肿瘤，是常见的恶性肿瘤之一，在我国病死率仅次于肺癌，近年来其发病率逐年上升。本病多见于中年男性，男女之比为(2~5):1。

一、病因和发病机制

原发性肝癌的病因和发病机制尚未完全明确，可能与下列因素有关：

（一）病毒性肝炎

慢性病毒性肝炎是原发性肝癌诸多致病因素中最主要的病因，其中以慢性乙型肝炎和丙型肝炎最为常见。

（二）肝硬化

原发性肝癌合并肝硬化的发生率各地报告为 50%~90%。在我国原发性肝癌主要在病毒性肝炎后肝硬化的基础上发生；在欧美国家，肝癌常在酒精性肝硬化的基础上发生。酒精性肝硬化合并 HBV、HCV 感染者发生肝癌的风险性更大。

（三）黄曲霉毒素

流行病学调查发现粮食受到黄曲霉毒素污染严重的地区，人群肝癌发病率高，主要因为黄曲霉毒素的代谢产物黄曲霉毒素 B 有强烈的致癌作用。

（四）其他

如饮用水被有机致癌物质污染，一些化学物质如亚硝胺类、偶氮芥类、有机氯农药等均是可疑的致肝癌物质。嗜酒、硒缺乏和遗传易感性也是重要的危险因素。华支睾吸虫感染是导致原发性胆管细胞癌的原因之一。

二、病理

(一) 病理分型

1. 大体形态分型

(1)块状型：最多见，直径≥5cm。大于10cm者称巨块型。多呈圆形，质硬，呈膨胀性生长，此型易液化、坏死及出血。

(2)结节型：一般直径不超过5cm，包括单结节、多结节和融合结节，与周围肝组织的分界不如块状形清楚，常伴有肝硬化。

(3)弥漫型：最少见，有米粒至黄豆大的癌结节弥漫地分布于整个肝脏，常与肝硬化结节难以区别。

(4)小癌型：单个癌结节直径小于3cm或相邻两个癌结节直径之和小于3cm者称为小肝癌。

2. 组织学分型

(1)肝细胞型：最为多见，约占原发性肝癌的90%。癌细胞由肝细胞发展而来，呈多角形排列成巢状或索状，在巢或索间有丰富的血窦。

(2)胆管细胞型：较少见，癌细胞由胆管上皮细胞发展而来，呈立方或柱状，排列成腺样，纤维组织较多、血窦较少。

(3)混合型：最少见，具有肝细胞癌和胆管细胞癌两种结构。

(二) 转移途径

1. 血行转移 肝癌最早在肝内转移，易侵犯门静脉及分支并形成癌栓，脱落后在肝内引起多发性转移灶。肝外最常见的转移部位为肺，尚可引起胸、肾上腺、肾及骨等部位的转移。

2. 淋巴转移 转移至肝门淋巴结最为常见。

3. 种植转移 少见，脱落的癌细胞可种植在腹膜、横膈、盆腔等处，引起血性腹水、胸腔积液。女性可有卵巢转移癌。

三、临床表现

原发性肝癌起病隐匿，早期缺乏典型症状，也称亚临床期。临床症状明显者，病情大多已进入中、晚期。本病常在肝硬化的基础上发生，或者以转移病灶症状为首发表现，此时临床容易漏诊或误诊。

(一) 症状

1. 肝区疼痛 为肝癌最常见的症状，多呈持续性胀痛或钝痛，是因癌肿生长过快、肝包膜被牵拉所致。疼痛部位与肿瘤部位有关，右肝癌疼痛多表现为右上腹或右季肋区疼痛，左肝癌常被误认为胃痛。当肝表面的癌结节破裂，可突然引起剧烈腹痛，产生急腹症的表现，如出血量大时可导致失血性休克。

2. 消化道症状 由于肿瘤压迫、腹水、胃肠道淤血及肝功能损害等多种因素，常出现食欲减退、腹胀、恶心、呕吐、腹泻等消化道症状。

3. 黄疸 一般出现在肝癌晚期，多为阻塞性黄疸，少数为肝细胞性黄疸。前者常因癌肿压迫或侵犯胆管或肝门转移性淋巴结肿大而压迫胆管造成阻塞所致；后者可由于癌组织肝内广泛浸润或合并肝硬化、慢性肝炎引起。

4. 其他 进行性消瘦、发热、乏力、营养不良和恶病质等。发生肝外转移时常伴有转移灶的症状。有时患者以转移灶症状首发而就诊。

（二）体征

1. 肝大 为中晚期肝癌的主要体征。90%以上患者出现肝脏进行性增大,质地坚硬,表面凹凸不平,边缘钝而不整齐,常有不同程度压痛,多在肋缘下触及。

2. 脾大 常为合并肝硬化所致。肿瘤压迫、脾静脉癌栓也可引起淤血性脾大。

3. 黄疸 常在晚期出现,以弥漫性肝癌或胆管细胞癌常见。多为因癌块压迫或侵犯肝内胆管所致的阻塞性黄疸,少数为因癌肿广泛浸润引起的肝细胞性黄疸。

4. 腹腔积液 一般为漏出液,癌侵犯肝包膜或向腹腔内破溃可引起血性腹水。

5. 其他 如合并肝硬化者常有肝掌、蜘蛛痣、腹壁静脉曲张等,肝外转移时则有转移部位相应的体征。

（三）伴癌综合征

指原发性肝癌患者由于癌肿本身代谢异常或癌组织对机体影响而引起内分泌或代谢异常的一组症候群。主要表现为自发性低血糖症、红细胞增多症;其他罕见的有高钙血症、高脂血症、类癌综合征等。可与临床表现同时存在,也可先于肝癌症状出现。

（四）肝癌的转移途径

1. 肝内转移 由于肝组织血供丰富,癌细胞极易侵犯门静脉分支,形成门静脉癌栓,导致肝内广泛转移。

2. 肝外转移 肝癌细胞可通过肝静脉进入体循环转移至全身各部,最常见转移部位为肺,引起咳嗽、咯血。淋巴结转移以肝门淋巴结最为常见。也可直接蔓延至邻近腹膜及器官组织,如膈肌、结肠肝区、胆囊等。种植转移发生率低,可种植于腹膜形成血性腹水,女性患者尚可种植在卵巢。

四、并发症

（一）肝性脑病

肝性脑病为原发性肝癌终末期的最严重并发症,多伴有黄疸、腹水等。

（二）上消化道出血

上消化道出血约占肝癌死亡原因的15%,常因肝硬化或门静脉、肝静脉癌栓而发生门静脉高压,导致食管胃底静脉曲张破裂出血;晚期可因胃肠道黏膜糜烂合并凝血功能障碍而引起广泛出血。

（三）肝癌结节破裂出血

约有10%的肝癌患者因肝癌结节破裂出血致死。肝癌破裂可局限于肝包膜下,产生局部疼痛;也可破入腹腔引起急性腹痛和腹膜刺激征。少量出血表现为血性腹水,大量出血则可致失血性休克导致死亡。

（四）继发感染

患者因长期消耗或化疗、放疗等,免疫力减弱,容易并发呼吸道感染、败血症、肠道感染等。

五、实验室和其他辅助检查

（一）肿瘤标志物检测

1. 甲胎蛋白（alpha fetoprotein, AFP） 现已广泛用于原发性肝癌的普查、诊断、判断治疗效果及预测复发,与影像学检查相结合对原发性肝癌具有重要诊断意义。在生殖腺胚胎瘤、少数转移性肿瘤以及妊娠、活动性肝炎、肝硬化时AFP可升高,但不如肝癌明显。血清 AFP 浓度通常与肝癌大小呈正相关。在排除妊娠、肝炎和生殖腺胚胎瘤的基础上,血清 AFP 检查诊断原发性肝癌的标准为:① AFP>500μg/L 持续 4 周以上;② AFP 在 200μg/L 以上的中等水平持续 8 周以上;③ AFP 由低浓度逐渐升高不降。

AFP 异质体的检测有助于提高原发性肝癌的诊断率,且不受 AFP 浓度、肿瘤大小和病期早晚的影响。

2. 其他肝癌标志物　血清 α-L- 岩藻糖苷酶(AFU)、γ- 谷氨酰转移酶同工酶(GGT2)、异常凝血酶原(DCP)、M2 型丙酮酸激酶(M2-PyK)、同工铁蛋白(AIF)、α_1- 抗胰蛋白酶(AAT)、醛缩酶同工酶 A(ALD-A)、碱性磷酸酶同工酶(ALP1)等有助于 AFP 阴性的原发性肝癌的诊断和鉴别诊断。联合多种标志物可提高原发性肝癌的诊断率。

(二) 影像学检查

1. 超声显像　B 型超声显像是目前肝癌筛查的首选检查方法。可显示肿瘤的大小、形状、部位、与血管的关系以及有无癌栓等,可显示直径 2cm 以上的肿瘤,对肝癌早期定位诊断有较大的价值,并有助于引导肝穿刺活检。

2. 多层螺旋 CT　CT 具有更高的分辨率,兼具定位与定性的诊断价值,能显示病变范围、数目、大小及其与邻近器官和重要血管的关系等,并有助于了解是否伴发肝外转移。增强 CT 扫描显示肝癌结节呈动脉期增强、静脉期低密度的"快进快出"表现,可以显著提高小肝癌的检出率,是目前诊断小肝癌和微小肝癌的最佳方法。

3. 磁共振成像(MRI)　MRI 能获得横断面、冠状面和矢状面三维图像,无电离辐射,配合造影剂能提高小肝癌检出率。对判断肿瘤内部结构及其坏死、肿瘤与血管的关系等情况优于 CT,可作为 CT 检查后的重要补充手段。

4. 肝血管造影　是目前诊断小肝癌的重要补充手段。选择性肝动脉造影能显示 1cm 以上的癌结节,阳性率达 87%;手术前造影可明确肿瘤部位,估计切除范围。但检查有一定创伤性。

(三) 肝穿刺活体组织检查

超声或 CT 引导下细针穿刺行组织学检查是确诊肝癌的最可靠方法,属侵入性检查,且有出血或针道转移的风险。

六、诊断

凡有肝病史的中年人,尤其是男性患者,如出现不明原因的肝区疼痛、消瘦、进行性肝大者,应考虑肝癌的可能,做血清 AFP 测定和有关影像学检查,必要时行肝穿刺活检,争取早期诊断。有典型临床症状的就诊患者往往已届晚期,为争取对肝癌的早诊早治,根据 2010 美国肝病研究学会(AASLD)发布的《HCC 临床指南更新》建议,将 40 岁以上或 50 岁以上的亚裔乙型肝炎病毒(HBV)携带者、有肝细胞癌(hepatocellular carcinoma,HCC)家族史或肝硬化的 HBV 携带者,以及其他肝硬化患者纳入监测的高危人群,每半年进行 1 次血清 AFP 测定和 B 型超声检查是肝癌普查的基本措施。经普查检出的肝癌可无任何症状和体征,称为亚临床肝癌。

国际上广泛使用的肝癌诊断标准为满足下列三项中的任一项,即可诊断肝癌:

1. 具有两种典型的肝癌影像学(US、增强 CT、MRI 或选择性肝动脉造影)表现,病灶>2cm。

2. 一项典型的肝癌影像学表现,病灶>2cm,AFP>400ng/ml。

3. 肝脏活检阳性。

对高危人群(各种原因所致的慢性肝炎、肝硬化以及>35 岁的 HBV 或 HCV 感染者)每

6~12 个月进行 AFP 和 US 筛查,有助于肝癌早期诊断。

七、鉴别诊断

(一)继发性肝癌

原发于呼吸道、胃肠道、泌尿生殖道、乳房等处的癌灶常转移至肝,这类继发性肿瘤与原发性肿瘤相比,病情发展较缓慢,症状较轻,AFP 检测一般为阴性。确诊的关键在于病理组织学检查和找到肝外原发癌的证据。

(二)肝硬化与活动性肝炎

原发性肝癌常发生在肝硬化的基础上,两者常很难鉴别。肝硬化病情发展缓慢,若肝硬化患者有明显的肝大、质硬的大结节,或肝萎缩变形而影像检查又发现占位性病变,则肝癌的可能性很大,需进一步检查。少数活动性肝炎可有 AFP 一过性升高,且往往伴有转氨酶显著升高,若 AFP 持续升高,而 ALT 正常或下降,呈曲线分离现象,则多考虑原发性肝癌。

(三)肝脓肿

往往有发热、肝区疼痛、压痛明显等炎症表现,体检时可见表面平滑无结节肿大肝脏,右上腹肌紧张。血常规示白细胞计数和中性粒细胞升高,超声检查可发现脓肿的液性暗区。可在超声引导下做诊断性穿刺或药物试验性治疗明确诊断。

(四)其他

应与邻近肝区的肝外肿瘤、肝非癌性占位性病变(肝局部脂肪浸润、肝血管瘤、肝囊肿、肝包虫病等)相鉴别。

八、病情评估

根据肝癌的数目、大小、有无侵犯转移以及患者肝功能的情况,肝癌分期多采用巴塞罗那分期(BCLC)(图 4-10-1)。

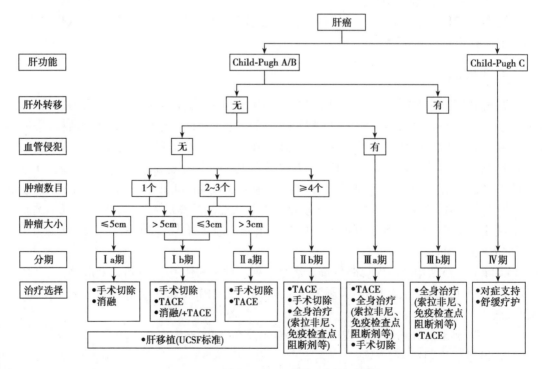

图 4-10-1 肝癌 BCLC 分期与临床治疗策略

原发性肝癌的预后主要取决于能否早期诊断及早期治疗。以下几点有助于估计预后：①瘤体小于 5cm，能早期手术；②癌肿包膜完整，尚无癌栓形成；③机体免疫状态良好。如合并肝硬化或有肝外转移者、发生肝癌破裂、消化道出血、ALT 显著升高的患者预后差。中晚期肝癌如经积极综合治疗也能显著延长生存时间。

九、治疗

肝癌的治疗目的：一是根治；二是延长生存期；三是提高生活质量。治疗方案应根据疾病的分期进行选择。肝癌对化疗和放疗不敏感，常用治疗方法有手术切除、肝移植、血管介入、射频消融术等。

(一)手术治疗

手术切除仍是目前根治原发性肝癌的最好手段，I_a 期、I_b 期和 II_a 期肝癌是手术切除的首选适应证。没有肝硬化或者有肝硬化但肝功能代偿、胆红素正常和肝静脉压力梯度<10mmHg 的 HCC 患者推荐行手术切除。凡有手术指征者均应积极争取手术切除。虽然更大的病灶在手术切除技术上是可行的，但是这类病灶多伴有血管侵犯，预后不佳。由于手术切除仍有很高的复发率，因此术后宜加强综合治疗与随访。

(二)肝移植

指南强调，单个肿瘤直径<5cm 或多发肿瘤少于 3 个，且最大直径<3cm 的 HCC 患者，肝移植是有效的选择。对于要等待 6 个月以上患者，可以考虑移植前接受针对 HCC 的治疗。

(三)局部治疗

无水乙醇注射疗法(PEI)是在 B 超引导下用无水乙醇直接注入肝癌组织中，使癌细胞脱水、变性，产生凝固性坏死，属于一种化学性治疗肝癌的方法。射频消融是一种物理疗法，局部高温不仅可以使肿瘤细胞变性、坏死，而且还可以增强肿瘤细胞对放疗的敏感性。冷冻疗法和直流电疗法也可以达到杀伤肝癌细胞的作用。局部消融是治疗不能手术切除早期HCC 的安全、有效的方法，对于<2cm 病灶，无水乙醇注射(PEI)治疗与射频消融的疗效相近；对于更大的肿瘤，已有循证医学的证据表明射频消融比 PEI 治疗效果更好。根据相关的文献报道，接受手术切除 HCC 患者的复发率低于射频消融的患者。

(四)肝动脉化疗栓塞治疗(TACE)

对于具有大肿瘤或多病灶而无血管侵犯或肝外转移的非手术 HCC 患者，推荐肝动脉化疗栓塞作为一线非根治性治疗。更新版指南特别指出钇-90 微球经动脉放疗栓塞能够引起肿瘤明显坏死。而目前多采用碘化油混合化疗药，注入肝动脉，发挥持久的抗肿瘤作用。另外，肝癌根治性切除术后 TACE 可进一步清除肝内可能残存的肝癌细胞，降低复发率。但对播散卫星灶和门静脉癌栓的疗效有限，更难控制病灶的远处转移。

(五)分子靶向治疗

2022 年索拉非尼临床用药指南更新适用于无法手术或远处转移的肝细胞癌，目前缺乏在晚期肝细胞癌患者中索拉非尼与介入治疗的比较的随机对照临床研究数据，故不能明确对既往接受过介入治疗的患者使用索拉非尼是否有效。患者肝功能要处于代偿状态，一般要求 Child-Pugh A 级。对于肝功能为 Child-Pugh B 级、胆红素高的患者需要谨慎使用。

(六)生物和免疫治疗

乙肝相关性肝癌在根治手术后应用干扰素辅助治疗，可减少复发且同时具有抗病毒疗效；胸腺肽通过免疫调节也有助于减少复发并改善生活质量；细胞因子诱导的杀伤细胞(CIK)在临床也逐步被推广使用。

(七) 全身化疗及放疗

以奥沙利铂为主方案的联合化疗为首选,常用的化疗药物还有:阿霉素、5-FU、丝裂霉素等,一般认为单一药物疗效较差。而本病对放射治疗不敏感。近年由于放射源、设备的进步和定位方法的改进,使放射治疗在肝癌治疗中的地位有所提高。

(八) 中医治疗

中医药作为辅助治疗方法,能改善患者生活质量,有助于延长生存期。我国已批准多种中药制剂用于肝癌的治疗,如鸦胆子、斑蝥等,且中药能减少其他治疗的副作用,但需进一步研究。

(九) 综合治疗

由于患者个体差异和肿瘤生物学特性的不同,治疗过程要根据患者具体情况制订可行的治疗计划,合理地选择一种或多种治疗方法联合应用,尽可能去除肿瘤,修复机体的免疫功能,保护患者重要器官的功能。综合治疗目前已成为中晚期肝癌主要的治疗方法。

(十) 并发症治疗

肝癌结节破裂时,应及时给予肝动脉结扎、紧急肝动脉栓塞等治疗。对于发生消化道出血、肝性脑病、感染患者参照有关章节治疗。

十、预防

积极防治病毒性肝炎,防止粮食霉变,改进饮用水质,减少对各种有害物质的接触,是预防肝癌的关键。

第十一节　急性胰腺炎

急性胰腺炎(acute pancreatitis,AP)是多种病因导致胰酶在胰腺组织内被激活后引起胰腺组织自身消化、水肿、出血甚至坏死的炎症性疾病。临床以急性上腹痛、恶心、呕吐、发热及血淀粉酶及脂肪酶升高为特点。多数患者病情较轻,预后好;少数重型患者可伴发多器官功能障碍及胰腺局部并发症,病死率高。

一、病因与发病机制

(一) 病因

常见病因有胆石症、大量饮酒和暴饮暴食等。

1. 胆石症与胆道疾病　胆石症及胆道感染等是急性胰腺炎的主要病因。由于70%~80%的胰管与胆总管汇合成共同通道开口于十二指肠壶腹部,一旦结石嵌顿在壶腹部,将会导致胰腺炎与上行胆管炎。此外,胆道结石、胆道感染或胆道蛔虫病可造成壶腹部狭窄或Oddi括约肌痉挛,胆汁反流入胰管;胆道炎症时细菌及毒素、游离胆酸、非结合胆红素等也可通过淋巴管扩散到胰腺,激活胰酶,引起急性胰腺炎。

2. 大量饮酒和暴饮暴食　酒精可促进胰液分泌,当胰管流出道不能充分引流大量胰液时,胰管内压升高,引发腺泡细胞损伤。暴饮暴食使大量食糜短时间内进入十二指肠,引起乳头水肿和Oddi括约肌痉挛,同时刺激大量胰液与胆汁分泌,由于胰液和胆汁排泄不畅,引发急性胰腺炎。此外,应注意酒精常与胆道疾病共同导致急性胰腺炎。

3. 胰管梗阻　胰管结石或蛔虫、胰管狭窄、肿瘤等均可引起胰管阻塞,当胰液分泌旺盛时胰管内压增高,使胰管小分支和胰腺泡破裂,胰液与消化酶渗入间质,引起急性胰腺炎。

4. 内分泌与代谢障碍　任何引起高钙血症的原因,如甲状旁腺肿瘤、维生素D过多等,均可引起胰管钙化、管内结石,导致胰液引流不畅,甚至胰管破裂;高血钙还可刺激胰液分泌增加和促进胰蛋白酶原激活。高甘油三酯血症(>11.3mmol/L)与急性胰腺炎有病因学关联,可能与脂球微栓影响微循环及胰酶分解甘油三酯,毒性脂肪酸损伤细胞有关。

5. 药物 噻嗪类利尿剂、硫唑嘌呤、糖皮质激素、磺胺类等药物可诱发急性胰腺炎,多发生在服药最初的2个月,与剂量无明确相关性。

6. 感染及全身炎症反应 本病可继发于急性流行性腮腺炎、甲型流感、肺炎衣原体感染、传染性单核细胞增多症、柯萨奇病毒感染等,常随感染痊愈而自行缓解。在全身炎症反应时,作为受损的靶器官之一,胰腺也可有急性炎性损伤。

7. 其他 胰腺本身及其周围器官(如胃、胆)手术或外伤,可直接或间接损伤胰腺组织和胰腺血供,引起胰腺炎;逆行胰胆管造影(ERCP)时,注射压力过高可致胰腺腺泡损伤引起胰腺炎;十二指肠球后穿透性溃疡、邻近乳头的十二指肠憩室炎、血管性疾病等因素均可能引起胰腺炎。有5%~25%的急性胰腺炎病因不明,称为特发性胰腺炎。

(二) 发病机制

至今未完全阐明。目前认为,上述各种病因单独或同时作用于胰腺,引起胰腺分泌过度、胰液排泄障碍、胰腺血液循环障碍,从而使胰酶在胰腺内被激活,引发胰腺自身消化和由此产生的全身连锁反应。

在多种被激活的胰酶中,起主要作用的有磷脂酶 A_2、激肽释放酶、胰舒血管素、弹性蛋白酶和脂肪酶等。磷脂酶 A_2 在小量胆酸参与下分解细胞膜的磷脂,产生溶血磷脂酰胆碱和溶血脑磷脂,其细胞毒作用引起胰腺凝固性坏死、脂肪组织坏死及溶血;激肽释放酶可使激肽酶原变为缓激肽和胰激肽,使血管舒张和通透性增加,引起水肿和休克;弹性蛋白酶可溶解血管弹性纤维引起出血和血栓形成;脂肪酶参与胰腺及周围的脂肪坏死和液化过程。上述消化酶共同作用,造成胰腺实质及邻近组织的病变,细胞损伤和坏死又促使消化酶释出,形成恶性循环。

胰腺组织的损伤过程中产生一系列炎性介质,如氧自由基、血小板活化因子、前列腺素、白细胞三烯等起着重要介导作用,这些炎性介质和血管活性物质如一氧化氮(NO)、血栓素(TXA_2)等还导致胰腺血液循环障碍,又可通过血液循环和淋巴管途径,输送到全身,引起多脏器损害,成为急性胰腺炎的多种并发症和致死原因。

二、病理

(一) 急性水肿型

此型最多见,约占90%。大体形态见胰腺水肿、分叶模糊,病变累及部分或整个胰腺,胰腺周围有少量脂肪坏死。组织学检查见间质充血、水肿和炎症细胞浸润,可见散在的点状脂肪坏死。

(二) 急性出血坏死型

大体形态呈褐色或灰褐色,并有新鲜出血,分叶结构消失。有较大的脂肪坏死灶,散落于胰腺和周围组织如大网膜,称为钙皂斑。可并发胰腺脓肿、假性囊肿或瘘管形成。显微镜下胰腺组织呈凝固性坏死,其病灶周围炎症细胞浸润,局限或弥漫性胰腺出血、坏死、血栓形成。由于胰液外溢和血管损害,部分病例可有腹水、胸腔积液和心包积液;并可出现肺水肿、肺出血和肺透明膜形成;也可出现肾小球病变、肾小管坏死、脂肪栓塞和弥散性血管内凝血等。

三、临床表现

根据病理改变及临床表现,将 AP 分为:①轻症急性胰腺炎(mild acute pancreatitis,

MAP);②中度重症急性胰腺炎(moderately severe acute pancreatitis,MSAP);③重症急性胰腺炎(severe acute pancreatitis,SAP);④危重急性胰腺炎(critical acute pancreatitis,CAP)。

(一) 症状

1. 腹痛　为本病主要和首发症状。常于饱餐、饮酒或脂餐后突然发生,初起疼痛位于中上腹或左上腹部,可迅速扩散至全腹。腹痛轻重不一,可为钝痛、钻痛、刀割样痛或绞痛,持续性疼痛伴阵发性加剧,可向腰背部呈束带状放射。少数年老体弱者腹痛可不明显。

2. 恶心、呕吐　约80%患者伴有恶心,频繁呕吐胃内容物、胆汁、咖啡渣样液体,吐后腹痛不缓解。同时有腹胀,甚至出现麻痹性肠梗阻。

3. 发热　多有中度以上发热,持续3~5天。合并胰腺感染(包括胰腺坏死、胰腺脓肿、感染性急性假性囊肿)或胆源性胰腺炎时,可出现持续高热。

4. 休克　重症急性胰腺炎常伴发休克,甚至发生猝死。引起休克的主要原因:①大量液体渗入腹腔、胸腔;频繁呕吐丢失体液以及胰腺、消化道出血,致有效血容量不足;②缓激肽等血管活性物质增加,使周围血管扩张;③坏死的胰腺组织释放心肌抑制因子使心肌收缩力下降;④感染。

5. 其他　可伴有肺不张、胸腔积液,部分伴有血糖升高。重症急性胰腺炎多出现低钙血症,血钙常<2mmol/L,系由于大量脂肪组织坏死,脂肪酸与钙结合成脂肪钙(钙皂)以及刺激甲状腺分泌降钙素所致。

(二) 体征

1. MAP　腹部体征不明显,常与主诉腹痛的程度不相符,肠鸣音减弱,无腹肌紧张和反跳痛。

2. MSAP、SAP或CAP　上腹压痛明显,伴腹肌紧张及反跳痛,提示出现急性腹膜炎。伴麻痹性肠梗阻者有明显腹胀,肠鸣音减弱或消失。可出现胸腔积液、腹水征。若脐周皮肤出现青紫,称Cullen征;两腰部皮肤呈暗灰蓝色,称Grey-Turner征,系坏死组织及出血沿腹膜间隙与肌层渗入腹壁下所致。并发胰腺及周围脓肿或假性囊肿时,上腹部可触及有明显压痛的肿块;如压迫胆总管可出现黄疸。

四、并发症

1. 局部并发症　①胰腺脓肿:重症胰腺炎起病2~3周后,因胰腺及胰周坏死组织继发感染而形成脓肿;②胰腺假性囊肿:常在病后3~4周形成,系由胰液和液化的坏死组织在胰腺内或其周围被包裹所致。

2. 全身并发症　重症胰腺炎常并发不同程度的多器官功能衰竭:①急性呼吸衰竭;②急性肾衰竭;③心力衰竭与心律失常;④消化道出血;⑤胰性脑病;⑥败血症及真菌感染;⑦高血糖;⑧慢性胰腺炎等。

五、辅助检查

1. 血常规　多有白细胞增多及中性粒细胞核左移。

2. 淀粉酶测定　血清淀粉酶在起病6~12小时开始上升,约24小时达高峰,48小时左右开始下降,多持续3~5天。血淀粉酶超过正常值上限3倍(>500苏氏单位)即可确诊急性胰腺炎。但血淀粉酶水平的高低与病情严重程度不一定平行,SAP患者血淀粉酶可正常或低于正常;血淀粉酶持续增高常提示病情反复、并发假性囊肿或脓肿。其他急腹症如消化性溃疡穿孔、胆石症、胆囊炎、肠梗阻等亦可引起血清淀粉酶增高,但一般不超过正常值上限2倍。

尿淀粉酶升高较晚,在发病后 12~14 小时开始升高,下降缓慢,持续 1~2 周,尿淀粉酶值受患者尿量的影响。胰源性腹水和胸腔积液中的淀粉酶值亦明显增高。

3. 血清脂肪酶测定 血清脂肪酶常在起病后 24~72 小时开始上升,持续 7~10 天,对延迟就诊的患者有诊断价值,且特异性高。但其升高程度与病情严重度不呈正相关。

4. 血生化检查 暂时性血糖升高常见,可能与胰岛素释放减少和胰高血糖素释放增加有关。持久的空腹血糖>10mmol/L 反映胰腺坏死,提示预后不良;少数患者出现血胆红素升高,可于发病后 4~7 天恢复正常;血清 AST、LDH 可升高;暂时性血钙降低(<2mmol/L)见于重症急性胰腺炎,低血钙程度与临床严重程度平行,若血钙<1.5mmol/L 以下提示预后不良;可出现高甘油三酯血症,可能是病因或是后果,后者在急性期过后可恢复正常。

5. C 反应蛋白(CRP) CRP 是组织损伤和炎症的非特异性标志物。于急性胰腺炎发病 72 小时后升高>150mg/L,提示胰腺组织坏死。

6. 腹部平片 腹部平片可发现肠麻痹或麻痹性肠梗阻征象。"哨兵袢"和"结肠切割征"为胰腺炎的间接征象。腹部平片对排除其他急腹症如内脏穿孔等有重要意义。

7. 腹部 B 超 应作为常规初筛检查。在发病初期(24~48 小时)行 B 超检查,可以初步判断胰腺组织形态学变化,对胰腺肿大、脓肿及假性囊肿有诊断意义,同时有助于判断有无胆道疾病。

8. 腹部 CT 根据影像改变进行评分(表 4-11-1),对急性胰腺炎的诊断和鉴别诊断、评估其严重程度,特别是对鉴别轻症和重症胰腺炎,以及附近器官是否累及具有重要价值。MAP 可见胰腺非特异性增大和增厚,胰周围边缘不规则;SAP 可见胰周围区消失,网膜囊和网膜脂肪变性,密度增加,胸腹膜腔积液。增强 CT 是诊断胰腺坏死的最佳方法,一般在起病 1 周左右进行。疑有胰腺坏死合并感染者,可行 CT 引导下穿刺。

六、诊断

(一)确定 AP

作为急腹症之一,应在患者就诊后 48 小时内明确诊断。确诊急性胰腺炎应具备下列 3 条中的任意 2 条:①急性、持续性中上腹痛;②血淀粉酶或脂肪酶>正常值上限 3 倍;③急性胰腺炎的典型影像学改变。

由于重症胰腺炎发展险恶且复杂,因此,出现以下表现时应当按重症胰腺炎处置:①症状:烦躁不安、四肢厥冷、皮肤呈斑点状等休克症状;②体征:腹肌强直、腹膜刺激征,Grey-Turner 征或 Cullen 征;③实验室检查:血钙显著下降至<2mmol/L,血糖>11.2mmol/L(无糖尿病史),血、尿淀粉酶突然下降;④腹腔诊断性穿刺有高淀粉酶活性的腹水。

(二)明确病因

住院期间应努力使 80% 以上患者的病因得以明确,尽早解除病因有助于缩短病程、预防 SAP 及避免日后复发。胆道疾病仍是 AP 的首要病因,应注意多个病因共同作用的可能。在胆胰管病因搜寻方面建议采用 MRCP。

七、鉴别诊断

1. 胆石症和急性胆囊炎 常有反复发作的胆绞痛史,疼痛多位于右上腹,常向右肩部放射,有时可触及肿大的胆囊,Murphy 征(+),血及尿淀粉酶可轻度升高。B 超及 X 线检查可协助鉴别诊断,要注意胆道疾病合并急性胰腺炎的可能。

2. 消化性溃疡 急性穿孔有较典型的溃疡病史,突然出现腹部剧痛,伴明显腹膜刺激征,肝浊音界消失,立位腹部 X 线检查可见膈下游离气体有助于鉴别。

笔记栏

3. 机械性肠梗阻　有阵发性腹部剧烈绞痛,伴腹胀、呕吐、脱水、停止排便排气,可见肠型,肠鸣音亢进。腹部 X 线可见液气平面。

4. 急性心肌梗死　有冠心病史,突然发病,疼痛有时限于上腹部,尤其是下壁心肌梗死。心电图显示心肌梗死图像,血清心肌酶及肌钙蛋白升高等特点有助于鉴别。

八、病情评估

(一) 急性胰腺炎 CT 评分

表 4-11-1　急性胰腺炎 CT 评分

积分	胰腺炎症反应	胰腺坏死	胰腺外并发症
0	胰腺形态正常	无坏死	
2	胰腺 + 胰周炎性改变	坏死<30%	胸、腹腔积液,脾、门静脉血栓,胃流出道梗阻等
4	单个或多个积液区或胰周脂肪坏死	坏死>30%	

(二) 确定 AP 程度

根据器官衰竭(organ failure,OF)、胰腺坏死及胰腺感染情况,将 AP 程度分为下列 4 种程度(表 4-11-2):

表 4-11-2　AP 程度诊断

	MAP	MSAP	SAP	CAP
器官衰竭	无 和	<48 小时内恢复 和 / 或	>48 小时 或	>48 小时 和
胰腺坏死	无	无菌性	感染性	感染性

关于器官衰竭,主要依据呼吸、循环及肾功能的量化指标进行评价(表 4-11-3)。上述器官评分 ≥2 分,则存在器官功能衰竭。肠功能衰竭表现为腹腔间隔室综合征。急性肝衰竭表现为病程中出现 2 期及以上肝性脑病,并伴有以下情况:①极度乏力,明显厌食、腹胀、恶心、呕吐等严重消化道症状;②短期内黄疸进行性加深;③出血倾向明显,血浆凝血酶原活动度 ≤40%(或 INR ≥1.5),且排除其他原因;④肝脏进行性缩小。

表 4-11-3　器官功能衰竭的改良 Marshall 评分

	0	1	2	3	4
呼吸(PaO_2/FiO_2)	>400	301~400	201~300	101~200	<101
循环(收缩压,mmHg)	>90	<90 补液后可纠正	<90 补液不能纠正	<90 pH 值<7.3	<90 pH 值<7.2
肾脏(肌酐,μmo/L)	<134	134~169	170~310	311~439	>439

注:PaO_2 为动脉血氧分压,正常值 95~100mmHg;FiO_2 为吸入氧浓度,空气(21%),纯氧 2L/min(25%),纯氧 4L/min(30%),纯氧 6~8L/min(40%),纯氧 9~10L/min(50%)。

胰腺感染通常根据临床表现及实验室检查建立诊断,高度怀疑胰腺感染而临床证据不足时,可在 CT、超声引导下行胰腺或胰周穿刺,抽取物涂片查细菌或培养。

(三) 预后

SAP 患者常在 1 周左右康复,不留后遗症。MAP 患者病死率约 15%,存活的患者易发生胰腺假性囊肿、脓肿和脾静脉栓塞等并发症,遗留不同程度的胰腺功能不全。未去除病因的部分患者可经常复发急性胰腺炎,反复炎症及纤维化可演变为慢性胰腺炎。

九、治疗

急性胰腺炎治疗的两大任务:寻找并去除病因、控制炎症。急性胰腺炎,即使是 SAP,应尽可能采用内科及内镜治疗;重症急性胰腺炎如手术治疗,手术的创伤将加重全身炎症反应,使病死率升高。如诊断为胆源性急性胰腺炎,宜尽可能在本次住院期间完成内镜治疗或在康复后择期行胆囊切除术,避免复发。胰腺局部并发症可通过内镜或外科手术治疗。

(一) 监护

从炎症反应到器官功能障碍至器官衰竭,病情变化复杂,应加强监护,根据症状、体征、实验室检测、影像学变化及时了解病情发展。高龄、肥胖、妊娠等患者是 SAP 的高危人群。

(二) 器官支持治疗

1. 液体复苏 旨在迅速纠正组织缺氧,维持血容量及水、电解质平衡。病情发展快的患者与胰腺周围大量渗出有关,因此,如无心功能限制,在最初的 48 小时静脉补液量 200~250ml/h,或使尿量维持在 >0.5ml/(kg·h)。同时应根据病情适当补充白蛋白、血浆或血浆代用品,维持血浆胶体渗透压。组织中乳酸堆积,代谢性酸中毒较常见,应积极补充碳酸氢钠。

2. 呼吸功能支持 轻症患者可予鼻导管、面罩给氧,力争使动脉氧饱和度 >95%。当出现急性肺损伤、呼吸窘迫时,应给予正压机械通气,并根据尿量、血压、动脉血 pH 值等参数调整补液量,总液量宜 <2 000ml,且适当使用利尿剂。

3. 胃肠功能维护 口服抗生素、导泻有助于减轻肠腔内细菌、毒素在肠屏障功能受损时的细菌移位及减轻肠道炎症反应。胃肠减压有助于减轻腹胀,当患者没有胃内容物潴留时,可停止胃肠减压。早期营养支持有助于肠黏膜屏障的修复。

4. 连续性血液净化 当患者出现急性肾功能不全时,连续性血液净化可清除体内有害代谢产物或外源性毒物,达到净化血液的目的。SAP 早期使用,有助于清除部分炎症介质,有利于患者肺、肾、脑等重要器官功能改善和恢复,避免疾病进一步恶化。

(三) 减少胰液分泌及抑制胰酶活性

1. 禁食 食物是胰液分泌的天然刺激物,起病后短期禁食,降低胰液分泌,减轻自身消化。

2. 抑制胃酸 胃液可促进胰液分泌,适当抑制胃酸分泌可减少胰液量,缓解胰管内高压。

3. 应用生长抑素及其类似物 天然生长抑素由胃肠黏膜 D 细胞合成,可抑制胰泌素和缩胆囊素刺激的胰液基础分泌,也是机体重要的抗炎多肽。急性胰腺炎时,循环及肠黏膜中生长抑素水平显著降低。胰腺及全身炎症反应可因此加重。外源性补充生长抑素或生长抑素类似物奥曲肽可抑制胰液的分泌,更有助于控制胰腺及全身炎症反应。对于轻症患者,可在起病初期予以生长抑素 250μg/h 或奥曲肽 25μg/h,持续静脉滴注共 3 日。对于 SAP 高危患者或 MSAP 患者,应在起病后 48 小时内予以生长抑素 500μg/h 或奥曲肽 50μg/h,3~4 日后分别减量为 250μg/h 或 25ug/h,疗程 4~5 日,有助于预防 SAP 的发生,也可部分缓解 SAP。

4. 抑制胰酶活性 仅用于 SAP 的早期,但疗效尚有待证实。抑肽酶可抗胰血管舒缓素,使缓激肽原不能变为缓激肽,尚可抑制蛋白酶、糜蛋白酶和血清素。用量 20 万 ~50 万 U/d,分 2 次静脉滴注;加贝酯可抑制蛋白酶、血管舒缓素、凝血酶原、弹力纤维酶等,根据病情,开始每日 100~300mg,以 2.5mg/(kg·h)速度静脉滴注,2~3 日后病情好转,可逐渐减量。

(四) 镇痛

对严重腹痛者,可肌内注射哌替啶,每次 50~100mg。由于吗啡可增加 Oddi 括约肌压力,胆碱能受体拮抗剂如阿托品可诱发或加重肠麻痹,故均不宜使用。

（五）急诊内镜或外科手术治疗

对胆总管结石性梗阻、急性化脓性胆管炎、胆源性败血症等胆源性急性胰腺炎应尽早行ERCP治疗。内镜下Oddi括约肌切开术、取石术、胆管引流术等有助于降低胰管内高压，并迅速控制感染。大部分患者可通过内镜治疗获得成功，少数患者或不具备内镜治疗条件的医院则需外科手术解除梗阻。

应急诊内镜治疗的其他病因包括：Oddi括约肌功能障碍、胆道蛔虫、肝吸虫等。

（六）防治感染

病程中易发生感染，感染常加重病情，甚至促进死亡。感染源多来自肠道，预防感染的措施有：①导泻清洁肠道，可减少肠腔内细菌过度生长，促进肠蠕动，有助于维护肠黏膜屏障。可给予33%硫酸镁30~50ml/次。在此基础上，口服抗生素可进一步清除肠腔内及已进入门静脉系统的致病菌。②尽早恢复肠内营养，有助于受损的肠黏膜修复，减少细菌移位。发生感染后，应选择针对革兰氏阴性菌和厌氧菌且能透过血胰屏障的抗生素，如喹诺酮类或头孢类联合抗厌氧菌抗生素甲硝唑。严重败血症或上述抗生素治疗无效时，应使用亚胺培南等。此外如疑有真菌感染，可经验性应用抗真菌药。

（七）营养支持

对于MAP患者，在短期禁食期间可通过静脉补液提供能量。SAP患者在肠蠕动尚未恢复前，亦应先予肠外营养。每日补充能量约32kcal/（kg·d），肥胖和女性患者减少10%。根据血电解质水平补充钾、钠、氯、钙、镁，注意补充水溶性和脂溶性维生素。病情缓解后应尽早过渡到肠内营养。恢复饮食应从少量、无脂、低蛋白饮食开始，逐渐增加进食量和蛋白质摄入量，直至恢复正常饮食。

（八）外科治疗

1. **腹腔灌洗** 可清除腹腔内细菌、内毒素、胰酶、炎性因子等，减少这些物质进入血液循环后对全身脏器损害。

2. **手术治疗** 手术适应证有：①胰腺坏死合并感染：在严密监测下考虑手术治疗，行坏死组织清除及引流术；②胰腺脓肿：可选择手术引流或经皮穿刺引流；③胰腺假性囊肿：视情况选择手术治疗、经皮穿刺引流或内镜治疗；④胆道梗阻或感染：无条件进行EST时予手术解除梗阻；⑤诊断未明确，疑有腹腔脏器穿孔或肠坏死者行剖腹探查术。

（九）中医中药治疗

对急性胰腺炎有一定疗效，常用大承气汤辨证加减。

十、预防

积极治疗胆道疾病、高甘油三酯血症，戒酒，避免暴饮暴食及过食油腻和刺激性食物。

附：胰腺癌

胰腺癌（pancreatic cancer）主要指胰外分泌腺腺癌，起源于胰腺导管上皮及腺泡细胞，占消化道恶性肿瘤的8%~10%。胰腺癌早期症状隐匿，缺乏特异性表现，故早期诊断困难。胰腺癌恶性程度高、进展迅速，治疗效果不理想，是预后最差的恶性肿瘤之一。

一、病因和发病机制

胰腺癌的病因和发病机制尚未阐明，可能由于多种因素长期共同作用所致。其高危因素有：①长期大量吸烟为确定危险因素，但戒烟20年后其发病风险可降至正常人群水平；②肥胖，BMI>35kg/m^2，患病风险增加50%；③慢性胰腺炎，特别是家族性胰腺炎；④>10年

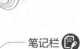

的糖尿病病史,风险增加 50%;⑤男性及绝经期后女性;⑥有多位直系亲属 50 岁以前患胰腺癌;⑦某些遗传综合征:Peutz-Jeghers 综合征、家族性非典型多痣及黑素瘤综合征,常染色体隐性共济失调 - 毛细血管扩张症、BRCA2 基因和 PALB2 基因的常染色体显性遗传突变,Lynch 综合征,家族性腺瘤息肉病。

二、病理

90% 的胰腺癌为导管细胞癌,多位于胰头,压迫胆道,侵犯十二指肠及堵塞主胰管。肿瘤质地坚实,切面多呈灰黄色,出血及坏死少见。少数胰腺癌为腺泡细胞癌,分布于胰腺头、体、尾部。肿瘤常呈分叶状,棕色或黄色,质地软,可有局灶坏死。其他少见的病理类型有胰腺棘皮癌、囊腺癌等。

胰腺癌进展较快,且胰腺血管、淋巴管丰富,腺泡又无包膜,易发生早期转移,故确诊时大多已有转移,转移方式有四种:直接蔓延、淋巴转移、血行转移和沿神经鞘转移。癌可直接蔓延至胆总管末端、胃、十二指肠、脾、左肾及邻近大血管;经淋巴管转移至邻近器官、肠系膜及主动脉周围等处的淋巴结;经血液循环转移至肝、肺、脑、骨和肾上腺等器官;沿神经鞘浸润或压迫腹腔神经丛,引起顽固而剧烈的腹痛和腰背痛。胰体尾癌较胰头癌转移更广泛。

三、临床表现

发病多于 40~65 岁,男女之比为(1.5~2.1):1。起病隐匿,出现明显症状时,多已为晚期。病程短、病情恶化迅速。

1. 腹痛 常为首发症状,呈持续性、进行性加重的中上腹痛或腰背部剧痛,夜间明显;仰卧与脊柱背伸时加剧,俯卧、弯腰坐位、蹲位或屈膝侧卧位可减轻。

2. 消化不良 因胆总管下端和胰腺导管被癌肿阻塞,胆汁和胰液不能进入十二指肠,且胰腺外分泌功能不全,多数患者食欲差、消化不良、粪便恶臭、脂肪泻。

3. 黄疸 约 90% 患者出现黄疸。

4. 体重减轻 消化吸收不良、焦虑导致消瘦,晚期常呈恶病质。

5. 症状性糖尿病 初发糖尿病常为本病的早期征象,50% 患者就诊时伴有糖尿病。

6. 腹部包块 多为晚期体征,形态不规则,大小不一,质硬固定,可有明显压痛,多见于胰体尾部癌。

7. 其他症状 腹痛、消化不良、失眠导致患者性格改变如焦虑、抑郁;肿瘤对邻近器官的压迫影响胃排空导致腹胀、呕吐;少数因病变侵及胃、十二指肠壁而出现上消化道出血;持续或间歇性低热;游走性血栓性静脉炎或动脉血栓形成;急性胆囊炎或胆管炎;脐周或左上腹闻及吹风样血管杂音等。

四、实验室和其他检查

(一)实验室检查

①血清总胆红素升高,以结合胆红素为主,重度黄疸时尿胆红素阳性,尿胆原阴性,粪便可呈灰白色,粪胆原减少或消失;②并发胰腺炎时,血清淀粉酶和脂肪酶升高;③葡萄糖耐量异常或有高血糖和糖尿;④吸收不良时大便可见脂肪滴;⑤ CA19-9 常升高。

(二)影像学检查

1. CT 可显示>2cm 的癌肿,增强扫描多呈低密度影;胰腺弥漫或局限性肿大、胰周脂肪消失、胰管扩张或狭窄;可见大血管受压、淋巴结或肝转移等征象。

2. 腹部超声 发现胰腺癌时多已至晚期。

3. 超声内镜　图像较体表超声清晰,可探及直径约 5mm 的小肿瘤,呈局限性低回声区,回声不均,肿块边缘凹凸不整,结合细针穿刺活检,可提高检出率。

4. ERCP(逆行胰胆管造影)　能直接观察十二指肠壁和壶腹部有无癌肿浸润,诊断率可达 90%。直接收集胰液做细胞学检查及壶腹部活检做病理检查,确诊率更高。必要时放置胆道内支架引流,以减轻黄疸,为手术做准备。

5. MRCP(磁共振血管造影)　无创、无需造影剂即可显示胰胆管系统,效果基本与 ERCP 相同。

6. 选择性动脉造影　经腹腔动脉做肠系膜上动脉、肝动脉、脾动脉选择性动脉造影,显示胰腺肿块和血管推压移位征象,有助于判断病变范围和手术切除的可能性。

（三）组织病理学和细胞学检查

在超声内镜、经腹壁超声或 CT 定位及引导下,或剖腹探查中用细针穿刺,做多处细胞学或活体组织检查,确诊率较高。

五、诊断与鉴别诊断

早期诊断困难;当出现明显消瘦、食欲减退、上腹痛、黄疸、上腹部包块,影像学发现胰腺癌征象时,已为晚期,绝大多数已丧失手术时机。故 40 岁以上,近期出现下列临床表现时应进行前述检查及随访:①持续性上腹不适,进餐后加重伴食欲减退;②无法解释的进行性消瘦;③新发糖尿病或糖尿病突然加重;④多发性深静脉血栓或游走性静脉炎;⑤有大量吸烟史、胰腺癌家族史、慢性胰腺炎者。

胰腺癌应与壶腹癌、胆总管癌、慢性胰腺炎等相鉴别。

六、病情评估

胰腺癌预后极差。未接受治疗的胰腺癌患者生存期约为 4 个月。

七、治疗

癌肿较小者应争取手术切除,如失去手术机会,可作姑息性短路手术、化疗和放疗。

1. 外科治疗　胰十二指肠切除术(Whipple 手术)是治疗胰腺癌最常用的根治手术,术后 5 年生存率<10%。

2. 内科治疗　晚期或手术前后患者均可进行化疗、放疗和各种对症支持治疗。

胰腺癌对化疗药物不敏感,全身治疗主要用于新辅助或辅助治疗,主要处理局部不可切除或转移患者。单药治疗药物有:吉西他滨、氟尿嘧啶、表柔比星、丝裂霉素、紫杉醇、链脲霉素、多西他赛及卡培他滨等。对已发生转移的患者,吉西他滨可作为一线治疗药物,联合化疗优于单药化疗。靶向药物治疗如贝伐单抗、西妥昔单抗和厄罗替尼可与化疗药物合用或单用。

顽固性腹痛者可给予镇痛及麻醉药,必要时可用 50% 乙醇或神经麻醉剂行腹腔神经丛注射或交感神经节阻滞疗法、腹腔神经切除术,也可硬膜外应用麻醉药缓解腹痛。

各种支持疗法也十分必要,尤其对晚期胰腺癌及术后患者,如胰酶制剂改善消化、吸收功能,肠外营养改善营养状况,治疗糖尿病或精神症状等。

第十二节　上消化道出血

04章PPT

上消化道
出血

上消化道出血(upper gastrointestinal bleeding,UGB)是指屈氏韧带以近的消化道出血。

上消化道大出血是指在短时间内失血量超过1 000ml或超过循环血容量的20%,临床表现为呕血、黑便,有效血容量减少引起的急性周围循环障碍,病情严重者,可危及生命。急性上消化道出血是消化系统最常见的急症。

一、病因

消化性溃疡、食管胃底静脉曲张破裂、急性糜烂出血性胃炎和胃癌是常见的病因,其中消化性溃疡是最常见病因。

（一）上消化道疾病

1. 食管疾病 食管炎(反流性食管炎、食管憩室炎)、食管癌、食管损伤(物理损伤如食管贲门黏膜撕裂综合征、器械检查、异物或放射性损伤,化学损伤如强酸、强碱或其他化学剂引起的损伤)。

2. 胃、十二指肠疾病 消化性溃疡、胃泌素瘤、急性糜烂出血性胃炎、胃癌、胃血管异常(血管瘤、动静脉畸形等)、其他肿瘤(平滑肌瘤、平滑肌肉瘤、息肉、淋巴瘤、神经纤维瘤、壶腹周围癌)、胃黏膜脱垂、急性胃扩张、胃扭转、膈裂孔疝、十二指肠憩室炎、急性糜烂性十二指肠炎、胃手术后病变(吻合口溃疡、吻合口或残胃黏膜糜烂、残胃癌)、其他病变(如重度钩虫病、胃血吸虫病、胃或十二指肠结核等)。

（二）门静脉高压引起的食管胃底静脉曲张破裂或门静脉高压性胃病

常见于肝硬化所致食管胃底静脉曲张破裂和门静脉高压性胃病所致胃底静脉破裂等。

（三）上消化道邻近器官或组织的疾病

1. 肝胆道疾病 胆管或胆囊结石、胆道蛔虫病、胆囊或胆管癌、术后胆总管引流管造成的胆道受压坏死、肝癌、肝脓肿或肝血管瘤破入胆道。

2. 胰腺疾病 胰腺癌、急性胰腺炎并发脓肿溃破。

3. 主动脉瘤或纵隔肿瘤 破入食管、胃或十二指肠。

（四）全身性疾病

1. 血管性疾病 过敏性紫癜、遗传性出血性毛细血管扩张、动脉粥样硬化等。

2. 血液病 血友病、血小板减少性紫癜、白血病、DIC及其他凝血机制障碍性疾病。

3. 尿毒症。

4. 结缔组织病 结节性多动脉炎、系统性红斑狼疮或其他血管炎。

5. 急性感染 流行性出血热、钩端螺旋体病等。

6. 应激相关胃黏膜损伤 各种严重疾病引起的应激状态下产生的急性糜烂出血性胃炎乃至溃疡形成统称为应激相关胃黏膜损伤,可发生出血或大出血。

目前主张根据病因将上消化道出血分为非静脉曲张性与静脉曲张性,前者指除外门脉高压性食管胃底静脉曲张破裂以外的上消化道出血,后者主要是门脉高压性食管胃底静脉曲张破裂出血,此分类有助于止血治疗的合理选择。

二、临床表现

上消化道出血的临床表现取决于病变性质、部位、出血量及出血速度。也与患者的年龄及循环功能的代偿能力有关。

（一）呕血与黑便

呕血与黑便是上消化道出血的特征性表现。上消化道大出血之后,均有黑便。出血部位在幽门以上者常伴有呕血。若出血量较少、速度慢者亦可无呕血。反之,幽门以下出血如出血量大、速度快,可因血液反流入胃腔引起恶心、呕吐而表现为呕血。呕血多呈棕褐色咖

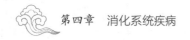

啡渣样,如出血量大,未经胃酸充分混合即呕出,则为鲜红或有血块。黑便呈柏油样,黏稠而发亮,当出血量大,血液在肠内推进快,粪便可呈暗红色甚至鲜红色。

(二) 失血性周围循环衰竭

急性大量失血,循环血容量迅速减少,导致周围循环衰竭。表现为头昏、心慌、乏力,突然起立时发生晕厥、心率加快、血压偏低等。严重者发生休克。

(三) 发热

上消化道大出血后,多数患者在 24 小时内出现低热,但一般体温<38.5℃,持续 3~5 天降至正常。引起发热的原因尚不清楚,可能与循环血容量减少、周围循环衰竭,导致体温调节中枢的功能障碍等因素有关。

(四) 氮质血症

在上消化道大出血后,由于大量血液蛋白质的消化产物在肠道被吸收,血中尿素氮浓度可暂时增高,称为肠源性氮质血症。一般一次出血数小时后 BUN 开始上升,24~48 小时可达高峰,大多不超过 14.3mmol/L,3~4 天后降至正常。血容量减少及低血压导致肾血流量减少,肾小球滤过率下降,亦可引起一过性氮质血症。对 BUN 持续升高超过 3~4 天或明显升高>17.9mmol/L 者,若出血前肾功能正常且血容量已基本纠正,提示上消化道继续出血或再出血;若活动性出血已停止,且血容量已基本纠正而尿量仍少,则应考虑由于休克时间过长或在原有肾脏病变基础上发生肾衰竭。

三、辅助检查

(一) 胃镜检查

是目前诊断上消化道出血病因的首选检查。目前主张在出血后 24~48 小时内进行检查,称为急诊胃镜检查。急诊胃镜可根据病变特征判断是否继续出血或再出血的可能性,并同时进行内镜下止血治疗。在急诊胃镜检查前需先纠正休克、补充血容量、改善贫血。如有大量活动性出血,可先插入胃管抽吸胃内积血,并用生理盐水灌洗,以免积血影响观察。

(二) X 线钡餐检查

目前已多被胃镜检查所代替,X 线钡餐检查主要适用于有胃镜检查禁忌证或不愿进行胃镜检查者。对胃镜查不出出血原因的,疑病变在十二指肠降段以下小肠段者,该检查有特殊诊断价值。上消化道大出血目前多主张在出血停止和病情基本稳定数日后进行钡餐检查为宜。

(三) 实验室检查

1. 血液一般检查与血型　发病后数小时出现不同程度的贫血,表现为 Hb 浓度、RBC计数与血细胞比容下降,网织红细胞计数增高,伴有 WBC 升高。为方便治疗时紧急输血,应同步检查血型。

2. 血液生化检查　急性上消化道出血发生后数小时血液中 BUN 开始升高并超出正常值,称为肠源性氮质血症,且升高的程度与出血量有一定的平行关系。肝功能指标异常见于肝硬化门脉高压食管胃底静脉曲张破裂出血者。

(四) 其他检查

选择性腹腔动脉造影、放射性核素扫描、胶囊内镜及小肠镜检查等主要适用于不明原因消化道出血。如患者处于消化道持续大量出血的紧急状态,以致胃镜检查无法安全进行或因积血影响视野而无法判断出血灶,而患者又有手术禁忌,此时选择肠系膜动脉造影可能发现出血部位,并可同时进行介入治疗。

四、诊断

(一)确立诊断

确立上消化道出血的直接诊断证据是呕血、黑便、失血性周围循环衰竭和贫血；间接证据是呕吐物隐血试验呈强阳性，粪便隐血试验阳性等。确立诊断应排除：①呼吸道出血（咯血）；②口、鼻、咽出血；③进食引起的黑便，如食用动物血或服用炭粉、含铁剂或含铋剂的药物等；④下消化道出血。

(二)判断出血部位及病因

过去病史、症状与体征可为出血病因的判断提供重要线索，但确诊出血的原因与部位需靠器械检查。慢性、周期性、节律性上腹痛病史多提示为消化性溃疡；有服用 NSAIDs 等损伤胃黏膜的药物或应激状态者，可能为急性糜烂出血性胃炎出血；病毒性肝炎、血吸虫病或酗酒病史，并有肝病与门静脉高压的临床表现者，可能是食管胃底静脉曲张破裂出血。还应强调，上消化道出血的患者即使确诊为肝硬化，不一定都是食管胃底静脉曲张破裂的出血，约有 1/3 患者出血实为消化性溃疡、急性糜烂出血性胃炎或其他原因的出血。此外，对中年以上的患者近期出现上腹痛，伴有厌食、消瘦者，应警惕胃癌的可能性。肝功能检查结果异常、血常规查及白细胞及血小板减少等有助于肝硬化诊断。

五、病情评估

(一)出血程度的估计和周围循环状态的判断

根据出血后的临床表现结合实验室检查结果，综合判断患者的出血量。①成人每日消化道出血量>5ml，粪便隐血试验呈阳性；②每日出血量超过 50ml，可出现黑便；③胃内储积血量>250ml 可引起呕血；④一次出血量不超过 400ml 时，一般不引起全身症状，出血量超过 400ml，可出现全身症状，如头昏、心慌、乏力等；⑤短时间内出血量超过 1 000ml，可出现周围循环衰竭的表现；⑥短时间内出血量超过 1 500ml，发生失代偿性失血性休克，血压低于 90mmHg，伴有意识障碍及各系统脏器功能不全的表现。

急性大出血严重程度的估计最有价值的指标是血容量减少所导致周围循环衰竭的表现，而周围循环衰竭又是急性大出血导致死亡的直接原因。因此，对急性消化道大出血患者，应将周围循环状态的有关检查放在首位，并据此做出相应的紧急处理。血压和心率是关键指标，需进行动态观察，综合其他相关指标加以判断。如果患者由平卧位改为坐位时出现血压下降（下降幅度大于 15~20mmHg）、心率加快（上升幅度大于 10 次/min），已提示血容量明显不足，是紧急输血的指征。如收缩压低于 90mmHg、心率超过 120 次/min，伴有面色苍白、四肢湿冷、烦躁不安或意识不清则已进入休克状态，属严重大量出血，需积极抢救。

应该指出，呕血与黑便的频度与量对出血量的估计虽有一定帮助，但由于出血大部分积存于胃肠道，且呕血与黑便分别混有胃内容物与粪便，因此不可单纯根据呕血与黑便情况做出血量准确估计。此外，患者血常规检查中的血红蛋白浓度、红细胞计数及血细胞比容虽可估计失血的程度，但并不能在急性失血后立即反映出来，且还受到出血前有无贫血的影响，因此仅做估计出血量的参考。

(二)出血是否停止的判断

上消化道大出血经恰当治疗，可于短时间内停止出血。由于肠道内积血需经数日（一般约 3 天）才能排尽，故不能以黑便作为继续出血的指标。临床上出现下列情况应考虑继续出血或再出血：①反复呕血，或黑便次数增多、粪质稀薄，伴有肠鸣音亢进；②周围循环衰竭的表现经充分补液输血而未见明显改善，或虽暂时好转而又恶化；③血红蛋白浓度、红细胞计数与血细胞比容继续下降,网织红细胞计数持续增高;④补液与尿量足够的情况下,血尿素氮持续或再次增高。

一般来说,一次出血后48小时以上未再出血,再出血的可能性小。过去有多次大出血史,本次出血量大,24小时内反复大量出血,出血原因为食管胃底静脉曲张破裂,有原发性高血压或明显动脉硬化者,再出血的可能性较大,应提高警惕,密切观察。

(三)预后

据临床资料统计,80%~85%急性上消化道大量出血者除支持治疗外,无需特殊治疗,出血可在短期内自然停止,仅有15%~20%患者持续出血或反复出血,可导致死亡。如何早期识别再出血及死亡高危险患者,并给予加强监护和积极治疗,是急性上消化道大出血处理的重点。提示预后不良、危险性高的主要因素有:①高龄患者(>60岁);②有严重伴随疾病(心、肺、肝、肾功能不全、急性脑血管病等)者;③本次出血量大或短期内反复出血者;④特殊病因和部位的出血(如食管胃底静脉曲张破裂出血);⑤消化性溃疡伴有内镜下活动性出血,或近期有出血征象如暴露血管或溃疡面上有血痂等。

六、治疗

应根据患者的出血量、出血速度及病情严重程度合理选择治疗方案。上消化道大出血患者病情急、变化快,严重者可危及生命,应采取积极措施进行抢救。抗休克、迅速补充血容量应放在首位。

(一)一般治疗

加强护理,仍有出血的患者取卧位头偏向一侧,保持呼吸道通畅,避免出血引起的窒息;有呼吸急促、呼吸困难的患者应予吸氧;活动性出血期间暂禁食;严密监测患者的生命体征,包括心率、血压、呼吸、尿量及意识变化;观察呕血与黑便情况;定期复查血红蛋白浓度、红细胞计数、血细胞比容与血尿素氮;必要时行中心静脉压测定;对老年患者根据情况进行心电监护。

(二)积极补充血容量

尽快建立有效的静脉输液通道,快速补充血容量。如需紧急输血,在配血过程中,可先输入平衡盐液或葡萄糖氯化钠溶液。改善急性失血性周围循环衰竭及辅助止血的关键措施是输血,活动性大出血者考虑输注新鲜全血。输血指征:①收缩压<90mmHg,或收缩压显著下降超过原有收缩压的30%(>30mmHg),此判断法对原有高血压的患者尤为重要;②心率>120次/min;③血红蛋白<70g/L或血细胞比容<25%。输血量以使血红蛋白达到并维持在70g/L左右为宜。

输液治疗以维持组织灌注为目标,尿量是简单而有价值的参考指标。应注意避免因输液、输血过快、过多而引起肺水肿,原有心脏病或老年患者必要时可根据中心静脉压调节输入量。

(三)止血治疗

具体措施包括药物止血与非药物止血治疗。病因不同,止血的措施不同。

1.食管胃底静脉曲张破裂出血 常为大量出血,再出血率高,死亡率高。

(1)生长抑素及其拟似物:可明显减少门脉及其侧支循环血流量,止血效果肯定,因不伴全身血流动力学改变,故短期使用几乎没有严重不良反应。该类药物已成为近年治疗食管胃底静脉曲张出血的最常用药物。常用生长抑素首剂250μg静脉缓注,继以250μg/h持续静脉滴注。本品半衰期极短,应注意滴注过程不能中断,若中断超过5分钟,应重新注射首剂;奥曲肽是8肽生长抑素拟似物,该药半衰期较长,常用首剂100μg静脉缓注,继以

25~50μg/h 持续静脉滴注。

(2)血管升压素：收缩内脏血管,减少门脉血流量,降低门脉压。推荐剂量为 0.2U/min 静脉持续滴注,视治疗反应,可逐渐增加剂量至 0.4U/min。一般达到大剂量使用,方能发挥止血效果,但大剂量使用不良反应大,常见不良反应有腹痛、血压升高、心律失常、心绞痛,严重者可发生心肌梗死。因此,应同时使用硝酸甘油,以减少血管升压素引起的不良反应,同时硝酸甘油还有协同降低门静脉压的作用。硝酸甘油静脉滴注,根据患者血压调整剂量。也可舌下含服硝酸甘油 0.5mg,每 30 分钟一次。冠心病、高血压、孕妇禁用。特列加压素为加压素拟似物,与加压素比较,止血效果好、不良反应少、使用方便,起始剂量为 2mg/ 次,4~6 小时 1 次,静脉推注;出血停止后可改为每次 1mg,每天 2 次,维持 5 天。

(3)内镜治疗：内镜直视下注射硬化剂或组织黏合剂至曲张的静脉(前者用于食管曲张静脉、后者用于胃底曲张静脉),或用皮圈套扎曲张静脉,不但能达到止血目的,而且可有效防止早期再出血,是目前治疗食管胃底静脉曲张破裂出血的重要手段。一般经药物治疗大出血基本控制,患者病情基本稳定,在进行急诊内镜检查的同时进行治疗。并发症主要有局部溃疡、出血、穿孔、瘢痕狭窄等,注意操作及术后处理,可减少并发症。

(4)气囊压迫止血：目前已不推荐用气囊压迫作为首选止血措施,限用于药物不能控制出血时作为暂时止血措施,以赢得时间准备其他更有效的止血措施。气囊压迫过久可导致黏膜糜烂,故持续压迫时间最长不应超过 24 小时,放气解除压迫一段时间后,必要时可重复充盈气囊恢复压迫。气囊压迫止血效果肯定,缺点是患者痛苦大、并发症多(如吸入性肺炎、窒息、食管炎、食管黏膜坏死、心律失常等),由于不能长期压迫,停用后早期再出血率高。患者合并充血性心力衰竭、呼吸衰竭、心律失常及不能肯定为曲张静脉破裂出血时,不宜使用。

(5)外科手术或经颈静脉肝内门 - 体静脉分流术(TIPS)：急诊外科手术并发症多、死亡率高,因此不作为常规治疗。但在大量出血上述方法治疗无效时,应及时外科手术治疗。有条件的单位亦可进行 TIPS 治疗,该法尤其适用于准备做肝移植的患者。

2. 非曲张静脉上消化道大出血　除食管胃底静脉曲张破裂出血之外的其他病因引起的上消化道大出血,称为非曲张静脉上消化道大出血,其中以消化性溃疡所致出血最为常见。

(1)抑制胃酸分泌：血小板聚集及血浆凝血功能所诱导的止血作用需在 pH 值>6.0 时才能有效发挥,而且新形成的凝血块在 pH 值<5.0 的胃液中会迅速被消化。因此,抑制胃酸分泌,提高胃内 pH 值具有止血作用。因此,对消化性溃疡和急性胃黏膜损害所引起的出血,常规予 H_2 受体拮抗剂(H_2RA)或质子泵抑制剂(PPI),后者在提高及维持胃内 pH 值的作用优于前者。常用 H_2RA 药物有雷尼替丁、法莫替丁,PPI 有奥美拉唑、雷贝拉唑、埃索美拉唑等。急性出血期应静脉途径给药。

(2)内镜治疗：消化性溃疡出血约 80% 不经特殊处理可自行止血,但有 15%~20% 患者则会持续出血或再出血。急诊胃镜观察到消化性溃疡出血 Forrest 分型的Ⅰ型、Ⅱ型,为高危再出血或持续出血患者,为内镜治疗的重要依据。止血方法包括热探头、高频电灼、激光、微波、注射疗法及止血夹等,可视病情及患者的经济承受能力加以选择。其他原因引起的出血,也可视情况选择上述方法进行内镜止血。

(3)局部止血措施：口服或经胃镜喷洒止血药物,可获得良好的止血效果。常用:①冰生理盐水 100ml 加去甲肾上腺素 8mg,分 3~4 次口服;②凝血酶 500~1 000U 局部喷洒,然后改为口服,每 2~4 小时 1 次,如出血停止,继用至粪便隐血试验转阴;③云南白药每次 0.5g,每 4~6 小时 1 次。

(4)介入治疗：严重的消化道大出血,在特殊情况下既无法进行内镜治疗,患者又不能耐

笔记栏

受手术时,可考虑选择性肠系膜动脉造影,找到出血灶的同时进行血管栓塞治疗。

(5)手术治疗:药物、内镜及介入治疗仍不能有效止血、持续出血将危及患者生命时,须不失时机进行手术。

小结

1. 学习内容

消化系统疾病	胃食管反流病	诊断要点:烧心和反流症状,内镜检查 治疗要点:改变生活方式和饮食习惯,抑制胃酸分泌增强胃肠动力
	急性或慢性胃炎	诊断要点:胃镜 + 组织活检 治疗要点:抗 Hp+ 保护胃黏膜或 / 和抑制胃酸分泌
	消化性溃疡	诊断要点:临床三大特点,胃镜检查,钡餐龛影 治疗要点:抗 Hp+ 保护胃黏膜或 / 和抑制胃酸分泌
	上消化道出血	诊断要点:呕血、黑便,有效循环血容量不足,血红蛋白、红细胞计数下降,胃镜检查 治疗要点:积极止血及补充有效血容量等急救治疗,内镜治疗及外科手术治疗
	胃癌	诊断要点:大便隐血持续阳性,上腹部肿块,胃镜检查及病理活检 治疗要点:早期胃癌内镜下切除,进展期手术切除
	炎症性肠病	诊断要点:腹泻、黏液脓血便,结肠镜检 + 组织病理检查 治疗要点:控制急性发作,缓解病情,防治并发症
	肠易激综合征	诊断要点:腹痛、腹泻症状,诊断标准 治疗要点:去除诱发因素,对症治疗
	肝硬化	诊断要点:有慢性肝炎病史,门脉高压表现,肝功能异常,肝脾 B 超或 CT 有影像学改变 治疗要点:消除病因、保肝、对症治疗,防治并发症,肝移植
	原发性肝癌	诊断要点:肝大肝区痛,AFP 升高,B 超、CT 等影像学检查,肝穿刺活检 治疗要点:手术治疗、介入治疗、对症支持治疗
	急性胰腺炎	诊断要点:餐后上腹持续性疼痛阵发性加剧、呕吐,血淀粉酶升高、血钙下降,B 超 CT 示胰腺肿胀或坏死 治疗要点:禁食、减少胰液分泌、抑制胰酶活性,支持对症治疗,必要时可手术治疗

2. 学习方法

课前认真预习有关的基础知识,如解剖学、病理生理学、诊断学、影像学等。课堂上认真听讲,积极互动,深刻理解与消化重点内容。课后加强复习,掌握疾病的临床表现、诊断及鉴别诊断和治疗原则。

● (高燕鲁)

复习思考题

1. 试述食管抗反流防御机制、胃黏膜屏障组成。
2. 消化系疾病常用的检查方法有哪些?

3. 简述消化道内镜的新进展。

4. 何谓胃食管反流病？

5. 试述胃食管反流病的诊断要点。

6. 胃食管反流病的药物治疗和内镜下治疗方法有哪些？

7. 试述慢性胃炎胃镜下的表现及病理改变。

8. 试述幽门螺杆菌导致胃炎的机制。

9. 简述根除幽门螺杆菌的方法。

10. 简述典型消化性溃疡的临床特点。

11. 消化性溃疡常见并发症有哪些？

12. 简述消化性溃疡的治疗原则。

13. 简述胃癌的治疗方法。

14. 简述胃癌的扩散途径。

15. 早期胃癌胃镜下的分型有哪些。

16. 试述癌前疾病和癌前病变。

17. 试述肠易激综合征的治疗。

18. 试述炎症性肠病的病因和发病机制。

19. 如何鉴别溃疡性结肠炎与克罗恩病？

20. 试述溃疡性结肠炎的分型与并发症。

21. 试述克罗恩病的分型与并发症。

22. 肠易激综合征的诊断标准是什么？

23. 何谓肠易激综合征？一般应与哪些疾病相鉴别？

24. 如何鉴别 IBS 与炎症性肠病？

25. 非酒精性脂肪性肝病的临床诊断标准有哪些？

26. 何谓非酒精性脂肪性肝病？

27. 试述非酒精性脂肪性肝病的病因和发病机制。

28. 肝硬化的常见并发症包括哪些？

29. 肝硬化常见病因是什么？

30. 原发性肝癌的诊断标准及治疗？

31. 小肝癌的定义是什么？

32. 试述原发性肝癌常见转移途径及部位。

33. 简述急性重症胰腺炎的治疗原则。

34. 简述急性胰腺炎的发病机制。

35. 简述急性胰腺炎的临床特点。

36. 简述上消化道大出血的治疗原则。

37. 简述上消化道出血的病因分析及出血量的估计。

38. 判断上消化道继续出血的指标有哪些？

◇◇◇ **第五章** ◇◇◇

泌尿系统疾病

学习目标

1. 掌握慢性肾小球肾炎、肾病综合征、尿路感染、急性肾损伤、慢性肾衰竭的临床表现、诊断和治疗。
2. 熟悉常见泌尿系统疾病的病因、发病机制和预防。
3. 了解泌尿系统疾病的检查诊断方法。

第一节 总 论

泌尿系统由肾脏、输尿管、膀胱、尿道及相关的血管、神经组成,具有形成和排泄尿液、排泄人体代谢废物、调节水电解质和酸碱平衡的功能。此外,肾脏还具有内分泌功能,起到调节血压、促进红细胞生成和骨骼生长等作用。本章主要介绍内科中常见的原发性肾脏疾病,包括急性、慢性肾小球肾炎,急性肾损伤和慢性肾衰竭,以及尿路感染。

一、肾脏结构和功能

肾脏是人体重要的成对实质性器官,位于腹膜后脊柱旁,约为 S_{12}~L_3 之间,形状如蚕豆,呈红褐色,长、宽、厚分别为 10.5~11.5cm、5~7.2cm、2~3cm。肾脏额状切面上,由外到内依次为皮质、皮髓交界、髓质和集合系统。肾单位是肾脏的基本结构和功能单位,由肾小体、肾小管组成,最后与集合管相连,至集合系统。每一个肾脏约有 100 万个肾单位。肾脏具有丰富的血液循环,占心输出量的 20%~25%。血液由入球小动脉进入肾小球毛细血管球,由出球小动脉流出,再形成复杂的肾小管周围毛细血管网,最后汇入肾静脉。肾血流具有自身调节机制,同时体内许多神经体液因子参与调节肾血流量。

(一)肾小球的结构与滤过功能

肾小体主要由肾小球毛细血管丛和包曼囊组成。肾小球毛细血管丛由内皮细胞、基底膜、上皮细胞和系膜组成;包曼囊表面覆盖上皮细胞,根据是否与毛细血管球接触分为壁层上皮细胞和脏层上皮细胞。肾小球毛细血管内皮细胞、基底膜和包曼囊的脏层上皮细胞(足突细胞)构成肾小球特有的滤过屏障。滤过屏障具有电荷屏障和机械屏障两种作用。

电荷屏障指肾小球滤过膜对血浆中带阴电荷的蛋白具有排斥作用,从而阻止其被滤过,主要是由于在内皮细胞表面、基底膜和足突分布大量带阴电荷的物质(糖胺聚糖和蛋白聚糖)。机械屏障是指肾小球滤过膜阻挡较大分子量蛋白的滤过,主要是由内皮窗孔、基底膜的致密层和足突间的裂孔膜发挥屏障作用。

滤过功能是肾脏最重要的生理功能,常用肾小球滤过率(glomerular filtration rate,GFR)来表示。尿液的生成首先是血浆经肾小球毛细血管滤过生成原尿(成人达180L/d),肾脏的滤过功能对维持机体内环境稳定起到重要作用。GFR主要受肾小球血流量、有效滤过压、滤过膜的面积和毛细血管通透性等因素影响。

(二)肾小球旁器的结构与球管反馈功能

肾小球旁器处于肾小球的血管极,由致密斑、球旁细胞、极周细胞、球外系膜细胞组成。致密斑可感受肾小管内的氯化钠浓度,并通过调节球旁颗粒细胞释放肾素,进一步调节入球小动脉的血管张力,从而调节肾小球滤过率,该过程即为球-管反馈。

(三)肾小管和集合管的结构与重吸收功能

肾小管包括近端小管、细段和远端小管3部分,不同节段由高度分化的、形态和功能截然不同的各种上皮细胞构成,具有明显的极性。

肾小管和集合管具有重吸收和分泌功能。肾小球和集合管将原尿中99%的水、全部的氨基酸和葡萄糖、大部分离子和部分尿素等重吸收回血液,同时把自身代谢产生的物质分泌到肾小管中。此外,肾小管和集合管在肾髓质形成高渗梯度,可浓缩尿液。肾小管和集合管的功能受肾小球滤过率和肾小管液浓度的影响。

(四)肾脏的内分泌功能

肾脏承担部分内分泌功能,通过分泌肾素、促红细胞生成素、1,25-二羟维生素D_3、前列腺素和激肽类等物质,调节血流动力学、红细胞生成、钙磷代谢和骨骼生长等。

二、肾脏疾病的临床表现与辅助检查

(一)临床表现

肾脏疾病临床表现包括肾脏疾病本身的表现与各系统并发症的表现,其中蛋白尿、血尿、水肿、高血压以及肾功能异常构成了最基本的症状。此外,继发性肾脏病可见其他脏器受损的表现,比如皮疹、关节痛、口腔溃疡、腹痛等。本章节主要介绍原发性肾脏病,继发性肾病可见其他相关章节。

1. 蛋白尿　正常情况下尿液含有微量蛋白质,为20~80mg/24h。尿蛋白排泄率>150mg/24h称为蛋白尿。蛋白尿常表现出泡沫尿,并经久不消失。主要是肾小球滤过屏障异常导致,也见于肾小管损伤引起的重吸收功能障碍。

2. 血尿　尿沉渣在显微镜下检查,红细胞>3个/HP称为血尿。临床可表现为肉眼可见的洗肉水样、酱油样或红褐色,称为肉眼血尿;而肉眼观察不到,仅能通过显微镜下检查发现的,称为镜下血尿。泌尿系统任何部位出血均可引起血尿,肾小球性血尿表现为不规则红细胞,临床上可通过此鉴别非肾小球源性血尿。

3. 水肿　是肾脏病常见的临床表现之一,表现在眼睑、脚踝、胫前以及尾骶部位。根据发病机制的不同,分为肾炎性水肿和肾病性水肿。肾炎性水肿主要原因是原发性水钠潴留,血流量增加,特点是眼睑或面部非凹陷性水肿;肾病性水肿主要原因是血浆胶体渗透压下降导致血流量下降,引起肾素-血管紧张素系统激活,特点是晨起眼睑水肿,傍晚时踝部水肿,甚者出现腹水。

4. 高血压　也是肾脏病常见临床表现之一,可进一步加重肾功能损伤。肾性高血压分为肾血管性和肾实质性,前者主要是动脉粥样硬化和大动脉炎等导致肾动脉狭窄,后者由肾小球和肾小管间质疾病所致,根据发病机制可分为容量性高血压和肾素性高血压。

(二)辅助检查

肾脏疾病主要辅助检查包括尿液检查、肾功能检查、影像学检查和病理检查。

笔记栏

1. 尿液检查

(1)尿常规：简单方便,多为定性结果,包括尿液颜色、理化检查(pH 值、比重)、尿液沉渣显微镜检查(红细胞、白细胞、管型和结晶)、生化检查(蛋白质、亚硝酸盐、葡萄糖和尿胆原等)。尿常规检查需要留取清洁、新鲜、中段尿。

(2)尿红细胞位相：观察尿液红细胞形态。尿中畸形红细胞>70% 或棘形红细胞>5% 者,为肾小球源性血尿。

(3)尿蛋白定量检查：①尿总蛋白定量检查,包括 24 小时尿蛋白排泄率和随机尿的蛋白 / 肌酐比,尿蛋白>150mg/24h 或>0.15g/d 诊断为蛋白尿。②尿白蛋白检查,主要用于诊断糖尿病肾病,包括 24 小时尿白蛋白定量和随机尿白蛋白 / 肌酐比值。③其他尿蛋白检查,尿转铁蛋白和尿 IgG 可反应肾小球性蛋白尿的选择性,尿 β_2 微球蛋白可反应近端肾小管重新收功能,κ 或 λ 轻链可见于球蛋白血症。

(4)其他尿液成分的检查：包括 24 小时尿电解质、尿素氮和尿酸等检测,可帮助诊断肾小管酸中毒、高尿酸血症等疾病,亦可用于评估营养状况。

2. 肾小球滤过功能

(1)血清肌酐检查：可反映肾小球滤过功能,但是敏感性较低,一般肾小球滤过功能下降至 50% 时血清肌酐才升高,受性别、年龄、肌肉含量、蛋白摄入量等因素影响。

(2)肾小球滤过功能：目前主要通过血清肌酐或胱抑素 C 来计算 GFR。估算 GFR 公式有多个,国内多用简化 MDRD 公式计算。

(3)其他：内生肌酐清除率、菊糖清除率和同位素测定 GFR,这几个方法准确率高,但是因为操作繁琐,多用于实验室研究。

3. 肾小管功能 尿 HCO_3^- 排泄分数主要反映近端肾小管酸化功能；尿 pH 值、氯化铵以及氯化钙负荷试验反映远端肾小管酸化功能；尿比重和渗透压检测反映尿液浓缩稀释功能；尿 N- 乙酰 -β- 氨基葡萄糖苷酶、尿 β_2 微球蛋白和肾小管葡萄糖最大吸收试验反映近端肾小管重吸收功能。

4. 影像学检查 超声波检查、X 线平片、静脉肾盂造影、CT 和 MR 等有助于鉴别诊断肾脏病。超声波检查可提供肾脏大小、肾实质回声、占位和梗阻等信息；静脉肾盂造影磁共振泌尿系造影对于泌尿系梗阻较超声波敏感；MR 和 CT 血管造影有助于诊断肾血管疾病。

5. 肾脏病理学检查 肾穿刺活检组织病理检查是最为重要的检查项目之一,对多种肾脏疾病的诊断、评估病情、判断预后和指导治疗有重要价值,一般包括光镜、免疫荧光、电镜检查。

三、肾脏疾病的临床诊断

肾脏疾病根据不同的临床表现,可表现出某种临床综合征。按解剖部位分类,可分为肾小球疾病、肾小管间质疾病、肾血管性疾病、无症状性蛋白尿和 / 或血尿。其中,肾小球疾病可分为肾炎综合征和肾病综合征。按功能分类,可分为急性肾损伤和慢性肾衰竭。

(一)按解剖部位分类

1. 肾炎综合征 肾炎综合征血尿为主要表现,常伴蛋白尿,可有水肿和高血压。根据起病缓急分为以下三种：①急性肾炎综合征：急性起病,常有前驱感染,病前 1~3 周有黏膜感染史,多见于链球菌感染后,病程较短,尿检 1 年内消失；②慢性肾炎综合征：缓慢起病,早期常无明显症状,血尿和蛋白尿迁延难愈,逐渐加重可出现高血压和肾功能减退；③快速进展性肾炎综合征：急性发病,除了尿检异常,常于数月内出现进行性加重的肾功能损伤。

2. 肾病综合征 肾病综合征(nephrotic syndrome,NS)是由多种疾病和不同病因、病理引起的,以大量蛋白尿(≥3.5g/d)、低白蛋白血症(≤30g/L)、水肿、高脂血症为主要表现的临床综合征。肾病综合征按病因可分为原发性、继发性两类。

3. 其他　肾小管间质疾病主要表现为肾小管功能损害,表现为尿酸化功能和尿浓缩稀释功能异常,尿小分子蛋白排泄为主,尿蛋白定量一般<1.5g/24h。常由药物、过敏引起。

肾血管性疾病分为肾大血管疾病和肾中小血管疾病,多见于肾动脉狭窄,可引起顽固性高血压和肾衰竭。

此外,还有无症状性蛋白尿和／或血尿,不伴明显症状,多见于多种肾小球和肾小管间质疾病。

(二) 按功能分类

1. 急性肾损伤(acute kidney injury,AKI)　是指短时间内出现肾结构或肾功能异常。临床诊断标准为:48 小时内血清肌酐升高 ≥0.3mg/dl(≥26.5μmol/L);或者 7 天内血清肌酐升高至基线值的 1.5 倍以上;或者尿量<0.5ml/(kg·h)持续超过 6 小时。按病情发展阶段分为风险期、损伤期和衰竭期三个阶段。按病因分为肾前性、肾性和肾后性三类。AKI 可完全或部分恢复,也可发展为慢性肾衰竭。

2. 慢性肾衰竭(chronic renal failure,CRF)　是在各种慢性原发性或继发性肾脏病基础上引起的 GFR 下降及与此相关的代谢紊乱和临床症状组成的综合征。《肾脏病患者预后及生存质量指南》(NFK-K/DOQI),提出了慢性肾脏病(chronic kidney disease,CKD)的概念,定义为肾脏损害(包括结构或功能)和／或 GFR 下降至小于 60ml/min,持续 3 个月以上,并根据 GFR 将 CKD 分为 5 期。肾功能损害呈不可逆性进展,其中 CKD5 期即为尿毒症期,又称为终末期肾病(end-stage renal disease,ESRD),此时常需要接受肾脏替代治疗。

四、肾脏疾病的病理诊断和分类

肾脏疾病的病理诊断是临床诊断有益补充,对评估病情、制订治疗方案和判断预后具有重要作用。同一种临床综合征可能发生在不同病理类型的肾脏病,而同一种病理类型的肾脏病也可能表现为不同临床综合征。

(一) 基本病理类型

1. 肾小球病变　主要为增生和硬化。增生是指细胞增生,累及系膜细胞、毛细血管内皮细胞、肾小囊壁层上皮细胞;硬化是指细胞外基质增加,使系膜区增宽。

2. 肾小管病变　包括肾小管萎缩和坏死。

3. 肾间质病变　主要为肾间质纤维化,可见肾间质水肿和肾间质肉芽肿。

4. 肾血管病变　包括入球小动脉和出球小动脉硬化和玻璃样变性、动脉内膜增厚和小动脉纤维素样坏死。

(二) 原发性肾小球疾病的病理分类

肾小球疾病病理分类是依据基本病变性质和病变累及的范围。按照病变累及的肾小球比例分为局灶(占总肾小球比例<50%)和弥漫(占总肾小球比例≥50%);按照病变累及的毛细血管袢比例分为阶段性(占某个肾小球血管袢总数比例<50%)和球性(某个肾小球血管袢总数比例≥50%)。

1. 肾小球轻微病变(minor glomerular abnormalities)　包括微小病变型肾病(minimal change disease,MCD)。

2. 局灶节段性肾小球病变(focal segmental glomerular lesions)　包括局灶节段性肾小球硬化(focal segmental glomerulosclerosis,FSGS)和局灶性肾小球肾炎(focal glomerulonephritis)。

3. 膜性肾病（membranous nephropathy，MN）

4. 增生性肾小球肾炎（proliferative glomerulonephritis）

（1）系膜增生性肾小球肾炎（mesangial proliferative glomerulonephritis，MsPGN）。

（2）毛细血管内增生性肾小球肾炎（endocapillary proliferative glomerulonephritis）。

（3）系膜毛细血管性肾小球肾炎（mesangiocapillary glomerulonephritis）：包括膜增生性肾小球肾炎（membrano-proliferative glomerulonephritis，MPGN）Ⅰ型和Ⅲ型。

（4）致密物沉积性肾小球肾炎（dense deposit glomerulonephritis），又称膜增生性肾小球肾炎Ⅱ型。

（5）新月体性肾小球肾炎（crescentic glomerulonephritis）。

（6）硬化性肾小球肾炎（sclerosing glomerulonephritis）。

5. 未分类的肾小球肾炎（unclassified glomerulonephritis）

五、肾脏疾病的防治

改善临床症状、提高生活质量、延缓肾功能进展、防止并发症是肾脏疾病防治的主要目的。治疗原则：①一般治疗：包括改善生活方式、合理饮食、避免劳累和接触肾毒性药物；②针对病因治疗：明确继发性疾病，采取控制血压、控制血糖和降尿酸等措施；③针对发病机制治疗：使用血管紧张素转换酶抑制剂/血管紧张素Ⅱ受体拮抗剂（ACEI/ARB），以及激素和免疫制剂治疗；④合并症和并发症治疗：肾脏病并发可涉及全身各个系统，常并发感染、肾性高血压、肾性贫血、矿物质骨代谢失衡、水电解质和酸碱平衡紊乱、心功能衰竭、尿毒症性脑病等疾病，严重影响预后，需要针对性治疗；⑤肾脏替代治疗：当患者进入肾衰竭阶段，需要依靠血液透析、腹膜透析或肾移植维持内环境稳定。

第二节 肾小球肾炎

急性肾小球肾炎

急性肾小球肾炎（acute glomerulonephritis，AGN）简称急性肾炎，由多种原因引起，以急性肾炎综合征为主要临床表现的一组疾病。临床特点为急性起病，表现为血尿、蛋白尿、水肿和高血压，可伴有一过性氮质血症。多见于链球菌感染后，其他细菌（肺炎链球菌、脑膜炎球菌等），病毒（水痘病毒、乙型肝炎病毒等）和寄生虫感染后也可发生。本节主要介绍链球菌感染后急性肾小球肾炎（poststreptococcal glomerulonephritis，PSGN）。

PSGN是儿童急性肾炎最主要的病因，主要发生在发展中国家。全球每年估计有47万例新发PSGN病例，其中97%发生在社会经济条件较差的地区，这些地区的年发病率为9.5~28.5/10万人。PSGN可表现为散发病例，也可出现在A组链球菌（group A streptococcal，GAS）感染（即皮肤和眼部感染）流行期间。在GAS流行期间感染的儿童中，5%~10%的咽炎患儿和25%的皮肤感染患儿中发生临床可检出的PSGN。

一、病因与发病机制

本病常因A组β-溶血性链球菌"致肾炎菌株"感染所致，常见于上呼吸道感染（扁桃体炎等）、猩红热、皮肤感染（脓疱疮）等链球菌感染后。

感染的严重程度与急性肾炎的发生和病变轻重并不完全一致。本病主要是由感染所诱发的免疫反应引起,细胞胞浆成分(主要是内链素)或分泌蛋白(外毒素 B 及其酶原前体)是主要的靶抗原,与抗体结合后形成循环免疫复合物沉积于肾小球致病,或种植于肾小球的抗原与循环中的特异抗体相结合形成原位免疫复合物而致病。自身免疫反应也可能参与了发病机制。肾小球内的免疫复合物的沉积激活补体和多种炎症介质(如血管紧张素Ⅱ、生长因子等生物活性肽、凝血和纤溶系统因子、细胞黏附因子、自由基等)引发肾小球肾炎,导致肾小球内皮细胞及系膜细胞增生;同时吸引中性粒细胞及单核细胞浸润,导致肾小球的炎性病变。

二、病理

双肾体积可较正常增大,表面光滑。病变类型为弥漫增生性肾小球肾炎,又称毛细血管内增生性肾小球肾炎。光镜下表现为以内皮及系膜细胞增生为主的弥漫性肾小球病变,急性期可伴有中性粒细胞和单核细胞浸润,病变严重时,增生和浸润的细胞可压迫毛细血管袢使管腔狭窄或闭塞;上皮下可见嗜复红蛋白沉积。少数患者肾小球病变严重,毛细血管袢断裂,红细胞自毛细血管内溢出,为坏死性炎症或出血性炎症,更严重者形成新月体。肾小管改变不突出,呈上皮细胞变性或肾小管炎。肾间质水肿,偶有中性粒细胞、单核细胞及淋巴细胞的灶性浸润。免疫荧光检查可见 IgG、C3 呈粗颗粒状沉积于系膜区和 / 或毛细血管壁。电镜检查可见肾小球上皮细胞下驼峰状电子致密物沉积。

三、临床表现

急性肾炎的发生通常有 A 组 β 型溶血性链球菌前驱感染史,通常于链球菌感染后 10 天左右起病,呼吸道感染者的潜伏期(1~3 周)较皮肤感染者(3~6 周)短,出现临床症状时原发感染病灶的表现大多已消失。本病起病较急,以水肿、血尿、蛋白尿和高血压最为多见;小儿有时因头痛、呕吐、气急、心悸等症状被发现。病情轻重不一,大多预后良好。

1. 血尿　几乎全部患者均有血尿,其中肉眼血尿出现率为 30%~40%。尿色呈洗肉水样,约数天至 2 周即消失。严重血尿患者排尿时尿道有不适感及尿频,但无典型的尿路刺激症状。血尿可持续存在数月,大多在半年内消失。

2. 蛋白尿　大部分患者尿蛋白阳性,在 0.5~3.5g/d 之间,多为成年患者。大部分患者尿蛋白于数日至数周内转阴。长期不愈的蛋白尿、血尿提示病变持续发展或为其他肾小球疾病。

3. 水肿　70%~90% 的患者出现水肿,常为起病时的初发表现,轻者晨起眼睑水肿或下肢轻度凹陷性水肿,少数患者水肿程度较重,可波及全身及浆膜腔积液。水肿发生的主要机制为球 - 管功能失衡而致水、钠潴留。2~4 周后大多可自行利尿消肿。

4. 高血压　见于 50%~90% 的患者,老年人更多见。多为中等程度的血压增高,偶可见严重的高血压。舒张压上升者占 80% 以上,但很少患者超过 130mmHg,常不伴高血压眼底改变。高血压的原因主要与水钠潴留、血容量扩张有关。高血压与水肿的程度常平行一致,并且随着利尿而恢复正常。如血压持续升高 2 周以上无下降趋势者,表明肾脏病变较严重。

5. 尿量减少　大部分患者起病时尿量减少,可由少尿引起氮质血症。2 周后尿量渐增,肾功能恢复。不足 5% 的患者由少尿发展成为无尿,提示可能呈新月体肾炎病变。

6. 肾功能损伤　常有一过性氮质血症,血清肌酐及尿素氮轻度升高,严重者出现急性肾损伤。经利尿之后,氮质血症即可恢复正常。少数患者虽经利尿后肾功能仍不能恢复,预后不佳。

7. 全身表现　患者常有疲乏、厌食、恶心、呕吐(与氮质血症不完全成比例)、嗜睡、头晕、视力模糊(与高血压程度及脑缺血、脑水肿有关)及腰部钝痛(因肾实质肿大,牵扯感觉神经末梢所致)。仅偶有个例与风湿热并存。

四、并发症

1. 充血性心衰、肺水肿　重症患者可出现充血性心衰及肺水肿,主要由于严重的水钠潴留、血容量增加及高血压所致,尤以儿童及老年人为多见。

2. 高血压脑病　儿童患者相对多见,发生率 5%~10%。表现为剧烈头痛、呕吐、嗜睡、意识不清、黑矇,严重者有阵发性惊厥及昏迷。磁共振显像可能显示可逆性后部白质脑病。常常因此而掩盖了急性肾炎本身的表现。由于高血压主要原因为水钠潴留,而且持续时间较短暂,因此眼底改变一般都不明显,仅有视网膜小动脉痉挛表现。严重时亦可出现视网膜出血、渗出,视神经乳头水肿。

五、实验室与其他检查

1. 尿液检查　除红细胞尿及蛋白尿外,尚可见红细胞管型、颗粒管型及少量肾小管上皮细胞及白细胞。白细胞也可增多,偶可见白细胞管型。

2. 血液检查　起病初期血清补体 C3 和总补体 CH50 下降,起病后 4~8 周逐渐恢复正常,对诊断本病有重要意义。如补体水平持续下降,则应怀疑系膜毛细血管性肾炎或其他系统性疾病(如红斑狼疮、心内膜炎或其他隐匿的败血症、冷球蛋白血症等)。少数患者血冷球蛋白阳性。

血清抗链球菌溶血素 O(anti-streptolysin, ASO)滴度增高,提示近期链球菌感染。该抗体主要提示上呼吸道感染。但是在部分情况下,对于那些已经使用抗生素治疗的上呼吸道感染患者,ASO 滴度的升高程度可能会降低。部分患者循环免疫复合物和血清冷球蛋白呈阳性。血红蛋白、血钠、白蛋白可轻度下降,血沉可增快,少尿者可有高血钾。

3. 肾功能检查　多数患者有程度不同的一过性肾功能受损,表现为轻度氮质血症。极少数患者可出现急性肾损伤。

4. 肾穿刺活检　持续少尿、肾功能进行性恶化、治疗效果欠佳且无禁忌证者,宜做肾活检。

六、诊断与鉴别诊断

PSGN 通常根据有急性肾炎的临床表现和证实存在近期 GAS 感染而确诊。短期内发生血尿、蛋白尿、少尿、水肿、高血压,甚至少尿及氮质血症等急性肾炎综合征表现,近期咽部感染或皮肤感染史,伴血清 C3 和总补体 CH50 下降,链球菌培养或血清学检查阳性,可帮助临床确诊本病。若肾小球滤过率进行性下降或病情于 2 个月尚未见全面好转者应及时做肾活检,以明确诊断。

七、鉴别诊断

符合急性肾炎的诊断和证实近期 GAS 感染,且在起病 1 周或 2 周内开始恢复,则可直接诊断为 PSGN。但是,如果疾病进展超过 2 周、持续血尿或高血压超过 4 或 6 周,或无明确前驱 GAS 感染病史,则需要考虑下述其他类型的肾小球疾病,必要时需要进行肾活检以鉴别 PSGN 与其他疾病。

1. 以急性肾炎综合征为表现的肾小球疾病

(1)其他病原体感染后急性肾炎:常见于多种病毒(水痘 - 带状疱疹病毒、EB 病毒、流感病毒等)感染急性期或感染后 3~5 天发病,一般不伴补体下降,临床表现较轻,少有水肿和高血压,肾功能一般正常,有自限趋向。

(2)膜增生性肾小球肾炎:有呼吸道前驱感染史,可以急性肾炎综合征为主要表现,伴低补体血症,甚至血清 ASO 滴度亦可上升,但无自愈倾向,多数患者持续性低补体血症 8 周内不恢复,肾活检有助于进一步鉴别。

(3)系膜增生性肾小球肾炎:部分患者前驱感染后出现急性肾炎综合征,但前驱感染不是链球菌感染,潜伏期短为数小时至数天,血清补体正常,病程呈反复发作,必要时应做肾活检鉴别。

2. 急进性肾炎 发病早期的临床表现与本病相似,但病情进行性恶化,少尿、无尿。急性肾炎综合征超过 1 个月不缓解时,需做肾活检与本病鉴别。

3. 继发性病因的肾小球肾炎 过敏性紫癜肾炎、狼疮性肾炎、乙肝相关性肾炎等可呈现急性肾炎综合征,但伴有其他系统受累的典型临床表现和实验室检查特点,有助鉴别。

4. 急性肾炎于下述两种情况需及时做肾活检以明确诊断:①少尿 1 周以上或进行性尿量下降、肾小球滤过功能呈进行性损害者。虽少数急性肾炎可呈此种表现,但更多见于急进性肾炎,及时肾活检明确诊断十分重要。②病程超过 2 个月而无好转趋势者。此时应考虑以急性肾炎综合征起病的其他原发性肾炎(如 IgA 肾病及非 IgA 肾病的系膜增生性肾炎、系膜毛细血管性肾炎)及全身系统性疾病肾脏受累(如狼疮性肾炎,过敏性紫癜肾炎),需要肾活检明确诊断。

八、病情评估

急性肾小球肾炎具有自限性,大多数预后较好,但仍有 6%~18% 的患者遗留尿异常和 / 或高血压而转为慢性肾炎,或于"临床痊愈"多年后又出现肾小球肾炎表现。一般为老年、持续高血压、大量蛋白尿或肾功能不全者预后较差;散发者较流行者预后差。

九、治疗

本病为自限性疾病,在链球菌感染清除后本病将自行缓解,肾功能通常在 1~2 周内回升,6~8 周后升至正常或接近正常水平,血尿在 6 个月内消失。因此治疗以休息及对症治疗为主,不宜用糖皮质激素及细胞毒药物。同时防治并发症、保护肾功能,少数出现急性肾损伤的患者应予透析治疗。

1. 一般治疗 卧床休息,直至肉眼血尿消失、水肿消退和高血压恢复正常。摄入富含维生素及适量蛋白饮食;但氮质血症时,应限制蛋白摄入 [0.6~0.8g/(kg·d)],并以优质动物蛋白为主。在水肿和高血压期,予低盐饮食(3g/d 以下)。明显少尿者,限制水和钾的入量。

2. 治疗感染灶 对体内存留的扁桃体炎、咽峡炎、皮肤脓疱疮等,一般主张予青霉素(过敏者可用红霉素或林可霉素)治疗 10~14 天。反复发作的慢性扁桃体炎,可在病情稳定 [尿常规提示尿蛋白少于(+),尿沉渣红细胞少于 10 个 / 高倍视野] 后行扁桃体摘除术,手术前、后 2 周使用抗生素。

3. 对症治疗

(1)利尿:水肿明显者,使用利尿剂。如氢氯噻嗪口服;必要时使用强效利尿剂如呋塞米口服或注射。

(2)控制高血压:利尿可控制血压,必要时使用钙通道阻滞药、血管紧张素转换酶抑制剂(存在高钾血症的风险而需谨慎使用)。

(3)防治并发症:防治高血钾、心力衰竭、急性肾损伤、高血压脑病等。

笔记栏

4. 透析治疗　少数患者发生少尿性急性肾损伤或急性左心衰而利尿效果不佳时,应及时透析治疗以帮助患者度过急性期。

十、预防

增强体质,提高机体免疫力,保持环境卫生和皮肤清洁,预防链球菌感染,减少扁桃体炎、咽峡炎、猩红热、脓疱疮等疾患。一旦发生,应及早予青霉素等治疗,并清除体内慢性感染灶。

慢性肾小球肾炎

慢性肾小球肾炎(chronic glomerulonephritis,简称慢性肾炎),是由各种病因引起,通过免疫机制、炎症介质及非免疫机制,病理类型不同的原发于双侧肾小球的一组炎症性改变。临床以蛋白尿、血尿、高血压和水肿为基本表现,病情迁延,病变缓慢进展,可有不同程度的肾功能减退,是导致我国终末期肾脏病的首要疾病。多见于青、中年,男性多于女性。由于本组疾病的病理类型及病期不同,主要临床表现可各不相同,疾病表现呈多样化。

一、病因

慢性肾小球肾炎是一组多病因,由于各种病毒、细菌和寄生虫感染,通过免疫机制、炎症反应及非免疫机制引起的肾小球疾病,起始因素多为免疫介导炎症。据统计,仅有15%~20%由急性链球菌感染后肾炎直接迁延或临床痊愈若干年后再发,绝大多数慢性肾炎系各种不同病理类型的原发性肾小球疾病直接迁延发展的结果,起病即属慢性,目前认为慢性肾小球肾炎与急性链球菌感染后肾小球肾炎之间无确定关联。

二、发病机制

慢性肾炎是免疫介导性炎症疾病。其发病机制很复杂,有许多因素参与,如感染、自身免疫、药物、遗传、环境等,其中免疫机制是慢性肾炎的始发机制,也是发病过程中的共同环节,在此基础上炎症介质参与,最后导致肾小球损伤和出现临床症状。导致病程慢性化的机制除免疫因素外,非免疫非炎症因素占有重要作用。

1. 体液免疫反应　大多数肾小球肾炎中,体液免疫介导的损伤主要是免疫复合物沉积于肾小球内不同部位致病。其致病性取决于4个因素:免疫复合物形成的机制、免疫复合物沉积的部位、免疫复合物的性质、免疫复合物的数量。

(1)原位免疫复合物:血液循环中游离抗体(或抗原)与肾小球固有抗原(如肾小球基底膜抗原或脏层上皮细胞糖蛋白)或已种植于肾小球的外源性抗原(或抗体)相结合,在肾脏局部形成免疫复合物导致肾炎。肾小球成分作为固有抗原的典型疾病为抗肾小球基底膜病。

(2)循环免疫复合物:某些外源性抗原(如致肾炎链球菌的某些成分)或内源性抗原(如天然 DNA)可刺激机体产生相应抗体,所产生的抗体与抗原在血液循环中形成循环免疫复合物,非特异性沉积于肾小球并激活炎症介质后引发多种肾小球肾炎。

(3)旁路系统激活途径:此外,也可不通过免疫复合物,而由沉积于肾小球局部的细菌毒素、代谢产物等通过"旁路系统"激活补体,从而引起炎症反应而导致肾小球肾炎。

2. 细胞免疫反应　研究证明细胞免疫的作用也不容忽视。一方面,免疫复合物的形成不可缺少抗体的参与,而 T 细胞的辅助作用对抗体的产生亦起重要作用;另一方面,肾小球中的 T 细胞也可直接攻击肾脏固有细胞。

3. 炎症反应　免疫反应需引起炎症反应,才能导致肾小球损伤和临床症状。炎症介质系统分为炎症细胞和炎症介质两大类,炎症细胞可产生炎症介质,炎症介质又可趋化、激活炎症细胞,各种炎症介质间又相互促进或制约,形成一个十分复杂的网络关系。

(1)炎症细胞:主要包括单核 - 吞噬细胞、中性粒细胞、嗜酸性粒细胞及血小板等。近年来认识到肾小球固有细胞(如系膜细胞、内皮细胞、足细胞和肾小管上皮细胞等)一方面是免疫损伤的靶细胞,另一方面又可作为免疫反应的一部分,参与免疫应答过程。炎症细胞又产生多种炎症介质,造成肾小球炎症病变。

(2)炎症介质:除了生物活性肽、细胞黏附因子、趋化因子外,常见的参与肾脏组织免疫损伤的炎性介质还有如白细胞介素、肿瘤坏死因子 -α、血小板源性生长因子、转化生长因子β等。

4. 非免疫机制　主要存在于以下几个因素:

(1)肾小球肾炎可引起肾内动脉硬化,进一步加重肾实质缺血性损伤。

(2)肾血流动力学代偿性改变引起肾小球损伤,剩余的健存肾单位代偿性血流高灌注、高跨膜压、高滤过的"三高"状态,促进肾小球硬化。

(3)疾病过程中高血压引起肾小球硬化性损伤。一方面,长期高血压可引起缺血性改变,导致肾小动脉狭窄、闭塞,加速了肾小球硬化;另一方面,高血压也可通过提高肾小球毛细血管静水压,引起肾小球高滤过,加速肾小球硬化。

(4)肾小球系膜的超负荷状态。正常肾小球系膜细胞具有吞噬、清除免疫复合物功能,而当系膜负荷过重,可引起系膜基质及细胞增殖,甚至硬化。

(5)大量蛋白尿和高脂血症均是加重肾小球损伤,病变持续、恶化的重要因素。

三、病理

由于慢性肾炎的病因复杂,免疫复合物分子量的大小和性质不同,沉积部位各异。在疾病早期有不同类型的病理变化,如弥漫性或局灶节段性系膜增生性肾小球肾炎(包括 IgA 肾病和非 IgA 系膜增生性肾小球肾炎)、系膜毛细血管性肾小球肾炎、膜性肾病、微小病变、局灶节段性肾小球硬化、晚期肾小球纤维化或不能定型。发展至后期,不同病理类型均可转化为程度不等的肾小球硬化,相应肾单位的肾皮质变薄,肾小球毛细血管襻萎缩并发展为玻璃样变或纤维化,残存肾单位可代偿性增大,肾小管萎缩、肾间质纤维化等,疾病晚期,肾体积缩小,称为固缩肾。

四、临床表现

慢性肾炎多数起病隐匿,病程冗长,疾病多缓慢进展。因慢性肾炎病理类型不同,临床表现复杂多样,以蛋白尿、血尿、高血压和水肿为基本临床表现。病情轻重不一,轻者仅出现颜面及下肢轻度水肿,重者可表现为肾病综合征。有的可以高血压为首发症状而发现慢性肾炎,亦可以出现无症状蛋白尿和 / 或血尿。发病时间长或者病情程度重者多伴有肾功能下降,最后可进展为尿毒症。

1. 蛋白尿　几乎所有的慢性肾炎都有蛋白尿,蛋白尿的含量不等,可以从微量到大量。其产生主要是通过以下机制:①肾小球滤过膜的通透性增高,致使大分子蛋白漏出,这是导致慢性肾炎蛋白尿的主要原因;②肾小管近端小管重吸收功能障碍,导致小分子蛋白尿增多;③血浆中某些蛋白质成分异常增多,通过肾小球滤过膜的蛋白量增多,超过了肾小管的重吸收能力而排出体外。

2. 血尿　是慢性肾炎的主要临床表现之一,可伴或不伴蛋白尿存在。中段尿离心后沉

笔记栏

渣镜检如>3个/HP则为镜下血尿,出血量超过1ml时可表现为肉眼血尿。目前认为慢性肾炎性血尿的发生机制是由于红细胞在通过断裂的基底膜时受血管内压力挤压受损或者通过肾小管时受到管腔内渗量变化时大小发生多样变化,因此表现以畸形红细胞为主。

3. 水肿 在整个疾病的过程中,大多数患者会出现不同程度的水肿。水肿程度可轻可重,轻者仅表现出晨起眼睑周围、面部肿胀或午后双侧踝部水肿;严重者可出现全身水肿。也有少数患者不出现水肿,往往容易被忽视。

4. 高血压 50%以上的患者出现血压升高,部分以高血压为首发症状,高血压的程度差异很大,轻者140~160/95~100mmHg,重者可达到或超过200/110mmHg。高血压的产生机制:①钠、水潴留,血容量增加,引起容量依赖性高血压;②肾缺血时刺激肾素-血管紧张素分泌增多,小动脉收缩,引起肾素依赖性高血压;③肾内降压物质如激肽释放酶-激肽、前列腺素生成减少。有的患者血压(特别是舒张压)持续性中等以上程度升高,可有眼底出血、渗出,甚至视神经乳头水肿,如血压控制不良,心、脑血管并发症多,肾功能恶化较快,预后较差。

五、实验室与其他检查

1. 尿液检查 尿蛋白定性(±)~(++++),定量1~3.5g/d,肾病综合征时尿蛋白3.5g/d以上,根据病理不同,尿蛋白电泳可表现为选择性蛋白尿或非选择性蛋白尿。在肾炎活动时尿蛋白明显增多,疾病晚期肾小球多数受到损害,尿蛋白反而排出减少。常伴不同程度的血尿,常为全程、不凝、无痛性镜下血尿,尿红细胞形态学检查提示畸形红细胞为主,急性发作血尿加重,甚至出现肉眼血尿。管型是慢性肾炎活跃或急性发作的特征之一,常见红细胞管型及粗、细颗粒管型等。

2. 血液生化 伴随大量蛋白尿流失可出现血清白蛋白降低、低钙血症、补体变化、血脂异常等。

3. 肾功能检查 肾脏有极强的代偿能力,在疾病早期,肾功能受影响较少,以后肾损害不断加重,肾功能逐渐减退。临床上常以内生肌酐清除率来了解肾小球滤过率,当肌酐清除率低于正常的50%时,血尿素氮和肌酐升高,出现氮质血症。至晚期,肾小管浓缩功能、排泄功能和酸碱平衡均发生障碍。

4. 影像学检查 肾脏B超可表现为大小、形态正常的肾脏声像,伴随病程进展进入慢性肾功能不全阶段,肾脏可出现皮髓质分界不清、皮质回声增强,或萎缩改变。

5. 肾活体组织检查 肾脏组织病理活检是诊断慢性肾炎的重要检测手段。在慢性肾炎的分类中很多命名主要来源于肾脏活检组织学的改变,对于指导治疗及判断预后有着非常重要的临床价值。

六、诊断

慢性肾炎典型病例的诊断并不难,凡有蛋白尿、血尿、管型尿、水肿、高血压病史,病程迁延,无论有无肾功能损害均应考虑慢性肾炎,在除外继发性肾小球疾病及遗传性肾炎后,可诊断为慢性肾炎,必要时做肾脏穿刺活检明确病理类型。同时应对肾功能做出判断,以利于治疗和评估预后。

七、鉴别诊断

1. 慢性肾盂肾炎 临床表现可类似慢性肾炎,晚期可有大量蛋白尿和高血压,与慢性肾炎较难鉴别。慢性肾盂肾炎多见于女性;肾盂肾盏有瘢痕形成、变形、积水,肾脏外形不光滑或两肾大小不等。临床表现较为复杂,可有膀胱刺激征,但有时仅表现为无症状性菌尿。尿沉渣以白细胞为主,甚至有白细胞管型;尿细菌培养为阳性;X线检查示肾盂肾盏变形、肾表面不平、双侧肾脏损害不等;肾功能改变以肾小管损害为主。慢性肾盂肾炎容易反复发作,且病变逐渐进展,至晚期则出现慢性肾衰竭。

2. 高血压肾损害 原发性高血压性肾损害和肾性高血压临床上很难区别,应详细询问病史。高血压继发肾损害发病年龄较晚,多在40岁以后。高血压病史在先,蛋白尿出现在后。尿改变轻微,尿蛋白量较少,持续性血尿少见。肾小管功能损害(如尿浓缩功能减退、夜尿增多)较肾小球功能损害为早且重。常伴较重的心、脑血管和视网膜并发症。

3. 急性肾小球肾炎 有前驱感染并以急性发作起病的慢性肾炎应与此病相鉴别。急性肾炎常在链球菌感染后1~3周发病(慢性肾炎多在感染后1周内发病),多无贫血、低蛋白血症及持续性高血压,肾功能一般正常,病情多于短期内恢复,B超检查双肾大小正常,血清补体C3浓度短暂下降,常在肾炎症状出现后8周内恢复正常。上述情况均与慢性肾炎表现不同,可助鉴别。

4. 继发性肾小球疾病 如狼疮性肾炎、过敏性紫癜性肾炎、痛风性肾病、糖尿病肾病、多发性骨髓瘤肾损害及遗传性肾炎等。这些疾病的肾损害均伴有该病相应的全身症状和发病特点,可资鉴别。

八、病情评估

慢性肾小球肾炎预后个体差异很大,有些患者长期预后良好,有些患者快速进展到肾衰竭。若出现持续大量蛋白尿及难以控制的高血压,或肾功能不全,病理表现为肾小球硬化、间质纤维化和肾小管萎缩等,则病情进展,预后差,若再加上老年、合并感染、血容量不足、使用肾毒性药物,或肾病综合征的血栓栓塞等因素,可加快发展成肾衰竭。

九、治疗

1. 一般治疗 慢性肾炎患者无明显水肿或高血压,蛋白尿不严重者,生活可以自理,可以从事轻微体力劳动;有明显高血压和水肿,短期内有肾功能减退者,应卧床休息,并适当限盐(每日饮食摄入钠盐<3g),禁用腌制食品,尽量少用味精;已有肾功能减退,适宜优质低蛋白、低磷、高能量及适量维生素及微量元素饮食。每日蛋白质0.5~0.8g/kg,尽量提供含必需氨基酸丰富的食物。

2. 避免加重肾损害的因素 加强日常生活护理,避免劳累、妊娠,严防感染。一旦发生感染应选用有效抗生素积极治疗,但应避免使用对肾脏有损害的药物。

3. 水肿的治疗 对于合并有明显水肿的患者,治疗的目标是缓慢地减轻水肿。

4. 积极控制高血压和保护肾功能 目前研究表明高血压是加速肾小球硬化、导致肾功能恶化的独立危险因素,应当积极控制高血压于理想范围。慢性肾炎高血压的主要原因是水、钠潴留,大部分患者经休息、限盐和使用噻嗪利尿剂可达满意的治疗效果。

血压控制目标:当蛋白尿≥1g/d,无心脑血管合并症者,血压控制在125/75mmHg以下;尿蛋白<1g/d,血压控制可放宽到130/80mmHg以下。

降压药选择策略:选择降压药物时首选能延缓肾功能恶化、具有肾脏保护作用的降压药物。对肾素依赖性高血压则首选血管紧张素转换酶抑制剂(ACEI)和/或血管紧张素Ⅱ受体拮抗剂(ARB)。也可选用β受体拮抗药和钙通道阻滞药,如为顽固性高血压可选用不同降压药物联合应用。但对于肾功能不全患者应用ACEI/ARB类降压药物时需要防治高钾血症,此时宜使用双通道排泄药物如贝那普利、福辛普利等。

笔记栏

ACEI 与 ARB 对肾脏保护作用是通过血流动力学效应与非血流动力学效应而达到的。

（1）肾小球血流动力学效应是指降低肾小球内高压力、高灌注和高滤过，此作用机制：①降低系统高血压，间接改善肾小球"三高"状态；②扩张入球小动脉和出球小动脉，但对出球小动脉的扩张作用强于入球小动脉。

（2）非血流动力学效应是指：①改善肾小球滤过膜选择性；②保护肾小球足细胞；③减少肾小球内外细胞基质蓄积。

ACEI 绝对禁忌证包括：双侧肾动脉狭窄或孤立肾动脉狭窄、血管性水肿、过敏、妊娠。对于肾功能不全（Scr<265.2μmol/L）、轻度高血钾（<6.0mmol/L）、相对低血压、容量不足患者，在服用非类固醇类消炎药时，应慎用 ACEI。

5. 抗凝和抗血小板药　高凝状态、病理类型属系膜毛细血管性肾小球肾炎，可使用抗凝和抗血小板药，如肝素或双嘧达莫。中药活血化瘀药物如丹参、三七等及其制剂等也可选用。

6. 糖皮质激素和细胞毒药物　慢性肾炎是否使用糖皮质激素和细胞毒药物应根据患者不同的临床、病理表现来制订不同的方案。

十、预防

适当锻炼身体，增强对寒冷、潮湿及感染的抵抗力，增加营养，提高免疫力，积极治疗慢性病，彻底清除体内慢性病灶，严防各种感染，避免使用对肾脏有损害的药物。

肾病综合征

肾病综合征（nephrotic syndrome，NS）是由多种疾病和不同病因引起的，以大量蛋白尿（≥3.5g/d）、低白蛋白血症（≤30g/L）、水肿、高脂血症为主要表现的临床综合征。其中，大量蛋白尿是肾病综合征的特征性表现和始动因素。肾病综合征按病因可分为原发性、继发性两类，本节重点介绍原发性肾病综合征。

肾病综合征在原发性肾小球疾病中占有重要地位，据报道我国原发性肾小球疾病表现为肾病综合征者约占 40%。我国的研究显示，原发性肾病综合征最常见的病理类型中，膜性肾病占 29.5%，微小病变占 25.3%，IgA 肾病占 20%，系膜增生性肾小球肾炎占 12.7%，局灶性节段性肾小球硬化占 6%，膜增生性肾小球肾炎占 1.5%。儿童肾病综合征中以微小病变为主，占 80% 以上，其次是局灶性节段性肾小球硬化和膜性肾病。

一、病因

肾病综合征的病因多种多样，可分为原发性和继发性。继发性肾病综合征主要是指继发于其他系统疾病，肾病综合征仅为原发病的部分临床表现，可见于感染性、药物或毒物损伤、过敏性、肿瘤、代谢性、系统性及遗传性疾病等。常见的病因如系统性红斑狼疮、过敏性紫癜、系统性血管炎、乙型病毒性肝炎、淀粉样变性和糖尿病等。原发性肾病综合征是指具有典型的临床病理特征及病史，且排除了继发性病因的肾病综合征。原发性肾病综合征常见病理类型有：微小病变型肾病、系膜增生性肾小球肾炎、膜增生性肾小球肾炎、膜性肾病和局灶节段性肾小球硬化五种。儿童及少年以微小病变型肾病多见，中年以膜型肾病多见。儿童应重点排除遗传性疾病、感染性疾病及过敏性紫癜等引起的继发性肾病综合征，中年应重点除外结缔组织病、感染、药物引起的继发性肾病综合征，老年应重点除外代谢性疾病及恶性肿瘤相关的肾病综合征。

二、发病机制

肾病综合征总的发病机制是由于肾小球滤过屏障受损使毛细血管基底膜通透性增加而表现出的一系列临床症状。

(一) 蛋白尿

大量蛋白尿是肾病综合征的最主要特征,蛋白尿的主要成分是白蛋白。正常情况下大于 70kDa 的血浆蛋白分子不能通过肾小球滤过膜,肾小球滤过膜电荷屏障和 / 或孔径屏障异常是导致大量蛋白尿的主要原因。肾小管上皮细胞对原尿中蛋白的重吸收能力以及对蛋白尿的分解代谢能力也对尿蛋白的形成产生一定的影响。此外尿蛋白量还受血浆蛋白浓度、肾小球球内压及肾小球滤过率等因素的影响。

(二) 血浆蛋白异常

低蛋白血症的产生与大量蛋白尿密切相关,一般蛋白尿程度愈重,血清白蛋白浓度愈低,但两者并不完全平行,主要是因为血浆白蛋白的值还与白蛋白合成与分解代谢平衡密切相关。常见原因如下:①肾病综合征时肝脏对白蛋白合成不足以代偿尿液的丢失。正常情况下肝脏每天合成 12~14g 白蛋白,必要时可使白蛋白合成量增加 3 倍。但肾病综合征患者白蛋白合成率与血浆白蛋白水平无关,患者肝脏白蛋白合成仅少量增加,无法补偿尿蛋白的丢失。②正常情况下,肾小管上皮细胞会摄取原尿中的部分白蛋白,但肾病综合征患者肾小管上皮细胞对摄取的白蛋白的分解能力增强。③部分病例可经肠道丢失大量白蛋白,但另一些研究者未观察到这一现象。此外,因低蛋白血症时血浆胶体渗透压降低,胃肠黏膜水肿导致饮食减退、蛋白质摄入不足、吸收减少或丢失也加重了低白蛋白血症。

(三) 高脂蛋白血症

肾病综合征患者的血脂异常主要包括:胆固醇、甘油三酯、低密度脂蛋白、极低密度脂蛋白浓度增加,脂蛋白 ApoB、ApoC-Ⅱ 及 ApoE 浓度增高,而 ApoA、ApoA-Ⅱ 通常正常。高密度脂蛋白正常或稍降低。其发病机制是:①肝脏代偿性合成蛋白增加的过程中,脂蛋白的合成也明显增加;②参与脂蛋白代谢的某些因子从尿中丢失过多,脂蛋白分解清除下降。高脂血症与动脉硬化、血栓形成及进行性肾小球硬化有关。

(四) 水肿

水肿主要是血管外钠、水潴留,即组织间液增加所导致的。水肿的程度一般与低蛋白血症的程度相一致。目前认为水肿产生的主要原因是:①低蛋白血症时血浆胶体渗透压降低,水分从血管内渗入组织间隙;②有效血容量减少,刺激肾素 - 血管紧张素 - 醛固酮系统,抗利尿激素分泌增加,加重水钠潴留、水肿。以上两种机制在不同患者、不同病程中均可存在,但是比较公认的是水肿的发生与原发性肾性钠潴留有关。

三、病理

引起原发性肾病综合征的肾小球疾病主要病理类型包括:微小病变型肾病、局灶节段性肾小球硬化、膜性肾病、系膜增生性肾小球肾炎及膜增生性肾小球肾炎。其不同的病理类型及临床特点如下:

(一) 微小病变型肾病

光镜下肾小球基本正常,免疫荧光检查阴性,电镜下仅见足细胞足突广泛消失为主要特点的一种肾小球疾病。本型好发于儿童及青少年,占 10 岁以下儿童肾病综合征的70%~90%,男女比例约为 2∶1。大部分患者突然起病,无明显诱因,水肿为首发症状,伴大量蛋白尿;罕见肉眼血尿,可伴镜下血尿;高血压多见于成年患者;本型较其他类型更易并发急性肾损伤。本型患者对糖皮质激素敏感,但复发率高。

(二) 局灶节段性肾小球硬化

局灶节段性肾小球硬化是以局灶节段分布的肾小球硬化为基本病理改变的一组肾小球病变。光镜下特征为肾小球局灶(部分肾小球)节段(部分毛细血管袢)硬化。免疫荧光检查受累节段可见 IgM 和 / 或 C3 呈颗粒状、团块状在毛细血管袢(硬化部位)和系膜区沉积,也可阴性。电镜下可见广泛的足突融合、内皮下血浆渗出、足突与肾小球基底膜分离等现象。本型可发生于任何年龄,好发于青少年男性,60% 表现为肾病综合征,1/3 患者起病时伴有高血压和肾功能减退,单一糖皮质激素治疗效果不理想。

(三) 膜性肾病

膜性肾病是以肾小球基底膜上皮细胞下免疫复合物沉积伴基底膜弥漫增厚为特征的一组疾病。本类疾病男性多于女性,中老年多见,80% 表现为肾病综合征。本型极易发生血栓、栓塞并发症,尤其是肾静脉血栓形成。单独糖皮质激素治疗无效,常需联合免疫抑制剂治疗,约 1/3 治疗后缓解,约 1/3 对免疫抑制剂不敏感,剩下 1/3 可自发缓解。

(四) 系膜增生性肾小球肾炎

是以弥漫性肾小球系膜细胞增生及不同程度系膜基质增多为主要病理特征的一组疾病。根据免疫荧光下肾小球系膜区沉积的免疫复合物不同分为 IgA 肾病和非 IgA 系膜增生性肾小球肾炎。本型在我国发病率高,约占原发性肾病综合征的 30%,男性多于女性,好发于青少年。临床表现多样,常隐匿起病,70%~90% 患者伴有血尿,有前驱感染史者可呈急性起病。本类疾病治疗反应及预后与病理轻重相关,轻者疗效好,重者疗效差。

(五) 膜增生性肾小球肾炎

又名系膜毛细血管性肾小球肾炎,由系膜细胞增生及基质增多插入肾小球基底膜与内皮细胞之间导致肾小球基底膜增厚和“双轨征”形成而得名。本类疾病男性多于女性,好发于青壮年,半数及以上病例表现为肾病综合征、75% 血清 C3 持续降低,几乎均伴有镜下血尿,肾功能损害、高血压及贫血出现早,病情多持续进展。

四、临床表现

原发性肾病综合征可发生于任何年龄,部分患者有上呼吸道感染、皮肤感染、过度劳累等病史。起病可急骤也可隐匿。

水肿常为肾病综合征的首发症状。特点是水肿首先出现于皮下组织较疏松部位,如眼睑、颜面等处,然后出现于下肢(常从踝部开始),多呈凹陷性。随病情发展,水肿可能遍及全身,出现胸腔、腹腔、阴囊,甚至心包腔大量积液。患者常出现疲倦乏力、恶心、食欲缺乏、肢体酸重、腰痛等症状,严重时可感到胸部不适、呼吸困难,或腹部胀满、腹泻等。部分患者还会出现高血压,这与机体内水、钠潴留及肾素 - 血管紧张素 - 醛固酮活性增高有关。

五、并发症

(一) 感染

肾病综合征患者容易发生呼吸道、泌尿道、皮肤及腹腔感染。这与患者蛋白质营养不良、免疫功能紊乱、应用糖皮质激素治疗等有关。感染对肾病综合征的治疗效果和复发影响很大,而且由于应用了糖皮质激素,感染的临床征象常常不明显,容易被忽略,在临床上应高度重视。

(二) 血栓栓塞

临床上以肾静脉血栓最为常见,发生率为 10%~50%;少数患者肾静脉血栓急性形成,表现为突发腰痛、大量蛋白尿、血尿、肾功能损害;多数病例慢性形成,临床并无症状。另外,也可发生下肢深静脉血栓,肺静脉血栓、栓塞,冠状血管血栓和脑血管血栓等。这与患者血液浓缩(有效血容量易减少)、高脂血症、高黏状态、凝血和纤溶失衡,以及血小板功能亢进、强利尿剂和糖皮质激素应用等有关。

(三) 急性肾损伤

部分患者是由于有效血容量不足,肾血流量减少而致肾前性急性肾损伤,这类患者经扩充血容量、利尿后可以恢复。少数患者可发生肾实质性急性肾损伤,又称特发性急性肾损伤,主要表现为少尿甚至无尿,扩容利尿无效。肾脏病理检查提示可能与肾间质高度水肿压迫肾小管,大量管型阻塞肾小管从而使肾小球滤过率大幅度降低有关。此外,肾病综合征患者合并感染或用药可导致急性肾小管坏死,合并急性肾静脉血栓引起急性肾损伤。

(四) 代谢紊乱

低蛋白血症是肾病综合征的另一常见症状,而长期低蛋白血症会引起营养不良;免疫球蛋白减少造成机体免疫功能低下;金属结合蛋白减少使锌、铁和铜等微量元素缺乏;内分泌结合蛋白不足可诱发内分泌紊乱;药物结合蛋白不足可能使血中游离药物浓度增高而药物毒性增加,并造成药物半衰期缩短而降低药物疗效。高脂血症则会使机体血中氧化脂蛋白增加,促使系膜细胞增生、细胞基质增多,促进肾脏病变的慢性进展;也促进动脉血管硬化及血栓、栓塞并发症的发生。

六、实验室与其他检查

(一) 尿液检查

尿蛋白定性多为(+++)~(++++),可见颗粒、脂肪管型等;每高倍视野下可见数个至(++++)不等的红细胞,也可不出现红细胞(多提示为微小病变);24小时尿蛋白定量>3.5g。

(二) 血液检查

血浆白蛋白<30g/L,血清胆固醇>5.98mmol/L、甘油三酯>1.21mmol/L、低密度脂蛋白和极低密度脂蛋白增加,高密度脂蛋白增加、正常或减少。肾功能正常或减退。

(三) 肾脏活检

肾活检可确定肾病综合征的病理类型,这对于制订治疗方案、评估疾病预后具有很重要的价值。

(四) 其他检查

尿蛋白电泳及尿特种蛋白检查有助于区别尿蛋白的组分,判断选择性与非选择性蛋白尿,对了解肾小管滤过膜损害轻重具有意义。尿纤维蛋白降解产物阳性提示肾小球在免疫和炎症的损伤中有异常的凝血、纤维蛋白原沉着和纤溶过程,其浓度很高或持续上升,表明肾实质炎症病变重或持续活动。血清C3正常或降低,系膜毛细血管性肾小球肾炎半数病例血清C3持续降低。

七、诊断

肾病综合征的诊断并不困难,只要满足"三高一低"的临床表现便可诊断,即:①尿蛋白>3.5g/d;②血浆白蛋白<30g/L;③水肿;④血脂升高。其中①②是诊断的必备条件。

但肾病综合征并不是一个独立的疾病,不能作为最终诊断。需要通过回顾病史、血清学检查以及病理学检查,寻找病因。只有排除了继发性因素,才可诊断为原发性肾病综合征,在无禁忌证的情况下应行肾活检以明确病理类型诊断。

笔记栏

八、鉴别诊断

主要通过既往病史以及各项检查,与各种继发性因素,如过敏性紫癜、系统性红斑狼疮、糖尿病肾病、乙型肝炎病毒相关性肾炎、多发性骨髓瘤性肾病等相鉴别。

(一) 过敏性紫癜性肾炎

好发于青少年,常先有皮肤紫癜,可伴有关节痛、腹痛及黑便,皮疹出现后1~4周出现血尿、蛋白尿等。皮肤紫癜常是鉴别要点。

(二) 狼疮性肾炎

好发于青、中年女性,根据皮肤红斑、关节痛、浆膜炎和多系统损害的临床表现,以及检出抗核抗体等多种自身抗体,可做出鉴别诊断。

(三) 糖尿病肾病

好发于中老年,常见于病程10年以上的患者。早期的尿异常为间断、持续微量白蛋白尿,逐渐发展成大量蛋白尿、肾病综合征等。糖尿病病史及特征性眼底改变为鉴别要点。

(四) 乙型肝炎病毒相关性肾炎

多见于儿童及青少年,膜性肾病为常见病理类型,其次为系膜毛细血管性肾小球肾炎。血清HBV抗原阳性,肾活检切片发现HBV抗原阳性为鉴别要点。

(五) 多发性骨髓瘤性肾病

好发于中老年,男性多见;临床表现有骨痛、贫血;实验室检查可发现血清单株免疫球蛋白增高,血浆蛋白电泳可见M带,血钙和尿钙增高,尿本周蛋白阳性,骨髓象提示大量骨髓瘤细胞为鉴别要点。

(六) 肾脏淀粉样变性

好发于中老年,原发性患者主要累及心、肾、消化道、皮肤和神经等全身多器官,也可继发于慢性化脓性感染、结核、恶性肿瘤等疾病,主要累及肾、肝和脾等器官,肾受累时体积增大,须行肾活检确诊。

九、病情评估

影响肾病综合征的因素主要有:①病理类型:微小病变型肾病和轻度系膜增生性肾小球肾炎预后较好,系膜毛细血管性肾炎、FSGS及重度系膜增生性肾小球肾炎预后较差。②临床表现:大量蛋白尿、严重高血压及肾功能损害者预后较差。

十、治疗

(一) 一般治疗

1. 休息　肾病综合征患者平时应避免过度劳累,以免加重病情,但也要保持适当活动量,防止血栓形成。对于大量蛋白尿、严重水肿、低白蛋白血症明显者,应以卧床休息为主,可做少量床上及床旁活动,待病情好转后,再逐渐增加活动量。本病患者立位时肾素-血管紧张素-醛固酮系统和交感神经系统兴奋可加重水钠潴留,卧位时肾血流量增加,有利于利尿,故宜卧床休息。

2. 饮食　由于高蛋白饮食可增加肾小球高滤过,加重蛋白尿并促进肾脏病变的进展,目前不主张应用。一般认为,肾功能正常的患者,蛋白质的摄入量应为每日每千克体重0.8~1.0g,其中优质蛋白的比例要>50%;热量摄入量应为每日每千克体重126~147kJ,其中,脂肪含量占总热量的20%~30%。提倡少食用富含饱和脂肪酸(动物脂肪)的食物,多食用富含多聚不饱和脂肪酸(如植物油或鱼油)及富含可溶性纤维(如燕麦、米糠及豆类)的食物。

水肿者应予适当的食盐限制(<3g/d);肾功能已经下降的患者应按慢性肾衰竭患者的饮食原则进行。

（二）对症治疗

1. 利尿消肿 原则是不宜过快、过猛,以免造成有效血容量不足、加重血液高黏倾向,诱发血栓、栓塞并发症。主要药物包括以下几类:

（1）噻嗪类利尿剂:作用于远曲肾小管前段,抑制钠、氯和钾的重吸收而利尿。常用氢氯噻嗪 25mg,每日 3 次。长期服用应防止低钾、低钠血症。

（2）袢利尿剂:主要作用于髓袢升支,强力抑制钠、氯和钾的重吸收,利尿作用强。常用呋塞米 20~120mg/d,分次口服或静脉注射。应谨防低钾、低氯血症、碱中毒和低钠血症的发生。

（3）潴钾利尿剂:作用于远曲肾小管后段,排钠、排氯但潴钾。常用螺内酯 20mg,每日 3 次。长期服用应防止高钾血症,对肾功能不全者应慎用。与噻嗪类利尿剂合用,可提高利尿效果,并起到平衡血钾浓度的作用。

（4）渗透性利尿剂:能提高胶体渗透压,吸收组织中的水分入血,增加肾小球灌注,并在肾小管腔内形成渗透性利尿。常用不含钠的低分子右旋糖酐,250~500ml 静脉滴注,隔日 1 次。随后可加用袢利尿剂以增强利尿效果。但是,由于其可导致肾小管上皮细胞空泡变性、坏死,诱发渗透性肾病,导致急性肾损伤,因此当尿量低于 400ml/d 时应慎用。

（5）提高血浆胶体渗透压:血浆或血浆白蛋白静脉输注后可提高胶体渗透压,防止血管内水分外渗,促进组织中水分回吸收入血。随后再用利尿剂,可提高利尿效果。但由于输注的血浆或血浆白蛋白均于 1~2 日内从尿中排出,可引起肾小球高滤过及肾小管高代谢,加重肾脏损害,促进肾小球硬化,所以非必要时不主张使用。

2. 控制血压 通过有效控制高血压,可以不同程度地减少尿蛋白。常用血管紧张素转换酶抑制剂(ACEI)、血管紧张素 Ⅱ 受体拮抗剂(ARB)、长效二氢吡啶类钙通道阻滞药(CCB)等。

3. 减少尿蛋白 血管紧张素转换酶抑制药(ACEI)、血管紧张素 Ⅱ 受体拮抗剂(ARB)通过扩张出球小动脉降低肾小球内压,进而减少尿蛋白的排出。此类药物除了降血压的作用外,目前许多大型的临床研究已肯定了其在降蛋白尿和改善肾功能方面的作用。在临床上也已普遍使用。

（三）抑制免疫与炎症反应的治疗

1. 糖皮质激素 通过抑制炎症反应、抑制免疫、抑制醛固酮和抗利尿激素分泌,影响肾小球基底膜通透性等综合作用而发挥利尿、消除尿蛋白的作用。使用原则和方案:①足量开始:以泼尼松为例,每日每千克体重 1mg,口服 8~12 周;②缓慢减药:足量治疗后每 2~3 周减原用量的 10%,当减至每日 20mg 左右时症状易复发,应更加缓慢地减量;③长期维持:最后以最小有效剂量每日 10mg 作为维持量,再服 6~12 个月或更久。激素可采用全日量清晨顿服或在维持用药期间两日量隔日清晨 1 次顿服,以减轻激素的副作用。水肿严重、肝功能损害或泼尼松效果不佳时,可换用泼尼松龙。根据患者对激素的治疗反应,可分为"激素敏感型"(用药 12 周内肾病综合征缓解)、"激素依赖型"(激素减量期间复发 2 次,或停药 1 个月内复发)、"激素无效型"(对足量激素治疗无反应)三种。长期应用激素应注意药物的不良反应,如类固醇性糖尿病、消化道溃疡、感染、骨质疏松和股骨头无菌性缺血性坏死等,定期进行相关检查。

2. 环磷酰胺 是目前最常用的细胞毒药物,能选择性抑制 B 淋巴细胞,大剂量也能抑制 T 淋巴细胞和免疫母细胞,从而抑制体液免疫和细胞免疫反应。目前给药方式有以下三种：①口服，每日每千克体重 2mg，分 1~2 次服用；②小剂量隔日静脉注射，每次 200mg，隔日静脉注射；③大剂量冲击，每次 0.4~1.0g/m²，每月 1 次静脉注射，6 个月后改为每 3 个月 1 次。累计量达到 6~8g 后停药。可出现骨髓抑制、中毒性肝炎、出血性膀胱炎、性腺抑制、脱发、胃肠道不良反应和诱发肿瘤等副作用。

3. 钙调磷脂酶抑制剂　包括环孢素和他克莫司。环孢素是从多孢木霉菌和核孢霉素的代谢产物中提取而来，其作用机制是选择性抑制 T 辅助细胞及 T 细胞毒效应细胞，多用于激素、细胞毒药物无效的难治性肾病综合征。常用量每日每千克体重 5mg，分 2 次口服，服用 2~3 个月后缓慢减量，共服半年左右。服药期间应监测并维持血浓度谷值在 100~200ng/ml。慎用于肌酐异常或明显肾小管间质病变的患者。环孢素价格昂贵，不良反应有肝肾毒性、血压增高、高尿酸血症、多毛及牙龈增生等，呈剂量依赖性，减量或停用后可恢复。他克莫司与环孢素作用机制相似，常用量为每日每千克体重 0.1mg，分 2 次空腹服用，维持血尿浓度在 5~15ng/ml，缓解后减量，共服 6~12 个月。该药不良反应有肾毒性、高血糖、感染等。

4. 吗替麦考酚酯　在体内代谢为霉酚酸，霉酚酸为次黄嘌呤单核苷酸脱氢酶抑制剂，抑制鸟嘌呤核苷酸的经典合成途径，选择性抑制 T、B 淋巴细胞增殖及抗体形成。常用量 1.5~2g/d，分 1~2 次空腹口服，共用 3~6 个月，减量维持半年。临床用于治疗肾移植后排异反应及难治性肾病综合征。不良反应相对小，主要有感染、骨髓抑制、胃肠不适、肝毒性等。

5. 来氟米特　是一种新型的具有抗增生活性的异唑类免疫抑制剂，其作用机制是影响淋巴细胞的嘧啶合成、抑制酪氨酸激酶的活性和阻断炎症细胞信号传导，多应用于自身免疫性和免疫介导的疾病。初始诱导缓解剂量为 50~100mg/d，连续 3 日后改为维持剂量 20~30m/d。该药价格低廉，副作用较小，主要有胃肠道反应、皮疹、脱发、一过性转氨酶上升和白细胞减少等。

（四）防治并发症

1. 感染　一般不主张应用抗生素预防感染，但是治疗过程中一旦出现感染，应及时选用敏感、抗菌力强，无肾毒性的抗生素积极治疗。感染严重者是否减少激素用量根据具体情况决定。

2. 血栓及栓塞　最常见的是下肢深静脉血栓和肾静脉血栓。治疗时应给予抗凝剂。可使用低分子肝素（LMWH）或普通肝素（UFH）作为急性血栓初始抗凝药物，如后期序贯治疗选择维生素 K 拮抗剂（VKA），则需与肝素叠加使用 3 天后才能使用 LMWH 或 UFH，并且需监测国际标准化比值（INR）维持在 2.0~3.0 之间。出现急性栓塞性疾病时，可以结合血栓部位及患者病情进行溶栓治疗，需注意是否在溶栓的有效时间窗内。

3. 急性肾损伤　在积极治疗原发病的同时，予较大剂量的袢利尿剂，以冲刷阻塞的肾小管管型，而由于利尿剂治疗导致血流量不足导致肾功能下降时，应停用利尿剂，并适当扩容纠正血容量不足；补充血浆制品后适当脱水，以减轻肾间质水肿；用碳酸氢钠碱化尿液，以减少管型形成；利尿无效时应用透析以维持生命。肾病综合征合并急性肾损伤大多数预后良好，极少数转变为不可逆性肾损害。

4. 脂肪代谢紊乱　应根据血脂异常的情况选用降脂药物，胆固醇明显增高者，首选羟甲基戊二酰单酰辅酶 A 还原酶抑制剂，可选用洛伐他汀、普伐他汀或辛伐他汀口服；甘油三酯明显增高者，首选苯氧酸类药物，可选用非诺贝特或吉非罗齐等口服治疗，使用过程中应注意监测肝功能和肌酶。高脂血症缓解后不需继续用药。

十一、预防

积极锻炼以增强自身体质,规律生活,提高机体抵抗力,防止感染细菌、病毒后引起此病。注意低盐饮食,防止高血压,减轻肾病负担。对于糖尿病、高血压等高危人群,要注意定期检查尿常规、肾功能等指标,及时发现疾病。

第三节 尿 路 感 染

概 述

尿路感染(urinary tract infection)是由病原微生物感染引发的尿路炎症,病原微生物包括细菌、病毒、真菌、衣原体、支原体、寄生虫等,可分为上尿路感染(急、慢性肾盂肾炎)和下尿路感染(急、慢性膀胱炎和无症状性菌尿)。尿路感染可发生在各个年龄段,女性尤其是妊娠期妇女的发生率更高,男性则好发于肾移植受者和尿路有功能性或器质性异常的患者。该病发病率约占人口的 2%,以女性居多。本节主要介绍细菌感染引起的急性尿路炎症。

一、病因与发病机制

最常见的致病菌是肠道革兰氏阴性菌,其中大肠埃希菌约占 70% 以上,其次为变形杆菌、葡萄球菌、粪链球菌、产碱杆菌、铜绿假单胞菌等。临床上铜绿假单胞菌、葡萄球菌感染多见于以往有尿路器械检查史或长期留置导尿管的患者。糖尿病和免疫功能低下时常伴发尿路真菌感染。近年来,变形杆菌、铜绿假单胞菌和革兰氏阳性球菌引起的感染有增多趋势。

1. 感染途径

(1)上行感染:为最常见的感染途径,在机体抵抗力下降或尿路黏膜损伤(如尿液高度浓缩、月经期间、性生活后等)时,或入侵细菌的毒力大、黏附于尿路黏膜并上行传播的能力强时,尿道口及其周围的细菌即容易侵袭尿路而导致膀胱炎和肾盂肾炎。由于女性的尿道远较男性者为短而宽,且尿道口离肛门又近而常被粪便细菌污染,故更易致病。

(2)血行感染:较少见,在机体免疫功能低下或某些促发因素下,体内慢性感染病灶(如扁桃体炎、鼻窦炎、龋齿或皮肤感染等)的细菌乘机侵入血液循环到达肾则引起肾盂肾炎。血行感染引起的病变多为双侧性,血行感染的致病菌以金黄色葡萄球菌多见。

(3)淋巴道感染:更为少见,下腹部和盆腔器官的淋巴管与肾周围的淋巴管有许多交通支,在升结肠与右肾之间也有淋巴管沟通,因而当盆腔器官炎症、阑尾炎和结肠炎时,细菌可经淋巴管引起肾盂肾炎。

(4)直接蔓延外伤或肾周器官发生感染时,该处细菌偶可直接侵入肾而引起感染。

2. 机体易感因素 在易患因素的影响下,机体会失去自卫功能,发生细菌感染;而且易患因素的存在也是肾盂肾炎反复发作不易痊愈的重要原因。常见的易患因素有以下几方面:

(1)尿路梗阻:尿路如果有狭窄、阻塞,会造成尿液流通不畅和局部尿液淤积,细菌就容易在该处生长、繁殖而发生感染。引起尿路流通不畅的原因有尿道狭窄、尿道异物、尿路结石、肿瘤、前列腺肥大等。

(2)尿路畸形或功能缺陷：如膀胱输尿管反流及肾发育不良、肾盂输尿管畸形、多囊肾、神经源性膀胱等。

(3)尿路损伤：导尿和尿路器械检查、手术、外伤易损伤尿路,甚至带入细菌,促发尿路感染的发生。

(4)机体抵抗力降低：多为慢性全身性疾病如糖尿病、贫血、慢性肝病、慢性肾脏病、营养不良、肿瘤以及长期应用免疫抑制剂治疗等,常因机体抵抗力下降而易发细菌感染。

(5)其他易感因素：常见者如尿道内或尿道口附近有感染性病变,如尿道旁腺炎、包皮炎、前列腺炎以及腹股沟、会阴部皮肤感染等,细菌均易经尿路上行而引起尿路感染。

3. 细菌的致病力　能否引起尿路感染,还与细菌的致病力有很大关系。如大肠埃希菌,并不是所有菌株均能引起症状性尿路感染,仅少数菌株如 O、K 和 H 血清型菌株具有特殊的致病力能引起发病。致病性的大肠埃希菌还可产生溶血素等对人体杀菌作用具有抵抗能力的物质。

二、病理

1. 急性膀胱炎的病理变化　主要表现为膀胱黏膜血管扩张、充血、上皮细胞肿胀,黏膜下组织充血水肿、炎症细胞浸润等。

2. 急性肾盂肾炎的病理变化　可累及单侧或双侧,表现为局限或广泛的肾盂肾盏黏膜充血水肿,表面脓性分泌物,黏膜下可有细小脓肿。病灶内可见不同程度的肾小管上皮细胞肿胀、坏死、脱落,肾小管管腔中有脓性分泌物。镜下还可见肾间质水肿,嗜中性粒细胞浸润。肾小球一般无病变,合并尿路梗阻者炎症范围更为广泛。较大的炎症病灶愈合后局部形成瘢痕。

急性膀胱炎

急性膀胱炎是最常见的尿路感染疾病之一,占 50%~60%。许多泌尿系统疾病可引起膀胱炎,泌尿系统外疾病(如生殖器官炎症、胃肠道疾病和神经系统损害等)也可以使膀胱受累。膀胱炎约占尿路感染的 60%,表现出尿路局部症状,而无全身感染症状,常有白细胞尿,30% 有血尿。病原体方面以大肠埃希菌为主,占 75%,其次是葡萄球菌。

一、临床表现

临床起病一般较急,也可以缓慢发病,主要表现为膀胱刺激症状,即尿急、尿频、排尿时烧灼样痛,或排尿不适、下腹部疼痛,少数患者可出现肉眼血尿。一般无全身感染症状。

二、实验室及其他检查

1. 尿常规　白细胞(或脓细胞)显著增多,多伴有镜下血尿,尿蛋白多为阴性或微量。尿常规检查应留取清洁中段尿。离心后尿沉渣镜检白细胞 >5 个 /HP,是诊断尿路感染较为敏感的指标。

2. 尿细菌学　尿沉渣涂片可发现细菌,尿涂片革兰氏染色可初步明确细菌性质。细菌培养、菌落计数和抗生素敏感试验为进一步治疗提供更准确的依据。清洁中段尿定量细菌培养 $\geq 10^5/ml$,并排除假阳性的可能,基本可确诊;对于无症状者,要求连续培养 2 次。

3. 膀胱镜　反复感染者应行膀胱镜检查。急性炎症期间禁忌做膀胱镜检查,以免加重感染或造成损伤。

三、诊断

根据病史、临床表现和实验室检查,一般可明确诊断。诊断要点:①膀胱刺激症状:尿频、尿急、尿痛等。②血尿、脓尿。③尿检多量白细胞、红细胞。④尿细菌学检查阳性。

对于男性膀胱炎患者应该进行尿路的彻底检查,以找出造成感染的原发病灶。

四、鉴别诊断

1. 泌尿系统结核菌感染 患者常有明显尿路刺激症状,尿沉渣涂片可找到抗酸杆菌,尿普通细菌培养阴性而结核杆菌培养阳性,尿亚硝酸还原试验阴性,静脉肾盂造影检查可见肾区有结核病灶钙化影、或有虫蚀样组织缺损区(干酪坏死灶),部分肾结核患者可找到肺、肠及腹腔、骨、前列腺、附睾、盆腔等泌尿系统外结核病灶。

2. 尿道综合征 女性常见的下尿路疾病,患者多有明显的尿频、尿急、排尿困难等尿路刺激症状,但尿常规检查白细胞数不增多或稍增多(一般<10 个/高倍视野)、多次尿细菌培养菌落数<10^5/ml,未经过抗菌治疗症状 2~3 天后可消失,但却容易复发,该综合征有一部分可能为病原体感染。

3. 膀胱癌 根据尿液细胞学检查以及膀胱镜活检可明确诊断。

五、病情评估

急性单纯性膀胱炎经治疗后,绝大多数可治愈;急性复杂性尿路感染因基础疾病、细菌种类、感染部位和病情严重程度不同导致其治愈率低,多数患者治疗后仍持续有细菌尿或多次复发。

六、治疗

1. 一般治疗 多饮水(>1 500ml/d),勤排尿,清淡饮食,注意休息,以便恢复或提高机体的免疫功能。

2. 膀胱刺激征治疗 可口服碳酸氢钠片每次 1g,每日 3 次,以碱化尿液、缓解症状。严重者可选用解痉药和镇静药相结合的方法以减轻症状,解痉药可用溴丙胺太林、山莨菪碱或阿托品,镇静药物可用地西泮或奋乃静。

3. 抗生素治疗 尽量选择致病菌敏感的抗生素,如病原学结果未出来之前首选对革兰氏阴性杆菌敏感的抗生素。

(1)单剂量疗法:常用磺胺甲基异噁唑 2.0g、甲氧苄啶 0.4g、碳酸氢钠 1.0g,一次顿服;氧氟沙星 0.4g,一次顿服。单剂量疗法不适用于妊娠期妇女、男性患者、糖尿病患者、免疫力低下者、复杂性尿路感染和上尿路感染者。

(2)短疗程疗法:对于反复发作者建议使用此法。可选用磺胺类、喹诺酮类、半合成青霉素类或头孢类等抗生素,任选一种药物,连续用 3 日。

(3)对于急性膀胱炎患者,强调一次治愈的重要意义,在停药后第 1 周、第 4 周应再次进行尿常规检查或尿细菌检查,两次检查均正常表明治愈;如仍有真性细菌尿,应继续给予 2 周抗生素治疗。

急性肾盂肾炎

急性肾盂肾炎是指肾盂黏膜及肾实质的急性感染性疾病,多由细菌感染引起,可伴下尿路炎症。

笔记栏

一、临床表现

1. 全身症状　高热、寒战,体温多在38℃以上。热型不一,一般呈弛张型,也可呈间歇或稽留型。伴头痛、全身酸痛、恶心、呕吐等。

2. 泌尿系症状　患者有腰痛,多为钝痛或酸痛,程度不一,少数有腹部绞痛,沿输尿管向膀胱方向放射,常有尿频、尿急、尿痛等膀胱刺激症状。

3. 体征　常有肾区叩击痛阳性,有时在上输尿管点(腹直肌外缘与脐平线交叉点)或肋腰点(腰大肌外缘与十二肋交叉点)有压痛。

二、并发症

1. 肾乳头坏死　是严重的肾盂肾炎并发症之一,常发生于糖尿病或尿路梗阻以及妊娠期的肾盂肾炎患者。主要表现为寒战、高热、剧烈腰痛或腹痛和血尿,可并发败血症或导致急性肾损伤。当有坏死组织脱落从尿中排出,阻塞输尿管时可发生肾绞痛。

2. 肾周围脓肿　是由严重肾盂肾炎直接导致的并发症,90%的致病菌是革兰氏阴性杆菌,以大肠埃希菌常见,多存在糖尿病、尿路结石等不利因素,患者常出现明显的单侧腰痛和压痛,向健侧弯腰时,疼痛加剧。

3. 革兰氏阴性杆菌败血症　多发生于急性、严重肾盂肾炎,多存在使用膀胱镜检查或长期留置导尿管后,表现来势凶险,突然寒战、高热,常引起休克,是一种比较严重的肾盂肾炎并发症。

三、实验室与其他检查

1. 尿常规　白细胞(或脓细胞)显著增多,可见白细胞管型,多数患者伴有镜下血尿,少数可伴发肉眼血尿,尿蛋白多为阴性或微量。

2. 尿白细胞排泄率　准确留取3小时尿液,立即送检后所得白细胞计数(按每小时计算)。评判标准:小于2×10^5/h为阴性,大于3×10^5/h为阳性,介于两者之间为可疑,应结合临床判断或重复检查。

3. 血常规　白细胞总数和中性粒细胞数可增多。

4. 尿细菌学

(1)尿涂片找细菌:尿沉渣涂片可发现细菌,尿涂片革兰氏染色可初步明确细菌性质,可作为使用抗菌药物的参考。

(2)尿细菌培养和菌落计数:可采用清洁中段尿(以第一次晨尿阳性率高),导尿及膀胱穿刺尿做细菌培养。真性细菌尿评判标准:①膀胱穿刺抽取的尿液进行细菌培养,有细菌生长;②导尿细菌培养有细菌生长,细菌数≥10^5/ml;③清洁中段尿细菌培养,细菌数≥10^5/ml。如无尿路感染症状,则要求进行2次清洁中段尿培养,细菌数均≥10^5/ml,且为同一细菌,方能确定真性细菌尿。

5. 亚硝酸盐还原试验　该方法可作为革兰氏阴性细菌所致尿路感染的初筛试验,原理为大肠埃希菌等革兰氏阴性菌可使尿内硝酸盐还原为亚硝酸盐,一般无假阳性。

6. 影像学　如B超、X线腹部平片、静脉肾盂造影、逆行肾盂造影等,可了解有无尿路结石、梗阻、反流、畸形等复杂因素。急性期不宜做静脉肾盂造影。

四、诊断

根据病史、临床表现和实验室检查,一般可明确诊断。诊断要点:①症状:一侧或两侧腰痛,多出现发热、寒战等。查体:脊柱肋缘角处常有压痛,或肾区叩击痛。可伴尿频、尿急、尿痛等膀胱刺激征。②尿检多量白细胞、红细胞。③血白细胞总数和中性粒细胞数增多。④尿细菌学检查阳性。

若患者体温 ≥ 38.5℃和全身症状明显时,应及时进行血培养细菌检查,以明确是否合并有血流感染。

五、鉴别诊断

1. 急性膀胱炎 患者主要表现为膀胱刺激征,一般无发热、腰痛,以及肾区叩击痛或脊柱肋缘角处压痛等症状和体征,一般病程较短。

2. 全身感染性疾病 部分急性肾盂肾炎患者局部症状不明显,而全身感染性症状突出,易误诊为流行性感冒、疟疾、血流感染、伤寒等。应详细询问病史,注意泌尿系统症状以及肾区叩击痛,并做尿液常规及细菌学检查,一般不难鉴别。

3. 泌尿系统结石 以血尿为突出表现者,当有小血块通过输尿管时,可引起肾绞痛,注意与泌尿系统结石鉴别,通过询问病史,做尿细菌学检查,必要时做腹部 X 线平片、静脉肾盂造影、泌尿系统 B 超等检查可鉴别。

4. 慢性肾盂肾炎 本病常反复发作尿路感染,发作期可以与急性肾盂肾炎临床表现相似,同时伴有尿浓缩功能下降。但诊断本病必须有影像学检查发现局灶粗糙的肾皮质瘢痕,伴有相应的肾盏变形或一侧肾脏缩小等表现。

六、病情评估

急性非复杂性肾盂肾炎经治疗后,绝大多数可治愈;而急性复杂性尿路感染因基础疾病、细菌种类、感染部位和病情严重程度不同导致其治愈率低,多数患者治疗后仍持续有细菌尿或多次复发。

七、治疗

1. 总治疗原则 防治全身脓毒症的发生、消灭致病菌和预防复发。一般治疗与急性膀胱炎相同。

2. 药物治疗 临床表现轻者可口服抗生素,选择青霉素类、头孢菌素类、磺胺类、喹诺酮类和硝基呋喃类等。对于发热或全身症状明显的患者,应先选择静脉抗菌药物治疗,多选用头孢菌素类或喹诺酮类抗菌药物,如氨苄西林每次 2g,每 6~8 小时静脉注射 1 次;头孢曲松静脉注射,每次 1~2g,或头孢哌酮静脉滴注,每次 2g,每 12 小时静脉滴注 1 次。严重时可联合用药,直至患者体温恢复正常或全身症状明显好转时,方改为口服抗菌药物继续治疗,累计抗菌治疗时间不应低于 2 周。

若应用抗菌药物治疗已 1~2 周,患者仍无明显好转,或多次复发的患者,应注意排除尿路是否存在功能性或器质性异常,并参考药敏试验结果选用有效的和强力的抗生素,治疗4~6 周。

八、预防

多饮水,勤排尿,不宜憋尿;注意个人卫生,保持会阴部清洁;与性生活有关的尿路感染,性生活后即排尿、清洁,或者按常用量服用一次抗菌药物预防。

第四节 急性肾损伤

急性肾损伤(acute kidney injury,AKI)是指肾功能突然下降,导致含氮废物潴留以及水、电解质和酸碱平衡失调,常伴有少尿或无尿,以及全身各系统并发症。现在对于 AKI 定义采用 2012 年改善全球肾脏病预后组织(Kidney Disease:Improving Global Outcomes, KDIGO)指南:48 小时内内血清肌酐升高 ≥ 0.3mg/dl(≥ 26.5μmol/L);或者 7 天内血清肌酐升高至基线值的 1.5 倍以上;或者尿量<0.5ml/(kg·h)持续 6 小时。AKI 概括所有的病因,分为肾前性、肾性、肾后性三类。肾前性及肾性因素约占 AKI 总病因的 70%~75%,临床可有同一患者同时存在不同类型。急性肾损伤(AKI)的定义包含了既往的急性肾衰竭内容,后者往往是急性肾损伤的严重阶段。

目前,全球范围内,AKI 的发病率为 100 万~600 万/年,约占重症监护患者的 50%,住院患者的 5%,每年国内因本病死亡的病例达万余人,涉及内、外、妇、产、儿、传染和创伤等多个学科,属临床常见的急危重症之一。

一、病因

AKI 的病因复杂,血液从输送至肾脏到尿液产生需经过血管的运输、肾小球的滤过、肾小管的重吸收及分泌后产生尿液,而尿液需输尿管输送至膀胱储存并排出体外,尿液生成及输送的各环节出现问题都有可能导致肾功能异常,因此根据病因可将 AKI 可分为肾前性、肾性及肾后性。研究显示,急性肾小管坏死、肾前性因素分别占所有病因的前两位。

(一)肾前性

由于肾脏血流灌注不足引起的缺血性功能损害。

1. 循环血容量不足 各种导致循环血容量下降的因素均可影响肾脏的血液灌注。可见于:①各种原因导致的出血:手术、创伤、胃肠道出血、产后大出血等;②体液丢失:胃肠道液体丢失(如剧烈的呕吐、腹泻、胃肠道减压),大量出汗,过度利尿(如大量使用利尿药、醛固酮增多症),皮肤性失液(如烧伤)。③全身性血管扩张:如败血症、过敏反应等是循环血容量相对下降。

2. 有效动脉压下降 有效动脉压下降将会影响肾脏血液灌注,肾内血流重新分配,肾小管重吸收水、钠增加,尿量减少,因而尿素清除率下降,但肾脏的储备功能尚能维持正常的血清肌酐。若能及时去除病因,肾血流灌注改善,则肾功能可改善或恢复。若肾缺血程度较严重或持续时间较长,则可引起急性肾小管坏死。常见病因为:①心脏疾患如充血性心力衰竭、心肌病、心律失常、心脏压塞等均会影响心输出量而使有效动脉压下降;②肾脏血流动力学改变,包括疾病或药物导致的肾血管收缩(如高钙血症、肝肾综合征、非甾体抗炎药、血管收缩剂等)和出球小动脉扩张(如血管紧张素转换酶抑制剂)。

(二)肾性

各种原因导致的肾实质的病变均归于本类。

1. 急性肾小管坏死(acute tubular necrosis,ATN) 是最常见的引起 AKI 的类型,包括肾缺血(如脱水、失血、休克等)和肾中毒(如药物,蛇毒、毒蕈等生物毒素,砷、铅等重金属等)。

2. 肾脏血管疾病和肾小球疾病 如急性肾小球肾炎、急进性肾炎、肾病综合征、微血管病变、肾静脉血栓或动脉栓塞。

3. 急性小管间质疾病 如药物、感染等引起急性间质性肾炎、肾乳头坏死;肾内梗阻,如高钙血症、高尿酸血症、多发骨髓瘤。

4. 急性肾皮质坏死　如感染性流产、胎盘早期剥离、败血症等。

5. 慢性基础上的急性加重　在慢性肾脏疾病的发展过程中,可因病变的急速加剧或因某些额外的负荷,如感染、肾毒性药物的使用、心力衰竭等而引起急性病情加重。

（三）肾后性

特征是急性尿路梗阻,尿路结石或血块、前列腺疾病和肿瘤等为常见病因。在婴儿中,后尿道瓣膜为常见病因;而在儿童中,慢性的尿道阻塞性疾病将会增加缺血及肾毒性物质诱发 AKI 的风险。

二、发病机制

（一）肾前性

上述因素引起有效血容量下降时,人体通过肾内因素、神经和各种体液因素产生一系列自动调节。一方面全身平均动脉血压下降,刺激压力感受器,反射性引起交感神经兴奋,激活肾素 - 血管紧张素 - 醛固酮系统及释放抗利尿激素;另一方面,肾内血管舒张活性物质如前列环素、前列腺素、血管舒缓素、激肽等释放增加,引起入球微动脉血管扩张。两方面的调节机制都是为了增加肾脏的灌注,而当肾脏持续低灌注超过其代偿力时,出现 AKI。若不能及时、有效地纠正,将发展成缺血性 ATN。

（二）肾后性

其机制主要是结石、梗阻、反流等使近端小管压力增高,当超过肾小球压力时,入球微动脉阻力增加,肾小球滤过率下降。

（三）肾性

目前认为缺血性肾损伤的发病机制是由于各种病因导致的肾脏低灌注后,肾内、肾小球内血流动力学改变,导致内皮细胞损伤,肾组织内缩血管物质与舒血管物质失衡,肾内血管收缩,肾皮质血流量减少,肾髓质淤血,组织缺氧等,最终导致肾小管上皮细胞缺血坏死。另外,肾毒物质也可直接损伤肾小管,使其代谢紊乱、功能丧失、结构破坏,细胞脱落阻塞小管出现肾衰竭。在可逆损伤期,患者的预后取决于肾小管上皮细胞损伤和修复过程的动态平衡。

因 ATN 占 AKI 的 70%,肾前性或肾后性的因素若未能及时解除将会直接影响小管间质而导致 ATN 的发生,故本段及以下部分均以 ATN 为主要讲述内容。

三、病理

ATN 的病理改变与病因和病情程度相关。其主要形态是急性弥漫性严重的肾小管变性和肾小管坏死。缺血性 ATN 典型的病理学特征是肉眼见肾脏增大而质地变软,皮质肿胀,切面苍白,髓质为暗红色;光镜下肾小管上皮细胞局灶性和灶状坏死,从基膜上脱落,小管腔充满坏死细胞碎片、管型及管腔堵塞。氨基糖苷类抗生素所致 ATN 的形态学特征与缺血性 ATN 相同,并见肾小管上皮溶酶体增多,形成大量髓样小体。严重的损伤和坏死过程中,细胞凋亡很普遍;而恢复过程中,肾小管上皮细胞可出现再生现象。

四、临床表现

AKI 临床表现不一,多与其所处病程的不同阶段有关。该病包括三个阶段,即起始阶段、持续阶段、恢复阶段,而终末期肾脏病期被定义为 AKI 的临床结局。

（一）起始阶段

指患者肾脏受到缺血或中毒影响而发生损伤的过程,但未发生明显肾实质损伤,一般维持几小时至几天,长短取决于不同的病因。患者有引起肾缺血和肾中毒的病史,临床表现以原发病的症状体征为主;AKI 的许多临床表现与肾灌注降低有关,可开始出现血尿素氮升高、尿量减少、尿比重增高、容量过多、电解质和酸碱平衡紊乱及尿毒症的症状和体征,也可无明显临床症状。患者此时肾脏出现血流灌注的减少,肾实质损害正在发展但尚未形成。这个阶段如果能够及时采取有效措施,AKI 是可预防的。

(二)持续阶段

在持续期,肾实质损伤已形成,GFR 保持低水平(5~10ml/min),此阶段一般持续 1~2 周,但部分可长达 1~12 个月。除原发病的特征性临床表现以外,主要表现包括水肿、食欲减退、恶心、呕吐、全身瘙痒、水电解质和酸碱平衡失调及相关系统并发症。此阶段根据临床表现可分为少尿期及多尿期。

1. 少尿期

(1)尿量减少:尿量突然减少或逐渐减少,每日尿量持续少于 400ml 者称少尿;少于 100ml 者称无尿。ATN 患者完全少尿者少见,后者主要见于肾后梗阻、双侧肾皮质坏死、肾血管闭塞和严重急性弥漫增生性肾小球肾炎或严重的新月体肾炎,持续无尿者预后较差。由于致病原因和病情轻重不一,少尿持续时间各异,一般为 1~3 周,但个别可持续 3 个月以上,少尿与多尿交替是尿路梗阻的特点。一般认为药物肾毒性引起的 ATN 持续时间较短,而缺血性引起者持续时间较长。非少尿型的发生率近年来有增加趋势,可达 30%~60%,其原因多与肾毒性物质、利尿剂的早期应用等有关。非少尿型的病情比少尿型轻,但其病死率仍可高达 26%,应引起高度重视。

(2)进行性氮质血症:AKI 时,摄入的蛋白代谢产物不能经肾脏排泄而潴留体内,可产生中毒症状,即尿毒症。在无并发症且治疗正确的病例,血清肌酐(Scr)和尿素氮(BUN)每日分别上升 44.2~88.4μmol/L 和 3.6~7.2mmol/L。在高分解状态时 BUN 每天上升大于 8.93mmol/L(25mg/dl),如伴有广泛组织创伤、败血症等可上升更高。

(3)水电解质紊乱和酸碱平衡失常

1)水过多:多见于水分控制不严格,摄入量或补液量过多,特别是输注低张液体,且随少尿期延长,水过多的发生率逐渐升高,主要表现为稀释性低钠血症、全身水肿、体重增加、高血压、肺水肿、急性心力衰竭和脑水肿等。

2)高钾血症:是本病常见的死亡原因,可有恶心、呕吐、烦躁、乏力、手足发麻感觉异常、反射功能低下和上行性迟缓性呼吸肌麻痹等症状,临床可缺乏特征性表现。血钾在 5.5~6.5mmol/L 时,心电图示心率减慢、T 波高尖、Q-T 间期延长;血钾在 6.6~7.5mmol/L 时,QRS 波增宽、P-R 间期延长、P 波振幅减低甚至消失、I~Ⅲ度房室传导阻滞,严重时可出现心室颤动或心搏骤停。需注意血清钾浓度与心电图表现两者有时存在不一致。

3)代谢性酸中毒:正常蛋白质饮食可产生非挥发性固定酸(主要为硫酸和磷酸)50~100mmol/d,通过肾脏的排泄功能可保持酸碱平衡。AKI 时,因不能排出固定酸,可引发代谢性酸中毒,出现深大而快的呼吸、嗜睡、恶心、呕吐等。严重的酸中毒,可抑制心肌收缩力,进一步加重低血压,导致胰岛素抵抗,碳水化合物利用不良,蛋白质分解增加。

4)低钠血症和低氯血症:低钠血症可致细胞水肿,出现急性水中毒及脑水肿症状。低氯血症除稀释性外,尚可因呕吐、腹泻等而加重,表现为腹胀、呼吸表浅、抽搐等。

5)高磷血症:一般情况下,血磷升高不明显,在高分解代谢患者或者伴大量细胞坏死者(如横纹肌溶解、溶血或肿瘤溶解),高磷血症可能会明显(10~20mg/dl)。

6)低钙血症:由于 GFR 降低,导致磷潴留,骨组织对甲状旁腺激素抵抗和活性维生素

D_3 水平降低,低钙血症易发生。但其程度都远不如慢性肾衰竭时明显,且在酸中毒的情况下,游离钙水平下降不明显,临床上无明显表现。但是当患者酸中毒经碳酸氢钠纠正后,或在横纹肌溶解、急性胰腺炎等情况下,患者可出现口周感觉异常、肌肉抽搐、癫痫发作、幻觉、昏睡等症状。心电图可提示 Q-T 间期延长、非特异性 T 波改变。建议在纠正酸中毒之前补充钙剂,防止低钙性抽搐发作。

(4)其他:各种尿毒症毒素在体内蓄积引起全身各系统的中毒症状。在发生 AKI 同时,或在疾病发展过程中发生其他脏器衰竭称为合并多脏器衰竭,其患者病死率可高达 70% 以上。

1)感染:尿路感染最多见,50%~90%ATN 患者会并发尿路感染。其次为肺部感染和败血症。细胞免疫功能低下、营养不良、创伤性检查和暴露伤口等都是感染的重要原因。

2)心血管系统表现:主要是高血压和心力衰竭,部分患者出现心律失常和心肌病变。心包炎是尿毒症晚期严重的并发症,随着早期透析的开展,其发生率已有所降低。

3)呼吸系统表现:除容量过多和感染的症状外,尚可见呼吸困难、咳嗽、憋气、胸痛等肺水肿和尿毒症肺炎症状。

4)消化系统表现:通常为 AKI 患者的首发症状,主要表现为食欲减退、恶心呕吐、腹胀腹泻、消化道出血等。

5)血液系统表现:可表现为正细胞正色素性贫血、血小板减少和功能障碍、凝血功能异常等。

6)神经系统表现:焦虑、烦躁、嗜睡、意识不清等意识障碍,扑翼样震颤、强直性肌痉挛甚至癫痫样发作等脑病症状。

7)营养和代谢异常:因为胰高血糖素、儿茶酚胺、糖皮质激素及 IL-1 等细胞因子的影响,尿毒症患者多处于高分解代谢状态,蛋白质分解代谢加快,外加营养成分摄入不足,易导致负氮平衡。

2. 多尿期 进行性尿量增多是肾功能开始恢复的标志。当每日尿量逐渐增加至>400ml 时,可视为进入多尿期,此后尿量可成倍增加,可达每日 2 500ml 以上,持续 1~3 周或更长时间。多尿期早期患者的各种症状开始减轻,但仍未脱离危险,肾脏仍未能充分排出血中的氮质代谢物、钾、磷等,故仍可出现高钾血症,而存在高分解代谢的患者 BUN 和 Scr 仍可上升。多尿期后期易发生脱水、低钾血症,表现为恶心、四肢麻木、腹胀、肠鸣音减弱、肌肉松弛、腱反射减弱等。也易并发感染、心血管并发症和上消化道出血。

(三)恢复阶段

尿量逐渐恢复正常,临床症状明显改善或消失,BUN 和 Scr 接近正常。肾小球滤过功能多在 3~12 个月恢复正常,部分患者肾小管浓缩功能不全可持续 1 年以上,少数患者最终遗留不同程度的肾脏结构和功能缺陷。

五、实验室检查

(一)尿液检查

1. 尿量改变 患者尿量小于 0.5ml/(kg·h)大于 6 小时则属于急性肾损伤的高危阶段,持续时间大于 12 小时则表示肾功能受损,而非少尿型急性肾损伤尿量可正常或增多。

2. 尿常规检查 外观多混浊,尿色深,尿沉渣检查可见肾小管上皮细胞、上皮细胞管型、颗粒管型及少许红细胞、白细胞等;尿蛋白多为(+)~(++),以中、小分子蛋白为主,细胞形态与尿蛋白检查有利病因的诊断。

3. 其他 ①尿比重改变:肾性 AKI,其尿比重多小于 1.010。②尿渗透压:低于

350mOsm/kg,尿与血浆渗透压之比低于1.1。③尿钠含量:增高,多在20~60mmol/L。④尿肌酐与血清肌酐之比:降低,常低于10。⑤肾衰竭指数:常大于2。⑥钠排泄分数:常大于1%。[注:肾衰竭指数为尿钠与尿肌酐、血清肌酐比值之比;钠排泄分数(%)=(尿钠、血钠之比/尿肌酐、血清肌酐之比)×100]。尿液指标检查须在输液、使用利尿剂或高渗药物前进行,否则影响结果。⑦KIM-1、NAG、NAGL、胱抑素C的联合检测:可作为AKI的早期独立的生物学指标,其升高可较血清肌酐及尿液检查等更早提示AKI的发生。

(二)血液检查

1. 可出现轻、中度贫血。

2. 血浆肌酐和尿素氮进行性上升,高分解代谢者可上升更高。

3. 血清钾浓度可升高,常大于5.5mmol/L。

4. 血pH值常低于7.35,碳酸氢根离子浓度多低于20mmol/L。

5. 血清钠浓度可正常或偏低。

6. 血清钙可降低,血磷升高。

7. 危重患者应动态监测血气分析指标,了解代谢性酸中毒程度和性质以及是否有混合性酸碱平衡紊乱。

(三)影像学检查

1. B超检查 ATN患者肾脏B超检查常难发现异常,但可用于鉴别诊断,排除肾后性及慢性肾脏病等可能。有慢性肾脏疾病病史的患者,多发现双侧肾已缩小。但需注意糖尿病肾病、肾脏淀粉样变性和多囊肾可并不缩小。尿路梗阻性疾病可见因积液而引起的肾盂、肾盏、输尿管扩张。

2. 影像学检查 怀疑尿路梗阻,可选择腹部平片,必要时可做CT、逆行性或下行性肾盂造影等检查;考虑肾脏血管阻塞性疾病,需行肾血管造影。但应特别注意避免造影剂肾毒性副作用加重急性肾损伤。

(四)肾活检

在排除肾前性及肾后性原因后,致病原因不明确的肾性AKI,如肾小球肾炎、血管炎、溶血性尿毒症综合征、血栓性血小板减少性紫癜及过敏性间质性肾炎,排除禁忌证后,肾活检是重要的诊断手段。

六、诊断

AKI根据病史,肾功能急性进行性下降,结合相应临床表现、实验室检查与辅助检查,一般不难做出诊断。其主要的诊断标准包括以下方面:

1. 病史 ①既往无肾脏病史;②存在急性肾损伤的诱因;③短期内(数小时至数周)肾功能进行性下降。

2. 症状、体征 ①突发性少尿、无尿;②全身水肿或水肿加重;③原因不明的充血性心力衰竭、急性肺水肿等。

3. 实验室和辅助检查 ①血清肌酐绝对值每日平均增加44.2~88.4μmol/L;②B超显示双肾增大;③肾活检。

若存在急性肾损伤的诱因,临床表现出现以上征象时,应考虑AKI,必要时行肾活检明确诊断。

根据KDIGO 2012指南,AKI定义为48小时内血清肌酐绝对值上升0.3mg/dl(26.4μmol/L),或者血清肌酐较原水平上升50%,或者尿量<0.5ml/(kg·h)持续时间大于6小时。根据疾病严重程度,分为3期:

1 期:血清肌酐较基础值升高 ≥50%,但<1 倍,或血清肌酐升高 ≥26.5μmol/L,或尿量减少至<0.5ml/(kg·h),持续 6~12 小时。

2 期:血清肌酐较基础值升高 ≥1 倍,但<2 倍,或尿量减少至<0.5ml/(kg·h),持续 12 小时及以上。

3 期:血清肌酐较基础值升高 ≥2 倍,或血清肌酐升高至 ≥353.6μmol/L,或尿量减少至<0.3ml/(kg·h),持续 24 小时及以上,或无尿持续 12 小时及以上,或开始肾脏替代治疗;或者对于小于 18 岁的患者,eGFR 下降到<35ml/(min·1.73m²)。

七、鉴别诊断

急性肾损伤需首先与慢性肾衰竭相鉴别。继而需鉴别导致急性肾损伤的病因(肾性、肾前性或肾后性)。

(一)慢性肾衰竭

慢性肾衰竭既往有慢性肾脏病史,如慢性肾炎以及高血压、糖尿病引起的继发性肾功能损伤等,早期多无明显症状,少尿不明显,夜尿多,慢性病容,贫血严重,有尿毒症性心血管系统并发症、骨病或神经病变。B 超、CT 检查多提示双肾缩小、结构紊乱,肾功能呈慢性进行性下降。

AKI 有急性的病因,如心衰、休克、感染、梗阻、中毒等,一般贫血不严重,少尿型一般都经过少尿期、多尿期及恢复期三个阶段,B 超双肾不缩小甚至增大,全身慢性并发症,如心脏、眼底病的病变一般较轻微。

(二)急性肾损伤的病因鉴别

1. 肾前性 有导致肾缺血的明显因素(如脱水、失血、休克、心力衰竭、严重肝肾功能不全等);患者尿量明显减少(不一定达到少尿),尿比重增高(>1.018),尿渗透压 ≥500mOsm/kg,尿钠<10mmol/L,尿沉渣常无异常;BUN/Scr 不成比例增加,可达 20:1 或更高。对于仍不易鉴别患者,可通过补液试验,试用输液(5% 葡萄糖 200~250ml)和注射利尿剂(呋塞米 40~100mg),仔细观察输液后循环系统负荷情况。如果已补足血容量,血压恢复正常,尿量增加,氮质血症改善,则支持肾前性的诊断。如仍无尿,应怀疑病情已发展为 ATN。

2. 肾后性 有导致尿路梗阻的因素(常有肿瘤、结石、血块阻塞等病史);临床无尿与多尿交替出现,或起病突然无尿;影像学检查见肾盂扩张、肾盂积水,输尿管上端扩张,或膀胱尿潴留。1 周内如能解除梗阻因素,AKI 多为可逆性。

3. 肾实质病变 ①急性间质性肾炎:常有药物过敏史,如发热、皮疹、关节疼痛,实验室检查有镜下血尿、蛋白尿、尿沉渣染色可见嗜酸性粒细胞,血中嗜酸性粒细胞增加,IgE 增高,停用致敏药物后肾功能可逐渐恢复,临床上激素有效;如由重症急性肾盂肾炎所致,常有高热、血白细胞升高、脓尿及白细胞管型,尿培养常获阳性结果,抗生素治疗有效。②肾血管疾病或肾小球疾病:临床上少尿更突出,尿蛋白严重等;可根据有无导致 ATN 的致病因素,而具有的特殊病史、特征性临床表现、化验异常及对药物治疗的反应做出诊断;肾活检可帮助鉴别。③坏死性乳头炎:常因肿胀、坏死的乳头阻塞尿流而发生 AKI,可依据尿路感染史及尿中发现坏死乳头的碎片等进行鉴别。

八、病情评估

AKI 得到及早诊断及救治,可提高患者生存率。AKI 预后与病因及并发症严重程度有关。肾前性因素导致的 AKI,如能早期诊断和治疗,肾功能多可恢复至基线值,病死率低于 10%。肾后性 AKI 如果能及时解除梗阻,肾功能也大多恢复良好。肾性 AKI 预后存在较大差异,无并发症者病死率在 10%~30%,合并多脏器衰竭时,病死率高达 30%~80%。有些患者虽然肾功能恢复,但遗留肾小管酸化功能及浓缩功能减退。特别是老年人及存在潜在肾脏疾病或病变严重的患者,预后较差。

九、治疗

肾脏在严重的急性损伤后具有完全或基本恢复功能的特点,治疗关键是立刻纠正可逆的病因、控制原发病、增加肾血流量、停用影响肾灌注或肾毒性药物,以预防额外的损伤,维持水、电解质、酸碱平衡,及时处理氮质血症和各种并发症,维持机体营养。

(一) 病因治疗

积极针对个体引起肾损伤的原发病进行治疗。肾前性因素导致的灌注不足需及时纠正,恢复肾脏的灌注;肾后性的需及时解除梗阻。特别要处理好抗感染、补充血容量、抗休克、纠正心衰、解除梗阻及清除创伤坏死组织。

(二) 对症治疗

1. 维持体内容量平衡　AKI 的发生多因肾脏灌注不足,及时纠正血容量恢复肾脏灌注是防治肾脏损害进一步加重的关键,所以应该在 AKI 早期即给予积极的补液支持。补液应坚持"量出为入"的原则,24 小时补液量应为显性失液量(即尿量)及不显性失液量之和减去内生水量。临床一般用前一日的显性失液量,加 400~500ml 估算。需要注意的是对合并肾前性因素者过分限制补液量常致血容量不足,加重肾损害,故应根据患者实际情况调节补液量,可通过观察患者体重、呼吸、血压、中心静脉压、血清钠、肺水肿症状体征等,判断水负荷程度,保持水液的出入平衡。关于扩容的液体选择目前建议使用等张生理盐水。当容量负荷过重时,尤其是少尿型的 AKI,可应用利尿剂增加尿量,减轻容量负荷,但利尿剂不会加快肾脏的康复,不能延缓透析或缩短透析时间,故仅推荐短期使用利尿药维持容量平衡,不推荐利尿药为常规用药和长期使用。

2. 纠正电解质、酸碱平衡紊乱

(1) 代谢性酸中毒:当二氧化碳结合力低于 15mmol/L,应予 5% 碳酸氢钠 100~250ml 静脉滴注。

(2) 高钾血症:若血钾 ≥ 6.5mmol/L 或出现高钾血症心电图改变的应予紧急处理。首先予以 10% 葡萄糖酸钙或 10% 氯化钙 10~20ml,缓慢静脉注射以减轻高血钾对心脏的抑制作用;接着予以 5% 碳酸氢钠 250ml 静脉滴注纠正酸中毒;最后予以高渗葡萄糖溶液加胰岛素;静脉滴注(一般以 4U 普通胰岛素配比 1g 葡萄糖)转移钾离子进入细胞内,但要注意容量负荷和限制入液量;可同时予以钠或钙离子交换树脂口服。若血钾 ≥ 6.5mmol/L 者需急诊血液透析治疗,在透析准备前应按照上述方法处理。

3. 适量营养支持　饮食的原则是高热量,以碳水化合物和脂肪供应为主,注意低蛋白[足够必需氨基酸和高质量的蛋白质 0.5g/(kg·d)]并尽可能地减少钠、钾、氯含量。对于高分解代谢或营养不良及接受透析的患者,蛋白质摄入量可适度放宽。营养支持尽可能利用胃肠道,危重患者则需全静脉营养。

4. 感染的控制　早期预防性透析应用后,感染已成为患者主要的死亡原因。常见感染部位为肺部、尿路、胆道等,根据细菌培养和药敏试验结果,合理选用无肾毒性抗生素治疗。

5. 心力衰竭的治疗　心力衰竭是少尿型 AKI 的最常见并发症之一,因体内容量负荷过重,导致急性心力衰竭影响心输出量,又可引起肾脏灌注不足,加重肾损害,导致恶性循环,此时血液透析超滤是首选的治疗。对于因容量负荷过重而影响心血管系统的少尿型 AKI,

在没有急性心力衰竭的情况下,也可适当使用利尿药,减轻容量负荷。

6. 肾替代治疗 目前尚未有证据表明,早期及预防性的血液透析有利于改善临床症状及提高生存率,亦未有研究明确指出肾功能损伤持续的时间或氮质血症的水平为何种程度时需要开始肾脏替代治疗。但是仍然推荐在急性肾损伤而引起的临床症状及体征出现之前开始血液透析,当然如果出现紧急透析的情况,如药物难以控制的心衰、酸中毒、高钾等,也是 AKI 透析的指针。需要注意的是,血液透析引起补体激活及透析过程中反复出现的低血压可能延缓肾脏功能的恢复。故推荐使用生物相容性好的透析管道,既能减少补体激活,亦有利于肾功能的恢复。

(三) 恢复期治疗

少尿型 AKI 随着病情好转恢复逐渐进入多尿期,此时的治疗原则和方法与少尿期相同。但随着尿量增加以及肾功能的逐渐康复,逐渐减少透析次数直至停透。需注意的是,此期尿量大增,要防止脱水及电解质的丢失,提倡及时口服补充水分、电解质并应注意充分营养支持,给予高糖、高维生素和高热量饮食。

无论少尿型、非少尿型 AKI 患者在恢复时期均应注意加强营养,增强体质,定期随访检查肾功能,尽量避免一切对肾脏有害的因素。而对于少数转为慢性肾衰竭的患者,应按慢性肾衰竭进行治疗。

十、预防

积极治疗原发性疾病、及时发现急性肾损伤的危险因素,并加以迅速去除,是预防 AKI 发生、发展的关键。

对于存在急性肾损伤危险因素的患者,应尽量避免使用肾毒性药物,即使必须使用时,也应注意尽可能补足血容量和使用预防性药物,以保护肾功能。如在接受碘造影剂前、或进行顺铂等化疗前和化疗时,应补充足够的水分;在血液病、肿瘤大剂量化疗前,预先使用别嘌醇减少尿酸排泄;有肾脏疾病的患者,应避免使用非甾体抗炎药;避免使用或在严密监测下使用肾毒性的抗生素,特别是老年患者,以减少医源性急性肾损伤的发生率。

第五节 慢性肾衰竭

慢性肾衰竭(chronic renal failure,CRF)是在各种慢性原发性或继发性肾脏病基础上引起的由肾小球滤过率(glomerular filtration rate,GFR)下降及与此相关的代谢紊乱和临床症状组成的综合征。临床表现为代谢产物和毒素潴留、水电解质和酸碱平衡紊乱及某些内分泌功能异常等,其终末期称为尿毒症。为了更早地干预和去除肾病进展的危险因素,改善患者的预后,美国肾脏病基金会制定了肾脏病患者预后及生存质量指南(K/DOQI),提出了慢性肾脏病(chronic kidney disease,CKD)的概念。根据 K/DOQI 指南对于 CKD 的定义为肾脏损害(包括结构或功能)和/或肾小球滤过率(glomerular filtration rate,GFR)下降至小于60ml/min,持续 3 个月,并根据 GFR 将 CKD 分为 5 期。换句话说,慢性肾衰竭是 CKD 进行性进展引起肾单位和肾功能不可逆的丧失,而 CKD3~5 期是慢性肾衰竭的范畴。CKD 的患病率逐年增加,我国的 CKD 总患病率为 10.8%,与美国(13.0%)和挪威(10.2%)等发达国家相近,而患者的知晓率却不足 10%。慢性肾衰竭已成为我国公共健康资源的沉重负担,早期诊断和治疗是预防肾脏疾病进展的有效途径。

一、病因

各种原发性和继发性肾脏疾病都可导致慢性肾衰竭,慢性肾衰竭的病因主要为原发性与继发性肾小球肾炎(如慢性肾小球肾炎、糖尿病肾病、高血压肾小动脉硬化、狼疮性肾炎等)、肾小管间质病变(慢性肾盂肾炎、慢性尿酸性肾病、梗阻性肾病、药物性肾病等)、肾血管病变、遗传性肾病(如多囊肾、遗传性肾炎)等。在发达国家,糖尿病肾病、高血压肾小动脉硬化已成为慢性肾衰竭的主要病因;包括中国在内的发展中国家,这两种疾病在 CRF 各种病因中仍位居原发性肾小球肾炎之后,但近年也有明显增高趋势。双侧肾动脉狭窄或闭塞所引起的"缺血性肾病"(ischemic nephropathy),在老年 CRF 的病因中占有一定地位。

由于起病隐匿,部分患者到肾衰竭晚期才发现,病因常难以确定。

二、发病机制

(一) 慢性肾衰竭进行性恶化的机制

目前认为肾功能恶化除了与基础疾病的活动性相关外,慢性肾衰竭进展存在以下共同机制:

1. 肾小球血流动力学改变　CRF 时残余肾单位肾小球出现高灌注和高滤过状态是导致肾小球硬化和残余肾单位进一步丧失的重要原因之一。由于高滤过的存在,可促进系膜细胞增殖和基质增宽,导致微动脉瘤的形成、内皮细胞损伤和血小板集聚增强、炎症细胞浸润、系膜细胞凋亡等,因而肾小球硬化不断发展。

2. 肾单位高代谢　CRF 时残余肾单位肾小管高代谢状况是肾小管萎缩、间质纤维化和肾单位进行性损害的重要原因之一。高代谢所致肾小管氧消耗增加、氧自由基增多,均可造成肾小管 - 间质损伤。

3. 肾组织上皮细胞表型转化　近年研究表明,在某些生长因子或炎症因子的诱导下,肾小管上皮细胞、肾小球上皮细胞、内皮细胞可转分化成为肌纤维母细胞,在肾间质纤维化、局灶节段性或球性肾小球硬化过程中起重要作用。

4. 肾素 - 血管紧张素 - 醛固酮系统(RAAS)激活　近年研究表明,肾脏局部 RAAS 系统激活可促进肾脏氧化应激反应,促进细胞增殖、细胞外基质积聚,促进肾脏纤维化。

5. 其他　研究发现,蛋白尿、脂质代谢紊乱、饮食中蛋白质负荷、尿毒症毒素等可加重肾脏损伤,以及基因多态性在 CRF 进展中起着重要作用。

(二) 尿毒症各种症状的发生机制

1. 尿毒症毒素　主要包括蛋白质代谢产物(尿素和胍类)、细菌代谢产物(肠道细菌合成酚类、胺类和吲哚等尿毒症毒素)和成分不明分子量为 500~5 000 的中分子物质等。由于残余肾单位不能充分地排泄代谢废物和降解某些内分泌激素,致使其积蓄在体内产生毒性作用引起症状。

2. 水、电解质和酸碱平衡失调　出现相应症状。

3. 营养与代谢失调　产生营养不良表现。

4. 内分泌异常　促红细胞生成素(EPO)、活性维生素 D_3 生成减少,出现贫血、肾病骨病。

三、临床表现

在 CRF 的不同阶段,其临床表现也各不相同。在 CRF 早期,患者可以无任何症状,或仅有乏力、夜尿增多等轻度不适;少数患者可有食欲减退及轻度贫血。CRF 中期以后,上述症状更趋明显,可累及全身各个系统。在尿毒症期,可出现急性心衰、严重高钾血症、消化道出血、中枢神经系统障碍等严重并发症,甚至有生命危险。

(一) 水、电解质和酸碱平衡失调

1. 水、钠平衡失调 主要表现为水钠潴留,或低血容量和低钠血症。肾功能下降进展到肾衰竭时,尿量开始减少,肾脏对钠负荷过多或容量过多适应能力逐渐下降。水钠潴留可表现为不同程度的皮下水肿和 / 或体腔积液,这在临床相当常见;此时易出现血压升高、左心功能不全和脑水肿。

2. 钾代谢紊乱 当 GFR 降至 20~25ml/min 或更低时,肾脏排钾能力逐渐下降,此时易于出现高钾血症;尤其当钾摄入过多、酸中毒、感染、创伤、消化道出血等情况发生时,更易出现高钾血症。有时由于钾摄入不足、胃肠道丢失过多、应用排钾利尿剂等因素,也可出现低钾血症。

3. 代谢性酸中毒 在轻、中度慢性肾衰竭(GFR>25ml/min,或 Scr<350μmol/L)患者中,由于肾小管分泌氢离子障碍或肾小管 HCO_3^- 的重吸收能力下降,因而发生正常阴离子间隙的高氯血症性代谢性酸中毒,即肾小管性酸中毒。多数患者能耐受轻度慢性酸中毒,但如动脉血 HCO_3^-<15mmol/L,则可有较明显症状,如食欲缺乏、呕吐、虚弱无力、呼吸深长等。急性酸中毒最主要危害是导致心血管和中枢神经系统功能障碍,可出现致死性心律失常、心肌收缩力下降以及儿茶酚胺反应性降低。

4. 钙磷代谢紊乱 主要表现为磷过多和钙缺乏。钙缺乏主要与钙摄入不足、小肠吸收钙降低、活性维生素 D 缺乏、代谢性酸中毒等多种因素有关,明显钙缺乏时可出现低钙血症。血磷浓度由肠道对磷的吸收及肾的排泄来调节。当肾小球滤过率下降、尿内排出减少,血磷浓度逐渐升高,引起高磷血症。高磷可诱发转移性钙化和组织损害,表现为皮肤瘙痒、肌腱炎、关节炎和心脏传导阻滞等。此外,低钙血症、高磷血症、活性维生素 D 缺乏等可诱发甲状旁腺激素(PTH)升高,即继发性甲状旁腺功能亢进,引起骨营养不良。

5. 镁代谢紊乱 当 GFR<20ml/min 时,由于肾排镁减少,常有轻度高镁血症。患者常无任何症状;如使用含镁的药物(抗酸药、泻药等),则更易于发生。低镁血症也偶可出现,与镁摄入不足或过多应用利尿剂有关。

(二) 各系统症状

1. 心血管病变 是慢性肾衰竭患者的主要并发症之一和最常见的死因。尤其是进入终末期肾病阶段,则死亡率进一步增高(占尿毒症死因的 45%~60%)。

(1)高血压:可由多种因素所致,其主要机制是容量负荷过多(容量性高血压)和肾素 - 血管紧张素 - 醛固酮活性升高(肾素性高血压)。慢性肾衰竭患者 80% 有程度不等的血压增高,少数可发生恶性高血压,长期血压升高可使心室肥厚、心律失常和心功能不全,严重者可出现脑出血。此外,高血压可使残存肾单位进一步减少,残存肾功能进一步减退,血压持续升高,形成恶性循环。

(2)心力衰竭:是常见死亡原因之一。常规处理疗效较差,透析常有较好效果。其原因与钠、水潴留、高血压、贫血、心包炎、尿毒症心肌病、甲状旁腺功能亢进、电解质紊乱等有关。可出现心悸、气促、端坐呼吸、颈静脉怒张、肺水肿等表现。

(3)动脉粥样硬化:可表现为冠状动脉、脑动脉及全身动脉粥样硬化,是影响慢性肾衰竭患者存活的主要因素之一。高血压、糖和脂类物质代谢异常等是尿毒症时动脉粥样硬化的主要危险因素。

(4)其他:慢性肾衰竭晚期也常并发心包炎、心肌炎和心律失常,与容量负荷过重、尿毒症毒素蓄积、高血压、贫血、甲状旁腺功能亢进、高龄、电解质紊乱、感染和炎症等因素密切相关。

2. 呼吸系统 酸中毒时呼吸深长；若充血性心力衰竭可发生肺水肿；尿毒症毒素使肺泡毛细血管渗透性增加，可引起尿毒症肺炎，表现为肺水肿，肺部 X 线检查出现"蝴蝶翼"征，透析可迅速改善上述症状；也可出现单侧或双侧胸膜炎，胸腔积液呈漏出性或血性，表现为呼吸困难、肺活量减少、肺功能减退，以及容易并发肺部感染。

3. 血液系统 几乎所有慢性肾衰竭患者均有不同程度贫血表现，红细胞形态属正细胞性贫血。肾衰竭贫血的原因有肾产生 EPO 减少，造血原料铁、叶酸等缺乏，红细胞生存时间缩短，尿毒症毒素对骨髓的抑制等。表现为眼睑、皮肤苍白、乏力、食欲低下和头晕等。慢性肾衰竭晚期患者也存在白细胞趋化能力和吞噬能力受损，易并发感染，存在血小板功能降低和凝血、纤溶系统异常，出现凝血机制异常。

4. 消化系统 为疾病最早、最突出的表现，常有食欲缺乏、恶心、呕吐，晚期口中有尿臭味，上消化道溃疡、炎症及消化道出血等多见。胃肠道症状主要由尿素等代谢产物对黏膜刺激所致，另外，多肽类激素增高和代谢障碍所致消化道黏膜屏障功能减退、低钠血症、代谢性酸中毒和中枢神经系统受损也可能有关。

5. 神经系统 中枢神经系统早期症状可有失眠、注意力不集中、记忆力减退等，尿毒症时可有反应淡漠、谵妄、惊厥、幻觉、昏迷、精神异常等，甚至发展为嗜睡和昏迷，称为"尿毒症脑病"。初次透析患者可能发生透析失衡综合征，出现恶心、呕吐、头痛、惊厥等，主要由于血透后细胞内外液渗透压失衡和脑水肿、颅内压增高所致。周围神经系统病变常见下肢疼痛、灼热和痛觉过敏，以夜间为主，运动后可消失，称为不宁腿综合征。

6. 运动系统 肾衰竭终末期患者可出现肌病，产生肌无力和肌萎缩，近端肌肉更易受累，发展比较缓慢。其发生与尿毒症毒素潴留和营养因素有关。此外，慢性肾衰竭也可伴有多发性肌炎等其他肌病。

7. 皮肤表现 皮肤瘙痒最常见，而且普通血液透析常不能改善。由于贫血、尿色素沉着于皮肤、再加上面部有些水肿而形成，患者面部肤色苍白或萎黄，有轻度水肿感，称为"尿毒症面容"。

8. 内分泌失调 主要表现有：①肾脏本身内分泌功能紊乱：如 $1,25(OH)_2$ 维生素 D_3、红细胞生成素不足和肾内肾素-血管紧张素 II 过多；②下丘脑-垂体内分泌功能紊乱：如泌乳素、促黑色素激素、促黄体生成激素、促卵泡激素、促肾上腺皮质激素等水平增高；③外周内分泌腺功能紊乱：大多数患者均有血 PTH 升高，部分患者（大约 1/4）有轻度甲状腺素水平降低；以及胰岛素受体障碍、性腺功能减退等。

9. 矿物质骨代谢异常 肾性骨营养不良（即肾性骨病）相当常见，其诱发基础是钙磷代谢紊乱和继发性甲状旁腺功能亢进症。其分为两类：①低转化性骨病：早期表现为骨软化症，后期发展为无动力性骨病；②高转化性骨病：表现为纤维囊性骨炎，伴骨质疏松和骨硬化。在透析前患者中骨骼 X 线发现异常者约 35%，但出现骨痛、行走不便和自发性骨折相当少见（少于 10%）。而骨活体组织检查（骨活检）约 90% 可发现异常，故早期诊断要靠骨活检。肾性骨营养不良和钙磷代谢紊乱又称为慢性肾脏病的矿物质和骨代谢异常（CKD-MBD）。

10. 其他 ①糖代谢异常：患者空腹血糖正常或轻度升高，糖耐量可减低，通常不需处理，可能是由于尿毒症毒素使外周组织对胰岛素的应答受损，因而糖利用率下降。②高尿酸血症：因肾衰竭时肾脏清除尿酸减退，可有持续性高尿酸血症，但发生痛风性关节炎者少见。③脂代谢异常：由于脂解酶活力的下降，尿毒症患者常有高甘油三酯血症，而总胆固醇一般正常。

四、实验室及其他检查

(一) 血常规

血红蛋白一般在 110g/L 以下,多数仅有 60~90g/L,多为正细胞、正色素性贫血;白细胞、血小板计数多正常,但血小板功能减退。

(二) 尿液

1. 早期尿量一般正常,随着肾功能下降出现夜尿增多,晚期尿量减少,多在 1 000ml/d 以下,甚至无尿。

2. 当出现肾小管功能异常时尿渗透压和尿比重降低,多数晨尿渗透压在 450mOsm/kg 以下,尿比重在 1.018 以下。

3. 尿液分析 不同基础疾病可伴有蛋白尿、红细胞、白细胞、上皮细胞和颗粒管型,如能发现粗而短、均质性、边缘有裂口的蜡样管型,助于慢性肾衰竭的诊断。

(三) 肾功能

血尿素氮、血清肌酐升高,胱抑素 C 升高。由于血尿素氮受发热、甲亢、高蛋白饮食及消化道出血等多种因素的影响,因此,临床上一般根据血清肌酐水平和内生肌酐清除率来评估患者的肾功能。目前国内多采用 MDRD 简化公式和 CKD-EPI 公式计算 GFR。胱抑素 C 是一种检测肾功能的新指标,逐渐受到临床重视。

(四) 电解质

血钙偏低,常在 2mmol/L 左右;血磷多高于 1.7mmol/L;血钾、血钠随病情而变化。

(五) 影像学检查

多数慢性肾衰竭患者肾脏体积缩小,少部分继发性肾病患者肾脏大小正常或增大。

五、诊断

患者血清肌酐、尿素氮明显升高,若有慢性肾脏疾病或可引起肾损害的疾病,如慢性肾小球肾炎、糖尿病、高血压、系统性红斑狼疮和痛风等病史,伴贫血、尿毒症面容、高磷血症、低钙血症、血 PTH 水平升高、双肾缩小,慢性肾衰竭诊断通常不难。

在明确诊断后,还必须注意以下 3 点:①努力查出引起慢性肾衰竭的基础疾病,因有一些基础疾病可能仍有治疗价值,若需要时可做肾活检;②寻找包括血容量不足、感染、尿路梗阻、肾毒性药物、急性应激状态、高血压、心力衰竭和严重心律失常等促使肾衰竭恶化的因素,予以纠正;③应明确肾衰竭分期。

既往我国学者根据肾功能损害的程度将 CRF 分为以下四个阶段(表 5-5-1):①肾功能不全代偿期;②肾功能不全失代偿期(氮质血症期);③肾衰竭期(尿毒症前期);④尿毒症期。

表 5-5-1 慢性肾衰竭分期及特点

CRF 分期	肌酐清除率(Ccr)(ml/min)	血清肌酐(Scr)(μmol/L)	临床表现
肾功能代偿期	>50	<133	一般无症状
肾功能失代偿期	25~50	133~221	可有轻度贫血、乏力、夜尿增多,无明显尿毒症的症状
肾衰竭期	10~25	221~442	明显消化道症状、贫血和轻度代谢性酸中毒等
尿毒症期	<10	≥442	各种尿毒症症状:如明显贫血、神经系统症状、电解质和酸碱平衡紊乱等

1999 年美国肾脏病基金会（NKF）KDOQI 专家组提出了新的慢性肾脏病（CKD）定义及分期方法（表 5-5-2）。KDOQI 指南对于 CKD 的定义为肾脏损害（包括结构或功能）和／或肾小球滤过率（glomerular filtration rate，GFR）下降至小于 60ml/min，持续 3 个月。根据GFR 水平将 CKD 分为 5 期。

表 5-5-2　KDOQI 专家组对 CKD 分期方法的建议

分期 （CKD）	特征	GFR 水平 [ml/(min·1.73m²)]	防治目标 - 措施
1	肾损害伴 GFR 正常或升高	≥90	CKD 诊治；缓解症状；延缓 CKD 进展
2	肾损害伴 GFR 轻度降低	60~89	评估、延缓 CKD 进展；降低 CVD 患病危险
3	GFR 中度降低	30~59	减慢延缓 CKD 进展；评估、治疗并发症
4	GFR 重度降低	15~29	综合治疗；透析前准备
5	ESRD（终末期肾病）	<15 或肾替代治疗	如出现尿毒症，需及时替代治疗

注：CVD 表示心血管疾病（cardiovascular disease），CKD 表示慢性肾脏病（chronic kidney disease）。

2012 年改善全球肾脏病预后组织（Kidney Disease：Improving Global Outcomes，KDIGO）进一步根据病因、GFR、白蛋白水平对 CKD 进行分期（表 5-5-3、表 5-5-4）。将 CKD3 期进一步分为 3a 和 3b 期；根据尿微量白蛋白排泄率（AER）或尿白蛋白肌酐比（ACR）将 CKD 分为 A1、A2 和 A3 期。

表 5-5-3　KDIGO 指南 CKD 分期方法

分期 （CKD）		特征	GFR 水平 [ml/(min·1.73m²)]
G1		肾损害伴 GFR 正常或升高	≥90
G2		肾损害伴 GFR 轻度降低	60~89
G3	3a	GFR 中度降低	45~59
	3b	GFR 中重度降低	30~44
G4		GFR 重度降低	15~29
G5		ESRD（终末期肾病）	<15 或肾替代治疗

表 5-5-4　KDIGO 指南基于白蛋白水平的 CKD 分期

分期	特征	ACR（mg/g）	AER（mg/24h）
A1	正常	<30	<30
A2	高（微量白蛋白尿）	30~300	30~300
A3	极高（大量白蛋白尿和肾病范围白蛋白尿）	>300	>300

六、鉴别诊断

（一）肾前性氮质血症

在有效血容量补足 24~72 小时后肾前性氮质血症患者肾功能即可恢复，而 CRF 则肾功能难以恢复。

（二）急性肾损伤

往往根据患者的病史即可做出鉴别。在患者病史欠详时，可借助于影像学检查（如B超、CT等）或肾图检查结果进行分析，如双肾明显缩小，或肾图提示慢性病变，则支持CRF的诊断。

（三）慢性肾衰竭伴发AKI

如果慢性肾衰竭较轻，而AKI相对突出，且其病程发展符合AKI演变过程，则可称为"慢性肾衰竭合并AKI"。如慢性肾衰竭本身已相对较重，或其病程加重过程未能反映AKI演变特点，则称为"慢性肾衰竭急性加重"。

七、病情评估

慢性肾衰竭通常是进行性的肾功能损害，随着肾功能的逐渐减退，最终演变为尿毒症。慢性肾衰竭的进展速度与原发病有关，并常受到加重因素的影响，而出现肾功能的急剧恶化。积极治疗原发病，控制诱因，保护残余肾单位，有助于延缓肾功能的恶化。晚期尿毒症则需配合透析治疗，或选择肾移植。

八、治疗

慢性肾衰竭西医的治疗方法包括非替代疗法（保守治疗）和替代疗法：非替代疗法包括原发病和加重因素的治疗、低蛋白饮食配合营养疗法、并发症的治疗等；终末期肾衰竭的治疗除上述措施外，其主要有效治疗方法为肾脏替代疗法，包括透析和肾移植。其治疗的主要目的是延缓肾功能进展、推迟肾脏替代治疗、防治并发症和提高患者的生活质量。

（一）原发病和慢性肾衰竭加重因素的治疗

及时有效治疗原发病和去除加重因素是慢性肾衰竭防治的关键，即使已经透析的患者，合理纠正诱发因素亦能使病情减轻或趋于稳定。

1. **原发病的治疗** 原发病有些是可以经积极的治疗后得到逆转的，如狼疮性肾炎、结节性多动脉炎、过敏性血管炎、肾结核、镇痛药肾损害以及新近几个月发生的尿路梗阻等，当其病变活动时，可引起或加重肾衰竭的发展。如狼疮活动时可引起肾的明显损害而发生尿毒症，但在透析治疗的辅助下，及时给予激素和细胞毒药物治疗，可获得显著效果。

2. **严格控制血压** K/DOQI高血压治疗指南中建议CKD1~4期患者的血压靶目标为<130/80mmHg，蛋白尿>1g/d时或糖尿病者血压靶目标应为125/75mmHg以下；CKD5期可适当放宽至血压<140/90mmHg。KDIGO指南推荐个体化治疗，应根据患者的年龄、脉压、是否合并心血管疾病和其他并发症等个体化情况确定患者的血压靶目标和治疗药物。并根据尿白蛋白水平确定CKD的血压目标：尿白蛋白肌酐比值<30mg/g，血压应≤140/90mmHg；尿蛋白肌酐比值≥30mg/g，血压应≤130/80mmHg。降压措施包括生活方式的调整（低盐饮食）和降压药物的使用。推荐的药物：血管紧张素转换酶抑制剂（ACEI）或血管紧张素Ⅱ受体拮抗剂（ARB）为一线用药，且在蛋白尿>0.5g/d的患者中受益更多。当Scr<265μmol/L（3mg/dl）时，可应用ACEI/ARB药物，但宜选用经肾和肝排泄的药物，根据肾功能适当减量，避免药物在体内蓄积；当Scr>265μmol/L（3mg/dl）时，是否选用ACEI/ARB药物仍存在争议，需预防高钾血症。为了有效降压，除了ACEI/ARB药物，可适当联合利尿剂、钙通道阻滞药、β受体拮抗药和α受体阻滞药。

3. **严格控制血糖** 目前基本达成共识，严格的血糖控制可以减缓糖尿病肾病的发展；一般认为糖尿病肾病的糖化血红蛋白（HbA1c）应尽量控制在7.0%以下。

4. **降脂治疗** 目前研究表明，他汀类在治疗肾小球滤过率中度下降尤其是伴有蛋白尿的患者中具有减慢肾功能损伤进展的作用,对心血管事件的发生及病死率均有不同程度的降低作用。

(二) 低蛋白饮食配合营养疗法

低蛋白饮食的作用包括:①减少蛋白尿排泄,延缓慢性肾衰竭的进程;②改善蛋白质代谢,减轻氮质血症;③改善代谢性酸中毒;④减轻胰岛素抵抗;⑤改善脂代谢;⑥减轻继发性甲状旁腺功能亢进;⑦限制了脂肪、磷、钾的摄入。因此,低蛋白饮食可以有效延缓慢性肾衰竭的进展。

1. 低蛋白饮食 减少摄入蛋白质能使血尿素氮(BUN)水平下降,改善病情。除透析治疗的患者外,根据肾功能损害程度,一般认为 GFR1~2 期时,蛋白质摄入限制 0.6~0.8g/(kg·d);CKD3~4 期时,应控制蛋白质在 0.3~0.6g/(kg·d) 或 0.3g/(kg·d)。饮食蛋白质应为富含必需氨基酸的优质蛋白,动物蛋白的摄入占 50%~60%。

2. 充足热量的摄入 足量的碳水化合物和脂肪,食物应富含 B 族维生素、维生素 C 和叶酸。对于 60 岁以下的患者,热量至少需要 35kcal/(kg·d),对于 60 岁或以上的患者,热量至少需要 30~35kcal/(kg·d),避免摄入的蛋白质被分解利用,减少体内蛋白的消耗。

3. 必需氨基酸的应用 对于蛋白质摄入量在 0.6g/(kg·d) 以下的患者,应在限制蛋白饮食及给予足够热量的基础上,使用必需氨基酸(如 α- 酮酸)。A- 酮酸制剂的作用机制包括:将代谢废物中的氮生成必需氨基酸,减轻氮质血症;含有钙盐,有助于纠正钙磷代谢紊乱,减轻继发性甲旁亢;改善营养状况。

(三) 调节水、钠平衡

一般来说,慢性肾衰竭患者每日入水量为前日尿量加 500ml,如多汗或发热等可酌情增加,补液应以口服为主,避免补液过多过快,如有明显水、钠潴留,可使用襻利尿剂,如呋塞米。慢性肾衰竭患者钠盐的摄入量常根据患者血压、水肿和 24 小时尿量进行调整,多数患者每日食盐量应控制在 3g 左右。

(四) 调节钾平衡

高钾血症是慢性肾衰竭的常见并发症,必须及时予以积极处理。

1. 促使钾向细胞内转移 ①葡萄糖与胰岛素:可用胰岛素加入 5%~10% 葡萄糖静脉滴注促进钾离子向细胞内转运[胰岛素(U)与葡萄糖(g)的比例是 1:(3~4)];②碳酸氢钠:伴有严重代谢性酸中毒的患者可给予碳酸氢钠治疗。

2. 促进钾的清除 ①利尿剂:一般来说,尿量多于 600ml 的患者不容易发生高钾血症,晚期慢性肾衰竭患者往往伴有少尿或者无尿,提示利尿剂在慢性肾功能不全的患者排钾效果作用可能减轻;②阳离子交换树脂:通过口服阳离子交换树脂,经肠道排钾;③透析:透析是降低血钾最快和最有效的方法;必须指出高钾血症患者,经过处理后即使血钾已经正常,但仍应警惕再次发生高钾血症的可能,故应注意及时复查血钾。

3. 停用能够引起高钾的药物 如 RAAS 系统抑制剂 ACEI、ARB 和醛固酮等。

(五) 矿物质和骨代谢异常的防治

钙磷代谢紊乱及骨病是慢性肾功能不全尤其是透析患者的重要并发症之一。慢性肾衰竭患者常出现低血钙、高血磷,继发性甲状旁腺功能亢进,进而导致肾性骨营养不良。

对于高磷血症者,应限制磷的摄入量(<800mg/d),当 GFR<30ml/min 时,可同时给予磷结合剂口服。磷结合剂的宜餐中服用,以更好地发挥结合磷的作用。对于高血钙的患者宜选用不含钙的磷结合剂如司维拉姆(Sevelamer)、碳酸镧。同时,对于透析患者,应增加透析频率或延长透析时间。

当患者血清总钙低于实验室正常值低限(2.1mmol/L)且伴有以下情况的,需要接受补钙治疗：感觉异常、Chvostek 征、Trousseau 征、支气管痉挛、喉痉挛、手足抽搐和 / 或癫痫发作、血浆中甲状旁腺激素（iPTH）水平高于慢性肾脏病分期的目标范围（3 期：35~70pg/ml，4 期：70~110pg/ml，5 期：150~300pg/ml），补钙的方式主要是口服钙盐或 / 和活性维生素 D，但每日总钙摄入量应低于 2 000mg，用药过程仍需监测血钙浓度、PHT 水平。

继发性甲状旁腺功能亢进的治疗目标是抑制甲状旁腺激素的合成、分泌，并抑制甲状旁腺腺体的增生。一般用活性维生素 D 治疗，主要有两种疗法：①小剂量疗法：小剂量口服活性维生素 D 适用于轻中度的甲旁亢患者或中重度患者维持治疗阶段，每日口服 0.25~0.5μg，根据钙、磷、iPTH 水平调整。②大剂量间歇疗法（冲击疗法）：大剂量活性维生素 D 适用于中重度甲旁亢患者，当 PTH 300~500pg/ml 时，每次 1~2μg，每周 2 次；当 PTH 500~1 000pg/ml 时，每次 2~4μg，每周 2 次；当 PTH>1 000pg/ml 时，每次 4~6μg，每周 2 次治疗 4~8 周后，当 PTH 降到目标范围时，剂量减少 25%~50%，并根据 PTH 水平调整剂量以最小剂量维持在目标范围内。另外，如药物控制不理想，也可采用手术行甲状旁腺次全切除术或甲状旁腺全切加自体移植术。

（六）纠正代谢性酸中毒

慢性肾衰竭患者常伴有代谢性酸中毒，多数需要补充碳酸氢钠，一般为 3~6g/d，分 3 次口服。如患者二氧化碳结合力低于 15mmol/L，出现昏迷或深大呼吸等严重代谢性酸中毒时，应静脉补碱，治疗过程中注意防止低钙、低钾和高钠血症；仍不能纠正者，应及时透析治疗。

（七）贫血的治疗

目前主要使用重组 EPO 治疗，提倡小剂量皮下给药及个体化用药，同时给予补充铁剂，目前对于血透患者推荐血清铁蛋白（SF）>200ng/ml，且转铁饱和度（TSAT）>20%，有助于减少红细胞生成刺激素的用量；而非透析 CKD 和腹膜透析患者 SF>100ng/ml，TSAT>20%。建议血红蛋白控制在 110~120g/L，不建议维持在 130g/L。

（八）心力衰竭的治疗

治疗方法与一般心力衰竭的治疗相同，但疗效常不佳。慢性肾衰竭并发心力衰竭常伴有贫血及电解质紊乱和酸碱平衡失调，特别应注意清除钠、水潴留，可使用较大剂量呋塞米，需要时做透析、超滤。

（九）心包炎的治疗

最基本的治疗是加强透析，无效时可应用糖皮质激素。若透析过程中出现心包炎表现，应考虑是否存在透析不充分、并发结核、感染等因素。如出现心包压塞征象时，应紧急做心包穿刺或心包切开引流。

（十）控制感染

慢性肾衰竭患者常有皮肤和黏膜屏障的缺陷，病原菌容易入侵。原则上应在药物敏感试验下选择有效、肾毒性最小的抗生素。避免肾代谢障碍引起的药物蓄积和毒副作用。

（十一）替代疗法

替代疗法包括维持性血液透析、维持性腹膜透析及肾移植。当肾衰竭进展至一定程度时，需要进行肾脏替代疗法才能维持机体内环境的稳定，改善临床症状，提高患者生活质量。目前，对肾脏替代疗法的时机选择尚缺乏基于循证医学证据的临床指南，K/DOQI 指南建议当 GFR 下降到 10ml/（min·1.73m²）时应当开始透析，但如果患者无明显水肿，无营养不良，无尿毒症临床症状和体征，过早地实施透析治疗可能不必要；另外，如患者出现严重高钾血症（血钾 ≥ 6.5mmol/L），严重代谢性酸中毒（二氧化碳结合力 ≤ 10mmol/L 或 pH 值<7.2），急性左心力衰竭、尿毒症脑病、尿毒症心包炎、急性肺水肿等，都是透析的指征。

笔记栏

九、预防

慢性肾衰竭是一个慢性进展性疾病,平时注意生活、饮食及精神方面的调摄,做到未病先防、既病防变,早期发现,早期治疗,延缓肾衰竭进展。①对高危人群(老年人、高血压患者、糖尿病患者、自身免疫性疾病患者、肾病家族史患者、急性肾脏病患者、乙肝病毒感染患者、长期服用肾毒性药物患者)进行筛查,做好一级预防,同时戒烟、减少酒精摄入,控制体重、适当进行体育锻炼或体力活动;②对于已经发现的慢性肾衰竭患者,要做好二级预防,控制加重因素,如控制高血压、高血糖、高血脂、蛋白尿,优质低蛋白饮食,预防并发症的发生,延缓进入透析期的时间;③对于存在并发症患者,要积极给予纠正,如贫血、钙磷代谢紊乱、肾性骨病、代谢性酸中毒等,提高患者生活质量,降低病死率。

附录 血液净化和人工替代治疗

附:血液净化与人工替代治疗

替代疗法包括维持性血液透析、维持性腹膜透析及肾移植。当肾衰竭进展至一定程度时,需要进行肾脏替代疗法才能维持机体内环境的稳定,改善临床症状,提高患者生活质量。

一、血液透析

(一) 原理与装置

血液透析(hemodialysis,HD)简称血透,主要替代肾脏对溶质(主要是小分子溶质)和液体的清除功能。其利用半透膜原理,通过溶质交换清除血液内的代谢废物、维持电解质和酸碱平衡,同时清除过多的液体。溶质清除主要依靠弥散,即溶质依半透膜两侧溶液浓度梯度差从浓度高的一侧向浓度低的一侧移动。溶质清除的另一种方式是对流,即依膜两侧压力梯度,水分和小于膜截留分子量的溶质从压力高侧向压力低侧移动。在普通血液透析中弥散起主要作用,血液滤过时对流起重要作用。

血液透析时,血液经血管通路进入体外循环,在蠕动泵(血泵)的推动下进入透析器(内含透析膜)与透析液发生溶质交换后再经血管通路回到体内。临床常用中空纤维透析器,由透析膜构成的平行中空纤维束组成,血液流经纤维束内腔,而透析液在纤维束外流动。目前临床采用的透析膜材料以改良纤维素膜和合成膜为主。成年患者所需透析膜的表面积通常在 $1.5{\sim}2.0m^2$ 以保证交换面积。

透析液多用碳酸氢盐缓冲液,并含有钠、钾、钙、镁、氯、葡萄糖等物质。钠离子通常保持在生理浓度,其余物质根据患者情况调整。糖尿病患者应使用生理糖浓度透析液。透析用水纯度对保证透析质量至关重要,借由水处理系统来控制。

(二) 血管通路

动静脉内瘘是目前最理想的永久性血管通路,包括自体血管和人造血管内瘘。常用自体动静脉内瘘选择桡动脉或肱动脉与头静脉或贵要静脉吻合,使前臂浅静脉"动脉化",血液流速可达 400ml/min,且便于穿刺。一般需在预计开始血液透析前至少 1~3 个月行内瘘成形术,以便于瘘管成熟、内瘘功能评价或修复,以确保有功能的内瘘用于血液透析。对于无法建立自体动静脉内瘘者可行人造血管内瘘,但血栓和感染发生率相对较高。

建立血管通路的另一途径是放置经皮双腔深静脉导管,按其类型、用途可分为临时导管和长期导管,分别应用于短期紧急使用及无法行内瘘手术或手术失败的长期血液透析患者。深静脉置管可选择颈内静脉、股静脉或锁骨下静脉。深静脉导管主要并发症为感染、血栓形成和静脉狭窄。

（三）适应证与治疗

1. **适应证** 急性肾损伤和慢性肾衰竭应适时开始血液透析治疗。血液透析还可用于急性药物或毒物中毒,药物或毒素分子量低于透析器膜截留分子量、水溶性高、表观容积小、蛋白结合率低、游离浓度高者(如乙醇、水杨酸类药物等)尤其适合血液透析治疗。此外,血液透析还可应用于难治性充血性心力衰竭和急性肺水肿的急救,严重水、电解质、酸碱平衡紊乱等。

2. **抗凝治疗** 血液透析时需合理使用抗凝治疗以防止透析器和血液管路中凝血。最常用的抗凝剂是肝素,一般首剂量 0.3~0.5mg/kg,每小时追加 5~10mg,需根据患者凝血状态进行个体化调整。存在活动性出血或明显出血倾向时,可选择小剂量肝素化、局部枸橼酸抗凝或无抗凝剂方式。

3. **透析剂量和充分性** 血液透析一般每周 3 次,每次 4~6 小时,需调整透析剂量以达到透析充分。透析不充分是引发各种并发症和导致长期透析患者死亡的常见原因。目前临床所用的透析充分性概念以蛋白质代谢为核心,尿素清除指数(Kt/V)是最常用的量化指标,其中 K 代表透析器尿素清除率,t 代表单次透析时间,V 为尿素分布容积[约等于干体重(透析后体内过多液体全部或大部分被清除后的患者体重)的 0.57]。Kt 乘积即尿素清除容积,除以 V 则表示在该次透析中透析器清除尿素容积占体内尿素分布容积的比例,因此 Kt/V 可看作是透析剂量的一个指标,以 1.2~1.4 较为理想。

（四）并发症

1. **透析失衡综合征** 血液透析中血尿素氮等溶质清除过快,细胞内、外液间渗透压失衡,引起颅内压增加和脑水肿所致,多见于首次透析、透析前血清肌酐和尿素水平很高、透析效率过高等情况,多发生于透析中或透析后早期。表现为恶心、呕吐、烦躁、头痛,严重者出现惊厥、意识障碍、昏迷、甚至死亡。对首次透析患者宜采用低效透析(如减慢血液流速、缩短透析时间、采用面积较小的透析器等)以预防。

2. **低血压** 原因包括超滤过多过快、有效血容量不足、自主神经病变、服用降压药、透析中进食、心律失常、心包积液、败血症、心肌缺血、透析膜反应等。应积极寻找病因,控制透析间期体重增长、调整降压药、补充容量等。

3. **血栓** 对于人工血管或深静脉导管透析,需长期抗凝,可选择低分子量肝素或吲哚布芬。血液透析常见并发症还有空气栓塞、痛性肌痉挛、透析器首次使用综合征、发热、心律失常、低血糖、出血和急性溶血等。

（五）连续性肾脏替代治疗

连续性肾脏替代治疗(CRRT)是持续、缓慢清除溶质和水分的血液净化治疗技术的总称。传统上需 24 小时维持治疗,可根据患者病情适当调整治疗时间。

CRRT 相对普通血液透析具有如下特点:①对血流动力学影响小,血液渗透压变化小;②可持续清除溶质和水分,维持内环境稳定,并为肠内、外营养创造条件;③以对流清除为主,中、小分子物质同时清除;④可实现床旁治疗与急救。因此 CRRT 不仅限于肾脏功能替代,更成为各种危重症救治的重要器官支持措施。适应证包括:重症急性肾损伤和慢性肾衰竭(如合并急性肺水肿、脑水肿、血流动力学不稳定、高分解代谢等)、多器官衰竭、脓毒症、心肺体外循环、急性呼吸窘迫综合征、充血性心力衰竭、急性重症胰腺炎、药物或毒物中毒、挤压综合征等。

二、腹膜透析

（一）原理与装置

腹膜透析(peritoneal dialysis,PD)简称腹透,利用患者自身腹膜为半透膜,通过向腹腔内灌注透析液,实现血液与透析液之间溶质交换以清除血液内的代谢废物、维持电解质和酸碱平衡,同时清除过多的液体。腹膜对溶质的转运主要通过弥散,对水分的清除主要通过超滤。溶质清除效率与毛细血管和腹腔之间的浓度梯度、透析液交换量、腹膜透析液停留时间、腹膜面积、腹膜特性、溶质分子量等相关。水分清除效率主要与腹膜对水的通透性、腹膜面积、跨膜压渗透梯度等有关。

腹膜透析装置主要由腹膜透析管、连接系统、腹膜透析液组成。腹膜透析管是腹膜透析液进出腹腔的通路,需手术植入,导管末端最佳位置是膀胱(子宫)直肠窝,因此处为腹腔最低位,且大网膜较少,不易被包绕。腹膜透析管外段通过连接系统连接腹膜透析液。腹膜透析液有渗透剂、缓冲液、电解质3种组分。葡萄糖是目前临床最常用的渗透剂,浓度有1.5%、2.5%、4.25%三种,浓度越高则超滤作用越大,相同时间内清除水分越多,临床上需根据患者液体潴留程度选择相应浓度腹膜透析液。新型腹膜透析液利用葡聚糖、氨基酸等作为渗透剂。

(二) 适应证与治疗

1. 适应证 急性肾损伤和慢性肾衰竭应适时开始腹膜透析治疗,因腹膜透析无需特殊设备、对血流动力学影响小、对残余肾功能影响较小、无需抗凝等优势,对某些慢性肾衰竭患者可优先考虑腹膜透析,如婴幼儿、儿童,心血管状态不稳定,明显出血或出血倾向,血管条件不佳或反复动静脉造瘘失败,残余肾功能较好,血液透析就诊不便等。对于某些中毒性疾病、充血性心衰等,如无血液透析条件,也可考虑腹膜透析。但存在腹膜广泛粘连、腹壁病变影响置管、严重腹膜缺损者,不宜选择腹膜透析。

2. 腹膜透析疗法 多采用持续非卧床腹膜透析(continuous ambulatory peritoneal dialysis,CAPD),剂量为每天6~10L,白天交换3~4次,每次留腹4~6小时;夜间交换1次,留腹10~12小时。需个体化调整处方,以实现最佳的溶质清除和液体平衡,并尽可能保护残余肾功能。

3. 腹膜转运功能评估 采用腹膜平衡试验(peritoneal equilibration test,PET)评估。腹膜转运功能分为高转运、高平均转运、低平均转运、低转运4种类型。高转运者往往溶质清除较好,但超滤困难,容易出现容量负荷过多,低转运者反之。对高转运者,可缩短留腹时间以保证超滤;对低转运者可适当增加透析剂量以增加溶质清除。

4. 透析充分性评估 CAPD每周尿素清除指数(Kt/V)≥1.7,每周肌酐清除率(Ccr)≥50L/1.73m²,且患者无毒素蓄积或容量潴留症状,营养状况良好为透析充分。

(三) 并发症

1. 腹膜透析管功能不良 常见腹膜透析管移位、腹膜透析管堵塞等。可采用尿激酶、增加活动、使用轻泻剂以保持大便通畅等,如无效需手术复位或重新置管。

2. 感染 腹膜透析相关感染包括腹膜透析相关性腹膜炎、出口处感染和隧道感染,是腹膜透析最常见的急性并发症,也是造成技术失败和患者死亡的主要原因之一。

腹膜透析相关腹膜炎的诊断标准为:①腹痛、腹膜透析液浑浊,伴或不伴发热;②透出液白细胞计数>100/mm³,且中性粒细胞占50%以上;③透出液培养有病原微生物生长(3项中符合2项或以上)。腹膜炎一旦诊断明确,需立即抗感染治疗。经验抗生素选择需覆盖革兰氏阳性菌和阴性菌(如第一代头孢菌素或万古霉素联合氨基糖苷类或第三代头孢菌素),腹腔内给药,及时根据药敏试验结果调整抗生素。疗程至少2周,重症或特殊感染需3周或更长。如敏感抗生素治疗5天仍无改善者,需考虑拔除腹膜透析管。如真菌感染,需立即拔管。

出口处感染和隧道感染统称腹膜透析导管相关感染,表现为出口处出现脓性或血性分泌物,周围皮肤红斑、压痛或硬结,伴隧道感染时可有皮下隧道触痛。常见病原菌为金黄色葡萄球菌、表皮葡萄球菌、铜绿假单胞菌等,根据药敏试验结果使用抗生素,疗程2~3周。

3. 疝和腹膜透析液渗漏 腹膜透析患者由于大量腹膜透析液留置于腹腔,引起腹内压力升高,造成腹壁薄弱区形成疝。切口疝最常见,其次是腹股沟疝、脐疝等。对形成疝的患者,应减少腹膜透析液留腹量,或改为夜间透析,同时手术修补。

腹膜透析液渗漏也与腹腔压力增高有关,腹膜透析液通过导管置入处渗入腹壁疏松组织,或通过鞘状突进入阴囊、阴茎,引起生殖器水肿。或自膈肌薄弱区进入胸膜腔,导致胸腹瘘,常需改换为血液透析,如胸腔积液不消退需手术修补。

三、肾移植

肾移植是将来自供体的肾脏通过手术植入受者体内,从而恢复肾脏功能。成功的肾移植可全面恢复肾脏功能,相比于透析患者生活质量更佳、维持治疗费用更低、生存率更高,已成为终末期肾病患者首选治疗方式。目前肾移植手术已较为成熟,对其相关内科问题的管理是影响长期生存率的关键。

(一)肾移植供、受者评估

肾移植可由尸体供肾或活体供肾,后者肾移植的近、远期效果(人/肾存活)均更好,原因有:①供肾缺血时间短,移植肾延迟复功发生率低;②等待移植时间短,从而维持透析时间短;③移植时机可选择,受者术前状态可调整至最佳;④亲属活体供肾易获得理想的组织配型,术后排斥反应发生率较小。无论活体供肾还是尸体供肾,均需排除可能传播给受者的感染性疾病和恶性肿瘤,并详尽评估肾脏解剖和功能状态。

肾移植适用于各种原因导致的终末期肾病,但需术前全面评估受者状态,包括心肺功能、预期寿命,以及是否合并活动性感染(如病毒性肝炎、结核等)、新发或复发恶性肿瘤、活动性消化道溃疡、进展性代谢性疾病(如草酸盐沉积症)等情况。对其他脏器(如心、肺、肝、胰等)存在严重慢性功能障碍的患者可考虑行器官联合移植。

(二)免疫抑制治疗

肾移植受者需常规使用免疫抑制剂以抑制排斥反应。排斥反应发生机制复杂,单一免疫抑制剂无法完全防止或抑制免疫应答的各个机制,因此不同作用位点的免疫抑制剂常常联合使用。一方面作用互补,可有效抑制排斥反应;另一方面可以避免单一药物大剂量使用而导致不良反应增加。

肾移植免疫抑制治疗包括:①预防性用药:常采用以钙调磷酸酶抑制剂(环孢素或他克莫司)为主的二联或三联方案(联合小剂量糖皮质激素、吗替麦考酚酯、硫唑嘌呤、西罗莫司等)长期维持;②治疗或逆转排斥反应:常采用甲泼尼龙、抗胸腺细胞球蛋白(ATG)或抗淋巴细胞球蛋白(ALG)等冲击治疗;③诱导治疗:用于移植肾延迟复功、高危排斥、二次移植等患者,常采用ATG、抗CD25单克隆抗体等,继以环孢素或他克莫司为主的免疫抑制治疗。

(三)移植物排斥反应

是肾移植主要并发症,分为超急性、加速性、急性和慢性排斥反应。

1. 超急性排斥反应 由于术前受者体内存在针对供者的抗体。一般发生在移植肾血管开放后即刻或48小时内。病理表现肾小球毛细血管和微小动脉血栓形成,可致广泛肾皮质坏死。目前尚无有效治疗,可通过术前检测受者群体反应性抗体水平、供受者淋巴毒试验等进行预防。

2. 加速性排斥反应 机制未完全清楚,可能与受者体内存在针对供者抗体有关。常发生在移植术后24小时至7天内,表现为发热、高血压、血尿、移植肾肿胀伴压痛、肾功能快速减退。病理表现肾小球和间质小动脉病变为主,免疫组化可有肾小管周毛细血管补体 C4d 沉积。治疗上需加强免疫抑制治疗(如 ATG、ALG 等),结合丙种球蛋白、血浆置换去除抗体,但效果较差。

3. 急性排斥反应(acute rejection,AR) 是最常见的排斥反应,一般发生于肾移植术后 1~3 个月内,但术后任何时期均有可能发生。表现为尿量减少、移植肾肿胀、肾功能减退等。病理可分为 T 细胞介导的 AR 与抗体介导的 AR,肾活检尤为必要,一旦诊断应及时加强免疫抑制治疗,如甲泼尼龙冲击,T 细胞介导者可联合 ATG、ALG 等治疗,抗体介导者需联合丙种球蛋白、血浆置换去除抗体。

4. 慢性排斥反应 多发生在肾移植术后数月或数年,表现为肾功能进行性减退,常伴有蛋白尿、高血压等。发病机制上以体液免疫反应为主,受者体内存在抗供者特异性抗体。病理表现包括肾小球基底膜呈双轨征样改变、肾小管周毛细血管基底膜多层改变、间质纤维化 / 小管萎缩、动脉内膜纤维性增厚等,伴有肾小管周毛细血管 C4d 沉积。目前无特别有效疗法,可适当增加免疫抑制强度,对症处理高血压等。如有抗供者特异性抗体,可考虑丙种球蛋白、血浆置换去除抗体。

(四) 预后

肾移植受者术后 1 年生存率 95% 以上,5 年生存率 80% 以上,而 10 年生存率达 60% 左右,远高于维持血液透析或腹膜透析患者。其主要死亡原因为心血管并发症、感染和肿瘤等。

● (刘旭生)

复习思考题

1. 肾炎综合征的分类有哪些?
2. 肾脏疾病的治疗原则有哪些?
3. 慢性肾小球肾炎有哪些临床表现?
4. 简述肾病综合征的并发症。
5. 论述肾病综合征的药物治疗原则。
6. 简述急性肾盂肾炎的临床表现。
7. 简述急性膀胱炎的药物治疗。
8. 急性肾损伤的定义是什么?
9. 急性肾损伤的病因有哪些?
10. 慢性肾衰竭有哪些临床表现?
11. 慢性肾衰竭如何进行鉴别诊断?
12. 慢性肾衰竭的营养治疗包括什么?
13. 血液透析和腹膜透析的适应证是什么?

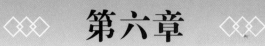

第六章

血液系统疾病

📝 **学习目标**

1. 掌握血液系统常见病、多发病的临床表现、相关检查手段、诊断和鉴别诊断以及治疗措施。

2. 熟悉血液系统疾病的分类,疾病的病因及发病机制。

3. 了解血液系统常见病、多发病的治疗进展。

第一节 总 论

血液系统是由血液和造血组织组成。血液是由血浆和其中的血细胞组成,血细胞主要包括白细胞、红细胞和血小板。人体主要的造血组织包括骨髓、胸腺、肝脏、脾脏和淋巴结。各种血液细胞和免疫细胞均起源于具有自我更新和多向分化的骨髓造血干细胞,在造血微环境(造血组织中的微血管系统、神经成分、网状细胞、基质和其他结缔组织)和造血调节因子(如促红细胞生成素、集落刺激因子、白介素、肿瘤坏死因子等)的共同作用下,维持体内造血功能的恒定。血液系统疾病是指原发或主要累及血液和造血器官的疾病,近年来,借助实验室检查、免疫学、遗传学和分子生物学的技术,血液系统疾病的诊断和治疗取得较大的进展。

一、血液系统疾病的分类

(一) 红细胞疾病

包括各类贫血和红细胞增多症等疾病。

(二) 粒细胞疾病

如白细胞减少和粒细胞缺乏症、中性粒细胞功能性疾病、嗜酸和嗜碱性粒细胞增多、类白血病反应等。

(三) 造血干细胞疾病

如再生障碍性贫血、阵发性睡眠性血红蛋白尿症、骨髓增生异常综合征、骨髓增殖性肿瘤和急性髓系白血病等。

(四) 淋巴细胞和浆细胞疾病

如各类淋巴瘤,急、慢性淋巴细胞白血病,嗜血细胞性淋巴组织细胞增多症,多发性骨髓瘤等。

(五) 出血性及血栓性疾病

如血管性紫癜、血小板减少性紫癜(免疫性血小板减少症)、凝血功能异常疾病、弥散性

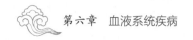

血管内凝血及血栓性疾病等。

（六）单核细胞和巨噬细胞疾病

如炎症性组织细胞增多症、恶性组织细胞病（噬血细胞综合征）等。

二、血液系统疾病的诊断方法

（一）病史采集与体格检查

血液系统疾病的症状与体征多种多样，详细的病史采集和体格检查可以获得疾病诊断的重要线索。如临床出现贫血，同时伴有黄疸和脾大提示有溶血的发生；反复感染不易控制，应该注意白细胞减少和粒细胞缺乏症；皮肤出血、牙龈出血或月经过多常常为出血性疾病的首发表现；还需了解患者的饮食习惯、服药情况、毒物接触史、月经生育史、家族史等。在全面体格检查的同时，要重点注意皮肤黏膜颜色、有无黄疸、出血、结节；胸骨有无压痛；肝、脾及淋巴结是否肿大、腹部有无肿块等。

（二）实验室检查

实验室检查是血液系统疾病诊断的重要部分。正确的血细胞计数、血红蛋白测定和血涂片细胞形态学的观察是基本的诊断方法。骨髓穿刺涂片检查及骨髓活检病理是血液病诊断的主要方法，对白血病、骨髓增生异常综合征、骨髓瘤等疾病具有确诊价值；细胞化学染色可以将细胞内的核酸、糖原、脂类、酶等细胞成分进行染色，协助确定细胞性质；流式细胞仪或免疫酶标法检测细胞表型；染色体畸变和分带检查、免疫荧光原位杂交（FISH）、PCR 检测融合基因等可以协助分型诊断；淋巴结及相关组织的病理活检是诊断淋巴瘤的重要依据。

其他实验室检查包括：①血清铁、总铁结合力、铁蛋白是诊断缺铁性贫血和慢性病贫血的重要指标；②血清维生素 B_{12} 和叶酸测定判断是否巨幼细胞性贫血；③酸溶血、尿含铁血黄素实验、抗人球蛋白试验、红细胞酶的测定诊断红细胞酶缺陷（如葡萄糖 6 磷酸脱氢酶）等相关检测可以明确溶血的原因；④凝血功能、凝血因子测定可以诊断出凝血疾病；⑤造血细胞的培养与检测技术。

影像学的诊断如 CT、核磁（MRI）、放射性核素扫描和正电子发射计算机断层显像（PET/CT）等，对血液病都有其相应的诊断和评估价值。

三、血液系统疾病的治疗

（一）去除病因

针对具体的病因进行治疗。

（二）维持正常血液成分和功能

1. 补充造血原料　如补充维生素 B_{12} 和叶酸治疗巨幼红细胞贫血；补充铁剂治疗缺铁性贫血。

2. 刺激造血　如应用雄激素治疗再生障碍性贫血；促红细胞生成素（EPO）治疗肾性贫血和骨髓增生异常综合征等；粒细胞集落刺激因子（G-CSF）和促血小板生成素（TPO）促进白细胞和血小板生成等。

3. 成分输血及抗生素的应用　重度贫血或失血时输注红细胞，血小板减少伴有出血风险时输注血小板，血友病等补充凝血因子；白细胞减少伴感染时予以抗感染药物。

4. 脾切除　去除体内最大的单核 - 巨噬细胞系统器官，减少血细胞的破坏与潴留，延长血细胞寿命。

（三）去除异常血液成分和抑制异常功能

1. 化疗和放疗　使用不同细胞周期化疗药物和电离辐射杀灭肿瘤细胞。

2. 诱导分化治疗　如全反式维 A 酸、三氧化二砷能够诱导急性早幼粒细胞白血病（M3）细胞凋亡或使其分化成正常成熟的粒细胞,是特异性去除白血病细胞的新方法。

3. 血液成分单采　通过血细胞分离器选择性地去除血液中某一成分,可用于治疗骨髓增殖性肿瘤、白血病高白细胞状态等;血浆置换术可治疗巨球蛋白血症和血栓性血小板减少性紫癜等。

4. 免疫抑制　使用糖皮质激素、环孢菌素和抗淋巴 / 胸腺细胞球蛋白等,减少淋巴细胞数量,抑制其功能以治疗自身免疫性溶血性贫血、再生障碍性贫血及异基因造血干细胞移植时发生的移植物抗宿主病等。血液肿瘤的许多化疗药物如环磷酰胺、甲氨蝶呤等也具有免疫抑制作用。

5. 抗凝及溶栓治疗　如采用肝素抗凝治疗弥散性血管内凝血的凝血因子再消耗,血小板过多时使用双嘧达莫防止血小板异常聚集。

（四）造血干细胞移植

去除异常的骨髓造血组织,植入健康匹配的造血干细胞,重建造血和免疫系统。是一种可能根治血液系统恶性肿瘤和遗传性疾病等的综合性治疗方法。包括自体造血干细胞移植、异基因造血干细胞移植、外周血干细胞、脐血干细胞移植、半相合造血干细胞移植等。

（五）其他

1. 靶向治疗　如酪氨酸酶抑制剂（TKI）治疗慢性髓系白血病;CD20 单克隆抗体利妥昔单抗治疗 B 细胞淋巴瘤;蛋白酶体抑制剂硼替佐米治疗多发性骨髓瘤等。靶向治疗突破了传统化疗药物的最大剂量限制,骨髓抑制副作用相对较轻,研究和应用前景十分广阔。

2. 表观遗传学抑制　如组蛋白去乙酰化酶（HDAC）抑制剂治疗外周 T 细胞淋巴瘤,去甲基化药物治疗骨髓增生异常综合征。

3. 免疫治疗　嵌合抗原受体 T（CAR-T）细胞免疫治疗、免疫调节剂、PD-1、PD-L1 抑制剂在白血病、淋巴瘤、骨髓瘤的治疗中作用日益显著。

总之,不同的血液疾病选择恰当的方法明确诊断是非常重要的环节,选择相应的治疗方案改善疾病的状态,延长生命和改善生活质量是最终的目的。

第二节　贫　血

概　述

贫血（anemia）是指外周循环血液中单位容积内血红蛋白（Hb）、红细胞数（RBC）和 / 或血细胞比容（HCT）低于相同年龄、性别和地区的正常标准。我国平原地区,成年男性 Hb<120g/L,成年女性（非妊娠）Hb<110g/L,孕妇 Hb<100g/L 就可以诊断贫血。

久居高原、脱水、急性失血时 Hb 浓度升高;妊娠、低蛋白血症、充血性心力衰竭、巨球蛋白血症、大量补液时,血液稀释,Hb 浓度降低。判断有无贫血时,应考虑上述影响因素。

贫血严重程度可根据 Hb 浓度分为:轻度贫血,Hb 在 91~120g/L;中度贫血,Hb 在 61~90g/L;重度贫血,Hb 在 31~60g/L;极重度贫血,Hb≤30g/L。

贫血作为一个独立疾病很少见,大多是由不同的原因或疾病引起的病理状态。因此,针对贫血不同的病因进行诊断和治疗,才能取得满意的效果。

一、分类

1. 红细胞形态学分类（表 6-2-1）

（1）大细胞性贫血：平均红细胞体积（MCV）大于正常，即 MCV>100fl，平均红细胞血红蛋白浓度（MCHC）在正常范围（32%~36%），此类贫血主要见于叶酸或维生素 B_{12} 缺乏引起的巨幼细胞贫血、骨髓增生异常综合征、慢性肝病。

（2）正常细胞性贫血：MCV、平均红细胞血红蛋白（MCH）、MCHC 均在正常范围（MCV=80~100fl，MCH=27~34pg，MCHC=32%~36%），此类贫血可见于再生障碍性贫血、溶血性贫血、急性失血性贫血等。

（3）小细胞低色素性贫血：MCV<80fl，MCH<27pg，MCHC<32%，此类贫血多见于缺铁性贫血、珠蛋白生成障碍性贫血、铁粒幼细胞性贫血和慢性疾病伴发的贫血等。

表 6-2-1 红细胞形态学分类

类型	MCV（fl）	MCH（pg）	MCHC（%）	常见疾病
正常细胞性贫血	80~100	27~34	32~36	再生障碍性贫血、纯红细胞再生障碍性贫血、骨髓病性贫血、急性失血性贫血
大细胞性贫血	>100	>34	32~36	巨幼细胞性贫血、骨髓增生异常综合征、急性溶血、肝病
小细胞低色素性贫血	<80	<27	<32	缺铁性贫血、铁粒幼细胞性贫血、珠蛋白生成障碍性贫血

除了上述血常规检测的结果以外，红细胞形态在血涂片中表现得更直观，应该重视外周血涂片的红细胞形态学判定。

2. 病因及发病机制分类（表 6-2-2）

表 6-2-2 病因和发病机制分类

病因和发病机制	主要临床疾病
一、红细胞生成减少	
1. 造血干细胞/祖细胞异常	再生障碍性贫血、纯红细胞再生障碍性贫血、骨髓增生异常综合征
2. 骨髓被异常细胞或组织浸润	骨髓病性贫血（白血病、多发性骨髓瘤、转移癌等）
3. 造血调节因子水平异常或骨髓基质受损	肾功能不全、垂体或甲状腺功能减退、肝病，慢性病性贫血、骨髓纤维化、骨髓坏死
4. 造血原料不足或利用障碍	巨幼细胞性贫血（叶酸或维生素 B_{12} 缺乏），缺铁性贫血、铁粒幼细胞性贫血、铅中毒
二、红细胞过度破坏	
（一）红细胞内异常	
1. 膜结构的缺陷	遗传性球形红细胞增多症、阵发性睡眠性血红蛋白尿
2. 红细胞酶活性缺陷	葡萄糖-6-磷酸脱氢酶缺乏
3. 珠蛋白肽链量改变及分子结构变异	珠蛋白生成障碍性贫血

续表

病因和发病机制	主要临床疾病
（二）红细胞外异常	
1. 免疫因素	自身免疫性溶血性贫血（自身免疫性、新生儿免疫性、血型不合输血、药物性）
2. 机械性损伤	微血管病性溶血性贫血
3. 化学、物理及生物因素	化学物质中毒、大面积烧伤、蛇毒中毒
4. 脾脏内阻留	脾功能亢进
（三）失血	
1. 急性失血	外伤、手术、消化道大出血、大咯血
2. 慢性失血	月经过多、痔疮出血、钩虫病

二、临床表现

贫血的病理生理学基础是血红蛋白减少，血液携氧能力减低，全身组织和器官发生缺氧变化。多见乏力、胸闷、气短、心悸、面色苍白、头痛、头晕、耳鸣、视物模糊、注意力不集中、肢体麻木、食欲下降、内分泌紊乱等，其临床表现取决于贫血的原因、贫血的程度、贫血发生的速度、机体对缺氧的耐受性和代偿能力、患者的体力活动强度、患者的年龄和基础疾病等因素。

三、诊断

贫血的诊断包括两部分内容：①确定贫血有无、贫血的程度及类型；②查明贫血的原因或原发病。

贫血的诊断需详细询问病史、全面的体格检查和进行必要的实验室检查以助诊断，对个人史和家族史的询问很重要，应注意继发性贫血的原发病史。

四、治疗

1. 对症治疗　目的是减轻重度血细胞减少对患者的致命影响，为针对病因治疗赢得时间，包括输注血制品、止血、抗感染等。

2. 对因治疗　针对贫血发病机制的治疗，即明确病因，积极治疗原发病。如补充造血原料；雄激素、促红细胞生成素刺激红细胞生成；肾上腺糖皮质激素；免疫抑制剂，脾切除、造血干细胞移植等。

缺铁性贫血

缺铁性贫血（iron deficiency anemia，IDA）是指各种原因导致体内铁的储存不足，影响正常红细胞生成需要而发生的贫血，经历体内储存铁缺乏、缺铁性红细胞生成、缺铁性贫血三个阶段，IDA 是机体缺铁的最终阶段。其特点为骨髓及其他组织中缺乏储存铁，血清铁蛋白及转铁蛋白饱和度均降低，成熟红细胞体积缩小，Hb 含量降低，典型的呈小细胞低色素性贫血。缺铁性贫血是临床上最常见的贫血，在婴幼儿、儿童、孕妇以及育龄期妇女中发病率高。

一、病因

1. 摄入量不足或需铁量增加　长期偏食、节食、较少食用富含铁的食物,导致铁的摄入不足;生理性铁需要量增加时,如婴幼儿和青少年生长期,妇女月经过多、妊娠期、哺乳期需铁量增加而未补充高铁食物。

2. 铁吸收不良　如胃及十二指肠术后、萎缩性胃炎、小肠黏膜病变等引起的长期腹泻、克罗恩病,服用药物(H_2受体抑制剂、质子泵抑制剂)或富含鞣酸(茶叶中富含)、多酚(茶叶、咖啡中富含)、碳酸盐的食物影响铁的吸收。

3. 铁丢失过多　慢性失血是最常见的病因之一。如消化道出血(溃疡病、食管裂孔疝、痔疮、寄生虫病、息肉、消化道肿瘤、食管胃底静脉曲张破裂、服用阿司匹林及类固醇药物)、咯血、尿血、妇女长期月经过多等。

二、发病机制与病理

1. 缺铁对铁代谢的影响　当体内储存铁减少到不足以补偿机体生理功能状态时,铁代谢发生异常,贮存铁(铁蛋白、含铁血黄素)减低、血清铁和转铁蛋白饱和度(TS)减低、总铁结合力和未结合铁的转铁蛋白升高、组织缺铁、红细胞内缺铁。当红细胞内铁缺乏时,转铁蛋白受体脱落进入血液成为血清可溶性转铁蛋白受体(sTfR)。

2. 缺铁对造血系统的影响　红细胞内缺铁导致红细胞合成障碍,铁缺乏使得大量原卟啉不能与铁结合成为血红素,而以游离原卟啉(FEP)的形式积累在红细胞内,或与锌原子结合成为锌原卟啉(ZPP),由于血红蛋白生成减少,红细胞胞浆少、体积小,最终形成小细胞低色素性贫血;严重时粒细胞、血小板的生成也受影响。

3. 缺铁对组织细胞代谢的影响　组织缺铁使细胞中含铁酶和铁依赖酶的活性降低,进而影响患者的精神、行为、体力、免疫等功能及患儿的生长发育和智力;缺铁还可引起黏膜组织病变和外胚叶组织营养障碍。

三、临床表现

缺铁性贫血的临床表现除了因贫血引起的组织器官缺氧的一般表现外,还有因组织缺铁所导致的各种表现。

1. 贫血的表现　头晕、头痛、面色苍白、乏力、易疲倦、心悸、气短、食欲减退等。

2. 缺铁的表现

(1)神经系统症状:缺铁容易引起精神发育和行为异常,对外界反应差,烦躁、易激惹,注意力不集中等。

(2)上皮细胞、组织异常的症状:严重缺铁易导致口角炎、舌炎、舌乳头萎缩、吞咽困难;皮肤干燥皱缩、毛发干枯易脱落;指(趾)甲变薄少光泽、脆薄易裂,重者变平或呈反甲(匙状甲)。

(3)异食癖(大多为儿童):嗜食泥土、生米等。

(4)小儿表现:生长发育迟缓,智力低下,免疫力低下易感染。

3. 缺铁原发病表现　胃痛、腹痛、大便性状改变、消瘦、尿色变化等。

四、实验室检查

1. 血象　呈典型的小细胞低色素性贫血。成熟红细胞大小不一,中心淡染区扩大。Hb下降较红细胞更明显,MCV<80fl、MCH<27pg、MCHC<32%。网织红细胞正常或轻度升

高,白细胞计数正常或轻度减少,血小板计数可升高。

2. 骨髓象　红系增生明显活跃,以中、晚幼红细胞为主,幼红细胞体积较正常小,核染色质致密,胞浆少,偏蓝色,边缘不整齐,有血红蛋白形成不良("核老浆幼"现象);粒系细胞和巨核细胞数量和形态均正常;铁染色显示细胞外铁及内铁均减少或消失,铁粒幼红细胞减少。

3. 血清铁和总铁结合力测定　缺铁性贫血时血清铁浓度常<8.95μmol/L(50μg/dl),总铁结合力>64.44μmol/L(360μg/dl),转铁蛋白饱和度降至15%以下。其中血清铁容易受昼夜变化的影响,总铁结合力测定值较稳定。

4. 血清铁蛋白测定　血清铁蛋白低于20μg/L说明贮存铁减少,低于12μg/L为贮铁耗尽,可作为缺铁依据。血清铁蛋白浓度稳定,与体内贮铁量的相关性好,1μg/L的血清铁蛋白相当于8~21mg的贮铁,是反映铁缺乏较敏感的指标。因此,可用于早期诊断和铁缺乏症的筛查。

5. 红细胞游离原卟啉(FEP)和血液锌原卟啉(ZPP)测定　缺铁时FEP>0.9μmol/L(>50μg/dl)全血,ZPP>0.96μmol/L(>60μg/dl)全血。

6. 血清转铁蛋白受体测定　血清可溶性转铁蛋白受体(sTfR)测定是反映缺铁性红细胞生成的最灵敏指标,通常sTfR>26.5nmol/L可诊断缺铁。

五、诊断

缺铁性贫血的诊断包括两个方面:明确是否系缺铁引起的贫血和明确引起缺铁的病因。典型病例结合病史、临床表现、典型的小细胞低血色素性贫血、形态学改变以及缺铁指标阳性即可诊断。IDA往往是其他疾病的伴发表现,应明确病因,才不会延误诊断,例如胃肠道恶性肿瘤伴慢性失血,早期可能仅表现为IDA,大便隐血、腹部CT、胃肠镜检查能够帮助早期诊断。明确病因后IDA才可能得到根治。

1. 小细胞低色素性贫血。男性Hb<120g/L,女性Hb<110g/L,孕妇Hb<100g/L,MCV<80fl,MCH<27pg,MCHC<32%;红细胞形态有明显低色素表现。

2. 有明确的缺铁病因和临床表现。

3. 有铁缺乏的实验室证据,包括:①血清铁<8.95μmol/L,总铁结和力>64.44μmol/L;②血清铁蛋白<12μg/L;③转铁蛋白饱和度<15%;④红细胞游离原卟啉(FEP)>0.9μmol/L或血液锌原卟啉(ZPP)>0.96μmol/L,或ZPP≥3.0μg/g Hb;⑤血清可溶性转铁蛋白受体(sTfR)>26.5nmol/L;⑥骨髓铁染色显示骨髓小粒可染铁消失,铁粒幼细胞<15%;⑦铁剂治疗有效。

六、鉴别诊断

主要与其他小细胞性贫血疾病相鉴别。

1. 珠蛋白生成障碍性贫血(地中海贫血)　常有家族史,有溶血表现。血涂片中可见多数靶形红细胞,血红蛋白电泳中可见胎儿血红蛋白(HbF)或血红蛋白A2(HbA2)增加,出现血红蛋白H包涵体。患者的血清铁、铁蛋白、转铁蛋白饱和度、骨髓可染铁均增多。可检测到α基因缺失或β基因突变。

2. 慢性病性贫血　慢性炎症、感染、肿瘤等引起铁代谢异常性贫血。血清铁虽然降低,但总铁结合力不增加反而降低,转铁蛋白饱和度正常或稍增加,血清铁蛋白常增高,巨噬细胞内铁粒及含铁血黄素颗粒明显增多。

3. 铁粒幼细胞性贫血　主要是由于红细胞铁利用障碍,常为小细胞正色素性贫血,血清铁增高,总铁结合力正常,转铁蛋白饱和度增高,骨髓中含铁血黄素颗粒及铁粒幼细胞明显增多,可见到多数环状铁粒幼细胞,血清铁蛋白的水平也增高。

七、病情评估

IDA 患者应评估贫血的程度及患者耐受情况,轻、中度患者临床症状一般较轻,而重度、极重度患者往往不能耐受,需积极输注红细胞悬液迅速提升血红蛋白水平,避免出现心、脑等重要脏器功能不全的并发症。同时根据患者原发病、消化道情况,评估对口服铁剂的耐受性及反应性,并在治疗过程中,及时调整用药方案。

八、治疗

1. 治疗原则 ①去除病因;②补充足量铁剂满足正常造血所需,并补足体内正常的铁贮存量。

2. 去除病因 治疗原发病相当重要,应尽可能查明病因,针对病因治疗最为有效。对于早产儿、发育期少年儿童及妊娠妇女,应适当增加含铁量较高的饮食。除了给予铁剂治疗外,更应该重视其基础疾病(如消化性溃疡、寄生虫、胃肠道肿瘤)的治疗。

3. 铁剂治疗

(1)口服铁剂:是缺铁性贫血的首选治疗方法。目前最常用的口服铁剂有:①硫酸亚铁:成人剂量为每次 0.3g,每日 3 次。其生物利用度高,但不良反应较常见,如食欲减低、恶心、呕吐及腹泻等。②右旋糖酐铁:生物利用度好而不良反应明显较少,为目前治疗缺铁性贫血较为理想的铁剂,成人剂量每次 50mg,每日 3 次。为减少胃肠道的刺激,可在进餐后服用。为了促进铁的吸收和利用,可同时服用维生素 C(0.1g)或鱼、肉类。③缓释铁剂:药物不在胃内而在十二指肠和上部空肠缓慢均匀地释放,可提高生物利用度,又可避免因铁剂浓度过高所致的胃肠刺激。另外还可选择琥珀酸亚铁、葡萄糖酸亚铁、富马酸亚铁、多糖铁复合物等。

缺铁性贫血患者服用铁剂后,网织红细胞先升高,第 5~10 日达高峰,一般为 5%~10%,以后逐渐回落。2 周后 Hb 开始上升,一般于 2 个月内达到正常水平。Hb 升至正常还需继续服用 3~6 个月以补足贮存铁,血清铁蛋白恢复正常后,才可停药;FEP、ZPP、sTfR 可反映红细胞内铁恢复情况,也可作为停药依据;其标准建议为:血清铁蛋白>50μg/L,FEP<0.9μmol/L,ZPP<0.96μmol/L,sTfR≤26.5nmol/L。如果口服铁剂治疗无效,须考虑以下几种可能:①诊断错误;②患者未按医嘱坚持服药;③病因未能去除;④铁吸收障碍;⑤有干扰铁吸收和利用的因素存在。

(2)注射铁剂:口服铁剂有效的缺铁性贫血患者,不需要注射铁剂治疗。如果出现以下几种情况时需要注射铁剂:①口服铁剂消化道反应严重,不能耐受者;②胃肠道铁吸收障碍者;③需要迅速纠正贫血者(如妊娠后伴严重缺铁性贫血);④不易控制的慢性失血。常用的注射铁剂是右旋糖酐铁、蔗糖铁注射液。注射铁剂不良反应较口服铁剂多而且较重,表现头痛、面色潮红、关节肌肉疼痛、发热及荨麻疹等,偶可有过敏性休克发生,故注射铁剂前要做过敏试验。若无不良反应,可每次 100mg,每周 2~3 次,静脉缓慢滴注。所需注射铁剂总量可按下列公式计算:

所需补充铁的总量(mg)=[150− 患者 Hb(g/L)]× 患者体重(kg)× 0.33

4. 支持治疗 重度贫血或患者不能耐受时应予以吸氧、卧床休息,必要时输注红细胞改善症状。

九、预防

应注意加强妇幼保健工作,妊娠、哺乳期妇女补充铁剂,预防早产,提倡母乳喂养,及时添加含铁量高的辅食;应该注意纠正偏食,减少绿茶、咖啡的摄入;积极防治月经病;另外还应该注意预防寄生虫病,积极治疗慢性出血性疾病等。

巨幼细胞贫血

巨幼细胞性贫血(megaloblastic anemia,MA)是由于叶酸或维生素 B_{12} 缺乏或某些药物影响核苷酸代谢导致细胞核脱氧核糖核酸(DNA)合成障碍所致的贫血,呈大细胞性贫血。我国多见于进食新鲜蔬菜、肉类较少的人群,而欧美以维生素 B_{12} 或内因子缺乏多见。

一、病因

1. 叶酸缺乏的原因

(1)摄入减少:叶酸主要存在于新鲜水果、蔬菜、肉类食品中,主要是食物加工不当,如烹饪时间过长或温度过高,叶酸被大量破坏;其次是偏食。

(2)需要量增加:婴幼儿、青少年和妊娠、哺乳期妇女需要量增加而未及时补充;甲状腺功能亢进症、慢性感染、肿瘤等消耗性疾病,叶酸需要量也增加。

(3)吸收障碍:叶酸主要在十二指肠及近端空肠吸收,腹泻、小肠炎症、肿瘤和手术及某些药物(抗癫痫药物、磺胺药、柳氮磺吡啶)、乙醇等影响叶酸的吸收。

(4)利用障碍:抗核苷酸合成药如甲氨蝶呤、甲氧苄啶、氨苯蝶啶等均可干扰叶酸的利用;一些先天性酶缺陷可影响叶酸的利用。

(5)叶酸排出增加:血液透析、酗酒可增加叶酸排出。

2. 维生素 B_{12} 缺乏的原因

(1)摄入减少:维生素 B_{12} 主要来源于动物肝、肾、肉、鱼、蛋及乳制品。完全素食者因摄入减少导致维生素 B_{12} 缺乏。

(2)吸收障碍:这是最常见的原因,可见于:①内因子缺乏,如恶性贫血、胃切除、胃黏膜萎缩等;②胃酸和胃蛋白酶缺乏;③胰蛋白酶缺乏;④肠道疾病;⑤先天性内因子缺乏或吸收障碍;⑥药物(对氨基水杨酸、秋水仙碱、二甲双胍、H_2 受体拮抗剂等)影响;⑦肠道寄生虫或细菌大量繁殖消耗维生素 B_{12}。

(3)利用障碍:先天性转钴蛋白 II 缺乏,引起维生素 B_{12} 输送障碍。

3. 药物影响 DNA 合成

(1)嘌呤合成甲氨蝶呤、硫唑嘌呤、6-巯基嘌呤、6-鸟嘌呤。

(2)嘧啶合成甲氨蝶呤、6-氮杂鸟苷。

(3)胸腺嘧啶合成甲氨蝶呤、5-氟尿嘧啶。

(4)DNA 合成羟基脲、阿糖胞苷。

(5)其他氧化亚氮。

二、发病机制

叶酸的各种活性形式,N^5-甲基 FH_4 和 N^5,N^{10}-甲烯基 FH_4 作为辅酶为 DNA 合成提供一碳基团。由于叶酸缺乏,脱氧胸苷三磷酸(dTTP)形成减少,DNA 合成障碍,DNA 复制延迟。维生素 B_{12} 缺乏导致甲硫氨酸合成酶催化高半胱氨酸转变为甲硫氨酸障碍,这一反应由 N^5-FH_4 提供甲基,因此 N^5-FH_4 转化为甲基 FH_4 障碍,继而引起导致 N^5,N^{10}-甲烯基 FH_4

合成减少,dTTP、DNA 合成障碍。因 RNA 合成影响不大,细胞内 RNA/DNA 比值增大,造成细胞体积增大,胞核发育滞后于胞质,形成巨幼变。骨髓中红系、粒系和巨核细胞均可发生巨幼变,分化成熟异常,过早凋亡,导致无效造血和全血细胞减少。药物干扰核苷酸合成也可引起巨幼细胞性贫血。

DNA 合成障碍也累及黏膜上皮组织,影响口腔和胃肠道功能。

维生素 B_{12} 缺乏可以引起神经精神异常,其机制与两个维生素 B_{12} 依赖酶(L- 甲基丙二酰 -CoA 变位酶和甲硫氨酸合成酶)的催化反应发生障碍有关。

三、临床表现

1. 血液系统表现 起病缓慢,多表现为面色苍白、乏力、头晕、心悸、耐力下降等贫血症状,重者可表现为全血细胞减少,出现感染和出血。部分患者可出现轻度黄疸。

2. 消化系统表现 口腔黏膜、舌乳头萎缩,舌红、舌面呈 "牛肉样",可伴有舌痛。胃肠道黏膜萎缩可引起恶心、食欲缺乏、腹胀、腹泻或便秘。

3. 神经系统表现和精神症状 脊髓侧束和后束有亚急性联合变性,可有对称性远端肢体麻木,震动感和运动感消失;共济失调或步态不稳;锥体束征阳性、肌张力增加、腱反射亢进。味觉、嗅觉降低,视力下降、黑矇征;严重者可大小便失禁。叶酸缺乏者有易怒、妄想等精神症状。维生素 B_{12} 缺乏可有抑郁、失眠、记忆力下降、谵妄、幻觉、妄想等,甚至精神错乱或人格变性等。

四、实验室检查

1. 血象 血常规可见大细胞性贫血,MCV、MCH 均增高,MCHC 正常。网织红细胞计数常减少。重者全血细胞减少。血涂片可见红细胞大小不等、中央淡染区消失,有大椭圆形、点彩红细胞等;中性粒细胞核分叶过多(5 叶核占 5% 以上或 6 叶核>1%),可见巨杆状核粒细胞。

2. 骨髓象 增生活跃或明显活跃,红系增生显著,巨幼变(胞体大,核大,核染色质疏松,胞浆较胞核成熟,"核幼浆老"),巨幼红细胞>10%;粒系可见巨中、晚幼粒细胞,巨杆状核粒细胞,成熟粒细胞分叶过多;巨核细胞体积增大,分叶过多,血小板生成障碍。骨髓铁染色常增多。

3. 血清叶酸、维生素 B_{12} 含量测定 血清叶酸低于 4ng/ml,血清维生素 B_{12} 低于 100ng/L。

4. 其他 ①胃酸降低,恶性贫血时内因子抗体及 Schilling 试验(测定放射性核素标记的维生素 B_{12} 吸收情况)阳性;②同型半胱氨酸水平增高;③血清间接胆红素可稍增高。

五、诊断

根据营养史和药物治疗史,贫血表现,消化系统和神经系统症状、体征,结合特征性血象和骨髓象,血清叶酸、维生素 B_{12} 水平测定可做出诊断。如果无条件检查者,可予诊断性治疗,一般叶酸或维生素 B_{12} 治疗一周左右网织红细胞上升应考虑叶酸、维生素 B_{12} 缺乏。

六、鉴别诊断

应与下列疾病鉴别:

1. 造血系统肿瘤性疾病 如急性髓系白血病 M_6 型、红血病、骨髓增生异常综合征,骨髓均可见幼红细胞巨幼样改变等病态造血现象,但叶酸、维生素 B_{12} 水平不低,补充治疗无效。

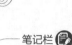

2. 有红细胞自身抗体的疾病 如温抗体型自身免疫性溶血性贫血、Evans 综合征、免疫相关性全血细胞减少等,不同阶段的红细胞因有抗体附着而"变大",MCV 升高,间接胆红素增高,少数患者合并有内因子抗体,特别容易与本病混淆。鉴别要点是此类患者网织红细胞明显升高,免疫抑制剂治疗有效。

七、病情评估

MA 患者应首先评估贫血的程度,重度、极重度患者应输血治疗。同时根据患者饮食习惯、原发病、消化道情况,结合实验室检查,区别叶酸或维生素 B_{12} 缺乏,评估对口服治疗的反应性,指导用药方案的选择。

八、治疗

1. 原发病的治疗 有原发病(胃肠道疾病、自身免疫病等)的 MA,应积极治疗原发病。药物导致的 MA 应酌情考虑停药。

2. 补充缺乏的营养物质

(1)叶酸缺乏:口服叶酸,每次 5~10mg,每日 2~3 次,用药至贫血完全消失。若无原发病,不需维持治疗;恢复造血会大量消耗维生素 B_{12},需同时补充维生素 B_{12},否则会加重神经系统的损害。

(2)维生素 B_{12} 缺乏:肌内注射维生素 B_{12},每次 500μg,每周 2 次,若无吸收障碍者可口服维生素 B_{12} 片剂 500μg,每日 1 次;若有神经系统表现,治疗维持半年至 1 年;恶性贫血患者需终生维持治疗。

九、预防

纠正偏食和不良的烹调方法。特殊人群如婴幼儿及时添加辅食;青少年和妊娠妇女补充新鲜蔬菜;也可口服小剂量叶酸或维生素 B_{12} 预防。使用干扰核苷酸合成药物治疗时,应同时补充叶酸和维生素 B_{12}。

再生障碍性贫血

再生障碍性贫血(aplastic anemia,AA)简称再障,是一组由化学物质、生物因素、放射线或不明原因引起的骨髓造血功能衰竭性疾病,以有核细胞增生低下、外周全血细胞减少以及由此导致的贫血、出血、感染为特征的综合征。我国的年发病率约为 0.74/10 万人口,可发生于各年龄组,男、女发病率无明显差异。根据患者病情、血象、骨髓象和预后,分为重型(SAA)和非重型(NSAA)。

一、病因

AA 从病因上分为先天性(遗传性)和后天性(获得性),绝大多数 AA 属获得性,可能与下列病因相关。

1. 化学因素 药物是继发性再障的最常见的病因,最常见的药物是氯霉素、抗肿瘤药和保泰松等解热镇痛药,其次是磺胺、有机砷及抗癫痫药(三甲双酮),偶见于抗甲状腺药(甲巯咪唑)、西咪替丁、肼屈嗪、氯丙嗪等。非药物性化学物质引起再障以苯及其衍生物为多见。有报道杀虫剂、农药、染发剂等也可引起再障。

2. 物理因素 骨髓对各种电离辐射如 X 线、镭、放射性核素等比较敏感。由电离辐射诱发的骨髓衰竭呈剂量依赖性,可损伤造血干细胞,引起骨髓增生不良。

3. 生物因素　目前已知多种病毒与再障的发生有关,如肝炎病毒、EB 病毒、微小病毒 B19、巨细胞病毒、腮腺炎病毒、麻疹病毒等。其中肝炎病毒引发的再障更为常见。各种严重感染也可能影响骨髓造血。

二、发病机制

关于再障的发病机制现在仍不完全明了,目前有以下几种学说值得关注:

1. 造血干/祖细胞缺陷　称为种子学说,包括量和质的异常。患者骨髓内 CD34$^+$ 细胞明显减少,其 CD34$^+$ 细胞中具有自我更新及长期培养启动能力的 "类原始细胞" 明显减少。体外培养显示 AA 患者的造血干祖细胞在正常骨髓基质中集落形成能力显著降低,对造血生成因子反应差。部分 AA 患者有单克隆造血证据且可向具有造血干细胞质异常性的阵发性睡眠性血红蛋白尿(PNH)、骨髓增生异常综合征(MDS)甚至白血病转化。

2. 骨髓造血微环境异常　称为土壤学说。骨髓微环境包括微环境基质以及造血的调节因素,AA 患者骨髓活检除发现造血干细胞减少外,还有骨髓 "脂肪化",静脉窦壁水肿、出血,毛细血管坏死,部分 AA 患者骨髓基质细胞体外培养生长情况差,其分泌的各类造血调控因子明显不同于正常人;骨髓基质细胞受损的 AA 患者造血干细胞移植后供体细胞不能很好地增殖,改用骨髓基质细胞做移植有助于恢复造血功能。

3. 免疫机制异常　称为虫子学说。AA 患者外周血及骨髓淋巴细胞比例升高,T 细胞亚群失衡,T 辅助细胞 I 型(Th1)、CD8$^+$T 抑制细胞和 γδTCR$^+$T 细胞比例增高,T 细胞分泌的造血负调控因子(IL-2、IFN-γ、TNF)明显增多,对正常造血祖细胞有抑制作用;髓系细胞凋亡亢进,多数 AA 患者使用免疫抑制剂治疗有效。目前认为,T 淋巴细胞异常活化、功能亢进造成骨髓造血干细胞损伤和凋亡过度在再障发病机制中占主要地位。

4. 遗传易感性　再障不属于遗传性疾病,但遗传背景在 AA 发病及进展中也可能发挥一定作用,如端粒酶基因突变、其他体细胞突变。

三、临床表现

主要表现为进行性贫血、出血及感染。按骨髓造血细胞的比例、中性粒细胞绝对值、网织红细胞绝对值及血小板计数分为重型再障(SAA)和非重型再障(NSAA)。

1. 重型再障　起病急,进展快,常以出血、感染和发热为首发表现。发病初期贫血常不明显,但呈进行性加重,苍白、乏力、头晕、心悸、气短等症状明显。几乎都有出血倾向,皮肤黏膜出血广泛而严重,表现为皮肤瘀点、瘀斑、口腔黏膜血疱、鼻出血、牙龈出血、眼结膜出血等。内脏出血表现为消化道出血、咯血、血尿、阴道出血、眼底出血,颅内出血,后者常危及生命。感染发热多为高热,呼吸道感染最常见,皮肤、口腔、肛周感染等也易发生,感染菌种以革兰氏阴性菌、金黄色葡萄球菌、真菌为主,常并发败血症、感染性休克而死亡。此型再障又称急性再障,预后差,病死率高。

2. 非重型再障　又称慢性再障。起病和进展较慢,主要表现为乏力、心悸、头晕、面色苍白等贫血症状。出血表现较轻,以皮肤黏膜出血为主,内脏出血少见。感染发热一般较轻,且容易控制,上呼吸道感染常见,其次为牙龈炎、支气管炎等,肺炎、败血症等重症感染少见。常见感染菌种为革兰氏阴性菌和各种球菌。病程较长,患者可以生存多年,若治疗恰当,可能长期缓解以至痊愈,少数病例可进展为重型再障。

四、实验室检查

1. 血象　重型再障发病时即表现为严重的全血细胞减少,非重型再障发病早期可仅有一系或两系血细胞系列减少,之后逐渐进展为全血细胞减少。红细胞形态正常,为正细胞正色素性贫血。网织红细胞计数显著减少,中性粒细胞减少,淋巴细胞百分数相对性增高。

2. 骨髓象　重型再障骨髓涂片中骨髓小粒很少,脂肪滴显著增多;骨髓增生减低或重度减低,有核细胞量少,幼红细胞、粒系细胞及巨核细胞均明显减少或缺如,形态正常。淋巴细胞、浆细胞、网状细胞等非造血细胞相对增多。非重型再障至少一个部位增生不良,与重型再障相似或稍轻,在灶性增生部位造血细胞数量减少不明显,甚至幼红细胞可增多,但淋巴细胞相对增多,巨核细胞多明显减少或缺如。有时可见有核红细胞轻度病态造血,但白细胞和巨核细胞不应见到病态造血。

3. 骨髓活检　骨髓组织增生低下,造血细胞显著减少,脂肪组织和/或非造血细胞增多,红髓常被黄髓代替,而呈黄白色,无异常细胞,网硬蛋白不增加。

4. 其他检查　流式细胞术检测骨髓 CD34$^+$ 细胞数量减少;染色体大多正常;T 细胞亚群检测,CD4$^+$ 细胞:CD8$^+$ 细胞比值降低,Th1:Th2 型细胞比值升高;CD8$^+$T 抑制细胞和 γδTCR$^+$T 细胞比例增高;IL-2、IFN-γ、TNF 增高。用以筛查其他原因导致的造血异常,如PNH 克隆、自身抗体、大颗粒淋巴细胞白血病相关标志检测等均阴性。

五、诊断

再障的诊断标准:①全血细胞减少,网织红细胞绝对值减少,淋巴细胞比例增高;②骨髓至少有一部位增生减低或重度减低(如增生活跃,须有巨核细胞明显减少),骨髓小粒成分中应见非造血细胞增多;③骨髓组织增生低下,造血细胞显著减少,脂肪组织和/或非造血细胞增多,网硬蛋白不增加,无异常细胞;④能除外引起全血细胞减少的其他疾病。

不典型再障的诊断必须慎重,要进行动态观察,多部位(不同平面,包括胸骨)骨髓穿刺,结合骨髓活检及核素扫描等全面考虑。

六、鉴别诊断

1. 阵发性睡眠性血红蛋白尿(PNH)　为一种伴有全血细胞减少的溶血性贫血,不典型者临床上易与再障混淆。但 PNH 患者可见溶血性黄疸,网织红细胞常增高,骨髓中红系细胞增生活跃,酸化血清溶血试验阳性,尿沉渣中含铁血黄素阳性,如有发作性血红蛋白尿则不难鉴别。流式细胞仪检测 CD55、CD59 表达阴性的各系血细胞比例增加,但对于受累红细胞<10% 的 PNH,溶血检查常为阴性,不能检测出 PNH 克隆的存在,多参数嗜水气单胞菌溶素变异体(flaer)对发现微小 PNH 克隆更敏感、特异。

2. 骨髓增生异常综合征(MDS)　低增生性 MDS 有全血细胞减少、网织红细胞降低、骨髓增生减低表现,较难与再障鉴别。但低增生性 MDS 骨髓涂片有病态造血现象,可见幼稚细胞比例升高;骨髓活检有网硬蛋白增生及不成熟前体细胞异常定位(ALIP);染色体检查可见 5q$^-$、7q$^-$ 等核型异常。

3. 低增生性急性白血病　多见于老年人,外周血常呈全血细胞减少,骨髓增生减低,早期肝、脾、淋巴结不肿大,易与再障混淆。仔细观察其血象及多部位骨髓象,可发现原始细胞增多,比例达到急性白血病的诊断标准。骨髓流式、染色体、融合基因也有助于与再障的鉴别诊断。

4. 其他原因引起的血象减低　如血小板减少性紫癜、粒细胞缺乏症、脾功能亢进、骨髓纤维化、噬血细胞综合征等,经骨髓检查一般不难鉴别。急性造血功能停滞多为自限性,感染、药物等诱因解除后,多可自行恢复。

七、病情评估

根据患者的严重程度,可分为重型再障和非重型再障。

1. 重型再障 ①正细胞正色素性贫血,MCV、MCHC 正常;②网织红细胞<0.5%,绝对值<15×10⁹/L;③白细胞<2×10⁹/L,中性粒细胞绝对值<0.5×10⁹/L,淋巴细胞比例明显增高;④血小板计数<20×10⁹/L。

如果中性粒细胞绝对值<0.2×10⁹/L,称为极重型再障(VSAA)。

2. 非重型再障 也可呈全血细胞减少,但达不到重型标准。

八、治疗

1. 去除病因 寻找致病因素,杜绝与毒物、放射性物质等接触。禁用对骨髓有抑制作用的药物。

2. 支持疗法

(1)积极防治感染,避免出血:患者中性粒细胞减少,易发生感染。平时应注意保持口腔清洁,适当减少探视人员,避免去公共场合,以减少感染的机会;重型再障采取保护性隔离,有条件时入住层流病房,可预防性使用抗生素。发生感染时,应积极寻找感染源及致病菌,按中性粒细胞减少伴发热的治疗原则处理。可配合小剂量丙种球蛋白免疫支持治疗。防止外伤及剧烈运动,使用促凝血药如酚磺乙胺。

(2)成分血输注:患者 Hb<60g/L 时,易影响患者的呼吸、循环功能,可予输注红细胞,老年(>60 岁)、代偿反应能力低(伴有心肺疾患)、需氧量增加(感染、发热、疼痛等)、氧气供应缺乏加重(失血、肺炎等)等情况,可适当放宽红细胞输注指征。存在血小板消耗危险因素(感染、出血、使用抗生素或抗胸腺/淋巴细胞球蛋白)时,预防性血小板输注指征为血小板<20×10⁹/L;病情稳定者指征为血小板<10×10⁹/L;严重出血或有脑出血危险,可不受上述标准限制,应积极输注单采血小板。准备骨髓移植治疗的患者,应尽量减少输血次数或输注辐照或过滤后的红细胞悬液和血小板悬液。对血小板输注无效患者,应输注配型血小板。粒细胞缺乏且伴不能控制的感染,广谱抗生素及抗真菌治疗无效时,可考虑输注粒细胞,输注过程严密监测粒细胞输注相关不良反应(输血相关性急性肺损、同种异体免疫反应及发热反应)。

(3)祛铁治疗:长期反复输血,血清铁蛋白水平>1 000μg/L,达铁过载标准,可酌情予祛铁治疗。

3. 促进造血治疗

(1)雄激素:其作用机制如下:①增加促红细胞生成素(EPO)的产生,并加强造血干细胞对 EPO 的敏感性。②促进多能干细胞增殖和分化。常用制剂有丙酸睾丸酮、司坦唑(康力龙)、达那唑和十一酸睾酮(安雄)等。丙酸睾酮每日 50~100mg,肌内注射。司坦唑每次 2mg,每日 3 次口服。达那唑 0.2g,每日 3 次口服。十一酸睾酮每次 40~80mg,每日 3 次口服。不良反应有男性化特征、肝脏毒性反应等,疗程及剂量应根据药物作用及不良反应来调整。

(2)造血生长因子:粒系集落刺激因子(G-GSF),5~10μg/(kg·d);红细胞生成素(EPO),50~100U/(kg·d);重组人血小板生成素(rhTPO),300μg/(kg·d);促血小板受体激动剂(艾曲波帕)等。

4. 免疫抑制剂治疗(IST)

(1)抗胸腺/淋巴细胞球蛋白(ATG/ALG):用于治疗 SAA。能够清除异常 T 淋巴细胞克隆,常见的不良反应主要有过敏反应、粒细胞缺乏、血小板减少。兔源 ATG/ALG 剂量为 3~4mg/(kg·d),猪源 ALG 剂量为 20~30mg/(kg·d)。输注之前应行皮试或静脉试验,阴性方可接受治疗。治疗时同步使用肾上腺糖皮质激素防止过敏反应,并维持 4 周。第一次治疗后 3~6 个月判断疗效,决定是否需进行第二次治疗。

(2)环孢素(CsA):CsA 是一种多肽,可抑制 T 淋巴细胞产生环多肽及 IL-2,抑制细胞毒 T 淋巴细胞的扩增。常用剂量为 3~5mg/(kg·d),起效后维持量酌减,用药期间根据血药浓度和疗效调整剂量,一般建议维持治疗 2 年以上。不良反应有肝肾脏损害、消化道反应、齿龈增生、多毛症、肌肉震颤、总胆红素血症及末梢神经异常等。重型再障可行 ATG+CsA 的强化 IST 治疗。

(3)吗替麦考酚酯(MMF)、他克莫司(FK506)、阿伦单抗(抗 CD52 单抗)等免疫抑制剂在 AA 治疗中也有一定的效果。

5. 造血干细胞移植 确诊为 SAA 或 VSAA 的年轻患者,应尽早行 *HLA*(人类细胞抗原)相合的同胞供者的异基因造血干细胞移植,以避免因输血使患者对献血员次要组织相容性抗原致敏,导致移植排斥发生率升高,降低移植成功率及长期生存率。如无 *HLA* 相合的同胞供者,可行 *HLA* 相合的无关供者造血干细胞移植。近年来随着造血干细胞移植治疗技术的日益成熟,年龄的上限也在逐步提高。

6. 中医中药治疗 再障属于中医"髓劳"范畴,可分为肾阴虚、肾阳虚和肾阴阳两虚三型。肾阴虚型患者,治以滋补肾阴,方药由生地黄、怀山药、山萸肉、何首乌、墨旱莲、女贞子、牡丹皮、泽泻等组成;肾阳虚型患者,治以温阳补肾,益气养血,方药由熟地黄、巴戟天、补骨脂、红参、黄芪、枸杞子、桑椹子、鸡血藤、怀山药、山萸肉、茯苓、鹿角胶等组成;两型症状兼见者为肾阴阳两虚型,则兼补阴阳,以上两方合用。可酌情选用阿胶、鹿茸、龟甲胶、紫河车等血肉有情之品以增强益肾填髓生血的功效。

九、预防

尽量避免接触苯及苯的衍生物等相关的有害物质,购买绿色环保家装材料,在接触农药和放射线时采取必要的防护措施,减少因理化因素而致病;应严格掌握对造血系统有损害药物的使用指征,防止滥用,使用过程中须密切监测血液学指标,必要时停药;再次,鉴于某些感染可继发再障,故应加强锻炼身体,保持生活规律和心情舒畅,适当加强营养,防止感染的发生。

溶血性贫血

溶血性贫血(hemolytic anemia,HA)是由于红细胞非自然衰老而遭受破坏,寿命缩短的过程。骨髓具有正常造血能力 6~8 倍的代偿潜力,当溶血发生而骨髓足以代偿时,可无贫血发生,称为溶血状态。当溶血超过骨髓的代偿能力所引起的贫血即为溶血性贫血。

一、分类

按发病和病情可分为急性溶血和慢性溶血;按溶血部位可分为血管内溶血和血管外溶血;按病因可分为红细胞自身异常和红细胞外部因素。按病因分类如下:

1. 红细胞自身异常所致 HA

(1)红细胞膜异常:①遗传性红细胞膜缺陷:如遗传性球形细胞增多症、遗传性椭圆形细胞增多症、遗传性棘形细胞增多症、遗传性口形细胞增多症等。②获得性血细胞膜糖化肌醇磷脂(GPI)锚连膜蛋白异常:如阵发性睡眠性血红蛋白尿(PNH)。

(2)遗传性红细胞酶缺乏:①戊糖磷酸途径酶缺陷:如葡萄糖-6-磷酸脱氢酶(G6PD)缺乏症等;②无氧糖酵解途径酶缺陷:如丙酮酸激酶缺乏症等;③此外,红细胞核苷酸代谢酶系、氧化还原酶系等缺陷也可导致 HA。

(3)遗传性珠蛋白结构异常和生成障碍:①珠蛋白肽链结构异常:如不稳定血红蛋白病,血红蛋白病(如 HbC、HbS)等;②珠蛋白肽链数量异常:如地中海贫血。

(4)血红素异常:①先天性红细胞卟啉代谢异常:红细胞生成性血卟啉病;②铅中毒影响血红素合成。

2. 红细胞外部因素所致 HA

(1)免疫性:①自身免疫性 HA:温抗体型或冷抗体型(冷凝集素型、阵发性冷性血红蛋白尿)HA、原发性或继发性[如系统性红斑狼疮(SLE)、病毒或药物等]HA;②同种免疫性 HA:如血型不合的输血反应、新生儿 HA 等。

(2)血管性:①微血管病性 HA:如血栓性血小板减少性紫癜/溶血尿毒症综合征(TTP/HUS)、弥散性血管内凝血(DIC)、败血症、癌症等;②瓣膜病:如钙化性主动脉瓣狭窄及人工心瓣膜、血管炎等;③血管壁受到反复挤压:如行军性血红蛋白尿。

(3)生物因素:蛇毒、疟疾、黑热病等。

(4)理化因素:大面积烧伤、血浆中渗透压改变和化学因素如砷、苯肼、亚硝酸盐类等中毒,可因引起获得性高铁血红蛋白血症而溶血。

二、发病机制

(一)红细胞破坏增加

1. 血管内溶血　指红细胞在血液循环中被破坏,释放游离血红蛋白形成血红蛋白血症。游离血红蛋白可被血浆结合珠蛋白结合,运送至肝脏后降解为胆红素。若大量血管内溶血,游离血红蛋白可从肾小球滤过,出现血红蛋白尿。被肾近曲小管重吸收的血红蛋白分解成卟啉、珠蛋白和铁,铁以铁蛋白或含铁血黄素形式沉积在近曲小管上皮细胞内,可随尿液排出,形成含铁血黄素尿,是慢性血管内溶血的特征。

2. 血管外溶血　红细胞被脾脏等单核-巨噬细胞系统吞噬消化,释放出的血红蛋白分解为珠蛋白和血红素,后者进一步形成非结合胆红素,经肝脏摄取后形成结合胆红素,代谢后以粪胆原和尿胆原形式排出体外。当溶血程度超过肝脏处理胆红素的能力时,发生溶血性黄疸。血管外溶血一般临床表现较轻,不出现血红蛋白尿。

3. 原位溶血　幼红细胞不能正常发育成熟,在骨髓内凋亡。

(二)红系代偿性增生

溶血后骨髓红系代偿性增生,骨髓涂片见增生活跃,红系比例增高,以中幼和晚幼红细胞为主,粒红比例可倒置。外周血网织红细胞比例增加,可见有核红细胞,部分红细胞内有核碎片,如 Howell-Jolly 小体和 Cabot 环;严重溶血时可见幼稚粒细胞。

三、临床表现

1. 急性溶血性贫血　多为血管内溶血,起病急骤,临床表现为严重的腰背及四肢酸痛,伴头痛、呕吐、寒战,随后高热、面色苍白和血红蛋白尿、黄疸。严重者出现周围循环衰竭和急性肾衰竭。

2. 慢性溶血性贫血　多为血管外溶血,临床表现有贫血、黄疸、脾大。病程较长,机体有良好的代偿,症状较轻。长期高胆红素血症可并发胆石症和肝功能损害。慢性重度 HA

时,长骨部分的黄髓可以变成红髓。儿童时期骨髓都是红髓,严重溶血时骨髓腔可以扩大,X线摄片示骨皮质变薄,骨骼变形。髓外造血可致肝、脾大。

四、实验室检查

溶血性贫血的实验室检测目的:①判断溶血的存在;②寻找溶血的原因;③明确溶血的部位,便于分类和选择治疗方案。

(一) 红细胞破坏增加的检测

1. 红细胞寿命测定　红细胞寿命测定为诊断溶血性贫血的可靠指标。

2. 血红素分解代谢检查

(1)血清非结合胆红素:大量溶血时血清非结合胆红素增高,黄疸为轻度或中度,总胆红素很少超过 136.8μmol/L,而结合胆红素常少于总胆红素的 15%。

(2)尿胆原排出量:尿胆原>5.9μmol,尿胆红素阴性。

(3)粪胆原排出量:粪胆原>473μmol/L。

3. 血管内溶血的检测

(1)血浆游离血红蛋白:血管内溶血时>40mg/L。

(2)血清结合珠蛋白:<0.5g/L。溶血停止 3~4 日后,结合珠蛋白才恢复原来水平。

(3)尿血红蛋白:尿常规示隐血阳性,尿蛋白阳性,尿红细胞阴性。

(4)尿含铁血黄素(Rous 试验):镜检经铁染色的尿沉渣,在脱落的上皮细胞内发现含铁血黄素。主要见于慢性血管内溶血。

(5)抗人球蛋白试验(Coombs 试验):有直接和间接两种。直接抗人球蛋白试验为测定吸附在红细胞膜上的不完全抗体(IgG、IgA、IgM)和补体 C3,使用较为广泛;间接抗人球蛋白试验为检测患者血清中游离抗体或补体,对诊断药物诱发的免疫性溶血性贫血及同种抗体溶血有价值。

4. 血清乳酸脱氢酶(LDH)水平升高。

(二) 红细胞代偿性增生的检测

1. 网织红细胞计数　溶血时可引起骨髓红系代偿性增生,外周血网织红细胞比例增加,可达 5%~20%,最高可达 50%~70%。

2. 外周血涂片红细胞形态　血涂片检查可见有核红细胞,可见嗜多色性和嗜碱性点彩红细胞、球形、靶形、盔形或破碎红细胞。在严重溶血时白细胞升高,可见到幼粒细胞。

3. 骨髓涂片检查　溶血时骨髓增生活跃,红系比例增高,以中幼和晚幼红细胞为主,粒红比例可以倒置。

(三) 红细胞自身缺陷和外部异常的检查

用于确立病因和鉴别诊断,如外周血红细胞形态、G-6-PD 活性筛选实验、CD55 及 CD59 检测、酸溶血实验等。

五、诊断

1. 详细询问病史　了解有无引起 HA 的物理、机械、化学、感染和输血等红细胞外部因素。如有家族贫血史,则提示遗传性 HA 的可能。

2. 有急性或慢性 HA 的临床表现,实验室检查有红细胞破坏增多、红系代偿性增生和红细胞缺陷寿命缩短三方面即可诊断 HA。

3. 溶血发生在血管内,提示异型输血、PNH、阵发性冷性血红蛋白尿等 HA 的可能较大;溶血发生在血管外,提示自身免疫性 HA,红细胞膜、酶、血红蛋白异常所致的 HA 机会较多。

4. 抗人球蛋白试验(Coombs 试验) 阳性者考虑温抗体型自身免疫性 HA,并进一步确定原因。阴性者考虑:① Coombs 试验阴性的温抗体型自身免疫性 HA;②非自身免疫性的其他溶血性贫血。

六、鉴别诊断

以下几种情况易与 HA 混淆:①贫血伴网织红细胞增多:如失血性、缺铁性或巨幼细胞贫血的恢复早期;②非胆红素尿性黄疸:如家族性非溶血性黄疸(Gilbert 综合征等);③幼粒幼红细胞性贫血伴轻度网织红细胞增多:如骨髓转移瘤等。以上情况虽类似 HA,但本质不是溶血,缺乏实验室诊断红细胞破坏的证据,故容易鉴别。

七、病情评估

HA 患者应评估贫血的程度,区分急、慢性溶血。在发生急性溶血时,应立即去除诱因,避免接触可疑的药、食物,并警惕溶血危象的发生。

八、治疗

溶血性贫血的治疗原则:①去除病因:有明确病因者,去除病因才有可能根治;②肾上腺皮质激素和免疫抑制剂:适用于自身免疫性溶血性贫血;③脾切除术;④大剂量免疫球蛋白;⑤输注红细胞:容易加重溶血,宜严格掌握指征,如必须输血应选择洗涤红细胞,且缓慢滴注;⑥适当补充造血原料,长期依赖输血患者进行祛铁治疗;⑦抗血栓形成;⑧纠正急性肾衰竭、休克、电解质紊乱;⑨造血干细胞移植。

第三节 白细胞减少和粒细胞缺乏症

白细胞减少(leukopenia)是指外周血白细胞总数持续低于 $4.0 \times 10^9/L$。其中中性粒细胞绝对值在成人低于 $2.0 \times 10^9/L$ 时,10 岁及以上的儿童低于 $1.8 \times 10^9/L$ 或 10 岁以下的儿童低于 $1.5 \times 10^9/L$,称为中性粒细胞减少(neutropenia);当中性粒细胞严重减少,低于 $0.5 \times 10^9/L$ 时,称为粒细胞缺乏症(agranulocytosis)。两者病情的严重程度不等,但其病因和发病机制大致相同。

一、病因和发病机制

从中性粒细胞生长发生的过程看,在骨髓中可为干细胞池、分裂池、贮存池。成熟的中性粒细胞多贮存于骨髓,是血液中的 8~10 倍,可随时释放入血。中性粒细胞至血液后,一半附于小血管壁,称为边缘池;另一半在血液循环中,称为循环池,两者可自由交换,构成动态平衡。临床上根据病因和发病机制可分为三类:中性粒细胞生成减少或无效生成,中性粒细胞破坏或消耗过多,中性粒细胞分布异常。

(一) 中性粒细胞生成减少或无效生成

1. 细胞毒性药物、化学毒物、电离辐射 是最常见的原因,可直接作用干细胞池和分裂池,破坏、损伤或抑制造血干/祖细胞及早期分裂细胞。可能因过敏或免疫因素引起。可致中性粒细胞减少的药物见表 6-3-1。

表 6-3-1　引起中性粒细胞减少的药物

细胞毒性药	烷化剂、抗代谢药、蒽环类抗生素、拓扑异构酶抑制剂等
解热镇痛药	保泰松、氨基比林、阿司匹林、安乃近、吲哚美辛、布洛芬等
抗生素	氯霉素、头孢菌素、庆大霉素、喹诺酮类、万古霉素、磺胺类、甲硝唑、青霉素及其他β内酰胺类等
抗结核药	异烟肼、对氨基水杨酸、利福平、乙胺丁醇等
抗疟药	氯喹、伯氨喹、乙胺嘧啶等
抗病毒药	更昔洛韦等
抗甲状腺药	甲基硫氧嘧啶、丙基硫氧嘧啶、甲巯咪唑等
降血糖药	甲苯磺丁脲、氯磺丙脲等
抗惊厥/癫痫药	苯妥英钠、苯巴比妥、卡马西平等
抗组胺药	苯海拉明等
降压药	利血平、甲基多巴、卡托普利等
抗心律失常药	普鲁卡因胺、奎尼丁、普萘洛尔
免疫调节药	硫唑嘌呤、左旋咪唑、吗替麦考酚酯等
抗精神病药	氯丙嗪、地西泮等
利尿药	氢氯噻嗪、依他尼酸等
其他	锑、铋、金、砷剂、沙利度胺及衍生物、硼替佐米、西咪替丁、青霉胺、左旋咪唑、甲氧普胺、干扰素等

2. 造血系统疾病　如再生障碍性贫血、骨髓瘤、淋巴瘤、肿瘤骨髓转移、白血病等，影响骨髓正常造血细胞生长，引起中性粒细胞减少。

3. 某些先天性中性粒细胞减少　如周期性中性粒细胞减少的发病机制可能因造血干细胞缺陷而致中性粒细胞生成减少，具体发病机制不明。

4. 异常免疫和感染　某些细菌、病毒、立克次体或原虫感染等可致中性粒细胞减少，是通过综合性机制起作用的，异常免疫因素及感染时产生的负性造血调控因子的作用是重要的机制。

5. 中性粒细胞成熟障碍　①获得性：维生素 B_{12}、叶酸缺乏、恶性贫血、严重缺铁性贫血或代谢障碍等；②恶性和其他克隆性疾病：急性白血病，骨髓增生异常综合征、阵发性血红蛋白尿等，均可引起造血细胞分化成熟障碍。

（二）中性粒细胞破坏或消耗过多

1. 免疫性因素　①药物因素：如布洛芬等非细胞毒药物，进入机体形成半抗原，能与粒细胞的蛋白质结合为全抗原，诱发产生针对该抗原的抗体使粒细胞被破坏。粒细胞减少程度与药物剂量无关。②自身免疫因素：各种自身免疫性疾病，如 SLE、类风湿关节炎（RA）、Felty 综合征等。③同种免疫性新生儿中性粒细胞减少，有明确家族史。

2. 非免疫性因素　多见于严重细菌感染、病毒感染或败血症等，中性粒细胞在血液或炎症部位消耗增多；脾功能亢进，中性粒细胞在脾内滞留、破坏增多。

（三）中性粒细胞分布异常

1. 中性粒细胞转移至边缘池，而致循环池的粒细胞相对减少，多称为假性粒细胞减少。见于异体蛋白反应、内毒素血症等。

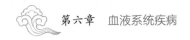

2. 粒细胞扣留,如血液透析开始后 2~15 分钟扣留于肺血管内;脾功能亢进所致脾内扣留。

二、临床表现

(一)白细胞减少

轻度和中度减少者起病较缓,少数患者可无症状,检查血常规时才发现。多数有疲乏、头晕、低热等非特异性症状。有的患者可反复感染,如上呼吸道感染、支气管炎等。

(二)粒细胞缺乏症

重度减少者,起病多急骤,可见突然畏寒、高热、严重感染。常见的感染部位是呼吸道、消化道及泌尿生殖道,可出现高热、黏膜坏死性溃疡及严重的菌血症、脓毒血症、感染性休克等可导致患者死亡。

三、实验室检查

(一)血象

白细胞减少者,外周血白细胞计数<4.0×10^9/L。中性粒细胞绝对值<2.0×10^9/L,红细胞和血小板大致正常,淋巴细胞相对增多,粒细胞核左移,胞浆常有中毒颗粒及空泡等。粒细胞缺乏症者,外周血中性粒细胞绝对值<0.5×10^9/L,甚至消失。红细胞和血小板一般正常,淋巴细胞相对增多,粒细胞胞浆中有中毒颗粒、空泡、核固缩。

(二)骨髓

白细胞减少者,可见幼粒细胞少,粒系增生不良或成熟障碍。粒细胞缺乏症者可见粒细胞增生极度低下或粒细胞成熟停滞。

(三)抗中性粒细胞抗体的测定

如抗中性粒细胞抗体阳性且抗 HLA 阴性,提示同种免疫新生儿中性粒细胞减少和获得性自身免疫性中性粒细胞减少。

(四)骨髓储备能力检查

泼尼松龙试验:口服醋酸泼尼松龙片 40mg,正常反应者口服后粒细胞水平升高大于 2.0×10^9/L;或静脉注射氢化可的松 200mg,3~4 小时后外周血中性粒细胞升高值超过 5.0×10^9/L,提示骨髓储备功能良好。

(五)粒细胞边缘池的检查

肾上腺素试验:肾上腺素可促使边缘池中性粒细胞进入循环池。方法:肾上腺素 0.1~0.3ml 皮下注射,注射前、注射后 20 分钟分别测血常规,如粒细胞水平超过或增加一倍,提示边缘池的粒细胞增多导致循环池粒细胞减少,用于鉴别假性粒细胞减少。

(六)粒细胞动力学及寿命测定

可用 $DF^{32}P$ 标记的粒细胞进行测定,了解中性粒细胞寿命及破坏情况。

(七)白细胞凝集试验和血溶菌酶及溶菌酶指数

白细胞凝集试验有助于免疫性粒细胞减少的辅助诊断;溶菌酶由粒细胞分解而来,升高说明粒细胞破坏过多,可检测粒细胞有无破坏。

四、诊断

根据血常规结果,可诊断白细胞减少、中性粒细胞减少或粒细胞缺乏症。因白细胞生理变异较大,以及检测的误差,需定期复查,包括人工白细胞分类。详细询问病史,尤其是服药史、感染史、化学制剂或放射线接触史、发病年龄及家族史等,有助于寻找病因;体格检查重点排除有无肝、脾、淋巴结肿大、胸骨压痛、皮疹等；并通过骨髓检查，了解粒细胞增生程度，也可除外其他血液病；肾上腺素试验、骨髓储备能力检查，特异性不高，需除外引起中性粒细胞减少的自身免疫性疾病、甲状腺疾病。

五、鉴别诊断

白细胞减少和中性粒细胞减少不难鉴别，需明确下列情况：

（一）反应性白细胞减少

有明确感染史，感染控制后，白细胞可恢复正常，骨髓检查无特殊表现。

（二）假性粒细胞减少

肾上腺素试验阳性，则提示粒细胞分布异常的假性粒细胞减少症的可能。

（三）周期性中性粒细胞减少

有家族史，怀疑周期性中性粒细胞减少，成人应每周检查血常规 2 次，连续 6~9 周；儿童每周检查血常规 1 次，连续 4 周。以明确中性粒细胞减少发生速度、持续时间和周期性。

（四）其他

有药物、毒物或放射线的接触史或放化疗史，应考虑相关疾病诊断。有 RA、SLE 及其他结缔组织疾病史、新生儿中性粒细胞减少，存在抗中性粒细胞抗体，则考虑同种免疫新生儿中性粒细胞减少和获得性自身免疫性中性粒细胞减少。如伴有红细胞和血小板减少，应考虑各种全血细胞减少疾病可能，如再生障碍性贫血和骨髓增生异常综合征等。如脾大需排除脾功能亢进。如有淋巴结肿大、肝脾大、胸骨压痛，需进一步排除白血病。

六、病情评估

根据中性粒细胞减少的程度可分为轻度 $\geq 1.0 \times 10^9/L$；中度 $(0.5~1.0) \times 10^9/L$ 和重度 $<0.5 \times 10^9/L$。重度减少（即粒细胞缺乏症）患者易出现全身性严重感染，应仔细评估患者感染状态与感染并发症，是否存在感染性休克、器官功能衰竭等。

七、治疗

（一）病因治疗

对可疑的药物、毒物，应立即停止接触。考虑继发性减少，应积极治疗原发病，如急性白血病、自身免疫性疾病、感染等，经过治疗病情缓解或控制后，粒细胞可恢复正常；脾功能亢进者可考虑脾切除。

（二）防治感染

轻度粒细胞减少症不需特别的预防措施；中度减少者感染发生率增加，需减少出入公共场所，并注意皮肤和口腔的卫生，去除慢性感染病灶；粒细胞缺乏者极易发生严重感染，应采取无菌隔离措施，积极入院治疗，停用可能或引起粒细胞缺乏的药物，防止交叉感染。有感染者，应行血、尿、痰及感染病灶分泌物的细菌培养和药敏试验及影像学检查，以明确感染类型和部位。在致病菌未明确时，可经验性应用覆盖革兰氏阴性菌和革兰氏阳性菌的广谱抗生素治疗，待病原和药敏明确后调整用药。若 3~5 日无效，疑有真菌感染时，可考虑加用抗真菌治疗。病毒感染可加用抗病毒药物。危及生命的难治性感染可考虑粒细胞输注。静脉应用免疫球蛋白有助于重症感染的治疗。

（三）提高白细胞的药物

1. 重组人集落刺激因子　能促进粒细胞增生和释放，并增强其吞噬杀菌及趋化功能,常用的是重组人粒细胞集落刺激因子(rhG-CSF)和重组人粒细胞 - 巨噬细胞集落刺激因子(rhGM-CSF),rhGM-CSF 还能促使嗜酸性粒细胞和单核细胞等的增生。常用剂量为 2~10μg/(kg·d),常见的副作用有发热、肌肉骨骼酸痛、皮疹、食欲减退等。

2. 免疫抑制剂 包括糖皮质激素和环孢素。自身免疫性和免疫介导机制所致的粒细胞缺乏可用糖皮质激素等免疫抑制剂治疗。

3. 其他 ①碳酸锂:常用量 0.6~0.9g/d,副作用为轻度胃灼热感、恶心乏力等,有肾脏疾病者慎用;②维生素 B_4 20~40mg,每日 3 次口服;或 20~60mg 肌内注射,每日 1 次;③维生素 B_6 10~20mg,每日 3 次口服,或 50~100mg 肌内注射,每日 1 次;④肌苷 0.2g 每日 3 次口服,或 200~600mg,静脉注射或滴注,每日 1 次;⑤鲨肝醇 20mg,每日 3 次口服;⑥利血生 10~20mg,每日 3 次口服。

八、预防

有放射线及苯等化学毒物接触者和使用者,须定期检查血常规,发现白细胞减少或粒细胞缺乏患者,积极治疗。有药物过敏史或用药后出现白细胞减少或粒细胞减少者,应避免服用同类药物。

第四节 白 血 病

急性白血病

急性白血病(acute leukemia,AL)是一类造血干、祖细胞来源的恶性克隆性疾病,白血病细胞自我更新增强、增殖失控、分化障碍、凋亡受阻,停滞在细胞发育的较早阶段。骨髓中异常原始细胞及幼稚细胞(白血病细胞)大量增殖,抑制正常造血,可广泛浸润肝脏、脾脏、淋巴结等器官,以感染、出血、贫血和髓外组织器官浸润为主要表现,病情进展迅速,自然病程仅有数周至数月。一般根据白血病细胞系列归属分为急性髓系白血病(AML)和急性淋巴细胞白血病(ALL)两类。我国白血病年发病率(3~4)/10 万,AML 最多,为 1.62/10 万,ALL 的发病率为 0.69/10 万。成人 AL 患者以 AML 多见,发病率随年龄增大而上升;儿童患者中 ALL 多见。

一、病因及发病机制

病因尚不完全明确。

1. 遗传因素 家族性白血病约占白血病的 0.7%。唐氏综合征患者发病率较正常人群高 20 倍。

2. 病毒 成人 T 细胞白血病中分离出人类 T 淋巴细胞白血病病毒(HTLV),是一种 RNA 逆转录病毒。

3. 电离辐射 包括 X 射线、γ 射线等电离辐射,大剂量或大面积照射均可使 DNA 突变、断裂和重组,导致白血病发生。

4. 化学因素 长期接触苯及含苯的有机溶剂与发病有关,烷化剂、拓扑异构酶Ⅱ抑制剂、氯霉素、保泰松、乙双吗啉等可诱发白血病。

5. 其他血液病 某些血液病最终可能发展为急性白血病,如慢粒、真红细胞增多症、原发性血小板增多症、骨髓纤维化、MDS、阵发性睡眠性血红蛋白尿等。

白血病的发病机制比较复杂,"二次打击"学说认为其一是各种原因所致造血细胞内一些基因发生决定性突变(如 *ras*、*myc* 等基因),激活某种信号通路,导致细胞获得增殖和 / 或生存优势、凋亡受阻,最终克隆性异常造血细胞生成;其二是一些遗传学改变(如形成 *PML/RARa* 融合基因)可能会涉及某些转录因子,导致造血细胞分化组织或分化紊乱。

二、分类

目前临床上并行使用法美英(FAB)分型和世界卫生组织(WHO)分型,FAB 分型是基于对患者骨髓涂片细胞形态学和组织化学染色的观察和计数,是最基本的诊断学依据。WHO 分型是整合了白血病细胞形态学(cell morphlogy)、免疫学(immunology)、细胞遗传学(cytogenetics)、分子生物学(molecular biology)(简称 MICM)特征的新分型系统。

(一)按 FAB 分类法将 AL 分为 AML 和 ALL 两大亚型

1. AML

(1)M_0(AML 微分化型):①骨髓原始细胞 ≥90%,无嗜天青颗粒及 Auer 小体,核仁明显;②过氧化物酶(POX)及苏丹黑 B 阳性细胞<3% 或阴性,非特异性脂酶(–);③免疫分型,CD13、CD33 等髓系标志可呈阳性,淋巴系及血小板抗原阴性。

(2)M_1(急性粒细胞白血病未分化型):①骨髓中原始细胞(Ⅰ型 + Ⅱ型)占非红系有核细胞(NEC)的 90% 以上;② POX 阳性细胞 ≥3%。

(3)M_2(急性粒细胞白血病部分分化型):原始细胞占骨髓中 NEC 的 30%~89%;其他粒细胞 ≥10%,单核细胞<20%。

(4)M_3(急性早幼粒细胞白血病 acute promyelocytic leukemia,APL):骨髓中以颗粒增多的早幼粒细胞为主,此类细胞在 NEC 中>30%。

(5)M_4(急性粒 - 单核细胞性白血病,AMML):骨髓中原始细胞占 NEC 的 30% 以上。各阶段粒细胞 ≥20%,各阶段单核细胞 ≥20%。

M_4 Eo:除符合 M_4 特点,嗜酸性粒细胞在 NEC 中>5%。

(6)M_5(急性单核细胞白血病 AMoL):骨髓 NEC 中原单核、幼单核 ≥30%,且原单、幼单及单核细胞 ≥80%,分以下 2 个亚型,如果原单细胞 ≥80% 为 M_{5a},<80% 为 M_{5b}。

(7)M_6(红白血病):骨髓中幼红细胞 ≥50%,NEC 中原始细胞 ≥30%。

(8)M_7(急性巨核细胞白血病):骨髓中原始巨核细胞 ≥30%,血小板抗原阳性,血小板过氧化物酶阳性。

2. ALL

L_1 原始和幼稚淋巴细胞以小细胞为主,直径 ≤12μm。

L_2 原始和幼稚淋巴细胞以大细胞为主,直径>12μm。

L_3(Burkitt 型)原始细胞及幼稚淋巴细胞以大细胞为主,大小较一致,细胞内有明显空泡,胞质嗜碱性,染色深。

(二) AL 的 WHO 分型

1. AML 的 WHO 分型(2016 年)

(1)伴有重现性遗传学异常的 AML

AML 伴有 t(8;21)(q22;q22.1),(AML1/ETO);*RUNX1-RUNX1T1*

AML 伴 inv(16)(p13;1q22)或 t(16;16)(p13.1;q22),*CBFB/MYH11*

APL 伴 PML-RARA

AML 伴 t(9;11)(p21.3;q23.3);*MLLT3-KMT2A*

AML 伴 t(6；9)(p23；q34.1)；*DEK-NUP214*

AML 伴 inv(3)(q21.3；q26.2)或 t(3；3)(q21.3；q26.2)；*GATA2*，*MECOM*

AML(原始巨核细胞性)伴 t(1；22)(p13.3；q13.3)；*RBM15-MKL1*

暂命名：AML 伴 *BCR-ABL1*

AML 伴 *NPM1* 突变

AML 伴 *CEBPA* 双等位基因突变

暂命名：AML 伴 *RUNX1* 突变

(2)AML 伴骨髓增生异常相关改变

(3)治疗相关性 AML

(4)非特殊类型 AML

AML 微分化型

AML 未分化型

AML 部分分化型

急性粒 - 单核细胞白血病

急性单核细胞白血病

纯红白血病

急性巨核细胞白血病

急性嗜碱粒细胞白血病

急性全髓增生伴骨髓纤维化

(5)髓系肉瘤

(6)唐氏综合征相关的髓系增殖

2. ALL 的 WHO 分型(2016 年)

(1)原始 B 淋巴细胞白血病

1)B-ALL，非特指型(NOS)

2)伴重现性遗传学异常的 B-ALL

B-ALL 伴 t(9；22)(q34.1；q11.2)/*BCR-ABL1*

B-ALL 伴 t(v；11q23.3)/*KMT2A* 重排

B-ALL 伴 t(12；21)(p13.2；q22.1)/*ETV6-RUNX1*

B-ALL 伴超二倍体

B-ALL 伴亚二倍体

B-ALL 伴 t(5；14)(q31.1；q32.3)/*IL3-IGH*

B-ALL 伴 t(1；19)(q23；p13.3)/*TCF3-PBX1*

3)暂命名

B-ALL，*BCR-ABL1* 样

B-ALL 伴 21 号染色体内部扩增(iAMP21)

(2)原始 T 淋巴细胞白血病

1)暂命名：早期前体 T 淋巴细胞白血病(ETP-ALL)

2)暂命名：自然杀伤(NK)细胞白血病

三、临床表现

急性白血病由于骨髓中白血病细胞增殖并浸润组织、器官，抑制了正常造血。临床表现主要有感染、贫血、出血、浸润等。

1. 感染 约50%以上患者以发热为首发表现,可因疾病本身或继发感染引起。发热程度不同,可表现为低热,也可达39~40℃甚至更高,可能伴畏寒、出汗症状。感染多由于细菌、病毒、真菌和其他病原微生物等引起,以咽峡炎、口腔炎最多见,肺部感染、肛周炎及肛周脓肿也常见,平时不易致病的细菌和霉菌可引起严重的感染,可致菌血症,甚至感染性休克,是急性白血病最常见的死亡原因之一。

2. 出血 以出血为早期表现者占40%,患者常见牙龈出血、鼻腔出血、皮肤瘀点瘀斑、月经过多,眼底出血,重者可出现颅内出血,引起头痛、呕吐、昏迷或突然死亡。出血的原因大多与血小板减少、白血病细胞在血管中淤滞及浸润、凝血异常、感染有关。急性早幼粒细胞白血病易并发弥散性血管内凝血(DIC)。

3. 贫血 部分患者以贫血为首发表现,表现为头晕、乏力、皮肤黏膜苍白、心悸、气短、食欲减退等多系统症状。也有随病情发展而出现贫血者,与出血程度不成比例。产生的原因与白血病细胞对骨髓造血的抑制,溶血、失血等相关。

4. 各组织器官浸润的表现

(1)淋巴结和肝脾:淋巴结肿大、肝脾大,ALL较AML更容易出现。多为全身浅表淋巴结肿大,质地中等,无压痛。肝脾大一般为轻至中度。

(2)骨及关节:胸骨中下段压痛有助于诊断;四肢关节痛或骨痛儿童比较多见;部分AML可伴粒细胞肉瘤,在骨膜上出现无痛性肿块,常见于眼眶周围,可引起眼球突出、复视或失明,又称为绿色瘤,也可出现于颅骨、胸骨、肋骨或四肢骨。发生骨髓坏死时可引起骨骼剧痛。

(3)中枢神经系统:是白血病最常见的髓外浸润部位,多数化疗药物不能通过血脑屏障,不能有效杀灭隐藏在中枢神经系统的白血病细胞。中枢神经系统白血病(CNSL)以脑膜浸润多见,更多发生在缓解期,也可发生于活动期。CNSL以儿童急性淋巴细胞白血病最多见。主要临床表现为头痛、恶心、喷射性呕吐、视力模糊、颈项强直,甚至抽搐、昏迷等。

(4)其他:齿龈肿胀多见于M_4、M_5;皮肤浸润多表现为灰蓝色斑丘疹及蓝紫色结节;睾丸浸润多见于急性淋巴细胞白血病,表现为一侧无痛性肿大;心、肺、消化道等处也可出现相应的浸润症状。

四、实验室检查

1. 血常规 白细胞大多增高,部分患者在正常或低于正常范围,称为白细胞不增多性白血病。白细胞增多性白血病患者血片中易找到原始和早期幼稚细胞,数量各不相等。正细胞性贫血及血小板减少较常见。

2. 骨髓 是确诊急性白血病的重要依据。多数患者骨髓增生明显活跃或极度活跃,以原始或幼稚细胞为主,少数低增生性AL患者骨髓表现为增生低下;正常造血细胞受抑制,幼红细胞及巨核细胞减少;白血病性原始细胞形态有异常改变,Auer小体常见于AML。AL诊断标准最初按FAB分型是原始细胞≥骨髓有核细胞的30%;,逐步过渡到WHO分型诊断标准为原始细胞≥骨髓有核细胞的20%,或原始细胞<20%,但伴有t(15;17)、t(8;21)或inv(16)/t(16;16)。

3. 细胞化学染色 各种类型急性白血病的幼稚细胞,在形态上有时难于辨认,细胞化学染色有助于急性白血病的分类鉴别(表6-4-1)。

表6-4-1 细胞化学染色

检测项目	急淋白血病	急粒白血病	急单白血病
过氧化物酶(POX)	(-)	分化差的原始细胞(-)~(+) 分化好的原始细胞(+)~(+++)	(-)~(+)
糖原染色 (PAS)	(+)~(++) 成块或粗颗粒状	(-)或(+) 弥漫性淡红色	(-)或(+) 弥漫性淡红色或细颗粒状
非特异性酯酶(NSE) 中性粒细胞碱性磷酸酶(NAP)	(-) 增加	(-)或(+) NaF抑制<50% 减少或阴性(-)	(+) NaF抑制≥50% 正常或增加

4. 免疫学检查 利用流式细胞学方法检测白血病细胞的细胞膜和细胞质抗原,分析其表型,可以了解被测白血病细胞所属细胞系列及其分化程度。造血干/祖细胞表达CD34、HLA-Dr、TdT、CD45;髓细胞系常表达CD13、CD33、CD15、CyMPO、CD117,其中APL细胞通常表达CD13、CD33、CD117,不表达HLA-DR和CD34;B淋巴细胞系常表达CD19、CD20、CyCD79a、CyCD22;T巴细胞系常表达CD2、CyCD3、CD5、CD7等。双表型急性白血病诊断积分系统见表6-4-2,急性混合细胞白血病包括双表型和双克隆白血病,其髓系和一个淋系积分均>2。

表6-4-2 双表型急性白血病诊断积分系统

分值	B系	T系	髓系
2	*CyCD79a CyCD22 CyIgM	CD3 *TCR-α/β TCR-γ/β	CyMPO
1	CD19 CD20 CD10	CD2 CD5 CD8 CD10	CD117 CD13 CD33 CD65
0.5	TdT CD24	TdT CD7 CD1α	CD14 CD15 CD64

*注:Cy,胞质内;TCR:T细胞受体

5. 染色体和分子生物学 白血病常伴有特异性的染色体核型和分子生物学改变,如APL常有t(15;17)(q22;q12)染色体易位,使15号染色体上的PML(早幼粒白血病基因)与17号染色体上RARA(维A酸受体基因)形成PML-RARA融合基因,这是APL发病和应用全反式维A酸及砷剂治疗有效的分子基础。

6. 血液生化检查 血清尿酸浓度升高,特别在化疗期间,尿酸排泄量增加,甚至出现尿酸结晶。患者发生DIC时可出现凝血异常。血清乳酸脱氢酶(LDH)可增高。出现CNSL时,脑脊液压力升高,白细胞数增加,蛋白质增多,糖定量减少,脑脊液涂片中可找到白血病细胞。

五、诊断

急性白血病的诊断一般不难。临床可见发热(感染)、出血、贫血等症状,体检可见淋巴结肿大、肝脾大及胸骨压痛,根据WHO分型,外周血或骨髓中原始细胞比例≥20%,或原始细胞<20%,但伴有克隆性重现性 t(15;17)、t(8;21)或 inv(16)/t(16;16)时即可诊断。形态学诊断存在一定的主观性,判断符合率略低(64%~77%)。细胞化学染色在一定程度上补充了形态学对细胞辨认的不足,对 ALL 和 AML 的鉴别、AML 各亚型间的鉴别更为可靠。急性白血病的诊断是以形态学为基础,结合免疫学、细胞遗传学和分子生物学检测(MICM)的综合性诊断。初诊患者应尽力获得全面 MICM 资料,以便评价预后,指导治疗。近年来,随着二代测序的广泛开展,更多的基因突变得以识别,急性白血病的诊断分型更加精细化。

中枢神经系统白血病的诊断依据:①发现中枢神经系统症状和体征;②脑脊液压力增高,>200mmH$_2$O;③脑脊液中白细胞数增高,>0.01×10^9/L;④涂片找到白血病细胞;⑤蛋白>450mg/L,或潘氏试验阳性;⑥排除其他原因造成的中枢神经系统或脑脊液的相似改变。

六、鉴别诊断

1. 再生障碍性贫血 再障也可见感染、出血和贫血等临床表现。一般无肝脾淋巴结肿大。根据外周血三系细胞减少,淋巴细胞相对增高,网织红细胞绝对值减少,骨髓穿刺可见骨髓增生低下,非造血组织增生,原始、幼稚细胞比例不高等可做出正确诊断。

2. 骨髓增生异常综合征 可见贫血、出血及反复感染;起病缓慢,病程较长。外周血表现为一系、两系或全血细胞减少,可见幼稚粒细胞、有核红细胞,可见巨大红细胞或巨大血小板。骨髓增生程度不一,有病态造血的形态特点;原始和幼稚粒细胞比例增高,但原始细胞<20%,达不到急性白血病的诊断标准。

3. 类白血病反应 外周血也可见白细胞增高,可见幼稚细胞或有核红细胞。骨髓增生活跃,原始、幼稚细胞比例可增高,可有核左移。但一般有原发病史,如感染、中毒、肿瘤或组织损伤等;一般无明显贫血、血小板减少,无髓外白血病浸润表现;骨髓各系细胞形态及比例无明显异常;中性粒细胞碱性磷酸酶积分显著增高可与急性白血病鉴别。

七、病情评估

通过对患者染色体和分子生物学异常的检测进行预后危险度分级。AML 常见的染色体和分子学异常的预后意义见表 6-4-3。

表 6-4-3 AML 常见的染色体和分子学异常

预后	染色体异常	分子学异常
良好	t(15;17)(q22;q12)	正常核型:
	t(8;21)(q22;q22)	伴孤立的 *NPM1* 突变
	inv(16)(p13;q22)/t(16;16)(p13.1;q22)	伴孤立 *CEBPA* 双等位基因突变
中等	正常核型	t(8;21)或 inv(16)伴 *C-KIT* 突变
	孤立的 +8	
	t(9;11)(p22;q23)	
	其他异常	
不良	复杂核型(≥3 种异常)	正常核型:
	单体核型	伴 *FLT3-ITD*
	del(5q)、-5、del(7q)、-7	伴 *TP53* 突变
	11q23 异常,除外 t(9;11)	
	inv(3)(q21.3;q26.2)、t(3;3)(q21;q26.2)	
	t(6;9)(p23;q34)	
	t(9;22)(q34;q11)	

八、治疗

1. 一般治疗

(1)紧急处理高白细胞血症:当白细胞>100×10^9/L 时,可产生白细胞淤滞症,表现为呼吸困难、低氧血症、反应迟钝、言语不清、颅内出血等症状,应积极采取以下措施:①进行 WBC 单采清除高白细胞,同时进行化疗及水化;② ALL 可在化疗前先用地塞米松 10mg/m² 静脉注射;AML 口服羟基脲 1.5~2.5g,每日 4 次,约 36 小时后再联合化疗。同时需预防白血病细胞崩解导致的高尿酸血症、酸中毒、电解质紊乱、凝血异常等并发症。

(2)防治感染:①粒缺状态下有条件应住层流病房;② G-CSF 的应用(ALL,老年、强化疗或伴感染的 AML 患者);③有发热时根据情况先经验性使用抗生素治疗,再根据培养结果及药敏选择敏感药物。

(3)成分输血:维持 Hb>80g/L,PLT $(10~20) \times 10^9$/L 以上。

(4)防治高尿酸血症肾病:①鼓励多喝水,静脉补液,水化和碱化尿液;②抑制尿酸合成:别嘌醇 0.1g,每日 3 次口服;③如出现少尿或无尿时,应按急性肾衰处理。

2. 抗白血病治疗 分两个阶段:①诱导缓解治疗:是治疗的关键,采取联合化疗,目的是使患者迅速获得完全缓解(complete remission,CR),即白血病的症状和体征消失,外周血无原始细胞,无髓外白血病,骨髓三系造血恢复,原始细胞 ≤5%,外周血中性粒细胞>1.5×10^9/L,血小板 ≥100×10^9/L。理想的 CR 为初诊时免疫学、细胞遗传学、分子生物学异常标志均消失;②缓解后治疗:包括强化巩固和维持治疗,以进一步降低微小残留病灶(MRD),防止复发,争取长期无病生存乃至治愈。MRD 水平可预测复发,应定期进行监测。

(1)ALL 的治疗:经治疗方案不断优化,儿童 ALL 的长期无病生存(DFS)达 80% 以上,成人 ALL 的 CR 率也可达 80%~90%,预后亦有很大改善。

1)诱导缓解治疗:长春新碱(VCR)和泼尼松(P)组成的 VP 方案是 ALL 诱导缓解的基本方案。VP+ 柔红霉素(DNR)组成 DVP 方案,再加门冬酰胺酶(L-ASP)即为 DVLP 方案,是目前 ALL 最常采用的诱导方案。在此基础上加入环磷酰胺(CTX)组成 VDCLP 方案,可提高 CR 率和 DFS。

2)缓解后治疗:①未进行异基因造血干细胞移植(allo-HSCT)者,缓解后强化、巩固和维持治疗一般要进行 3 年,强化方案采用 6- 巯基嘌呤(6-MP)、高剂量甲氨蝶呤(HD MTX)、高剂量环磷酰胺(HD CTX)、阿糖胞苷(Ara-C)、L-ASP 等交替轮换;维持治疗方案多采用口服 6-MP 和甲氨蝶呤(MTX),间断给予 VP 方案化疗。② allo-HSCT 可使 40%~65% 的 ALL 患者长期存活。

对于 Ph⁺ALL 诱导缓解化疗可联合酪氨酸酶抑制剂(TKIs,如伊马替尼或达沙替尼)进行靶向治疗,CR 率可提高到 90%~95%。TKI 应持续使用至维持治疗结束。

(2)AML 的治疗:近年来,60 岁以下 AML 的预后明显改善,30%~50% 患者可获得长期生存。

1)诱导缓解方案:①非 APL 的 AML 患者采用蒽环类药物联合标准剂量 Ara-C 化疗,一般常用柔红霉素(DNR)或去甲氧柔红霉素(IDA),我国学者使用高三尖杉酯碱(HHT)替代 DNR 或 IDA 也取得较高的 CR 率。如 2 个标准疗程仍未达到 CR,需要更换化疗方案挽救性治疗或行 allo-HSCT。② APL 采用全反式维甲酸(ATRA)+ 蒽环类药物,ATRA 可诱导 APL 细胞分化成熟,剂量为 25~40mg/(m²·d),有较高的缓解率;联合砷剂(ATO)可以更快达到 CR,若不能耐受蒽环类药物或低中危患者可以采用 ATRA+ATO 双诱导。治疗过程中警惕出现分化综合征,表现为发热、肌肉骨骼疼痛、呼吸窘迫、肺间质浸润、胸腔积液、心包积液、体重增加、低血压、急性肾衰竭甚至死亡,一旦发生立即给予糖皮质激素,吸氧、利尿,暂停 ATRA。APL 合并凝血功能障碍和出血者积极输注血小板、新鲜冰冻血浆和冷沉淀,减少由出血导致的早期死亡。

2)缓解后治疗:① AML 缓解后可采用包括高剂量阿糖胞苷(HD Ara-C)进行巩固强化治疗,一般 HD Ara-C 用 3~4 个疗程,无需长期维持治疗;②不采用 HD Ara-C 者可行 allo-HSCT 治疗;③ APL 用 ATRA 获得 CR 后,采用化疗与 ATRA 或砷剂交替,维持治疗 2 年。

(3)CNSL 的防治:可采用鞘内注射化疗[MTX、Ara-C、DXM(糖皮质激素)]进行预防治疗,必要时用颅脊椎照射挽救治疗。

3. 造血干细胞移植　是目前有希望治愈急性白血病的方法。通常是采用 HLA 相合供者的造血干细胞移植,移植可在第一次完全缓解时,或复发后再诱导达 CR 时进行。没有 HLA 相合供者可选择半相合移植或自体造血干细胞移植。

九、预后

未经治疗的 AL 患者一般平均生存期仅 3 个月左右,但经现代联合化疗与支持疗法,很多患者可获得完全缓解,生存期明显延长,甚至长期生存或治愈。影响疗效的因素有年龄、细胞类型、染色体及分子学异常、髓外浸润、全身健康状况等。目前儿童 ALL、APL 的疗效最好,老年、高白细胞、继发性、复发、多药耐药、需多疗程化疗方能缓解、合并髓外白血病的 AL 预后不良。

慢性白血病

慢性白血病根据白血病细胞来源分为慢性髓系白血病(CML)和慢性淋巴细胞白血病(CLL)及其他少见类型白血病,如毛细胞白血病、幼淋细胞白血病。本段仅介绍 CML。

慢性髓系白血病(chronic myelogenous leukemia,CML)简称慢粒,约占成人白血病的 15%,国内流行病学调查显示年发病率为(0.39~0.55)/10 万,发病年龄中位数为 45~50 岁,男性多于女性。

CML 是发生在髓系多能造血干细胞的克隆性增殖的恶性肿瘤,特点为外周血中不成熟的粒细胞显著性增多,白血病细胞中可找到 Ph 染色体和 / 或 *BCR-ABL* 融合基因。

一、病因和发病机制

病因不完全明确,与遗传、病毒感染、电离辐射、化学物质等因素相关。

二、临床表现

CML 起病缓慢,发病到就诊时间多在半年至 1 年。早期多无明显症状,有些患者常因其他疾病就医或体检时发现。临床可有低热、出汗、消瘦等代谢亢进表现,脾大是本病的主要体征,在 CML 早期多数可触及脾脏,晚期可达脐或脐下,质地坚硬、平滑无压痛,患者常伴有左上腹坠痛或食后饱胀感,并发脾栓塞、脾出血及脾周围炎等则脾区压痛明显。进入加速期或急变期后病情明显加重,可出现发热、贫血、出血等表现。

三、实验室检查

1. 慢性期

(1)血常规:白细胞计数显著增多为其特征,常超过 20×10^9/L,甚至高达 100×10^9/L 以上。血涂片可见到各阶段粒细胞,主要是以中、晚幼粒以下各阶段细胞为主,原始粒细胞<10%，一般为 1%~3%；嗜酸及嗜碱粒细胞增多；血小板正常或增多，晚期血小板减少，并出现贫血。

（2）骨髓：骨髓增生明显活跃或极度活跃，以粒系为主，粒/红比例明显增高，其中主要为中、晚幼粒细胞及杆状核细胞居多，原粒细胞<10%。嗜酸性粒细胞和嗜碱性粒细胞增多。红系细胞相对减少，巨核细胞增多或正常，晚期减少。

（3）中性粒细胞碱性磷酸酶（NAP）：NAP 活性及积分减低或呈阴性反应，治疗有效时恢复，复发时再次降低。

（4）细胞遗传学及分子生物学：95% 以上患者 Ph 染色体阳性，显带分析为 t(9；22)(q34；q11)，9 号染色体长臂上 C-ABL 原癌基因易位至 22 号染色体长臂的断裂点集中区（BCR），形成 BCR-ABL 融合基因，该基因编码具有酪氨酸激酶活性的蛋白，最常见的是 P210。另 5% 的 CML 患者有 BCR-ABL 融合基因而 Ph 染色体阴性。

（5）血液生化：血清及尿中尿酸浓度增高。血清乳酸脱氢酶增高。

2. 加速期　血小板进行性降低（<$100 \times 10^9/L$）或增高（>$1\,000 \times 10^9/L$）；外周血嗜碱性粒细胞 ≥20%；原始细胞在血中或骨髓中 ≥10%，不超过 20%；出现 Ph 染色体以外的染色体异常，如 +8、双 Ph 染色体、17 号染色体长臂的等臂；进行性脾脏增大或白细胞计数增高。

3. 急变期　外周血或骨髓中原始细胞 ≥20%；或有髓外原始细胞浸润；骨髓活检示原始细胞聚集。

四、诊断

典型的临床表现、体征和/或血液骨髓细胞检查异常，必须有 Ph 染色体和/或 BCR-ABL 融合基因阳性方可确定诊断。

五、鉴别诊断

1. 其他原因引起的脾肿大　肝硬化、血吸虫病、黑热病及淋巴瘤等均可有脾肿大。根据病史、血象及骨髓象不难鉴别。

2. 类白血病　反应类白血病反应多有原发病（如感染、恶性肿瘤等）的临床表现。白细胞计数大多在 $100 \times 10^9/L$ 以下。中性粒细胞常有中毒颗粒和空泡，血红蛋白和血小板大多正常，原发病控制后白细胞恢复正常。主要鉴别要点是类白血病反应的 NAP 反应强阳性，而 CML 则为阴性。

3. 骨髓纤维化　CML 晚期与骨髓纤维化的早期容易混淆。但骨髓纤维化的白细胞计数比 CML 低，大多不超过 $30 \times 10^9/L$，血液中幼稚粒细胞百分数较低，NAP 反应大多增高，红细胞异形较明显，泪滴形红细胞多见；骨髓活检示纤维组织增生较明显；Ph 染色体阴性；部分患者存在 JAK2V617F、CALR、MPL 基因突变，多部位骨髓穿刺干抽。

六、病情评估

CML 的整个病程可分为以下三期：

1. 慢性期（chronic phase，CP）　此期可持续 1~4 年，患者可有低热、多汗或盗汗及消瘦等代谢亢进表现。白细胞极度升高时可发生"白细胞淤滞症"。

2. 加速期（accelerated phase，AP）　常有乏力、发热、盗汗、进行性体重下降、骨痛，逐渐出现贫血和出血；脾持续或进行性肿大；对原来治疗有效药物无效，AP 可维持几个月到数年。

3. 急变期（blastuc phase or blastuc crisis，BP/BC）　为 CML 的终末期，临床表现与急性白血病相似，多数发生急粒变，少数为急淋变或急单变。此期化疗多不敏感，预后极差，往往在数月内死亡。

七、治疗

CML 的治疗应着重于慢性期早期,避免疾病转化,力争细胞遗传学和分子生物学水平的缓解,一旦进入加速期或急变期(统称为进展期)则预后不良。

1. CML 慢性期治疗

(1)首选的一线治疗方案:酪氨酸酶抑制剂(TKI),伊马替尼 400mg/d,每日 1 次,或第二代 TKI 如尼洛替尼、达沙替尼。能够阻断 *BCR-ABL* 融合基因的形成,并能抑制 *BCR-ABL* 阳性细胞的增殖。在开始治疗后的第 3 个月、6 个月、12 个月、18 个月进行疗效监测,包括血液学、细胞及分子遗传学,评估 TKI 治疗耐受性,及时调整治疗方案,早期的分子学反应至关重要,尤其是治疗 3 个月的 *BCR-ABL* 融合基因水平。TKI 副作用主要有血细胞减少、水肿、头痛、皮疹等。

(2)各种原因不能应用 TKI 治疗的患者,可考虑用 α- 干扰素治疗,或选择羟基脲、阿糖胞苷、高三尖杉酯碱等。

(3)异基因造血干细胞移植(allo-HSCT):在 CML 慢性期不作为一线选择,对于移植风险低且 TKI 治疗不耐受或失败者以及进展期患者适用。异基因造血干细胞移植应在完全血液学缓解后进行,3~5 年无病生存率为 60%。

2. CML 加速期或急变期 评估患者细胞遗传学、分子学 *BCR-ABL* 水平及 *BCR-ABL* 激酶区的突变,选择适合的 TKI 治疗或联合化疗提高诱导缓解率;如果患者经 TKI 治疗恢复到慢性期,可继续应用 TKI 治疗;如患者有合适的造血干细胞供者来源,应尽早行 allo-HSCT。有 T315I 突变或第 2 代 TKI 不敏感的突变者应尽早行 allo-HSCT。

八、预后

TKI 问世之前,CML CP 患者中位生存期 39~47 个月,3~5 年内进入 BP 终末期急性变,病情发展快,治疗效果差,是死亡的主要原因。TKI 应用以来,生存期显著延长。

第五节 淋 巴 瘤

淋巴瘤(lymphoma)是一种累及淋巴结和 / 或结外淋巴组织恶性肿瘤,具有高度异质性。按组织病理学改变,淋巴瘤可分为霍奇金淋巴瘤(Hodgkin lymphoma,HL)和非霍奇金淋巴瘤(non-Hodgkin lymphoma,NHL)两大类。

淋巴瘤在我国占常见肿瘤的第 8 位,发病率为 5.94/10 万,低于欧美各国及日本,其中男性高于女性。

一、病因和发病机制

病因和发病机制尚未完全明确,与感染、免疫、理化、遗传等因素相关,病毒学说颇受重视,部分 HL 患者的血清中发现有高效价抗 EB 病毒抗体,淋巴结在电镜下可见 EB 病毒颗粒。在 20%HL 的 R-S 细胞中也可以找到 EB 病毒。EB 病毒也可能是移植后淋巴瘤和 AIDS 相关淋巴瘤的病因。Burkitt 淋巴瘤有明显的地方流行性,80% 以上的患者血清中 EB 病毒抗体滴定度明显增加,提示 EB 病毒可能是 Burkitt 淋巴瘤的病因。日本成人 T 细胞白血病 / 淋巴瘤有明显的家族集中趋势,且呈地区性流行。一种逆转录病毒人类 T 淋巴瘤细胞病毒Ⅰ型(HTLV-Ⅰ),被证明是成人 T 细胞白血病/淋巴瘤的病因。另一种逆转录病毒HTLV-Ⅱ被认为与 T 细胞皮肤淋巴瘤(蕈样肉芽肿)的发病有关。Kaposi 肉瘤病毒也被认为是原发于体腔淋巴瘤的病因。边缘区淋巴瘤合并 HCV 感染,经治疗 HCV RNA 转阴时,淋巴瘤可获得部分或完全缓解。其他如 HIV 病毒、麻疹病毒、疱疹病毒等也与淋巴瘤的发病有关。

幽门螺杆菌抗原的存在与胃黏膜相关性淋巴样组织结外边缘区淋巴瘤(胃 MALT 淋巴瘤)发病有密切的关系,抗 Hp 治疗可改善其病情。

免疫功能低下也与淋巴瘤的发病有关。遗传性或获得性免疫缺陷患者伴发淋巴瘤者较正常人为多,器官移植后长期服用免疫抑制剂而发生恶性肿瘤者,其中 1/3 为淋巴瘤。自身免疫性疾病如 SLE、干燥综合征、桥本甲状腺炎患者中淋巴瘤的发病率比一般人高。

二、病理分型

(一) HL 分型

是一种组织学、临床表现相对独立的淋巴瘤,绝大部分属于 B 细胞来源。肿瘤组织中可见到炎症背景中存在里-斯细胞(Reed-Sternberg,R-S 细胞),R-S 细胞表现为巨大双核和多核细胞,直径 25~30μm,核仁巨大而明显,可伴毛细血管增生和不同程度的纤维化,多表达 CD15、CD30、PAX5。目前采用 2016 年 WHO 的淋巴造血系统肿瘤分类,分为结节性淋巴细胞为主型 HL 和经典型 HL 两大类。经典型 HL 又分为混合细胞型、结节硬化型、富于淋巴细胞型、淋巴细胞消减型四型,国内以混合细胞型、结节硬化型为常见。HL 的组织分型与预后有密切关系,HL 通常从原发部位向邻近淋巴结依次转移,向远处淋巴结区的跳跃性播散较少见。

(二) NHL 分型

是一组具有不同组织学特点和起病部位的淋巴瘤,易发生早期远处扩散。WHO 分类将每一种淋巴瘤类型确定为独立疾病,2008 年 WHO 提出了淋巴组织肿瘤分型新方案,该方案既考虑了形态学特点,也反映了应用单克隆抗体,细胞遗传学和分子生物学等新技术对淋巴瘤的新认识和确定的新病种,该方案包含了各种淋巴瘤和淋巴细胞白血病,分为前驱淋巴性肿瘤、成熟 B 细胞来源淋巴瘤、成熟 T 和 NK 细胞淋巴瘤三大类共数十种分型。2016 年更新版分类中又增加了一些新类型、对某些种类更名、细胞起源分类等。较常见的 NHL 亚型包括弥漫大 B 细胞淋巴瘤、滤泡性淋巴瘤、边缘带淋巴瘤、套细胞淋巴瘤、伯基特淋巴瘤、外周 T 细胞淋巴瘤(非特指型)、血管免疫母细胞 T 细胞淋巴瘤、结外 NK/T 淋巴瘤鼻型、慢性淋巴细胞白血病/小淋巴细胞淋巴瘤等。

三、临床表现

无痛性进行性淋巴结肿大或局部肿块是淋巴瘤共同的临床表现,具有以下两个特点:①全身性:淋巴结和淋巴组织遍布全身且与单核-巨噬细胞系统、血液系统相互联通,故淋巴瘤可发生在身体的任何部位。其中淋巴结、扁桃体、脾、骨髓是最易受到累及的部位,还可累及皮肤、胃肠、乳腺、肺、甚至颅内。此外,可伴不同程度的全身症状,如发热、消瘦、盗汗,最后出现恶病质。②多样性:组织器官不同,受压迫或浸润的范围和程度不同,引起的症状也不同。当淋巴瘤浸润血液和骨髓时可形成淋巴瘤细胞白血病,如浸润皮肤时则表现为蕈样肉芽肿或红皮病等。HL 和 NHL 的病理组织学变化不同也形成了各自特殊的临床表现。

(一) 霍奇金淋巴瘤

1. 以无痛性颈部或锁骨上淋巴结进行性肿大(60%~80%)为多发,其次为腋下、纵隔、腹膜后、主动脉旁淋巴结肿大。肿大的淋巴结可以活动,也可互相粘连,融合成块,触诊有软骨样感觉。

2. HL 可浸润器官组织或因深部淋巴结肿大压迫,引起各种相应症状,如肝脾大、黄疸、咳嗽胸闷、气促、上腔静脉压迫症、肾盂积水等。

3. 其他症状 ①饮酒后淋巴结疼痛,是 HL 所特有症状,但并非每一个 HL 患者都是如此。②发热,盗汗、体重减轻等全身症状多见,其次为皮肤瘙痒。30%~40% 的 HL 患者以原因不明的持续发热为起病症状,周期性发热是 HL 的特征性热型。局部及全身皮肤瘙痒较常见,瘙痒有时是 HL 的唯一全身症状。

(二) 非霍奇金淋巴瘤

1. NHL 的临床表现特点 ①随年龄增长而发病增多,男性较女性多,除惰性淋巴瘤外,一般发展迅速;② NHL 有远处扩散和结外侵犯倾向,各器官均可累及。

2. NHL 对各器官的压迫和浸润较 HL 多见,常以高热或各器官系统症状为主要临床表现:①咽淋巴环病变,临床有吞咽困难、鼻塞、鼻出血及颌下淋巴结肿大。②肺门及纵隔受累最多,半数有肺部浸润或胸腔积液,可致咳嗽、胸闷、气促、肺不张及上腔静脉压迫综合征等。③累及胃肠道的部位回肠为多,其次为胃,结肠很少受累,临床表现有腹痛、腹泻和腹部包块,症状可类似消化性溃疡、肠结核或脂肪泻等,常因肠梗阻或大量出血施行手术而确诊。原发于脾的 NHL 较少见。④腹膜后淋巴结肿大可压迫输尿管,引起肾盂积水。肾损害主要为肾肿大,高血压、肾功能不全及肾病综合征。⑤中枢神经系统病变累及脑膜及脊髓为主。硬膜外肿块可导致脊髓压迫症。⑥骨骼损害以胸椎及腰椎最常见,表现为骨痛、腰椎或胸椎破坏、脊髓压迫症等。⑦约 20% 的 NHL 患者在晚期累及骨髓,发展成淋巴瘤白血病。⑧皮肤受累表现为肿块、皮下结节、浸润性斑块、溃疡等。

四、实验室检查

(一) 血液和骨髓检查

1. HL 常有轻或中度贫血,部分患者嗜酸性粒细胞升高。骨髓被广泛浸润或发生脾功能亢进时,血细胞减少。骨髓涂片找到 R-S 细胞是 HL 骨髓浸润的依据,活检可提高阳性率。NHL 白细胞数多正常,伴有淋巴细胞相对或绝对增多,形态正常。部分患者的骨髓涂片中可找到淋巴瘤细胞。少数患者晚期并发急性淋巴细胞白血病时,可呈现白血病样血象和骨髓象。

2. 疾病活动期有血沉增速,血清乳酸脱氢酶升高提示预后不良,如血清碱性磷酸酶或血钙增加,提示累及骨骼。β_2 微球蛋白升高与肿瘤负荷相关。B 细胞 NHL 可并发抗人球蛋白试验阳性或阴性的溶血性贫血,少数可出现单株 IgG 或 IgM,中枢神经系统受累时脑脊液中蛋白升高。

(二) 影像学检查

1. 浅表淋巴结的检查 B 超检查和放射性核素显像,可以发现体检时触诊的遗漏。

2. 纵隔与肺的检查 胸部摄片可了解纵隔增宽、肺门增大、胸腔积液及肺部病灶等情况,胸部 CT 可确定纵隔与肺门淋巴结肿大。

3. 腹腔、盆腔淋巴结的检查 剖腹探查病理检查结果表明,淋巴造影能显示结构破坏,而 CT 仅从淋巴结肿大程度上来判断;但 CT 不仅能显示腹主动脉淋巴结,而且还能显示淋巴结造影所不能检查到的脾门、肝门和肠系淋巴结受累等情况,同时还显示肝、脾、肾受累的情况,所以 CT 是腹部检查的首选方法。较 B 超准确性高、重复性好、不易受肠道内气体干扰。

4. 肝脾的检查 CT、B 超、放射性核素显像及 MRI 只能查出单发或多发结节,对弥漫性浸润或粟粒样小病灶难以发现,一般认为有两种以上影像学诊断同时显示实质性占位病变时,才能确定肝、脾受累。

5. 正电子发射计算机断层显像 CT(PET/CT)　可以显示淋巴瘤病灶及部位,是一种根据生化影像来进行肿瘤定性定位的方法,是初始分期、评价淋巴瘤疗效的重要指标。

(三) 病理学检查

淋巴瘤的诊断除了组织病理学,还需要借助免疫表型、分子生物学检查,因此应尽量选取较大淋巴结,手术完整取出,固定后切片染色,行形态学组织病理学检查,深部淋巴结依靠 B 超或 CT 引导下穿刺,粗针穿刺活检结果可靠性较细针穿刺高。免疫酶标、流式细胞仪测定淋巴瘤细胞的分化抗原,对细胞进行表型分析,可为淋巴瘤进一步分型诊断提供依据。染色体、基因检查有助某些亚型的诊断。

(四) 其他检查

淋巴瘤患者在治疗前应进行肝炎病毒、人类免疫缺陷病毒、巨细胞病毒、EB 病毒等筛查,必要时予以抗病毒治疗,防止治疗导致病毒激活。对于高度侵袭性 NHL 或伴有中枢神经系统症状者进行脑脊液检查,明确是否存在中枢侵犯。

五、诊断

进行性、无痛性淋巴结肿大者,应做淋巴结印片及病理切片或淋巴结穿刺物涂片检查;疑皮肤淋巴瘤时可做皮肤活检及印片;伴有血细胞数量异常,血清碱性磷酸酶增高或有骨骼病变时,可做骨髓活检和涂片寻找 R-S 细胞或 NHL 细胞,了解骨髓受累的情况。根据组织病理学检查结果,作出淋巴瘤的诊断和分类分型诊断。应尽量采用单克隆抗体、细胞遗传学和分子生物学技术,按 WHO(2016)的淋巴结组织肿瘤分型标准分型。

六、鉴别诊断

淋巴瘤须与其他淋巴结肿大疾病相区别。

1. 局部淋巴结肿大　要排除淋巴结炎和恶性肿瘤淋巴结转移。结核性淋巴结炎多局限于颈的两侧,可彼此融合,与周围组织粘连,晚期由于软化,溃破而形成窦道。

2. 以发热为主要表现的淋巴瘤　需与结核病、败血症、结缔组织病、坏死性淋巴结炎和嗜血细胞性淋巴组织细胞增多症等鉴别。

3. 结外淋巴瘤　需与相应器官的其他恶性肿瘤相鉴别。

4. R-S 细胞(里德 - 斯德伯格氏细胞)　对 HL 的病理组织学诊断有重要价值,但近年报道 RS 细胞可见于传染性单核细胞增多症,结缔组织病及其他恶性肿瘤,因此在缺乏 HL 的其他组织学改变时,单独见到 RS 细胞不能确诊 HL。

七、病情评估

根据组织病理学做出淋巴瘤的诊断和分类分型诊断后,还需根据淋巴瘤的分布范围,按照 Ann Arbor 临床分期方案分期。

Ⅰ期:病变仅限于 1 个淋巴结区(Ⅰ)或单个结外器官局部受累(ⅠE)。

Ⅱ期:病变累及横膈同侧两个或更多的淋巴结区(Ⅱ),或病变局限侵袭侵犯淋巴结以外器官伴或不伴横膈同侧其他淋巴结区域受侵犯(ⅡE)。

Ⅲ期:横膈上下均有淋巴结病变(Ⅲ),可伴脾累及(ⅢS),结外器官局限受累(ⅢE),或脾与局限性结外器官受累(ⅢSE)。

Ⅳ期:1 个或多个结外器官受到广泛性或播散性侵犯,伴或不伴相关淋巴结肿大,肝或骨髓只要受到累及均属Ⅳ期。

累及的部位可采用下列记录符号:E 表示结外;X 表示直径 10cm 以上的巨块;M 表示骨髓;S 表示脾;H 表示肝;D 表示皮肤;P 表示胸膜;L 表示肺。

每一个临床分期按全身症状的有无分为 A、B 两组,无症状者为 A,有症状者为 B,全身症状包括以下三个方面:①不明原因体重下降 10%(诊断前 6 个月内);②发热>38℃并排除其他原因发热;③盗汗(夜间大量出汗,需更换衣服及被褥)。

NHL 国际预后指数(international prognostic index,IPI):年龄>60 岁,LDH 升高,体能状态评分 ≥2 分,结外病变 1 处以上,分期为Ⅲ期或Ⅳ期是 5 个预后不良因素,根据 IPI 数值可将预后分为低危、低中危、高中危、高危 4 类。

八、治疗

(一) 以化疗为主的化、放疗结合的综合治疗

1. 霍奇金淋巴瘤

(1)放疗:HL 从原发部位向邻近淋巴结依次转移,但少数病例在肿大的淋巴结区间有跳跃。因此,放疗区域除累及的淋巴结和组织以外,还应包括可能侵及的淋巴结和组织,实施扩大照射。病变在膈上采用斗篷式,照射部位包括两侧从乳突至锁骨上下、腋下、肺门、纵隔至横膈的淋巴结,要保护肱骨头、喉部及肺部免受照射,膈下采用倒 "Y" 字照射,包括从膈下淋巴结到腹主动脉旁、盆腔及腹股沟淋巴结,同时照射脾区,剂量为 30~40Gy,3~4 周为一个疗程。HL 的 ⅠB、ⅡB 和Ⅲ-Ⅳ期患者,均应采用以化疗为主的方案,巨大肿块或化疗后残留的肿块,可加用局部放疗。

(2)化疗:① MOPP 方案,CR(完全缓解)率为 80%,5 年生存率达 75%,长期无病生存率(DFS)达 50%。② ABVD 方案,对比研究表明其缓解率和 5 年无病生存率均优于 MOPP 方案。ABVD 方案对生育功能影响小、骨髓毒性低、不易引起继发性肿瘤,已替代 MOPP 方案成为 HL 的首选方案。

(3)其他:如复发或难治,可行二线化疗如 BEACOPP 方案,或大剂量化疗联合自体或异基因造血干细胞移植;CD30 靶向抗体 - 药物耦联物对 CD30 阳性复发或难治性患者有效;免疫疗法 PD-1/PD-L1 可用于治疗复发性或难治性 HL。

2. 非霍奇金淋巴瘤 NHL 多中心发生的倾向使 NHL 临床分期的价值和扩大照射的治疗作用不如 HL,决定了其治疗策略应以化疗为主。

(1)惰性淋巴瘤:B 细胞惰性淋巴瘤包括小淋巴细胞淋巴瘤,淋巴浆细胞淋巴瘤,边缘区淋巴瘤和滤泡性淋巴瘤等。T 细胞惰性淋巴瘤指蕈样肉芽肿 /Sezary 综合征。惰性淋巴瘤发展缓慢,化、放疗有效,但不易缓解。Ⅰ期和Ⅱ期放疗或化疗后可存活 10 年,部分患者有自发性肿瘤消退,故主张观察和等待的姑息治疗原则,尽可能推迟化疗。如病情有所发展,可单独给予苯丁酸氮芥 4~12mg 每日,分次口服;或环磷酰胺 100mg 每日 1 次口服。Ⅲ期和Ⅳ期患者化疗后虽会多次复发,但中位生存时间也可达 10 年,联合化疗可用 COP 或 CHOP 方案。进展不能控制者可试用 FC 方案:环磷酰胺 $0.6g/m^2$ 静脉注射 1 次,氟达拉滨(Fludarabine)$25mg/m^2$ 静脉滴注,每日 1 次,共 3 日。

(2)侵袭性淋巴瘤:B 细胞侵袭性淋巴瘤包括淋巴母细胞淋巴瘤、套细胞淋巴瘤、弥漫性大 B 细胞淋巴瘤和 Burkitt 淋巴瘤等。T 细胞侵袭性淋巴瘤包括原始 T 淋巴细胞淋巴瘤、血管免疫母细胞 T 细胞淋巴瘤、间变性大细胞淋巴瘤和周围性 T 细胞淋巴瘤等。侵袭性淋巴瘤不论分期均应以化疗为主,对于乳腺、睾丸、鼻窦、硬膜外、骨髓等部位受累的患者予以鞘内注射预防中枢神经系统累及。对化疗残留肿块,局部巨大肿块或中枢神经系统累及者,可

笔记栏

行局部放疗扩大照射(25Gy)作为化疗的补充。

CHOP 方案与其他化疗方案比较,疗效高而毒性较低,因此,该方案为侵袭性 NHL 的标准治疗方案。CHOP 方案每 2~3 周为 1 个疗程,4 个疗程不能缓解,应更换化疗方案。完全缓解后巩固 2 个疗程,就可结束治疗进入随访观察,不需长期维持治疗,但化疗不应少于 6 个疗程。本方案的 5 年无病生存率达 41%~80%,化疗前加用利妥昔单抗($375mg/m^2$),即 R-CHOP 方案,可获得更好的疗效。

高度侵袭性淋巴瘤临床进展快,应采用更强烈的方案予以治疗,难治、复发的淋巴瘤需也更换治疗方案,可选用 ICE、Gmoxe、GDP、DHAP、EPOCH、ESHAP、MINE、HyperCVAD/MTX-Arac-C 等方案。全身广泛播散的淋巴瘤或有向白血病发展倾向者或已转化成白血病的患者,可试用治疗淋巴细胞白血病的化疗方案,如 VDLP 方案。淋巴瘤常用联合化疗方案见表 6-5-1。

表 6-5-1 淋巴瘤常用联合化疗方案

化疗方案	药物组成	剂量及用法
ABVD	阿霉素	$25mg/m^2$,第 1 日、第 15 日静脉滴注
	博来霉素	$10mg/m^2$,第 1 日、第 15 日静脉滴注
	长春花碱	$6mg/m^2$,第 1 日、第 15 日静脉滴注
	达卡巴嗪	$375mg/m^2$,第 1 日、第 15 日静脉滴注
BEACOPP	博来霉素	$10mg/m^2$,第 8 日静脉滴注
	依托伯苷	$100mg/m^2$,第 1~3 日静脉滴注
	阿霉素	$35mg/m^2$,第 1 日静脉滴注
	环磷酰胺	$1\,200mg/m^2$,第 1 日静脉滴注
	长春新碱	$1.4mg/m^2$,第 9 日静脉滴注
	丙卡巴肼	$100mg/m^2$,第 1~7 日口服
	泼尼松	$40mg/m^2$,第 1~14 日口服
	G-CSF	9d 至恢复
CHOP	环磷酰胺	$750mg/m^2$,第 1 日静脉滴注
	阿霉素	$50mg/m^2$,第 1 日静脉滴注
	长春新碱	$1.4mg/m^2$,第 1 日静脉滴注
	泼尼松	$100mg/m^2$,第 1~5 日口服
FC	福达拉滨	$25mg/m^2$,第 1~3 日静脉滴注
	环磷酰胺	$250mg/m^2$,第 1~3 日静脉滴注
GDP	吉西他滨	$1\,000mg/m^2$,第 1、第 8 日静脉滴注
	地塞米松	$40mg/d$,第 1~4 日口服
	顺铂	$70mg/m^2$,第 1 日静脉滴注
ESHAP	依托泊苷	$40mg/m^2$,第 1~4 日静脉滴注
	甲泼尼龙	$500mg/m^2$,第 1~5 日静脉滴注
	顺铂	$25mg/m^2$,第 1~4 日静脉滴注
	阿糖胞苷	$2g/m^2$,第 5 日静脉滴注
EPOCH	依托泊苷	$25mg/m^2$,第 1~4 日静脉滴注
	多柔比星	$10mg/m^2$,第 1~4 日静脉滴注
	长春新碱	$0.4mg/m^2$,第 1~4 日静脉滴注
	泼尼松	$60mg/m^2$,第 1~4 日静脉滴注
	环磷酰胺	$750mg/m^2$,第 1~4 日静脉滴注

（二）生物治疗

1. 单克隆抗体　NHL 大部分为 B 细胞性,90% 表达 CD20,HL 的淋巴细胞为主型也高密度表达 CD20。凡 CD20 阳性的 B 细胞淋巴瘤,均可用 CD20 单抗(利妥昔单抗)治疗,可提高完全缓解率及无病生存时间。CD30 单抗可用于治疗 T 细胞淋巴瘤。

2. 干扰素　对蕈样肉芽肿和滤泡性小裂细胞型淋巴瘤有部分缓解作用。

3. 抗幽门螺杆菌药物　胃 MALT 淋巴瘤经抗幽门螺杆菌治疗后部分患者症状改善,淋巴瘤消失。

4. CAR-T 细胞免疫治疗　嵌合抗原受体 T 细胞免疫疗法对于复发难治性 B 细胞淋巴瘤有一定的疗效。

（三）造血干细胞移植

65 岁以下高危患者在首次 CR 后建议行自体造血干细胞移植。复发难治淋巴瘤患者建议大剂量化疗联合自体造血干细胞移植。若年轻患者,重要脏器功能正常,难治或复发的侵袭性淋巴瘤,可考虑异基因造血干细胞移植。

（四）手术治疗

合并脾功能亢进者如有切脾指征,可行脾切除术以提高血象,为化疗创造有利条件。

（五）新药

免疫调节剂来那度胺可联合化疗用于多种淋巴瘤;组蛋白酶去乙酰化酶(HDAC)抑制剂西达本胺用于治疗复发难治外周 T 细胞淋巴瘤,患者临床获益率 50% 以上;BTK 抑制剂伊布替尼治疗 CLL、套细胞淋巴瘤。其他药物还有苯达莫司汀、PI3K 抑制剂、BCL-2 抑制剂、PD-1 单抗等,在淋巴瘤的治疗中地位日益提高。

九、疗效评价

按 2014 版 Lugano 疗效标准,可分为完全缓解(CR)、部分缓解(PR)、疾病稳定(SD)、疾病进展(PD)。

十、预后与预防

淋巴瘤的治疗已取得了很大进步。HL 已成为化疗可治愈的肿瘤之一,富于淋巴细胞型预后最好,其次是结节硬化型,混合细胞型较差,而淋巴细胞削减型最差。HL Ⅰ期和Ⅱ期患者 5 年生存率在 90% 以上,Ⅲ期、Ⅳ期<50%。NHL 的临床表现、预后转归等方面有很大的异质性。有全身症状者较无全身症状者差,儿童及老年人的预后一般比中青年差,女性的预后较男性好。积极防治病毒感染是重要的防治措施。

第六节　原发免疫性血小板减少症

原发免疫性血小板减少症(primary immune thrombocytopenia)是一种以血小板减少为特征的出血性疾病。主要为血小板免疫性破坏以及血小板生成受抑,导致外周血小板数量减少,临床主要表现为出血或易于出血倾向,约占出血性疾病总数的 30%。本病是一种复杂的多机制共同参与的获得性自身免疫性疾病。

原发免疫性血小板减少症发病率为(5~10)/10 万人,儿童患者常呈自限性;男女发病率相近,育龄期女性发病率高于男性,很少自行缓解,出血风险随年龄增长而增加。

一、病因和发病机制

原发免疫性血小板减少症的病因迄今未明,可能与以下因素有关:

(一)感染

细菌和病毒感染与原发免疫性血小板减少症发病密切相关。急性原发免疫性血小板减少症患者,在发病前2周左右常有上呼吸道感染史;慢性原发免疫性血小板减少症患者,常因感染而加重。幽门螺杆菌(Hp)感染也与原发免疫性血小板减少症的发病有关。

(二)免疫因素

感染不能直接导致原发免疫性血小板减少症发病,免疫因素的参与可能是原发免疫性血小板减少症发病的重要原因。多数原发免疫性血小板减少症患者可测到血小板自身抗体PAIg,PAIg与血小板结合,使血小板破坏增多。同时此种抗体也有损伤和抑制巨核细胞的作用,使巨核细胞成熟障碍,血小板生成减少。CD8$^+$细胞毒性T淋巴细胞也参与了血小板及巨核细胞的免疫破坏。

(三)肝脾的作用

脾是原发免疫性血小板减少症产生PAIg的主要场所。与PAIg结合的血小板其表面结构发生改变,在通过脾窦时易被滞留,进而被单核-巨噬细胞系统吞噬。肝脏也是血小板被破坏的部位之一。

(四)其他因素

慢性原发免疫性血小板减少症多见于育龄妇女,雌激素有抑制血小板生成、促进血小板破坏的作用。另外毛细血管通透性增加可能与原发免疫性血小板减少症患者的出血倾向有关。

二、临床表现

(一)急性型

儿童多见,通常在发病前1~2周有上呼吸道感染史。起病急骤,可有发热、畏寒,伴有不同程度的出血表现。典型表现为针尖样出血,严重时出现大片瘀斑或血肿;皮肤瘀点一般先出现于四肢,尤以下肢为多,分布不均;黏膜出血多见于鼻、齿龈、口腔及舌;胃肠道与泌尿道出血也不少见,偶有患者因视网膜出血而失明,颅内出血是本病致死的主要原因。本病在儿童患者往往呈自限性,或经积极治疗,常在数周内逐渐恢复或痊愈。在成人患者本病可迁延半年以上,或反复发作,易演变为慢性型。

(二)慢性型

多见于青年女性,病程缓慢,出血症状轻。表现为皮肤瘀点和瘀斑、鼻出血、齿龈出血、口腔黏膜出血等;女性可以月经过多为主要表现;也有患者没有出血表现。乏力是原发免疫性血小板减少症常见的临床症状。持续发作者血小板往往持续多年减少,反复发作者每次发作常持续数周或数月。出血量多或持续时间较长常引起贫血,部分患者脾脏可有轻度肿大。该型患者自发缓解较少。

三、实验室检查

(一)血象

血小板计数减少,可见形态异常,如血小板体积增大、颗粒减少、染色过深。贫血程度与出血有关,可见正常细胞或小细胞低色素性贫血。白细胞计数正常或稍高。

(二)出凝血检查

出血时间延长,毛细血管脆性试验阳性,血块退缩不良,束臂试验阳性,凝血时间正常,血小板寿命明显缩短,纤维蛋白原、D-二聚体正常。

(三) 骨髓象

骨髓巨核细胞数增多或正常,巨核细胞发育成熟障碍,幼稚或颗粒型巨核细胞比例增加,产板型巨核细胞显著减少(<30%),其他造血系均正常。

(四) 免疫学检测

70%~80%以上原发免疫性血小板减少症患者可检出 PAIgG、PAIgM、GP Ⅱ b/ Ⅲa 抗体及相关补体,但检测特异性差,可鉴别免疫性与非免疫性血小板减少,但不能区分原发与继发免疫性血小板减少。部分患者可检测到抗心磷脂抗体、抗核抗体,伴自身免疫性溶血性贫血(Evans 综合征)患者 Coombs 试验阳性。

(五) 其他指标

包括网织血小板(reticulated platelet,RP)、血小板生成素(TPO)、血小板微颗粒(platelet Microparticle,PMP)等。RP 代表新生血小板,同时检测 RP 和 TPO 可鉴别血小板减少的原因。原发免疫性血小板减少症患者因血小板破坏增多,巨核细胞代偿性增多,TPO 水平无明显升高,而 RP 百分率明显增高。

四、诊断

1. 至少 2 次检查血小板计数减少,血细胞形态无异常。

2. 脾脏不增大或仅轻度增大。

3. 骨髓巨核细胞数增多或正常,有成熟障碍。

4. 需除外继发性血小板减少症如自身免疫性疾病、甲状腺疾病、淋巴系统增殖性疾病、骨髓增生异常综合征(MDS)、再生障碍性贫血(AA)、各种恶性血液病、肿瘤浸润、慢性肝病、脾功能亢进、普通变异型免疫缺陷病(CVID)、感染[如 HP(幽门螺旋杆菌)、肝炎、HIV、病毒]、疫苗接种等所致继发性血小板减少;血小板消耗性减少;药物所致血小板减少;同种免疫性血小板减少;妊娠期血小板减少;先天性血小板减少及假性血小板减少等。

五、鉴别诊断

(一) 过敏性紫癜

过敏性紫癜为一种毛细血管变态反应性疾病。因机体对某些致敏物质产生变态反应,导致毛细血管脆性及通透性增加,血液外渗,产生紫癜。本病多见于青少年,男性发病略多于女性,春、秋季发病较多。常因感染、食物、药物等诱发,多数患者发病前 1~3 周有全身不适、低热、乏力及上呼吸道感染等前驱症状,随之出现典型临床表现,可同时伴发血管性水肿、荨麻疹等其他过敏表现。根据临床表现可分为单纯型(皮肤对称性紫癜)、腹型(腹痛、恶心、呕吐、呕血及黏液便、便血)、关节型(关节肿胀、疼痛、压痛及功能障碍)、肾型(血尿、蛋白尿及管型尿,偶见水肿、高血压及肾衰竭)、混合型。

实验室检查血小板计数、出血时间、凝血时间均正常,毛细血管脆性试验阳性。血象和骨髓象巨核细胞一般正常,可有嗜酸性粒细胞增多;尿检可有血尿、蛋白尿、管型尿;肾型可见血尿素氮升高、内生肌酐清除率下降等。

治疗应积极消除致病因素,可根据病情选择抗组胺药、改善血管通透性药物、糖皮质激素、免疫抑制剂、抗凝等治疗。

(二) 再生障碍性贫血(AA)和骨髓增生异常综合征(MDS)

部分 AA 和 MDS 患者可首先表现为血小板减少,随后出现其他两系细胞减少,需与原

笔记栏

发免疫性血小板减少症鉴别。AA 患者骨髓涂片显示增生低下,非造血组织增多,巨核细胞消失;骨髓增生异常综合征 - 难治性贫血(MDS-RT)患者骨髓内巨核细胞不增多或减少,可见巨核系或多系病态造血,表现为小巨核、单圆或多圆巨核细胞,染色体检查可见 −5、−7、5q-、7q- 等异常。原发免疫性血小板减少症患者白细胞计数及血红蛋白含量基本正常,仅血小板计数减低。骨髓穿刺骨髓增生活跃,粒系、红系增生大致正常,巨核细胞数增多或正常,巨核细胞成熟障碍,产板型巨核细胞减少,骨髓检查无骨髓增生减低、无病态造血及无原始细胞比例增高等可与之鉴别。

(三)自身免疫性疾病

SLE、抗磷脂综合征等自身免疫性疾病可出现血小板减少,病史及自身抗体检查有助于鉴别。

(四)药物性血小板减少

一般起病急,出血情况重,停药后症状缓解快,激素治疗起效快,应仔细询问患者有无特殊用药史。

六、病情评估

临床分型:根据发病时间和病程进行分型。

1. 新诊断的原发免疫性血小板减少症 确诊后 3 个月以内的原发免疫性血小板减少症患者。

2. 持续性原发免疫性血小板减少症 确诊后 3~12 个月未缓解的原发免疫性血小板减少症患者。

3. 慢性原发免疫性血小板减少症 血小板减少持续超过 12 个月的原发免疫性血小板减少症患者。

4. 重症原发免疫性血小板减少症 血小板计数$<10 \times 10^9$/L,且就诊时有需要治疗的出血现象,或在常规治疗期间出现新的出血症状,须增加药物剂量或使用其他升高血小板药物的原发免疫性血小板减少症患者。

5. 难治性原发免疫性血小板减少症 指同时满足以下 3 种情况者:①一线或二线治疗无效;②脾切除前进行诊断再评估,仍诊断为原发免疫性血小板减少症的患者;③脾切除无效 / 术后复发。

七、治疗

治疗目的是将血小板提高到安全水平,保证生命安全,降低病死率,而不是将血小板提高到正常水平。不是所有的原发免疫性血小板减少症患者都需要治疗,由于致死性出血的风险与致死性治疗相关并发症的发生率大致相当,因此对原发免疫性血小板减少症患者应尽量避免过度治疗。目前认为无明显出血倾向,血小板计数$>30 \times 10^9$/L,无手术、创伤,出血风险小的患者一般无需治疗,可观察随访。若患者有出血症状,或存在增加出血风险的因素,则需提升血小板计数至相应的目标值。

(一)一般治疗

出血严重者应注意休息。血小板低于20×10^9/L 者,应严格卧床,避免用力或外伤。根据出血情况选用止血药物,如维生素 C、芦丁、卡巴克络、巴曲酶等。

(二)新诊断一线治疗

1. 糖皮质激素 为首选药物,近期有效率约为80%,其作用机制:①减少血小板抗体的产生及减轻抗原抗体的结合;②抑制单核 - 巨噬细胞对血小板的破坏;③改善毛细血管的通透性;④刺激骨髓造血及血小板向外周血的释放。

(1)泼尼松片:1mg/(kg·d)分次或顿服,血小板升至正常或接近正常后尽快减量至每日≤15mg维持治疗。治疗4周无反应者,应迅速减量至停用。

(2)大剂量地塞米松:40mg/d×4d,无效患者可在半月后重复一次。

2. 大剂量丙种球蛋白 通过封闭单核-巨噬细胞表面的Fc受体、抗体中和、免疫调节发挥作用,停药后作用维持时间较短,主要用于紧急治疗、不能耐受糖皮质激素治疗、妊娠分娩、手术前准备。常规剂量为0.4g/(kg·d),连用5日。IgA缺乏、糖尿病、肾功能不全患者慎用。

(三)二线治疗

1. 脾脏切除 脾脏切除近期有效率为70%,其机制在于减少血小板抗体的产生,消除血小板的破坏场所。脾切除前应进行病情的再诊断和评估。适应证:①经糖皮质激素治疗无效,病程迁延6个月以上;②糖皮质激素需维持大于30mg/d;③对糖皮质激素有禁忌证者;④51Cr扫描脾区放射指数增高,手术中切除副脾者疗效可能更好。一般认为脾切除后血小板数持续正常达半年以上者为治愈。脾切除的禁忌证:年龄小于2岁、妊娠期、因其他疾病不能耐受手术。

2. 利妥昔单抗(抗CD20单抗) 是一种嵌合的抗CD20的单克隆抗体,选择性抑制体液免疫,清除$CD20^+$的B淋巴细胞,减少抗血小板抗体的产生。用量:单疗程375mg/$(m^2 \cdot w)$,共用4周。

3. 促血小板生成药物 TPO通过与$CD34^+$的细胞、巨核细胞和血小板表面的c-MPL受体结合,酪氨酸激酶活化,激活信号传递通路,使$CD34^+$的细胞向巨核细胞系转化,在巨核细胞发育成熟的晚期,促其体积增大和产生血小板增多。常用药物包括重组人血小板生成素(rhTPO)、TPO拟肽罗米司亭、非肽类TPO类似物艾曲波帕等。起效较快,副作用轻微,耐受性好,停药后疗效不易维持,需要个体化维持治疗。应注意用药后骨髓纤维化及血栓形成的风险。

4. 其他 经糖皮质激素治疗后效果不佳,且不愿切脾者或切脾后疗效不佳者,可单一应用免疫抑制剂治疗,也可与小剂量糖皮质激素合用。①长春新碱:1.4mg/m^2(最大剂量为2mg),每周1次,缓慢静脉滴注,维持8小时以上,共用4~6次。不良反应主要有周围神经炎、脱发、便秘和白细胞减少等。②环孢素A:5mg/(kg·d),分2次口服,根据血清药物浓度进行剂量调整。不良反应包括肝肾损害、牙龈增生、毛发增多、高血压、癫痫等,用药期间应监测肝、肾功能。③达那唑:一种雄性激素的衍生物,0.6~0.8g/d,分次口服。其作用机制是免疫调节,抑制巨噬细胞FC与Ts细胞的数量和比例,降低血小板抗体产生。不良反应包括雄性激素作用、肝损害。此药可与糖皮质激素合用减少后者用量。④其他:如硫唑嘌呤、吗替麦考酚酯、环磷酰胺等。

(四)急症处理

适用于:①血小板低于10×10^9/L者;②出血严重、广泛者;③疑有或已有颅内出血者;④近期将实施手术或分娩者。

常用方法有:①单采血小板悬液输注:仅适用于危重出血患者的抢救及脾切除术前准备或术中应用。②静脉注射丙种球蛋白,1个月后可重复。③大剂量甲泼尼龙,每日1.0g,静脉注射,连用3日,可通过抑制单核-巨噬细胞系统对血小板的破坏而发挥治疗作用,收效常迅速。④促血小板生成药物。⑤重组人活化因子Ⅶ。⑥抗纤溶治疗。

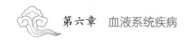

八、疗效判断

1. 完全反应（CR）　治疗后血小板数≥100×10⁹/L，且没有出血表现。

2. 有效（R）　治疗后血小板数≥30×10⁹/L，比基础血小板数增加至少2倍，且没有出血表现。

3. 无效（NR）　治疗后血小板数<30×10⁹/L，或者血小板数增加不到基础值的2倍，或有出血。

九、预防

预防感染是防止复发和病情恶化的关键。慢性型患者应注意避免过劳和外感；注意防治细菌和寄生虫等感染，慎用阿司匹林之类药物；急性发作或出血严重时，绝对卧床休息。给予易消化食物，注意口腔和皮肤护理。

第七节　弥散性血管内凝血

弥散性血管内凝血（disseminated intravascular coagulation，DIC）是一种在严重疾病基础上以机体广泛的微血栓形成、凝血因子大量消耗、继发性纤维蛋白溶解亢进为特征的临床综合征。DIC是一个复杂的病理过程，并非一个独立的疾病，临床表现以出血、栓塞、微循环障碍和微血管病性溶血为特点。大多数DIC起病急骤，病情复杂，预后凶险，常危及患者生命。

一、病因

1. 严重感染　最为多见，是诱发DIC的主要原因之一。

2. 恶性肿瘤　诱发DIC的另一主要原因，近年来有上升趋势。常见者如急性早幼粒细胞白血病、淋巴瘤、前列腺癌、胰腺癌、其他实体肿瘤。

3. 病理产科　见于羊水栓塞、感染性流产、死胎滞留、重度妊娠高血压综合征、子宫破裂、胎盘早剥、前置胎盘等。

4. 手术及创伤　富含组织因子的器官如脑、前列腺、胰腺、子宫及胎盘，因手术及创伤等释放组织因子（TF），诱发DIC。大面积烧伤、严重挤压伤、骨折也容易导致DIC。

5. 严重中毒或免疫反应　毒蛇咬伤、输血反应、移植排斥等也易致DIC。

6. 其他　各系统严重疾病如恶性高血压、ARDS、急性胰腺炎、重症肝炎、糖尿病酮症酸中毒、系统性红斑狼疮、中暑等。

二、发病机制

DIC发病机制颇为复杂，不同疾病在某些诱因的作用下所引起的DIC机制不尽相同，归纳如下：

（一）组织损伤

人体的许多组织细胞都富含组织因子（tissue factor，TF），当其受损时，TF释放入血，通过激活外源性凝血途径触发凝血反应，形成凝血酶，激活内源性凝血系统，导致微血栓形成，这在DIC发病过程中起着极其重要的作用。此外，病理条件下，人体组织细胞可异常表达TF（如肿瘤细胞），以及一些进入血流的外源性物质，如蛇毒，具有TF

相同的活性和作用,可激活此途径,或直接激活 FX 及凝血酶原,成为 DIC 的"始动"因素。

(二) 血管内皮损伤

感染、炎症、变态反应、缺氧等引起血管内皮损伤,导致 TF 释放进而启动凝血系统,诱导血小板黏附、聚集、激活。

(三) 血小板活化

各种炎症反应、药物、缺氧等可导致血小板损伤,使之在血管内皮黏附、聚集形成血栓,并释放一系列内容物和代谢产物,激活凝血,加速和加重 DIC 发展。

(四) 继发性纤溶亢进

是机体的一种保护性代偿功能。受损的组织、血管内皮细胞和血细胞可释放纤溶酶原活化素,使纤溶酶原变为纤溶酶,进而纤溶酶溶解纤维蛋白。纤维蛋白及纤维蛋白原经纤溶酶消化后形成碎片,称为纤维蛋白(原)降解产物(fibrinogen degradation product,FDP),FDP具有强烈的抗凝作用。继发性纤溶亢进加之大量凝血因子及血小板在 DIC 过程中的消耗,使血液由高凝状态逐渐转为低凝状态。

凝血酶和纤溶酶的形成是 DIC 发生过程中导致血管内微血栓形成、凝血因子减少及纤溶亢进的两个关键机制。

三、病理及病理生理

1. 微血栓形成　是 DIC 的基本和特异性病理变化,发生部位广泛,多见于肺、肾、脑、肝、心、肾上腺、胃肠道、皮肤、黏膜等部位,主要是纤维蛋白血栓及纤维蛋白 - 血小板血栓。

2. 凝血功能异常　①高凝状态:是 DIC 的早期改变,促凝物质增多,组织因子释放,凝血系统被激活,凝血酶大量形成,导致微血栓的形成。②消耗性低凝状态:出血倾向明显,PT、APTT 显著延长,凝血因子、血小板减少。③继发性纤溶亢进状态:多出现在 DIC 后期,大量纤溶酶原变成纤溶酶,FDP 形成,它们均有很强的纤溶和 / 或抗凝作用,因此出血十分广泛而严重。

3. 微循环障碍　毛细血管微血栓形成、血容量减少、血管舒缩功能失调、心功能受损等因素造成微循环障碍,诱发休克。

四、临床表现

(一) 出血倾向

出血倾向是 DIC 最主要的也是最突出的临床表现,常作为诊断 DIC 的重要依据。其特点是自发性、多发性出血,部位可遍及全身,多见于皮肤、黏膜、伤口及穿刺部位大片瘀斑或局部血肿,渗血不止;严重者可出现内脏出血,如呕血、咯血、阴道出血、血尿、便血甚至颅内出血。

(二) 休克或微循环衰竭

可一过性或持续性低血压,早期即出现肾、肺、大脑等器官功能不全,表现为四肢湿冷、尿量减少、呼吸困难、发绀及意识改变。休克程度与出血量不成比例,且不能用原发病解释。休克还可加重 DIC,形成恶性循环。顽固性休克是 DIC 病情严重,预后不良的征兆。

(三) 微血管栓塞

发生在皮肤浅表部位栓塞可表现为发绀,进而发生坏死、脱落;黏膜损伤易发生于口腔、消化道、肛门等部位,呈灶性或斑块状坏死或溃疡形成。微血管栓塞更常见发生于肾、肺、肝、脑等深部脏器导致器官衰竭,表现为顽固性休克、急性肝、肾衰竭、胸痛、呼吸衰竭、意识障碍、颅内高压等。

（四）微血管病性溶血

早期不易察觉,严重者可表现为进行性贫血,贫血程度与出血量不成比例,偶见皮肤、巩膜黄染。

（五）原发病临床表现

五、实验室检查

（一）有关消耗性凝血障碍的检查

1. 血小板计数　约95%的病例都有血小板减少,一般低于$100 \times 10^9/L$,在动态观察中可发现有血小板持续下降。

2. 凝血酶原时间(PT)及活化部分凝血活酶时间(APTT)测定　两种测定时间均延长,阳性率可达90%,APTT的测定比PT更敏感。

3. 纤维蛋白原(fibrinogen,FIB)测定　70%的患者纤维蛋白原减少,一般低于1.5g/L,或进行性下降。纤维蛋白原正常并不能排除DIC的诊断,因为感染、妊娠、恶性肿瘤或创伤、休克等应急状态时纤维蛋白原含量可显著增加,对这些患者应进行动态观察以助于诊断。

（二）有关纤维蛋白溶解亢进的检查

1. 凝血酶时间(TT)测定　由于纤维蛋白原明显减少或纤维蛋白降解产物(FDP)增多,凝血酶时间往往延长,但其测定结果可受到肝素的影响。

2. FDP的检查　FDP升高,血清FDP>20mg/L对继发性纤溶有诊断价值。

3. 血浆鱼精蛋白副凝固试验(3P试验)　是临床上常用的可溶性纤维蛋白单体复合物(soluble fibrin monomer complex,SFMC)定性试验,它反映凝血和纤溶两个病理过程的存在。3P试验阳性表明有FDP增多。

4. D-二聚体　D-二聚体增高,其敏感性及特异性均较高。

（三）红细胞形态检查

周围血片可见畸形红细胞,如盔形、多角形、三角形和碎片等。

（四）抗凝物质检测

抗凝血酶Ⅲ、蛋白S、蛋白C均明显下降。

六、诊断

1. 存在易引起DIC的基础疾病。

2. 具备下列2项以上临床表现:①多发性出血倾向;②不能用原发病解释的微循环衰竭或休克;③多发性微血管栓塞的症状和体征,如皮肤、皮下、黏膜栓塞坏死及与原发病不符合的急性肾、肺、脑等脏器功能障碍;④抗凝血治疗有效。

3. 实验室检查有下列3项以上异常:①血小板计数低于$100 \times 10^9/L$(肝病DIC低于$50 \times 10^9/L$)或呈进行性下降;②FIB低于1.5g/L(肝病低于1.0g/L)或进行性下降,或高于4g/L;③3P试验阳性或FDP高于20mg/L(肝病、白血病FDP>60mg/L),或D-二聚体水平升高或阳性;④PT缩短或延长3秒以上,或APTT缩短或延长10秒以上。

可参考2014年中国弥散性血管内凝血诊断积分系统(表6-7-1)。

表 6-7-1　中国弥漫性血管内凝血诊断积分系统

积分项	分数
基础疾病	
存在导致 DIC 的原发疾病	2
临床表现	
不能用原发病解释的严重或多发出血倾向	1
不能用原发病解释的微循环障碍或休克	1
广泛性皮肤、黏膜栓塞,灶性缺血性坏死、脱落及溃疡形成,或不明原因的肺、肾、脑等脏器功能衰竭	1
实验室指标	
血小板计数	
非恶性血液病	
≥100×10^9/L	0
80×10^9/L~100×10^9/L	1
<80×10^9/L	2
24 小时内下降≥50%	1
恶性血液病	
<50×10^9/L	1
24 小时内下降≥50%	1
D- 二聚体	
<5mg/L	0
5~9mg/L	2
≥9mg/L	3
PT 及 APTT 延长	
PT 延长<3 秒且 APTT 延长<10 秒	0
PT 延长≥3 秒或 APTT 延长≥10 秒	1
PT 延长≥6 秒	2
纤维蛋白原	
≥1.0g/L	0
<1.0g/L	1

注: 非恶性血液病每日计分一次, ≥7 分可诊断为 DIC; 恶性血液病,临床表现第一项不参与评分,每日计分一次, ≥6 分可诊断为 DIC。

七、鉴别诊断

(一) 重症肝病

常具有出血倾向、黄疸、意识障碍等;实验室检查常出现纤维蛋白原减少、PT 延长及其他凝血因子水平降低,与 DIC 十分相似,两者鉴别比较困难。但重症肝病者多有肝病病史,黄疸、肝功能损害症状较为突出,血小板减少程度较轻或缺乏动态变化,可溶性纤维蛋白检出率低等可作为鉴别诊断参考。但需注意重症肝病合并 DIC 的情况。

(二) 血栓性血小板减少性紫癜

以血小板减少和微血管病性溶血、发热、中枢神经系统症状、肾衰竭五联征为突出表现,缺乏凝血因子消耗性降低及纤溶亢进证据,可资鉴别。

八、病情评估

按照发病急缓,临床可分为 3 型。

1. **急性型** 病情急骤,可在数小时至 1~2 天发病。出血症状严重,常有休克及血栓引起的脏器损害和功能障碍。常见于严重感染、严重创伤、产科意外、大手术后及输血反应等。

2. **亚急性型** 数天至数周发病,病情较缓和,一般无休克,但栓塞症状较显著。常见于各种恶性肿瘤、急性白血病、死胎滞留等。

3. **慢性型** 较少见,起病缓慢,病程可拖延数月。以高凝状态为主,出血可不明显。常见于慢性肝病、结缔组织病等。

九、治疗

(一)原发病治疗

去除病因是 DIC 治疗中决定疗效的最主要措施。如控制感染、治疗肿瘤、产科及外伤处理、纠正缺氧、缺血及酸中毒等,是终止 DIC 病理过程的最关键和根本的治疗措施。

(二)抗凝治疗

抗凝治疗是阻断 DIC 病理过程、减轻器官损伤、重建凝血 - 抗凝平衡的重要措施。临床常用的抗凝药物为肝素。

肝素使用的基本原则是早期、足量及一定的维持时间。

(1)肝素应用指征:① DIC 早期(高凝期);②血小板及凝血因子呈进行性下降、微血管栓塞表现(如器官功能衰竭)明显的患者;③消耗性低凝期,病因短期内不能去除者,在补充凝血因子情况下使用。

(2)下列情况应慎用肝素:①术后或大面积创伤创面未经良好止血者;②近期有大咯血或有大量出血的活动性消化性溃疡;③晚期 DIC 以继发性纤维蛋白溶解亢进为主者;④蛇毒所致 DIC。

(3)剂量及用法:①普通肝素:一般每 6 小时给药一次,一天总量 12 500U 左右,需监测 APTT 维持在正常的 1.5~2.0 倍。急性 DIC 患者肝素治疗维持时间一般为 3~5 天;亚急性或慢性 DIC 患者,肝素治疗的持续时间需更长,一般取得满意疗效后再逐渐减量或以其他抗凝血药物取代。肝素过量可用鱼精蛋白中和,鱼精蛋白 1mg 可中和肝素 100U。②低分子肝素:常用剂量为 75~150IU ⅩAa/(kg·d),一次或分两次皮下注射,连用 3~5 天。较少引起血小板减少,出血并发症少,半衰期长,生物利用度高。

(三)补充血小板和凝血因子

血小板及凝血因子的补充,只能在充分抗凝血治疗的基础上进行。一般可用新鲜冰冻血浆、冷沉淀、纤维蛋白原、FⅧ及凝血酶原复合物。如血小板减少,低于 $20 \times 10^9/L$,疑有颅内出血或其他危及生命之出血时,可输浓缩血小板悬液。

(四)抗纤溶药物的应用

在 DIC 早期,一般不主张应用抗纤溶药物。在 DIC 中期,有继发性纤溶时,可在使用足量肝素的基础上应用小剂量抗纤溶药物。在 DIC 晚期,如继发性纤溶亢进成为出血的主要因素时,在使用适量肝素的基础上,可大剂量应用抗纤溶药物,好转后减量或停药。常用药物有 6- 氨基己酸(EACA)、氨甲苯酸(PAMBA)等。

(五)肾上腺皮质激素的应用

肾上腺皮质激素不作为常规应用,但是下列情况可考虑使用:①基础疾病需要激素治疗者;②脓毒性休克合并 DIC 已经抗感染治疗者;③并发肾上腺皮质功能不全者。

(六)溶栓治疗

尚处于探索阶段,由于 DIC 主要形成微血管血栓,并多伴有纤溶亢进,原则上不使用溶栓治疗。

十、预防

引起 DIC 的病因很多,必须有效地治疗原发病。如积极控制感染、尽早清除子宫内异物(死胎、胎盘等)、抗肿瘤治疗等。同时消除对 DIC 不利的发病因素,如防止休克和纠正酸中毒、补充血容量、改善缺氧等。预防性抗凝治疗以纠正高凝状态,防止由高凝期向消耗性低凝期发展,终止 DIC 的进程。

学习小结

1. 学习内容

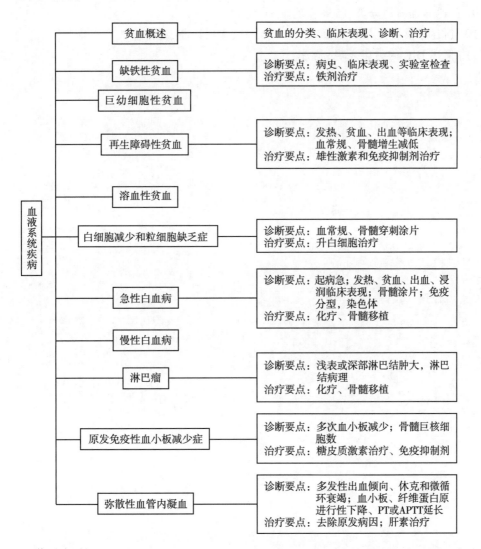

2. 学习方法

课前预习血液和造血系统相关基础知识,如细胞学理论、血涂片、骨髓造血、免疫学等相关知识。重点背记常见疾病临床表现、诊断和鉴别诊断及治疗措施。

(徐 旻)

复习思考题

1. 简述贫血的形态学分类、病因及发病机制分类和常见疾病。
2. 简述缺铁性贫血临床表现、诊断。
3. 简述巨幼细胞性贫血的临床表现、诊断。
4. 简述再生障碍性贫血的临床表现、治疗方法。
5. 简述溶血性贫血的分类、临床表现。
6. 简述白细胞减少的病因。
7. 简述急性白血病的分类、临床表现及实验室检查特点。
8. 简述慢性髓系白血病的临床表现、治疗。
9. 简述淋巴瘤的分类、临床表现。
10. 简述原发免疫性血小板减少症的诊断、鉴别诊断、治疗。
11. 简述 DIC 的临床表现、治疗。

第七章

内分泌与代谢疾病

✎ **学习目标**

1. 掌握常见内分泌系统及代谢性疾病的临床表现、并发症、诊断、鉴别诊断及治疗。

2. 熟悉常见内分泌系统及代谢性疾病的病因、发病机制、实验室及其他检查。

3. 了解常见内分泌系统及代谢性疾病的相关基础知识,如内分泌系统的组成、激素的基础知识、内分泌系统常见疾病的概况、代谢性疾病的分类及诊治原则等。

第一节 总 论

内分泌系统是人体内分泌腺及某些脏器中内分泌组织所形成的一个体液调节系统,其主要功能是在神经支配和物质代谢反馈调节基础上释放激素,从而调节体内代谢过程、各脏器功能、生长发育、生殖与衰老等许多生理活动,维持着人体内环境的相对稳定性以适应复杂多变的体内外变化。

20 世纪 60 年代后,通过放射免疫分析和免疫细胞化学鉴定的应用,发现脑、胃肠、胰岛、心、肾等组织和不少恶性肿瘤均可合成和分泌激素或生物活性肽,在临床上也可以引起内分泌症候群。下丘脑神经递质的释放和释放抑制激素的发现,进一步证实了神经内分泌互相调节和制约的密切关系。

近 40 年来,在分子生物学发展的基础上,应用重组 DNA 和单克隆等技术于内分泌研究,对激素的基因表达及调控、激素的生物合成与释放、激素受体的结构与功能、激素和受体的结合及结合后细胞内反应等进行研究,使内分泌学进入分子内分泌学研究阶段。

机体对各种营养物质均有一定的需要量、允许量和耐受量,因此营养性疾病可因一种或多种营养物质不足、过多或比例不当而引起。代谢性疾病是指中间代谢某个环节障碍所引起的疾病。可由基因突变、环境因素,或遗传和环境因素相互作用所致。

一、内分泌系统的组成

内分泌系统主要由内分泌腺(包括垂体、甲状腺、甲状旁腺、肾上腺、性腺等)和分布在心血管、胃肠、肾、脂肪组织、下丘脑等的内分泌组织和细胞组成。

二、激素的种类

激素由内分泌器官和内分泌组织细胞产生,释放进入血液循环,转运至靶器官或者靶组织,实现其生物对话交流的效应,是内分泌系统实现内分泌、神经和免疫三个系统相互协调的物质基础。

（一）下丘脑神经激素

除视神经上核及脑室旁核分泌的抗利尿激素（即血管升压素）及催产素贮存于垂体后叶外，下丘脑分泌以下两组激素并经垂体门脉系统进入腺垂体起调节作用：

1. 下丘脑释放激素　①促甲状腺激素释放激素（TRH）；②促性腺激素释放激素（GnRH）；③促肾上腺皮质激素释放激素（CRH）；④生长激素释放激素（GHRH）；⑤促黑素细胞激素释放因子（MRF）。

2. 下丘脑释放抑制激素　①生长抑素（SS）；②催乳素释放抑制因子（PIF）。

（二）垂体激素

在下丘脑神经激素及其相应靶腺激素等调节支配下，腺垂体分泌的激素有促甲状腺激素（TSH）、促肾上腺激素（ACTH）、黄体生成激素（LH）、卵泡刺激素（FSH）、生长激素（GH）、催乳素（PRL）、黑色细胞刺激素（MSH）。

（三）甲状腺激素

甲状腺腺泡细胞分泌甲状腺素（T_4）及三碘甲状腺原氨酸（T_3），主要对热能代谢起促进作用。

（四）甲状旁腺激素

甲状旁腺含颗粒的主细胞及其衍化而来的嗜氧细胞与透亮细胞分泌的甲状旁腺激素促进破骨细胞活动，增加钙的吸收。

（五）肾上腺激素

分为皮质及髓质激素两部分。

1. 皮质激素　包括三种：①糖皮质激素：主要由肾上腺皮质束状带细胞分泌，以皮质醇为代表；②盐皮质激素；③性激素。

2. 髓质激素　包括肾上腺素及去甲肾上腺素。

（六）卵巢激素

包括雌激素及孕激素，雌激素主要是雌二醇，孕激素主要为孕酮。

（七）睾酮激素

主要为睾酮。

（八）胰岛激素

主要包括胰岛素及胰高血糖素。

（九）其他

包括胃肠激素、肾脏激素、前列腺素等。

三、内分泌疾病的分类

内分泌腺本身的疾病有功能和形态的异常。按照功能分为减退、亢进和正常。按照疾病部位可分为原发及继发性。

（一）功能减退

1. 原发性　腺体本身发生炎症、肿瘤、坏死、血液供应不足、手术切除、放射、自身免疫、先天酶异常等导致者。

2. 继发性　继发于垂体或下丘脑功能减退者。

（二）功能亢进

1. 原发性　由于腺体本身发生肿瘤、增生、自身免疫异常等导致者。

2. 继发性　继发于垂体或下丘脑功能亢进者。

3. 非内分泌肿瘤引起的异位激素综合征 如肺癌、胸腺癌等肿瘤引起的异源性促肾上腺皮质激素综合征或抗利尿激素分泌过多症等。

（三）功能正常但组织异常者

如甲状腺腺瘤、多发性或多个腺体的内分泌病。

四、内分泌疾病诊断原则

完整的内分泌疾病诊断包括以下三个方面：①功能定位诊断；②病理及定位诊断；③病因诊断。临床症候群如非常典型，可根据症状和体征，辅以必要检查可诊断，如肢端肥大症、甲状腺功能亢进症等。但是早期轻症、症状不典型者，需要详细检查方可诊断。

（一）功能诊断

1. 典型症状和体征。

2. 实验室资料 ①激素相关的代谢紊乱证据：血糖、钠、钾等。②激素分泌异常证据：如 T_3、T_4、TSH、GH、ACTH、FSH、LH、胰岛素等。③内分泌动态功能试验：主要根据内源性激素对兴奋或抑制激素的反应。临床常用的试验有兴奋试验如 ACTH、TSH、TRH 等，抑制实验如地塞米松抑制试验等。④激素代谢产物测定：测定尿中激素的排泄量，如 24 小时游离皮质醇的含量，在评价肾上腺皮质功能方面有很重要的作用。

3. 放射性核素检查 如甲状腺摄 ^{131}I 试验。

4. 骨密度的测定 判断骨质是否疏松。

（二）定位诊断

1. 内分泌腺核素扫描 如甲状腺、肾上腺扫描。

2. 影像学检查 如蝶鞍分层摄影可揭示蝶鞍大小和形态，CT 和 MRI 对垂体、肾上腺疾病的诊断有很大作用。

3. 细胞学检查 如甲状腺穿刺细胞学检查。判断肿瘤/结节的良恶性。

4. 静脉导管检查 静脉导管插入病变侧内分泌腺的流出端静脉，采集血液标本，测定激素的浓度。病变侧标本的浓度显著高于非病变侧。如肾上腺静脉插管采血。

（三）病因诊断

1. 免疫学鉴定 如血清 TSH 受体抗体、抗甲状腺球蛋白抗体及微粒体抗体（又称过氧化物酶抗体）测定，分别有助于 Graves 病（格雷夫斯病）和桥本甲状腺炎的病因分析。

2. 组织病理鉴定 如甲状腺细针穿刺病理切片检查，有助于甲状腺肿瘤的病因诊断。

3. 细胞染色体检查。

五、内分泌疾病防治原则

不少内分泌疾病是可以预防的，如碘摄入量的多少，可以降低甲状腺疾病的发生，如地方性甲状腺肿、呆小症、甲状腺功能低下等。

内分泌疾病治疗原则以去除病因为主。对于功能亢进者采用手术、放射、药物抑制等方式。对于功能减退者一般采用替代补充疗法，即补充生理需要量激素。

中医学在内分泌病防治中有一定的疗效，如甲状腺功能亢进症、功能性子宫出血、月经紊乱等方面有较好的疗效。

六、代谢性疾病

人类通过摄取食物维持生存与健康，保证生长发育与各种活动，这些来自外界、以食物形式摄入的物质就是营养素。营养性疾病可因一种或多种营养物质不足、过多或比例不当引起。代谢性疾病是指中间代谢某个环节障碍所引起的疾病。

（一）病因和发病机制

1. 营养性疾病

（1）原发性营养失调：摄取营养物质不足、过多或比例不当引起，如能量摄取超过消耗引起肥胖症。

（2）继发性营养失调：器质性或功能性疾病引起，如进食障碍、消化吸收障碍、物质合成障碍、机体对营养需求的改变、排泄失常等。

2. 代谢性疾病

（1）遗传性疾病：基因突变引起蛋白质结构和功能紊乱，特异性酶催化反应消失、降低或升高，导致细胞和器官功能异常。

（2）获得性代谢病：不合适的食物、药物、理化因素、创伤、感染、器官疾病、精神疾病等是造成代谢障碍的常见原因，如水电解质酸碱平衡紊乱、慢性肾衰引起的钙磷代谢紊乱、继发性血脂异常等。

（二）营养和代谢性疾病的分类

1. 营养性疾病　一般按某一营养物质的不足或过多分类。分为蛋白质营养障碍、糖类营养障碍、维生素营养障碍、水盐营养障碍、无机元素营养障碍、复合营养障碍。

2. 代谢性疾病　一般按中间代谢的主要途径分类。分为蛋白质代谢障碍、糖代谢障碍、脂类代谢障碍、水电解质代谢障碍、无机元素代谢障碍、其他代谢障碍。

（三）诊断原则

尽可能了解发病的原因和诱因、疾病的发展过程。特殊的症状和体征常是提供诊断的首要线索。实验室检查是确诊依据。除常规检查外，可根据病史线索进行有关的特殊检查。

（四）防治原则

对营养性疾病和由环境因素引起的代谢性疾病多数能进行病因防治。以先天性代谢缺陷为主的代谢病，一般只能针对诱因和发病机制进行治疗，但目前基因治疗已显示一定的前景。

第二节　甲状腺功能亢进症

甲状腺功能亢进症（hyperthyroidism，简称甲亢）是由多种病因导致的甲状腺激素（TH）分泌过多，引起神经、循环、消化等系统兴奋性增高和代谢亢进为主要表现的一种临床综合征。甲亢病因复杂，包括甲状腺性甲亢、垂体性甲亢、恶性肿瘤伴甲亢、人绒毛膜促性腺激素（HCG）相关性甲亢、卵巢甲状腺肿伴甲亢、医源性甲亢、暂时性甲亢等。甲亢的患病率我国尚缺乏全国性调查资料，2010 年我国 10 个城市甲状腺患病率调查，共抽样调查 15 008 名居民（年龄 ≥ 15 岁），以 TSH<0.27mIU/L 为诊断切点，甲亢、亚临床甲亢和 Graves 病患病率分别为 0.89%、0.72% 和 0.61%，其中 80% 以上是格雷夫斯病（Graves disease，GD）。本节重点讲述 GD。GD 又称弥漫性甲状腺肿伴甲亢、弥漫性毒性甲状腺肿、突眼性甲状腺肿，是一种自身免疫性疾病，临床表现是一种多系统的综合征，包括高代谢综合征、弥漫性甲状腺肿、眼征、皮损和甲状腺肢端病。

一、病因和发病机制

GD 是器官特异性自身免疫性疾病之一，与自身免疫性甲状腺炎等同属于自身免疫性甲状腺疾病。

1. **遗传** 本病有显著的遗传倾向,是一个复杂的多基因疾病。同胞兄妹发病危险为11.6%,目前发现本病与组织相容性复合体(MHC)基因相关,但是不同地区和人种的 HLA 易感基因并不相同。

2. **自身免疫** 患者的血清中存在针对甲状腺细胞 TSH 受体的特异性自身抗体,称为 TSH 受体抗体(TRAb),TRAb 有两种类型,即 TSH 受体刺激性抗体(TSAb)和 TSH 受体(TSHR)刺激阻断性抗体(TSBAb)。90%~100% 未经治疗的 GD 患者 TRAb 阳性。TSAb 与 TSH 受体结合,激活腺苷酸环化酶信号系统,导致甲状腺细胞增生和甲状腺激素合成、分泌增加,同时 TSAb 对 TSHR 的刺激不受下丘脑 - 垂体 - 甲状腺轴的负反馈调节,导致甲状腺激素过度产生。因此,TSAb 是甲亢的致病性抗体。母体的 TRAb 可以通过胎盘,导致胎儿或新生儿发生甲亢。TSBAb 与甲状腺细胞表面的 TSHR 结合,产生抑制效应,甲状腺细胞萎缩,甲状腺激素产生减少。GD 可以自发性发展为甲减,TSBAb 的产生占优势是原因之一。50%~90% 的 GD 患者同时存在针对甲状腺的其他自身抗体,包括甲状腺过氧化物酶抗体(TPOAb)、甲状腺球蛋白抗体(TgAb)。现认为自身抗体的产生主要与基因缺陷相关的抑制性 T 淋巴细胞(Ts)功能降低有关。Ts 功能缺陷后导致辅助 T 细胞不适当致敏,并在可能由于病毒感染引起的白介素 1 和白介素 2 作用的参与下使 B 细胞产生抗自身甲状腺抗体。

Graves 眼病(GO)的发病机制目前认为是"共同抗原"学说,即 TSH 受体是 GD 和 GO 的共同抗原。有证据表明,眼球后的成纤维细胞和脂肪细胞表面都存在 TSH 受体,而大多数 GO 患者存在高滴度的 TRAb,而且 GO 的程度与 TRAb 的滴度相关。

3. **环境因素** 包括感染、应激、性激素等都对本病的发生发展有影响。

二、病理

1. **甲状腺** 呈不同程度的弥漫性、对称性肿大。甲状腺内血管增生、充血。滤泡细胞增生,呈高柱状或立方状,并可呈乳头状突入滤泡腔内,腔内胶质常减少。

2. **眼** 浸润性突眼者球后组织常有脂肪浸润,纤维组织增生,大量糖胺聚糖和糖胺多糖沉积,透明质酸增多,淋巴细胞和浆细胞浸润。眼外肌组织也可见淋巴组织浸润,主要是 T 淋巴细胞。

3. **胫前黏液性水肿** 病变皮肤可见黏蛋白样透明质酸沉积伴多数带颗粒的肥大细胞、吞噬细胞和内质网粗大的成纤维细胞浸润。

4. **其他** 骨骼肌、心肌也有类似上述眼肌的病变。久病者肝内可有脂肪浸润,灶状或弥漫性坏死、萎缩,门静脉周围纤维化乃至肝硬化。少数患者有骨质疏松。

三、临床表现

女性多见,男女之比为 1:(4~6),高发年龄 20~40 岁。多数起病缓慢,少数在精神创伤或感染等应激后急性起病。临床表现不一,典型表现为高代谢综合征、甲状腺肿及眼征。老年和小儿患者的临床表现常不典型。

1. 甲状腺激素分泌过多症候群

(1)高代谢综合征:TH 分泌过多导致交感神经兴奋性增高,促进物质代谢,产热、散热明显增多,患者常有疲乏无力、怕热多汗、皮肤潮湿、多食善饥、体重减轻、骨质疏松等。

(2)神经、精神系统:紧张急躁、失眠易怒、多言好动、思想不集中、记忆力减退、有时有幻觉甚至出现亚躁狂症或精神分裂症。少数表现为淡漠、少言、抑郁。

（3）心血管系统：心悸胸闷、心动过速，甚至出现心律失常、心脏增大、心力衰竭等。

（4）消化系统：稀便、排便次数增加。重者有肝大、肝功能异常。

（5）肌肉骨骼系统：表现为肌肉无力，部分患者出现甲亢性肌病，呈进行性肌无力和肌肉萎缩。周期性瘫痪多见于 20~40 岁亚洲男性患者，发作时血钾降低，但尿钾不高，发病诱因包括剧烈活动、高碳水化合物饮食、注射胰岛素等，引起血钾转移至肝和肌细胞内所致。少数患者有重症肌无力。

（6）造血系统：循环血淋巴细胞比例增高，单核细胞增加，但白细胞总数减低，可以伴发血小板减少性紫癜。

（7）生殖系统：男性阳痿，女性常有月经减少或闭经。

2. 甲状腺肿　大多数患者有程度不等的弥漫性、对称性甲状腺肿大，质软，无压痛。甲状腺上下极可触及震颤，闻及血管杂音，少数患者甲状腺可以不肿大。

3. 眼征　分单纯性突眼和浸润性突眼。单纯性突眼主要眼征有：①眼球向前突出，突眼度一般不超过 18mm；②瞬目减少；③眼裂增宽；④向下看时，上眼睑不能随眼球下落；⑤向上看时，前额皮肤不能皱起。浸润性突眼较少见，多发生于成年患者，预后较差。患者突眼明显、畏光、流泪、复视、斜视、视力下降，体检见眼睑肿胀，结膜充血水肿，严重者眼球固定，角膜溃疡，全眼球炎，甚至失明。

4. 特殊临床类型表现

（1）甲状腺危象：也称甲亢危象，是 GD 恶化的严重表现。主要诱因包括感染、手术、放射性碘治疗、创伤及严重躯体疾病如心衰、脑血管意外、心肌梗死等。发病主要与以下因素有关：①血 TH 明显升高：其中游离三碘甲状腺原氨酸（FT_3）、游离甲状腺素（FT_4）的升高速度比其浓度更重要；②机体对 TH 的耐受性下降；③肾上腺素能神经兴奋性增高：表现为高热（39℃以上），心动过速（140~240 次/min），可伴心房颤动或心房扑动、烦躁不安、呼吸急促、大汗淋漓、厌食、恶心、呕吐、腹泻等，严重者休克、嗜睡、昏迷。

（2）T_3 型和 T_4 型甲亢：T_3 型甲亢的特征是血清 TT_3、FT_3 均升高，而血清 TT_4、FT_4 正常。发病原因可能因病情进展中 T_3 升高较多、较快，而治疗时 T_4 下降较多、较快所致。甲状腺摄 ^{131}I 正常或偏高，但不受外源性 T_3 抑制。T_4 型甲亢以血清 TT_4、FT_4 均升高，而血清 TT_3、FT_3 正常或偏低为特征。发病原因可能与 T_4 转换为 T_3 减少有关。临床表现与寻常型甲亢相同，但症状较轻。

（3）亚临床甲亢：以血清 T_3、T_4 正常，TSH 降低为特征。可能发生于 GD 早期，或 GD 经药物、手术或放射碘治疗后的暂时现象。可持续存在，少数可进展为典型甲亢。患者无症状或有甲亢的某些表现。

（4）甲亢性心脏病：占甲亢的 10%~20%。表现为心脏增大、严重心律失常或出现心力衰竭。排除冠心病等器质性心脏病，并在甲亢控制后心脏可恢复正常者可诊断为本病。

（5）淡漠性甲亢：多见于老年患者。起病隐匿，高代谢综合征、眼征及甲状腺肿大均不明显。主要表现为意识淡漠、乏力、嗜睡、反应迟钝、明显消瘦或腹泻、厌食等。可伴有心房颤动。临床中患者常因明显消瘦而被误诊为恶性肿瘤，因心房颤动被误诊为冠心病。

（6）妊娠期甲状腺功能亢进症：妊娠期甲亢有特殊性，需注意以下几个问题：①妊娠期甲状腺激素结合球蛋白（TBG）增高，会引起 TT_3、TT_4 增高，必须依赖 FT_3、FT_4 和 TSH。②妊娠一过性甲亢：绒毛膜促性腺激素（HCG）在妊娠 3 个月达到高峰，它与 TSH 有相同的 α 亚单位、相似的 β 亚单位和受体亚单位，过量的 HCG 刺激 TSH 受体，产生甲亢。③新生儿甲状腺功能亢进症：母体的 TSAb 可以透过胎盘刺激胎儿的甲状腺引起胎儿或新生儿甲亢。④产后由于免疫抑制的解除，GD 易于发生，成为产后 GD。⑤如果患者甲亢未控制，建议不要受孕；如果患者正在接受抗甲状腺药物（ATD）治疗，患者血清 TT_4、TT_3 达到正常范围，停用 ATD 或应用 ATD 的最小剂量，可以受孕；如果患者为妊娠期间发现甲亢，选择继续妊娠，则选择合适剂量的 TAD 治疗和妊娠中期甲状腺手术治疗。有效地控制甲亢可以明显改善妊娠的不良后果。

四、实验室与其他检查

1. **血清 TH 测定** 包括 TT_4、TT_3、FT_4、FT_3、rT_3 五种，其中 TT_4、TT_3 是指 T_4、T_3 分别与蛋白结合的总量，故受甲状腺结合球蛋白（TBG）量和结合力的影响。T_4 全部由甲状腺产生。20% 的 T_3 由甲状腺产生，另 80% 在外周组织由 T_4 转换而来。TT_3 浓度常与 TT_4 的改变平行，但在甲亢初期和复发早期 TT_3 上升很快，约 4 倍于正常；TT_4 上升缓慢，仅为正常的 2.5 倍，故 TT_3 为早期 GD 治疗中疗效观察及停药复发的敏感指标。FT_3、FT_4 是血中 TH 的活性部分，不受 TBG 影响，直接反映甲状腺的功能状态，其敏感性和特异性均明显高于 TT_4、TT_3，是诊断 GD 的良好指标。rT_3 无生物活性，是在外周组织的降解产物，其血浓度的变化和 T_4、T_3 维持一定的比例，尤其与 T_4 的变化一致，GD 初期或复发早期可仅有 rT_3 升高。

2. **TSH 测定** 血清 TSH 浓度变化是反映甲状腺功能最敏感的指标，也是反映下丘脑 - 垂体 - 甲状腺轴功能的敏感指标，尤其对亚临床型甲亢和甲状腺功能减退症（简称甲减）的诊断有重要意义。甲状腺性甲亢时降低，甲状腺性甲减时升高；垂体性甲亢时升高，垂体性甲减时降低。

3. **甲状腺 ^{131}I 摄取率** 本病表现为总摄取率增加，高峰前移。目前主要用于鉴别不同病因的甲亢。缺碘性甲状腺肿也可升高，但高峰不前移。亚急性甲状腺炎伴甲亢、碘甲亢和外源性 TH 引起的甲亢则摄取率降低。本方法影响因素较多，碘、抗甲状腺药物、泼尼松、溴剂等使其降低；长期使用女性避孕药则可升高。故测定前应停用有关药物 1~2 个月以上。妊娠和哺乳期妇女禁用。参考值：3 小时 5%~25%，24 小时 20%~45%，高峰在 24 小时。

4. **TSH 受体抗体测定（TRAb）** 新诊断的 GD 患者 75%~96% 阳性。需要注意的是：TRAb 中包括刺激性（TSAb）和抑制性（TSBAb）两种抗体，而检测到的 TRAb 仅能反映针对 TSH 受体的自身抗体存在，不能反映这种抗体的功能。但是，当临床表现符合 GD 时，一般都将 TRAb 视为 TSAb。

5. **TSH 受体刺激抗体测定（TSAb）** 未经治疗的 GD 患者血 TSAb 阳性率可达 80%~100%，TSAb 可产生对甲状腺细胞的刺激功能，为早期诊断、判断病情活动、是否复发及指导停药的重要指标。

6. **甲状腺自身抗体测定** 50%~90% 的患者血中可检出甲状腺球蛋白抗体（TGAb）和甲状腺过氧化酶抗体（TPOAb），但滴度较低，如长期存在，且滴度较高，提示可能进展为自身免疫性甲减。

7. **其他检查** 超声、放射性核素扫描、MRI 等有助于甲状腺、异位甲状腺和球后病变性质的诊断。如鉴别需要，可用细针穿刺活检鉴别。

五、诊断

1. **甲亢的诊断** ①高代谢症状和体征；②甲状腺肿大；③血清 FT_3、FT_4 及或 TT_3、TT_4

增高及 TSH 降低者。具备以上 3 项诊断即可成立。仅 FT_3 及或 TT_3 增高而 FT_4、TT_4 正常者可考虑 T_3 型甲亢,仅 FT_4 及或 TT_4 增高而 FT_3、TT_3 正常者可考虑 T_4 型甲亢;血 TSH 降低,FT_3、FT_4 正常,符合亚临床甲亢。应注意:淡漠型甲亢的高代谢症状不明显仅表现为明显消瘦或心房颤动,尤其在老年患者;少数患者无甲状腺肿大。

2. GD 的诊断 ①甲亢诊断确立;②甲状腺弥漫性肿大(触诊和 B 超证实);③眼球突出和其他浸润性眼征;④胫前黏液性水肿;⑤ TRAb、TSAb、TGAb、TPOAb 阳性。以上标准中,①②项为必备条件,③④⑤项为辅助条件。TGAb、TPOAb 虽然不是本病致病性抗体但是可以交叉存在,提示本病的自身免疫病因。甲亢的诊断思路见图 7-2-1。

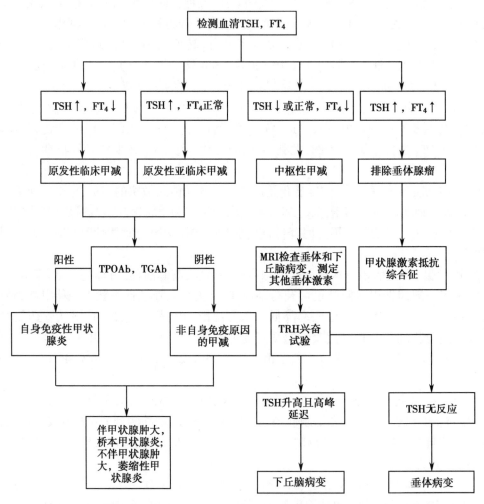

注:TSH 促甲状腺激素,FT_3 游离三碘甲状腺原氨酸,FT_4 游离甲状腺素,TRAb:TSH 受体抗体,TGAb:甲状腺球蛋白抗体,TPOAb:甲状腺过氧化酶抗体;↑增高,↓降低

图 7-2-1 甲亢的诊断思路

六、鉴别诊断

(一) 结节性甲状腺肿伴甲亢、自主性功能亢进性甲状腺腺瘤

主要手段是甲状腺核素扫描和甲状腺 B 超。本病甲状腺核素扫描呈均匀性分布增强,结节性甲状腺肿伴甲亢者可见核素分布不均,增强和减弱区呈灶状分布;自主性功能亢进性甲状腺腺瘤则仅在肿瘤区有核素浓聚,呈"热结节",其他区域的核素分布稀疏。甲状腺 B 超可以发现肿瘤。

（二）亚急性甲状腺炎

与病毒感染有关,多有发热,血沉增高,^{131}I 摄取率减低。

（三）慢性淋巴细胞性甲状腺炎

又称桥本甲状腺炎或自身免疫性甲状腺炎,TGAb 和 TPOAb 阳性且滴度较高。

（四）单纯性甲状腺肿

无甲亢症状,T_3、T_4、TSH 正常。

（五）神经症

可有相似的神经、精神症候群,但无高代谢综合征、甲状腺肿及突眼。甲状腺功能正常。

七、病情评估

1. 甲亢患者以代谢亢进和神经、循环、消化等系统兴奋性增高为主要临床表现。Graves 病诊断标准如下:

（1）甲亢诊断成立。

（2）甲状腺弥漫性肿大(触诊和超声检查证实)。

（3）眼球突出和其他浸润性眼征。

（4）胫前黏液性水肿。

（5）TRAb 阳性,TPOAb、TgAb 可见阳性。

在以上标准中,（1）、（2）项为诊断必备条件,（3）~（5）项为诊断辅助条件。

2. 甲状腺功能评估指标

（1）TSH 测定:临床甲亢、亚临床甲亢和非甲亢性甲状腺毒症患者 TSH 均低于正常值下限。

（2）甲状腺激素测定:在一般情况下,临床甲亢患者血清 TT_3、FT_3、TT_4、FT_4 均升高,T_3 型甲亢仅 TT_3、FT_3 升高,亚临床甲亢患者甲状腺激素水平正常。

3. 甲状腺自身抗体

（1）TRAb 测定:Graves 病患者 TRAb 阳性率达 80%~100%,多呈高滴度阳性,对诊断、判断病情活动及评价停药时机有一定意义,并且是预测复发的最重要指标。

（2）甲状腺过氧化物酶抗体(thyroid peroxidase antibody,TPOAb)和甲状腺球蛋白抗体(thyroglobulin antibody,TgAb)测定:Graves 病患者可见 TPOAb、TgAb 阳性;如同时存在桥本甲状腺炎,TPOAb、TgAb 多呈高滴度阳性。

4. Graves 眼病病情评估见表 7-2-1,临床活动状态评估(clinical activity score,CAS)见表 7-2-2,CAS ≥ 3 分提示炎症处于活动状态,分值越高,炎症越重。

表 7-2-1　Graves 眼病病情评估

分级	眼睑挛缩	软组织受累	突眼[a]	复视	角膜暴露	视神经
轻度	<2mm	轻度	<3mm	无或一过性	无	正常
中度	≥2mm	中度	≥3mm	非持续性	轻度	正常
重度	≥2mm	重度	≥3mm	持续性	轻度	正常
威胁视力	–	–	–	–	严重	压迫

注:[a]指超过参考值的突出度,中国人群眼球突出度参考值女性为 16.0mm,男性为 18.6mm;– 表示不评价。

引自:中华医学会,中华医学会杂志社,中华医学会全科医学分会,等. 甲状腺功能亢进症基层诊疗指南(2019 年)[J]. 中华全科医师杂志,2019,18(12):1118-1128.

表 7-2-2 Graves 眼病临床活动状态评估（CAS）

序号	项目	本次就诊	与上次比较	评分
1	球后疼痛超过 4 周	√	-	1
2	4 周之内眼运动疼痛	√	-	1
3	眼睑发红	√	-	1
4	结膜发红	√	-	1
5	眼睑肿胀	√	-	1
6	球结膜水肿	√	-	1
7	泪阜肿胀	√	-	1
8	突眼度增加 2mm	-	√	1
9	任一方向眼球运动减少 5° 以上	-	√	1
10	视力下降 ≥ 1 行	-	√	1

注：√表示存在上述表现；CAS ≥ 3 分即为 Graves 眼病活动；- 表示不评价。

引自：中华医学会，中华医学会杂志社，中华医学会全科医学分会，等 . 甲状腺功能亢进症基层诊疗指南（2019 年）[J]. 中华全科医师杂志，2019，18（12）：1118-1128.

5. 甲状腺危象的诊断评分 接诊有甲亢病史或疑似甲亢的危重患者，需警惕和识别甲状腺危象的可能，及时处理和转诊。1993 年，Burch 和 Wartofsky 开发了一种评分系统，应用于临床来识别甲状腺危象，可供参考（表 7-2-3）。

表 7-2-3 甲状腺危象的诊断评分

症状与体征	分数
体温（℃）	
37.2~	5
37.8~	10
38.3~	15
38.9~	20
39.4~	25
≥ 40.0	30
中枢神经系统症状	
无	0
轻度（焦虑）	10
中度（谵妄，精神症状，或昏睡）	20
重度（癫痫，昏迷）	30
消化系统症状	
无	0
中度（腹泻、恶心、呕吐、腹痛）	5
重度（不能解释的黄疸）	10

续表

症状与体征	分数
心率(次/min)	
99~	5
110~	10
120~	15
130~	20
≥140	25
充血性心力衰竭	
无	0
轻度(足部水肿)	5
中度(双侧肺底湿啰音)	10
重度(肺水肿)	15
心房颤动	
无	0
有	10
诱因	
无	0
有	10

注:分数≥45分提示甲状腺危象,分数25~44分提示危象前期,分数<25分不支持甲状腺危象

引自:中华医学会,中华医学会杂志社,中华医学会全科医学分会,等.甲状腺功能亢进症基层诊疗指南(2019年)[J].中华全科医师杂志,2019,18(12):1118-1128.

八、治疗

目前尚不能对 GD 进行病因治疗。针对甲亢有三种疗法,即抗甲状腺药物(ATD)、^{131}I 治疗、手术治疗。ATD 的作用是抑制甲状腺合成甲状腺激素,^{131}I 和手术则是通过破坏甲状腺组织、减少甲状腺激素的产生来达到治疗目的。在美国 ^{131}I 治疗是首选,在欧洲、日本和我国 ATD 治疗为首选。

(一) 一般治疗

适当休息,补充足够热量和营养物质以纠正本病引起的消耗,低碘饮食,避免情绪激动、感染、过度劳累等,如烦躁不安或失眠较重者可给予地西泮类镇静剂。

(二) 抗甲状腺药物治疗

ATD 治疗是甲亢的基础治疗,单纯 ATD 治疗的治愈率仅有 50% 左右,复发率高达 50%~60%。常用药物分为硫脲类和咪唑类两类,硫脲类有甲硫氧嘧啶(methylthiouracil,MTU)及丙硫氧嘧啶(propylthiouracil,PTU);咪唑类有甲巯咪唑(methimazole,MMI)和卡比马唑(carbimazole,CMZ)。其药理作用为抑制甲状腺过氧化物酶活性,抑制碘化物形成活性碘,影响酪氨酸残基碘化,抑制单酪氨酸碘化为双碘及碘化酪氨酸耦联形成各种碘甲状腺原氨酸,从而抑制 TH 合成,但不影响已经合成的激素的释放。PTU 还能使循环中的 T_4 转换为 T_3 减少,但肝毒性大于 MMI,故除严重病例、甲状腺危象、妊娠早期或对 MMI 过敏时首

选 PTU 外,其他情况应首选 MMI 治疗。

1. 适应证 ①症状较轻,甲状腺轻至中度肿大患者;②20 岁以下青少年及儿童,老年患者;③妊娠妇女;④甲状腺次全切除术后复发,又不适于放射性 ^{131}I 治疗者;⑤手术治疗前准备;⑥辅助放射性 ^{131}I 治疗。

2. 剂量及疗程 一般分 3 个阶段:①初治期:MTU 或 PTU 每天用量为 300~450mg,分 3 次口服;MMI 每天用量为 10~30mg,分 1~2 次口服;病情严重时可加大剂量。初治期一般需 1~3 个月,治疗至症状明显缓解并且血甲状腺激素正常后可进入减量阶段;②减量期:可根据 T_3、T_4 水平及病情,每 2~4 周减量一次,MMI 每次减 2.5~5mg,PTU 每次减 50~100mg,递减剂量不宜过大,至相关症状完全消失,体征明显好转后可进入维持阶段,减药阶段一般需 2~3 个月;③维持期:一般 MMI 每天用量为 5~10mg,PTU 每天用量为 50~100mg。视病情调整剂量,一些患者只需要更少的 ATD 剂量即可维持正常的甲状腺功能,一般总疗程为 1~2 年,每 2 个月复查甲状腺功能,个别患者需要延长维持治疗疗程。如果患者经治后甲状腺明显缩小,血 TRAb 阴性,停药后复发可能较小。

3. 副作用 ①白细胞减少:严重时出现粒细胞缺乏症,常见于开始服药的 3 个月内,但也可见于全程中的任何时间。故治疗初期应每 1~2 周检查 1 次血常规。治疗中定期检查白细胞。白细胞低于 3×10^9/L 时或中性粒细胞低于 1.5×10^9/L 应停药。如在使用 MMI 或 PTU 过程中出现粒细胞缺乏症或其他严重不良反应,不建议更换另一种 ATD,因为两种药物的不良反应风险可能存在交叉。由于甲亢也可以引起白细胞减少,所以要区分是甲亢所致还是 ATD 所致,在治疗前应进行血常规检测。②皮疹:发生率 5% 左右,多为轻型,一般药疹可给予抗组胺药物,或改用另一种抗甲状腺药物。出现剥脱性皮炎趋势时,应立即停药不能换用另一种抗甲状腺药物,改为 ^{131}I 或手术治疗。③中毒性肝病:甲亢本身可引起轻度肝功能异常,转氨酶升高通常 <2 倍 ULN(正常参考值上限),且随着甲亢治疗好转而恢复正常,故应在用药前检查基础肝功能,以区别是否为药物的不良反应。起始 ATD 治疗后应监测肝功能,如果患者在服用 ATD 后发生肝功能异常或肝功能异常加重,应考虑为 ATD 的不良反应。如转氨酶持续上升或转氨酶>3 倍 ULN,需考虑停药。PTU 主要为肝细胞损伤,偶见致命的暴发性肝细胞损伤和肝衰竭;MMI 主要为胆汁淤积症。④甲减:药量过大,或未及时减量时发生,应及时减量并酌情加用甲状腺制剂。⑤血管炎:PTU 可以诱发抗中性粒细胞胞质抗体(ANCA)阳性的小血管炎,其特点是随着用药时间延长,发生率增加。PTU 和 MMI 还可以引起关节病和狼疮综合征。

4. 辅助药物治疗 在 ATD 治疗的初 1~2 个月内联合使用 β 受体拮抗药可以改善心悸、心动过速、精神紧张、震颤、多汗等。β 受体拮抗药尚可阻止 T_4 转化为 T_3,适用于甲亢危象及术前准备和放射性 ^{131}I 治疗前后,但对有支气管哮喘、房室传导阻滞、心力衰竭和分娩时禁用。

复方碘口服溶液一般仅用于甲亢危象和术前准备,其作用为减少甲状腺充血,阻抑甲状腺激素释放,也抑制甲状腺激素合成和外周 T_4 向 T_3 转换,但属暂时性。

5. 复发与停药 复发是指甲亢完全缓解,停药半年后又有反复者,多在停药后 1 年内发生,复发率 40%~60%。停药指征:①经治疗后肿大的甲状腺明显缩小;②所需的药物维持量小;③甲状腺功能正常;④ TRAb 转阴;⑤疗程足够。

(三) 放射性 ^{131}I 治疗

1. 治疗机制 利用甲状腺高度摄取和浓聚碘的能力及 ^{131}I 释放出 β 射线(在组织内的射程约 2mm)对甲状腺的损毁效应,破坏滤泡上皮而减少 TH 分泌,并可抑制甲状腺内淋巴细胞的抗体生成。现已是欧美国家治疗成人 GD 的首选疗法。临床治愈率 85% 以上,复发率小于 1%。

2. 适应证和禁忌证　2007 年中华医学会内分泌学分会和核医学分会制定的《中国甲状腺疾病诊治指南》达成下述共识：

适应证：①成人 GD 伴甲状腺肿大Ⅱ度以上；② ATD 治疗失败或过敏；③甲亢术后复发；④甲亢性心脏或甲亢伴其他病因的心脏病；⑤甲亢合并白细胞和 / 或血小板减少或全血细胞减少；⑥老年甲亢；⑦甲亢合并糖尿病；⑧毒性多结节性甲状腺肿；⑨自主功能性甲状腺结节合并甲亢。

相对适应证：①青少年和儿童甲亢，用 ATD 治疗失败，拒绝手术或有手术禁忌证；②甲亢合并肝、肾等脏器功能损害；③ GO，对轻度和稳定期的中、重度病例可单用 ^{131}I 治疗甲亢，对病情处于进展期患者，可在 ^{131}I 治疗前后加用泼尼松。

禁忌证：妊娠和哺乳期妇女。

3. 剂量及疗效　根据甲状腺重量和最高摄 ^{131}I 率推算剂量。一般在治疗 1 个月左右显效，治疗 3~4 个月约 60% 以上患者的甲状腺功能恢复至正常。对于 ^{131}I 治疗 3~6 个月后甲亢未缓解的患者，可建议再次行 ^{131}I 治疗。

4. 并发症　①甲状腺功能减退，是 ^{131}I 治疗后的主要并发症。甲减是 ^{131}I 治疗甲亢难以避免的结果，甲减的发生率每年增加 5%，10 年达到 40%~70%，一旦发生需用 TH 替代治疗。②放射性甲状腺炎。见于治疗后 7~10 天，个别可诱发危象。③有时可加重浸润性突眼。

（四）手术治疗

甲状腺次全切除术的治愈率可达 95% 左右。

1. 适应证　①中、重度甲亢，长期服药无效，或停药复发，或不能坚持服药者；②甲状腺肿大显著，有压迫症状者；③胸骨后甲状腺肿；④多结节性甲状腺肿伴甲亢者。

2. 禁忌证　①伴严重 GO；②合并较重心脏、肝、肾、肺疾病，不能耐受手术者；③妊娠早期（第 3 个月前）及晚期（第 6 个月后）。

3. 术前准备　先用 ATD 控制病情，心率恢复至心率恢复至 80 次 /min 以下，甲状腺功能控制在正常状态再行手术。术前服用碘剂可减少甲状腺血供及术中出血。

4. 并发症　①局部出血，需警惕引起窒息，必要时须气管切开；②喉返神经或喉上神经损伤，引起发音嘶哑；③甲状旁腺损伤或切除，引起手足搐搦；④突眼加剧；⑤甲状腺功能减退。

（五）甲状腺危象的治疗

1. 针对诱因治疗。

2. 抑制 TH 合成　首选 PTU600mg 口服或经胃管注入，以后给予 250mg，每 6 小时口服，待症状缓解后减至一般治疗剂量。

3. 抑制 TH 释放　服 PTU1 小时后再加用复方碘口服溶液，首剂 30 滴，以后每 8 小时 5~10 滴，或用碘化钠 0.5~1.0g 加入 10% 葡萄糖盐水溶液中静脉滴注 12~24 小时，后视病情逐渐减量，一般使用 3~7 日。如对碘剂过敏，可改用碳酸锂 0.5~1.5g/d，分 3 次口服，连用数日。

4. 普萘洛尔 60~80mg/d，每 4 小时一次，β 受体阻滞剂耐受量个体差异大，用量需个体化，或 1mg 稀释后缓慢注射。

5. 氢化可的松 100mg 加入 5%~10% 葡萄糖盐水静脉滴注，每 6~8 小时一次。

6. 在上述常规治疗不满意时，可选用腹膜透析、血液透析或血浆置换。

7. 支持治疗　包括给氧、高热者给予物理降温等，避免使用乙酰水杨酸类解热药。

（六）浸润性突眼的治疗

1. 保护眼睛,高枕卧位,限制食盐,0.5%~1% 甲基纤维素或 0.5% 氢化可的松滴眼,睡眠时可使用抗生素眼膏及眼罩。

2. 早期选用免疫抑制剂及非特异性抗炎药物,泼尼松 10~20mg,每日 3 次,1 个月后逐渐减量,严重者静脉使用糖皮质激素治疗,也有报道使用其他免疫抑制剂,如环磷酰胺、硫唑嘌呤、甲氨蝶呤、环孢素等。

3. 球后放射治疗。

4. 对严重突眼、暴露性角膜炎或压迫性视神经病变者可行手术治疗。

5. 可合用左甲状腺素(L-T_4)25~100μg/d,以防止甲状腺功能减退加重突眼。

（七）妊娠期甲状腺功能亢进症的治疗

1. 用 ATD 治疗 妊娠周期前 1/3 阶段首选 PTU,妊娠周期的后 2/3 阶段使用甲巯咪唑。其主要原因是甲巯咪唑可能造成胎儿皮肤发育不全以及内鼻孔或食管闭锁,因此不能在妊娠周期的前 1/3 阶段使用;而 PTU 可能会造成致死性爆发性肝坏死,只允许在妊娠周期的前 1/3 阶段使用。PTU 和甲巯咪唑互相更换的对应药物剂量是 20∶1~30∶1。血清 FT_4 等控制在轻微高于正常值上限水平,TSH 低于正常即可。维持量阶段不主张使用 ATD 联合左甲状腺素钠片的治疗方案。

2. 妊娠期一般不宜做甲状腺次全手术,如确需手术宜于妊娠中期进行。

3. ATD 可进入乳汁,产后如需继续服药,一般不宜哺乳。

4. 普萘洛尔可使子宫活动增加,故应慎用。

九、预防

情绪因素在甲状腺功能亢进症的发病中起比较重要的作用,日常生活中保持精神愉快和心情舒畅是预防 GD 的有效方法;另外还应合理饮食,避免进食刺激性食物,同时注意起居规律;注意体育锻炼,增强自身体质。

若发生甲亢,应及早确诊,早期规范治疗,避免病情发展加重和并发症的发生。病后初愈阶段,药物、饮食、精神的综合调理及定期复查是预防病后复发的重要措施。一般来说,甲亢都可以通过前面介绍的治疗方法进行有效治疗,但复发率较高。

第三节 甲状腺功能减退症

甲状腺功能减退症(hypothyroidism),简称甲减,是由各种原因导致的 TH 合成、分泌或生物效应下降而引起的全身性低代谢综合征,其病理特征是糖胺聚糖在组织和皮肤堆积,表现为黏液性水肿。我国甲减的患病率为 17.8%,其中亚临床甲减患病率为 16.7%,临床甲减患病率为 1.1%。女性患病率高于男性,随年龄增长患病率升高。

一、病因

（一）原发性甲状腺功能减退症

原发性甲状腺功能减退症最多,约占 90% 以上见。病因包括以下几方面:①炎症:由于自身免疫反应或病毒感染,尤以慢性自身免疫性甲状腺炎隐匿发病者较多;②放疗:如 ^{131}I 治疗等;③抗甲状腺药物:硫脲类、咪唑类以及锂盐;④甲状腺大部切除或全部切除后;⑤缺碘引起者,多见于地方性甲状腺肿地区,少数高碘地区也可发生甲状腺肿和甲减;⑥长期大量服用致甲状腺肿的物质(卷心菜、芜菁、甘蓝、木薯等)引起甲状腺肿和甲减;⑦遗传因素或基因突变等;⑧其他:如甲状腺内广泛转移癌。

（二）继发性甲状腺功能减退症

由于垂体或下丘脑疾病致 TSH 不足而发生继发性甲减。垂体因肿瘤、手术、放疗、产后缺血坏死,下丘脑因肿瘤、肉芽肿、慢性炎症、放疗均可使 TSH 及 TH 减少而致甲减。

（三）促甲状腺激素或甲状腺激素不敏感综合征

少见,患者对 TSH 或 TH 抵抗而引起的甲减,多与遗传有关。

二、发病机制

发病机制随病因不同而异。缺碘者由于碘供应不足,导致甲状腺激素合成减少。有遗传因素者常有家族史,可能因为存在甲状腺摄碘功能障碍、碘的有机化过程障碍、碘化酪氨酸耦联缺陷、碘化酪氨酸脱碘缺陷、甲状腺球蛋白合成和分解异常等导致甲状腺激素合成减少。部分原发性可能与甲状腺自身免疫病损有关,此种病例较多发生甲状腺萎缩。甲状腺手术后发生者与手术切除过多相关。垂体和下丘脑病变导致 TSH 和 TRH 分泌不足而引起甲状腺合成 TH 减少。

三、病理

（一）甲状腺

不同的病因病理改变有所不同。①萎缩性病变:多见于慢性淋巴细胞性甲状腺炎等,早期腺体有大量淋巴细胞、浆细胞浸润,后期滤泡破坏代以纤维组织。残余滤泡上皮细胞矮小,滤泡内胶质显著减少。继发性甲减者亦有腺体缩小,滤泡萎缩,上皮细胞扁平,但滤泡内充满胶质。呆小病者除由于激素合成障碍致滤泡增生肥大外,一般呈萎缩性改变。②甲状腺肿:甲状腺肿伴大小不等结节者常见于地方性甲状腺肿患者,由于缺碘所致;慢性淋巴细胞性甲状腺炎后期也可伴有结节;药物所致者,甲状腺常呈代偿性弥漫性肿大。

（二）垂体

原发性甲减由于 TH 减少,反馈抑制减弱而 TSH 细胞增生肥大,久之腺垂体增大或发生腺瘤,或同时伴高催乳素血症。垂体性甲减患者的垂体萎缩,可发生肿瘤或肉芽肿等病变。

（三）其他

皮肤角化,真皮层有糖胺聚糖沉积,糖原染色或甲苯胺蓝染色阳性,形成黏液性水肿。严重病例有浆膜腔积液。

四、临床表现

根据疾病演变过程及临床症状轻重,可表现为重度甲减(黏液性水肿甚至昏迷)、轻度甲减、暂时性甲减和亚临床甲减。症状轻重一般取决于起病年龄。成年型甲减主要影响代谢及脏器功能,及时治疗多属可逆性;发生于胎儿和婴幼儿时,由于大脑和骨骼的生长发育受阻,多属不可逆。

（一）成人型甲减

多见于中年女性,男女之比 1:(5~10)。除手术切除或放疗毁损腺体外,多数起病隐匿,发展缓慢,有时长达 10 年后有典型表现。①症状:易疲劳,怕冷,表情淡漠,面色苍白,厌食,腹胀,便秘;记忆力减退,智力低下;肌肉软弱乏力,有时肌强直、痉挛、疼痛;性欲减退,男性出现阳痿,女性常有月经过多或闭经,约 1/3 可有溢乳。较重者病例有痴呆、幻想、木僵。

笔记栏

②体征：皮肤干燥，颜面水肿，声音嘶哑，毛发稀疏（外 1/3 脱落）；由于贫血与胡萝卜素血症，手脚皮肤可呈姜黄色；少数指甲厚而脆、多裂纹；腱反射的弛缓期特征性延长，常超过 350 毫秒（正常 240~320 毫秒），其中跟腱反射的半弛缓时间延长更为明显，对本病有重要诊断意义；心动过缓、心脏增大、心音减低。

黏液性水肿昏迷：见于病情严重的患者，多在冬季寒冷时发病表现为嗜睡、低体温（<35℃）、呼吸徐缓、心动过缓、血压下降、四肢肌肉松弛、反射减弱或消失，甚至昏迷、休克、肾功能不全，危及生命。

原发性甲减伴自身免疫性肾上腺皮质功能减退和 1 型糖尿病称为多发性内分泌功能减退综合征（Schmidt 综合征）。

（二）呆小病

甲状腺功能减退始于胎儿期或出生后不久的新生儿者，称呆小病。分为地方性和散发型两种。①症状：出生时体重较重，不活泼，不主动吸奶，患儿体格、智力发育迟缓，表情呆钝，发音低哑，囟门关闭延迟，行走晚；②体征：颜面苍白，眼睑水肿，眼距增宽，鼻梁扁塌，唇厚流涎，舌大外伸，前后囟增大，四肢粗短，行走慢且呈肌病步态，心率慢，心脏增大，性器官发育延迟。

五、实验室与其他检查

（一）一般实验检查

由于 TH 不足，影响红细胞生长素合成，骨髓造血功能减低，出现轻、中度正常细胞性正常色素性贫血；或由于月经量多引起小细胞性低色素性贫血；少数由于胃酸减少、缺乏维生素 B_{12} 或叶酸可致巨幼细胞贫血。血清 TG、LDL-C 增高，HDL-C 降低，血糖正常或偏低，同型半胱氨酸增高，血清 CK、LDH 增高。

（二）甲状腺功能检查

血清 TSH 增高是原发性甲减的最早表现。如血清 TSH 升高而 T_4、T_3 正常可能为亚临床甲减。采脐血、新生儿血或妊娠第 22 周羊水测 TSH，有助于新生儿和胎儿甲减的诊断。TT_4、FT_4 降低早于 TT_3、FT_3，TT_3、FT_3 下降见于后期或病重者。FT_4 降低是诊断本病的必备指标。^{131}I 摄取率减低；血清 TPOAb 和 TGAb 阳性提示由自身免疫性甲状腺炎所致。

（三）病变部位检查

1. 原发性甲减者血 TSH 增高，下丘脑 - 垂体性甲减者常降低。

2. 血 T_4、T_3 增高，血 TSH 正常或增高，临床无甲亢表现，或甲减患者使用较大剂量 TH 仍无明显疗效者，提示为 TH 不敏感性甲减。

3. X 线检查有助于异位甲状腺、下丘脑 - 垂体病变等的确定。

（四）病因检查

根据病史、体征、实验室检查和特殊检查结果，一般可做出病因判断。如 TGAb、TPOAb 增高，表明原发性甲减是由自身免疫性甲状腺病变所致。

六、诊断

1. 甲减的症状与体征。

2. 实验室检查 血清 TSH 增高，FT_4 减低，原发性甲减即可以成立。如 TGAb、TPOAb 增高，表明原发性甲减是由自身免疫性甲状腺病变所致。

3. 如血清 TSH 降低或正常，FT_4 减低，考虑为垂体性甲减或下丘脑性甲减，需做 TRH 兴奋试验来区分。TRH 兴奋试验静脉注射 TRH 后，血清 TSH 不增高者提示为垂体性甲减；

延迟增高者为下丘脑性甲减;血清 TSH 在增高的基值上进一步增高,提示原发性甲减。甲减的诊断思路见图 7-3-1。

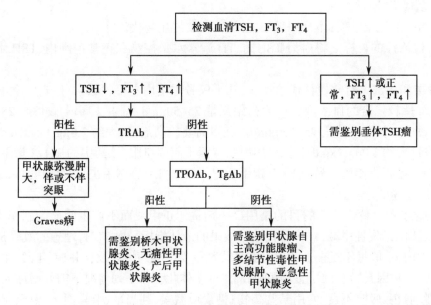

注:TSH 促甲状腺激素,FT_3 游离三碘甲状腺原氨酸,FT_4 游离甲状腺素,TRAb:TSH 受体抗体,TGAb:甲状腺球蛋白抗体,TPOAb:甲状腺过氧化酶抗体;↑增高,↓降低

图 7-3-1 甲减的诊断思路

七、鉴别诊断

1. 蝶鞍增大 应与垂体瘤鉴别。原发性甲减时 TRH 分泌增加导致高 PRL、溢乳及蝶鞍增大,类似垂体催乳素瘤,可行 MRI 检查。

2. 心包积液 需与其他原因的心包积液鉴别。

3. 水肿 主要与特发性水肿鉴别。

4. 低 T_3 综合征 也称甲状腺功能正常的病态综合征,指非甲状腺疾病原因引起的伴有低 T_3 的综合征。严重的全身性疾病、创伤和心理疾病等都可导致甲状腺激素水平的改变,表现在血清 TT_3、FT_3 水平减低,血清 rT_3 增高,血清 T_4、TSH 水平正常。疾病的严重程度一般与 T_3 降低的程度相关,疾病危重时也可出现 T_4 水平降低。

八、病情评估

1. 典型患者表现为易疲劳、畏寒、乏力、体重增加、行动迟缓、少汗;记忆力、注意力和理解力减退、嗜睡;食欲减退、腹胀、便秘;肌肉无力、关节疼痛等。育龄女性月经紊乱或月经过多、不孕,女性溢乳、男性乳房发育等。实验室检查血清 TSH 增高,FT_4 降低,原发性甲减即可诊断。

2. 血清 TSH 增高,FT_4、FT_3 正常,为亚临床甲减。

3. 血清 TSH 减低或正常,FT_4 降低,考虑中枢性甲减,需进一步寻找垂体和下丘脑的病变。

4. 如 TPOAb 和 / 或 TgAb 阳性,可考虑甲减的病因为自身免疫性甲状腺炎。

5. 甲减患者出现嗜睡、木僵、精神异常、体温低下等,应考虑黏液性水肿昏迷,应立刻紧急处置,采取相应的抢救治疗措施及支持疗法。

笔记栏

九、治疗

(一) 替代治疗

替代治疗的注意事项:本病一般不能治愈,需要终生替代治疗。

1. 替代治疗的目标　将血清 TSH 和 TH 激素水平控制在正常范围内,TSH 水平最为重要。

2. 种类和用法　对常规替代治疗者,几乎仅考虑使用左甲状腺素(L-T$_4$)。每日晨间服药 1 次可维持较稳定的血浓度。一般初始剂量 25~50μg/d,每 1~2 周增加 12.5~25μg,直到达到治疗目的。长期维持量 75~150μg/d。儿童需要较高剂量,大约 2.0μg/(kg.d);老年人则需较低剂量,大约 1.0μg/(kg.d)。也可用甲状腺素干制剂口服,该药中的 TH 含量不稳定,因 T$_3$ 含量过高,已很少使用。另外 L- 三碘甲状腺原氨酸(L-T$_3$)作用快,持续时间短,最适用于黏液性水肿昏迷的抢救。

3. 注意事项　替代治疗的目的是用最小剂量纠正甲减而不产生明显的副作用。注意以下几点:①除继发性甲减,评价替代治疗效果的最佳指标是血 TSH,理想的效果是血 TSH 在正常范围内,一般每年复查 1~2 次。②替代剂量受甲减病情以及合并症、年龄、生活环境、劳动强度等多种因素影响,因此必须强调剂量的个体化。在下列情况下需要增加剂量:青春发育、应激、腹泻、吸收不良、使用某些药物(糖皮质激素、利福平、卡马西平、氢氧化铝、苯妥英钠等)。妊娠期的用量增加 50%~100%。③从小剂量开始。④注意不良反应,如诱发及加重冠心病、引起骨质疏松等。

(二) 亚临床甲减的处理

因为亚临床甲减可以引起血脂异常,导致动脉粥样硬化的发生、发展,并且部分亚临床甲减可发展为临床甲减。目前认为在下述情况下给予甲状腺腺素治疗:高胆固醇血症、血清 TSH>10mU/L。

(三) 黏液水肿性昏迷的治疗

1. 补充 TH　首选 L-T$_3$ 或 L-T$_4$ 静脉注射,如无注射剂可予片剂鼻饲,L-T$_3$20~30μg,每 4~6 小时一次,或 L-T$_4$ 首次静脉注射 300~500μg(参考第九版内科学),以后每日 50~100μg(参考第九版内科学),至患者清醒后改为口服;保温、供氧、保持呼吸道通畅,必要时行气管切开、机械通气等。氢化可的松 200~300mg/d 持续静脉滴注,患者清醒后逐渐减量。

2. 根据需要补液　入水量不宜过多。5%~10% 葡萄糖生理盐水 500~1 000ml/d,缓慢静脉滴注,必要时输血,并监测心肺功能、水、电解质、血 T$_3$、血 T$_4$、皮质醇、酸碱平衡及尿量和血压等。

3. 控制感染,治疗原发病。可酌情选用抗生素防治肺部、泌尿系统感染。抢救休克、昏迷并加强护理。

十、预防

呆小病和缺碘性甲状腺功能减退是可以预防的疾病。目前全球有 100 多个国家和地区实行碘化盐制度。推行缺碘流行地区的补碘预防已使呆小病的发病率显著下降。妊娠合并 GD 用硫脲类药物治疗者,应尽量避免剂量过大。妊娠合并甲亢时禁用 ^{131}I 治疗。

胎儿、新生儿甲减的预防主要依赖于大力推广现代筛查诊断方法。进行宫内或出生后的早期诊治,将明显减少新生儿先天性甲减的发生,改善其不良预后。

成人甲减不少是由于手术切除或使用 ^{131}I 治疗甲亢引起的,手术时必须留足甲状腺组织或正确使用 ^{131}I 用量,避免切除过多和剂量过大所致的医源性甲减。

第四节 甲状腺炎

亚急性甲状腺炎

亚急性甲状腺炎可称为肉芽肿性甲状腺炎、巨细胞性甲状腺炎和 de Quervain 甲状腺炎。是一种与病毒感染有关的自限性甲状腺炎，一般不遗留甲状腺功能减退症。

一、病因

本病约占甲状腺疾病的 5%，男女发病比例为 1：(3~6)，以 40~50 岁女性最为多见。一般认为本病与病毒感染有关，包括流感病毒、柯萨奇病毒、腺病毒和腮腺炎病毒等，并且与 HLA-Bw35 相关，提示对病毒的易感性具有遗传因素。10%~20% 的患者在疾病的亚急性期可发现甲状腺自身抗体。亚急性淋巴细胞性甲状腺炎可能也与自身免疫有关。

二、病理

甲状腺肿大，质地较实。切面可见到透明的胶质，其中有散在的灰色病灶，显示胶质有不同程度的消失。镜下见病灶部甲状腺腺泡组织为肉芽组织所代替，其中有大量炎症细胞、组织细胞和吞有胶质颗粒的多形核巨细胞形成，病变与结核结节相似，故有肉芽肿性甲状腺炎之称。

三、临床表现

发病有季节性，夏季是发病的高峰。起病时患者常有呼吸道感染。典型者病程分为三期：早期伴甲状腺功能亢进症、中期伴甲状腺功能减退症、恢复期。

1. 早期　起病多急骤，发热，伴怕冷、寒战、乏力。特征性表现为甲状腺部位疼痛和压痛，并向颌下、耳后或颈部等处放射，咀嚼和吞咽时疼痛加重。甲状腺肿大，坚硬、压痛明显。病变广泛时，出现甲状腺激素一时性大量释放入血中，出现甲亢的临床表现。

2. 中期　当甲状腺滤泡内甲状腺激素由于破坏而耗竭，甲状腺滤泡细胞尚未修复前，出现甲状腺激素水平下降，临床表现为甲减症状。

3. 恢复期　上述症状逐渐减轻，甲状腺肿逐渐消失。如果治疗及时，大多数患者完全恢复，变为永久性甲减者只是极少数。

四、实验室与其他检查

典型实验室结果是 ^{131}I 摄取率和血清 T_3、T_4 水平呈现"分离曲线"，即病程初期 ^{131}I 摄取率减低，血清 T_3、T_4 水平增高；随病程进展，^{131}I 摄取率逐渐回升，血清 T_3、T_4 水平却逐渐下降。患者血沉加快。

五、诊断

诊断依据：①甲状腺肿大、疼痛、质硬、触痛，常伴上呼吸道感染症状和体征；②血沉增快；③甲状腺摄 ^{131}I 率受抑制；④一过性甲亢；⑤甲状腺抗体阴性或低滴度；⑥甲状腺细针穿刺或活检有多核巨细胞或肉芽肿改变。

六、鉴别诊断

1. 桥本甲状腺炎伴甲亢　一部分桥本甲状腺炎早期出现甲亢症状。但是其红细胞沉降率(ESR)正常,抗甲状腺抗体明显升高。

2. 结节性甲状腺肿伴结节性急性出血　出血之结节常疼痛与触痛,但病变以外的甲状腺组织无疼痛,甲状腺功能正常,血沉正常。

七、病情评估

1. 有甲状腺肿大、疼痛、质硬、触痛,常伴上呼吸道感染症状和体征,可伴不同程度的发热,可考虑亚急性甲状腺炎。

2. 患者甲状腺功能可以正常,部分患者早期可出现甲状腺功能亢进症、中期伴甲状腺功能减退症,而后甲状腺功能恢复正常。

八、治疗

轻型患者仅需应用非甾体抗炎药,如吲哚美辛 25mg,每日 3~4 次,疗程约 2 周。中、重型患者可给予泼尼松 20~40mg/d,分 3 次口服,1~2 周后逐渐减量,疗程 1~2 个月。少数患者有复发,泼尼松治疗仍然有效。伴甲亢时,一般较轻,不需服用抗甲状腺药物治疗,有些患者可给予小剂量普萘洛尔;如病程较长,有可能发生甲减,对这些患者应考虑加服左旋甲状腺素,直到功能恢复正常为止(一般为 3~6 个月)。本病多可自行缓解,一般不需手术治疗。90% 以上的患者病情缓解后甲状腺功能亦恢复正常,只有 5%~10% 的患者发生永久性甲减,需给予终生替代治疗。

九、预防

本病的发生多与上呼吸道感染有关,因此避免和及时治疗上呼吸道感染有助于预防本病的发生。

慢性自身免疫性甲状腺炎

慢性自身免疫性甲状腺炎属于自身免疫甲状腺病,有五种类型:①桥本甲状腺炎(Hashimoto thyroiditis,HT),是主要的类型,1912 年日本学者首次报道。甲状腺显著肿大,大都伴有临床甲减。②萎缩性甲状腺炎(atrophic thyroiditis,AT),甲状腺萎缩,大多数也伴有临床甲减。③甲状腺功能正常的甲状腺炎:仅表现有甲状腺淋巴细胞浸润,甲状腺自身抗体 TPOAb 或 / 和 TgAb 阳性,但是甲状腺功能正常。④无痛性甲状腺炎:既有不同程度的淋巴细胞甲状腺浸润,也有甲状腺功能的改变,即甲亢和 / 或甲减。产后甲状腺炎和药物性甲状腺炎都属于此类。⑤桥本甲状腺毒症:少数 Graves 病甲亢和桥本甲状腺炎同时存在,有典型的临床表现和实验室检查结果,血清 TPOAb 或 / 和 TgAb 显著升高,甲状腺穿刺活检可见两种病变同时存在。

本节介绍桥本甲状腺炎和萎缩性甲状腺炎。

一、病因和发病机制

本病是一种自身免疫性疾病并具有一定的遗传倾向。直接原因是浸润的淋巴细胞,主要是 Th1 细胞产生细胞因子 IFN-γ、TNF-α、IL-2 等,刺激甲状腺细胞表面 Fas 的表达,而 Fas 与 Fas-L 结合导致甲状腺细胞凋亡。TPOAb、TgAb 都具有细胞毒作用,也参与甲状腺细胞的损伤。TSH 刺激阻断性抗体(TSBAb),促进了甲状腺的萎缩和功能低下。因此细胞免疫损伤可能是本病导致甲减发生的主要原因。碘摄入量是影响本病发生发展的重要环境因素,流行病学调查证实,随碘摄入量增加,HT 的患病率显著增加。

二、病理

HT 甲状腺肿大坚硬,正常的滤泡结构被淋巴细胞、浆细胞等代替,甲状腺滤泡孤立、变小、萎缩,内部胶质稀疏。残余的滤泡上皮细胞增大,胞质嗜酸性染色,称为 Askanazy 细胞,是代表损伤的一种特征。纤维化程度不等。出现甲减时,90% 的甲状腺滤泡被破坏了。

三、临床表现

本病为最常见的自身免疫性甲状腺病之一,国外报告患病率为 1%~2%,发病率男性约为 0.8/1 000,女性约为 3.5/1 000,女性发病率是男性的 3~4 倍,高发年龄在 30~50 岁。我国报告患病率为 1.6%,发病率 6.9/1 000。国内外报道女性人群 TPOAb 阳性率为 10% 左右。

早期仅表现为 TPOAb 阳性,没有临床症状。病程晚期可出现甲状腺功能减退的表现。多数病例以甲状腺肿或甲减症状首次出现而就诊。甲状腺中度肿大,质地坚硬是 HT 的首发症状,临床 50% 的 HT 病例出现甲减;AT 的首发症状是甲减。可有少数病例表现为 HT 样甲状腺肿伴甲亢,称为桥本甲状腺毒症(Hashitoxicosis),少数病例也可伴浸润性突眼。

四、实验室与其他检查

TPOAb 和 TgAb 滴度显著增高是最有诊断价值的指标。50% 的 HT 患者发生甲减。部分病例仅发生亚临床型甲减。疾病晚期 ^{131}I 摄取率减低。甲状腺扫描分布不均,可见"冷结节"。甲状腺细针穿刺活检有助于诊断的确立。

五、诊断

1. 凡是中年妇女有质地坚硬的甲状腺肿,特别是伴峡部锥体叶肿大,不论甲状腺功能有否改变,都应怀疑 HT。如血清 TPOAb 和 TgAb 显著增高,诊断即可成立。

2. 甲状腺萎缩伴甲减,TPOAb 和 TgAb 显著增高时,AT 的诊断即可成立。

六、鉴别诊断

坚硬的甲状腺肿要与甲状腺癌鉴别。对抗体增高不显著的病例应当做甲状腺细针穿刺检查。

七、病情评估

早期仅表现为 TPOAb 阳性,没有临床症状。病程晚期可出现甲状腺功能减退的表现。

八、治疗

1. 仅有甲状腺肿又无明显压迫症状者可随诊观察,暂不治疗。

2. 发生临床甲减或亚临床甲减时可给予左甲状腺素(L-T$_4$)治疗。一般从小剂量开始,L-T$_4$ 50~100μg/d,逐渐增量,直到腺体开始缩小,TSH 水平降至正常。因人而异逐渐调整到维持量。老年或有缺血性心脏病者,L-T$_4$ 从 12.5~25μg/d 起,增加剂量应缓慢,间隔 4 周,以便 TSH 在变动剂量后能达到一个稳定浓度。妊娠期患者应增加 L-T$_4$ 剂量 25%~50%。

3. 当亚急性起病、甲状腺迅速肿大、伴局部疼痛或压迫症状时,可给予糖皮质激素治疗,可加用泼尼松 20~30mg/d,分 3 次口服,好转后逐渐减量,用药 1~2 个月。

4. 对桥本甲状腺毒症患者,一般给予抗甲状腺药物治疗,可以选择硫脲类或咪唑类药物,不采取手术和放射碘治疗。一过性甲亢者,甲亢为症状性,给予 β 受体拮抗药对症处理即可。当怀疑合并有甲状腺癌或淋巴瘤时,需采用手术治疗,术后终生替代 L-T₄ 治疗。

九、预防

本病发病机制表明碘的摄入与本病有关,因此适量的碘有助于本病的发生发展,目前认为尿碘在 100~200μg/L 是安全范围,有助于本病的进一步发展。

第五节　糖　尿　病

糖尿病(diabetes mellitus)是由多种病因引起的,以慢性高血糖为主要特征的代谢紊乱临床综合征,是由于胰岛素分泌和 / 或作用缺陷引起。典型症状为多饮、多食、多尿和消瘦等。长期碳水化合物、脂肪、蛋白质代谢紊乱可引起多系统损害,导致眼、肾、神经、心脏、血管等组织器官的慢性进行性病变、功能减退及衰竭;病情严重或应激时可发生急性严重代谢紊乱,如糖尿病酮症酸中毒、高血糖高渗状态等。本病使患者生活质量降低,寿命缩短,病死率增高,应积极防治。

糖尿病是多发病、常见病。中医学对糖尿病早有认识,认为其属于"消渴"症的范畴,在《黄帝内经》中就有论述。根据国际糖尿病联盟(IDF)2017 年统计数据显示:全球糖尿病成人患者约有 4.25 亿,预计到 2045 年,糖尿病患者可能达到 6.29 亿;我国的一项以人群为基础的横断面研究,于 2015—2017 年在我国各省、自治区、直辖市抽样调查了 75 880 名年龄在 18 岁及以上的成年人。调查结果显示,按美国糖尿病协会(ADA)标准诊断的总糖尿病加权患病率为 12.8%,自报糖尿病加权患病率为 6.0%、新诊断糖尿病加权患病率为 6.8%,糖尿病前期的加权患病率为 35.2%。总糖尿病的加权患病率在 50 岁及以上的成年人和男性中较高。采用世界卫生组织标准的总糖尿病加权患病率为 11.2%。我国糖尿病患病率正随着人民生活水平的提高、人口老化、生活方式的改变而迅速增加。糖尿病已成为发达国家中继心血管病和肿瘤之后的第三大非传染性疾病。

一、糖尿病分型

目前我国采用 WHO 糖尿病专家委员会提出的病因学分型标准(1999)。

(一)1 型糖尿病(T1DM)

胰岛 β 细胞破坏,常导致胰岛素绝对缺乏。

1. 自身免疫性　(1A)急性型及缓发型。

2. 特发性　(1B)无自身免疫证据。

(二)2 型糖尿病(T2DM)

从胰岛素抵抗为主伴相对胰岛素分泌不足,到胰岛素分泌不足为主伴胰岛素抵抗。

(三)其他特殊类型糖尿病

包括如下几类:

1. 胰岛 β 细胞功能单基因缺陷

2. 胰岛素作用单基因缺陷

3. 胰源性糖尿病

4. 内分泌疾病 库欣综合征、肢端肥大症、嗜铬细胞瘤、胰高糖素瘤、甲状腺功能亢进症、生长抑素瘤、原发性醛固酮增多症等。

5. 药物或化学品所致糖尿病

6. 感染 先天性风疹、巨细胞病毒、腺病毒、流行性腮腺炎病毒等。

7. 不常见的免疫介导性糖尿病 僵人综合征、胰岛素自身免疫综合征、胰岛素受体抗体等。

8. 其他与糖尿病相关的遗传综合征

（四）妊娠期糖尿病（GDM）

本章主要叙述 1 型糖尿病（T1DM）和 2 型糖尿病（T2DM）。

二、病因和发病机制

糖尿病的病因和发病机制复杂，至今尚未完全阐明。不同类型其病因不尽相同，即使在同一类型中也存在异质性。目前认为糖尿病是复合病因引起的综合征，是包括遗传及环境因素在内的多种因素共同作用的结果。

在糖尿病的自然病程中，不论病因如何，都会经历几个阶段：早期存在糖尿病相关的病理生理改变（如自身免疫抗体阳性等），但是糖耐量仍正常，这段时间会有相当长时间。随着病程进展，逐渐出现糖调节受损，包括空腹血糖调节受损（IFG）和糖耐量减低（IGT），两者可同时或分别存在，最后进展为糖尿病。

（一）1 型糖尿病

大多数是自身免疫性疾病，遗传因素和环境因素共同参与其发病，最终导致胰岛 β 细胞破坏、胰岛素绝对缺乏而出现糖尿病。

1. 遗传因素 有许多证据表明 T1DM 与遗传有密切关系。在同卵双生子中 T1DM 同发病率高达 30%~40%，提示遗传因素在 T1DM 发病中起重要作用。其次 T1DM 遗传易感性还涉及 HLA 和非 HLA 基因。

2. 环境因素

（1）病毒感染：有证据证实 T1DM 发病与风疹病毒、腮腺炎病毒、柯萨奇病毒、脑心肌炎病毒和巨细胞病毒有密切关系。病毒感染人体后可损失 β 细胞而暴露其抗原成分，进而启动自身免疫反应，这是病毒感染导致 T1DM 的主要机制；此外，病毒感染后人体直接损伤 β 细胞，迅速、大量破坏 β 细胞或使 β 细胞发生微细变化，数量逐渐减少。

（2）化学毒物和饮食因素：糖尿病动物模型的主要物质就是链脲佐菌素和四氧嘧啶，这两类物质可损伤 β 细胞。过早接触牛奶或谷类蛋白，引起 T1DM 的发病机会增大。

3. 自身免疫 大量证据表明 T1DM 是自身免疫性疾病：①遗传易感性与 HLA 区域密切相关，而 HLA 区域与免疫调节、自身免疫性疾病的发生高度相关；②常伴有其他自身免疫性疾病，如桥本甲状腺炎等；③早期病理提示淋巴细胞浸润；④已发现新诊断的 T1DM 患者血清中存在针对 β 细胞的单株抗体。

4. T1DM 的自然史 目前认为 T1DM 的发生、发展可分为 6 个阶段。

（1）第 1 期（遗传易感性）：T1DM 与某些特殊人类白细胞抗原（HLA）类型有关。患者人群中 HLA-B15、B8、B18，HLA-DR3、DR4 出现频率高，多数学者认为与 HLA-DQ 基因关系最密切，与 DQA 和 DQB 基因有连锁。

（2）第 2 期（启动自身免疫反应）：病毒感染等可启动胰岛 β 细胞的自身免疫反应。已知与柯萨奇 B4 病毒、腮腺炎病毒、风疹病毒、巨细胞病毒和脑炎心肌炎病毒等有关。

（3）第 3 期（免疫学异常）：血液循环中存在一组抗体，主要有胰岛细胞自身抗体、胰岛素自身抗体、谷氨酸脱羧酶自身抗体和酪氨酸磷酸酶自身抗体等。

(4)第4期(进行性胰岛β细胞功能丧失):胰岛β细胞数量逐渐减少,分泌功能下降。

(5)第5期(临床糖尿病):此期患者血糖明显升高,出现部分或典型症状。只有残存少量β细胞分泌少量胰岛素。

(6)第6期(胰岛β细胞完全破坏):胰岛素水平极低,临床表现明显。

(二)2型糖尿病

T2DM也与遗传因素和环境因素有关,是一种多基因遗传性疾病。

1. 遗传和环境因素　在同卵双生子中T2DM同发病率接近100%,但起病和病情进展程度则受环境因素的影响而变异较大。环境因素包括年龄增长、现代生活方式、营养过剩、体力活动不足、子宫内环境以及应激、化学毒物等。目前认为在遗传因素和上述环境因素共同作用下所引起的肥胖,特别是中心性肥胖,与胰岛素抵抗和T2DM的发生密切相关。

2. 胰岛素抵抗和β细胞功能缺陷　β细胞功能缺陷导致不同程度的胰岛素缺乏和组织的胰岛素抵抗是T2DM发病中的两个主要环节。在存在胰岛素抵抗的情况下,如果β细胞能代偿性增加胰岛素分泌,则可维持血糖正常;当β细胞不能抵偿胰岛素抵抗时,就会发生T2DM。

(1)胰岛素抵抗是T2DM的特性,是大多数T2DM的始发因素,目前其发生机制主要是胰岛素发挥作用的过程中出现胰岛素信号传导受阻,导致胰岛素不能有效地发挥降低血糖的效能。

(2)β细胞功能缺陷:β细胞功能缺陷在T2DM的发病中起主要作用,β细胞对胰岛素抵抗的失代偿是导致T2DM的最后共同机制。T2DMβ细胞功能缺陷主要表现为:①胰岛素分泌量的缺陷:T2DM早期空腹胰岛素水平正常或升高,葡萄糖刺激后胰岛素分泌量代偿性增加;随着病情进展,胰岛素最大分泌量降低。②胰岛素分泌模式异常:口服葡萄糖耐量试验中早时相胰岛素分泌延迟、减弱或消失。③胰岛素分泌质的缺陷:胰岛素原与胰岛素的比例增加。

3. 胰岛α细胞功能异常和胰高血糖素样肽-1(GLP-1)分泌缺陷　胰岛中α细胞分泌的胰高血糖素和肠道L细胞分泌的GLP-1,在保持血糖正常中起重要作用。正常情况下,进食后血糖升高刺激早时相胰岛素分泌和GLP-1分泌,抑制α细胞分泌胰高血糖素,使肝糖输出减少,从而防止出现食后高血糖。T2DM患者胰岛β细胞数量明显减少,α/β细胞比例增加;另外α细胞对葡萄糖敏感性下降,从而导致胰高血糖素增高,肝糖输出增加,最终导致血糖升高。

GLP-1的功能包括刺激β细胞葡萄糖介导的胰岛素合成和分泌、抑制高血糖素分泌,其他生物学效应还有延缓胃内容物排空、抑制食欲及摄食、促进β细胞增殖和减少凋亡、改善血管内皮功能和保护心脏功能等。GLP-1在体内迅速被DPP-Ⅳ降解而失去生物活性。研究证实T2DM患者糖负荷后GLP-1的释放曲线低于正常个体;提高T2DM患者GLP-1水平后,可观察到葡萄糖依赖性的促胰岛素分泌和抑制血糖素分泌,并可恢复α细胞对葡萄糖敏感性。

4. 目前认为T2DM的发生、发展可分为4个阶段。

(1)遗传易感性:T2DM有更强的遗传基础,不是一个单一基因的疾病,而是多基因疾病,具有广泛的遗传异质性。除遗传易感性外,其发病也与环境有关,危险因素有老龄化、体力活动减少、进食高热量食品、肥胖、应激及化学毒物等。

(2)高胰岛素血症和/或胰岛素抵抗:胰岛素抵抗和胰岛素分泌缺陷是T2DM发病机制的两个要素。胰岛素抵抗是指机体对一定量的胰岛素的生物反应低于预计正常水平的一种现象。持续高血糖的刺激促进高胰岛素血症的发展,使胰岛素受体数目下降、亲和力降低,加重胰岛素抵抗。

（3）糖耐量减低：T2DM 均经过糖耐量减低阶段，逐渐发展成为糖尿病。

（4）临床糖尿病：血糖升高达诊断标准，可无症状，或逐渐出现代谢紊乱和并发症表现。

三、病理

胰岛素分泌和 / 或作用缺陷引起一系列代谢紊乱。

（一）糖代谢紊乱

葡萄糖在肝、肌肉和脂肪组织的利用减少，肝糖输出增多，出现高血糖和糖尿。

（二）脂质代谢紊乱

脂肪组织摄取葡萄糖及从血浆移除甘油三酯减少，脂肪合成减少；脂蛋白酯酶活性下降，血游离脂肪酸和甘油三酯浓度升高。

（三）蛋白质代谢紊乱

蛋白质合成减弱，分解代谢加速，导致负氮平衡。

四、临床表现

糖尿病系一慢性进行性疾病，可分为无症状期及有症状期 2 个阶段。除 1 型起病较急外，2 型一般起病缓慢，早期常无症状。患者大多是中年以上的 T2DM，精神、体力如常人，无明显症状，仅于健康检查时发现高血糖。不少患者因高血压、动脉硬化等并发症或伴发病等而被发现。血糖升高后因渗透性利尿引起多尿，继而口渴多饮；外周组织对葡萄糖利用障碍，脂肪分解增多，蛋白质代谢负平衡，出现乏力、消瘦，儿童生长发育受阻，患者常有易饥、多食，因此，糖尿病的典型症状为"三多一少"，即多尿、多饮、多食及体重减轻。

（一）多尿

由于血糖浓度增高，超过了肾糖阈值，大量葡萄糖从肾排出，尿渗透压增高，肾小管对水的回吸收减少，产生多尿，一日尿量可达 3 000ml 以上，大多数情况下尿量与尿糖成正比。

（二）多饮

因多尿失水和高血糖时的高渗状态而烦渴多饮，往往饮水量与尿量成正比。

（三）多食

葡萄糖为体内能量的主要来源，由于尿糖丧失，组织对葡萄糖利用差，供能不足，为补充体内能量来源，维持机体活动，患者常易饥多食。

（四）体重减轻

由于糖代谢失常、能量利用减少、负氮平衡、失水等，患者常有体重减轻和易疲乏的症状。T1DM 和重症 T2DM 患者消瘦明显，一般 T2DM 患者肥胖者较多。

（五）其他

皮肤瘙痒，尤其是妇女外阴瘙痒是常见症状之一，为尿糖刺激局部所致。女性月经失调，男性阳痿常见。高血糖可使眼房水、晶状体渗透压改变而引起屈光改变致视力模糊。

（六）并发症

1. 急性严重代谢紊乱　指糖尿病酮症酸中毒（DKA）、高血糖高渗状态。

2. 感染性疾病　糖尿病患者常反复发生疖、痈等皮肤化脓性感染；真菌感染如足癣、体癣、真菌性阴道炎等，严重者可引起败血症或脓毒血症。糖尿病合并肺结核的发病率远较非糖尿病患者高。肾盂肾炎、膀胱炎及胆道、牙周感染也较多见。

3. 大血管病变　糖尿病患者的大、中血管病变主要是动脉粥样硬化，主要侵犯主动脉、冠状动脉、脑动脉、肾动脉和肢体外周动脉等，引起冠心病、脑血管病、肾动脉硬化、肢体动脉硬化等。

4. 微血管病变 病变特征为毛细血管基底膜增厚,常伴有微循环障碍。主要表现在视网膜、肾、神经和心肌组织,其中尤以糖尿病肾病和视网膜病为重要。

(1)糖尿病肾病:分为5期:①Ⅰ期:肾小球高滤过,肾脏体积增大;②Ⅱ期:可出现间歇性微量白蛋白尿,休息时尿白蛋白排泄率(urinary albumin excretion rate,UAER)正常(<20μg/min 或<30mg/d),病理检查可发现肾小球基底膜(GBM)轻度增厚及系膜基质轻度增宽;③Ⅲ期:早期糖尿病肾病期,以持续性微量白蛋白尿为标志,UAER 为 20~200μg/min或 30~300mg/d,病理检查 GBM 增厚及系膜基质增宽明显,小动脉壁出现玻璃样变;④Ⅳ期:临床糖尿病肾病期,显性白蛋白尿,部分可表现为肾病综合征,病理检查肾小球病变更重,部分肾小球硬化,灶状肾小管萎缩及间质纤维化;⑤Ⅴ期:肾衰竭期。

(2)糖尿病性视网膜病变:早期可见视网膜小静脉扩张和微血管瘤,随后可出现视网膜出血、水肿、渗出和微血栓等病变。新生血管的出现标志增殖性病变,易导致视网膜剥离,是失明的主要原因。

(3)其他:心脏微血管病变和心肌代谢紊乱可引起心肌广泛灶性坏死,称糖尿病心肌病,可诱发心力衰竭、心律失常、心源性休克和猝死。

5. 神经系统并发症 以多发性周围神经病变最常见。多为对称性,下肢较上肢严重。先出现肢端感觉异常,可伴痛觉过敏、疼痛;后期可有运动神经受累,出现肌力减弱甚至肌萎缩和瘫痪。腱反射早期亢进、后期减弱或消失,音叉震动感减弱或消失。电生理检查可早期发现感觉和运动神经传导速度减慢。自主神经病变也较常见,并可较早出现,影响胃肠、心血管、泌尿生殖系统功能。

6. 糖尿病足 糖尿病足的基本发病因素是神经病变、血管病变和感染。这些因素共同作用可导致组织的溃疡和坏疽,严重者可导致截肢。

7. 其他 糖尿病还可引起视网膜黄斑病(水肿)、白内障、青光眼、屈光改变、虹膜睫状体病变等其他眼部并发症。

五、实验室检查

(一)尿糖测定

尿糖阳性是诊断糖尿病的重要线索。

(二)血糖测定

血糖升高是诊断糖尿病的主要依据,也是判断糖尿病病情和控制情况的主要指标。诊断糖尿病时必须用静脉血浆测定血糖,治疗过程中随访血糖控制程度时可用便携式血糖仪(毛细血管全血)。

(三)口服葡萄糖耐量试验(OGTT)

血糖高于正常范围而又未达到诊断糖尿病的标准时,需进行此试验。OGTT 应在清晨空腹进行,将 75g 无水葡萄糖溶于 250~300ml 水中,成人口服,5 分钟内饮完。空腹及开始饮葡萄糖水后 2 小时测静脉血浆葡萄糖。

(四)糖化血红蛋白 A1(GHbA1)和糖化血浆白蛋白测定

GHbA1 量与血糖浓度呈正相关。GHbA1 有 a、b、c 三种,以 GHbA1c(HbA1c)最重要。HbA1c 可反映患者取血前 8~12 周血糖总的水平。血浆蛋白(主要为白蛋白)与葡萄糖发生非酶催化的糖化反应而形成果糖胺(FA),其形成的量与血糖浓度相关,可反映患者近 2~3 周内血糖平均水平。两者均可作为糖尿病患者近期病情监测的指标。2010 年美国糖尿病学会指南已将 HbA1c ≥6.5% 作为糖尿病诊断标准之一,2011 年 WHO 也建议在条件具备的国家和地区采用同一切点诊断糖尿病。2020 年中国 2 型糖尿病防治指南也将在有严格质量控制的实验室采用标准化检测方法测定的 HbA1c ≥ 6.5% 作为糖尿病的补充诊断标准。

（五）胰岛 β 细胞功能检查

1. 胰岛素释放试验　正常人空腹基础血浆胰岛素水平为 35~145pmol/L（5~20mU/L）。口服 75g 无水葡萄糖（或 100g 标准面粉制作的馒头）后，血浆胰岛素在 30~60 分钟上升至高峰，峰值为基础值 5~10 倍，3~4 小时恢复到基础水平。本试验反映基础和葡萄糖刺激的胰岛素释放功能。

2. C 肽释放试验　C 肽能更准确反映胰岛 β 细胞功能。方法同胰岛素释放试验。基础血浆 C 肽水平约 0.4nmol/L，高峰时间同上，峰值为基础值的 5~6 倍。C 肽测定不受血清中的胰岛素抗体以及外源性胰岛素影响。

（六）并发症检查

根据病情需要选用血脂、肝肾功能等常规检查，急性严重代谢紊乱时的血酮体、酸碱平衡检查，心、肝、肾、脑、眼科以及神经系统的各项辅助检查等。

六、诊断

我国目前采用 WHO（1999 年）糖代谢分类和糖尿病诊断标准（表 7-5-1、表 7-5-2）。

在有严格质量控制的实验室，采用标准化检测方法测定的糖化血红蛋白（HbA1c）可以作为糖尿病的补充诊断标准。

（一）糖代谢分类

表 7-5-1　糖代谢分类

糖代谢分类	静脉血浆葡萄糖浓度（mmol/L）	
	空腹血糖（FBG）	OGTT2 小时血糖
正常血糖（NGR）	<6.1	<7.8
空腹血糖受损（IFG）	6.1~<7.0	<7.8
糖耐量减低（IGT）	<7.0	≥7.8~<11.1
糖尿病（DM）	≥7.0	≥11.1

IFG 或 IGT 统称为糖调节受损（IGR，即糖尿病前期）

（二）糖尿病诊断标准

表 7-5-2　糖尿病诊断标准

糖尿病	静脉血浆葡萄糖浓度 mmol/L（mg/dl）
1. 糖尿病症状（典型症状包括多饮、多尿和不明原因的体重下降）	
（1）随机血糖（指不考虑上次用餐时间，一天中任意时间的血糖）	≥11.1（200）或
（2）空腹血糖（空腹状态指至少 8 小时没有进食热量）	≥7.0（126）或
（3）葡萄糖负荷后 2 小时血糖	≥11.1（200）或
（4）HbA1c ≥ 6.5%	
2. 无糖尿病症状者，需另日重复检查明确诊断	

七、鉴别诊断

(一) 其他原因所致的尿糖阳性

肾性糖尿、餐后糖尿、非葡萄糖(乳糖、果糖、半乳糖)糖尿可使尿糖阳性,服用大量维生素 C 也可致尿糖假阳性。但这些情况空腹血糖及葡萄糖耐量试验正常。急性应激状态可出现一过性血糖升高、尿糖阳性,但应激过后可恢复正常。

(二) 其他特殊类型糖尿病

甲状腺功能亢进症、肢端肥大症、皮质醇增多症、嗜铬细胞瘤等,常有血糖升高和尿糖阳性。根据病史、全面体检及必要的特殊检查不难鉴别。

八、病情评估

1. 糖尿病系一慢性进行性疾病,除 1 型起病较急外,2 型一般起病缓慢,早期常无症状,仅于健康检查时发现高血糖。糖尿病的典型症状为"三多一少",即多尿、多饮、多食及体重减轻。

2. 患者可出现急性严重代谢紊乱,如糖尿病酮症酸中毒(DKA)、高血糖高渗状态。

3. 患者可伴慢性并发症。大血管病变主要侵犯主动脉、冠状动脉、脑动脉、肾动脉和肢体外周动脉等,引起冠心病、脑血管病、肾动脉硬化、肢体动脉硬化等。微血管病变,主要表现在视网膜、肾、神经和心肌组织,其中尤以糖尿病肾病和视网膜病为重要。神经系统并发症,以多发性周围神经病变最常见。自主神经病变可影响胃肠、心血管、泌尿生殖系统功能。在神经病变、血管病变和感染等因素共同作用下可导致足部组织的溃疡和坏疽,严重者可导致截肢。糖尿病还可引起视网膜黄斑病(水肿)、白内障、青光眼、屈光改变、虹膜睫状体病变等其他眼部并发症。

4. 糖尿病患者容易并发各种感染。

5. 应每 3~6 个月定期复查 HbA1c,了解血糖总体控制情况,及时调整治疗方案。每年 1~2 次全面复查,了解血脂以及心、肾、神经和眼底情况,尽早发现有关并发症,给予相应治疗。

九、治疗

目前强调早期、长期、综合治疗,治疗措施个体化原则。治疗的目的在于纠正代谢紊乱,消除症状,防止或延缓并发症,维持健康和劳动力,保障儿童生长发育,降低病死率。国际糖尿病联盟(IDF)提出的糖尿病治疗的 5 个要点分别为:医学营养治疗、运动疗法、血糖监测、药物治疗和糖尿病教育。同时也应进行个体化管理和心理干预。

(一) 糖尿病健康教育

糖尿病健康教育是重要的基础治疗措施之一。建立较完善的糖尿病教育管理体系,为患者提供生活方式干预和药物治疗的个体化指导。

(二) 饮食治疗

饮食治疗是另一项重要的基础治疗措施。糖尿病及糖尿病前期患者都需要依据治疗目标接受个体化医学营养治疗。控制总能量的摄入,合理均衡分配各种营养物质。方案包括:根据理想体重和工作性质,参照原来的生活习惯等因素,计算出每日所需总热量。食物中碳水化合物占总热量的 50%~60%;蛋白质含量一般不超过总热量的 15%,成人每日每千克理想体重 0.8~1g;脂肪约占总热量的 30%。饮食中提倡用粗制米、面、杂粮、绿叶蔬菜、豆类、块根类、含糖成分低的水果等,每日饮食中纤维素含量不宜少于 40g,每日摄入食盐应限制在 6g 以下,限制饮酒,并根据生活习惯、病情和配合药物治疗需要进行安排。

（三）运动治疗

运动增加胰岛素敏感性,有助于血糖控制,有利于减轻体重。还有利于炎症控制、疾病预防和心理健康等。坚持规律运动 12~14 年的糖尿病患者死亡风险显著降低。

（四）病情监测

定期监测血糖,并建议患者应用便携式血糖仪进行自我监测血糖(SMBG);每 3~6 个月定期复查 HbA1c,了解血糖总体控制情况,及时调整治疗方案。每年 1~2 次全面复查,了解血脂以及心、肾、神经和眼底情况,尽早发现有关并发症,给予相应治疗。

（五）口服药物治疗

在上述措施不能使血糖控制达标时应及时采用包括口服药物治疗在内的药物治疗。

1. 磺酰脲类(SU$_S$)　属于促胰岛素分泌剂。主要药理作用是通过刺激胰岛 β 细胞分泌胰岛素,其作用于 β 细胞膜上的 ATP 敏感的钾离子通道(K$_{ATP}$),促进钙离子内流及细胞内钙离子浓度增高,刺激含有胰岛素的颗粒外移和胰岛素释放,使血糖降低。其促胰岛素分泌作用不依赖血糖浓度。SU$_S$ 降血糖作用的前提是机体内有相当数量(30% 以上)有功能的 β 细胞。药物有格列本脲、格列齐特、格列吡嗪、格列美脲和格列喹酮等。格列喹酮对合并肾功能不全的患者较为安全。治疗应从小剂量开始。常见副作用有低血糖、恶心、呕吐、消化不良、肝功能损害、白细胞减少、血小板减少、皮肤瘙痒及皮疹等。

2. 格列奈类　此类药物和磺脲类药物一样也作用在胰岛 β 细胞膜上的 K$_{ATP}$,但结合位点与磺脲类药物不同,降血糖作用快而短,主要用于控制餐后高血糖。临床常用瑞格列奈:为苯甲酸衍生物,常用剂量为每次 0.5~4mg,每日 3 次;那格列奈为 D- 苯丙氨酸衍生物,常用剂量为每次 60~120mg,每日 3 次。米格列奈:为苯甲酸衍生物,常用剂量为每次 5~10mg,每日 3 次。可根据患者的治疗效果酌情调整剂量。常见副作用是低血糖和体重增加,但低血糖的发生频率和程度较磺脲类药物轻。

3. 双胍类　主要通过减少肝脏葡萄糖的输出和改善外周胰岛素抵抗、增加对葡萄糖的摄取和利用而降低血糖。主要适应证是症状轻、体型肥胖的 2 型糖尿病患者。临床常用二甲双胍,500~1 500mg/d,分 2~3 次口服。主要副作用有胃肠道反应,如口干苦、金属味、厌食、恶心、呕吐、腹泻等,偶有皮疹和乳酸性酸中毒。肝肾功能不全及休克、心衰等缺氧患者忌用,老年患者慎用。

4. α- 葡萄糖苷酶抑制剂类　主要通过抑制碳水化合物在小肠上部的吸收而降低餐后血糖。适用于以碳水化合物为主要食物成分和餐后血糖升高的患者。临床常用阿卡波糖、伏格列波糖和米格列醇。临床常用阿卡波糖,25~100mg,每日 3 次,从小剂量开始,在进第一口饭时嚼服。伏格列波糖,0.2mg,每日 3 次,从小剂量开始,餐前服用。常见副作用有胃肠道反应如腹胀、腹泻等。

5. 噻唑烷二酮类　主要通过增加靶细胞对胰岛素作用的敏感性而降低血糖。单独使用时不导致低血糖,但与胰岛素或促胰岛素分泌剂联合使用时可增加发生低血糖的风险。常见副作用是体重增加和水肿,尤其与胰岛素联合使用时更加明显。此外可能增加骨折和心衰风险。常用药物罗格列酮 4~8mg/d,每日 1 次或分 2 次口服;吡格列酮 15~30mg,每日 1 次口服。

6. 二肽基肽酶 -4 抑制剂(DPP-4 抑制剂)类　通过抑制二肽基肽酶 -4 而减少胰高血糖素样多肽 -1(GLP-1)在体内的失活。目前国内上市的药物主要有沙格列汀、西格列汀、维格列汀、利格列汀、阿格列汀。单独使用不增加低血糖发生的风险,不增加体重。

7. 钠 - 葡萄糖共转运蛋白 2(SGLT-2)抑制剂　通过抑制近段肾小管管腔侧细胞膜上的钠 - 葡萄糖共转运蛋白 2(SGLT-2)的作用而抑制葡萄糖重吸收,降低肾糖阈、促进尿葡萄糖排泄,从而达到降低血糖的作用。常用的药物主要有达格列净、恩格列净、卡格列净。

(六)胰岛素治疗

1. 适应证 ①T1DM;②T2DM 经饮食及口服降血糖药治疗未获得良好控制者;③T2DM 患者并发糖尿病急性及慢性并发症;④伴外科疾病大手术前后;⑤糖尿病患者妊娠及分娩时;⑥其他因素引起的糖尿病。

2. 胰岛素制剂 ①按照其来源不同分为动物胰岛素、半合成人胰岛素、生物合成人胰岛素和胰岛素类似物;②按照其作用时间的不同分为超短效、短效、中效和长效 4 种(表 7-5-3)。

表 7-5-3 按作用时间分类的胰岛素

作用类别	制剂	起效时间(h)	峰值时间(h)	持续时间(h)
短效	普通胰岛素(RI)	0.5~1	2~3	6~8
中效	低精蛋白胰岛素(NPH)	2~4	6~10	14~18
长效	精蛋白锌胰岛素(PZI)	4~6	10~16	20~24
预混	30%RI 70%NPH	0.5~1	双峰	14~18
	50%RI 50%NPH	0.5~1	双峰	14~18
	25% 速效胰岛素类似物 75%NPH	0.25	双峰	14~18
	30% 速效胰岛素类似物 70%NPH	0.25	双峰	14~18
	30% 速效胰岛素类似物 70%NPH	0.25	双峰	14~18

胰岛素类似物指氨基酸序列与人胰岛素不同,但仍能与胰岛素受体结合,功能及作用与人胰岛素相似的分子。目前已有多种不同氨基酸序列及作用特性的胰岛素类似物,可提供更符合临床需要的速效及长效制剂。①速效胰岛素类似物:起效更快,持续作用时间更短。能更好地控制本餐后高血糖。更符合进餐时的生理需要。②长效胰岛素类似物:可持续作用 24 小时,可较好地模拟正常基础胰岛素分泌,夜间低血糖发生率降低。每日只需注射 1 次。

3. 胰岛素治疗原则 胰岛素治疗应在综合治疗基础上进行。胰岛素剂量决定于血糖水平、β 细胞功能缺陷程度、胰岛素抵抗程度、饮食和运动状况等,一般从小剂量开始,根据血糖水平逐渐调整。

4. 胰岛素治疗模式

(1)补充治疗:当口服降糖药后,空腹血糖仍高,可采用胰岛素补充治疗。继续使用口服降糖药物,晚上 10 点使用中效胰岛素或长效胰岛素类似物,开始剂量为 0.2U/kg,根据血糖调整剂量。

(2)替代治疗:T1DM 和当 T2DM 患者外源性胰岛素用量接近生理剂量时改用替代治疗。替代治疗胰岛素用量估计为 T1DM 0.7U/(kg·d);T2DM>1.0U/(kg·d)。但是当不存在酮症酸中毒、应激和其他疾病时,胰岛素宜从小剂量开始,可以设定 0.25U/(kg·d),以全天12~20U 作为起始剂量。有每日 1 次、2 次、3 次及 4 次胰岛素注射方法。

(3)强化胰岛素治疗:每日注射胰岛素 3 次以上或用胰岛素泵控制血糖。每日多次监测血糖,根据血糖情况、饮食摄入量、预计运动量等来调整胰岛素剂量。

(4)小剂量胰岛素疗法:治疗糖尿病酮症酸中毒、高血糖高渗状态和乳酸性酸中毒时可用小剂量胰岛素疗法。

(5)持续皮下胰岛素注射系统(CSII):即胰岛素泵治疗,用可调程序的微型电子计算机控制胰岛素输注,模拟胰岛素的持续基础分泌(通常为每小时 0.5~2U)和进餐时的脉冲式释放。

强化治疗后,空腹血糖仍较高的可能原因有:①夜间胰岛素不足;②"黎明现象":即夜间血糖控制良好,也无低血糖发生,仅于黎明短时间内出现高血糖,可能由于清晨皮质醇、生长激素等胰岛素拮抗激素分泌增多所致;③"Somogyi现象":在夜间曾有低血糖,在睡眠中未被察觉,清晨反应性高血糖所致。

5. 胰岛素的不良反应 有全身和局部反应两类。

全身反应有:①低血糖反应:一般由于剂量过大、进食减少或活动太多所致;②过敏反应:通常在注射部位感觉瘙痒及出现荨麻疹样皮疹,全身荨麻疹少见,过敏性休克罕见;③胰岛素性水肿。

局部反应包括注射局部皮肤红肿、皮下结节和皮下脂肪萎缩或增生。

（七）GLP-1受体激动剂类

通过激动GLP-1受体以葡萄糖浓度依赖的方式增强胰岛素分泌、抑制胰高血糖素分泌并能延缓胃排空、通过中枢性抑制食欲而减少进食量。此类药物有显著降低体重的作用,单独使用无明显导致低血糖发生的风险。常见胃肠道不良反应,如恶心,程度多为轻到中度,主要见于刚开始治疗时,随治疗时间延长逐渐减少。目前,我国已上市的GLP-1受体的激动剂有艾塞那肽、利拉鲁肽、贝那鲁肽、利司那肽和艾塞那肽周制剂、司美格鲁泰、洛塞那肽等。禁用于有甲状腺髓样癌（MTC）病史或家族史者,2型多发性内分泌肿瘤综合征（MEN2）患者。为安全考虑有胰腺炎病史的患者应停用该类药物。不推荐用于妊娠期和哺乳期妇女,以及18岁以下人群。严重胃肠道疾病患者应慎用。

（八）其他

手术、胰岛移植等。

十、T2DM防治中的三级预防

T2DM防治中的三级预防含义如下:一级预防,预防尚未发生糖尿病的高危个体或糖尿病前期患者发展为T2DM的发生。二级预防,在已诊断的T2DM患者中预防T2DM并发症的发生和发展。三级预防,减少T2DM并发症的加重和降低致残率和死亡率,改善T2DM患者的生活质量。

附1:糖尿病酮症酸中毒

一、病因

糖尿病酮症酸中毒（diabetic ketoacidosis,DKA）是糖尿病最常见的急性代谢紊乱。1型糖尿病患者有发生DKA倾向,2型糖尿病患者在一定诱因的作用下也可以发生DKA。常见诱因有感染,不适当中断胰岛素治疗或减量,进食过多高糖高脂食物或饮酒,各种应激如手术、创伤、脑卒中、妊娠、分娩、精神刺激等,也有少部分患者无明显诱因。

二、发病机制

上述病因导致胰岛素水平降低和/或拮抗激素如胰高血糖素、肾上腺素、生长激素和皮质激素升高,从而使血糖升高,蛋白质和脂肪合成受抑制、分解加速,产生酮体。引起一系列病理生理变化:①血糖、血酮升高引起渗透性利尿,导致脱水,恶心呕吐加重脱水;②渗透性利尿导致大量钠、钾排出,恶心呕吐、摄食减少,加重电解质丢失,但是酸中毒以及脱水可掩盖低钾、低钠血症;③脂肪分解产生乙酰乙酸、β-羟丁酸和丙酮,合称酮体,酮体呈酸性,导致酸中毒；④多脏器病变，严重脱水可导致休克，血流量减少可导致少尿或无尿、急性肾衰竭。葡萄糖利用障碍、酸中毒、失水、缺氧导致神经系统功能障碍。

三、临床表现

"三多一少"症状加重，伴乏力倦怠、部分患者似急腹症，出现恶心、呕吐、腹痛。由于酸中毒，呼吸加深加快，严重者出现 Kussmaul 呼吸，呼气中有烂苹果味是 DKA 特有的表现。神经系统表现为头昏、头痛、烦躁，严重时表现为反应迟钝、嗜睡、昏迷。由于脱水，可出现皮肤黏膜干燥、弹性降低、眼窝凹陷，严重时血压降低、心率加快、少尿或无尿，最后发生严重休克。

四、实验室与其他检查

（一）尿常规
尿糖强阳性，尿酮阳性。

（二）血液检查
1. 血糖　明显升高，一般在 16.7~33.3mmol/L。
2. 血酮体　升高，>1.0mmol/L 为高血酮，>3.0mmol/L 提示酸中毒。
3. 血气分析　CO_2 结合力降低，碱剩余负值增大，标准碳酸氢盐和实际碳酸氢盐均降低，阴离子间隙增大，失代偿期血 pH 值<7.3。
4. 血清电解质　血钠多降低，但是严重脱水血液浓缩时也可升高。血钾降低，但是少尿、脱水、酸中毒时血钾可正常甚至升高，补液、胰岛素治疗后又降低。
5. 其他　血尿素氮、肌酐可升高，即使没有感染血常规也显示白细胞和中性粒细胞升高，部分患者可有血清淀粉酶升高。

五、诊断

糖尿病患者有诱因、相应的临床表现和体征，而且血糖和血酮升高、尿酮阳性，即可诊断糖尿病酮症。若还有 pH 值<7.3、HCO_3^- 降低、阴离子间隙增大、CO_2 结合力降低，即可诊断糖尿病酮症酸中毒。

六、鉴别诊断

（一）饥饿性酮症
见于禁食、剧烈呕吐后，也可产生大量酮体和酸中毒，但是血糖不高、尿糖呈阴性。

（二）其他类型糖尿病昏迷
1. 高渗性非酮症糖尿病昏迷　本症多见于老年 2 型糖尿病患者，多有精神障碍、反应迟钝等，实验室检查血糖明显升高，血糖>33.3mmol/L，血钠升高>145mmol/L，有效血浆渗透明显升高，而尿酮体阴性或者弱阳性。
2. 乳酸酸中毒　多有服用大剂量苯乙双胍、休克、缺氧、肝病、肾病等病史，临床表现以代谢性酸中毒为主，常有不明原因的深呼吸、意识模糊、嗜睡、昏迷等，实验室检查血乳酸升高，乳酸>5mmol/L，pH 值<7.35 或阴离子间隙>18mEg/L。
3. 低血糖昏迷　发病前有使用胰岛素或降糖药物、进食减少或未进食、过度运动史，昏迷前有心悸、手抖、出汗、饥饿感，实验室检查血糖降低<2.8mmol/L，尿酮体阴性。

（三）其他
以腹痛为主者，注意与急腹症鉴别。以不明原因昏迷表现者，注意与脑膜炎、尿毒症、脑血管意外等鉴别。

七、治疗

仅有酮血症,无明显酸中毒和脱水,意识清楚者,可予以胰岛素皮下注射治疗。对酮症酸中毒甚至昏迷者应立即抢救治疗。治疗原则:尽快补液以恢复血容量,胰岛素治疗以降低血糖,纠正电解质紊乱及酸碱失衡,去除诱因和防治并发症。

(一)补液

补液是治疗的关键。首选生理盐水,补液速度先快后慢,第1、2小时500ml/h,第3、4小时500ml/2h,以后每小时500ml/3h,并根据血压、心率、每小时尿量及周围循环状况决定输液量和输液速度。意识清醒者可结合口服补液。血糖降至13.9mmol/L时改用5%GS或5%GNS,并按每2~4g葡萄糖加入1U胰岛素。输液速度根据脱水程度和心功能而定。

(二)胰岛素治疗

DKA治疗一律选用短效胰岛素,采用小剂量胰岛素治疗方案,即给予0.1U/(kg·h)胰岛素静脉连续滴注。治疗期间每1~2小时监测血糖,若补足液体量的前提下血糖下降不理想或反而升高,则胰岛素剂量加倍,血糖降至13.9mmol/L时再改用5%GS或5%GNS,并将胰岛素剂量减至0.05~0.1U/(kg·h)。患者饮食恢复,脱水、酸中毒和电解质紊乱纠正,酮体转阴后可改为常规胰岛素皮下注射。

(三)纠正电解质紊乱及酸碱失衡

DKA患者都有不同程度失钾,但是脱水、酸中毒可导致血钾正常或升高,若不补钾则补液和胰岛素治疗后可出现血钾降低,所以在治疗过程中应该预防性补钾。若血钾<5.5mmol/L、尿量>40ml/h,则在补液和胰岛素治疗同时补钾,若血钾>5.5mmol/L或尿量<30ml/h,则暂缓补钾,待血钾不高、尿量增加后再补钾。

DKA的酸中毒经补液和胰岛素治疗后,多能自行纠正,仅有酸中毒影响呼吸、心血管和神经系统功能时才补碱,且补碱不宜过多、过快,否则反而可导致脑水肿、血钾降低和反跳性碱中毒。补碱指征为血pH值≤6.9,HCO_3^-<5mmol/L,补碱采用5%碳酸氢钠125~250ml,稀释成等渗碳酸氢钠(1.25%~1.4%)溶液后静脉滴注,血pH值恢复到7.0以上时即可停止补碱。治疗中加强复查,防止过量。

(四)去除诱因及防治并发症

感染是DKA最常见诱因,应注意抗生素的使用。补液过多过快,易导致心功能不全,尤其是老年人。故补液过程中应把握补液量和速度与心功能之间的平衡,必要时在中心静脉压监测下调节输液速度和输液量。脱水可导致肾前性肾功不全,若补足液体后仍然无尿,尿素氮和肌酐继续升高,则要考虑器质性肾衰竭,必要时透析治疗。降糖过快、补碱过快过多可诱发脑水肿,应注意避免。

八、预防

合理饮食,正规用药,定期检查血糖,加强糖尿病教育,增强糖尿病患者和家属对DKA的认识,及时使用胰岛素和防治感染可有效预防和减少DKA的发生。

附2:高渗高血糖综合征

高渗高血糖综合征(hyperosmolar hyperglycemic syndrome,HHS)是糖尿病的严重急性并发症之一,临床以严重高血糖而无明显酮症酸中毒、血浆渗透压显著升高、脱水和意识障碍为特征。本病多见于老年 2 型糖尿病患者,常见诱因有:各种应激如感染、外伤、手术、脑血管意外、消化道出血等;过量摄入含糖饮料、输入大量葡萄糖溶液或用高浓度葡萄糖溶液做透析治疗;使用糖皮质激素、利尿剂、甘露醇等药物以及水分摄入不足和水分丢失如发热、烧伤、呕吐、腹泻、脱水治疗等。

一、发病机制

上述病因导致高血糖和失水,高血糖引起渗透性利尿,而且高血糖渗透性利尿时失水常大于电解质丢失;失水不仅使血液浓缩,还减少了肾脏血流量,使血糖和血钠从尿中排泄减少,两者最终导致血糖、血钠升高,使得血浆渗透压进一步升高,形成恶性循环,而导致本病发生。

二、临床表现

本病多见于 60 岁以上老年 2 型糖尿病患者,起病缓慢,早期表现为口渴、多饮、多尿加重,也可只有多尿而无口渴、多饮,其后逐渐出现脱水和神经精神症状,意识淡漠、反应迟钝、嗜睡或烦躁、抽搐,最终昏迷。与 DKA 比较,本病脱水和神经精神症状更为明显。由于血液浓缩,高血糖使血液黏滞度增加,易并发血管栓塞。

三、实验室与其他检查

(一)尿常规
尿糖强阳性,尿酮体阴性或弱阳性。
(二)血液检查
血糖明显升高,血糖 ≥33.3mmol/L,血钠多升高,血钠 ≥145mmol/L,有效血浆渗透压升高 ≥320mOsm/L,无明显酸中毒。

四、诊断

中老年患者出现意识不清,尤其伴脱水者,均应考虑本病的可能。若血糖升高 ≥33.3mmol/L,有效血浆渗透压 ≥320mOsm/L,且无明显酸中毒即可诊断本病。但是注意,本病可与糖尿病酮症酸中毒同时存在。

五、治疗

治疗原则同 DKA。但是本病失水比 DKA 更为严重,因此补液在本病治疗中至关重要,因此迅速补液、补足血容量是治疗成功的关键。补液种类首选生理盐水,生理盐水相对患者渗透压已是低渗溶液,故可降低渗透压且减少低渗溶液(0.45%)引起的脑水肿和溶血反应。若输注生理盐水 1 000~2 000ml 后有效血浆渗透压不下降,血钠 ≥150mmol/L 时可考虑使用 0.45% 氯化钠溶液。对意识清楚者,可结合口服补液。胰岛素治疗同 DKA,但因患者体内尚有一定量的内生胰岛素,故胰岛素总需要量比 DKA 时少。补钾更要及时,并及时监测血钾变化。一般不补碱。

附 3:低血糖症

低血糖症(hypoglycemia)是一组多种病因引起的以血浆葡萄糖(简称血糖)浓度过低,临床上以交感神经兴奋和脑细胞缺糖为主要特点的综合征。一般以血糖浓度低于 2.8mmol/L(50mg/dl)作为低血糖症的标准。

一、病因与发病机制

按照引起低血糖症的发生与进食的关系分为空腹低血糖和餐后低血糖。空腹低血糖的常见病因为胰岛细胞异常(胰岛 β 细胞瘤、胰岛细胞增生),药物性(胰岛素、磺脲类降糖药),升糖激素缺乏(糖皮质激素、生长激素、胰高糖素、肾上腺素等缺乏),胰外肿瘤(间质组织肿瘤和上皮组织肿瘤),严重肝肾功能不全及营养不良,自身免疫性低血糖(胰岛素抗体、胰岛素受体抗体)。餐后低血糖的常见病因为胃大部切除术后低血糖,糖尿病早期反应性低血糖。

正常人血糖昼夜变化受多种因素影响,但在神经、内分泌、肝脏等调节下,血糖稳定在3.3~7.8mmol/L 范围内,为机体提供足够的能量来源,称为血糖内环境稳定性。中枢神经系统感知低血糖后,刺激下丘脑和垂体释放生长激素及促肾上腺皮质激素,肾上腺皮质释放皮质醇,肾上腺髓质释放儿茶酚胺,胰腺胰岛素分泌减少,胰高血糖素分泌增加。在四种反调节激素中,胰高血糖素、儿茶酚胺是调节血糖的快速反应激素。胰高血糖素能够促进糖原分解和糖异生,抑制肝糖原生成。儿茶酚胺促进肝糖原分解,使肝糖输出增加,并可激活肌细胞上的 β 肾上腺受体,促进肌糖原分解,还可促进脂肪组织中甘油三酯的分解而产生游离脂肪酸,游离脂肪酸能抑制肌细胞对葡萄糖的摄取。生长激素和皮质醇对低血糖有延迟反应(2~3 小时后),皮质醇可协同各种其他升糖激素增强脂肪分解及蛋白质的分解和糖异生;生长激素分泌增多,能对抗胰岛素的作用,抑制肌肉组织对葡萄糖的作用,并直接促进脂肪组织中脂肪的分解。

一旦上述某个环节失调,如升血糖激素缺乏、降血糖激素过多或肝不能分解糖原时,导致血糖来源不足和/或利用过度均可导致血糖降低。血糖下降至 2.8~3.0mmol/L,大量释放儿茶酚胺可引起交感神经兴奋症状。血糖下降至 2.5~2.8mmol/L 时大脑皮质受抑制。

二、病理

血糖为脑组织的主要能源,脑组织的储糖量仅够供给几分钟使用,低血糖历时较久或反复发作,可以引起脑组织病理生理改变。早期脑组织充血,多发性出血性瘀点;后期脑细胞水肿及缺血性点状坏死;晚期神经细胞坏死而消失,脑组织软化,尤多见于胰岛 β 细胞瘤患者。

三、临床表现

由于不同个体对低血糖反应阈值不同,患者的症状差异较大。临床表现分为交感神经过度兴奋和脑功能障碍表现两方面。糖尿病患者由于血糖快速下降,即使血糖高于2.8mmol/L,也可出现明显的交感神经兴奋症状,称为"低血糖反应"。

(一)交感神经过度兴奋表现

低血糖发作时交感神经和肾上腺髓质释放肾上腺素、去甲肾上腺素和一些肽类物质,表现为多汗、饥饿、震颤、紧张、焦虑、面色苍白、四肢冰冷、心悸、收缩压轻度升高等。

(二)脑功能障碍表现

多出现注意力不集中、思维和语言迟钝、焦虑不安、视物不清、步态不稳、躁动易怒、幻觉、行为怪异、肌肉痉挛、癫痫样抽搐、瘫痪、昏迷等神经、精神症状。严重者进入昏迷状态。

(三)未察觉的低血糖症

一些糖尿病患者,由于病史较长影响了感觉神经或自主神经,或长期服用肾上腺素受体拮抗药,其反应性会逐渐变得迟钝,出现血糖水平下降而无明显症状,称为未察觉的低血糖症。

四、实验室及其他检查

(一)血糖测定

发作时血糖低于 2.8mmol/L(50mg/dl)。

(二)血浆胰岛素测定

低血糖发作时同时抽血检测胰岛素水平以证实胰岛素不适当分泌过多。

1. 胰岛素释放指数 胰岛素释放指数 = 血浆胰岛素(μU/ml)/ 血糖(mg/dl),对确定胰岛素不适当分泌更有意义。胰岛素正常分泌值<0.3,若此值>0.4,则表示胰岛素不适当分泌过多,常见于胰岛素瘤。

2. 胰岛素释放修正指数 胰岛素释放修正指数 = 血浆胰岛素(μU/ml)×100/ 血糖(mg/dl)−30(mg/dl),对一些血糖很低而胰岛素不很高的患者更适用。正常人<50,肥胖者<80,>100 表示胰岛素不适当分泌过多,特别是胰岛素瘤。

(三)血胰岛素原 / 总胰岛素

此值正常<15%,胰岛素瘤患者血中胰岛素原比例增高。

(四)5 小时葡萄糖耐量试验

可动态了解在糖负荷情况下的血糖和胰岛素变化。整个试验 5 小时,采血 7 次。用于低血糖症的诊断和鉴别诊断。

(五)诱发试验

该试验阳性者,支持高胰岛素血症性低血糖,特别是胰岛素瘤。有下列 2 种试验。①饥饿试验:禁食 48 小时(个别 72 小时),开始及每 4 小时测血糖、胰岛素,若禁食后血糖<2.8mmol/L 且患者出现低血糖症状时结束试验;②胰高血糖素试验:空腹快速注射胰高血糖素 0.03mg/kg,总量<1mg,测 3 小时血糖、胰岛素,若低血糖,胰岛素>150μU/ml 为异常。

五、诊断与鉴别诊断

(一)诊断

典型病例根据 Whipple 三联征确定:低血糖症状;发作时血糖低于 2.8mmol/L;供糖后症状迅速缓解。少数患者为未察觉的低血糖,或由于低血糖呈发作性,应多次检查空腹、发作时,甚至 5 小时葡萄糖耐量试验以确定低血糖的存在。

(二)鉴别诊断

1. 神经、精神系统疾病 当低血糖主要表现为中枢神经系统症状,如癫痫样发作、意识障碍、精神错乱、行为异常时,易误诊为神经、精神系统疾病。如能及时查血糖,发现血糖水平低则有助于低血糖的诊断。

2. 其他原因引起的昏迷 低血糖昏迷可与其他原因引起的昏迷,如糖尿病酮症酸中毒或高渗性昏迷、脑血管意外、肝性脑病等混淆。检查血糖水平对鉴别诊断很重要。

3. 神经性无力症 此症有焦虑、不安、乏力、神经质等表现,但症状出现与血糖水平高低无关。

4. 非低血糖综合征 患者可有疲惫、淡漠、迟钝、痉挛、心悸等类似低血糖的表现,但查血糖不低,服糖后症状改善不明显。

笔记栏

六、治疗

(一) 低血糖的治疗

1. 意识清楚者口服糖类食物,如饼干、糖块、水果或含糖饮料等可很快缓解症状。对由于服用口服降糖药阿卡波糖引起的低血糖,由于此药抑制多糖分解为单糖,用淀粉类食物对缓解低血糖效果不显著,须服用糖水。

2. 意识障碍者立刻静脉注射 50% 葡萄糖注射液 20ml,每 15 分钟监测血糖一次,如血糖仍 ≤ 3.0mmol/L,持续给予 50% 葡萄糖 60ml 注射液静脉滴注。症状不能改善者可重复注射,直至患者清醒,清醒后常需要静脉滴注 10% 葡萄糖注射液,保持血糖浓度正常,并密切观察 24~48 小时,以利于脑细胞的恢复和防止再度昏迷。

3. 紧急而严重低血糖状态可试用皮下注射 0.1% 肾上腺素 0.5~1mg,可促进肝糖原分解,减少肌肉对葡萄糖的摄取,然后静脉滴注葡萄糖注射液或肌内注射胰高血糖素 0.5~1mg,但高血压患者和老年人慎用。

4. 对垂体及肾上腺皮质功能减退者,则需给予氢化可的松 100~200mg 或促肾上腺皮质激素 25~50mg 加入对于持续性低血糖患者也可用氢化可的松 100mg 静脉注射或胰高血糖素 0.5~1mg(儿童 15μg/kg)皮下、肌内或静脉注射来纠正。

(二) 病因治疗

在低血糖的治疗中,尤其是在应用降糖药物或胰岛素治疗的 DM 患者出现低血糖,应注意其反复发生低血糖的可能性,在低血糖初步纠正后,仍应严密观察患者的意识和监测血糖,防止低血糖的再次发生。在低血糖处理后应进一步询问病史,详细体检,做有关检查和试验,争取明确诊断,做病因治疗。

1. 胰岛素瘤 确诊后应尽早手术切除,对不能手术者可试用:①链脲佐菌素及氟尿嘧啶,有效率达 60% 以上;②二氮嗪、氢氯噻嗪,直接作用于胰岛 β 细胞,抑制胰岛素的分泌和释放而起作用;③皮质激素和胰高血糖素合用以提高血糖。

2. 胰外肿瘤 切除肿瘤为主。

3. 肝源性低血糖 保肝治疗,多进食高蛋白、高糖类饮食,必要时睡前加餐。

4. 内分泌功能减退 相应的激素替代治疗。

5. 反应性低血糖 采用少量多餐,饮食中严格控制糖类摄入量,增加蛋白质摄入量,对于精神紧张、易激动、易焦患者可适当应用安神或镇静药物,也可应用阿托品或溴丙胺肽林(普鲁本辛)以减轻迷走神经张力。

七、预防

根据不同低血糖产生的原因,应采取不同的处理方法,对于药物引起的低血糖,更应注意预防。

T1DM 低血糖的预防:对于频繁发生低血糖的 DM 的患者制订相应的治疗方案,包括药物及胰岛素的调整,注意饮食、运动的合理性,对治疗目标进行相应的调整。

第六节 血 脂 异 常

血脂异常(dyslipidemia)是指血脂含量、组成和性质的异常。由于脂质不溶于水,不能直接在血液中被转运,也不能直接进入组织细胞中,故它们必须与特殊的蛋白质即载脂蛋白

笔记栏

(apolipoprotein,Apo)结合形成脂蛋白才能被运输至组织进行代谢。因此,血脂异常实际上表现为脂蛋白异常血症(dyslipoproteinemia)。

血脂异常主要表现为总胆固醇(total cholesterol,TC)水平过高、低密度脂蛋白胆固醇(low density lipoprotein cholesterol,LDL-C)水平过高、甘油三酯(triglyceride,TG)水平过高及 HDL-C 水平过低。临床上分为原发性血脂异常和继发性血脂异常两类。

血脂异常为动脉粥样硬化性心血管疾病(ASCVD)发生发展中最主要的致病性危险因素之一。WHO 最新资料显示,全球超过 50% 的冠心病的发生与胆固醇水平升高有关。

一、血脂与脂蛋白的代谢与调节

(一)血脂的代谢与调节

血脂是血浆中的中性脂质(胆固醇和甘油三酯)和类脂(磷脂、糖脂、固醇、类固醇)的总称,其广泛存在于人体中。一般来说,与临床密切相关的血脂主要是胆固醇和甘油三酯,其中胆固醇主要用于合成细胞膜、类固醇激素和胆汁酸,而甘油三酯则主要参与人体内能量代谢。

1. 胆固醇的代谢与调节 肝脏是合成胆固醇的主要场所,乙酰 CoA 是其合成的原料,羟甲基戊二酸单酰 CoA 还原酶(HMG-CoA 还原酶)是其合成的限速酶。胆固醇的合成受以下因素调节:饥饿与禁食可抑制肝合成胆固醇,而高糖高饱和脂肪膳食后,肝 HMG-CoA 还原酶活性增加,胆固醇合成增加;胆固醇可反馈抑制肝胆固醇的合成;胰岛素和甲状腺素能诱导肝 HMG-CoA 还原酶合成,从而增加胆固醇的合成,胰高血糖素和皮质醇则能抑制并降低 HMG-CoA 还原酶的活性,从而减少胆固醇的合成。胆固醇的转化包括转变为胆汁酸,转化为类固醇激素以及 7- 脱氢胆固醇。

2. 甘油三酯的代谢与调节 甘油三酯是机体储存能量的形式。肝、脂肪组织及小肠是合成甘油三酯的主要场所,以肝的合成能力最强。合成甘油三酯所需的甘油及脂肪酸主要由葡萄糖代谢提供。食物脂肪消化吸收后以乳糜微粒(chylomicron,CM)形式进入血液循环,运送至脂肪组织或肝,其脂酸亦可用于合成脂肪。

储存于脂肪细胞中的脂肪,被脂肪酶逐步水解为游离脂肪酸及甘油并释放入血以供其他组织氧化利用,此过程即为脂肪动员,在脂肪动员中起重要调节作用的是脂肪细胞内激素敏感性甘油三酯脂肪酶,它是脂肪分解的限速酶。能促进脂肪动员的激素称为脂解激素,如肾上腺素、去甲肾上腺素、胰高血糖素等,而胰岛素、前列腺素 E_2 及烟酸等抑制脂肪的动员,对抗脂解激素的作用。

在人体内胆固醇主要以游离胆固醇及胆固醇酯形式存在。TG 是甘油分子中的三个羟基被脂肪酸酯化而形成。循环血液中的胆固醇和 TG 必须与特殊的蛋白质即载脂蛋白(Apo)结合形成脂蛋白,才能被运输至组织进行代谢。

(二)脂蛋白的构成与代谢

脂蛋白是由蛋白质、胆固醇、甘油三酯和磷脂等组成的大分子复合体。应用超速离心法将血浆脂蛋白分为:①乳糜微粒(CM)由小肠合成,富含 TG(占 90%);②极低密度脂蛋白(VLDL)由肝脏合成,其 TG 含量约占 55%,与 CM 一起统称为富含 TG 的脂蛋白(TRL);③低密度脂蛋白(LDL)由 VLDL 转化而来,为富含胆固醇的脂蛋白,向肝外组织(包括脉壁内)输送胆固醇;④高密度脂蛋白(HDL)由肝脏和小肠合成,能将胆固醇从周围组织(包括动脉粥样硬化斑块)中转运到肝脏进行再循环或以胆酸的形式排泄,此过程称为胆固醇逆转运;⑤脂蛋白(a)[Lp(a)]类似于 LDL,但多含载脂蛋白(a)。

1. 乳糜微粒(CM) 是在小肠黏膜细胞中生成的,食物中的脂类在细胞内经再酯化后与载脂蛋白构成新生的乳糜微粒（包括甘油三酯、胆固醇酯和磷脂以及 ApoA、B），经高尔基复合体分泌到细胞外，进入淋巴循环最终进入血液。CM 是颗粒最大的脂蛋白，含丰富的甘油三酯。CM 的作用是将外源性甘油三酯运到脂肪组织和肝脏。乳糜微粒中的甘油三酯大部分被水解利用，同时 ApoA、ApoC、胆固醇和磷脂转移到 HDL 上，CM 逐渐变小，成为以含胆固醇酯为主的乳糜微粒残粒。肝细胞膜上的 ApoE 受体可识别 CM 残余颗粒，将其吞噬入肝细胞，与细胞溶酶体融合，载脂蛋白被水解为氨基酸，胆固醇酯分解为胆固醇和脂肪酸，进而可被肝脏利用或分解，完成最终代谢。

2. 极低密度脂蛋白（VLDL） VLDL 主要在肝脏内生成，小肠黏膜细胞也能生成少量 VLDL，主要成分也是甘油三酯。其功能是：①将内源性甘油三酯转运到肝外组织；②形成 LDL，为 LDL 的主要前体物质；③低密度脂蛋白（LDL）由 VLDL 转化而来，极低密度脂蛋白有较强的致动脉粥样硬化作用。

3. 低密度脂蛋白（LDL） 由 VLDL 转化而来，为富含胆固醇的脂蛋白，向肝外组织（包括脉壁内）输送胆固醇。在动脉粥样硬化中发生重要作用。

4. 高密度脂蛋白（HDL） 由肝脏和小肠合成，能将胆固醇从周围组织（包括动脉粥样硬化斑块）中转运到肝脏进行再循环或以胆酸的形式排泄，此过程称为胆固醇逆转运，可能是 HDL 抗动脉粥样硬化作用的作用机制。

5. 脂蛋白（a）［Lp（a）］ 脂质成分与 LDL 类似，现在已证实 Lp（a）与动脉粥样硬化、主动脉瓣狭窄、心肌梗死、缺血性卒中及全因死亡率相关。

二、病因与发病机制

凡能引起脂质来源、脂蛋白合成、代谢过程关键酶异常及脂蛋白降解过程受体通路障碍等因素，均可能导致血脂异常。

（一）原发性血脂异常

1. 基因缺陷与突变 家族性脂蛋白异常血症是由于基因缺陷所致。某些突变基因已经阐明，如家族性脂蛋白酯酶（LPL）缺乏症和家族性载脂蛋白（Apo）C2 缺乏症可因为 CM、VLDL 降解障碍引起 Ⅰ 型或 Ⅴ 型脂蛋白异常血症；APOB 基因突变不仅导致家族性低 β 脂蛋白血症和低胆固醇血症，还能引起家族性载脂蛋白 B-100 缺陷症。低密度脂蛋白受体（LDLR）和前蛋白转化酶枯草溶菌素 9（PCSK9）基因突变均与高胆固醇血症有关。

2. 其他因素

（1）饮食：饮食中胆固醇和饱和脂肪酸含量过高是引起高脂血症的常见原因，其过量摄入使肝脏 TC 含量增加，并抑制 LDL 受体的活性。另外，大量摄入单糖使血糖升高，胰岛素分泌增多，进而肝脏合成 TG 和 VLDL 增加，单糖还改变 VLDL 的结构，使其清除减慢；高糖膳食可减缓 CM 和 VLDL 中 TG 的水解，引起高甘油三酯血症。

（2）体重增加：肥胖促进肝脏输出含载脂蛋白 B 的脂蛋白，使 LDL 的生成增加；同时增加体内胆固醇合成，引起肝内胆固醇池扩大，抑制 LDL 受体的活性。

（3）胆酸合成减少：使肝内 TC 含量增加，又进一步抑制 LDL 受体的活性。

（4）雌激素减少：雌激素可增加 LDL 受体表达，促进 LDL 分解，妇女绝经后由于体内雌激素水平下降，使血浆胆固醇增高。

（5）不良生活方式：运动可增加脂蛋白脂酶活性，升高 HDL 水平，增加血浆中外源性 TG 清除；酒精可降低脂蛋白脂酶活性，使 TG 分解代谢减慢；吸烟使血浆 TG 升高。

大多数原发性血脂异常原因不明，可能是由多个基因与其他因素综合作用的结果。临床上血脂异常可常与肥胖症、高血压、冠心病、糖耐量异常或糖尿病等疾病同时发生，并伴有

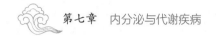

笔记栏

高胰岛素血症,称为代谢综合征。血脂异常可能参与上述疾病的发病,至少是其危险因素,或与上述疾病有共同的遗传或环境发病基础。

（二）继发性血脂异常

1. 全身系统性疾病　如糖尿病、甲状腺功能减退症、慢性肾脏病、阻塞性肝胆疾患、胰腺炎、系统性红斑狼疮、多发性骨髓瘤等可引起继发性血脂异常。

2. 药物　噻嗪类利尿剂、含女性激素的口服避孕药、甲状腺激素、β 受体拮抗药、促进合成代谢的类固醇激素等可引起继发性高脂血症。

三、病理

过多的脂质沉积于局部组织形成黄色瘤,光镜下,真皮内有大量泡沫细胞或黄色瘤细胞,早期常有炎症细胞浸润,晚期伴成纤维细胞增生,可见核呈环状排列的多核巨细胞。冰冻切片显示泡沫细胞内含有 TC 和胆固醇酯。动脉硬化病变早期,泡沫细胞堆积于动脉管壁内,随着病程的进展,形成纤维化的斑块,使管腔缩窄。异常增多的脂质常沉积肝、脾两脏,使其体积增大,镜下见大量的泡沫细胞。

四、病理生理

（一）冠心病与血脂异常

冠心病是由遗传和环境两方面因素所致的慢性疾病,目前已知的最主要的致病性危险因素有 LDL-C 升高、HDL-C 降低、吸烟、高血压和糖尿病等。血浆胆固醇水平升高是冠心病的主要独立危险因素。

（二）糖尿病与血脂异常

糖尿病患者往往在疾病的亚临床期就已存在血脂异常,表现为血浆 TG、VLDL、游离脂肪酸水平升高,HDL-C 水平下降,持续性餐后高脂血症以及 LDL-C 水平轻度升高,低密度脂蛋白和高密度脂蛋白均增加。糖尿病伴发血脂异常的机制目前认为主要与下列因素有关：①血糖控制不良；②高胰岛素血症和胰岛素抵抗；③脂肪酸和脂代谢异常。

五、临床表现

高脂血症的临床表现主要包括脂质沉积在真皮内引起的黄色瘤、沉积在血管内皮引起的动脉粥样硬化。由于黄色瘤发病率不高,动脉粥样硬化的发生和发展需要相当长的时间,因此多数患者无明显症状和异常体征,仅在血液生化检验时发现血脂异常。

（一）黄色瘤

异常局限性皮肤隆起,呈黄色、橘黄色或棕红色,形状多样,如丘疹、圆形结节或斑块等,质地柔软,边界清楚。常见于肌腱部位、眼睑周围、手掌及手指的皱纹处、肘、膝、指节伸侧,经过有效治疗,黄色瘤可逐渐消退。

（二）角膜弓

又称老年环,40 岁以下可见者,多伴有高脂血症。家族性高胆固醇血症多见。

（三）急性胰腺炎

高脂饮食或饱餐可诱发,多有明显高甘油三酯血症。

（四）脂血症眼底

为富含甘油三酯的大颗粒脂蛋白沉积于眼底的小动脉引起光散射所致,常是严重的高甘油三酯血症伴有乳糜微粒血症的特征性表现。

（五）游走性多关节炎

在严重高胆固醇血症特别是家族性高胆固醇血症患者可出现。

六、实验室及其他检查

（一）血脂测定

是诊断高脂血症的主要方法，包括空腹血 TC、TG、LDL-C 和 HDL-C，也可建议测定血脂谱全套。

（二）血脂异常的筛查

早期检出血脂异常个体，监测其血脂水平变化，是有效实施 ASCVD 防治措施的重要基础。建议如下：

1. 20~40 岁成年人至少每 5 年检测 1 次血脂。

2. 40 岁以上男性和绝经期后女性每年检测血脂。

3. ASCVD 患者及其高危人群，应每 3~6 个月检测 1 次血脂。

4. 因 ASCVD 住院患者，应在入院时或入院 24 小时内检测血脂。

（三）血脂检测的重点对象

1. 有 ASCVD 病史者。

2. 存在多项 ASCVD 危险因素（如高血压、糖尿病、肥胖、吸烟）的人群。

3. 有早发性心血管病家族史者（指男性一级直系亲属在 55 岁前或女性一级直系亲属在 65 岁前患缺血性心血管病），或有家族性高脂血症患者。

4. 皮肤或肌腱黄色瘤及跟腱增厚者。

（四）其他检查

肝功能、肾功能、甲状腺功能和血糖等检查。

七、诊断

详细询问病史，包括个人饮食和生活习惯、有无引起继发性血脂异常的相关疾病、引起血脂异常的药物应用史以及家族史。体格检查需全面、系统，并注意有无黄色瘤、脂性角膜弓和脂性眼底改变等。

（一）明确血脂异常的诊断

血脂异常的诊断依据是血脂测定结果，我国采用 2007 年发表的根据《中国成人血脂异常防治指南》（表 7-6-1）。

表 7-6-1　中国成人血脂异常防治指南

判断	TC mmol/L（mg/dl）	TG mmol/L（mg/dl）	LDL-C mmol/L（mg/dl）	HDL-C mmol/L（mg/dl）
合适水平	<5.18（200）	<1.70（150）	<3.37（130）	≥1.04（40）
边缘升高	5.18~6.19 （200~239）	1.70~2.25 （150~199）	3.37~4.12 （130~159）	
升高	≥6.22（240）	≥2.26（200）	≥4.14（160）	≥1.55（60）
降低				<1.04（40）

（二）血脂异常的分类

临床上一般仅做简易分型，包括高胆固醇血症、高甘油三酯血症、混合型高脂血症（TC

与 TG 两者升高)和低高密度脂蛋白血症四种。

（三）血脂异常危险分层及目标值

在进行危险评估时,已诊断 ASCVD 者直接列为极高危人群;符合如下条件之一者直接列为高危人群:① LDL-C ≥ 4.9mmol/L(190mg/dl)。② 1.8mmol/L(70mg/dl) ≤ LDL-C<4.9mmol/L(190mg/dl)且年龄在 40 岁及以上的糖尿病患者。建议对 ASCVD 10 年发病危险为中危的人群进行 ASCVD 余生危险的评估,以便识别出中青年 ASCVD 余生危险为高危的个体。对于 ASCVD 10 年发病危险为中危的人群,如果具有以下任意 2 项及以上危险因素者,其 ASCVD 余生危险为高危。这些危险因素包括:①收缩压 ≥ 160mmHg 或舒张压 ≥ 100mmHg。②非 -HDL-C ≥ 5.2mmol/L(200mg/dl)。③ HDL-C < 1.0mmol/L(40mg/dl)。④体重指数(body mass index,BMI)≥ 28kg/m²。⑤ 吸烟。

1. 以 LDL-C 为治疗目标值　血脂异常尤其是 LDL-C 升高是导致 ASCVD 发生、发展的关键因素。大量临床研究证实,只要血清 LDL-C 水平下降,就可稳定、延缓或逆转动脉粥样硬化病变,并能显著降低 ASCVD 的发生率、致残率和死亡率。提倡以降低血清 LDL-C 水平来防控 ASCVD 危险(表 7-6-2)。LDL-C 基线值较高不能达目标值者,LDL-C 至少降低 50%。对高危者生活方式干预的同时应立即启动中等强度他汀类药物治疗;对低、中危者生活方式干预 6 个月 LDL-C 未达标者,启动低、中强度他汀类药物治疗,或者 LDL-C 至少降低 30%。

表 7-6-2　血脂异常危险分层以及目标值

危险分层	疾病或危险因素	LDL-C 目标值
极高危	ASCVD 患者 [a]	<1.8mmol/L
高危	LDL-C≥4.9mmol/L 或 TC≥7.2mmol/L	<2.6mmol/L
	糖尿病患者 1.8mmol/L≤ LDL-C <4.9mmol/L 或 3.1mmol/L ≤ TC <7.2mmol/L 且年龄 ≥40 岁	
	高血压 +2 项及以上危险因素 [b]	
中危	无高血压,2 项及以上危险因素 [b]	<3.4mmol/L
	高血压 +1 项危险因素 [b]	
低危	无高血压,0~1 项危险因素 [b]	<3.4mmol/L
	高血压,无危险因素 [b]	

注:[a] ASCVD 动脉粥样硬化性心血管疾病,包括急性冠脉综合征(ACS)、稳定性冠心病、血运重建术后、缺血性心肌病、缺血性脑卒中、短暂性脑缺血发作、外周动脉粥样硬化病等;[b] 危险因素有吸烟,年龄(男性>45 岁,女性>55 岁),HDL-C<1.0mmol/L(40mg/dl)

引自:中华医学会,中华医学会杂志社,中华医学会全科医学分会,等.血脂异常基层诊疗指南(2019 年)[J].中华全科医师杂志,2019,18(5):406-416.

2. TG　在 LDL-C 达标的情况下,对于高 TG 血症的 ASCVD 高危和极高危患者应积极控制 TG 水平。TG 水平以空腹(禁食 12h 以上)<1.7mmol/L 为合适水平,TG ≥ 2.3mmol/L 为升高。血清 TG>2.3mmol/L 者患 ASCVD 风险增加;当 TG>5.6mmol/L 时,主要使急性胰腺炎风险明显增高。

3. 对于 HDL-C<1.0mmol/L(40mg/d1)者,主张控制饮食和改善生活方式,目前尚无药物干预的足够证据。

八、病情评估

1. 血脂异常的临床表现少见。主要包括：脂质在真皮内沉积所引起的黄色瘤、脂质在血管内皮沉积所引起的动脉粥样硬化以及角膜弓和脂血症眼底改变。角膜弓以 FH 患者为多见，但特异性并不强。脂血症眼底改变常是严重的高 TG 血症并伴有乳糜微粒血症的特征表现。此外，严重的高胆固醇血症尤其是纯合子型 FH（HoFH）可出现游走性多关节炎，罕见但多为自限性。严重的高 TG 血症还可引起急性胰腺炎。

2. 临床上血脂异常可分为以下几种：

(1) 单纯胆固醇升高。

(2) 单纯 TG 升高。

(3) 混合型高脂血症：胆固醇和 TG 均有升高。

(4) 低 HDL-C 血症：HDL-C 偏低。

3. 血脂异常的主要危害　增加 ASCVD 的发病危险。在进行危险评估时，已诊断 ASCVD 者直接列为极高危人群；符合如下条件之一者直接列为高危人群：① LDL-C ≥ 4.9mmol/L（190mg/dl）。② 1.8mmol/L（70mg/dl）≤ LDL-C<4.9mmol/L（190mg/dl）且年龄在 40 岁及以上的糖尿病患者。对 ASCVD 10 年发病危险为中危的人群进行 ASCVD 余生危险的评估，以便识别出中青年 ASCVD 余生危险为高危的个体。对包括血脂在内的危险因素进行早期干预。

九、治疗

(一) 治疗目标

血脂异常治疗最主要的目的是防治冠心病，所以应根据是否已有冠心病或冠心病等危症、有无高血压以及有无其他心血管病危险因素，结合血脂水平对心血管病的发病危险进行全面的评价，以决定治疗措施及血脂的目标水平。2007 年《中国成人血脂异常防治指南》制订了血脂异常患者开始调脂治疗的标准以及治疗的目标（表 7-6-3）。

表 7-6-3　血脂异常患者开始调脂治疗的 TC 和 LDL-C 值及其目标值

危险等级			TLC 开始标准 mmol/L（mg/dl）	药物治疗开始标准 mmol/L（mg/dl）	治疗目标值 mmol/L（mg/dl）
低危	10 年危险性<5%	TC	≥6.21（240）	≥6.99（270）	<6.21（240）
		LDL-C	≥4.14（160）	≥4.92（190）	<4.14（160）
中危	10 年危险性 5%~10%	TC	≥5.20（200）	≥6.21（240）	<5.20（200）
		LDL-C	≥3.41（130）	≥4.14（160）	<3.41（130）
高危	10 年危险性 10%~15%，CHD 或其他危症	TC	≥4.14（160）	≥4.14（160）	<4.14（160）
		LDL-C	≥2.60（100）	≥2.60（100）	<2.60（100）
极高危	急性冠状动脉综合征，或缺血性心血管病合并糖尿病	TC	≥4.14（160）	≥160（4.14）	<120（3.1）
		LDL-C	≥2.07（80）	≥2.07（80）	<2.07（80）

(二) 治疗性生活方式的改变

改变生活方式能够使血清 TC 和 LDL-C 水平分别降低约 1/4 和 1/3。健康的生活方式和合理的饮食是经济、安全和有效的调脂基础疗法，不仅能减轻胰岛素抵抗，也能改善糖耐量和其他心血管疾病危险因素。

1. 健康饮食　包括限制总热量、改变饮食结构，减少热量及饱和脂肪和食盐的摄入，脂肪含量应控制在总热量的 30% 以下,尽可能增加纤维含量。

2. 加强体力活动　大量的研究已证实,运动可以降低 LDL-C,提高 HDL-C 水平,减少脂肪在血管壁内沉积,预防动脉粥样硬化及心脑血管病变。

3. 其他　戒烟、限酒、行为矫正等。

（三）药物治疗

降脂治疗的原则根据患者的危险状态以及血脂异常的特点选择不同剂量和不同种类的降脂药物。临床可供选用的调脂药物有以下几类:

1. 羟甲基戊二酰辅酶 A（HMG-CoA）还原酶抑制剂（他汀类）　竞争性抑制 HMG-CoA 还原酶活性,使体内内源性胆固醇的合成减少,减少低密度脂蛋白胆固醇（LDL-C）的来源。同时,该类药物增加或激活肝细胞表面的 LDL 受体表达的水平而减少血液中 LDL 的含量。另外,他汀类还可能具有抗炎、保护血管内皮功能等作用。适应证为高胆固醇血症和以 TC 升高为主的混合型高脂血症。他汀类药物具有选择性好、疗效高的特点,是目前治疗高胆固醇血症的主要药物。常用药物及每日剂量范围:洛伐他汀 10~80mg;辛伐他汀 5~40mg;阿托伐他汀 10~80mg;瑞舒伐他汀 10~20mg。阿托伐他汀可在任何时间服用,其余均为晚上 1 次口服。该类药物副作用较轻,少数患者出现胃肠道反应、转氨酶升高、肌肉疼痛、血清肌酸激酶升高,极少严重者发生急性肾衰竭;不宜与环孢素、雷公藤、环磷酰胺、大环内酯类抗生素以及吡咯类抗真菌药（如酮康唑）等合用;儿童、孕妇、哺乳期妇女和准备生育的妇女不宜服用。

2. 苯氧芳酸类（贝特类）　通过激活过氧化物酶体增殖物激活受体（PPAR）α,刺激 LPL、ApoA Ⅰ 和 ApoA Ⅱ 基因表达,抑制 ApoC Ⅲ 基因表达,增强 LPL 的脂解活性,促进 VLDL 和 TG 分解以及 TC 的逆向转运。主要降低血清 TG、VLDL-C,也可在一定程度上降低 TC 和 LDL-C,升高 HDL-C。适应证为高甘油三酯血症和以 TG 升高为主的混合型高脂血症。目前常用的有:非诺贝特 0.1g,每日 3 次或微粒性 0.2g,每日 1 次;苯扎贝特 0.2g,每日 3 次或微粒性 0.4g,每晚 1 次。该类药物主要副作用为胃肠道反应;少数出现一过性肝转氨酶和肌酸激酶升高,如明显异常应及时停药;可见皮疹、血白细胞减少。贝特类能增强抗凝药物作用,两药合用时需调整抗凝药物剂量。禁用于肝肾功能不良者以及儿童、孕妇和哺乳期妇女。

3. 烟酸及其衍生物　烟酸属 B 族维生素,大剂量的烟酸通过减少脂质的生成和促进其分解而具有明显调脂作用。烟酸抑制脂肪组织内的甘油二酯酶活性,而抑制脂肪组织的动员,减少脂肪组织中甘油三酯库 FFA 含量,从而减少肝脏的 TG 合成和 VLDL。能使血清 TG、VLDL-C 降低,TC 和 LDL-C 也降低,HDL-C 轻度升高。适应证为高甘油三酯血症和以 TG 升高为主的混合型高脂血症。主要制剂有:烟酸 0.2g/ 次,每日 3 次,渐增至 1~2g/d;阿昔莫司 0.25g/ 次,每日 1~3 次,餐后口服。烟酸主要副作用为面部潮红、瘙痒和胃肠道症状,偶见肝功能损害,有可能使消化性溃疡恶化,糖尿病患者不宜应用。烟酸缓释片能显著改善药物耐受性及安全性,从低剂量开始,渐增至理想剂量。阿昔莫司副作用较少。

4. 胆酸螯合剂（树脂类）　属碱性阴离子交换树脂,在肠道内与胆酸不可逆结合,阻碍胆酸的肠肝循环,促使胆酸随粪便排出,阻断 TC 的重吸收;通过反馈机制,上调肝细胞膜表面的 LDL 受体,加速血中 LDL 清除,降低 TC 和 LDL-C。适应证为高胆固醇血症和以 TC 升高为主的混合型高脂血症,对任何类型的高甘油三酯血症均无效。常用药物有考来烯胺和考来替泊。主要副作用为恶心、呕吐、腹胀、腹痛、便秘。该类药物可能增加血清 TG,使用的绝对禁忌证为异常 β 脂蛋白血症和 TG>4.52mmol/L;相对禁忌证为 TG>2.26mmol/L。

5. 胆固醇吸收抑制剂　口服后被迅速吸收,作用于小肠细胞刷状缘,选择性阻断胆固醇和植物固醇吸收;由于减少 TC 向肝脏释放,促进肝脏 LDL 受体合成,又加速了 LDL 的代谢,可降低血清 LDL-C 水平,适应证为高胆固醇血症和以 TC 升高为主的混合型高脂血症,单药或与他汀类联合治疗。主要制剂有:依折麦布 10mg/ 次,每日 1 次。常见副作用为头痛和恶心,有可能引起转氨酶升高。

6. 普罗布考(probucol) 通过渗入到脂蛋白颗粒中影响脂蛋白代谢,从而产生调脂作用。可降低 TC 和 LDL-C,而 HDL-C 也明显降低,有些研究认为此药物虽改变了 HDL-C 的结构和代谢功能,但其逆向转运胆固醇的功能得到提高,因此更有利于 HDL-C 发挥抗动脉粥样硬化的作用。适应证为高胆固醇血症。常用剂量为 0.5g/ 次,每日 2 次口服。常见不良反应为恶心、腹泻、消化不良等,亦可引起嗜酸性粒细胞增多,血尿酸浓度增高。最严重的不良反应为引起 QT 间期延长,但极为少见。室性心律失常、OT 间期延长、血钾过低者禁用。

7. 其他 高纯度鱼油制剂 -3(ω-3)脂肪酸、中药制剂等。

(四) 药物的选择

选择调脂药物须依据患者血脂异常的分型、药物作用机制及作用特点等。

1. 高胆固醇血症 首选他汀类,难以达到治疗目标值可加用依折麦布。

2. 高甘油三酯血症 首选贝特类和烟酸类,也可选用 ω-3 脂肪酸制剂。

3. 混合型高脂血症 如以 TC 与 LDL-C 增高为主,首选他汀类;如以 TG 增高为主则选用贝特类;如 TC、LDL-C 与 TG 均显著升高,可考虑联合用药。他汀类与依泽替米贝 / 依泽麦布合用可强化降脂作用而不增加副作用。他汀类与贝特类或烟酸类联合使用可明显改善血脂谱,但增加肌病和肝脏毒性的可能性,应给予高度重视。轻型混合型高脂血症可联合应用他汀类与 ω-3 脂肪酸制剂。

(五) 血脂异常治疗后复查

药物治疗开始后 4~8 周复查血脂、肝功能、肌酸激酶,若无特殊情况且血脂达标可改为每 6~12 个月复查 1 次;长期达标者可每年复查 1 次。如血脂未达标则需调整降脂药剂量或种类,或联合应用不同作用机制的降脂药进行治疗。每当调整降脂药种类或剂量时,都应在治疗 6 周内复查。

十、预防

普及健康教育,提倡均衡饮食,增加体育运动,预防肥胖,戒烟限酒,保持良好规律的生活习惯。与肥胖症、糖尿病、心血管疾病等慢性病防治工作的宣教相结合,可降低血脂异常的发病率。定期进行健康体检有助于及早检出血脂异常,早期干预,及时治疗。

案例分析

病案 1 35 岁女性,手抖、消瘦 1 个月,易疲劳。查体:T 36.5℃,HR 100 次 /min,血压 120/80mmHg,甲状腺Ⅱ度肿大,无压痛。实验室检查:TSH↓,FT$_3$↑,FT$_4$↑。该病如何诊断?

分析:患者为中年女性,无基础疾病史,手抖、消瘦 1 个月,易疲劳,心率快,符合甲亢的表现;查体:甲状腺Ⅱ度肿大,无压痛。实验室检查:TSH↓,FT$_3$↑,FT$_4$↑。提示甲状腺功能亢进症。根据发病、症状、体征和实验室检查,诊断为甲状腺功能亢进症。须行血常规、肝功能、甲状腺自身免疫性抗体检查,以及甲状腺超声以进一步明确诊断。

病案 2 70 岁女性,口干、多饮、多食、多尿 5 年,咳嗽伴发热 1 周,神志不清 1

笔记栏

天就诊。平素空腹血糖 8~9mmol/L,口服格列齐特治疗。体检:昏迷,皮肤干燥,体温 38℃,呼吸 24 次 /min,双肺可闻及湿啰音。实验室检查血糖 29.2mmol/L,尿酮体(+++),血清肌酐 200μmol/L。该病如何诊断?

分析:患者为老年女性,口干、多饮、多食、多尿 5 年,平素空腹血糖 8~9mmol/L,口服格列齐特治疗,符合 2 型糖尿病的表现;本次因咳嗽伴发热 1 周,神志不清 1 天就诊,查体昏迷,皮肤干燥,体温 38℃,呼吸 24 次 /min,双肺可闻及湿啰音。实验室检查血糖 29.2mmol/L,尿酮体(+++),血清肌酐 200μmol/L。考虑糖尿病酮症,肾功能不全,合并肺部感染。根据发病、症状、体征和实验室检查,诊断为糖尿病酮症酸中毒昏迷,肺部感染,肾功能不全。须行血常规、电解质、血气分析、肺部影像学检查、肾脏超声等以进一步明确诊断。

（朱 敏）

第七节 高尿酸血症与痛风

高尿酸血症(hyperuricemia,HUA)是由于嘌呤代谢紊乱或尿酸排泄减少所引起的血尿酸浓度超出正常范围(男性>420μmol/L,女性>360μmol/L)的一种全身性疾病。痛风是由单钠尿酸盐(monosodium urate,MSU)沉积引起的以急性或慢性关节炎、痛风石、尿酸性肾结石、痛风性肾病为临床特征的代谢性风湿病。

高尿酸血症是痛风发生的最重要的生化基础和最直接病因。大多数高尿酸血症不发展为痛风,只有尿酸盐结晶在组织中沉积造成损害才出现痛风;少部分痛风患者,发作期血尿酸水平也可在正常范围。痛风和高尿酸血症是多种疾病发生、发展的独立危险因素,如代谢综合征、2 型糖尿病、高血压、脑卒中、心血管疾病、慢性肾脏病和勃起功能障碍等。近年来,痛风与高尿酸血症的患病呈年轻化和逐年升高的趋势。我国痛风的患病率为 0.03%~10.47%,各个地区和民族患病率不同,经济发达城市和沿海地区的患病率相对较高。

痛风和高尿酸血症分为原发性和继发性两类,前者由遗传因素和环境因素共同致病,具有一定的家族易感性,但除 1% 左右由先天性嘌呤代谢酶缺陷引起外,绝大多数病因未明。继发性痛风发生在其他疾病(如肾脏病、血液病等)过程中,或由服用某些药物、肿瘤放射治疗等多种原因所致。本章主要介绍高尿酸血症和原发性痛风。

一、病因

(一) 环境因素

饮食习惯和生活方式可能影响痛风和高尿酸血症的发病。血清尿酸水平随摄入动物内脏、海鲜、肉汤等高嘌呤食物增多而升高。饮酒通过影响嘌呤物质排泄而使尿酸升高。

(二) 遗传因素

痛风患者常有阳性家族史,与遗传性嘌呤代谢酶异常有关,属于多基因遗传缺陷。人类全基因组关联分析(genome wide association study,GWAS)发现编码肾近曲小管的尿酸盐转运体的候选基因(*SLC22A12*、*SLC2A9* 等)的多态性决定了血尿酸水平及痛风的发生。

二、发病机制

(一)高尿酸血症的形成

1. **尿酸排泄减少**　尿酸排泄减少是由于肾小管分泌减少,肾小管重吸收增多,肾小球滤过减少及尿酸盐结晶沉积所致。

2. **尿酸生成增多**　由酶的缺陷所致(图 7-7-1),与磷酸核糖焦磷酸合成酶(PRPP)活性过高、次黄嘌呤磷酸核糖转移酶(HPRT)活性低、腺嘌呤磷酸核糖转移酶(APRT)活性低、黄嘌呤氧化酶(XO)和腺苷脱氨酶(ADA)活性增高有关,其中 XO 和 ADA 是调控尿酸生成的关键酶。

3. **混合型**　同时存在尿酸排泄减少和尿酸生成增多两种情况。

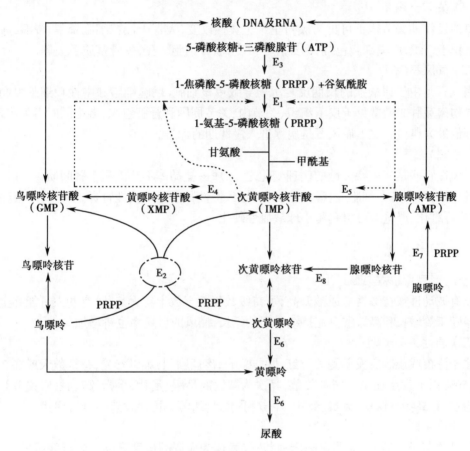

实线箭头表示正反馈,虚线箭头表示负反馈

E_1:磷酸核糖焦磷酸酰胺转移酶;E_2:次黄嘌呤 - 鸟嘌呤磷酸核糖转移酶;E_3:磷酸核糖焦磷酸合成酶;E_4:次黄嘌呤核苷 -5'- 磷酸脱氢酶;E_5:腺苷酸代琥珀酸合成酶;E_6:黄嘌呤氧化酶;E_7:腺嘌呤磷酸核糖转移酶;E_8:腺苷脱氨酶

图 7-7-1　嘌呤合成和代谢途径及负反馈调节机制

(二)急性痛风性关节炎

尿酸盐结晶沉积于关节引起炎症反应。一方面尿酸盐结晶激活单抗 / 巨噬细胞系统,释放白介素 1(IL-1)等促炎因子,另一方面尿酸盐晶体与 IgG 结合激活补体,引起中性粒细胞趋化作用,释放白三烯、前列腺素等,引起血管扩张及通透性增加,导致关节炎症。

(三)尿酸性肾结石

高尿酸血症、持续性酸性尿和脱水性尿浓缩是尿酸结石形成的原因。酸性尿环境导致游离尿酸形成结晶沉积于肾脏及尿路,造成尿路及肾脏损害。

(四) 痛风性肾病

随着病情的发展,大部分痛风患者都伴随肾脏损害,包括直接损害和间接损害。直接损害是指高尿酸血症致使尿酸盐结晶沉积在肾脏集合管和肾间质直接损害肾功能,如梗阻、炎症反应和肾间质纤维化等;间接损伤是指高尿酸血症通过促进肾小管上皮细胞表型转化、炎性级联反应、肾素-血管紧张素系统的激活,促进血管平滑肌和内皮细胞增殖等多种途径和机制造成肾脏损伤。

三、病理

(一) 关节炎病理

急性发作期关节镜下可见滑膜衬里细胞炎性改变,大量中性粒细胞聚集、浸润,尿酸盐结晶沉积于组织,巨噬细胞包绕,肉芽肿样改变,软骨细胞坏死,软骨基质丢失等。

(二) 痛风石病理

痛风石是由于尿酸盐的长期反复沉积导致单核细胞、巨噬细胞和中性粒细胞浸润而形成的异物肉芽肿。最常见于皮下组织、关节内、关节周围和肾脏组织,多为同时多处出现,以耳轮部位最为典型。皮下痛风石是病程进入慢性期的标志。

(三) 肾病病理

痛风性肾病是痛风特征性的病理变化之一,尿酸盐晶体不断沉积于肾间质,尤其是肾髓质部乳头处,周围有白细胞、巨噬细胞浸润,导致慢性肾小管间质性肾炎,引起肾小管萎缩变形、间质纤维化,严重者可引起肾小球缺血性硬化。

四、临床表现

(一) 无症状高尿酸血症期

仅有波动性或持续性血尿酸升高,可持续数年甚至数十年无症状,有些人可能终生无症状。但随年龄增长和高尿酸血症持续时间的延长,痛风的患病率也将增加。

(二) 急性关节炎期

多于深夜或晨起突发单侧关节红、肿、热、痛,疼痛剧烈,难以忍受,持续数天或在 2 周内缓解,50% 以上发生在第一跖趾关节,其次为踝、膝、足跟、足背、手指、腕、肘、肩关节等。诱因常为饮酒、高嘌呤饮食、劳累、受寒、外伤、手术、情绪等。可伴发热等全身症状。

(三) 间歇期

急性关节炎缓解后,无明显临床症状,仅表现为血尿酸浓度升高。随着病情的进展,痛风发作次数增多,症状持续时间延长,无症状期缩短,受累关节增多,症状可不典型。

(四) 慢性痛风石病变期

长期高尿酸血症导致体内尿酸池明显扩大,大量单钠尿酸盐晶体沉积于皮下、关节滑膜、软骨、骨质及关节周围软组织,形成痛风石和痛风石性关节炎,多见于耳郭、鹰嘴、跟腱、手、足关节等处,呈白色糊状或者粉状赘生物,可造成骨质破坏、关节周围组织纤维化,继发退行性改变,表现为持续性关节肿痛、压痛、畸形、功能障碍。但也有患者有痛风石,但无关节肿痛和压痛。

(五) 肾脏病变

1. **慢性尿酸盐肾病** 尿酸盐晶体沉积于肾间质,导致间质性肾炎,严重者引起肾小球缺血性硬化,表现为尿浓缩功能下降、夜尿增多、低比重尿,进而出现肾功能不全及高血压、贫血、水肿等。

2. **尿酸性尿路结石** 20% 以上患者出现尿路结石,是由于尿酸浓度升高呈过饱和状态而致。小的砂状结石可随小便排出,大者阻塞尿路,导致肾积水、肾绞痛、血尿、排尿困难、泌尿系感染等。

3. 急性尿酸性肾病 多见于继发性高尿酸血症,因尿酸水平急剧升高造成急性尿路梗阻,表现为少尿、无尿、急性肾衰竭。

五、实验室及其他检查

(一) 血尿酸测定

正常男性为 210~416.5μmol/L(3.6~7.0mg/dl),女性为 150~357μmol/L(2.5~6.0mg/dl),更年期后接近男性。血尿酸受多种因素影响,存在较大波动,应反复监测。

(二) 尿尿酸测定

尿尿酸的测定有助于判断是尿酸生成增多还是尿酸排泄减少。低嘌呤饮食 5 天后,每 24 小时尿酸排泄量(uric acid excretion,UUA)$\leq 600mg/(d \cdot 1.73m^2)^{-1}$ 且尿酸排泄分数(fractional excretion of uric acid,FE_{UA})<5.5%,提示为尿酸排泄减少;若每 24 小时 UUA>$600mg/(d \cdot 1.73m^2)$ 且 $FE_{UA} \geq 5.5\%$,提示为尿酸生成过多;若每 24 小时 UUA>$600mg/(d \cdot 1.73m^2)$ 且 FE_{UA}<5.5%,提示为混合型。其中 FE_{UA}=(尿尿酸 × 血清肌酐)/(血尿酸 × 尿肌酐)。

(三) 滑液或痛风石内容物检查

偏振光显微镜下可见负性双折光的针形尿酸盐结晶。

(四) 超声检查

超声可出现"双轨征",可发现关节滑液、滑膜增生、软骨及骨质破坏、痛风石、钙质沉积,还可发现肾髓质散在强回声光点及尿路结石。

(五) 双能 CT

双能 CT 可见发作关节有尿酸钠晶体沉积甚至骨侵蚀表现。

(六) X 线检查

特征性改变为穿凿样、虫蚀样圆形或弧形的骨质透亮缺损。

六、诊断

(一) 诊断标准

1. 高尿酸血症诊断标准 高尿酸血症的诊断定义为:正常嘌呤饮食状态下,非同日 2 次空腹血尿酸水平男性>420μmol/L(7.0mg/dl),女性>360μmol/L(6.0mg/dl)。

2. 痛风诊断标准 痛风性关节炎诊断多采用 1977 年美国风湿病学会(ACR)的分类标准(表 7-7-1)。目前中国高尿酸血症与痛风诊疗指南(2019)推荐采用 2015 年美国风湿病学会(ACR)/欧洲抗风湿病联盟(EULAR)的分类标准。该标准将"至少 1 次外周关节或滑囊肿胀、疼痛或触痛"作为诊断痛风的必要条件;将"在有症状的关节或滑膜液中发现尿酸钠结晶(MSU)或出现痛风石"作为确诊的充分条件,无需其他评分;若不符合此项充分条件,则依据临床表现、实验室及影像学检查结果累计赋分,≥ 8 分可临床诊断痛风(表 7-7-2)。

表 7-7-1 1977 年美国风湿病协会(ACR)痛风性关节炎分类标准

1. 关节液中有特异性尿酸盐结晶,或
2. 用化学方法或偏振光显微镜证实痛风石中含尿酸盐结晶,或
3. 具备以下 12 项(临床、实验室、X 线表现)中 6 项:
(1)急性关节炎发作>1 次

续表

(2)炎症反应在1天内达高峰
(3)单关节炎发作
(4)可见关节发红
(5)第一跖趾关节疼痛或肿胀
(6)单侧第一跖趾关节受累
(7)单侧跗骨关节受累
(8)可疑痛风石
(9)高尿酸血症
(10)不对称关节内肿胀(X线证实)
(11)无骨侵蚀的骨皮质下囊肿(X线证实)
(12)关节炎发作时关节液微生物培养阴性

表 7-7-2 2015 年美国风湿病协会(ACR)/欧洲抗风湿病联盟(EULAR)的评分标准

项目		得分
症状发作期间关节/滑囊受累的类型	踝关节或足中段 (但不累及第一跖趾关节)	1
	第1跖趾关节	2
症状发作时受累关节的特征:红肿(患者报告或医生观察)、明显压痛、活动受限	满足1个特征	1
	满足2个特征	2
	满足3个特征	3
下列特征符合2~3条为典型发作:疼痛达峰时间<24h;症状缓解时间≤14天;2次发作期间完全缓解	1次典型发作	1
	多次典型发作	2
痛风结节的临床证据:渗出性或粉状皮下结节,常上覆血管,位于典型部位:关节、耳郭、鹰嘴窝、手指垫、肌腱	有	4
血尿酸水平(未使用降尿酸药物;急性发作4周后;任意时间最高值)	<4mg/dl	-4
	4~<6mg/dl	0
	6~<8mg/dl	2
	8~<10mg/dl	3
	≥10mg/dl	4
受累关节/滑囊的滑液分析	MSU阴性	-2
受累关节/滑囊内尿酸盐沉积的影像学证据:双轨征或双能CT显示尿酸盐沉积的超声证据	有任一项	4
痛风相关关节损伤的影像学证据:手和/或足的常规X线平片显示至少有1处侵蚀	有	4

(二)鉴别诊断

1. 类风湿关节炎 中年女性多发,四肢远端小关节对称性肿痛,晨僵明显,类风湿因子或抗环瓜氨酸抗体(anti-cyclic citrullinated peptides,anti CCP)阳性,但一般无关节红肿热痛,且血尿酸正常。

2. 假性痛风　可以出现像痛风一样的关节剧烈疼痛,急性发作也可有关节红肿热痛,疼痛可在 24h 内到达高峰,但该病多见于老年人,为关节软骨弱化所致,以累及全身大关节如膝、腕、肩、髋等关节为主,膝关节受累最常见,关节滑液检查可见焦磷酸钙结晶或磷灰石,X 线可见软骨呈线状钙化或关节旁钙化。血尿酸正常。该病又称为焦磷酸关节病。

3. 肾石病　尿酸盐的沉积会在尿路形成尿酸结石,尿酸结石在 X 线平片上不显影,而做 B 超或 CT 检查可诊断。但尿酸结石合并草酸钙或磷酸钙成分而形成混合结石,X 线可见结石阴影,且尿酸结石患者的大多数尿 pH 值<5.5。因此可与普通肾石病相鉴别。

七、病情评估

痛风的自然病程可分为急性期、间歇期、慢性期以及痛风性肾病。痛风和高尿酸血症大多预后良好。若及早诊断并规范治疗,均可保持正常生活和工作。若起病年龄小、有阳性家族史、血尿酸水平升高明显、痛风发作频繁,则预后较差。发生尿酸性或混合性尿路结石者可并发尿路梗阻和感染。尿酸盐沉积可影响肾功能造成肾衰竭,若伴发肾病、糖尿病、高血压者,预后不良,甚则危及生命。

八、治疗

痛风的防治目标:①控制高尿酸血症,促使组织中已沉积的尿酸盐结晶溶解,防止新的结晶生成;②迅速缓解急性关节炎的症状;③预防急性关节炎的复发;④治疗并发的相关疾病。

(一) 非药物治疗

低嘌呤饮食,戒酒,每日饮水 2 000ml 以上增加尿酸排泄。慎用抑制尿酸排泄的药物,如噻嗪类利尿药等。坚持运动,控制体重。伴发代谢综合征者,应进行降脂、降压、改善胰岛素抵抗等综合治疗。

(二) 高尿酸血症的治疗

高尿酸血症经非药物治疗后疗效不佳时采用药物治疗。对于无症状的高尿酸血症患者出现以下两种情况之一开始采用降尿酸药物治疗:①血尿酸 ≥540μmol/L;②血尿酸 ≥480μmol/L,且有下列合并症之一:高血压、脂代谢异常、糖尿病、肥胖、脑卒中、冠心病、心功能不全、尿酸性肾石病、肾功能损害(≥CKD2 期)。对于无合并症的高尿酸血症,血尿酸应控制<420μmol/L;伴有合并症的患者,血尿酸应控制<360μmol/L。所有降尿酸药物应从小剂量起始,每 4 周左右检测血尿酸,并酌情缓慢递增剂量直至血尿酸达标。若一种降尿酸药物充分治疗但血尿酸仍未达标的患者,可考虑联合应用两种不同作用机制的降尿酸药物以提高疗效。

1. 降尿酸药物

(1)抑制尿酸合成的药物:为黄嘌呤氧化酶抑制剂。通过抑制黄嘌呤氧化酶的活性(黄嘌呤氧化酶既能催化次黄嘌呤生成黄嘌呤,进而生成尿酸,又能直接催化黄嘌呤生成尿酸),使尿酸生成减少。

1)别嘌醇:成人初始剂量 50~100mg/d,每治疗 2~5 周监测血尿酸 1 次,未达标患者,每次剂量可增加 50~100mg/d,最大剂量 600mg/d。慢性肾脏病(chronic kidney disease,CKD)3~4 期的剂量推荐为 50~100mg/d;CKD5 期禁用。别嘌醇特别容易出现不良反应,包括胃肠道反应、皮疹、肝功能损害、骨髓抑制等。偶有因超敏反应综合征致死者。由于亚裔人群容易发生别嘌醇超敏反应,因此在使用别嘌醇之前应进行 *HLA-B*5801* 基因检测。

2)非布司他:为非嘌呤类黄嘌呤氧化酶选择性抑制剂,起始剂量 20~40mg/d,治疗 2~5

周血尿酸不达标者,逐渐增大剂量,最大剂量为 80mg/d。由于其主要经过肝脏代谢,因此在肾功能不全和肾移植患者中具有较高安全性,轻中度肾功能不全(CKD1~3 期)患者无需调整剂量,CKD4~5 期患者慎用。该药不良反应较轻,可见一过性肝功能异常、恶心、腹泻、头痛、皮疹等,但合并心血管疾病者慎用。

(2)促尿酸排泄药:通过抑制肾小管重吸收、增加尿酸排泄,降低血尿酸。适用于肾功能良好者。常用药物为苯溴马隆(benzbromarone):初始剂量 25~50mg/d,治疗 2~5 周血尿酸不达标者,可增加剂量至 75mg/d 或 100mg/d,早餐后服用,服用期间需大量饮水以增加尿量,且需要碱化尿液,将尿液 pH 值调整在 6.2~6.9。肾结石患者禁用,肾功能不全者慎用。该药不良反应包括胃肠道反应、皮疹、肝功能损害等。

2. 碱性药物 当患者晨尿 pH 值<6.0,尤其是使用促尿酸排泄药物治疗或存在尿酸性肾结石时,应使用碱性药物碱化尿液,使晨尿 pH 值维持在 6.2~6.9,有利于预防和溶解尿酸性肾结石。但 pH 值过高(>7)虽然增加尿尿酸溶解度,但却增加了钙盐结石的发生风险。

(三)痛风急性发作期的治疗

痛风急性发作期的治疗目的是快速缓解关节症状。秋水仙碱和非甾体抗炎药是急性关节炎发作的一线治疗药物。上述药物有禁忌证或者疗效不佳时可选择糖皮质激素控制炎症。

1. 非甾体抗炎药(NSAIDs) 包括非选择性环氧化酶(COX)抑制剂和 COX-2 抑制剂两种。建议早期足量服用,首选起效快、胃肠道不良反应少的药物。其中非选择性环氧化酶(COX)抑制剂主要有双氯芬酸钠、洛索洛芬钠等,但其存在消化道溃疡、胃肠道穿孔、上消化道出血等风险。对于有消化道症状的患者,可以选用 COX-2 抑制剂,如依托考昔、塞来昔布、艾瑞昔布等。COX-2 抑制剂会增加心血管疾病的风险,因此合并心肌梗死、心功能不全者应避免使用。NSAIDs 使用过程中应监测肾功能,严重慢性肾脏病(CKD4~5 期)未透析患者不建议使用。

2. 秋水仙碱 小剂量秋水仙碱治疗急性痛风性关节炎与大剂量比,同样有效且不良反应明显减少,因此一般推荐使用小剂量秋水仙碱,一般为 0.5mg/ 次,每日 3 次;或首剂 1mg,1 小时后追加 0.5mg,12 小时后改为 0.5mg/ 次,每日 1~3 次。不良反应有:严重的胃肠道反应,如恶心、呕吐、腹泻、腹痛等,肝细胞损害,骨髓抑制,皮肤过敏,神经毒性。肾功能不全者慎用。

3. 糖皮质激素 非首选用药,用于 NSAIDs、秋水仙碱无效、不耐受或肾功能不全者。一旦症状缓解,尽早停用。全身给药时,口服泼尼松 0.5mg/(kg·d),用药 2~5 日后逐渐减量,总疗程 7~10 日。急性发作仅累及 1~2 个大关节,全身治疗效果不佳时,可在关节腔内注射短效糖皮质激素,应避免短期重复注射。使用糖皮质激素时,应注意预防和治疗高血压、糖尿病、水钠潴留、感染等不良反应,避免使用长效制剂。

(四)痛风间歇期的治疗

痛风急性发作完全缓解后 2~4 周开始应用降尿酸药物治疗。降尿酸药物的类别和使用剂量用法见上述内容。当痛风患者存在以下两种情况之一时开始使用降尿酸药物治疗:①血尿酸 ≥480μmol/L;②血尿酸 ≥420μmol/L,且同时合并以下情况之一:痛风发作次数 ≥2 次 / 年、痛风石、慢性痛风性关节炎、肾结石、慢性肾脏病、高血压、糖尿病、血脂异常、脑卒中、缺血性心脏病、心力衰竭、发病年龄<40 岁。痛风患者应控制血尿酸<360μmol/L,合并有上述情况之一时,应控制血尿酸<300μmol/L,但不建议血尿酸长期控制在<180μmol/L。

(五)痛风慢性期的治疗

痛风患者在慢性期如果有关节症状,用药同急性发作期;当症状控制后,对于血尿酸的控制同间歇期的降尿酸治疗。当血尿酸降至 300μmol/L 以下维持 6 个月以上,痛风石可逐渐溶解、缩小。对于较大的痛风石,可考虑手术治疗,但术后仍需要接受痛风的规范化治疗。

（六）中医治疗

痛风属于中医学中"痹证""脚气""白虎历节风"等病范畴。中医学治疗痛风采用中医辨证论治结合分期论治的思路,常用的治疗手段有中药内服、中药外用、针刺、刺络放血、火针、艾灸等,具有疗效明显、副作用小的特点。其中中药内服可以用于痛风各个分期,既能降尿酸,也能消肿止痛,改善患者的症状和体质。而中药外用主要用于改善急性发作时的症状。针刺、刺络放血也可以用于痛风患者各个分期,可以改善患者症状,对降尿酸也有一定作用。火针、艾灸主要用于痛风慢性期,具有温经通络止痛的作用。

九、预防

患者平素应食用低热能膳食,避免高嘌呤食物的摄入,如肉汤、动物内脏,以及沙丁鱼、蛤、蚝等海鲜,以及鱼虾类、豆制品等。应多食用蔬菜和水果,如樱桃、西红柿、萝卜等,此外像牛奶、鸡蛋含嘌呤也较少。严格戒饮各种酒类,尤其是白酒和啤酒。每日多饮水,避免在口渴时才饮水。注意避免感受风寒、过于疲劳,保持情绪平和以及良好的体重,这些对控制痛风的发作均有积极作用。

案例分析

张某,男,36 岁,2 天前由于进食牛羊肉后晨起突然出现右足第一跖趾关节疼痛,6 小时后疼痛到达高峰,未做诊治,自行服用芬必得、小苏打,病情有所缓解。现症:右足第一跖趾关节红肿热痛,疼痛拒按,胀痛,遇寒加重,关节活动不利,行走困难。查体:T 36.4℃,P 80 次/min,BP 115/80mmHg,右足第一跖趾关节皮肤发红,关节肿胀,压痛明显。C 反应蛋白 33.0mg/L,血尿酸 572.71μmol/L。超声检查示:右足第一跖趾关节可见线样高回声沉积,呈"双轨征",考虑痛风性关节炎。

该病如何诊断?

分析:患者为青年男性,且右足第一跖趾关节红肿热痛。由于痛风患者多为男性,且发病部位是痛风发作的典型关节,故首先应考虑痛风,但也要注意询问有无外伤史,因患者无外伤,加上是单侧关节炎发作,且 1 天内到达症状高峰,第一跖趾关节皮肤发红,关节肿胀疼痛,且血尿酸明显增高,加上超声提示有典型的"双轨征",故可诊断为痛风。

课堂互动

刺络放血疗法如何治疗痛风的急性发作?

●（刘　维）

复习思考题

1. 简述格雷夫斯病（GD）的诊断标准。

2. 简述甲状腺危象的治疗原则。

3. 简述甲减替代治疗的注意事项。

4. 简述糖尿病酮症酸中毒的诊断及治疗要点。

5. 简述血脂异常的治疗目标及药物治疗的选择方法以及治疗后的复查。

6. 试述 1997 年美国风湿病学会的痛风的诊断标准。

7. 简述痛风的实验室及影像学检查。

◆◆◆ 第八章 ◆◆◆

风湿性疾病

📖 **学习目标**

1. 掌握常见风湿性疾病的临床表现、并发症、诊断、鉴别诊断及治疗。
2. 熟悉常见风湿性疾病的病因、发病机制、实验室及其他检查。
3. 了解风湿性疾病的分类和特点。

第一节 总 论

风湿病是指影响骨、关节及其周围组织，如肌肉、滑囊、肌腱、筋膜、神经的异质性疾病，甚则累及内脏器官。风湿（rheuma）一词源于公元前 4 世纪，中医学早在《黄帝内经》中即有"风寒湿三气杂至，合而为痹"的论述。随着社会发展和卫生水平的提高，风湿热的发病率已明显降低，而骨关节病、痛风的发病率呈上升趋势。风湿性疾病发病率高、致残率高，给家庭和社会带来了沉重的经济负担。

一、风湿性疾病的分类

按照 1983 年美国风湿病协会（american rheumatism association，ARA）的分类方法，根据其发病机制、病理和临床特点，将风湿性疾病分为 10 大类。

1. **弥漫性结缔组织病** 类风湿关节炎、系统性红斑狼疮、系统性硬化症、多发性肌炎/皮肌炎、混合性结缔组织病、重叠综合征、血管炎等。这些疾病具有以下特点：①属于自身免疫性疾病，由免疫系统对自身组织产生异常免疫反应，分泌大量自身抗体及致炎细胞因子，造成组织损伤；②以血管炎和结缔组织慢性炎症为基本病理改变；③导致多系统损害；④具有异质性，同一疾病的个体之间预后差异大；⑤糖皮质激素和免疫抑制剂治疗有效；⑥该病常累及多系统、多脏器，难以根治。

2. **脊柱关节炎** 强直性脊柱炎、赖特综合征、炎性肠病性关节炎、银屑病关节炎、未分化脊柱关节炎等。

3. **退行性变** 原发性和继发性骨关节炎。

4. **与代谢和内分泌相关的风湿病** 痛风、假性痛风、马方综合征、甲状旁腺功能亢进等。

5. **与感染相关的风湿病** 反应性关节炎、风湿热等。

6. **与肿瘤相关的风湿病** ①原发性（滑膜瘤、滑膜肉瘤等）；②继发性（多发性骨髓瘤、转移瘤等）。

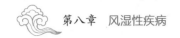

7. 神经血管疾病　神经性关节病（Charcot 关节炎）、压迫性神经病变（周围神经受压、神经根受压等）、雷诺病等。

8. 骨与软骨病变　骨质疏松、骨软化、肥大性骨关节病、弥漫性原发性骨肥厚等。

9. 非关节性风湿病　关节周围病变、腱鞘炎、滑囊炎、椎间盘病变、特发性腰痛、精神性风湿病等。

10. 其他有关节症状的疾病　周期性风湿病、间歇性关节积液、药物相关的风湿综合征等。

二、风湿性疾病的诊断思路

（一）一般情况及家族史

发病年龄、性别、家族史具有重要参考价值。系统性红斑狼疮多见于育龄女性；类风湿关节炎中年以上女性多发；强直性脊柱炎多见于青年男性，部分有家族史；骨关节炎多见于中老年；痛风男性高发。

（二）症状

除了骨、关节、肌肉疼痛等共性症状外，不同的疾病有其特异的临床表现，如系统性红斑狼疮的蝶形红斑、盘状红斑、光过敏；皮肌炎的向阳性皮疹及典型的肢带肌无力症状；干燥综合征的口干、眼干、腮腺肿大症状；强直性脊柱炎的炎性下腰痛等；痛风的单侧关节红肿热痛的症状。各种疼痛的部位、特征、受累器官的相关症状都与不同疾病诊断相关。

（三）体格检查

除内科系统常规体格检查外，关节、肌肉、皮肤黏膜的检查对风湿病诊断具有重要提示作用。小关节对称性肿胀、压痛是类风湿关节炎的关节炎特征；Schober 试验阳性是强直性脊柱炎的重要体格检查项目；急骤发生的单侧第一跖趾关节红肿热痛是痛风的典型表现；负重关节骨性膨大是骨关节炎的常见体征；对称性四肢近端肌无力是皮肌炎 / 多发性肌炎的特征性表现；风湿性多肌痛的活动困难并非肌肉无力，而是肌肉酸痛所致；口腔溃疡、外阴溃疡、针刺反应阳性为白塞综合征的典型表现；舌面无舌苔、无津液、猖獗龋齿是干燥综合征的特征；雷诺现象是系统性硬化症和其他结缔组织病的常见体征。

三、实验室及其他检查

1. 常规检查　血、尿、粪便常规，肝肾功能检查是了解疾病损害及药物副反应的必备检查项目，成人 Still 病出现白细胞总数升高；其他结缔组织病可见白细胞总数下降或 / 和血小板总数下降；系统性红斑狼疮可出现溶血性贫血。尿蛋白阳性常提示有肾小球损害。血沉、C 反应蛋白、免疫球蛋白、补体检查对评价病情活动性有帮助。如类风湿关节炎活动伴随有血沉、C 反应蛋白的升高；系统性红斑狼疮活动时常伴随补体 C3、C4 的下降。

2. 自身抗体　自身抗体是人体针对自身组织、器官、细胞及细胞成分产生的抗体。检测自身抗体对风湿病的诊断和鉴别诊断具有重要价值。抗核抗体阳性可出现在多种结缔组织病中，如系统性红斑狼疮、干燥综合征、皮肌炎 / 多发性肌炎、系统性硬化症、混合性结缔组织病等。多种自身免疫性疾病都有其特异性自身抗体，如类风湿关节炎和干燥综合征患者可出现高滴度类风湿因子；抗 CCP 抗体是类风湿关节炎的特异性抗体；抗 ds-DNA 抗体、抗 Sm 抗体是系统性红斑狼疮的特异性抗体；抗 SSA 抗体和抗 SSB 抗体同时出现时提示干燥综合征；抗合成酶（Jo-1）抗体是皮肌炎 / 多发性肌炎的特异性抗体；抗 Scl-70 抗体是系统性硬化症的特异性抗体。

3. 人类白细胞抗原（human leucocyte antigen,HLA）检测　HLA-B27 在强直性脊柱炎

患者的阳性率约为 90%,还与反应性关节炎、银屑病关节炎等其他脊柱关节病密切相关,此外一小部分正常人群 HLA-B27 也可呈阳性。HLA-DR4 与类风湿关节炎相关,HLA-DR2、HLA-DR3 与系统性红斑狼疮相关,HLA-B5 与白塞综合征有一定相关性。

4. 关节液检查 关节腔穿刺抽取关节液对鉴别不同性质的关节炎有指导意义。非炎症性关节液白细胞计数在 2 000/mm³ 以下,炎性关节液白细胞计数(2 000~50 000)/mm³,感染性关节液白细胞计数大于 50 000/mm³,痛风性关节炎关节液中可找到尿酸盐结晶。

5. 病理 病理检查是诊断疾病的金指标。肾脏活检可确诊狼疮性肾炎并可进行病理分型;下唇腺活检对干燥综合征的诊断有意义;肌肉活检对多发性肌炎的诊断有重要意义。

6. 影像学检查 X 线平片、CT、MRI 用于肌肉、骨骼、肺脏、头颅等组织器官病变的诊断、鉴别诊断、疾病分期、药物疗效的判断。超声检查用于腹部、心脏、滑膜、血管,特别是关节病变早期滑膜与关节腔积液的检查与疗效评估。

四、治疗

以药物为主的个体化综合治疗是风湿病治疗的最佳选择,包括一般治疗、药物治疗、中医药治疗、物理治疗、手术治疗、心理治疗等。

(一) 一般治疗

风湿病是一种全身性的慢性疾病,需要对患者进行健康教育,让患者能了解所患疾病的长期性、复发性、难治性,树立长期治疗的信心和勇气。同时需要患者养成良好的生活饮食习惯,比如长期服用激素的患者可有水钠潴留,应进食低盐、低脂肪的饮食,多食用蔬菜和水果;痛风患者避免进食高嘌呤的食物。此外风湿病患者应注意保暖,避免受寒,不宜熬夜等。

(二) 药物治疗

1. 非甾体抗炎药(nonsteroidal anti-inflammatory drug,NSAIDs) 通过抑制环氧化酶(COX)而抑制花生四烯酸转化为前列腺素,起到抗炎、镇痛、解热的效果,但不能控制疾病病情的进展。常用药物有双氯芬酸钠、布洛芬、洛索洛芬钠、美洛昔康等。该类药物对胃肠道、肝脏、肾脏及血细胞有一定副作用,应适时减停药物和避免两种及以上 NSAIDs 药物联用。环氧化酶有两种同工异构体,即 COX-1 和 COX-2。选择性 COX-2 抑制剂塞来昔布可减少胃肠道副作用,但心血管系统风险增大,临床应密切观察。

2. 改善病情的抗风湿药(disease modifying antirheumatic drugs,DMARDs) 通过抑制淋巴/巨噬细胞的生成与活化,减少细胞因子的产生,抑制滑膜炎症,延缓关节骨结构和组织器官破坏的进程,达到改善病情和延缓病情进展的作用。其特点是起效慢,需在使用后 3 个月左右起效,并需长期维持用药,故称慢作用药。常用的有:甲氨蝶呤、环磷酰胺、来氟米特、羟氯喹、吗替麦考酚酯、柳氮磺吡啶、硫唑嘌呤、环孢素、他克莫司、艾拉莫德等。

3. 糖皮质激素(glucocorticoid,GC) 具有强大的抗炎和免疫抑制作用,是中、重度结缔组织病的一线用药。根据半衰期分类:短效的包括可的松、氢化可的松;中效的包括泼尼松、泼尼松龙、甲基泼尼松龙、曲安西龙;长效的包括地塞米松、倍他米松等。长期大量服用糖皮质激素有以下不良反应:感染、低钾血症、骨质疏松、股骨头无菌性坏死、高血压、糖尿病、肥胖、消化性溃疡、精神兴奋等,临床使用需权衡利弊,严格掌握适应证和药物剂量,并注意用药个体化,注意监测糖皮质激素的不良反应。

4. 生物制剂 生物制剂已在国内外广泛应用,主要代表为肿瘤坏死因子 -α(TNF-α)抑制剂,包括可溶性 TNF-α 受体融合蛋白和 TNF-α 单克隆抗体。常用的 TNF-α 抑制剂有依那西普、英夫利昔单抗、阿达木单抗等。此类药物用于治疗强直性脊柱炎、类风湿关节炎已取得了令人满意的近期疗效。白细胞介素 -1、白细胞介素 -6 受体拮抗剂、酪氨酸激酶抑制剂、JAK 抑制剂和贝利尤单抗等各种炎症细胞因子的抑制剂也陆续进入临床,此类药物已成为风湿病研究的热点。其主要不良反应是感染、过敏反应,部分药物存在增加肿瘤发生率的风险,使用时需排除活动性结核和乙肝等疾病,并在使用过程中监测感染风险。

5. 植物药　部分植物药具有抗炎和免疫调节作用,如雷公藤多苷、青藤碱、白芍总苷等。

（三）辅助性治疗

静脉滴注免疫球蛋白、免疫吸附、血浆置换适用于某些阶段的风湿病患者。

（四）中医药治疗

中医药疗法对多种风湿病都有一定疗效,常用中医药疗法有中药内服、中药外用、针灸、刺络拔罐、穴位注射、针刀等。

（五）其他疗法

物理疗法、外科手术、康复锻炼、心理治疗对风湿病治疗具有一定作用。

第二节　类风湿关节炎

类风湿关节炎(rheumatoid arthritis,RA)是以侵蚀性、对称性多关节炎为主要表现的全身性自身免疫病。基本病理改变为滑膜炎、血管翳形成造成关节软骨和骨破坏,导致关节畸形和功能丧失,严重者可并发肺部疾病、心血管疾病等。本病呈全球性分布,目前患者数约占世界总人口的 1.0%,我国 RA 的患病率为 0.3%~0.4%。RA 可发生于任何年龄,30~50 岁女性多发,男女患病比例约为 1:4,是导致人类劳动力丧失和致残的主要疾病之一。

一、病因

(一)感染因素

病原微生物并非本病的直接病因,但细菌、支原体、病毒及某些细胞成分可作为抗原诱发本病,如 A 组链球菌及菌壁的肽聚糖可能是 RA 发病的持续刺激源。

(二)遗传因素

RA 发病和病情与遗传因素密切相关。例如 RA 患者 HLA-DR4 阳性率明显高于正常人群。酪氨酸激酶 2(TYK2)基因的表达与 RA 病情进展密切相关。此外基因的多态性也与 RA 的发病相关。RA 现症者的一级家属患 RA 的概率为 11%。单卵孪生子同时患 RA 的概率为 12%~30%,而双卵孪生子同患 RA 的概率只比 RA 患者一级亲属患病率略高。

(三)内分泌因素

未绝经的女性发病率高于同龄男性,妊娠和口服避孕药可缓解病情。研究表明雌激素水平可能与 RA 发病相关。而孕激素可能有减轻 RA 病情的作用。

二、发病机制

免疫紊乱是 RA 的主要发病机制。外来抗原与人体自身抗原(如滑膜)的分子结构相似,机体对外来抗原产生反应的同时,与自身抗原发生交叉反应,即使外来抗原去除,自身抗原引起的免疫反应仍继续进行。免疫反应细胞诱导局部组织细胞表面 MHC-Ⅱ类分子表达,使原来不能被提呈的自身抗原暴露出来,被 MHC-Ⅱ型阳性的抗原递呈细胞(antigen presenting cell,APC)呈递给活化的 CD4$^+$T 细胞,变为特异性免疫应答。T 细胞活化、滑膜的巨噬细胞活化产生大量细胞因子如 TNF-α、IL-1、IL-6、IL-8 等。此外,被激活的 B 细胞分

笔记栏

化为浆细胞,分泌大量免疫球蛋白和抗体,使 RA 滑膜炎得以持续。

三、病理

类风湿关节炎的基本病理是滑膜炎。滑膜炎是关节病变的基础。急性期滑膜炎以渗出和细胞浸润为主,慢性期滑膜增生肥厚,形成许多绒毛样突起(血管翳),突向关节腔内并侵入软骨和软骨下骨层,造成软骨和骨层侵蚀,导致关节破坏。血管炎也是 RA 的病理基础,血管炎累及中、小动脉和静脉,管壁有淋巴细胞浸润、纤维素沉着,内膜增生,造成血管的狭窄或堵塞,是造成类风湿关节炎心血管病变的病理基础。血管炎还可表现为类风湿结节:中心为纤维素样坏死组织,周围有上皮样细胞浸润,排列成环状,最外层是含大量淋巴细胞和浆细胞的肉芽组织。

四、临床表现

(一) 关节

早期以滑膜炎症状为主,中晚期出现关节结构破坏,前者经治疗后有一定可逆性,但后者一经出现很难逆转。

1. 晨僵　95% 以上的 RA 患者有晨僵,即早晨起床后关节及其周围僵硬感。持续时间超过 1 小时者意义较大。晨僵时间长短与疾病活动度呈正相关,但晨僵的主观性很强。其他病因的关节炎也可出现晨僵,只是不如本病明显和持久。

2. 关节痛与压痛　关节痛是最早的症状,最常出现的部位为腕关节、掌指关节、近端指间关节,其次是足趾、膝、踝、肘、肩、颞颌、胸锁、颈椎等关节。多呈对称性、持续性、多发性,但时轻时重,疼痛的关节往往伴有压痛。

3. 关节肿胀　多因滑膜炎性渗出导致关节腔积液或关节周围软组织炎症引起,逐渐发展为滑膜慢性炎症后的肥厚而引起肿胀。凡受累的关节均可肿胀,常见的部位与关节痛部位相同,亦呈对称性。

4. 关节畸形　见于中晚期患者,手指出现"天鹅颈样"及"纽扣花样"畸形。掌指关节半脱位表现为掌指关节向尺侧偏斜,腕关节、肘关节强直很多见,肩、膝、髋关节也可受累,颞颌关节受累时,咀嚼及张口受限。颈椎的可动小关节及周围腱鞘受累出现颈痛、活动受限,甚至因寰枢椎半脱位而出现脊髓受压。关节周围肌肉的萎缩、痉挛使畸形更为加重,致使生活不能自理。

5. 关节功能障碍　关节肿痛和结构破坏都引起关节的活动障碍。美国风湿病学会将因本病而影响生活的程度分为四级:Ⅰ级:能正常地进行各种工作和日常生活活动。Ⅱ级:能正常地进行各种日常生活活动和某些特定工作,其他工作受限。Ⅲ级:能正常地进行各种日常生活活动,不能胜任工作。Ⅳ级:各种日常生活和工作活动均受限。

(二) 关节外表现

1. 类风湿结节　可见于 20%~30% 的患者,多位于关节隆突部及受压部位的皮下,如前臂伸面、尺骨鹰嘴附近、骶尾部、跟腱等处。结节直径由数毫米至数厘米不等,质硬、无压痛,对称性分布。其存在提示有本病的活动。

2. 类风湿血管炎　RA 患者血管炎可表现为四肢末端小血管炎,严重者可出现缺血性坏死,眼部血管炎可表现为巩膜炎、虹膜睫状体炎,严重者影响视力。

3. 肺受累　可见于 RA 病程中的任何阶段。

(1)肺间质病变:30% 的患者出现肺间质病变,轻者无症状,或有干咳、活动时气短,重者出现肺纤维化,表现为胸闷、憋气,肺部高分辨率 CT 和肺功能检测有利于早期诊断。

（2）肺结节：肺内出现单个或多个结节，为肺内的类风湿结节表现。结节数量可随病情及用药而变化。

（3）Caplan 综合征：RA 患者接触煤尘、石棉、石灰等时，易出现大量肺结节，称为 Caplan 综合征，也称类风湿性尘肺病。临床和胸部 X 线表现为类似肺内的类风湿结节，其特征是直径>1cm 的结节分散在肺的外带。可突然出现并伴关节症状加重。病理检查结节中心坏死区内含有粉尘。

（4）胸膜炎：见于约 10% 的患者。为单侧或双侧的少量胸腔积液，偶为大量胸腔积液。胸腔积液呈渗出性，糖含量低。应注意与结核性胸膜炎相鉴别。

（5）肺动脉高压：肺间质病变及肺内动脉病变均可导致肺动脉高压。

（6）肺梗死：RA 血管炎及活动期高凝状态可导致肺梗死，为 RA 患者猝死原因之一。

4. 心脏受累　RA 是发生心血管事件的独立危险因素。血管炎累及冠状动脉时并发冠心病、心肌梗死，血管炎累及心脏微小血管时，其发病更为隐匿和凶险。此外，RA 患者也可出现心包炎和心脏瓣膜病变。

5. 胃肠道受累　患者可有上腹部不适、胃痛、恶心、食欲下降，甚至胃肠道出血，多与服用抗风湿药物尤其是非甾体抗炎药有关。

6. 肾受累　偶有轻微膜性肾病、局灶性坏死性肾小球肾炎、肾内小血管炎以及肾脏的淀粉样变等。

7. 神经系统　小血管炎的缺血性病变可导致多发性单神经炎。神经受压是 RA 患者出现神经系统病变的另一原因。如正中神经在腕关节处受压可出现腕管综合征。脊髓受压表现为渐进的双手感觉异常和力量的减退，腱反射亢进，病理反射阳性。

8. 血液系统　RA 患者的贫血一般是正细胞正色素性贫血，贫血程度和病情活动度相关，本病出现小细胞低色素贫血时，可因疾病本身或因服用非甾体抗炎药而造成胃肠道长期少量出血所致。疾病进展期的 RA 患者血小板增多，与疾病活动度相关，病情缓解后可下降。当 RA 患者脾肿大以及白细胞减少时，应考虑 Felty 综合征，此时可出现血小板降低或贫血。

五、实验室检查和影像学检查

（一）血常规

多为轻至中度贫血，活动期患者血小板可增高。

（二）炎性标志物

血沉（erythrocyte sedimentation rate，ESR）和 C 反应蛋白（C reactive protein，CRP）升高，与疾病活动度呈正相关。

（三）自身抗体

除传统检测的 RF 以外，近年来新发现的抗环瓜氨酸多肽（抗 CCP）抗体、抗突变型瓜氨酸波形蛋白抗体（抗 MCV）等，在早期 RA 诊断中，具有重要价值。

1. 类风湿因子　类风湿因子（RF）的本质是抗体，是抗免疫球蛋白 Fc 段上抗原决定簇的抗体，可分为 IgM 型、IgG 型和 IgA 型。目前以检测 IgM 型为主，约 70% 的 RA 患者可出现 IgM-RF 阳性，其检测值高低与 RA 的活动性和严重程度成正比。但 RF 并非 RA 的特异性抗体，其他自身免疫性疾病、肝炎、肿瘤及约 5% 的正常人也可出现低滴度的 RF，干燥综合征患者可出现高滴度 RF，此外，RF 阴性也不能排除 RA 的诊断。

2. 抗角蛋白　抗体谱近年来发现一组以细胞基质的聚角蛋白微丝蛋白为靶抗原的抗体，这组抗体为 RA 早期诊断提供了依据，它们包括抗环瓜氨酸肽（CCP）抗体、抗核周因子抗体(APF)、抗角蛋白抗体(AKA)、抗聚角蛋白微丝蛋白抗体(AFA)等。其中环瓜氨酸多肽(CCP)是该抗原中的主要成分,因为抗 CCP 抗体对 RA 诊断的敏感性和特异性都较高,对于早期 RA、血清 RF 阴性的患者具有重要意义,已被纳入 2009 年 ACR/EULAR 的 RA 分类标准评分中。

（四）关节滑液

正常人最大的关节腔内滑液不超过 3.5ml,白细胞数 200~2 000/mm³,当关节出现炎症时滑液增多,滑液中的白细胞增多,黏度下降,葡萄糖含量低于血糖。

（五）关节影像学检查

双手及腕 X 线平片可用于 RA 诊断,关节病变分期和监测病情进展。Ⅰ期可见周围软组织肿胀、关节端骨质疏松;Ⅱ期关节间隙变窄;Ⅲ期关节面出现虫蚀样改变;Ⅳ期可见关节半脱位和关节破坏后的纤维性和骨性强直。MRI 用于早期 RA 的诊断,较 X 线更为敏感,可显示关节软组织病变、滑膜增厚、骨髓水肿及软骨病变。关节超声用于检测滑膜厚度及滑液量增减,较 MRI 更为方便。

六、诊断

（一）诊断标准

类风湿关节炎的诊断依靠临床表现、血清学检查及影像学检查。对典型的类风湿关节炎,按 1987 年美国风湿病学会(ACR)的分类标准(表 8-2-1)诊断,此标准是以 X 线为影像学检查手段,可以对骨质破坏程度进行评价,但无法分辨滑膜及软骨的变化,对早期类风湿关节炎容易漏诊。因此,2009 年美国风湿病学会(ACR)和欧洲抗风湿病联盟(EULAR)提出了新的类风湿关节炎分类标准(表 8-2-2),该分类标准是以关节超声或 MRI 检查结果作为滑膜炎的证据,有利于早期诊断。与其他疾病的新老诊断标准更替不同,类风湿关节炎的 1987 年分类标准与 2009 年分类标准是并存使用的,因为它所针对的病情阶段不同,前者是针对典型的中、晚期类风湿关节炎患者,而后者是针对早期类风湿关节炎患者。

表 8-2-1　1987 年美国风湿病学会的分类标准

	条件	定义
1	晨僵	关节及其周围僵硬感至少持续 1 小时
2	≥3 个以上关节区的关节炎	医生观察到下列 14 个关节区(两侧的近端指间关节、掌指关节、腕、肘、膝、踝及跖趾关节)中至少 3 个有软组织肿胀或积液(不是单纯骨隆起)
3	手关节炎	腕、掌指或近端指间关节区中,至少有一个关节区肿胀
4	对称性关节炎	左右两侧关节同时受累(两侧近端指间关节、掌指关节及跖趾关节受累时,不一定绝对对称)
5	类风湿结节	医生观察到在骨突部位、伸肌表面或关节周围有皮下结节
6	类风湿因子阳性	任何检测方法证明血清中类风湿因子含量升高(该方法在健康人群中的阳性率<5%)
7	影像学改变	在手和腕的后前位相上有典型的类风湿关节炎影像学改变:必须包括骨质侵蚀或受累关节及其邻近部位有明确的骨质脱钙

注:以上 7 条满足 4 条或 4 条以上并排除其他关节炎可诊断类风湿关节炎,条件 1~4 必须持续至少 6 周

2009 年 ACR 和 EULAR 提出了新的 RA 分类标准和评分系统,即至少 1 个关节肿痛,并有滑膜炎的证据(临床或超声或 MRI);同时排除了其他疾病引起的关节炎,并有典型的常

笔记栏

规放射学类风湿关节炎骨破坏的改变,可诊断为类风湿关节炎。另外,该标准对关节受累情况、血清学指标、滑膜炎持续时间和急性时相反应物 4 个部分进行评分,总得分 6 分以上也可诊断类风湿关节炎(表 8-2-2)。

表 8-2-2　ACR/EULAR 2009 年类风湿关节炎分类标准和评分系统

关节受累情况	受累关节数	得分(0~5分)
中大关节	1	0
	2~10	1
小关节	1~3	2
	4~10	3
至少 1 个为小关节	>10	5
血清学		得分(0~3分)
RF 或抗 CCP 抗体均阴性		0
RF 或抗 CCP 抗体至少 1 项低滴度阳性		2
RF 或抗 CCP 抗体至少 1 项高滴度(>正常上限 3 倍)阳性		3
滑膜炎持续时间		得分(0~1分)
<6 周		0
>6 周		1
急性时相反应物		得分(0~1分)
CRP 或 ESR 均正常		0
CRP 或 ESR 增高		1

(二)鉴别诊断

1. 骨关节炎　类风湿关节炎与骨关节炎都可出现大、小关节的肿胀、疼痛,女性多发,而骨关节炎多发于中老年人,关节病变好发于负重关节,如膝关节、颈椎、腰椎、髋关节等。若累及手小关节者,以远端指间关节常见,足关节第一跖趾关节常受累。关节僵硬时间持续较短,不超过 30 分钟,活动后可缓解。类风湿因子阴性,血沉正常,可有 C 反应蛋白升高,X 线影像学检查显示关节间隙狭窄,密度增高,关节边缘骨质增生,骨赘形成,关节半脱位或关节游离体。

2. 痛风　类风湿关节炎与痛风都可出现关节肿胀、疼痛,但痛风男性多见,起病急骤,多发于第一跖趾关节,其次易发于踝、膝关节,但常为单侧关节发作,快速出现关节红肿热痛,数小时内症状发展至高峰,疼痛剧烈,甚者不能触碰,常伴血尿酸升高。急性发作持续 3 天至数周,常反复发作。慢性痛风性关节炎关节和耳郭等部位可出现痛风石,甚至关节畸形或累及肾脏。

3. 反应性关节炎　类风湿关节炎与反应性关节炎都可出现关节肿痛的症状,但反应性关节炎以青年男性多见,关节肿痛急性发病者居多,常有肠道或泌尿道感染病史,以外周大关节尤以膝、踝关节对称性肿痛为主,也可累及全身大小关节,常伴有发热、乏力、尿道炎、宫颈炎、皮肤黏膜表现等。类风湿因子阴性,部分患者 HLA-B27 阳性。

4. 银屑病关节炎　银屑病关节炎主要以手指或足趾远端关节受累,也可以出现关节畸形,但类风湿因子阴性。头部、四肢伸侧、会阴等部位会有银屑病的皮肤病变,此外指甲常有顶针样凹陷。X 线显示手指病变关节常有"铅笔帽"样畸形或"望远镜"样畸形。

七、病情评估

类风湿患者病情多迁延,如果在患病的前 3 年内没有得到规范治疗,则致残率较高。及时和规范化的治疗可以使 80% 以上类风湿关节炎患者病情缓解,只有少数最终致残。目前通常认为:发病年龄较晚者预后好;起病时关节受累数多或有跖趾关节受累,或病程中累及关节数大于 20 个预后差;持续高滴度类风湿因子阳性、持续血沉增快、C 反应蛋白增高、血中嗜酸性粒细胞增多均提示预后差;有严重的发热、贫血、乏力症状和关节外表现预后不良。

八、治疗

RA 治疗的总原则是早期、达标、个体化治疗。达标治疗是达到临床缓解(没有明显的炎症活动症状和体征)或疾病低活动度(防止结构损害,保持机体功能和社会角色,提高远期生活质量)。个体化方案是通过阶段性评价疾病活动性,调整治疗方案,提高临床效果,努力使其达标。治疗方法包括一般性治疗、药物治疗、外科手术治疗、中医治疗等,其中以药物治疗最为重要。

（一）一般治疗

患者教育、适度休息、急性期关节制动、缓解期关节功能锻炼、物理治疗适用于各个阶段。急性期、发热以及内脏受累者需卧床休息。

（二）药物治疗

治疗 RA 的药物有五大类,即非甾体抗炎药(nonsteroidal anti-inflammatory drug, NSAIDs)、改善病情的抗风湿病药(disease-modifying anti-rheumatic drugs,DMARDs)、生物制剂、糖皮质激素(glucocorticoid,GC)、植物药。

1. 非甾体抗炎药(NSAIDs)　具有抗炎、止痛、退热、消肿的作用,是改善关节症状的常用药物,但不能控制病情进展,必须与改善病情药物同时使用。常用的有:①双氯芬酸钠:包括双氯芬酸钠肠溶片和双氯芬酸钠缓释片。其中双氯芬酸钠肠溶片每日剂量 75~150mg,分 2~3 次服用;双氯芬酸钠缓释片,每次 75mg,每日 1~2 次;②布洛芬:每日剂量为 1.2g~2.4g,分 2~3 次服用;③洛索洛芬钠:每日剂量 120~180mg,分 2~3 次服用;④醋氯芬酸:每日剂量 200mg,分 2 次服用;⑤美洛昔康:每日剂量为 7.5~15mg,分 1~2 次服用。此类药物的主要不良反应是胃肠道症状,其次为肝肾功能损害、凝血障碍、外周血细胞减少及水肿等。若有消化道疾病的患者,可以选择使用 COX-2 抑制剂,如塞来昔布、艾瑞昔布等,这类药物能减少胃肠道不良反应的发生,但可能增加心血管不良事件的发生率。NSAIDs 的使用原则是注意种类、剂量和疗程的个体化,尽可能用最低有效剂量、短疗程,一般选择一种 NSAID,足量使用 1~2 周无效时再更换另一种药物,严禁同时使用两种 NSAIDs,以免增加不良反应。

2. 改善病情的抗风湿病药(DMARDs)　该类药物较 NSAIDs 发挥作用慢,临床症状的明显改善需 1~6 个月,有改善和延缓病情进展的作用,又称为慢作用药。RA 一经确诊,都应尽早使用 DMARDs 药物,甲氨蝶呤(methotrexate,MTX)是治疗 RA 的最基本药物,可以单独使用或联合两种及以上 DMARDs 使用,如 MTX 无效或不能耐受,可选其他 DMARDs 药物。各个 DMARDs 有其不同的作用机制及不良反应,在应用时应谨慎监测。本类药物中常用者如表 8-2-3 所示。

表 8-2-3 常用的改善病情的抗风湿病药

药物名称	作用和机制	用法	主要副作用
甲氨蝶呤（methotrexate，MTX）	抑制二氢叶酸还原酶，阻止二氢叶酸还原为活泼的四氢叶酸，使得胸腺嘧啶核苷酸和嘌呤核苷酸的合成原料耗竭，阻断 DNA 及 RNA 合成	每周 7.5~20mg，以口服为主，亦可静脉注射或肌内注射	胃肠道反应、肝损害、肾损害、骨髓抑制和口腔炎症等
来氟米特（leflunomide，LEF）	抑制合成嘧啶的二氢乳清酸脱氢酶，使活化淋巴细胞的生长受抑	每日 10~20mg，口服，该药与 MTX 作用途径相似，联合使用时注意适当减少剂量	腹泻、瘙痒、皮疹、一过性转氨酶升高和白细胞下降、可逆性脱发等，偶见血压升高
柳氮磺吡啶（sulfasalazine，SSZ）	抑制嗜中性粒细胞的趋化作用和嗜中性粒细胞的髓过氧化酶活性，减少氧自由基的生成	每日 2~3g，分 2~3 次口服，由小剂量开始递增，可减少不良反应，对磺胺过敏者禁用	皮疹、胃肠道反应、肝功能异常，偶有骨髓抑制
羟氯喹（hydroxychloroquine，HCQ）	稳定溶酶体膜、抗炎	每日 0.2~0.4g，分 2 次口服，禁用于窦房结功能不全及传导阻滞者	视网膜病变、心脏传导阻滞

3. 生物制剂　生物制剂的使用给 RA 的治疗带来重要进展。多种生物制剂如肿瘤坏死因子 - α（tumor necrosis factor- α，TNF- α）拮抗剂、JAK（Janus kinase）抑制剂都已应用于 RA 治疗，但生物制剂一般不作为 RA 治疗的首选药物，适用于 MTX 和 / 或其他非生物 DMARDs 治疗无效或不能耐受者，或起病急骤，RF/ 抗 CCP 抗体高滴度阳性，早期即出现骨侵蚀等。

目前可用的生物制剂主要有：① TNF- α 拮抗剂：包括依那西普、英夫利西单抗和阿达木单抗。此类药起效快，能抑制骨破坏。依那西普的用法是每次 25mg，皮下注射，每周 2 次，或每次 50mg，每周 1 次。英夫利昔单抗的用法是 3~10mg/kg，第 0、2、6 周各 1 次，之后每 4~8 周 1 次，剂量为 3mg/kg。阿达木单抗用法是每次 40mg，皮下注射，每 2 周 1 次。②培塞利珠单抗：是属于新型 TNF- α 抑制剂，由于缺乏免疫球蛋白 Fc 段，几乎不会通过胎盘转运到胎儿体内，同时也不会诱导补体激活。由于它经过了聚乙二醇化结构的修饰，因此药物作用时间长。培塞利珠单抗的起始剂量为第 0、2、4 周给予 400mg，皮下注射，起效后的维持剂量为 200mg，皮下注射，每 2 周 1 次。该药目前并未发现会增加妊娠结局的负面影响，因此可以在妊娠期使用。③ JAK（janus kinase）抑制剂：对传统 DMARDs 反应不足的 RA 患者，可以使用 1 种传统的 DMARDs 联合 1 种 JAK 抑制剂治疗。包括托法替布和巴瑞替尼。托法替布主要抑制 JAK1 和 JAK3 介导的信号通路，目前推荐剂量为每次 5mg，口服，每日 2 次，但低蛋白血症患者禁用。巴瑞替尼对 JAK1 和 JAK2 有较强的抑制作用，推荐剂量为每次 2mg 或 4mg，口服，每日 1 次。孕妇和妊娠患者禁用。生物制剂可有注射部位反应或输液反应，增加感染和肿瘤的风险，偶有药物诱导的狼疮样综合征以及脱髓鞘病变等。用药前应进行结核和乙肝的筛查，除外活动性感染和肿瘤。生物制剂应与传统的改善病情药物联合使用。

4. 糖皮质激素　其强大的抗炎作用能迅速缓解关节症状及全身炎症，RA 使用糖皮质激素应采用小剂量、短疗程，作为 DMARDs 起效前的"桥梁"。使用糖皮质激素必须同时应用 DMARDs，若伴有心、肺、眼和神经系统等器官受累的重症患者，可短期使用中到大量激素，一旦缓解迅速减至小剂量维持。关节腔注射糖皮质激素有利于减轻关节炎症状，但可能增加关节感染的风险，1 年内不宜超过 3 次。使用糖皮质激素应注意补充钙剂和维生素 D

以防止骨质疏松,警惕感染、高血压、血糖增高等副作用。

5. 植物药 ①雷公藤多苷:具有抗炎及免疫抑制双重作用,每日按体重千克数 1~1.5mg/kg,每日分 3 次饭后口服。主要不良反应为性腺抑制,育龄期男女禁用。其次有胃肠道反应,少有血细胞减少、肝肾功能异常、皮肤色素沉着、口炎等。②青藤碱:具有抗炎及免疫调节作用,其制剂包括正清风痛宁肠溶片和正清风痛宁缓释片,前者 40~80mg/ 次,3 次 /d;后者 60mg/ 次,2 次 /d。主要不良反应为皮疹、皮肤瘙痒,罕见白细胞减少。③白芍总苷:具有一定免疫调节作用,口服,200mg/ 次,3 次 /d。不良反应为腹痛、腹泻。

(三)外科手术治疗

对于 RA 患者导致关节畸形和功能受限者采用人工关节置换术。在术前应经药物治疗,将患者体质调整至良好状态,术后应维持规范的治疗以避免复发。

(四)中医治疗

类风湿关节炎属于中医学中"痹证""历节病""鹤膝风""尪痹"等病范畴。中医病机为正气不足,复感风寒湿热之邪,痹阻经络关节,气血运行不畅,不通则痛,日久形成瘀血痰浊,蕴酿成毒。目前治疗多以中药内服为主,辅以针灸、中药熏蒸、离子导入疗法等外治法。中药内服常从毒痹角度治疗,解毒活血法贯彻 RA 整个病程。常用的经典名方有桂枝芍药知母汤、黄芪桂枝五物汤、蠲痹汤等。中医外治主要应用于类风湿关节炎的活动期,可以减轻患者关节局部肿痛的症状。

九、预防

1. 功能锻炼 急性期以休息为主,稳定期逐渐加强肢体功能锻炼。
2. 心理指导 指导和帮助患者正确对待疾病,树立信心。
3. 饮食指导 类风湿关节炎患者无严格饮食禁忌,活动期避免食用肥甘厚腻、辛辣刺激之品。
4. 生活起居 应注意避风寒湿,居住地应干燥、温暖、向阳,同时注意保暖,多晒太阳,预防感冒。
5. 避免烟酒等不良嗜好。

案例分析

张某,62 岁,女,2 年前无明显诱因出现双手近端指间关节、掌指关节、腕关节晨起关节僵硬,活动后减轻。曾服用布洛芬、中药汤剂等药物,疼痛稍有减轻,停药后症状加重,现症:双手晨僵持续 2 小时,双手第 2、第 3、第 5 指近端指间关节及掌指关节肿胀疼痛,双手腕关节轻微疼痛。专科检查:双手第 2、第 3、第 5 指近端指间关节及掌指关节肿胀,有压痛,双腕关节有压痛。实验室检查:血沉 60mm/h,C 反应蛋白 20.2mg/L,类风湿因子 629IU/ml。双手 X 线摄片示:双侧部分指间关节间隙变窄,多发囊状低密度影,骨质疏松。

该患者诊断为什么疾病?其依据是什么?

分析:该患者应诊断为类风湿关节炎,患者女性,无明显诱因出现双手对称性手关节晨僵超过 1 小时,双手小关节受累也超过 10 个,血沉、C 反应蛋白升高,类风湿因子超过正常值 3 倍以上,影像学也符合类风湿关节炎的特点,符合 2009 年 ACR 和 EULAR 提出的 RA 分类标准。

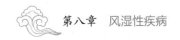
课堂互动

　　类风湿关节炎的 1987 年分类标准与 2009 年分类标准有什么不同？其各自的优点和缺点是什么？

第三节　系统性红斑狼疮

　　系统性红斑狼疮（systemic lupus erythematosus，SLE）是一种累及多系统损害的自身免疫性疾病，其血清中出现以抗核抗体为代表的多种自身抗体，基本病理改变是免疫复合物介导的血管炎。SLE 患病率地域差异较大，目前全球 SLE 患病率为（0~241）/10 万，我国 SLE 患病率为（30~70）/10 万，男女患病比为 1:（10~12）。随着诊疗水平的不断提高，SLE 患者的生存率随之大幅度提高。SLE 已由既往的急性、高致死性疾病转为慢性、可控性疾病。

一、病因

（一）遗传因素

　　SLE 是多基因相关疾病，大多数患者无家族史，然而 SLE 患者第一代亲属患病率是普通人群的 8 倍。单卵双胞胎患病率是双卵双胞胎的 5~10 倍。SLE 患者 HLA- Ⅱ类的 DR2、DR3 频率升高，或 HLA- Ⅲ类的 C2、C4 缺失。

（二）环境因素

　　病毒或其他病原微生物并非导致本病的直接原因，但可作为抗原诱发本病，某些物理、化学因素如射线、化学试剂、药物等也可诱发本病。紫外线可使皮肤上皮细胞凋亡，新抗原暴露而成为自身抗原。

（三）内分泌因素

　　育龄妇女是 SLE 高发人群，妊娠、口服避孕药可诱发 SLE 活动，说明 SLE 发生与进展可能与雌激素水平升高有关。

二、发病机制

　　易感人群在基因、环境等多因素作用下，免疫耐受性下降，抗原（病原体、自身抗原等）引起 B 细胞活化，B 细胞通过交叉反应与自身抗原相结合，并将抗原呈递给 T 细胞，使 T 细胞活化，活化的 T 细胞反过来再激活 B 细胞，产生大量各种类型的自身抗体，导致组织损伤。

（一）自身抗体

　　抗双链 DNA 抗体与肾组织结合直接导致肾损伤，抗红细胞及抗血小板抗体导致红细胞和血小板破坏，出现溶血性贫血和血小板减少，抗 SSA 抗体经胎盘进入胎儿心脏引起新生儿心脏传导阻滞；抗核糖体抗体与神经系统损害相关；抗磷脂抗体引起抗磷脂抗体综合征（血小板减少、血栓形成、习惯性流产）。

（二）免疫复合物

　　由自身抗体和抗原相结合产生的免疫复合物（immune complex，IC）沉积在组织造成相应组织损伤。

（三）T 细胞和 NK 细胞功能失调

　　CD8$^+$T 细胞和 NK 细胞功能下降，不能充分抑制 CD4$^+$T 细胞，CD4$^+$T 细胞刺激 B 细胞使之持续活化,自身抗体持续生成。

三、病理

SLE 核心的病理改变是免疫炎症引起的血管炎,可累及全身各器官。自身抗体或免疫复合物沉积在血管壁,导致炎症和坏死,管腔变窄或栓塞,引起组织缺血和功能障碍。血管炎的特征性病理改变是:①苏木紫小体:细胞核受抗体作用变性为嗜酸性团块;②"洋葱皮样病变":小动脉周围向心性纤维增生。WHO 将狼疮性肾炎(lupus nephritis,LN)病理分为六型:Ⅰ型为轻微系膜病变性 LN,Ⅱ型为系膜增生性 LN,Ⅲ型为局灶性 LN,Ⅳ型为弥漫性 LN,Ⅴ型为膜性 LN,Ⅵ型为终末期硬化性 LN。

四、临床表现

SLE 为自身免疫病原型,临床表现几乎涵盖了自身免疫性疾病的各种症状。SLE 多数呈隐匿起病,开始仅累及 1~2 个系统,表现为轻度的关节炎、皮疹、隐匿性肾炎、血小板减少性紫癜等,症状常不典型,易致漏诊、误诊。也有一部分患者起病即累及多个系统,甚至表现为狼疮危象。

(一) 全身表现

超过 90% 的患者有各种热型的发热,还可见疲倦、乏力、体重下降等症。

(二) 皮肤与黏膜表现

超过 80% 患者出现皮疹,具有特征性的皮疹有 2 种,一是蝶形红斑(分布于鼻梁和双颧颊部,呈蝴蝶状);二是盘状红斑(扁平或稍隆起的紫红色斑丘疹,周围色红,中心色淡,出现在面部、头皮、颈、上肢等处)。其他皮肤黏膜表现包括光敏感、脂膜炎、口腔溃疡、脱发、甲周红斑、网状青斑、雷诺现象等。

(三) 肾脏表现

90% 以上 SLE 在病程的不同阶段出现肾损害,表现为水肿、蛋白尿、血尿、管型尿、高血压,严重者导致肾衰竭。狼疮性肾炎的 6 个病理分型中,Ⅰ型和Ⅱ型预后较好,Ⅳ型和Ⅵ型预后较差。

(四) 关节与肌肉表现

关节肿痛是 SLE 常见症状,多出现在手指、腕、膝等关节,呈对称性,其特点为非侵蚀性关节炎,X 线片无骨质破坏,肌痛和肌无力较常见,10% 出现肌炎。少部分患者出现股骨头坏死,可能与 SLE 血管炎有关,使用糖皮质激素也是股骨头坏死原因之一。

(五) 浆膜炎

超过 50% 患者出现浆膜炎:双侧胸腔积液、腹腔积液(由浆膜炎或低白蛋白血症引起)、心包积液,多于疾病活动期出现。

(六) 心血管表现

患者常出现心包炎,表现为心包积液,但心脏压塞少见。血管炎可累及心脏血管,出现无症状性心肌缺血、心绞痛、急性心肌梗死,激素的使用加速动脉粥样硬化,抗心磷脂抗体导致动脉血栓形成。约 10% 的患者心肌损害,表现为心悸、气短、心前区不适,严重者因心力衰竭而致死。少数患者出现心内膜炎,其中疣状心内膜炎可因脱落引起栓塞。

(七) 肺部表现

SLE 引起的肺间质病变可分为急性和亚急性期的磨玻璃样改变和慢性肺纤维化,表现为干咳、气促、低氧血症,肺功能显示弥散功能下降。约 20% 患者有弥漫性肺泡出血,病死率高达 50% 以上。约 70% 出现肺动脉高压(由肺血管炎、广泛肺间质病变、肺栓塞等引起),

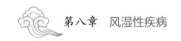

出现肺动脉高压或肺栓塞者预后不良。

（八）消化系统表现

食欲下降、恶心、呕吐、腹痛、腹泻等，部分患者以消化系统表现为首发症状，可伴有蛋白丢失性肠炎，并引起低蛋白血症。有肝功能异常者预后不良，少数患者出现胰腺炎、肠梗阻、肠系膜血管炎、肠坏死等急腹症。以上症状与胃肠道血管炎有关。

（九）神经系统表现

神经精神狼疮（neuropsychiatric lupus，NP-SLE）又称狼疮脑病，表现为：脑血管病变、无菌性脑膜炎、脱髓鞘综合征、癫痫、头痛、脊髓炎、运动障碍、认知功能障碍、抑郁症、焦虑症及其他精神病。外周神经系统表现有急性感染性多发性神经根炎（吉兰-巴雷综合征）、自主神经病、多发性神经病、单神经病、重症肌无力等。病理基础为血管炎、自身抗体作用于神经细胞、微血栓脱落、抗磷脂抗体综合征等。

（十）血液系统表现

血液系统中红细胞、白细胞、血小板三系减少均可出现，常与疾病活动相关，与自身抗体有关，还可见淋巴结无痛性肿大和/或脾肿大。

（十一）眼部表现

约 15% 有眼底病变：出血、视网膜渗出、视神经乳头水肿、黄斑病变等，严重者致盲。此外还可见葡萄膜炎、结膜炎、视神经炎等。

（十二）抗磷脂抗体综合征

表现为血小板减少、动脉和/或静脉血栓形成、习惯性自发性流产，抗磷脂抗体两次以上阳性。

（十三）其他

SLE 常伴有继发性干燥综合征，有外分泌腺受累，表现为口干、眼干等症，常伴有血清抗 SSB 抗体、抗 SSA 抗体阳性。

五、实验室及其他检查

（一）一般检查

根据受累系统不同做相应检查，如血、尿、便常规，24 小时尿蛋白定量、肝肾功能、心肌酶、凝血指标、心电图、超声、影像学检查等。狼疮脑病者应做脑脊液检查，可见脑脊液压力及蛋白含量升高，细胞数、氯化物和葡萄糖水平多正常。

（二）自身抗体

SLE 患者血清中可出现多种自身抗体，所有患者都可出现 ANA 阳性，ANA 可出现在各种结缔组织病，无诊断特异性，SLE 的标志性抗体有两种，即抗 dsDNA 抗体和抗 Sm 抗体，其中抗 dsDNA 抗体的滴度与 SLE 活动度相关。抗 Sm 抗体特异性高达 99%，但敏感度仅为 25%。其他非特异性抗体有抗 RNP 抗体，与雷诺现象和肌炎相关；抗组蛋白抗体的效价高低与病情活动性相关；抗 SSA 抗体与光过敏、血管炎、皮损、平滑肌受累、血细胞降低、新生儿狼疮相关。抗 rRNP 抗体与神经精神狼疮相关。而 ENA 抗体（如抗 Sm 抗体、抗 RNP 抗体、抗 SSB 抗体等）的滴度消长与疾病活动性无明显相关性。抗磷脂抗体包括抗心磷脂抗体、狼疮抗凝物、梅毒血清学试验假阳性等针对自身不同磷脂成分的抗体，有助于判断是否合并继发性抗磷脂综合征，少数患者出现 RF 升高和抗中性粒细胞胞浆抗体阳性。

（三）免疫功能

补体 C3、C4 降低，免疫球蛋白、ESR、CRP 升高提示 SLE 病情活动。

（四）超声及影像学检查

超声心动图用于诊断心包积液、心瓣膜病变，以及心肌、心脏形态学改变，亦可用于肺动脉高压的辅助诊断。高分辨率 CT 能发现早期肺间质病变，头颅 MRI 及 CT 用于脑部血管及神经病变诊断。

六、诊断

（一）诊断标准

目前 SLE 诊断广泛采用美国风湿病学会（ACR）1997 年推荐的 SLE 分类标准（表 8-3-1）。该分类标准的 11 项中，符合 4 项或 4 项以上者，在除外感染、肿瘤和其他结缔组织病后，可诊断 SLE。其特异性和敏感性分别为 0.93 和 0.83。2019 年欧洲抗风湿病联盟（EULAR）/美国风湿病学会（ACR）发布最新的 SLE 分类标准（表 8-3-2）。其特异性和敏感性分别为 0.93 和 0.96，更有利于早期诊断。

表 8-3-1　1997 年 ACR 推荐的 SLE 分类标准

颊部红斑	固定红斑，扁平或高起，在两颧突出部位
盘状红斑	片状高起于皮肤的红斑，黏附有角质脱屑和毛囊栓；陈旧病变可发生萎缩性瘢痕
光过敏	对日光有明显的反应，引起皮疹，从病史中得知或医生观察到
口腔溃疡	经医生观察到的口腔或鼻咽部溃疡，一般为无痛性
关节炎	非侵蚀性关节炎，累及 2 个或更多的外周关节，有压痛，肿胀或积液
浆膜炎	胸膜炎或心包炎
肾脏病变	尿蛋白>0.5g/24h 或（+++），或管型（红细胞、血红蛋白、颗粒或混合管型）
神经病变	癫痫发作或精神病，除外药物或已知的代谢紊乱
血液学疾病	溶血性贫血，或白细胞减少，或淋巴细胞减少，或血小板减少
免疫学异常	抗 dsDNA 抗体阳性，或抗 Sm 抗体阳性，或抗磷脂抗体阳性（包括抗心磷脂抗体、或抗狼疮抗凝物、或至少持续 6 个月的梅毒血清试验假阳性三者中具备一项阳性）
抗核抗体	在任何时候和未用药物诱发"药物性狼疮"的情况下，抗核抗体滴度异常

表 8-3-2　2019 年 EULAR/ACR 的 SLE 分类标准

入围标准：ANA ≥ 1 : 80（Hep-2 细胞方法）		
临床领域或标准	定义	权重
全身症状	发热>38.3℃	2 分
血液系统	白细胞减少<4×10⁹/L	3 分
	血小板减少症<100×10⁹/L	4 分
	溶血性贫血	4 分
神经系统	谵妄（意识改变或唤醒水平下降，和症状发展时间数小时至 2 天内，和 1 天内症状起伏波动，和认知力急性或亚急性改变，或习惯、情绪改变）	2 分
	精神异常（无洞察力的妄想或幻觉，但没有精神错乱）	3 分
	癫痫（癫痫大发作或部分/病灶性发作）	5 分

续表

入围标准：ANA≥1:80（Hep-2细胞方法）		
临床领域或标准	定义	权重
皮肤黏膜	非瘢痕性脱发	2分
	口腔溃疡	2分
	亚急性皮肤狼疮	4分
	急性皮肤狼疮	6分
浆膜腔	胸腔积液或心包积液	5分
	急性心包炎	6分
肌肉骨骼	关节受累（≥2个关节滑膜炎或≥2个关节压痛+≥30分钟的晨僵）	6分
肾脏	蛋白尿>0.5g/24h	4分
	肾活检：Ⅱ或Ⅴ型LN	8分
	肾活检：Ⅲ或Ⅳ型LN	10分
抗磷脂抗体	抗心磷脂抗体中或高滴度或抗β_2糖蛋白1抗体阳性或狼疮抗凝物阳性	2分
补体	低C3或低C4	3分
	低C3和低C4	4分
特异抗体	抗dsDNA阳性或抗Sm阳性	6分

附加说明：①如果该标准，可以被其他比SLE更符合的疾病解释，不计分；②标准至少一次出现就足够；③SLE分类标准要求至少包括1条临床分类标准以及总分≥10分可诊断；④所有的标准不需要同时发生；⑤在每个记分项，只计算最高分。

（二）鉴别诊断

系统性红斑狼疮是自身免疫性疾病的原型，其临床表现多种多样，应与多种疾病相鉴别。如有尿蛋白阳性者应与原发性肾小球肾炎相鉴别；有血小板减少者应与原发免疫性血小板减少症相鉴别；有心包积液、心绞痛等心脏表现时，应与心包炎、急性心肌梗死等病相鉴别；此外，还应与以下疾病相鉴别：

1. 类风湿关节炎 当系统性红斑狼疮出现关节炎时，应与类风湿关节炎相鉴别。类风湿关节炎类风湿因子或抗CCP抗体阳性，而没有抗dsDNA抗体阳性或抗Sm抗体阳性。类风湿关节炎X线显示侵蚀性关节炎也可用来与系统性红斑狼疮相鉴别。

2. 皮肌炎 系统性红斑狼疮和皮肌炎都可出现面部红斑、肌痛或乏力，但皮肌炎皮疹多出现在眼睑、胸前V型区、肩背部，还可见关节伸面皮疹（Cottron征）、"技工手"、血清肌酶升高，肌电图呈肌源性损害，肌肉活检有特异性病变。

3. 混合性结缔组织病 系统性红斑狼疮与混合性结缔组织病均可有多系统损害的表现，均可出现ANA阳性，但混合性结缔组织病手和面部皮损具有硬皮病样改变的特征，血清抗U1核糖核蛋白（U1RNP）抗体阳性，但没有抗dsDNA抗体阳性和抗Sm抗体阳性。

4. 肾病综合征 9%的SLE患者是以慢性肾脏病或肾病综合征起病，有时在起病1~2年后才出现SLE的其他症状。两者可以通过免疫学检查和肾穿刺检查进行鉴别诊断。

七、病情评估

诊断明确后则要判定患者的病情以便采取相应的治疗。可以根据以下三个方面来判定：

1. 疾病的活动性　目前最常用的为系统性红斑狼疮疾病活动性指数（systemic lupus erythematosus disease activity index，SLEDAI），详见表 8-3-3。根据患者前 10 天内是否出现上述症状而定分，凡总分在 10 分或 10 分以上者考虑疾病活动。

2. 病情的严重性　出现重要器官或系统严重损害时表明病情严重，如肾功能不全、脑病变等。狼疮危象是指急性的危及生命的重症 SLE，包括急进性狼疮性肾炎、严重的中枢神经系统损害、严重的溶血性贫血、血小板减少性紫癜、粒细胞缺乏症、严重心脏损害、严重狼疮性肺炎、严重狼疮性肝炎和严重的血管炎。

3. 并发症　有动脉粥样硬化、感染、高血压、糖尿病等则往往使病情加重。

表 8-3-3　临床 SLEDAI 积分表

积分	临床表现
8	癫痫发作：最近开始发作的，除外代谢、感染、药物所致
8	精神症状：严重紊乱干扰正常活动。除外尿毒症、药物影响
8	器质性脑病：智力改变，伴定向力、记忆力或其他智力功能的损害并出现反复不定的临床症状。至少同时有以下两项：感觉紊乱、不连贯的松散语言、失眠或白天瞌睡、精神运动性活动减低或亢进。除外代谢、感染、药物所致
8	视觉障碍：SLE 视网膜病变，除外高血压、感染、药物所致
8	脑神经病变：累及脑神经的新出现的感觉、运动神经病变
8	狼疮性头痛：严重持续性头痛，麻醉性止痛药无效
8	脑血管意外：新出现的脑血管意外，应除外动脉硬化
8	脉管炎：溃疡、坏疽、有触痛的手指小结节、甲周碎片状梗死、出血或经活检、血管造影证实
4	关节炎：2 个以上关节痛和炎性体征（压痛、肿胀、渗出）
4	肌炎：近端肌痛或无力伴 CPK 升高，或肌电图改变或活检证实
4	管型尿：血红蛋白、颗粒管型或红细胞管型
4	血尿：>5 个红细胞 / 高倍视野，除外结石、感染和其他原因
4	蛋白尿：>0.5g/24h，新出现或近期增加 0.5g/24h 以上
4	脓尿：>5 个白细胞 / 高倍视野，除外感染
2	脱发：新出现或复发的异常斑片状或弥散性脱发
2	新出现皮疹：新出现或复发的炎症性皮疹
2	黏膜溃疡：新出现或复发的口腔或鼻黏膜溃疡
2	胸膜炎：胸膜炎性胸痛伴胸膜摩擦音、渗出或胸膜肥厚
2	心包炎：心包痛及心包摩擦音或积液（心电图或超声心动检查证实）
2	低补体：CH50、C3、C4 低于正常范围的最低值
2	抗 ds-DNA 抗体：滴度增高
1	发热：>38℃
1	血小板下降：低于正常范围的最低值
1	白细胞下降：<3×10⁹/L

注：SLEDAI 积分对 SLE 病情的判断如下：0~4 分为基本无活动；5~9 分为轻度活动；10~14 分为中度活动；≥15 分为重度活动。

八、治疗

防治原则与目标：SLE 的治疗原则为早期、个体化治疗，最大程度地延缓疾病进展，降低器官损害，改善预后。SLE 治疗的短期目标为控制疾病活动、改善临床症状，达到临床缓解或可能达到的最低疾病活动度；长期目标为预防和减少复发，减少药物不良反应，预防和控制疾病所致的器官损害，实现病情长期持续缓解，降低病死率，提高患者的生活质量。

（一）一般治疗

1. 对患者进行健康教育，正确认识疾病，消除恐惧心理，保持乐观情绪，养成良好的生活饮食习惯。

2. 坚持定期随访，及时调整治疗方案。

3. 避免诱发因素，如阳光暴晒、过度疲劳、使用避孕药等，避免活疫苗注射；防治各种感染，避免疾病复发。

（二）对症治疗

有发热及关节痛者可辅以非甾体抗炎药，有高血压、血脂异常、糖尿病、骨质疏松等者应予以相应的治疗。

（三）药物治疗

1. **糖皮质激素**　激素是治疗 SLE 的基础用药，应根据疾病活动及受累器官的类型和严重程度制订个体化的激素治疗方案。对轻度活动的 SLE 患者，羟氯喹或非甾体抗炎药疗效不佳时，可使用小剂量泼尼松（≤10mg/d）治疗；对中度活动的 SLE 患者，可使用 0.5~1mg/（kg·d）泼尼松联合免疫抑制剂进行治疗；对重度活动的 SLE 患者，可使用 ≥1mg/（kg·d）泼尼松联合免疫抑制剂进行治疗，待病情稳定后，适当调整激素用量；对狼疮危象的 SLE 患者，可使用激素冲击联合免疫抑制剂进行治疗。激素冲击治疗为静脉滴注甲泼尼龙 500~1 000mg/d，通常连续使用 3 日为一个疗程，疗程间隔 5~30 日。冲击治疗后口服 0.5~1mg/（kg·d）泼尼松，用药 4~8 周，但具体疗程根据病情进行调整。不良反应包括：感染、高血压、高血糖、高血脂、低钾血症、水钠潴留、骨质疏松、股骨头缺血性坏死、体重增加、消化道溃疡、白内障等。

使用激素时应根据疾病活动度、激素不良反应发生情况对剂量进行调整和确定减药、停药的时机，减量过程必须逐步而缓慢，避免突然停药；对病情稳定的患者，应尽早进行激素减量，减量过程必须逐步而缓慢，以避免疾病复发。

2. **免疫抑制剂**　用于狼疮的诱导缓解及维持治疗，保护脏器功能，减少病情复发。推荐长期使用羟氯喹作为基础治疗，SLE 患者长期服用羟氯喹可降低疾病活动度、降低发生器官损伤和血栓的风险，改善血脂情况，提高生存率。但在诱导缓解期应与其他免疫抑制剂联合使用。常用的免疫抑制剂有以下几种：

（1）环磷酰胺（CTX）：是主要作用于细胞 S 期的非特异性烷化剂，通过影响 DNA 的合成而发挥细胞毒作用。诱导缓解期可采用以下几种使用方法：0.5~1.0g/m² 体表面积，每 3~4 周 1 次，加入生理盐水，静脉滴注，或每次 0.4g，每周 1 次，或每次 0.2g，隔日 1 次，静脉滴注，口服剂量为每日 1~2mg/kg。病情缓解后可采用每 2~4 周 0.4g，静脉滴注，或每日 1mg/kg，口服。不良反应包括胃肠道反应、脱发、骨髓抑制、诱发感染、肝功能损害、性腺抑制、致畸、出血性膀胱炎、远期致癌性等。

（2）羟氯喹（HCQ）：可稳定溶酶体膜，具有抗炎作用，用法为每次 0.2g，每日 1~2 次，口服。不良反应包括视网膜病变、心脏传导阻滞。

（3）霉酚酸酯（MMF）：是次黄嘌呤单核苷酸脱氢酶抑制剂，抑制嘌呤从头合成途径，从而抑制淋巴细胞活化。治疗狼疮性肾炎有效,能够有效地控制Ⅳ型狼疮性肾炎,剂量为每日1.5~2g,分2次口服。不良反应包括胃肠道反应、骨髓抑制、感染、致畸等。

(4)环孢素(CsA):可特异性抑制T淋巴细胞产生细胞因子,是一种非细胞毒免疫抑制剂,每日3~5mg/kg,分2次口服。不良反应包括胃肠道反应、多毛、震颤、齿龈增生、肝肾功能损伤、高血压等。

(5)他克莫司(FK506):是T细胞活化的抑制剂,用法为每日3~6mg,口服。不良反应包括高血压、胃肠道反应、皮肤过敏、肝肾功能损伤等。

(6)硫唑嘌呤(AZA):是嘌呤类似物,作用于细胞S期,是细胞周期特异性抗代谢药;用法为每日50~100mg,口服。不良反应包括骨髓抑制、胃肠道反应、肝功能损害等。

(7)甲氨蝶呤(MTX):为二氢叶酸还原酶抑制剂,通过抑制核酸的合成发挥细胞毒作用。剂量为10~15mg/次,口服,每周1次。不良反应包括胃肠道反应、口腔黏膜糜烂、肝功能损害、骨髓抑制,偶见肺纤维化。

(8)来氟米特(LEF):抑制合成嘧啶的二氢乳清酸脱氢酶,使活化淋巴细胞的生长受抑。用法为每日20mg,口服。不良反应包括腹泻、肝功能损害、皮疹、白细胞下降、脱发、高血压、致畸等。

(9)雷公藤多苷:具有抗炎及免疫抑制作用,按患者体重服药,每1kg每日1~1.5mg,分3次饭后口服。不良反应包括生殖系统抑制、胃肠道反应、骨髓抑制、肝肾功能损伤等。

(四)人静脉用免疫球蛋白

用于SLE病情危重,或存在重症感染,激素与免疫抑制剂治疗困难时,剂量为0.4mg/(kg·d),静脉滴注,连用3~5日为一个疗程。过敏体质及心功能不全患者慎用。

(五)生物制剂

目前用于治疗系统性红斑狼疮的生物制剂主要是贝利尤单抗,该药靶向作用于系统性红斑狼疮患者的B淋巴细胞刺激因子,抑制B细胞的增殖,从而减少自身抗体的生成,控制疾病活动,减少系统损害的风险,减少激素的用量,实现器官的保护。因该药对晚期B细胞的影响较小,从而保留自身免疫力,严重感染发生率低。常见的不良反应为病毒性上呼吸道感染、支气管炎和腹泻。推荐剂量为10mg/kg,前3次每2周给药1次,随后每4周给药1次。

(六)合并抗磷脂综合征的治疗

在免疫治疗的基础上,应用阿司匹林或华法林抗血小板抗凝治疗。应动态监测凝血指标,使凝血酶原时间国际标准化比值(INR)维持在2.0~3.0,随时调整抗凝药物剂量。

(七)其他疗法

包括免疫吸附、血浆置换等,目前不作为SLE诊疗常规,可视具体情况而选用。

(八)中医治疗

系统性红斑狼疮属于中医学中"阴阳毒""红蝴蝶疮"的范畴。系统性红斑狼疮基本的病机特点是毒、瘀、虚三者相互交错、相互影响。中医学治疗SLE采用辨证论治结合分期论治的思路,治疗手段包括中药内服、针刺、刺络放血等。中医药辨证论治有助于调整患者机体阴阳平衡,从而恢复其机体免疫功能的稳定性,改善相关指标水平,防止并发症与脏器损伤,减轻糖皮质激素、免疫抑制剂等导致的不良反应。升麻鳖甲汤、蒿芩清胆汤、桂枝芍药知母汤、金匮肾气丸、八宝丹等为治疗该病常用方药。

九、SLE与妊娠

病情处于缓解期达半年以上、环磷酰胺等免疫抑制剂停药半年以上、泼尼松用量小于每日10mg,且无明显系统损害者,可选择妊娠,羟氯喹可全程使用。地塞米松和倍他米松不宜选用,因其可通过胎盘屏障影响胎儿。抗磷脂抗体阳性或有习惯性流产的孕妇应口服低剂量阿司匹林每日 50~100mg 和 / 或小剂量低分子肝素抗凝以防止流产。羟氯喹、激素、硫唑嘌呤、环孢素 A 和他克莫司对预防或控制妊娠期间的 SLE 复发有一定作用。因为霉酚酸酯、来氟米特和甲氨蝶呤均有较为明确的致畸性,应禁用。

十、预防

1. 人群预防　加强普查与宣传;提高医务人员的诊治水平;开展并逐渐普及自身免疫性疾病的相关检查。

2. 患者预防　保持乐观的情绪;营养均衡,多食新鲜水果、蔬菜,忌食辛辣刺激食物;坚持锻炼身体,劳逸结合;避免诱发因素,包括避免日光照射、寒冷、X 射线等过多暴露接触;注意保暖,预防感染;避免自行停用激素和免疫抑制剂,同时也避免使用可能诱发狼疮的药物;早期诊断、早期治疗,注意复查,坚持治疗;SLE 进展期时应节育,避免妊娠导致疾病加重,若需妊娠,应当在病情稳定后,在专业医师指导下备孕。

附:狼疮肾炎(LN)的病理分型及治疗

一、病理分型

1. Ⅰ型　轻微系膜病变性 LN:光镜正常,免疫荧光可见免疫复合物沉积。

2. Ⅱ型　系膜增生性 LN:光镜下可见系膜细胞增生或基质增多,同时有免疫复合物沉积,免疫荧光或电镜下还可见上皮侧或内皮下沉积物。

3. Ⅲ型　局灶性 LN:累及<50% 的肾小球,活动或非活动性,节段性或球性,毛细血管内或外增生,常伴内皮下沉积物,伴或不伴系膜改变。

4. Ⅳ型　弥漫性 LN:与Ⅲ型 LN 病理改变基本相同,但≥50% 的肾小球受累。

5. Ⅴ型　膜性 LN:光镜、免疫荧光或电镜下见大部分肾小球存在弥漫或节段上皮侧免疫复合物沉积,伴或不伴系膜改变。

6. Ⅵ型　终末期硬化性 LN:≥90% 肾小球球性硬化,无活动性病变。

二、治疗

1. Ⅰ型、轻症Ⅱ型 LN　多无需特殊治疗,一般给予中、小剂量糖皮质激素。

2. 较重的Ⅱ型、Ⅲ型 LN　可给予单纯糖皮质激素(泼尼松 0.5~1.0mg/kg)治疗,病情控制后逐渐减量维持。

3. 重症Ⅲ型及Ⅳ型、Ⅴ型 LN　治疗包括诱导阶段及维持阶段,大剂量糖皮质激素与免疫抑制剂诱导时间为 6~9 个月,维持阶段是在药物逐渐减量后稳定病情。常用药物:糖皮质激素、环磷酰胺、吗替麦考酚酯等。

4. Ⅵ型 LN　透析治疗。是否应用糖皮质激素与免疫抑制剂取决于肾外表现。

案例分析

张某,女,32 岁,职员。2 周前曾去海边旅游,日晒后出现面部对称红斑,伴见双侧腕关节、指间关节酸痛。发热 1 周,体温 38.5℃,自服抗生素无效。查体:T 38.4℃,P 80 次 /min,BP 125/80mmHg。神清,面部对称性蝶形红斑,皮肤黏膜无出血点,无脱发,无口腔溃疡。双下肢水肿(+)。双侧腕关节、指间关节肿胀压痛。

笔记栏

为明确诊断,还需进一步做哪些检查?

分析:目前需要完善的检查包括实验室检查(血常规、血沉、C反应蛋白、尿常规、大便常规加潜血、24小时尿蛋白定量、肝功能、肾功能、免疫全项,风湿病抗体包括抗核抗体、抗双链DNA抗体、抗sm抗体),关节彩超,X线检查,以鉴别诊断,同时也能明确患者有无其他系统的损害。

知识链接

系统性红斑狼疮与"狼"有关吗?

系统性红斑狼疮英文名为"systemic lupus erythematosus"。其中,Lupus为拉丁语,原意为狼,约在1230年前后,有人以此词描述面部红斑样皮肤病变。1951年,Cazenave首先以红斑狼疮(lupus erythematosis)命名皮肤损害为主的盘状红斑疾病病变。此病患者多在颜面部或其他相关部位反复出现顽固性难治的皮肤损害,有的还在红斑基础上出现萎缩、瘢痕等,使面部变形,看上去就像被狼咬过的一样,故得其名。1872—1875年,Kaposi发现红斑狼疮在面部的病损多呈蝶形,且伴有全身病变,此后有人称之为系统性红斑狼疮。1948年Hargraves等在患者骨髓和血液中发现红斑狼疮细胞;1957年Holborrow在狼疮患者血液中发现抗核抗体(ANA),当时免疫学仅处于萌芽状态,认为用抗核抗体作为诊断条件似乎尚不成熟,但对该病的认识也更进了一步。

红斑狼疮起病隐匿或急骤,发作凶险,且容易复发,迁延不愈,出没无常,就像狼一样狡猾。而狼疮患者的皮肤损害除盘状红斑狼疮出现典型的盘状红斑外,还出现蝶形红斑、多形红斑、环形红斑等,故用红斑狼疮一词命名该病,非常形象贴切。

课堂互动

简述如何应用糖皮质激素治疗系统性红斑狼疮。

第四节　强直性脊柱炎

脊柱关节炎(spondyloarthritis,SpA),又称血清阴性脊柱关节病(seronegative spondyloarthropathy)或脊柱关节病(spondyloarthropathies,SpAs),是一组以骶髂关节和脊柱、外周关节的肌腱端炎症为特征的疾病,包括强直性脊柱炎(ankylosing spondylitis,AS)、反应性关节炎(reactive arthritis,ReA)、银屑病关节炎(psoriatic arthritis,PsA)、炎性肠病性关节炎(inflammatory bowel disease arthritis,IBDA)、幼年脊柱关节炎和未分化脊柱关节炎(undifferentiated spondyloarthropathy,USpA)。本组疾病有以下共同特征:①常累及中轴关节,影像学检查显示骶髂关节炎;②病理变化以肌腱端和韧带附着点炎症为特征,也可累及眼、主动脉瓣、肺和皮肤,滑膜炎非本病特征;③各种脊柱关节炎之间的临床表现有交叉重叠,如眼炎,尿道炎,前列腺炎,口腔、肠道和生殖器溃疡,皮肤病变等;④非对称性炎性外周

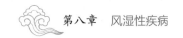

关节炎常累及下肢,如髋、膝、踝关节等;⑤有家族聚集倾向;⑥与 HLA-B27 关联,其中以 AS 和 ReA 最为密切;⑦类风湿因子阴性。由于强直性脊柱炎具有本组疾病的典型表现,故本节重点讨论强直性脊柱炎。

强直性脊柱炎(ankylosing spondylitis,AS)是以骶髂关节和脊柱自身炎症为表现的全身性疾病,临床表现为腰背部僵硬疼痛,晚期可发生脊柱强直、畸形和功能障碍。其特征性病理改变为肌腱、韧带附着点炎症。本病发病年龄多在 10~40 岁之间,20~30 岁为发病高峰,男性多见,男女患病比例约为 10:1。我国发病率约为 0.3%。

一、病因

1. 遗传　强直性脊柱炎与人类白细胞抗原 I 类基因中的 HLA-B27 高度相关,约 90% 的患者 HLA-B27 阳性,约 20% 患者有家族聚集患病现象,若 HLA-B27 阳性的 AS 患者,与 HLA-B27 阴性相比,其子代患 AS 的概率要高。但健康人群也有一定比例 HLA-B27 阳性率。

2. 感染　AS 的发生可能与肺炎克雷伯菌、志贺菌、沙门氏菌、耶尔森菌及泌尿生殖道沙眼衣原体等感染相关。也有报道与 EB 病毒、单纯疱疹病毒、巨细胞病毒等病毒感染有关。

3. 其他因素　潮湿、寒冷、外伤等因素。

二、发病机制

基因因素和环境因素综合作用,激活了的炎症应答和免疫应答,导致组织损伤。

三、病理

基本病理变化是附着点炎,即肌腱、韧带和关节囊等附着于骨关节部位的炎症、纤维化、骨化。早期病变侵犯骶髂关节,先出现滑膜炎,软骨变性、破坏,软骨下骨破坏及炎症细胞浸润,反复的炎症可导致附着点增厚钙化,骨髓炎症、水肿、炎性修复,新骨形成,关节间隙消失。晚期累及脊柱出现椎体方形变,韧带钙化,脊柱竹节样变。葡萄膜炎和虹膜炎也是 AS 常见的病理改变,偶见主动脉根炎和心脏传导系统病变。

四、临床表现

(一) 症状

1. 典型表现为炎性腰背痛　①活动后症状改善;②缓慢发病;③ 40 岁以前发病;④背痛伴发晨僵;⑤症状持续至少 3 个月。符合上述 5 条中至少 4 条,考虑为炎性腰背痛。约 75% 患者有外周关节病变,如髋、膝、踝、肩、肘、手足关节等,其中以下肢关节较为常见。肌腱端炎可表现为颈僵、胸痛,臀部、腹股沟、足跟疼痛。

2. 关节外表现　AS 早期或活动期可有不规则的低热,体温在 37~38℃之间。约 30% 患者可出现反复的葡萄膜炎或虹膜炎,少数患者出现主动脉根炎和主动脉病变及心脏传导系统异常,胸廓活动度变小、肺间质损害、肾损害及神经系统病变,晚期骨质疏松易发骨折。

(二) 体征

骶髂关节压痛,"4" 字试验阳性,脊柱前屈、后伸、侧弯等活动受限,胸廓活动度下降,枕墙距大于 0。

五、实验室和影像学检查

1. 实验室检查　无特异性实验室指标。RF 阴性,活动期可有 C 反应蛋白、血沉、免疫球蛋白升高。90% 左右的患者 HLA-B27 阳性。急性活动期的患者可见轻度正细胞低色素性贫血，轻、中度单核细胞及血小板计数升高，如发现尿蛋白升高、肾功能异常，警惕合并继发 IgA 肾病和肾淀粉样变。

2. 影像学检查　骶髂关节炎是诊断 AS 的关键指征。X 线表现为双侧骶髂关节间隙变窄，软骨下骨板模糊、锯齿样破坏，骨质硬化和增生，晚期出现骨性强直。根据 X 线骶髂关节可分为 0~Ⅳ级。0 级：正常骶髂关节；Ⅰ级：可疑或轻微的骶髂关节炎；Ⅱ级：轻度异常，局限性骨侵蚀、硬化，关节间隙无变化；Ⅲ级：中度异常，中度或进展性骶髂关节炎，伴有以下一项或者多项变化：骨侵蚀、硬化、增宽、狭窄或部分强直；Ⅳ级：严重异常，骶髂关节完全强直、融合，伴或不伴有硬化。CT 分辨力优于 X 线，MRI 比 CT 更适合早期诊断，MRI 能显示骨髓水肿、滑膜炎、韧带硬化、骨质破坏等。患者应定期 1~3 年定期复查 MRI，对于监测病情和评估预后有重要意义。

六、诊断

(一) 诊断标准

目前临床多采用 1984 年修订的 AS 纽约标准，但随着研究的深入，修订的 AS 纽约标准显示出其局限性，患者从发病到确诊往往需要 5~10 年时间，容易延误治疗，不能满足对 AS 早期诊断和早期治疗的要求。尤其生物制剂在临床的使用，强调早期应用，延缓疾病的进展，故早期诊断具有重要意义。因此对一些暂时不符合上述 AS 标准者，可参考有关脊柱关节病（SpA）的诊断标准，主要包括 1991 年欧洲脊柱关节病研究组（European Spondyloarthropathy Study Group, ESSG）制定的 SpA 分类标准和 2009 年国际脊柱关节炎评估协会（Assessment of Spondylo Arthritis International Society, ASAS）推荐的中轴型 SpA 的分类标准。2009 年 ASAS 推荐的中轴型 SpA 的分类标准与 1991 年 ESSG SpA 分类标准相比，其更强调影像学检查。

1. 1984 年修订的 AS 纽约标准　①下腰背痛至少持续 3 个月，疼痛随活动改善，但休息不减轻；②腰椎在前后和侧屈方向活动受限；③胸廓扩展范围小于同年龄和性别的正常值；④双侧骶髂关节炎 Ⅱ~Ⅳ级，或单侧骶髂关节炎 Ⅲ~Ⅳ。如果患者具备④并分别附加①~③条中的任何 1 条可确诊为 AS。

2. 1991 年 ESSG 制定的 SpA 分类标准　炎性脊柱痛或者非对称性以下肢关节为主的滑膜炎，并附加以下任何 1 项，即：①阳性家族史；②银屑病；③炎性肠病；④关节炎前 1 个月内的尿道炎、宫颈炎或急性腹泻；⑤双侧臀部交替疼痛；⑥肌腱端病；⑦骶髂关节炎。符合者可列入此类进行诊断和治疗，并随访观察。

3. 2009 年 ASAS 推荐的中轴型 SpA 的分类标准　起病年龄 <45 岁和腰背痛 ≥3 个月的患者，加上符合下述中 1 种标准：①影像学提示骶髂关节炎加上 ≥1 个下述的 SpA 特征；② HLA-B27 阳性加上 ≥2 个下述的其他 SpA 特征。其中影像学提示骶髂关节炎指的是：① MRI 提示骶髂关节活动性（急性）炎症，高度提示与 SpA 相关的骶髂关节炎；②明确的骶髂关节炎影像学改变（根据 1984 年修订的 AS 纽约标准）。

SpA 特征包括：①炎性背痛；②关节炎；③起止点炎（跟腱）④眼葡萄膜炎；⑤指（趾）炎；⑥银屑病；⑦克罗恩病 / 溃疡性结肠炎；⑧对非甾体抗炎药（NSAIDs）反应良好；⑨ SpA 家族史；⑩ *HLA-B27* 阳性；⑪ CRP 升高。

(二) 鉴别诊断

1. 类风湿关节炎（RA）　① RA 患者女性居多，而 AS 大多为男性；② AS 无一例外有骶髂关节受累，RA 则很少有骶髂关节病变；③ AS 为全脊柱自下而上受累，RA 易侵犯颈椎；④外周关节炎在 AS 为少数关节、非对称性，且以下肢关节为主，而在 RA 则为多关节、对称性和四周大小关节均可受累;⑤ AS 的 RF 阴性,而 RA 的 RF 和抗 CCP 抗体阳性;⑥ AS 患者 90% 以上 HLA-B27 阳性,而 RA 患者的 HLA-B27 阴性。

2. 腰椎间盘突出症 急性起病,腰痛活动后加重,休息缓解,严重者站立时有脊柱侧弯,触诊在脊柱棘突有触痛扳机点,实验室检查无异常,骶髂关节放射学检查无侵蚀性改变。

3. 致密性髂骨炎 多见于生育后女性,慢性腰骶部疼痛,无晨僵。X 线片显示髂骨面下 2/3 处形成半月形或三角形的均匀性钙化,无骶髂关节间隙狭窄及侵蚀性改变。

4. 银屑病关节炎 侵犯脊柱的银屑病关节炎,脊柱和骶髂关节病变不对称,可为"跳跃"式病变,发病年龄主要为 30~40 岁,症状较轻,头皮或四肢伸侧等常有银屑病皮损和指甲病变。而强直性脊柱炎发病年龄以 20~30 岁为主,无皮肤和指甲病变,脊柱和骶髂关节病变常呈对称性。

七、病情评估

多数患者虽然有关节症状,但能保持一定正常功能,约 45 岁以后病情进展可停止,只有少部分患者会因脊柱和关节强直而严重影响生活和工作,甚至致残。以下几点为预后不良因素:HLA-B27 阳性、髋关节受累、持续 ESR、CRP 升高、幼年起病、反复发作虹膜睫状体炎和继发性淀粉样变性、不坚持长期功能锻炼等。

八、治疗

本病尚无根治的方法,治疗目的是缓解疼痛,改善功能,提高生活质量,阻止疾病进展。

(一) 非药物治疗

对患者进行疾病知识的教育,指导其功能锻炼的方法,特别是对脊柱、胸廓、髋关节的锻炼,可采取做操、游泳、八段锦等方式。注意立、坐、卧姿势,睡硬板床、低枕、避免负重和剧烈运动。并予患者制订个性化的康复计划,帮助其养成合理运动的习惯。

(二) 药物治疗

1. 非甾体抗炎药(NSAIDs) 用于改善关节疼痛与僵硬的症状,是本病治疗的首选药物。具体用法参照类风湿关节炎,常用药物有双氯芬酸钠、洛索洛芬钠、美洛昔康等。对存在消化道风险的患者,可使用环氧化酶-2 抑制剂治疗,如塞来昔布和艾瑞昔布,但应注意观察心血管风险。

同时使用 2 种或 2 种以上的抗炎药不仅不会增加疗效,反而增加药物不良反应。若一种抗炎药使用 2~4 周疗效不明显时,可换用其他类别的抗炎药。此类药物长期服用应注意消化道风险,可联合应用保护胃肠道黏膜药物。

2. 生物制剂 对于非药物治疗和 NSAIDs 使用疗效不佳者,以及持续高疾病活动度的患者,建议联用生物制剂,优先使用 TNF-α 拮抗剂。常用的生物制剂有:① TNF-α 拮抗剂:包括依那西普、阿达木单抗、英夫利昔单抗,此类药起效快。依那西普是一种重组的人可溶性肿瘤坏死因子受体融合蛋白,能可逆性地与 TNF-α 结合,竞争性抑制 TNF-α 与 TNF 受体位点的结合。其用法为每次 25mg,皮下注射,每周 2 次,连用 4 个月,可与原抗风湿药联用。阿达木单抗是全人源化单克隆抗体,其用法是每次 40mg,皮下注射,每 2 周 1 次。英夫利昔单抗是抗肿瘤坏死因子的单克隆抗体,其用法是 6mg/kg,第 0、2、6 周各 1 次,之后每 6 周 1 次。②司库奇尤单抗:是一种能直接抑制白介素-17A(IL-17A)的全人源生物制剂。其用法是每次 300mg,皮下注射在第 0、1、2、3 和 4 周各 1 次。以后 300mg 每 4 周 1 次。

3. 柳氮磺吡啶 是 5-氨基水杨酸和磺胺吡啶通过偶氮键合成的药物,能够改善关节疼痛发僵的症状,降低活动性指标。适用于改善 AS 患者的外周关节炎,并对 AS 并发的葡萄膜炎有预防复发和减轻病变的作用。用法为每日 2.0~3.0g,分 2~3 次口服,起始量每次 0.25g,每日 3 次,以后每周每次递增 0.25g,直至每日 2.0~3.0g,维持使用 1~3 年。不良反应为胃肠道反应、皮疹、肝功能异常、头痛等,磺胺过敏者禁用。

4. 沙利度胺 难治性 AS 患者,使用沙利度胺(thalidomide,酞胺哌啶酮、反应停),可改善临床症状,降低炎性指标。初始剂量每晚 50mg,每 10 日递增 50mg,至每晚 150~200mg 维持。不良反应有嗜睡、口渴、血细胞下降、便秘、肝酶升高、指端麻刺感等,因其致胎儿畸形作用,备育(孕)期患者禁用。

5. 糖皮质激素 糖皮质激素不作为 AS 的常规用药,本病伴发的长期单关节积液,可行长效皮质激素关节腔注射。重复注射应间隔 3~4 周,一般不超过 2~3 次。但糖皮质激素口服治疗既不能阻止本病的发展,还会因长期治疗带来不良反应。

（三）外科治疗

髋关节畸形者应采用髋关节置换术；脊柱强直者应采用脊柱矫形术。

（四）中医治疗

强直性脊柱炎属于中医"痹病"范畴,古籍文献中有类似强直性脊柱炎表现的疾病有"龟背风""竹节风""肾痹"等,目前中医常以"大偻"和"脊痹"来指代强直性脊柱炎。本病病因为先天禀赋不足,肝肾亏虚,督脉失养,复感风寒湿热之邪,损伤督脉而致腰脊疼痛,进而脊柱佝偻。本病的基本治法以补肾强督为本,早期邪气盛,以祛邪为主,兼以补肾强督,中晚期正虚明显,则以补肾强督为主,兼以祛邪通络。常用药物有狗脊、熟地黄、骨碎补、鹿角霜、羌活、独活、牛膝、防风、桑寄生、青风藤等。中医外治法包括针刺、艾灸、拔罐疗法等。特别值得注意的是,对强直性脊柱炎的患者,始终要坚持功能锻炼,如八段锦、太极、易筋经等。

九、预防

注意保暖,避免风寒、潮湿；调畅情志、保持心情愉悦,避免不良情绪对身体的影响；养成良好的生活习惯,戒烟戒酒,避免熬夜；饮食规律,营养均衡,食用高蛋白、高维生素、易于消化的食物,如牛奶、鸡蛋、精肉、新鲜水果、蔬菜等,冬天可以进食一些温补食物,如肉类、骨汤等；避免过度负重和剧烈运动,应该合理而不间断地进行锻炼,包括胸廓、腰部、肢体的运动；注意正确的立、坐、卧姿势,睡硬板床、低枕,防止脊柱畸形。

案例分析

　　王某,男性,21 岁。患者 4 年前因受凉后出现腰骶疼痛,夜间及晨起明显,就诊于当地医院,查 HLA-B27 阳性,2 年前腰骶疼痛加重,且出现右侧髋关节疼痛,当地医院考虑为"强直性脊柱炎",予柳氮磺胺砒啶、双氯芬酸钠治疗后好转。但近 1 年来出现腰骶疼痛加重,右侧髋关节夜晚翻身时疼痛。2020 年 10 月,查骶髂 CT 示：两侧骶髂关节异常改变(符合强直性脊柱炎累及两侧骶髂关节影像学表现)。实验室检查：TNF-α 18pg/ml,IL-6 10.7pg/ml,血沉、C 反应蛋白未见异常。

　　针对患者以上疾病,试写出具体治疗方案。

　　分析：根据将患者的临床表现,应诊断为强直性脊柱炎。由于患者关节疼痛部位是腰部和髋部,因此可以停用柳氮磺胺砒啶,加上患者使用柳氮磺胺砒啶、双氯芬酸钠治疗后,病情控制不佳,故使用阿达木单抗治疗,每次 40mg,皮下注射,每 2 周 1 次,连用 3 个月以上。

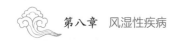

课堂互动

中医学中的督灸是如何治疗强直性脊柱炎的？

互动参考：督灸是指在督脉的脊柱段上铺上姜泥和艾绒进行艾灸的一种传统中医外治方法。由于强直性脊柱炎多数有肾虚督寒的表现，故进行督灸可起到补肾散寒、通督止痛的作用。其部分机制为调节骨代谢，促进关节功能恢复；下调病理性升高的 *HLA-B27* 基因的异常表达；控制炎症，抑制骨破坏；调节免疫平衡等。

第五节　干燥综合征

干燥综合征（Sjögren syndrome，SS）是一种以淋巴细胞增殖及进行性外分泌腺体损伤为特征的慢性炎症性自身免疫病，患者血清中存在多种自身抗体。临床表现为唾液腺和泪腺受损、功能下降导致的口腔干燥和干燥性角结膜炎，还有其他外分泌腺及肺、肾、消化、血液等系统损害的症状。病理特征为淋巴细胞浸润导致的外分泌腺上皮细胞受损、器官间质病变，最终导致腺体及器官间质纤维化。本病分为原发性和继发性两类，前者指不具备另一诊断明确的结缔组织病的干燥综合征，后者指继发于另一诊断明确的结缔组织病，如系统性红斑狼疮、类风湿关节炎等的干燥综合征。原发性干燥综合征使用不同诊断标准进行统计，在我国人群的患病率为 0.33%~0.77%，女性多发，男女比为 1∶9~1∶20，老年人患病率为 2%~4.8%。任何年龄均可发病，发病高峰年龄在 30~60 岁之间。

一、病因

干燥综合征病因未明，可能与遗传、感染、雌激素等因素有关。

（一）遗传因素

某些主要组织相容性抗原（MHC）基因的频率在 SS 患者中增高，人类的 MHC 又称为人类白细胞抗原（human leucocyte antigen，HLA），不同种族的 SS 相关的 HLA 基因不尽相同，与 SS 相关密切的有 *HLA-DR3*、*HLA-B8*、*HLA-DRw53* 等。

（二）感染因素

某些病毒如 EB 病毒、丙型肝炎病毒、艾滋病病毒，可能与 SS 发病有关。

（三）内分泌因素

干燥综合征女性多发，因此推断雌激素水平变化可能参与 SS 的发病。

二、发病机制

在遗传、病毒或自身抗原和性激素异常等多因素共同作用下，外周血 T 细胞减少，B 淋巴细胞活化，导致细胞免疫和体液免疫异常反应，各种细胞因子和炎症介质造成组织损伤。B 淋巴细胞过度增殖并分化为浆细胞，产生多种自身抗体、免疫球蛋白及免疫复合物，使腺体和组织发生炎症和破坏。

三、病理

SS 有以下两种主要病理改变：

（一）淋巴细胞浸润

主要累及由柱状上皮细胞构成的外分泌腺体：唾液腺、泪腺、皮肤、黏膜（呼吸道、胃肠道、阴道）、肾小管、胆小管、胰腺管等。表现为腺体间质大量淋巴细胞浸润形成淋巴滤泡样结构，这是本病的特征性病理改变。当淋巴细胞浸润突出或细胞形态比较原始时，应注意转化为恶性淋巴瘤的可能。

（二）血管炎

由高球蛋白血症或免疫复合物引起，血管炎是导致皮疹、肾小球肾炎、神经系统病变、雷诺现象的病理基础。

四、临床表现

干燥综合征多隐匿起病，临床表现轻重不一。部分患者仅有眼干、口干症状，而有的患者则以重要脏器损害为首发症状。80% 以上的患者会出现干燥、疲乏和疼痛等表现。

（一）局部表现

1. 口干燥症　因涎腺病变导致的涎液黏蛋白减少而引起的口干燥症。

（1）口干：70%~80% 的患者有口干症状，需频频饮水，进固体食物时需用水或流质送下，严重者夜间需起床饮水。中年以下起病的患者口干症状不明显。

（2）猖獗龋齿：约 50% 的患者因口腔唾液减少，口腔自洁功能下降，导致迅速进展的龋齿，牙齿逐渐变黑，呈片状脱落，只留残根。

（3）腮腺炎：50% 的患者有间歇性腮腺肿痛，累及单侧或双侧，若腮腺持续肿大，应警惕恶性肿瘤出现，也有少数患者出现颌下腺、舌下腺肿大者。

（4）舌痛：因唾液减少导致舌面干燥，光滑无舌苔，舌乳头萎缩，舌裂、舌痛。

2. 干燥性角结膜炎　因泪腺分泌的黏蛋白减少而出现泪液减少、眼干涩、异物感，严重者欲哭无泪。由于泪液减少使角结膜失于保护，易出现角膜炎、结膜炎，严重者出现角膜穿孔、失明。

3. 其他腺体　鼻、硬腭、气管及支气管、消化道黏膜、阴道黏膜的外分泌腺体均可受累，各部位腺体分泌液减少出现相应的干燥症状。

（二）系统表现

大约 2/3 的干燥综合征患者出现系统损害。

1. 全身症状　疾病进展期可有发热、多为 37~38℃。乏力也是常见症状，若因肾小管酸中毒导致低钾血症时，可出现重度乏力甚至软瘫。

2. 肾　30%~50% 的干燥综合征患者出现肾损害，以远端肾小管损害为主，表现为因肾小管酸中毒引起的低钾血症，夜间尿频，严重者出现肾钙化、肾结石及软骨病。少部分患者出现肾小球损害，表现为大量蛋白尿、低蛋白血症甚至肾功能不全。

3. 肺　随着高分辨率 CT 的广泛使用，干燥综合征肺损害检出率增加。早期可表现为轻度肺间质性病变，临床可无呼吸道症状或仅有干咳。病变进展出现弥漫性肺间质纤维化或肺大疱，表现为气短、胸闷、憋气。严重者合并肺感染或呼吸功能衰竭而死亡。小部分患者出现肺动脉高压，重度肺动脉高压者预后不良。间质性肺病变是原发性干燥综合征死亡的主要原因之一。

4. 消化系统　外分泌腺体病变累及胃肠道黏膜而出现萎缩性胃炎、胃酸减少、消化不良等症状。肝损害的发生率约占 20%，部分患者合并自身免疫性肝炎或原发性胆汁性肝硬化。少数患者可出现胰腺外分泌功能障碍，其病理机制类似于唾液腺受累，主因淋巴细胞浸润导致胰腺腺泡萎缩、胰管狭窄等慢性胰腺炎改变。

5. 血液系统 干燥综合征可出现血细胞减少、血小板减少,其中白细胞轻度减少最常见。淋巴肿瘤的发生率约为健康人群的 44 倍,如多发性骨髓瘤、血管免疫母细胞性淋巴结病(伴巨球蛋白血症)、非霍奇金淋巴瘤等。

6. 神经系统 干燥综合征累及神经系统表现多样,周围神经、自主神经和中枢神经均可受累。约 5% 患者累及神经系统,以周围神经系统损害为主,多呈对称性周围感觉神经病变。神经系统损害的病理基础为血管炎。

7. 皮肤 皮肤病变的病理基础为高球蛋白血症引起的血管炎。表现为下肢紫癜样皮疹,粟米粒大小的红丘疹,压之不褪色,初起色红,可自行消退遗留褐色色素沉着。也有少数患者出现结节红斑或雷诺现象。

8. 关节肌肉 关节疼痛多见,呈慢性、复发性,累及手关节多见,但不一定伴有关节肿胀。若不合并类风湿关节炎则不出现关节骨质侵蚀,约 5% 患者有肌炎出现。

五、实验室检查和影像学检查

(一)血、尿常规及肾小管功能检查

贫血及白细胞减少常见,少部分患者血小板减少。尿常规大多正常,约半数患者有亚临床肾小管性酸中毒,尿 pH 值多次>6 则有必要进行尿比重、尿渗透压、尿液酸化功能及肾小管重吸收功能等检查,明确有无肾小管受累。

(二)免疫学检查

1. 自身抗体 约45.7%的患者抗核抗体阳性,其中抗 SSA 抗体和抗 SSB 抗体阳性率最高,分别为 70% 和40%,对 SS 的诊断有意义,抗 SSA 抗体敏感性高,抗 SSB 抗体特异性强,但此两者均与疾病活动性无相关。抗 Ro52 抗体也可阳性,但抗 Ro52 抗体的特异性比抗 SSA 抗体差。抗着丝点抗体也常阳性,约 75% 的患者可有类风湿因子阳性。

2. 高球蛋白血症 约见于90%的患者,此为本病的特点之一,均为多克隆性,以 IgG 升高为主。

3. 炎性标志物 ESR 增快,CRP 增高多提示疾病活动。

(三)其他检查

1. 泪腺功能检查

(1)滤纸试验(Schirmer 试验):≤5mm/5min 则为阳性。

(2)泪膜破裂时间(BUT 试验):≤10 秒为阳性。

(3)眼表染色评分(ocular staining score,OSS):采用荧光素钠和丽丝胺绿分别对角膜和结膜进行染色,两者合称为 OSS 染色。OSS 评分方法:每眼眼表分为鼻侧结膜、角膜和颞侧结膜 3 部分。其中鼻侧结膜和颞侧结膜按照睑裂区着染点数量分别评分:0 分 ≤9 个着染点;10 个着染点 ≤1 分 ≤32 个着染点;33 个着染点 ≤2 分 ≤100 个着染点;3 分>100 个着染点。单眼双侧结膜最高评分为 6 分。角膜染色根据着染点数量、形态以及分布进行评分:0 分为无着染点;1 个着染点 ≤1 分 ≤5 个着染点;6 个着染点 ≤2 分 ≤30 个着染点;3 分>30 个着染点。下列情况会有附加评分:角膜有 1 个或多个着染点融合,+1 分;角膜中央直径 4mm 区域出现染色点,+1 分;如果角膜出现丝状染色,+1 分。单眼角膜最高评分为 6 分。单眼 OSS 最高评分为 12 分,双眼分别评分,左右眼评分结果不相加。

2. 唾液腺功能检查

(1)唾液流率:患者静坐 10 分钟,在 15 分钟内收集到自然流出涎液 ≤1.5ml 为阳性。

(2)腮腺造影:于腮腺导管内注入造影剂,可见各级腮腺导管不规则,呈不同程度的狭窄或扩张,造影剂淤积于腺体末端呈点球状,如苹果树样或雪花样改变,而主导管不闭塞。由

于腮腺导管狭窄会导致造影剂排空障碍,会进一步损伤腮腺功能,故 2012 年和 2016 年的分类诊断标准已经不包括该项检查。

(3) 唾液腺放射性核素扫描:观察 ^{99m}Tc 化合物的吸收、浓聚和排泄。

3. 唇腺活检　灶性淋巴细胞性唾液腺炎是诊断 SS 的典型病理表现。每 $4mm^2$ 唇腺黏膜组织面积内 ≥ 50 个淋巴细胞聚集为 1 个灶,灶性指数 ≥ 1 个灶性淋巴细胞浸润 $/4mm^2$ 组织为唇腺病理阳性,是诊断 SS 标准之一。

六、诊断和鉴别诊断

(一) 诊断标准

诊断标准按照 2002 年美欧修订的 SS 国际分类标准(American and European Consensus Group,AECG 标准)(表 8-5-1、表 8-5-2)。2012 年 ACR 提出了新的分类标准,见表 8-5-3。该标准引入了 OSS 评分,同时剔除了唾液腺的检查。

(二) 鉴别诊断

1. 干眼　以往又称为"干眼症",临床表现为眼睛干涩、有异物感及烧灼感,且易于疲劳,多见于用眼过度的患者。且泪液分泌试验和角膜染色也可阳性,但抗 SSA 抗体和抗 SSB 抗体阴性,且干燥综合征患者下唇腺病理显示有淋巴细胞灶,故可相鉴别。

表 8-5-1　2002 年干燥综合征 AECG 标准

Ⅰ 口腔症状:3 项中有 1 项或 1 项以上 ①每日感口干持续 3 个月以上 ②成年后腮腺反复或持续肿大 ③吞咽干性食物时需用水帮助
Ⅱ 眼部症状:3 项中有 1 项或 1 项以上 ①每日感到不能忍受的眼干持续 3 个月以上 ②有反复的沙子进眼或磨砂感觉 ③每日需用人工泪液 3 次或 3 次以上
Ⅲ 眼部体征:下述检查任 1 项或 1 项以上阳性 ① Schirmer Ⅰ 试验(+)(≤5mm/5min) ②角膜染色(+)(≥4 van Bijsterveld 计分法)
Ⅳ 组织学检查:下唇腺病理示淋巴细胞灶 ≥1(指 $4mm^2$ 组织内至少有 50 个淋巴细胞聚集于唇腺间质者为 1 灶)
Ⅴ 唾液腺受损:下述检查任 1 项或 1 项以上阳性 ①唾液流率(+)(≤1.5ml/15min) ②腮腺造影(+) ③唾液腺放射性核素检查(+)
Ⅵ 自身抗体:抗 SSA 抗体或抗 SSB 抗体(+)(双扩散法)

表 8-5-2　分类标准项目的具体分类

①原发性干燥综合征:无任何潜在疾病的情况下,有下述 2 条则可诊断: 　a. 符合表 8-5-1 中 4 条或 4 条以上,但必须含有条目Ⅳ(组织学检查)和 / 或条目Ⅵ(自身抗体) 　b. 条目Ⅲ、Ⅳ、Ⅴ、Ⅵ 4 条中任 3 条阳性
②继发性干燥综合征:患者有潜在的疾病(如任一结缔组织病),而符合表 8-5-1 的 Ⅰ 和 Ⅱ 中任 1 条,同时符合条目Ⅲ、Ⅳ、Ⅴ 中任 2 条
③必须除外:颈头面部放疗史、丙型肝炎病毒感染、艾滋病、淋巴瘤、结节病、移植物抗宿主病、抗乙酰胆碱药的应用(如阿托品、莨菪碱、溴丙胺太林、颠茄等)

表 8-5-3　2012 年 ACR 干燥综合征分类标准

具有 SS 相关症状 / 体征的患者，以下 3 项客观检查满足 2 项或 2 项以上，可诊断为 SS：
1. 血清抗 SSA 和 / 或抗 SSB 抗体（+），或类风湿因子阳性同时伴 ANA ≥ 1∶320
2. 唇腺病理示淋巴细胞灶 ≥ 1 个 /4mm²（4mm² 组织内至少有 50 个淋巴细胞聚集）

3. 干燥性角结膜炎伴 OSS 染色评分 ≥ 3 分（患者当前未因青光眼而日常使用滴眼液，且近 5 年内无角膜手术及眼睑整形手术史）

必须除外：颈头面部放疗史、丙型肝炎病毒感染、艾滋病、结节病、淀粉样变、移植物抗宿主病、IgG4 相关性疾病。

2. 原发性胆汁性肝硬化　原发性胆汁性肝硬化也可出现乏力及口干症状，并可见瘙痒和黄疸，其肝功能检查有碱性磷酸酶（ALP）或谷氨酰转肽酶（GGT）升高，血清学检查有抗线粒体抗体（AMA）阳性。

3. 系统性红斑狼疮　原发性干燥综合征多见于中老年女性，其青年发病者，常口干、眼干症状不明显，常伴乏力、低热。应与系统性红斑狼疮相鉴别（表 8-5-4）。

表 8-5-4　原发性干燥综合征与系统性红斑狼疮的鉴别

	原发性干燥综合征	系统性红斑狼疮
发病年龄	中老年女性	育龄期女性
皮疹特征	下肢紫癜样皮疹	盘状红斑或蝶形红斑等面部皮疹多见
发热	低热为主	高热居多
肾损害	肾小管酸中毒	肾小球损害
血清学检查	高球蛋白血症 抗 SSA 抗体和 SSB 抗体阳性	低补体血症 抗 Sm 抗体、抗 dsDNA 抗体阳性

4. 类风湿关节炎　原发性干燥综合征患者可以出现关节炎症状，但很少导致骨质破坏和畸形，类风湿关节炎血清学检查无抗 SSA 抗体和抗 SSB 抗体阳性。

5. IgG4 相关疾病　是一组与 IgG4 升高相关的疾病，可累及腮腺、泪腺等腺体，发病年龄在 45 岁以上。包括原发性硬化性胆管炎、自身免疫性胰腺炎、腹膜后纤维化等。血清 IgG4＞135mg/dl，组织中 IgG4 浆细胞浸润伴纤维化。

6. 其他疾病　老年性外分泌腺体功能下降可导致口干、眼干。糖尿病可有口干症状，某些药物可导致口干、眼干症状。

七、病情评估

本病临床表现多样。病情轻重差异较大。若病变只侵犯外分泌腺体者预后良好，有轻度系统损害且进展缓慢者，经适当治疗可使病情得以控制。若出现肺纤维化、肺大疱、弥漫性皮肤血管炎、肾功能不全、活动性肌炎、中枢神经系统病变、自身免疫性血细胞减少、恶性淋巴瘤的患者则预后差。

八、治疗

原发性干燥综合征尚无根治方法，治疗目标有两个，一是改善口干、眼干症状；二是抑制异常免疫反应，阻止免疫病理进程，达到保护外分泌腺体和脏器功能、延长患者生存期的目的。

（一）对症治疗

停止吸烟、饮酒及避免食用引起口干的食品及药物。每餐后漱口，保持口腔清洁，减少龋齿发生。适时使用人工泪液(玻璃酸钠滴眼液等)减轻眼干症状,预防角膜损伤。不含防腐剂的人工泪液更适合长期使用。M_3受体激动剂如毛果芸香碱和西维美林(cevimeline)可在某种程度上改善口干的症状。必要时使用人工唾液,其成分包括甲基纤维素、山梨醇和盐分,起到湿润和润滑口腔的作用,此外还可以咀嚼无糖口香糖等刺激唾液腺的分泌。

低血钾患者口服枸橼酸钾或氯化钾缓释片,低血钾性瘫痪者宜静脉补钾。关节疼痛者加用非甾体抗炎药。应注意干燥综合征患者多有萎缩性胃炎,使用非甾体抗炎药应注意胃肠道保护,且及时减停药物。

(二) 免疫治疗

当出现肺间质病变、肝肾、血液及神经等系统损害时,应予糖皮质激素、免疫抑制剂治疗。未出现系统损害者,可使用羟氯喹、白芍总苷等药物治疗。高球蛋白血症,可使用艾拉莫德治疗。病情进展迅速或系统损害明显者,可予糖皮质激素联合甲氨蝶呤或者环磷酰胺等免疫抑制剂治疗。抗CD20单克隆抗体也可用于干燥综合征的治疗。

(三) 中医药治疗

干燥综合征属于中医学中"燥证""痹证"等病范畴,国医大师路志正将本病命名为"燥痹"。中医学认为该病是由燥邪(外燥和内燥)损伤气血津液导致阴液不足,气血亏虚,九窍失濡,筋脉失养,痰瘀结聚,经脉不通,出现口干眼干,肢体疼痛,甚至脏腑损害的病证。中医学常使用中药内服、针灸进行治疗。常用的名方有一贯煎、杞菊地黄丸、沙参麦冬汤、养阴清肺汤、清燥救肺汤等。此外像正清风痛宁缓释片、白芍总苷和雷公藤多苷片等中药提取物也用于SS的治疗。白芍总苷多用于轻症,可以改善干燥症状和关节症状。正清风痛宁缓释片和雷公藤多苷片也可以改善SS的关节症状,其中正清风痛宁缓释片毒作用小,副作用主要是轻度皮肤过敏和胃肠道不适,但要注意雷公藤多苷片的毒副作用,如性腺抑制、肝肾损害等。

九、预防

避免久处干燥环境,注意环境温度和湿度,合理选择润唇膏、润肤霜等;适当地进行体育运动和健康锻炼,增强体质,预防感冒,提高抗病能力;睡眠充足,不可熬夜,保持心情愉悦,树立治疗信心,避免不良情绪的影响;注意用眼卫生,避免直接用手揉眼睛以及用眼过度,注意口腔卫生,饭后刷牙,密切口腔随诊;注意营养均衡,合理搭配,避免挑食和偏食。多喝水、多吃新鲜的蔬菜水果,应禁烟禁酒,忌食辛辣、香燥之品;定期检测自身抗体,检测肝功能、肾功能等。

案例分析

吕某,女性,21岁,4个月前无明显诱因出现双眼干涩、口干,未予重视。2周前突然出现双下肢无力,就诊于某三甲医院,查血钾 3mmol/L。尿常规:尿 pH 值 8.50,尿蛋白(±),其他未见异常。风湿病抗体:抗 SSA(+),抗 SSB(+),其他抗体均阴性。经补钾治疗后肢体无力症状缓解,现症:双眼干涩、有磨砂感,口干,鼻干,吞咽干性食物需用水送服,自觉乏力。查体:T 36.8℃,P 70 次 /min,BP 100/65mmHg,四肢肌力 V 级。泪液分泌试验:3mm/5min,唾液流率(+)。

该病如何诊断?

分析:该病案中患者为女性,出现双眼干涩、口干症状超过 3 个月,又伴随低钾血症,抗 SSA 和抗 SSB 抗体均为阳性,泪液分泌试验结果 3mm/5min,唾液流率(+),满足2002 年干燥综合征 AECG 标准,由此可诊断为干燥综合征。

课堂互动

简述中医"燥痹"概念及其与干燥综合征的联系。

第六节 骨 关 节 炎

骨关节炎(osteoarthritis,OA)是一种严重影响患者生活质量的关节退行性疾病。其症状表现为关节疼痛、僵硬、肥大及活动受限。本病的发生与衰老、肥胖、炎症、外伤、关节过度使用、骨代谢、内分泌及遗传因素有关。

OA 好发于中老年人,女性高于男性,我国 40 岁以上人群患病率为 10%~17%,60 岁以上为 50%,75 岁以上人群高达 80%。本病致残率高,在我国,已经成为继卒中以后第二大类致残率高的疾病。

一、病因

OA 主要的发病危险因素包括患者年龄、性别、肥胖、遗传易感性、吸烟史、关节结构及力线异常、创伤、长期从事反复使用某些关节的职业或剧烈的运动等。其中年龄是与 OA 最密切相关的危险因素。尽管这是一种年龄相关性疾病,但 OA 并不是老化的必然结果。女性 OA 的发生概率是男性的两倍,尤其是 50 岁以后女性的患病率显著增加,特别是膝关节OA。肥胖是 OA 的另一个重要危险因素,但是可以改变的危险因素。

二、发病机制

OA 的发病是外界多种因素对易感个体作用的结果。生物机械学、生物化学、炎症基因突变及免疫学因素都参与了 OA 的发病过程。在以上多种病因的影响下导致软骨发生磨损,软骨细胞出现代谢异常,损伤的软骨细胞释放溶酶体酶和胶原蛋白酶等蛋白溶解酶,造成软骨降解,出现胶原蛋白网络断裂。随着网络中的蛋白聚糖降解,导致合成代谢加速,产生新的基质。新的基质不同于正常基质,影响了软骨的生物学稳定性和适应性,新合成的软骨也很快被降解和破坏。尽管蛋白聚糖合成代谢加速,但远不及其分解速度,因此组织中的蛋白聚糖浓度仍持续下降,导致软骨弹性下降、软骨表面膜破坏、润滑性降低等。原来的软骨和新的软骨在降解过程中产生的降解产物进入滑膜,引起细胞吞噬反应,导致滑膜炎症,滑膜产生的炎性因子(如 IL-1、TNF-α、IL-6 等)反过来又加速了软骨的破坏,最终导致 OA 患者出现关节软骨的特征性改变,并影响到所有关节结构。可以认为 OA 是一组由不同病因和多种因素重叠引发的疾病,因此 OA 是一种异质性疾病,可能存在不同的亚型。

三、病理

以关节软骨损害为主,还累及整个关节,包括软骨下骨硬化或囊性变、关节边缘骨质增生、滑膜病变、关节囊挛缩、韧带松弛或挛缩、肌肉萎缩无力等。最终发生关节软骨退行性改变、纤维化、断裂、溃疡及整个关节面损害。

1. 软骨 软骨变性是 OA 最基本的病理改变。初起表现为局灶性软化,失去正常弹性,继而出现微小裂隙、粗糙、糜烂、溃疡,软骨大片脱落可致软骨下骨板裸露。镜检可见关节软骨渐进性结构紊乱和变性,软骨细胞减少,基质黏液样变,软骨撕裂或微纤维化,溃疡面可被结缔组织或纤维软骨覆盖及新生血管侵入,最终全层软骨消失。

2. 软骨下骨 软骨下骨出现增厚和硬化,关节边缘骨赘(osteophyte)形成;关节近旁出现骨囊肿。

3. 滑膜 滑膜炎很普遍,骨关节炎的滑膜会出现轻度增厚,局灶性出血,毛细血管增生,淋巴细胞浸润和纤维化。而类风湿关节炎的滑膜会出现多核巨细胞,肉芽组织增生和血管翳形成。

四、临床表现

一般起病隐匿,进展缓慢。主要表现为受累关节及其周围疼痛、压痛、僵硬、肿胀、关节骨性肥大和功能障碍,其中关节疼痛和压痛是 OA 最常见的症状,发生率为 36.8%~60.7%,临床表现随受累关节而有不同。疼痛多发生于活动以后,休息可以缓解。随着病情进展,负重时疼痛加重,甚至休息时也可发生疼痛,夜间可痛醒。疼痛常与天气变化有关,潮湿、寒冷环境均可加重疼痛。由于软骨无神经支配,疼痛主要由关节其他结构如滑膜、骨膜、软骨下骨及关节周围的肌肉韧带等受累引起。

晨僵时间较短,一般不超过 30 分钟,活动后缓解。部分患者有疼痛的外周和中枢敏化的表现,疼痛严重而持续者,常伴发焦虑和抑郁状态。

(一) 好发部位

OA 好发于膝、髋、颈椎和腰椎等负重关节及远端指间关节、近端指间关节、第一腕掌关节和第一跖趾关节。跗骨关节、踝关节、肩锁关节、颞下颌关节和肘关节也可累及。

1. 手 OA 多见于中、老年女性,远端指间关节最常累及,也可见于近端指间关节和第一腕掌关节。特征性表现为指间关节伸面内、外侧骨样肿大结节,位于远端指间关节者称赫伯登(Heberden)结节,位于近端指间关节者称布夏尔(Bouchard)结节,具有遗传倾向。近端及远端指间关节水平样弯曲形成蛇样畸形。部分患者可出现屈曲或侧偏畸形。第一腕掌关节因骨质增生可出现"方形手"。

2. 膝 OA 早期以疼痛和僵硬为主,单侧或双侧交替,多发生于上下楼时。关节胶化(articular gelling)指在晨起或久坐后,初站立时感觉关节不稳定,需站立片刻并缓慢活动一会儿才能迈步。体格检查可见关节肿胀、压痛、骨摩擦感以及膝内翻畸形等。随着病情进展,可出现行走时失平衡,下蹲、下楼无力,不能持重、活动受限、关节挛曲。可出现关节活动时的"绞锁现象"(可因关节内的游离体或漂浮的关节软骨碎片所致),最终导致残疾。少数患者关节周围肌肉萎缩,多为失用性的萎缩。

3. 髋关节 OA 男性患病率较高。主要症状为隐匿发生的疼痛,可放射至臀外侧、腹股沟、大腿内侧,有时可集中于膝而忽略真正病变部位。体格检查可见不同程度的活动受限和跛行。

4. 足 OA 以第一跖趾关节最常见。症状可因穿过紧的鞋子而加重。跗骨关节也可累及。部分可出现关节红、肿、热、痛,类似痛风的表现,但疼痛程度较痛风为轻。体征可见骨性肥大和外翻。

(二) OA 的特殊类型

1. 全身性 OA 多见于中年以上女性,典型表现累及多个指间关节,有 Heberden 结节和 Bouchard 结节,还同时存在至少 3 个部位如膝、髋、脊柱的累及,预后良好。此型 OA 之所以被列为特殊类型,乃因除上述临床表现外,还与 *HLA-A1*、*HLA-B8* 等遗传基因相关。

2. 侵蚀性炎症性 OA 主要累及指间关节,有疼痛和压痛,可发生冻胶样囊肿,有明显

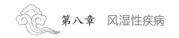笔记栏

的炎症表现。放射学检查可见明显的骨侵蚀。

3. 弥漫性特发性骨肥厚（diffuse idiopathic skeletal hyperostosis，DISH）　以脊椎边缘骨桥形成及外周关节骨赘形成为特征，多见于老年人，与HLA-B27不相关。

4. 快速进展性OA　多见于髋关节，疼痛剧烈。6个月内关节间隙减少2mm或以上者即可诊断。

五、实验室和影像学检查

无特异的实验室检查指标。血沉、C反应蛋白大多正常或轻度升高，类风湿因子和自身抗体阴性。关节液为黄色，黏度正常，凝固试验阳性，白细胞数低于2×10^6/L，葡萄糖含量很少、低于血糖水平的一半。

放射学检查对本病诊断十分重要。X线是诊断OA的首选检查，OA的X线表现为：受累关节非对称性关节间隙狭窄，软骨下骨硬化和/或囊性变，关节边缘骨赘形成。部分患者关节内可见游离体，甚至关节变形。OA的CT表现为受累关节狭窄，软骨下硬化，囊性变和骨赘形成。关节超声和磁共振显像能显示早期软骨病变，半月板、韧带等关节结构异常，有利于早期诊断。

六、诊断与鉴别诊断

（一）诊断标准

OA一般依据临床表现和X线检查，并排除其他炎症性关节疾病而诊断。目前多采用美国风湿病学会修订的手、膝和髋OA的分类标准，见表8-6-1~表8-6-3。

表8-6-1　1990年美国风湿病学会手OA分类标准

1. 近1个月大多数时间有手关节疼痛、发酸、发僵
2. 10个指间关节中，骨性膨大关节≥2个
3. 掌指关节肿胀≤2个
4. 远端指间关节骨性膨大>2个
5. 10个指间关节中，畸形关节≥1个
满足1+2+3+4条或者1+2+3+5条可诊断为手骨关节炎
（10个指间关节为双侧手第2、3指远端和近端指间关节及第1腕掌关节）

表8-6-2　1995年美国风湿病学会膝OA分类标准

临床标准：
1. 近1个月大多数时间有膝关节疼痛
2. 有骨摩擦音
3. 晨僵≤30分钟
4. 年龄≥38岁
5. 有骨性膨大
满足1+2+3+4条，或1+2+5条，或1+4+5条者可诊断为膝OA

续表

临床 + 放射学 + 实验室标准：
1. 近 1 个月大多数时间有膝关节疼痛
2. X 线示骨赘形成
3. 关节液检查符合 OA
4. 年龄 ≥ 40 岁
5. 晨僵 ≤ 30min
6. 有骨摩擦音
满足 1+2 条，或 1+3+5+6 条，或 1+4+5+6 条者可诊断为膝 OA

表 8-6-3　1991 年美国风湿病学会髋 OA 分类标准

临床 + 放射学 + 实验室标准：
1. 近 1 个月内反复的髋关节疼痛
2. 血沉 ≤ 20mm/h
3. X 线示骨赘形成，髋臼边缘增生
4. X 线髋关节间隙狭窄
满足 1+2+3 条或 1+3+4 条者可诊断髋 OA

（二）鉴别诊断

手和膝 OA 应与类风湿关节炎、银屑病关节炎、痛风等相鉴别；髋 OA 应与股骨头无菌性坏死、髋关节结核鉴别；脊柱 OA 应与强直性脊柱炎相鉴别。

1. 类风湿关节炎　OA 和 RA 大小关节均可受累，但 RA 以近端指间关节和掌指关节的病变突出，且关节肿痛和滑膜炎症比 OA 更明显，RA 晨僵时间超过 1 小时，常有类风湿因子、抗 CCP 抗体阳性，以及血沉增快的表现，X 线提示骨质破坏。

2. 银屑病关节炎　银屑病关节炎也可累及远端指间关节，但银屑病关节炎有皮肤和指甲病损。银屑病关节炎典型的 X 线表现为"笔帽状"改变。

3. 痛风　痛风多发于男性，常累及足第一跖趾关节，单侧发病，发作时关节红肿热痛，症状持续数天后多会缓解，常伴有血尿酸增高。

4. 股骨头无菌性坏死　股骨头无菌性坏死多见于髋关节有创伤或长期使用激素的患者。患者髋关节屈伸不利，下蹲困难，不能久站，X 线示股骨头骨质疏松、囊性变，严重者股骨头扁平或塌陷。

5. 强直性脊柱炎　多见于青年男性，有骶髂关节炎，主要症状为腰部及腹股沟处酸痛，脊柱僵硬，活动受限。X 线示脊柱韧带钙化广泛，自下而上发展，严重者 X 线示骶髂关节融合，脊柱呈竹节样改变。

七、病情评估

该病尚不能根治，但症状大多能控制和缓解，一般预后良好，但也有一定的致残率。在美国，OA 是导致 50 岁以上男性工作能力丧失的第 2 位原因（仅次于缺血性心脏病），也是中年以上人群丧失劳动能力、生活不能自理的主要原因。OA 的临床分期目前主要包括根据临床特点分为初期、早期、中期、晚期。以及根据 X 线改变的 Kellgren-Lawrence 分级进行判定（表 8-6-4）。

表 8-6-4　骨关节炎 Kellgren-Lawrence 分级

分级描述
0 级　无改变（正常）
Ⅰ级　X 线可能有骨赘,关节间隙可疑变窄
Ⅱ级　X 线有明显骨赘,关节间隙可疑变窄
Ⅲ级　X 线有中等量骨赘,关节间隙变窄较明显,有硬化性改变
Ⅳ级　大量骨赘,关节间隙明显变窄,严重硬化性病变及明显畸形

八、治疗

治疗的目的在于缓解疼痛,保护关节功能,改善生活质量。治疗应个体化,根据不同情况指导患者进行非药物治疗和药物治疗。

（一）非药物治疗

非药物治疗是骨关节炎治疗不可或缺的一部分,包括患者教育和自我调理。对每一位患者都要进行针对性健康教育,筛查易感因素,治疗要考虑可能的病因及疼痛的程度,并针对导致疼痛的可改变因素进行管理,如是否存在不良生活习惯、超重和肥胖以及同时合并焦虑抑郁情绪等。治疗包括避免导致关节疼痛的活动,增加肌肉的力量,改善关节功能,进行神经肌肉训练,改善本体感觉,通过辅助支具、手杖等减轻或重新分配关节负重。肥胖的患者减轻体重就可以有效减轻骨关节炎的症状。很多锻炼方式如瑜伽、太极拳等对 OA 有效。此外,关节功能训练、水疗、热疗等物理治疗对 OA 也有疗效。

（二）药物治疗

药物治疗包括控制症状药物、改善病情药物及软骨保护剂。

1. 控制症状药物　NSAIDs 既有止痛又有抗炎作用,是最常用的控制 OA 症状的药物,如洛索洛芬钠、美洛昔康等。应使用最低有效剂量、短疗程,药物种类及剂量的选择应个体化。轻症患者首先局部外用 NSAIDs 制剂,可减轻关节疼痛,不良反应小,尤其适用于合并胃肠疾病、心血管疾病或身体虚弱的患者。外用药物无法缓解的患者可以口服非甾体抗炎药。其主要不良反应有胃肠道症状、肾或肝功能损害、可增加心血管不良事件发生的风险。对乙酰氨基酚因疗效有限、不良反应多,已不推荐作为 OA 止痛的首选药物。同时服用两种不同的 NSAIDs 类药物不但不会增加疗效,反而会增加不良反应发生率。若患者有消化道症状,可使用 COX-2 抑制剂,如塞来昔布、艾瑞昔布等。应避免全身使用糖皮质激素,但对于急性发作的剧烈疼痛、夜间痛、关节积液等严重病例,关节内注射激素能迅速缓解症状,疗效持续数周至数个月,但同一关节不应反复注射,注射间隔时间不应短于 3 个月,每年最多不超过 3 次。关节长期注射激素不仅会损害软骨,还会增加感染风险,且激素会带来副作用,因此也不轻易使用。

2. 改善病情药物及软骨保护剂　目前尚未有公认的保护关节软骨、延缓 OA 进展的理想药物。临床上常用的药物如氨基葡萄糖、硫酸软骨素、双醋瑞因和关节内注射透明质酸等,循证医学证据不一致,可能有一定的作用。氨基葡萄糖和硫酸软骨素作为关节的营养补充剂,对轻至中度 OA 患者可能有缓解疼痛和改善功能的作用。对于轻至中度 OA 患者,关节腔注射透明质酸,每次 2~3ml,每周一次,连续 3~5 次,称为黏弹性物补充疗法,或可较长时间地缓解症状和改善功能。目前有报道在关节腔内注射富血小板血浆可调节膝关节腔内炎症反应并促进组织修复,从而缓解疼痛和改善膝关节功能,对年轻患者和病情轻的患者疗效更好,长期疗效还需要更高质量的研究支持。双醋瑞因是白细胞介素 -1 抑制剂,能抑制软骨降解、促进软骨合成并抑制滑膜炎症,能有效减轻疼痛,改善关节功能,还有研究认为其可能具有结构调节作用。

（三）手术治疗

对于关节疼痛已严重影响患者的日常生活、非手术治疗无效的患者可行手术治疗。手术治疗包括关节软骨修复术、关节镜下清理手术、截骨术、关节融合术及人工关节置换术。手术目的是减轻或者消除患者的疼痛,改善关节功能和矫正畸形。

（四）中医药治疗

骨关节炎属于中医学中"痹证""骨痹"等范畴。该病的基本病机是正气不足,外感风、寒、湿、热邪气,邪气乘虚而入,痹阻关节,气血不通,不通则痛。传统医学常采用针刺、艾灸、推拿、刺络拔罐、中药内服、中药熏洗、中药贴敷、针刀等方法进行治疗,具有一定疗效,且副作用小。临床常用的名方有独活寄生汤、身痛逐瘀汤、蠲痹汤、当归四逆汤等。还可辨证选用中成药,如痹祺胶囊、金天格等。

九、预防

预防方法主要有:①严格控制体重,改变和适当调整饮食结构,减轻体重对减轻关节负担、改善关节功能、减轻疼痛等十分有益。②减少膝关节的创伤,要尽量避免和减少膝关节的外伤和反复的应力刺激。③预防骨质疏松症,经常参加户外活动(如八段锦、太极、瑜伽等),多晒太阳。对骨质疏松严重的患者给予抗骨质疏松治疗。④掌握正确的运动方法,避免剧烈活动,如长跑、反复蹲起、跪下、抬举重物等。

同时需要日常调护:①注意四时节气变化,免受风寒暑湿侵袭;②避免久立、久行,注意膝关节保护;③适当休息,使用手杖或助行器减轻受累关节负荷;④进行床上抬腿伸膝、步行、游泳等有氧活动有助于保持关节功能;⑤选择合适的鞋和鞋垫以减震;⑥多食用含钙质和维生素的食物,如豆类、青菜、菠菜、牛奶、鸡蛋、瘦肉、鱼等。

案例分析

吴某,女,55 岁,4 个月前因冒雨涉水后出现双膝关节疼痛,遇风寒加重,关节活动受限,左膝为甚,双膝关节晨僵,活动 10 分钟后明显缓解。自行贴膏药未见明显好转。现症:双膝关节冷痛,久站后疼痛加重,膝关节晨僵 10 分钟左右,活动后减轻,双膝关节屈伸活动受限,下蹲时关节有弹响。查体:肤温正常,双侧股四头肌无萎缩,双膝髌韧带两侧有压痛,左膝明显。左膝股骨外侧髁有压痛,股四头肌抗阻力试验(-),抽屉试验(-),查 CRP 3.6mg/L,血沉:18mm/h,类风湿因子阴性。X 线检查示:两侧膝关节退行性变,左膝有骨赘形成。

该病如何诊断?

分析:本病案中患者年龄超过 40 岁,双膝关节疼痛时间超过 1 个月,在受风寒后关节疼痛加重,晨僵 10 分钟左右,小于 30 分钟,X 线显示左膝骨赘形成,满足 1995 年美国风湿病学会膝 OA 分类标准,由此可以诊断为膝骨关节炎。

课堂互动

骨关节炎和类风湿关节炎都属于中医"痹证"范畴,那从中医角度,两个疾病的病因病机和用药有何不同?

(刘 维)

复习思考题

1. 简述风湿性疾病的分类。
2. 简述 1987 年美国风湿病学会的类风湿关节炎分类标准。
3. 简述类风湿关节炎的关节外表现。
4. 简述类风湿关节炎的 X 线表现。
5. 简述类风湿关节炎与骨关节炎的鉴别。
6. 试述系统性红斑狼疮的临床表现。
7. 试述系统性红斑狼疮的诊断标准。
8. 简述如何应用糖皮质激素治疗系统性红斑狼疮。
9. 简述强直性关节炎的临床表现。
10. 简述强直性关节炎的 X 线表现和分级。
11. 试述强直性脊柱炎的治疗。
12. 什么是干燥综合征?
13. 试述干燥综合征的临床表现。
14. 论述 2002 年干燥综合征国际分类标准。
15. 简述原发性干燥综合征与系统性红斑狼疮的鉴别。
16. 什么是骨关节炎?
17. 骨关节炎的危险因素包括哪些?
18. 简述骨关节炎的临床表现。
19. 简述骨关节炎常见的手畸形表现。

第九章

神经系统疾病

学习目标

1. 掌握常见神经系统疾病的临床表现、相关检查手段、诊断和鉴别诊断、治疗与预防措施。

2. 熟悉常见神经系统疾病的病因、发病机制、实验室及其他检查。

3. 了解神经系统相关基础知识。

第一节 总　　论

神经病学是一门二级学科,是研究中枢神经系统、周围神经系统、骨骼及肌肉的病因、发病机制、病理、病理生理、临床表现、诊断、治疗及预防的一门临床学科。神经系统疾病包括脑血管疾病、感染性疾病、外伤、肿瘤、癫痫、自身免疫性疾病、遗传及变性疾病等。

一、神经系统疾病的病因

神经系统疾病的病因比较复杂,可能跟多种因素有关。

（一）血管病变

以高血压性动脉硬化和动脉粥样硬化最常见,其次为结核性、梅毒性、先天性动脉瘤、血管畸形、外伤、毒物或肿瘤等导致的损伤;临床上因血管病变导致的神经系统疾病常见的有出血性、缺血性脑血管疾病、蛛网膜下腔出血等疾病。

（二）感染

多见于中枢神经系统感染,常见的病原体有病毒、细菌、螺旋体、寄生虫、立克次体和朊蛋白等侵犯脑或脊髓实质、被膜和血管等,引起急、慢性炎症性疾病。感染的途径可以是血行感染、直接感染或神经干逆行感染等。临床上常见的疾病有各类脑炎、脑膜炎等。

（三）变性

神经系统变性疾病的病因至今仍未完全清楚,可能是神经在衍化、发育、生长、衰老等过程中出现一系列复杂的分子生物代谢、营养等障碍导致出现结构和功能等方面改变所致,变性的过程可涉及整个神经细胞,包括细胞体、细胞核、末梢、轴突等,也可影响到髓鞘等其他成分;部分患者有家族遗传史,临床起病过程相当隐匿,早期并无明显改变,逐渐出现神经或肌肉的功能缺失。临床上常见的疾病有运动神经元病、阿尔茨海默病等。

（四）遗传

神经系统遗传性疾病在我国以单基因遗传病较多见,具有家族性和终生性特点,致残、致畸、致愚率高,可以在任何年龄发病,以神经系统的糖、氨基酸等生化代谢障碍为主,临床上以神经功能缺损为主要表现,难以治愈。常见的疾病有遗传性共济失调、腓骨肌萎缩症等。

（五）营养和代谢性障碍

一些营养物质的缺乏可导致神经功能障碍或损伤,如 B 族维生素、长期营养不良低蛋白血症、糖尿病微血管病变中毒;能导致中毒的物质对神经系统均有一定的损伤,如各类重金属、农药、有毒气体（CO、甲烷、硫化氢等）、药物（镇静药、抗精神病药等）、食物（如含肉毒杆菌）等,临床上不同物质中毒表现也不一样。

二、神经系统疾病的诊断思路

神经系统疾病的诊断必须有精确的神经解剖作基础,不同部位的神经损伤会出现相应的神经定位症状,神经系统疾病症状可分为以下四大类型:

（一）缺损症状

是神经系统病变导致的正常功能缺损,如优势半球损伤所致的失语、偏瘫、偏身感觉障碍。

（二）刺激症状

是神经受病变刺激产生的兴奋表现,如神经根性疼痛、三叉神经痛等。

（三）释放症状

是中枢神经损伤后低级中枢功能表现相对亢进,如锥体束征、肌张力增高、腱反射亢进、病理征等。

（四）休克症状

是中枢神经严重损伤后相应支配部位神经功能受抑制的表现,如急性脑出血后的脑休克、急性脊髓横贯性损伤后的脊髓休克等。

除此之外,神经系统疾病还有一些基本的特性,表现为一是神经系统和肌肉组织的解剖结构都较复杂,学习掌握有一定的难度,但一旦掌握其基本解剖结构和神经系统检查方法,对疾病即可进行初步的定位和定性诊断。其次神经系统疾病急、重症的多,救治不及时会导致肢体瘫痪、功能缺失甚至死亡,因此详细的神经系统检查和密切观察疾病的演变、及时采用针对性的治疗措施尤其重要。

三、神经系统疾病的治疗

随着医学的发展,治疗手段也越来越多,尤其是中医中药的介入,为神经系统疾病的治疗提供了更多的选择手段,但多数神经系统疾病的治疗还存在很多困难,具体可归纳为三类。

（一）可完全或基本治愈的

如中枢神经系统感染、部分轻症的脑血管病、特发性面神经炎等,早期彻底进行对症治疗有望完全康复。

（二）虽不能治愈,但可控制或缓解病情发展的

如癫痫、重症肌无力、多发性硬化、帕金森病等,临床上可通过采取有效的药物或其他治疗手段使得病情得到有效控制。

（三）仍无有效治疗方法的

如神经变性疾病、神经遗传性疾病、恶性肿瘤导致的神经损伤等,仍需今后的临床神经科医生做出更大的努力去不断探索。

四、神经病学的发展

近几十年来,随着科技的发展,新的诊断技术在神经系统检查方面应用越来越多。①诊断方面:神经影像学的发展出现了计算机断层扫描(CT)、CT血管造影(CTA)、磁共振成像(MRI)、磁共振血管造影(MRA)和数字减影血管造影(DSA)等;同位素技术的发展出现了单光子发射计算机断层显像(SPECT)、正电子发射计算机断层显像(PET)等。②治疗方面:分子生物学技术和器官移植技术的发展,使得以前临床上无法解决的难题有了好的发展势头,如原始干神经细胞移植治疗帕金森病,神经移植治疗神经损伤,但这些技术很多还处在实验探索阶段,真正用于临床尚需时日。要注意的是,现代诊断技术的进步并不能替代详细的病史采集、全面的神经系统检查和基本操作技能等临床神经科医生的基本功,要在学习过程中将神经病学的基本知识融会贯通,运用神经疾病独特的定位、定性诊断方法,培养整体观念,综合分析,才能成为一个称职的神经科医生。

第二节 急性脑血管疾病

概　述

脑血管疾病(cerebrovascular disease,CVD)是脑血管病变导致脑功能障碍的一类疾病的总称。急性脑血管疾病是因急性脑部血液循环障碍所引起的脑功能障碍的一组疾病,根据症状持续时间及结构影像学(CT或MRI)有无组织学损害可分为短暂性脑缺血发作(transient ischemic attack,TIA)和脑卒中(stroke)。脑卒中为脑血管疾病的主要临床类型,包括缺血性脑卒中和出血性脑卒中,以突然发病、迅速出现局限性或弥散性脑功能缺损为共同临床特征,为一组器质性脑损伤导致的脑血管疾病。

脑血管疾病是严重危害中老年人身体健康和生命的主要疾病之一,给患者、家庭和社会带来极大的痛苦和沉重的负担。脑卒中是目前导致人类死亡的第二位原因,它与心脏病、恶性肿瘤共同构成人类三大致死疾病。脑卒中也是成人首要的致残疾病,约2/3的幸存者遗留有不同程度的残疾。据统计,在全世界范围内,每6个人在一生中就有1个人患有脑卒中;每6秒就有1个人死于脑卒中;每6分钟就有1个人因脑卒中而永久致残。根据2017年发表的Ness-China中国脑卒中流行病学调查研究,我国卒中的发病率为345.1/10万人年,死亡率为159.2/10万人年,患病率为1 596.0/10万人年;每年新发病例约240万,每年死亡病例约110万,存活者约1 100万。

脑血管疾病有多种分类方法,《中国脑血管疾病分类(2015)》中根据病因和发病机制、病变血管、病变部位及临床表现等因素将脑血管疾病分为13类:①缺血性脑血管病(包括短暂性脑缺血发作、脑梗死(即急性缺血性脑卒中)、脑动脉盗血综合征、慢性脑缺血);②出血性脑血管病(包括蛛网膜下腔出血、脑出血、其他颅内出血);③头颈部动脉粥样硬化、狭窄或闭塞(未导致脑梗死);④高血压脑病;⑤颅内动脉瘤;⑥颅内血管畸形;⑦脑血管炎;⑧其他脑血管疾病;⑨颅内静脉系统血栓形成;⑩无急性局灶性神经功能缺损症状的脑血管病;⑪脑卒中后遗症;⑫血管性认知障碍;⑬脑卒中后情感障碍。

一、脑血液循环及病理生理

脑部的血液供应来自颈内动脉系统和椎-基底动脉系统。双侧颈内动脉起自颈总动脉,入颅后主要分支有眼动脉、前脉络膜动脉、后交通动脉、大脑前动脉和大脑中动脉(终末支)等,供应大脑半球前 3 / 5 的血液,又称前循环。双侧椎动脉由锁骨下动脉发出,穿行第6 颈椎至第 1 颈椎的横突孔经枕骨大孔入颅后,于延髓上缘汇合成基底动脉,主要分支有小脑后下动脉、小脑前下动脉、脑桥支、内听动脉、小脑上动脉和大脑后动脉(终末支)等,供应大脑半球后 2 / 5 、丘脑、脑干和小脑的血液,故又称后循环。两侧大脑前动脉由前交通动脉相互沟通,颈内动脉或大脑中动脉与大脑后动脉由后交通动脉相互沟通,使双侧大脑前动脉、颈内动脉或大脑中动脉、大脑后动脉和前后交通动脉在脑底形成环状吻合,称为脑底动脉环(willis 环)。该环对颈动脉与椎 - 基底动脉系统之间,特别是两侧大脑半球的血流供应有重要的调节和代偿作用。

脑是神经系统的高级中枢,其代谢活动极其旺盛。正常人脑的重量约占体重的 2 %,正常成人脑血流量为 800~1 000ml/min,占每分心搏出量的 20%,葡萄糖和耗氧量约占全身总供给量的 20%。脑组织中几乎无葡萄糖和氧储备,因此脑组织对缺血缺氧十分敏感。当脑供血中断 2 分钟后脑电活动停止,5 分钟后神经细胞开始出现不可逆性损伤。

二、脑血管病的病因

各种原因如动脉硬化、血管炎、先天性血管病、外伤、药物、血液病及各种栓子和血流动力学改变都可引起急性或慢性的脑血管疾病,根据解剖结构和发病机制不同,可将脑血管疾病的病因归为以下几类:

1. 血管壁病变　以高血压性动脉硬化和动脉粥样硬化所致的血管损害最为常见,其次为结核、梅毒、结缔组织疾病和钩端螺旋体等病因所致的动脉炎,再次为先天性血管病(如动脉瘤、血管畸形和先天性狭窄)和各种原因(如外伤、颅脑手术、插入导管、穿刺等)所致的血管损伤,另外还有药物、毒物、恶性肿瘤所致的血管病损等。

2. 心脏病和血流动力学改变　如高血压、低血压或血压的急骤波动,以及心功能障碍、传导阻滞、风湿性或非风湿性心脏瓣膜病、心肌病及心律失常,特别是心房颤动(简称房颤)。

3. 血液成分和血液流变学改变　包括各种原因所致的血液凝固性增加和出血倾向,如脱水、红细胞增多症、高纤维蛋白原血症等高黏血症,抗凝血酶Ⅲ、蛋白 C、蛋白 S 缺乏、凝血因子 VLeiden 异常或凝血酶原 G20210A 基因突变等遗传性高凝状态,应用抗凝剂、抗血小板药物、弥散性血管内凝血和各种血液系统疾病等导致的凝血机制异常。

4. 其他病因　包括空气、脂肪、癌细胞和寄生虫等栓子,脑血管受压、外伤、痉挛等。

三、脑血管病的危险因素

脑血管病的危险因素是指经流行病学研究证明的与脑血管病发生、发展有直接关联的因素。对危险因素进行积极有效的识别和干预,可以明显降低脑卒中发病率,减轻卒中疾病负担。脑卒中的危险因素分为可干预与不可干预两种,其中可干预危险因素是脑血管病预防的主要针对目标。

1. 不可干预因素　主要包括年龄、性别、种族、遗传因素等。

2. 可干预因素　主要包括高血压、糖尿病、血脂异常、心房颤动及其他心脏病、无症状性颈动脉狭窄、镰状细胞贫血、绝经后雌激素替代治疗、高同型半胱氨酸血症和不当生活方式,如吸烟、饮酒、不合理饮食、缺乏运动、肥胖等。

短暂性脑缺血发作

短暂性脑缺血发作(transient ischemic attack,TIA)是由于局部脑或视网膜缺血引起的突发短暂性、可逆性神经功能障碍。临床症状一般持续 10~20 分钟,多在 1 小时内、不超过 24 小时即完全恢复,不遗留神经功能缺损的症状和体征,结构性影像学(CT、MRI)检查无责任病灶。若临床症状持续超过 1 小时且神经影像学检查有明确病灶者不宜称为 TIA,近期发作频繁者尤其易导致缺血性卒中的发生。

一、病因及发病机制

TIA 的病因较复杂,可能是由多种因素如动脉粥样硬化、动脉狭窄、心脏疾患、血液成分异常和血流动力学改变等导致的临床综合征。不同病因的 TIA 患者预后不同。

TIA 的发病机制主要有:①血流动力学改变:在颅内动脉有严重狭窄的情况下,血压的波动可使原来靠侧支循环维持的脑区发生一过性缺血。②微栓子形成学说:动脉粥样硬化的不稳定斑块和附壁血栓的脱落以及瓣膜性栓子脱落阻塞小动脉致供血区域脑缺血;血液黏度增高等血液成分改变,如纤维蛋白原含量增高也与微栓子形成有关。③其他因素:如无名动脉或锁骨下动脉狭窄或闭塞所致的椎动脉 - 锁骨下动脉盗血也可引发 TIA。

二、临床表现

1. 一般特点　好发于中老年人,男性多于女性。发病突然、迅速,5~10 分钟左右即从无症状达至高峰,症状、体征消失快,多在 1 小时内,最长不超过 24 小时;可出现神经定位体征,但恢复完全,常表现为多次反复发作。

2. 症状取决于受累血管的分布

(1)颈内动脉系统 TIA 的表现:神经功能缺损的中位持续时间为 14 分钟。大脑中动脉(middle cerebral artery,MCA)供血区的 TIA 可出现缺血对侧肢体的单瘫、轻偏瘫、面瘫和舌瘫,可伴有偏身感觉障碍和对侧同向偏盲,优势半球受损常出现失语和失用,非优势半球受损可出现空间定向障碍;大脑前动脉(anterior cerebral artery,ACA)供血区缺血可出现人格和情感障碍、对侧下肢无力等。颈内动脉(internal carotid artery,ICA)的眼支供血区缺血表现,如眼前灰暗感、云雾状或视物模糊,甚至为单眼一过性黑矇、失明。

颈内动脉系统 TIA 特有症状:①眼动脉交叉瘫(主要表现在病变侧单眼一过性黑矇对侧偏瘫及感觉障碍)和 Horner 征交叉瘫(病变侧 Horner 征、对侧偏瘫);②主侧半球受累出现失语症(Broca 失语、Wernicke 失语及传导性失语),为大脑中动脉皮质支缺血累及大脑外侧裂周围区。

(2)椎 - 基底动脉系统 TIA 的表现:神经功能缺损的中位持续时间为 8 分钟。①脑干缺血的表现:吞咽障碍、构音不清、球麻痹或假性球麻痹,一侧脑干缺血可表现为交叉性瘫痪;椎动脉、基底动脉小脑分支缺血则出现共济失调、小脑性眩晕、平衡障碍等;②中脑或脑桥缺血:复视、眼外肌麻痹;③脑干网状结构缺血:跌倒性发作,表现为下肢突然失去张力而跌倒,一般无意识丧失;④内听动脉缺血:眩晕、平衡失调、耳鸣。

除此而外,椎 - 基底动脉系统 TIA 还可表现出一些特殊类型的临床综合征:①跌倒发作:患者转头或仰头时突然跌倒,但无意识丧失,常可很快自行站起,系下部脑干网状结构缺血所致;②双眼一过性失明:为视皮层受累所致一过性皮质盲;③短暂性全面遗忘症:发作时出现短时记忆丧失,持续数分钟,为大脑后动脉缺血累及边缘系统所致。

值得注意的是,椎 - 基底动脉系统 TIA 患者很少出现孤立的眩晕、耳鸣、恶心、晕厥、头痛、尿便失禁、嗜睡或癫痫等症状,往往合并有其他脑干或大脑后动脉供血区缺血的症状和 / 或体征。

三、实验室及其他检查

1. 脑 CT 和 MRI 一般无明显异常发现,部分患者发作 1 小时后于弥散加权 MRI 可见小片状缺血灶。

2. DSA、MRA、CTA 或 TCD 部分可发现动脉粥样硬化斑及血管狭窄。经食管超声心动图(TEE):部分可发现心房附壁血栓、二尖瓣赘生物及主动脉弓动脉粥样硬化等多种心源性栓子来源。

3. 血液检查 血常规及生化检查是必要的,部分有血糖、血脂的改变。

四、诊断

1. 中老年患者,既往多有脑动脉硬化、高血压、颈椎病或糖尿病史。
2. 发病突然,短暂的局灶性神经功能障碍,多不超过 1 小时且完全恢复正常。
3. 常反复发作。
4. 发作间歇期无任何神经定位体征。
5. 脑 CT 和 MRI 等检查排除其他疾病。

五、鉴别诊断

本病诊断常无客观依据,须根据患者主诉及病史,但诊断前须与下列疾病鉴别:

1. 癫痫 特别是单纯部分性发作,常有脑部疾病史,脑电图有异常改变。
2. 晕厥 多有精神创伤史,也可于体位改变时出现,无神经定位体征。
3. 癔症 发作时有强烈的情感色彩。
4. 低血糖 多有糖尿病史,发作时面色苍白,血糖低。
5. 梅尼埃病 表现为发作性眩晕、恶心、呕吐,常伴有耳鸣、耳阻塞感、听力减退等症状。除眼球震颤外,常无其他神经定位体征。
6. 心脏疾病 阿 - 斯综合征(Adams-Stokes syndrome),严重的心律失常如各种室性、室上性心动过速、多源性室性期前收缩、病态窦房结综合征等,因阵发性全脑供血不足,可出现头昏、晕倒和意识丧失,但常无神经系统局灶性定为症状和体征,而心脏的辅助检查常有异常发现。

六、病情评估

TIA 是急症。TIA 发病后 2 天或 7 天内为卒中的高风险期,对患者进行紧急评估与干预可以减少卒中的发生。临床医师还应提前做好有关的准备工作,如 TIA 转变成脑梗死,不要因等待凝血功能等结果而延误溶栓治疗。TIA 发病 1 周内,具备下列指征者建议入院治疗:进展性 TIA;神经功能缺损症状持续时间超过 1 小时;栓子可能来源于心脏(如心房颤动);已知高凝状态;TIA 短期卒中风险评估为高危患者。如果症状发作在 72 小时内,建议有以下情况之一者也入院治疗:① $ABCD^2$ 评分>2;② $ABCD^2$ 评分 0~2,但门诊不能在 2 天之内完成 TIA 系统检查;③ $ABCD^2$ 评分 0~2,但 DWI 已显示对应小片状缺血灶或缺血责任大血管狭窄率>50%。

TIA 患者早期发生卒中的风险很高,发病 7 天内脑梗死的发生率为 4%~ 10%,发病 90 天内发生率为 10%~20%(平均 11%)。发作间隔时间缩短、发作持续时间延长、临床症状逐渐加重的进展性 TIA 是即将发展为脑梗死的强烈预警信号。TIA 患者不仅易发生脑梗死,也易发生心肌梗死和猝死。最终 TIA 部分发展为脑梗死,部分继续发作,部分则自行缓解。

七、治疗

TIA 是卒中的高危因素,应针对其病因进行积极治疗,尽可能地预防及减少发作。

1. 病因治疗　是减少 TIA 发作的关键,应查明病因并做针对性治疗,同时应尽可能积极控制卒中危险因素,如高血压、糖尿病、心脏病、高脂血症、动脉粥样硬化和颈椎病等。应定期监测血压、血糖、血脂及血液黏度,减少或戒除烟酒,注意饮食的合理搭配,增加富含维生素和纤维素食物的摄入,减少富含动物脂肪食物的摄入,坚持体育锻炼等。

2. 药物治疗　目的是减少 TIA 的发作,减轻发作后神经组织的损伤。

(1)抗血小板聚集药:非心源性栓塞性 TIA 推荐抗血小板治疗。发病 24 小时内,具有卒中高复发风险(如 ABCD^2 评分 ≥4)的急性非心源性 TIA 或轻型缺血性脑卒中患者(NIHSS 评分 ≤3),应尽早给予阿司匹林联合氯吡格雷治疗 21 天。发病 30 天内伴有症状性颅内动脉严重狭窄(狭窄率达 70%~99%)的 TIA 患者,应尽早给予阿司匹林联合氯吡格雷治疗 90 天。其他 TIA 或小卒中一般单独使用。用量为:①阿司匹林(50~325mg/d);②氯吡格雷(75mg/d);③阿司匹林和缓释的双嘧达莫(分别为 25mg 和 200mg,2 次/d)。

(2)抗凝药物:目前在临床应用上尚有争论,亦不作为 TIA 的常规治疗进行推荐。对心源性栓子所致的 TIA 或椎-基底动脉 TIA 患者可考虑选用抗凝治疗,但应用时必须每日监测部分凝血活酶时间(APTT),并根据 APTT 调整剂量,维持治疗前 APTT 值 1.5~2.5 倍。常用药为:①肝素 100mg 加入 0.9% 生理盐水 500ml 静脉滴注,20~30 滴/min,连用 5 天后改用低分子肝素 4 000~5 000IU/次,每天 2 次,腹壁皮下注射,继续连用 7~10 天;②华法林 6~12mg/次,每晚 1 次口服,3~5 天改为 2~6mg/次维持,4~6 周后逐渐减量停药。注意:有消化性溃疡病或严重高血压者禁用。

(3)降纤药物:对血液中纤维蛋白原含量明显增高或近期有 TIA 频繁发作者可选用巴曲酶或降纤酶治疗。

(4)血管扩张药物:可选用烟酸占替诺。

(5)中药制剂:丹参、红花、水蛭、灯盏细辛等单方或复方制剂。

3. 外科治疗和血管介入治疗　对适合颈动脉内膜切除术或颈动脉血管成形和支架植入术者,最好在 48 小时之内手术,不应延误治疗。

脑　梗　死

脑梗死(cerebral infarction,CI)又称缺血性脑卒中(cerebral ischemic stroke,CIS),是指因脑部血液循环障碍,即缺血、缺氧所致的局灶性脑组织的缺血性坏死或软化,出现相应的神经功能缺损的症状和体征。血管壁病变、血液成分和血流动力学改变是引起脑梗死的主要原因。脑梗死是卒中最常见的类型,占 70%~80%。按发病机制及临床表现不同,通常将脑梗死分为脑血栓形成、脑栓塞和腔隙性脑梗死。脑血栓形成是脑梗死的最常见类型,约占全部脑梗死的 70%~80%,本节以脑血栓形成为重点进行叙述。

一、病因和发病机制

1. 动脉粥样硬化　是本病的基本病因,在动脉粥样硬化的基础上导致血管管腔狭窄和血栓形成,高血压与动脉粥样硬化互为因果关系,而糖尿病和高脂血症可加速动脉粥样硬化的进程。

2. 动脉炎　如各类细菌、病毒感染,虫媒感染以及结缔组织病等,都可导致动脉炎症,使管腔狭窄或闭塞。

3. 其他 如血液系统疾病、脑淀粉样血管病、Binswanger 病、夹层动脉瘤等。

二、病理

大约 80% 的脑梗死发生于颈内动脉系统,20% 发生于椎 - 基底动脉系统。闭塞好发的血管依次为颈内动脉、大脑中动脉、大脑后动脉、大脑前动脉及椎 - 基底动脉等,闭塞血管内可见血栓形成或栓子、动脉粥样硬化或血管炎等改变。脑缺血一般形成白色梗死,梗死区脑组织软化、坏死,伴脑水肿和毛细血管周围点状出血,大面积脑梗死后由于血管的再通可发生继发性出血,表现为出血性梗死。

脑缺血性病变的病理分期是:①超早期(缺血 1~6 小时):变化不明显,仅有部分血管内皮细胞、神经细胞肿胀;②急性期(6~24 小时):局部脑组织苍白、轻度肿胀,血管内皮细胞、神经细胞呈明显缺血改变;③坏死期(缺血 24~48 小时):脑组织水肿明显,大量神经细胞消失、吞噬细胞浸润,高度水肿时可压迫中线移位,甚至形成脑疝;④软化期(缺血 3 天 ~3 周):中心区组织坏死,液化;⑤恢复期(3~4 周):液化、坏死的脑组织逐渐被吞噬细胞清除,毛细血管和胶质细胞增生。大的梗死病灶由于中心区域的液化可形成中风囊。

三、病理生理

脑组织对缺血、缺氧损害非常敏感,阻断血流 30 秒脑的代谢即发生改变,1 分钟后神经元功能活动就停止,脑动脉闭塞导致脑缺血超过 5 分钟即可发生脑梗死。缺血后神经元损伤具有选择性,轻度缺血时,仅有某些神经元功能丧失;完全持久缺血时,缺血区的各种功能的神经元、各类胶质细胞及内皮细胞均发生坏死。

急性脑梗死病灶由中心坏死区及周围的缺血半暗带组成。坏死区由于完全缺血导致细胞死亡,但缺血半暗带仍存在侧支循环,可获得部分血液供应,尚有大量存活的神经元,如果血流尽快恢复使能量代谢获得改善,则损伤仍然可逆,神经细胞仍可存活并恢复功能。因此,保护这些可逆性损伤神经元是急性脑梗死治疗的关键。

脑动脉闭塞血流再通后,氧与葡萄糖的供应恢复,脑组织缺血损伤理应得到恢复,但实际上并非如此,这是因为存在有效时间即再灌注时间窗,如果脑血流再通超过此时间窗的时限,脑损伤可继续加剧,产生再灌注损伤。研究证实,脑缺血早期治疗时间窗为 6 小时内。

四、临床表现

1. 发病形式 多有高血压、糖尿病或心脏病史,常在安静或睡眠中起病。神经系统局灶性症状多在发病后数小时或 1~2 天内达到高峰。除脑干梗死和大面积梗死外,大部分患者意识清楚或仅有轻度意识障碍。

2. 全脑症状 多无头痛、呕吐、昏迷;起病即有昏迷的多为脑干梗死;大片半球梗死多在局部症状出现后意识障碍逐渐加深,直至昏迷。

3. 定位症状和体征 决定于血栓形成的部位。

(1)颈内动脉闭塞:严重程度差异较大。症状性闭塞可表现为大脑中动脉和 / 或大脑前动脉缺血的症状。颈内动脉缺血可出现单眼一过性黑矇,偶见永久性失明(视网膜动脉缺血)或 Horner 征(颈上交感神经节后纤维受损)。颈部触诊可发现颈动脉搏动减弱或消失,听诊有时可闻及血管杂音,高调且持续到舒张期的血管杂音提示颈动脉严重狭窄,但血管完全闭塞时血管杂音消失。当患者存在大脑后动脉起源于颈内动脉而不是基底动脉的血管变异时,可使颈内动脉闭塞时出现整个大脑半球的缺血。

(2)大脑中动脉主干闭塞:可以出现三偏症状,即病灶对侧偏瘫(包括中枢性面舌瘫和肢体瘫痪)、偏身感觉障碍及偏盲(三偏),伴双眼向病灶侧凝视,优势半球受累出现失语,非优势半球受累出现体象障碍,并可以出现意识障碍。

(3)大脑前动脉主干闭塞:分出前交通动脉前的主干闭塞时,可因对侧动脉的侧支循环代偿而不出现症状,但当双侧动脉起源于同一个大脑前动脉主干时,就会造成双侧大脑半球的前、内侧梗死,导致双下肢截瘫、二便失禁、意志缺失和运动性失语等。分出前交通动脉后的大脑前动脉远端闭塞时,导致对侧的足和下肢的感觉运动障碍,而上肢和肩部的瘫痪轻,面部和手部不受累。

(4)大脑后动脉主干闭塞:因血管变异多和侧支循环代偿差异大,故症状复杂多样。典型临床表现是对侧同向性偏盲、偏身感觉障碍,不伴有偏瘫。

(5)椎 - 基底动脉闭塞:血栓性闭塞多发生于基底动脉起始部和中部,栓塞性闭塞通常发生在基底动脉尖。基底动脉或双侧椎动脉闭塞是危及生命的严重脑血管事件,引起脑干梗死,出现眩晕、复视、呕吐、四肢瘫痪、吞咽困难、共济失调、肺水肿、消化道出血、昏迷和高热等。脑桥病变出现针尖样瞳孔。基底动脉一侧的闭塞可以表现为:①交叉性瘫:即同侧周围性脑神经瘫和对侧肢体中枢性瘫;②交叉性感觉障碍;③小脑性共济失调:表现为眼震、平衡障碍、共济失调、四肢肌张力下降等。

五、临床类型

1. 按起病形式和病程分类

(1)完全性卒中:指发病后神经功能缺失较重,常于 6 小时内达高峰。

(2)进展性卒中:指发病后神经功能缺失在 48 小时内逐渐进展。

(3)可逆性缺血性神经功能缺失:指发病后神经功能缺失较轻,持续 24 小时以上,但可于 3 周内恢复。

2. 依据临床表现及神经影像学检查证据分类

(1)大面积脑梗死:指颈内动脉、大脑中动脉等主干卒中。表现为病灶对侧完全性偏瘫、偏身感觉障碍及向病灶对侧凝视麻痹。病程呈进行性加重,易出现脑水肿和颅内压增高,甚至发生脑疝、死亡。

(2)脑分水岭梗死(cerebral watershed infarction,CWSI):指相邻血管供血区交界处或分水岭区局部缺血导致的梗死,也称边缘带(border zone)脑梗死。系由血流动力学原因所致,典型病例发生于颈内动脉严重狭窄伴全身血压降低时。

(3)出血性脑梗死:多发生于大面积脑梗死后,表现为继发的出血。多是由于脑梗死灶内的动脉自身滋养血管同时缺血,导致动脉血管壁损伤、坏死,在此基础上如果血管腔内血栓溶解或其侧支循环开放等原因,可以使已损伤血管血流得到恢复,则血液会从破损的血管壁漏出,引发出血性脑梗死。

(4)多发性脑梗死:指两个或两个以上不同的供血系统发生的脑梗死。当患者存在高黏血症和高凝状态时,多个脑动脉狭窄可以同时形成血栓,导致多发性脑梗死,一般由反复多次发生脑梗死所致。

六、实验室及其他检查

1. 头颅CT　检查的主要意义在于排除小量的脑出血。脑梗死发病 12~24 小时常不显示病灶,多数病例发病 24 小时后脑 CT 逐渐出现低密度影,48~72 小时后梗死灶明显,2~3 周后梗死灶呈等密度灶,3 周后梗死灶呈液化灶。

2. DSA 或 MRA　可发现血栓形成的动脉闭塞部位。

3. MRI 弥散加权成像(DWI)可于发病半小时内即可显示长 T_1、长 T_2 梗死灶,早期诊断敏感性达 88%~100%,特异性达到 95%~100%;12 小时病灶区呈长 T_1 和 T_2 高信号;24 小时病灶及其周围水肿带呈长 T_1 和 T_2 信号。DWI 是具备条件患者的首选检查,缺点是费用高、用时较长。

4. TCD 可发现颈动脉狭窄的部位及动脉粥样硬化斑块。

七、诊断

根据以下临床和影像学特点可以做出诊断:①中、老年人,有基础病变史;②静态下发病;③临床表现取决于梗死灶的大小和部位,主要表现为局灶性神经功能缺损的症状和体征;④病后几小时或几天内达高峰;⑤头颅 CT 检查多数病例 24 小时后逐渐显示低密度影或脑部 MRI 可清晰显示早期缺血性梗死、脑干及小脑梗死静脉窦血栓形成等,梗死后数小时即显示长 T_1 和 T_2 异常信号。

八、鉴别诊断

1. 脑出血 活动中起病,病情进展快,常有高血压史,头颅 CT 可资鉴别。

2. 脑栓塞 发病形式类似脑出血,表现为活动时急骤起病,与责任血管功能分布区一致的神经功能缺失。但早期脑 CT 常无明显异常改变,多有风湿性心脏病、心肌梗死、亚急性细菌性心内膜炎、心房颤动等病史。

3. 脑肿瘤 病史较长,脑 CT 或 MRI 示肿瘤周围水肿明显,部分有占位效应。

4. 炎性占位病变 有感染病史,脑 CT 或 MRI 有助于鉴别。

九、病情评估

本病发病 30 天内的病死率为 5%~15%,致残率高达 50% 以上。存活者中 40% 以上复发,且复发次数越多病死率和致残率越高。预后受年龄、伴发基础疾病、是否出现合并症等多种因素影响。因此及时地进行病情评估,并采取针对性的干预措施是极为重要的。

近来的研究表明,美国国立卫生研究院卒中量表(National Institute of Health stroke scale,NIHSS)基线评分是早期死亡风险最强的评估和预测指标之一。NIHSS 基线评分在 0~7、8~13、14~21、22~42 不同区间时,其急性脑梗死 30 天病死率分别为 4.2%、13.9%、31.6% 和 53.5%。溶栓治疗前,如果 NIHSS 基线评分>20,溶栓合并症状性脑出血的发生率高达 17%,如果基线脑 CT 显示早期脑梗死低密度改变大于 1/3 大脑中动脉分布区,继发性脑出血的发生率则高达 31%。大动脉粥样硬化型脑梗死复发风险与其血管狭窄程度直接相关。如果继发性颅内动脉狭窄>70%,其年卒中发生率为 18%,而动脉狭窄<70% 者,仅为 6%。一般症状性颅内动脉狭窄患者卒中复发风险高于颈动脉狭窄患者。

十、治疗

挽救缺血半暗带,避免或减轻原发性脑损伤,是急性脑梗死治疗的最根本目标。"时间就是大脑",对有指征的患者,应力争尽早实施静脉溶栓再灌注治疗。临床医师应重视卒中指南的指导作用,根据患者发病时间、病因、发病机制、卒中类型、病情严重程度、伴发的基础疾病、脑血流储备功能和侧支循环状态等具体情况,制订适合患者的最佳个体化治疗方案。

1. 一般治疗

(1)常规处理:卧床休息,头颈部抬高 10°,注意避免头颈部过度扭曲。保持呼吸道通畅,预防感染。如并发感染,可及时、合理使用抗生素。

（2）吸氧和通气支持：轻症、无低氧血症的卒中患者无需常规吸氧，必要时可给予吸氧，以维持氧饱和度 >94%。对脑干梗死和大面积脑梗死等病情危重患者或有气道受累者，需要气道支持和辅助通气。

（3）心脏监测和心脏病变处理：脑梗死后 24 小时内应常规进行心电图检查，有条件者可根据病情进行 24 小时或更长时间的心电监护，以便早期发现阵发性心房颤动或严重心律失常等心脏病变。治疗过程中应避免或慎用增加心脏负担的药物。

（4）体温控制：发热主要源于下丘脑体温调节中枢受损，或并发感染，或吸收热、脱水等情况。体温升高可以增加脑代谢耗氧及自由基产生，从而增加卒中患者死亡率及致残率。对体温>38℃的患者应给予退热措施，对中枢性发热患者，应以物理降温为主（冰帽、冰毯或乙醇擦浴），必要时予人工亚冬眠治疗。

（5）注意营养均衡：有意识障碍的应留置胃管，以肠内营养为主，并注意维持水、电解质平衡；注意预防消化道出血，可适当选用 H_2 受体拮抗剂或质子泵抑制剂。

（6）脱水降颅压：根据病情选用：①甘露醇：最常用的脱水剂，短期内可明显提高血浆晶体渗透压，达到渗透性利尿作用，约每 8g 甘露醇可带出 100ml 水分，用后 10 分钟开始利尿，2~3 小时达高峰，维持 4~6 小时。用法：125~250ml/ 次快速静脉滴注，6~8 小时一次，疗程 5~7 天；②人血白蛋白：可明显提高血浆胶体渗透压，达到渗透性利尿作用；但需与呋塞米（速尿）联合应用方能取较好的利尿效果。用法：10~12.5g/ 次静脉滴注，每 8 小时一次，蛋白后面接着用呋塞米 20~40mg/ 次静脉注射，每 8 小时一次；③呋塞米：可与甘露醇或 / 和人血白蛋白交替使用，20~40mg/ 次，每 6~8 小时一次；④甘油果糖：高渗性脱水剂，其渗透压相当于血浆的 7 倍，起作用时间较慢，约 30 分钟，但持续时间较长，达 6~12 小时。用法：250~500ml/ 次静脉滴注，每天 1~2 次。

（7）调整血压：血压应维持在比发病前平均血压稍高水平，一般不应使用降血压药物，以免减少脑血流灌注量、加重脑梗死。若病后 24~48 小时收缩压超过 220mmHg、舒张压>120mmHg 或平均动脉压超过 130mmHg 时，可考虑加用降压药，一般首选 ACEI 类降压药，如卡托普利 6.25~12.5mg 含服；若血压过高（舒张压超过 140mmHg）可用硝普钠 0.5~10μg/（kg·min），血压维持在 170~180/95~100mmHg 水平为宜。

（8）控制血糖：血糖水平宜控制在 6~9mmol/L，过高或过低均会加重缺血性脑损伤，如>10mmol/L 宜给予胰岛素治疗。

（9）维持水电解质平衡：脑卒中时由于神经内分泌功能紊乱、进食少、呕吐及脱水治疗常合并水电解质紊乱，常有低钾血症、低钠血症、高钠血症等，应常规进行水电解质监测并及时加以纠正。

（10）深静脉血栓形成：高龄、严重瘫痪和心房颤动均增加深静脉血栓形成的危险性，应鼓励患者尽早活动，下肢抬高，并避免下肢静脉输液（尤其瘫痪侧）。对有深静脉血栓形成风险的患者可给予低剂量的抗凝药物进行预防性抗凝治疗，如给予低分子肝素 4 000IU/ 次，皮下注射，1 次 /d。

（11）癫痫：不推荐预防性应用抗癫痫药物。孤立发作一次者或急性期痫性发作控制后，不建议长期使用抗癫痫药物。卒中后 2~3 个月再发的癫痫，按常规进行抗癫痫长期药物治疗。

2. 抗凝治疗　目的在于防止血栓扩展和新血栓形成。常用低分子肝素：①注射用低分子肝素钙：3 000U，腹部皮下垂直注射。每天 1~2 次，7~10 天为一个疗程；②达肝素钠注射液（法安明）：5 000U，腹部皮下垂直注射。每天 1~2 次，7~10 天为一个疗程。

3. 抗血小板治疗　常用阿司匹林和氯吡格雷等抗血小板聚集剂。未行溶栓的急性脑梗死患者,应在24小时内尽早服用阿司匹林150~300mg/d,2周后按二级预防方案治疗(50~150mg/d);或联合服用氯吡格雷75mg/d,不能耐受阿司匹林者,可单独服用氯吡格雷75mg/d。

4. 静脉溶栓治疗　为目前最主要的恢复血流措施,重组组织型纤溶酶原激活物(rtPA)和尿激酶(urokinase)是我国目前使用的主要溶栓药。

(1)rtPA静脉溶栓:发病3小时内或3~4.5小时,应按照适应证和禁忌证严格筛选患者,尽快给rtPA静脉溶栓治疗。使用方法:rtPA 0.9mg/kg(最大剂量90mg)静脉滴注,其中10%在最初1分钟内静脉推注,其余持续滴注1小时。溶栓药用药期间及用药24小时内应严密监护患者,定期进行血压和神经功能检查。如出现严重头痛、高血压、恶心和呕吐,或神经症状体征明显恶化,考虑合并脑出血时,应立即停用溶栓药物并行脑CT检查。

迄今为止,发病3小时内rtPA标准静脉溶栓疗法是唯一被严格的临床科学试验证实具有显著疗效并被批准应用于临床的急性脑梗死药物治疗方法。每溶栓治疗100例急性脑梗死,就有32例在发病3个月时临床完全或基本恢复正常,溶栓较安慰剂增加了13例完全恢复,但同时也增加了3例症状性脑出血,净获益29例。适应证:①有急性脑梗死导致的神经功能缺损症状;②症状出现<3小时;③年龄≥18岁;④患者或家属签署知情同意书。禁忌证:①既往有颅内出血史。②近3个月有重大头颅外伤史或卒中史。③可疑蛛网膜下腔出血。④已知颅内肿瘤、动静脉畸形、动脉瘤。⑤近1周内有在不易压迫止血部位的动脉穿刺,或近期颅内、椎管内手术史。⑥血压升高:收缩压≥180mmHg,或舒张压≥100mmHg。⑦活动性内出血。⑧急性出血倾向,包括血小板计数低于100×10⁹/L或其他情况,如48小时内接受过肝素治疗(APTT超出正常范围上限);已口服抗凝药,且INR>1.7或PT>15秒;目前正在使用凝血酶抑制剂或Xa因子抑制剂,各种敏感的实验室检查异常(如APTT、INR、血小板计数、ECT、TT或恰当的Xa因子活性测定等)。⑨血糖<2.7mmo/L。⑩CT提示多脑叶梗死(低密度影>1/3大脑半球)。相对禁忌证:①轻型卒中或症状快速改善的卒中;②妊娠;③痫性发作后出现的神经功能损害症状;④近2周内有大型外科手术或严重外伤;⑤近3周内有胃肠或泌尿系统出血;⑥近3个月内有心肌梗死史。

国内外卒中指南对发病3~4.5小时rtPA标准静脉溶栓疗法均给予了最高推荐,但目前循证医学的证据还不够充分。因时间延长,其疗效只有3小时内rtPA标准静脉溶栓疗法的一半;因入选溶栓的标准更严格,其继发性脑出血发生率相似。适应证:①有急性脑梗死导致的神经功能缺损症状;②症状持续时间在发病3~4.5小时;③年龄18~80岁;④患者或家属签署知情同意书。禁忌证:同3小时内rtPA静脉溶栓。相对禁忌证:①年龄>80岁;②严重卒中(NIHSS>25);③口服抗凝药(不考虑INR水平);④有糖尿病和缺血性卒中病史。

(2)尿激酶静脉溶栓:我国"九五"攻关课题研究结果表明,尿激酶静脉溶栓治疗发病6小时内急性脑梗死相对安全、有效。如没有条件使用rtPA,且发病在6小时内,对符合适应证和禁忌证的患者,可考虑静脉给予尿激酶。使用方法:尿激酶100~150IU,溶于生理盐水100~200ml,持续静脉滴注30分钟。适应证:①有急性脑梗死导致的神经功能缺损症状;②症状出现<6小时;③年龄18~80岁;④意识清楚或嗜睡;⑤脑CT无明显早期脑梗死低密度改变;⑥患者或家属签署知情同意书。禁忌证同3小时内rtPA静脉溶栓。

5. 血管内介入治疗包括动脉溶栓、桥接、机械取栓、血管成形和支架术等。采用rtPA标准静脉溶栓治疗,大血管闭塞的血管再通率较低(ICA<10%,MCA<30%),疗效欠佳。对rtPA标准静脉溶栓治疗无效的大血管闭塞患者,在发病6小时内给予补救机械取栓,每治疗3~7个患者,就可多1个临床良好结局。对最后看起来正常的时间为6~24小时的前循环大血管闭塞患者,在特定条件下也可进行机械取栓。对非致残性卒中患者(改良Rankin量

表评分 0~2),如果有颈动脉血运重建的二级预防指征,且没有早期血运重建的禁忌证时,应在发病 48 小时 ~7 天之间进行颈动脉内膜切除术(CEA)或颈动脉血管成形和支架置入术(CAS),而不是延迟治疗。

6. **降纤治疗** 通过降解血中纤维蛋白原、增强纤溶系统活性以抑制血栓形成,常用药有巴曲酶、降纤酶、安克洛和蚓激酶等。

7. **血管扩张剂及脑活化剂** 急性期不宜使用,因急性期脑缺血区血管呈麻痹及过度灌流状态,可导致脑内盗血而加重脑水肿,宜在脑卒中亚急性期(2~4 周)使用。

8. **外科治疗** 小脑幕上大面积脑梗死有严重脑水肿,占位效应明显尚未形成脑疝者,可行开颅减压术。

9. **康复治疗** 提倡早期、个体化、分阶段、长期治疗,有针对性地进行体能和技能训练,能降低致残率。

十一、预防

1. **调控可干预的危险因素** 基本与一级预防相同。但对不伴已知冠心病的非心源性卒中患者,推荐更积极地强化他汀类药物治疗,降低 LDL-C 至少 50% 或目标 LDL-C<70mg/dl(1.81mmol/L),以获得最大益处。症状性颈动脉狭窄>50%,且围术期并发症和死亡风险估计<6% 时,可考虑行 CEA 或 CAS。对于能参加体力活动的缺血性卒中患者,每周要进行 1~3 次至少 30 分钟的中等强度体力活动,通常定义为使运动者出汗或心率显著增高的剧烈活动。

2. **抗血小板聚集治疗** 推荐抗血小板治疗。可单独应用阿司匹林(50~325mg/d),或氯吡格雷(75mg/d),或小剂量阿司匹林和缓释的双嘧达莫(分别为 25mg 和 200mg,2 次 /d)。

3. **抗凝治疗** 对脑梗死伴心房颤动的患者一般推荐使用华法林抗凝治疗。

附:腔隙性梗死

腔隙性梗死(lacunar infarct)是由于长期高血压、动脉粥样硬化、微血管病变等导致脑深部白质及脑干穿通动脉闭塞,所致缺血性微梗死,而缺血、坏死和液化脑组织由吞噬细胞移走形成腔隙。约占脑梗死的 20%,因病变小,且多位于脑的相对静区,故一般无临床表现,大部分病例于尸检时才发现。近来随着 CT 及 MRI 的广泛应用,对本病的诊断正逐渐增多。

一、病因与发病机制

该病的病因及发病机制尚不完全清楚,可能与下列因素有关:①长期的高血压导致微小动脉的玻璃样变,使小血管管腔闭塞产生腔隙性病变;②大脑中动脉和基底动脉粥样硬化形成小血栓阻塞深穿支动脉导致腔隙性梗死;③血流动力学异常如血压突然下降使已严重狭窄的动脉远端血流明显减少而形成微小梗死;④各类小栓子阻塞小动脉;⑤血液黏度异常增高,如红细胞增多症、血小板增多症等。

二、病理

腔隙性梗死灶呈不规则圆形、卵圆形或狭长形,直径多为 3~4mm,病变血管多为 100~200μm 直径的深穿支,常见于豆纹动脉、丘脑深穿动脉及基底动脉旁中线支。病灶主要分布在基底节区、放射冠、丘脑和脑干,以基底节区最多见。大体标本见腔隙为含液体的洞样小软化灶,内有纤细的结缔组织小梁,并可见吞噬细胞,也可见微血管瘤。病变血管可见透明变性、玻璃样脂肪变、玻璃样小动脉坏死和小动脉硬化等。

三、临床表现

本病多发于 40~70 岁的中老年人,男性多于女性,常有长期的高血压病史。起病形式为急性或亚急性,临床症状可有或无,体征较单一,预后好。多无颅内高压和意识障碍等,临床上可表现为各种腔隙综合征,常见的有下列几种:

1. 纯运动性轻偏瘫(pure motor hemiparesis,PMH) 是最常见类型,约占 60%,病变多位于内囊、放射冠或脑桥。表现为对侧面部及上下肢大体相同程度轻偏瘫,无感觉障碍、视觉障碍和皮质功能障碍(如失语等),多不出现眩晕、耳鸣、眼震、复视及小脑性共济失调等。常常突然发病,数小时内进展,许多患者遗留受累肢体的笨拙或运动缓慢。

2. 纯感觉性卒中(pure sensory stroke,PSS) 较常见,特点是偏身感觉缺失,可伴感觉异常,如麻木、烧灼或沉重感、刺痛、僵硬感等;病变主要位于对侧丘脑腹后外侧。

3. 共济失调性轻偏瘫(ataxic-hemiparesis) 病变对侧轻偏瘫伴小脑性共济失调,偏瘫下肢重于上肢(足踝部明显),面部最轻,共济失调不能用无力来解释,可伴锥体束征。病变位于脑桥基底部、内囊或皮质下白质。

4. 构音障碍-手笨拙综合征(dysarthria clumsy hand syndrome,DCHS) 约占 20%,起病突然,症状迅速达高峰,表现为构音障碍、吞咽困难、病变对侧中枢性面舌瘫、面瘫侧手无力和精细动作笨拙(书写时易发现),指鼻试验不准,轻度平衡障碍。病变位于脑桥基底部、内囊前肢或膝部。

5. 感觉运动性卒中(sensorimotor stroke,SMS) 以偏身感觉障碍起病,再出现轻偏瘫,病灶位于丘脑腹后核及邻近内囊后肢,是丘脑膝状体动脉分支或脉络膜后动脉丘脑支闭塞所致。

6. 腔隙状态(lacunar state) 是本病反复发作引起多发性腔隙性梗死,累及双侧皮质脊髓束和皮质脑干束,出现严重精神障碍、认知功能下降、假性延髓性麻痹、双侧锥体束征、类帕金森综合征和尿便失禁等。

四、辅助检查

1. 脑CT 可于皮质下白质、内囊、基底节区见到单个或多个 2~15mm 低密度病灶,呈圆形、卵圆形、长方形或楔形,边界清,无占位效应,增强时可见轻度斑片状强化。脑干和小脑病灶常因颅底伪影干扰而显示不清。

2. MRI 对脑干和小脑病灶的诊断优于 CT,腔隙病灶呈 T_1 等信号或低信号、T_2 高信号,T_2 加权像诊断阳性率达 100%。

3. DSA 常无阳性发现。

五、诊断

目前国内外尚无统一的诊断标准,以下仅供参考:①中老年发病,有长期的高血压病史;②临床表现符合腔隙综合征之一;③CT 或 MRI 证实有与神经功能缺失一致的脑部腔隙病灶;④预后好,多在短期内恢复;⑤EEG、DSA 无阳性发现。

六、鉴别诊断

应注意与小量脑出血、猪囊尾蚴病(又称猪囊虫病)、脑脓肿、脱髓鞘病和脑转移瘤鉴别。

七、病情评估

该病预后良好,死亡率和致残率低,但易复发。

八、治疗

目前尚无有效的治疗方法,可考虑从下列几方面着手:

1. 控制原发病 主要着重控制高血压、糖尿病、动脉硬化,减少腔隙性卒中的发生是预防本病的关键。

2. 适当服用抗血小板聚集的药物 如小剂量阿司匹林,可能会减少腔梗的发生率。

3. 适当服用改善脑血液循环的药物 如钙通道阻滞药等可减少血管痉挛。

4. 良好的生活习惯 如不吸烟、多运动,少食富含动物脂肪和高胆固醇的食物。

脑 出 血

脑出血(intracerebral hemorrhage,ICH)为脑实质内动脉或静脉及毛细血管破裂而造成的自发性脑实质内出血。病因主要是高血压、脑动脉硬化、脑血管畸形等。高血压是脑出血最常见的原因。多发于中老年人。发病率每年(60~80)/10 万,占急性脑血管病的 30% 左右,急性期病死率为 30%~40%。

一、病因

高血压合并小动脉硬化是最常见的病因,在血压骤然升高时小动脉发生破裂导致脑出血。其他病因包括脑动脉粥样硬化、动脉瘤、动静脉畸形、脑淀粉样血管病变、脑动脉炎、脑瘤、血液病、梗死后出血、抗凝溶栓后出血等。

二、发病机制

长期的高血压导致颅内血管尤其是深穿支动脉壁发生病理改变,出现纤维素样坏死和玻璃样变,在持续不断压力冲击下形成微小动脉瘤或微夹层动脉瘤,当血压骤然升高时微小动脉瘤破裂,血液进入脑组织形成血肿。此外,高血压可使远端血管痉挛,导致小血管缺氧、坏死及血栓形成,出现斑点状出血及脑水肿,融合成片时形成大出血。

高血压性脑出血通常在 30 分钟内自行停止,出血后 24~48 小时脑水肿逐渐达高峰,临床症状可进一步加重,预后取决于出血部位和出血量。

三、病理

脑内基底节的壳核及内囊是高血压脑出血的最高发部位,约占到 70%,另外约 30% 分别为脑叶、脑干、小脑齿状核区各占 10%。尸体解剖时可见深穿支动脉有粟粒状动脉瘤,发生频率依次为大脑中动脉深穿支豆纹动脉、基底动脉脑桥支、大脑后动脉丘脑支、供应小脑齿状核及深部白质的小脑上动脉分支等。病理表现为出血侧半球肿胀、充血,血液可流入蛛网膜下腔或破入脑室系统;出血灶呈大而不规则空腔,中心充满血液或紫色葡萄浆状血块,周围是坏死脑组织,血肿周围的脑组织受压,水肿明显,血肿较大时可致颅内高压,使脑组织和脑室移位、变形,严重者形成脑疝。脑疝是各类脑出血最常见的直接致死原因。急性期过后血块溶解,吞噬细胞清除含铁血黄素和坏死的脑组织,胶质细胞增生,出血灶形成胶质瘢痕,进而形成中风囊。

四、临床表现

脑出血多发生在高血压控制不好,或未经系统治疗的高血压患者。发病时血压明显升高,临床症状取决于出血部位和出血量。意识障碍的程度是判断病情轻重的主要指标。通

笔记栏

常自发性脑出血常在 30 分钟内停止,20%~40% 为活动性出血或早期再出血,24 小时内血肿仍有可能继续扩大。

1. 基底节区出血　最多见,达 60%~70%,其中壳核最多,占脑出血的 60%,丘脑占 10%,尾状核较少。共同特点是出血较多时均可侵及内囊。轻症患者一般出血量 30ml 以内,表现为头痛、呕吐、轻度意识障碍、三偏征,优势半球可有失语。重症患者出血量 30~160ml,表现为突然发病,意识障碍,双眼凝视,两侧瞳孔不等大,偏瘫,病理征阳性。血液破入脑室或损伤丘脑下部、脑干可出现去脑强直、高热,最后死于枕骨大孔疝。根据部位不同,可以进一步区分为以下几种:

(1)壳核出血:最常见,占 ICH 病例的 50%~60%,系豆纹动脉尤其是其外侧支破裂所致。可分为局限型(血肿仅局限于壳核内)和扩延型。常有病灶对侧偏瘫、偏身感觉缺失和同向性偏盲,还可出现双眼球向病灶对侧同向凝视不能,优势半球受累可有失语。

(2)丘脑出血:占 ICH 病例的 10%~15%,系丘脑膝状体动脉和丘脑穿通动脉破裂所致,可分为局限型(血肿仅局限于丘脑)和扩延型。常有对侧偏瘫、偏身感觉障碍,通常感觉障碍重于运动障碍,深浅感觉均受累,而深感觉障碍更明显。可有特征性眼征,如上视不能或凝视鼻尖、眼球偏斜或分离性斜视、眼球会聚障碍和无反应性小瞳孔等。小量丘脑出血致丘脑中间腹侧核受累可出现运动性震颤和帕金森综合征样表现;累及丘脑底核或纹状体可出现偏身舞蹈 - 投掷样运动;优势侧丘脑出血可出现丘脑性失语、精神障碍、认知障碍和人格改变等。

(3)尾状核头出血:较少见,多由高血压动脉硬化和血管畸形破裂所致,一般出血量不大,多经侧脑室前角破入脑室。常有头痛、呕吐、颈强直、精神症状,神经系统功能缺损症状并不多见,故临床酷似蛛网膜下腔出血。

2. 脑叶出血　占脑出血的 10%,常由脑动静脉畸形、血管淀粉样病变、血液病等所致。为皮层下白质出血,出血部位以顶叶最多见,其次为颞、枕、额叶。也有多发脑叶出血的病例。因出血部位不同而临床症状不一样。如顶叶出血可有偏身感觉障碍、轻偏瘫、对侧下象限盲,非优势半球受累可有构象障碍等;颞叶出血可有 Wernicke 失语、精神症状、对侧上象限盲、癫痫;枕叶出血可有视野缺损;额叶出血可有偏瘫、尿便障碍、Broca 失语、摸索和强握反射等。

3. 脑桥出血　占脑出血的 10%,多由高血压致基底动脉桥支破裂引起,出血灶多位于脑桥基底部与被盖部之间大量出血(血肿>5ml)累及双侧被盖部和基底部,常破入第四脑室,可立即昏迷、四肢瘫、针尖样瞳孔、呕吐咖啡样胃内容物、中枢性呼吸障碍、中枢性高热,甚至出现去大脑强直发作,多于数小时内死亡。小的基底部出血可引起"闭锁综合征"。小量出血可无意识障碍,表现为交叉性瘫或共济失调性轻偏瘫,两眼向病灶侧凝视麻痹或核间性眼肌麻痹。

4. 小脑出血　占脑出血的 10%,多由小脑上动脉分支破裂所致,波及一侧半球。起病突然,常有枕部疼痛、呕吐、眩晕和共济失调尤其明显。出血量较少者,主要表现为小脑受损症状,如患侧共济失调、眼震和小脑语言等,一般无瘫痪;出血量较多者,尤其是小脑蚓部出血,病情迅速进展,发病时或病后 12~24 小时内出现昏迷及脑干受压征象,双侧瞳孔缩小至针尖样、呼吸不规则等。暴发型则常突然昏迷,在数小时内迅速死亡。

5. 脑室出血　占脑出血的 3%~5%,分为原发性和继发性脑室出血,原发性脑室出血多由脉络丛血管或室管膜下动脉破裂出血所致,继发性脑室出血是指脑实质出血破入脑室。临床上多为继发性,即脑实质出血破入脑室,临床表现酷似蛛网膜下腔出血。常表现为头痛、呕吐,严重者出现深昏迷、脑膜刺激征、针尖样瞳孔、眼球分离斜视或浮动、四肢弛缓性瘫痪或去脑强直发作、高热、呼吸不规则、脉搏和血压不稳定等症状。临床上,易将脑室出血误诊为蛛网膜下腔出血。

五、实验室及其他检查

1. 脑CT　疑诊脑出血时首选脑CT检查。发病后CT即可显示新鲜血肿,为圆形或卵圆形均匀高密度区,边界清楚(图9-2-1),并可确定血肿大小、部位、形态及是否破入脑室,血肿周围有无水肿带及占位效应,脑组织是否有移位等。有助于确诊及选择治疗方案。CT动态观察可发现进展型脑出血。

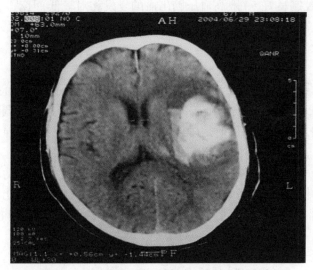

图9-2-1　CT扫描示左侧壳核出血的高密度病灶

2. MRI　可发现CT不能确定的脑干或小脑小量出血,能分辨病程4~5周后CT不能辨认的脑出血,区别陈旧性脑出血与脑梗死,显示血管畸形流空现象。

(1)超急性期(<24小时):表现为长T_1、长T_2信号,与脑梗死、水肿不易鉴别。

(2)急性期(24~48小时):为等T_1、短T_2。

(3)亚急性期(3天~3周):为短T_1、长T_2信号。

(4)慢性期(>3周):长T_1、长T_2信号。

3. DSA　怀疑血管畸形、血管炎、烟雾病可选做。

4. 腰椎穿刺(简称腰穿)　颅内压增高,脑脊液呈血性,急性期做腰穿有诱发脑疝的危险。怀疑有小脑出血的禁行腰穿。

六、诊断

中老年以上,有高血压病史,患者在活动时或情绪激动时突然发病,迅速出现神经功能缺失症状、头痛、呕吐及意识障碍者,应首先考虑脑出血的可能,脑CT可立刻确诊。

七、鉴别诊断

1. 脑梗死　多在安静时发病,神经缺失症状逐渐加重,CT早期(12~24小时内)常无阳性病灶发现。

2. 蛛网膜下腔出血　突然出现剧烈头痛及呕吐,一过性意识障碍,明显的脑膜刺激征,腰穿血性脑脊液。头颅CT可见脑沟回高密度影。

3. 需与引起昏迷的一些疾病鉴别 如糖尿病高渗性昏迷、一氧化碳中毒昏迷、低血糖昏迷、肝性脑病、尿毒症等。外伤性颅内出血多有外伤史,脑 CT 可发现血肿。

八、病情评估

脑出血总体预后较差。能恢复生活自理的仅为 20%。脑水肿、颅内压增高和脑疝形成是致死的主要原因,病后 30 天内的病死率为 35%~52%,其中 50% 死亡发生在 2 天内。预后与出血量、出血部位、意识状态及有无并发症有关。脑干、丘脑和大量脑室出血预后较差。与脑梗死不同,不少脑出血患者起初的严重神经功能缺损可以相对恢复良好,甚至可以完恢复正常。如果血压控制良好,一般高血压脑出血的复发相对较低,但动-静脉血管畸形所致脑出血例外,年再发率接近 2%。

九、治疗

脑出血的治疗强调个体化,在注重个体化的原则下掌握下列几方面:①就近治疗,不宜长途搬运;②保持安静,防止继续出血;③减轻脑水肿,降低颅内压;④调整血压,改善循环;⑤加强护理,防治并发症。治疗目的是尽可能地挽救患者的生命,减少神经功能残疾程度。

1. 内科治疗

(1)卧床休息:一般应卧床休息 2~4 周,保持良好心态,避免情绪激动而导致血压升高。

(2)保持气道通畅:是昏迷患者急救的第一步,头歪向一侧,随时吸出口腔内的分泌物和呕吐物,必要时气管内插管或行气管切开。有意识障碍、缺氧或血氧饱和度下降者应给予鼻导管或面罩吸氧。

(3)高血压的处理:脑出血时常伴颅高压,此时高血压是维持有效脑灌流所必需的,故不应过分降血压,而应着重脱水降颅压,颅内压下降,血压会随之下降。一般来说,当收缩压>200mmHg 或平均动脉压>150mmHg 时,应考虑采取降压治疗的措施。

(4)脱水降颅压:脑出血后脑水肿在 48 小时内达到高峰,维持 3~5 天后逐渐消退,可持续 2~3 周或更长。脑水肿可使颅内压增高,导致脑疝,导致死亡率上升,故积极控制脑水肿是治疗脑出血急性期的关键。常用 20% 甘露醇、人血白蛋白、呋塞米、甘油果糖。

(5)预防消化道出血:多由于脑干或丘脑下部受累导致应激性溃疡出血所致。预防可用 H_2 受体阻滞剂或质子泵抑制剂。

(6)抗感染:肺部感染和尿路感染常见,可根据经验、痰或尿培养、药物敏感试验等合理选用抗生素治疗。注意翻身,预防压疮。

(7)维持水电解质及酸碱平衡:病后每日入液量按"尿量 +500ml"计算,如有高热、多汗、腹泻或呕吐者,可适当增加入液量。注意维持中心静脉压在 5~12mmHg。有意识障碍的患者应尽早留置胃管,基本热量应从肠内供给为主。注意通便,保证每天大便通畅亦可起到减轻颅内压的作用。

(8)中枢性高热的处理:用冰毯、冰帽采用物理降温为主。

2. 外科手术治疗 目的:清除血肿,降低颅内压,打破危及头部的恶性循环,减轻出血后脑损害和病残。手术指征:①壳核出血 ≥30ml,丘脑出血 ≥15ml,可适时选做微创穿刺血肿清除术或小骨窗开颅血肿清除术。小脑半球出血 ≥10ml,蚓部出血 ≥6ml,出现脑干受压征象时应立刻手术治疗。②意识状态逐渐加深,尚未形成脑疝者。③脑叶出血占位效应明显,疑有形成脑疝可能的。脑干出血手术成功率低。④脑室出血致梗阻性脑积水者。常用手术方法:①开颅血肿清除术;②钻孔微创血肿清除术;③立体定向血肿引流术;④脑室引流术。

3. 康复治疗 早期康复治疗对恢复患者的神经功能、提高生活质量大有益处,应在生命体征稳定后根据不同患者的个体化制订康复训练计划,并对可能发生抑郁情绪的患者及早给予心理支持和药物治疗。

附:蛛网膜下腔出血

蛛网膜下腔出血(subarachnoid hemorrhage,SAH)指脑表面或脑底部血管或动脉瘤、动静脉畸形破裂,血液直接流入蛛网膜下腔所致,又称自发性 SAH。SAH 占急性脑卒中的10%、出血性脑卒中的20%。

一、病因与发病机制

最常见的病因是先天性动脉瘤,其次是脑血管畸形和高血压动脉硬化性动脉瘤,还可见于脑底异常血管网(moyamoya 病)、动脉炎、血液病、原发性或转移性颅内肿瘤等。

脑动脉瘤好发于动脉交叉处,80%~90% 见于颅底动脉环前部,即大脑前动脉与前交通动脉分叉处,颈内动脉与后交通动脉分叉处。动脉分叉处由于先天缺乏内弹力层和肌层,在血流涡流冲击下易形成向外膨出的动脉瘤。

二、病理及病理生理

1. 病理 绝大部分颅内动脉瘤(约 90%)位于前循环,可单发或多发,尤其好发于颅底Willis 环的动脉分叉处,破裂的动脉常常不规则或呈多囊状,破裂点多在动脉瘤的穹隆处,大动脉瘤可充满血凝块,可发生钙化。血液沉积在脑底部和各脑池中呈紫红色,出血量大时有一薄层血凝块覆盖着颅底的血管、神经和脑表面,也可穿破颅底面进入第三脑室和侧脑室,影响到脑脊液循环,一部分患者可出现急性梗阻性脑积水。蛛网膜受血液的刺激可发生无菌性炎症反应,脑与血管、神经间发生粘连,而红细胞破坏后释放出含铁血黄素被吞噬细胞吞噬后沉积在蛛网膜颗粒上形成小的囊泡,日后可能导致癫痫的发作。

2. 病理生理 SAH 能引起一系列病理生理改变:

(1)血液流入蛛网膜下腔刺激痛觉敏感结构引起头痛,颅内容积增加使 ICP 增高可加剧头痛,导致玻璃体下视网膜出血,甚至发生脑疝。

(2)颅内压达到系统灌注压时脑血流急剧下降,血管瘤破裂伴发的冲击作用可能是约50% 的患者发病时出现意识丧失的原因。

(3)颅底或脑室内血液凝固使 CSF 回流受阻,30%~70% 的患者早期出现急性阻塞性脑积水,血红蛋白及含铁血黄素沉积于蛛网膜颗粒也可导致 CSF 回流受阻,出现交通性脑积水和脑室扩张。

(4)蛛网膜下腔血细胞崩解释放各种炎症物质引起化学性脑膜炎,CSF 增多使 ICP 增高。

(5)血液及分解产物直接刺激引起下丘脑功能紊乱,如发热、血糖升高、急性心肌缺血和心律失常等。

(6)血液释放的血管活性物质如 5-HT、血栓素 A2(TXA2)和组胺等可刺激血管和脑膜,引起血管痉挛,严重者致脑梗死。

(7)动脉瘤出血常限于蛛网膜下腔,一般不造成局灶性脑损害,神经系统检查很少发现局灶体征,但大脑中动脉动脉瘤、动静脉畸形破裂较常见局灶性异常。

三、临床表现

任何年龄均可发病,男女发病率相近,而由动脉瘤破裂所致的好发于 30~60 岁间,由血管畸形所致的则多见于青少年。血液破入蛛网膜下腔后,根据出血量的多少和出血后所处的病期,主要表现为几个方面的临床症状:①刺激脑膜引起脑膜刺激征;②压迫脑细胞导致颅高压、脑水肿;③破裂的血管继发痉挛,引起脑缺血,严重者导致脑梗死;④堵塞脑脊液循环通路,引起脑积水;⑤下丘脑功能紊乱,导致高热及内分泌功能紊乱;⑥自主神经功能紊乱,导致心肌缺血、心律失常。

1. 诱因　以中青年发病居多,起病突然(数秒或数分钟内发生),多数患者发病前有明显诱因,如剧烈运动、过度疲劳、情绪激动、用力过猛、剧烈咳嗽、用力排便、饮酒等。少数可在安静状态下发病。

2. 临床症状　有以下特点:

(1)头痛:突然起病、剧烈头痛,伴恶心、呕吐。动脉瘤性 SAH 的典型表现是突发异常剧烈全头痛,患者常将头痛描述为"一生中经历的最严重的头痛",头痛不能缓解或呈进行性加重。多伴发一过性意识障碍。约 1/3 动脉瘤性 SAH 患者发病前数日或数周有轻微头痛的表现,这是小量前驱(信号性)出血或动脉瘤受牵拉所致,局部头痛常可提示破裂动脉瘤的部位。头痛可持续数日不变,2 周后逐渐减轻。如头痛突然再次加重,常提示再次出血。

(2)脑膜刺激征:患者出现颈强直、Kernig 征和 Brudzinski 征等脑膜刺激征阳性,以颈强直最多见,而老年、衰弱患者或小量出血者,可无明显脑膜刺激征。脑膜刺激征常于发病后数小时出现,3~4 周后消失。

(3)眼部症状:20% 患者眼底可见玻璃体下片状出血,发病 1 小时内即可出现,是急性颅内压增高和眼静脉回流受阻所致,对诊断具有重要的提示意义。此外,眼球活动障碍也可提示出血动脉瘤的所在位置。

(4)精神症状:约 25% 的患者可出现精神症状,如欣快、谵妄和幻觉等,常于起病后 2~3 周内自行消失。

(5)其他症状:部分患者可以出现脑心综合征、消化道出血、急性肺水肿和局限性神经功能缺损症状等。

(6)动脉瘤的定位症状:颈内动脉海绵窦段动脉瘤患者可有前额和眼部疼痛、血管杂音、突眼及Ⅲ、Ⅳ和Ⅵ脑神经损害所致的眼动障碍;颈内动脉 - 后交通动脉瘤患者常出现动眼神经受压的表现;大脑中动脉瘤患者出现偏瘫、失语和抽搐等症状;大脑前动脉 - 前交通动脉瘤患者出现精神症状、单侧或双侧下肢瘫痪和意识障碍等症状;大脑后动脉瘤患者出现同向偏盲、Weber 综合征和第Ⅲ脑神经麻痹的表现;椎 - 基底动脉瘤患者则可出现枕部和面部疼痛、面肌痉挛、面瘫及脑干受压等症状。

60 岁以上老年人 SAH 发病临床症状常不典型,起病可缓慢,头痛、脑膜刺激征不显著,而意识障碍和脑实质损害症状较重,可出现精神症状。

四、并发症

1. 再出血　是 SAH 的致命并发症,2 周内再发率为最高,占再发率的 50%~80%,再发的病死率为 41%~46%,明显高于 SAH 首发病死率(25%)。

2. 脑血管痉挛　是死亡和致残的重要原因,发作的高峰期为 7~10 天内,可出现继发性脑梗死。

3. 脑积水　急性于发病后 1 周内发生,迟发性在 SAH 后 2~3 周或更长时间。

4. 其他　5%~10% 的患者发生癫痫发作,不少患者发生低钠血症。

五、实验室及其他检查

1. 头颅 CT　是确诊 SAH 的首选,可见脑沟、脑回及脑室、脑池有高密度影(图 9-2-2)。

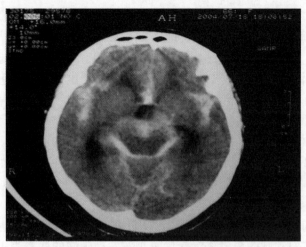

图 9-2-2　CT 扫描示 SAH 脑池内高密度影

2. 腰穿　压力高,脑脊液呈均匀血性,蛋白含量增加,糖和氯化物水平多正常。

3. DSA　可确定动脉瘤的发生部位,为 SAH 的病因诊断提供可靠的证据,对确定手术方案有重要的价值。

4. MRI 和 MRA　急性期不应做 MRI,易诱发再出血,MRA 对直径为 3~15mm 的动脉瘤的检出率为 90% 以上。

六、诊断

青壮年突然出现剧烈的、持续的、难于缓解的头痛,伴剧烈呕吐,脑膜刺激征阳性,结合脑 CT 表现即可确诊。60 岁以上老年患者发病症状常不典型,怀疑 SAH 时应尽早做脑 CT 检查。

七、鉴别诊断

根据脑 CT 可与脑出血鉴别;根据腰穿脑脊液的改变可与脑炎、脑膜炎鉴别。

八、病情评估

SAH 的预后与发病时的病情轻重、意识状态、病因、动脉瘤的部位、瘤体的大小、血压的控制情况、再出血的发生、选择治疗的方式以及年龄和全身情况等多因素有关。病死率接近 50%,近年来随着早期外科手术和血管介入手术的广泛开展及对再出血和脑血管痉挛的积极防治,SAH 的病死率已降至 30% 左右。

九、治疗

基本原则:制止出血、防治血管痉挛、去除病因、防止复发。

1. 一般治疗　①绝对卧床:4~6 周,避免搬动和过早起床;②镇静镇痛:防止情绪激动,头痛剧烈的可用止痛药;③镇咳通便:有频繁咳嗽者应用强止咳剂,注意保持大便通畅,可加用缓泻剂,避免大便用力;④维持血压稳定:保持血压在 180/100mmHg 以下。

2. 降颅压治疗　可用 20% 甘露醇、呋塞米、人血白蛋白。

3. 防治再出血　运用抗纤溶药物治疗:EACA(6- 氨基己酸)静脉滴注,首剂 5g,以后每小时 1~1.5g,每天 24~36g,连续 7~10 天后减量,疗程 15 天。PAMBA(对羟苄基胺)100mg/ 次,每 6~8 小时一次,维持 2~3 周。

4. 防治脑血管痉挛 以动脉瘤破裂引起多见,占 SAH 的 25%。常用钙通道阻滞药尼莫地平 60mg 口服,每 4 小时一次,或尼莫地平 24~48mg/d 静脉滴注。

5. 防治脑积水 多在出血后 2~4 周内出现,可逐渐出现正常颅压脑积水三主症,即痴呆、排尿障碍、步行障碍。多为可逆性,经治疗后可恢复,严重者可行脑室 - 腹腔分流术。

6. 脑脊液置换 可减少粘连,每次放出脑脊液 10~20ml,每周 2~3 次,并注入地塞米松 5mg。如药物治疗无效,应及早施行脑室 - 腹腔分流手术。

7. 手术或介入治疗 近年来血管介入已广泛应用于 SAH 的治疗,介入治疗无需开颅和全身麻醉,对循环影响小,且可明显减少再复发。术前应注意控制好血压,使用预防血管痉挛的药物防止血管痉挛。常用手术方法:①瘤颈夹闭术;②瘤内填塞术;③动脉瘤切除术。

8. 预防 ①控制危险因素:包括高血压、吸烟、酗酒、吸毒等;②筛查和处理高危人群尚未破裂的动脉瘤:破裂动脉瘤患者经治疗后每年新发动脉瘤的概率为 1%~2%,对此类患者进行远期的影像学随访具有一定的意义。若在动脉瘤破裂前就对其进行干预,则有可能避免 SAH 带来的巨大危害。但预防性处理未破裂动脉瘤目前的争议很大,应谨慎处理,充分权衡其获益和风险。

（宋丽娟）

第三节 癫 痫

一、概述

癫痫(epilepsy)俗称"羊癫疯"或"羊角风",是一种由多种病因引起的中枢神经系统慢性疾病,以脑神经元过度放电导致反复性、发作性和短暂性的中枢神经系统功能失常为特征,是神经系统疾病中仅次于脑卒中的第二大常见疾病。

由于癫痫猝死情况的存在,癫痫也是一种潜在的致死性疾病,因其致残率高、病程长,是当前世界范围的医疗难题及社会公共卫生问题,目前已成为世界卫生组织(World Health Organization,WHO)重点防治的神经精神疾病。癫痫在任何年龄、地区和种族的人群中均有发病,但常见于儿童及老年人。癫痫反复发作会给患者个人、家庭和社会带来沉重负担。

（一）基本概念

1. 癫痫发作(epileptic seizure) 是指脑部神经元高度同步化异常放电引起的短暂性脑功能障碍,通常指一次发作过程。癫痫发作并不一定是癫痫,其应具备三方面要素:①临床表现:癫痫发作必须有临床表现(症状和 / 或体征),表现可多种多样(运动、感觉、意识、情感、记忆、认知及行为等障碍)。②起始和终止的形式:癫痫发作一般具有发作性、短暂性、重复性及刻板性的四大共性。通常可以根据行为表现或脑电图改变来判断癫痫发作的起始和终止。癫痫持续状态是一种表现持续或反复发作的特殊情况。③脑部异常过度同步化放电:要通过脑电图检查才能证实。这是癫痫发作区别于其他发作性症状的最本质的特征。

按照有无急性诱因,癫痫发作大体上可分为诱发性发作(provoked seizure)和非诱发性发作(unprovoked seizure)。诱发性发作最常见于中枢神经系统疾病(感染 / 卒中等)或全身系统性疾病(血糖异常 / 电解质紊乱 / 中毒 / 发热等)的急性期,是一种急性症状性发作,急性期过后并不一定反复出现癫痫发作。非诱发性发作则找不到明确的急性诱因。例如,病毒性脑炎急性期出现的癫痫发作是诱发性发作,而脑炎数年后出现的癫痫发作则为非诱发性发作。

2. 癫痫（epilepsy）　是一种以具有持久性致病倾向为特征的脑部疾病。是发作性意识丧失的常见原因。因异常放电部位及播散范围的不同，患者可以有运动、感觉、自主神经、意识、精神、情感、记忆、认知及行为等障碍。2005年国际抗癫痫联盟（ILAE）定义：癫痫（epilepsy）是一种脑部疾患，特点是脑部持续存在能产生癫痫反复发作的易感性，并出现相应的神经生化、认知、心理及社会等多方面的后果。诊断癫痫至少需要一次以上非诱发性（或反射性）的癫痫发作，且两次癫痫发作之间至少间隔24小时以上。

3. 癫痫综合征（epileptic syndrome）　是指由一组特定的临床表现（具有相似症状和体征特性所组成的特定癫痫现象）和脑电图改变组成的癫痫疾患（即脑电临床综合征）。

脑部神经元高度同步化异常放电是癫痫发作的根本原因。但并非所有脑部神经元异常放电均可引起癫痫发作，脑部神经元异常放电还可引起发作性神经痛等。国际抗癫痫联盟（ILAE）认为只有大脑、丘脑-皮质系统及中脑上部神经元的异常放电才会引起癫痫发作，这种异常放电的特征为神经元高度同步化活动。

（二）流行病学

流行病学资料显示，一般人群的癫痫年发病率为（50~70）/10万，患病率约为0.5%，死亡率为（1.3~3.6）/10万，癫痫患者的死亡危险性为一般人群的2~3倍。目前，我国约有900万以上癫痫患者，每年新发病的癫痫患者为65万~70万。约30%的患者为难治性癫痫，我国的难治性癫痫患者至少在200万以上。

二、病因

癫痫不是独立的疾病，而是一组有着不同病因基础、临床表现各异但以反复癫痫发作为共同特征的慢性脑部疾病或综合征。引起癫痫的病因非常复杂，通常是内在遗传因素和外界环境因素在个体内相互作用的结果，每个癫痫患者的病因学均包括这两种因素，只不过各自所占的比例不同。症状性癫痫（继发性癫痫）的病因包括皮质发育障碍、肿瘤、头外伤、脑血管疾病、中枢神经系统感染、寄生虫感染、遗传代谢性疾病、神经变性疾病、继发性脑病等，但特发性癫痫的病因尚不清楚，研究发现可能与遗传相关。根据病因学的不同，既往的癫痫可分为以下三大类：

（一）特发性癫痫及癫痫综合征

除可疑遗传倾向外，无其他明显病因，除了癫痫发作之外，没有结构性脑部病变和其他神经系统症状或体征。常在某一特殊年龄段起病，具有特征性临床及脑电图表现。并非临床上查不到病因的就是特发性癫痫。如伴中央颞区棘波的良性儿童癫痫、儿童失神癫痫、青少年肌阵挛癫痫等。

（二）症状性癫痫及癫痫综合征

是各种明确或可能的中枢神经系统病变所致，如脑结构异常或影响脑功能的各种因素，如染色体异常、先天性畸形、围产期损伤、颅脑外伤、中枢神经系统感染、中毒、脑肿瘤、脑血管疾病、代谢遗传性疾病、变性疾病等均可引起。如海马硬化引起的内侧颞叶癫痫、局灶性皮质发育不良引起的额叶癫痫等。

（三）隐源性癫痫

临床表现提示为症状性癫痫，但目前的检查手段未找到明确病因，也可能在特殊年龄段起病，但无特定的临床和脑电图特征。临床上这类患者占全部癫痫的60%~70%，比例相当大。

2017年ILAE（国际抗癫痫联盟）建议将癫痫病因分成六大类：遗传性、结构性、感染性、免疫性、代谢性、未知病因。每个患者可以有单个或多个病因。

三、相关影响因素

各种类型癫痫虽有特殊的发病机制和病理生理基础,但以下因素可影响癫痫发作:

(一) 年龄

60%~80% 的癫痫首次发作年龄在 20 岁之前,各年龄组的癫痫常见病因不同。多种特发性癫痫外显率与年龄有密切关系,如婴儿痉挛症多在 1 周岁内起病,儿童失神癫痫多在 6~7 岁起病,肌阵挛癫痫多在青少年期起病。

(二) 遗传因素

仅影响癫痫预致性,外显率受年龄影响,如儿童失神癫痫脑电图(EEG)以高幅棘波、棘慢复合波或慢棘波,规律性 3Hz 左右节律性放电为特征,约 40% 以上的患儿同胞在 5~16 岁时出现同样的 EEG 异常,但其中仅 1/4 出现临床发作。某些症状性癫痫如高热惊厥和结节性硬化症本身即是遗传性疾病。

(三) 内环境改变与睡眠

如内分泌改变、电解质失调及代谢改变等可能影响癫痫阈值,许多状态关联性癫痫发作的诱因可能通过机体内环境改变引起癫痫阈值降低并诱发癫痫发作,如少数患者仅在月经期或妊娠早期发作(经期性癫痫或妊娠性癫痫);疲劳、睡眠剥夺、饥饿、便秘、饮酒、闪光、感情冲动和一过性代谢紊乱等均可诱发癫痫发作;癫痫发作与睡眠 - 觉醒周期有密切关系,如全面强直 - 阵挛发作(GTCS)常在晨醒时发作,婴儿痉挛症多在醒后和睡前发作等。

四、发病机制

癫痫的发病机制非常复杂,至今尚未能完全了解其全部机制,但发病的一些重要环节已被探知。癫痫的临床表现及癫痫动物模型的研究均表明癫痫患者或动物惊厥阈降低。对健康人来说完全无害的刺激,却已超过患者的惊厥阈引起癫痫发作。

(一) 神经元异常放电

这是导致癫痫发病的电生理基础。正常情况下,神经元自发产生有节律性的电活动,但频率较低。而致痫灶神经元的膜电位与正常神经元不同,在每次发生动作电位之后出现阵发性去极化漂移,同时产生高幅、高频的棘波放电。异常的高频放电反复通过突触联系和强直后易化作用诱发周边及远处的神经元同步放电,从而引起异常电位的连续传播。如异常放电局限于大脑皮质的某一区域时,表现为部分性发作;异常放电向同侧扩散的同时扩散到对侧大脑半球,则表现为继发性全面性发作;若异常放电广泛投射至两侧大脑皮质并使网状脊髓束受到抑制时,可表现为全身性强直 - 阵挛发作等。

在癫痫发病机制中,对于神经元异常放电的起源需区分以下两个概念:

1. 癫痫病理灶(lesion)　是癫痫发作的病理基础,指可直接或间接导致癫痫发作的脑组织病变或结构异常,CT 或 MRI 通常可显示病灶,有的需要在显微镜下才能发现。

2. 致痫灶(seizure focus)　脑电图出现一个或数个最明显的痫性放电部位,痫性放电可因病灶挤压、局部缺血等导致局部皮质神经元减少和胶质增生所致。研究发现,可导致癫痫发作的是致痫灶,而并非病理灶。

(二) 离子通道异常

对癫痫模型的研究发现,在发作前或发作中细胞外离子浓度的主要变化是钙离子浓度降低、钾离子浓度升高。钙离子内流由于电压门控钙通道开放,其原因与谷氨酸 NMDA 受体活性增高有关。钾离子外流由于去极化后钙离子内流激活钾通道使之开放。这些离子分布的异常使神经元膜稳定性降低。

（三）中枢神经系统递质异常

递质与膜电位的稳定性密切相关,兴奋性递质(谷氨酸及天门冬氨酸)浓度增高或其受体活性增高及抑制性递质(γ-氨基丁酸 GABA)浓度降低或其受体活性下降均可导致膜不稳定性增强。

（四）免疫功能异常、细胞形态及功能异常

可以导致神经元兴奋性异常增高。

五、病理

癫痫的病因错综复杂,病理改变亦呈多样化。通常将癫痫的病理改变分为两类,这对于明确癫痫的发病机制以及寻求外科手术治疗具有非常重要的意义。

（一）海马硬化（hippocampal sclerosis，HS）

既可以是癫痫反复发作的结果,又可能是导致癫痫反复发作的病因,与癫痫治疗成败密切相关。海马硬化肉眼观表现为海马萎缩、坚硬;组织学表现为双侧海马呈现不对称性的硬化,往往发现一侧有明显的海马硬化表现,而另一侧仅有轻度的神经元脱失;此外,也可波及杏仁核、海马旁回、钩回等结构。镜下典型表现为神经元脱失和胶质细胞增生,神经元脱失在癫痫易损区更为明显。

（二）苔藓纤维出芽（mossy fiber sprouting）

反复癫痫发作触发苔藓纤维芽生,进入齿状回的内分子层(主要是颗粒细胞的树突)和CA1 区,形成局部异常神经环路。

六、临床表现

癫痫的临床表现虽然多种多样,但均具有如下四大共性:①发作性,症状突发突止;②短暂性,每次发作持续时间短暂,仅持续数秒至数分钟,很少超过 5 分钟;③重复性,第一次发作后,经过不同的时间间隔会有第二次甚至更多次发作;④刻板性,每次发作的症状基本相同。个性即不同类型的癫痫所具有的特征,是一种类型的癫痫区别于另一种类型癫痫的主要依据,也是与非癫痫发作鉴别的依据。

（一）部分性发作

发作源于大脑半球局部神经元的异常放电,包括单纯部分性、复杂部分性、部分性继发全面性发作三类,因此在发作期间的脑电图有局限性癫痫样波,但在发作时单纯部分性发作仍为局限性发放,所以无意识障碍;而复杂部分性发作及部分性继发全面性发作者,异常放电通常从局部扩展到双侧大脑半球,从而出现意识障碍,且后两者在发作时常为颞叶、额叶内侧区发放,此时可出现不同程度的意识障碍。因异常放电的起源和累及部位的不同,癫痫发作的患者可有不同的表现形式,可表现为运动性、感觉性、自主神经性、精神性发作,或出现意识、认知、记忆、情感及行为等障碍。复杂部分性发作约占成人癫痫发作的 50% 以上,也称为精神运动性发作,病灶多在颞叶,故又称为颞叶癫痫,常伴自动症。

（二）全面性发作

最初的症状学和脑电图提示发作起源于双侧大脑半球,多在发作初期就有意识丧失。

1. **失神发作** 分典型失神发作和不典型失神发作。

(1)典型失神发作:儿童期起病,青春期前停止发作。特征性表现是突然出现短暂的意识丧失,通常持续 5~10 秒,最长不超过 10 秒,无任何先兆。表现为正在进行的活动(谈话、进餐,步行等)突然中断,表情呆滞凝视,短暂眼球上翻,可伴简单自动性动作,如咀嚼、吞咽

等,或者出现手中持物坠落或轻微阵挛,对外界毫无反应,一般不会跌倒,发作后立即清醒,可继续原来的活动,事后对发作全无记忆,每日可发作数十次,甚至上百次。智力不受影响。有明显自愈倾向,16 岁以上 60% 自愈。发作时 EEG 呈双侧对称同步、3Hz 的棘慢综合波暴发。约 90% 的典型失神患者可被过度换气诱发。

(2)不典型失神发作:发作起始和结束均较典型失神缓慢,意识障碍程度较轻,伴随的运动症状(如自动症)也较复杂,常伴肌张力减低,偶有肌阵挛。发作持续时间较长,常超过 10 秒,有发作后的茫然状态。发作时 EEG 表现为较慢的 2.0~2.5Hz 不规则棘 - 慢波或尖 - 慢波,两侧可不同步,不对称,背景活动异常。多见于弥漫性脑损害患儿,如 Lennox-Gastaut 综合征,预后较差。

2. 全面性强直 - 阵挛发作(generalized tonic-clonic seizure,GTCS)　是一种表现最明显的发作形式,故既往也称为大发作。以意识丧失、双侧对称强直后紧跟有阵挛动作并通常伴有自主神经受累表现为主要临床特征。可由部分性发作演变而来,也可在疾病开始即出现全面 - 强直阵挛发作。早期出现意识丧失、跌倒,随后的发作可分为以下三期:

(1)强直期:发病突然开始为强直期,因咽喉肌肉强直性收缩开始时尖叫一声,而后全身所有骨骼肌持续性强直收缩,双上下肢伸直或双上肢肘屈双下肢伸直,颈及躯干反张,牙关紧闭,双眼上翻,呼吸停止,因此面部潮红或青紫,甚至可有针尖大点状出血。膀胱直肠可以排空,大小便失禁。持续 10~30 秒后进入阵挛期。

(2)阵挛期:开始时肢端出现细微震颤,逐渐幅度增大,出现典型阵挛,头部抽动,双侧上下肢屈肌收缩及松弛交替出现,呼吸深而慢,气体随唾液喷出呈白色泡沫,如舌被咬破则呈血沫,全身大汗淋漓。松弛的时间逐渐变长,收缩减弱,最后发作停止,进入发作后期。阵挛期持续 30~60 秒或更长。以上两期均可出现舌咬伤,并伴呼吸停止、瞳孔散大、对光反射消失、心率增快、血压升高、唾液和其他分泌物增多,Babinski 征可阳性。

(3)发作后期:此期尚有短暂的强直痉挛,以面肌和咬肌为主,牙关紧闭,故亦可发生舌咬伤。患者全身肌肉松弛,括约肌松弛可发生尿失禁,呼吸首先恢复,随后瞳孔、血压、心率相继恢复至正常,患者逐渐苏醒。清醒后常感头痛、全身肌肉酸痛、嗜睡。部分患者发作后可有数分钟意识模糊或定向障碍或易激惹,部分患者陷入昏睡状态,持续数小时,或意识朦胧出现语无伦次及自动症。脑电图:发作前瞬间脑电活动波幅下降呈抑制状态,强直期呈两侧性高波幅棘波爆发,阵挛期为两侧性棘波爆发与慢波交替出现,发作后为低波幅不规则慢波。

3. 强直发作　仅有强直而无阵挛。较少见。通常持续 2~10 秒,偶可达数分钟。发作期脑电图可以有棘慢或多棘慢复合波,发作时为广泛性快活动或 10~25Hz 棘波,其前后可有尖慢复合波。多见于弥漫性脑损害的儿童,睡眠中发作较多。

4. 阵挛发作　仅有阵挛而无强直。表现为双侧肢体节律性(1~3Hz)的抽动,伴或不伴意识障碍,多持续数分钟。发作时 EEG 为全面性(多)棘波或(多)棘 - 慢波综合。几乎都发生在婴幼儿。

5. 肌阵挛发作　表现为突然、短暂、触电样肌肉收缩(单独或多个),可遍及全身,亦可限于面部、肢体或个别肌群,每次持续不到 1 秒,常成串发作,声、光等刺激可诱发。严重时患者手中的东西会扔出,甚至患者会摔倒,但往往保持清醒的意识状态。发作时典型的 EEG 改变为广泛性的多棘 - 慢复合波。可见于任何年龄,预后较好的特发性癫痫患者常见。

6. 失张力发作　突然肌张力丧失,头下垂,下颌松弛而张口,上肢下垂(持物坠落),或躯干失张力跌倒或猝倒发作,似断线的木偶。持续数秒至 1 分钟,可有短暂的意识丧失,发作后立即清醒和站起。发作时 EEG 为多棘 - 慢复合波或低电压。见于发育性障碍疾病或弥漫性脑损害,如 Lennox-Gastaut 综合征。

（三）不能分类的发作

目前由于资料不充足或不完整,不能进行分类或无法归类的发作。

2001 年 ILAE 新提出了几种经过临床验证的癫痫发作类型:

1. 痴笑性发作 强调笑声是这种发作的主要特点。Gascon 和 Lombroso 在 1971 年提出痴笑性癫痫的诊断标准:没有诱因的、刻板的、反复发作的痴笑,常伴有其他癫痫表现。发作期和发作间期脑电图有痫样放电,没有其他疾病能解释这种发作。有些患者也可以哭为主要临床表现。对抗癫痫药耐药,如为合并的发作可能药物治疗有效。

2. 持续性先兆 作为癫痫的一种亚型,也将其视为部分感觉性癫痫的同义词。从临床观点看,可分为 4 种亚型:躯体感觉(如波及躯干、头部及四肢的感觉迟钝等);特殊感觉(如视觉、听觉、嗅觉、味觉及平衡觉);自主神经症状明显的持续性先兆;表现为精神症状的持续性先兆。

2017 年 ILAE 提出了新的癫痫发作分类建议,即将癫痫发作可分为局灶性起源、全面性起源以及起源不明。其中,局灶性起源根据有无意识障碍又分为运动症状起病、非运动症状起病、局灶性进展为双侧强直 - 阵挛;全面性起源可分为运动症状起病、非运动症状起病(失神);起源不明可分为运动症状起病、非运动症状起病以及不能分类的发作。

七、诊断

由于大多数癫痫发作发生在医院外,必须回顾性地确立诊断,通常根据患者的发作史,特别是可靠目击者提供的发作过程和表现的详细描述,结合发作间期脑电图出现痫性放电即可确诊,必要时可通过视频脑电监测发作表现及同步脑电图记录证实。某些患者无可靠的目击者提供病史,夜间睡眠时发作或因发作稀少视频 EEG 监测未记录到发作则临床诊断困难。诊断癫痫发作最重要的依据是患者的病史,如先兆症状、发作时状态及发作后意识模糊等,而不是依靠神经系统检查和实验室检查。癫痫的诊断步骤可分五步。

（一）确定发作性事件是否为癫痫发作

主要根据发作期临床表现(是否具备癫痫发作的四大共性)、脑电图改变,包括发作间期脑电图改变,是癫痫进一步诊断、治疗的基础。涉及发作性事件的鉴别,包括诱发性癫痫发作和非诱发性癫痫发作的鉴别。传统上,临床出现两次(间隔至少 24 小时)非诱发性癫痫发作时就可诊断癫痫。

（二）确定癫痫发作的类型

癫痫发作类型按照 ILAE 癫痫发作分类来确定。

（三）确定癫痫及癫痫综合征的类型

是癫痫患者的疾病诊断,可根据发作类型、时间规律、诱发因素、起病年龄、家族史、神经系统损害定位及定性、脑电图改变、治疗反应和转归等来判断。按照 ILAE 癫痫和癫痫综合征分类系统来确定类型。应注意,有些病例无法归类于某种特定癫痫综合征。

（四）确定病因

所有癫痫患者均应结合神经系统及全身检查尽可能做出病因诊断。若为首次发作,须排除各种疾病引起的症状性发作,如低血糖症、低钙血症、肝肾衰竭、高血压脑病和脑炎等,以及药物或毒物引起的癫痫发作。

（五）确定癫痫所造成的残障及共患病

随着人们对生活质量要求的提高,癫痫的共患病也越来越受重视,是自癫痫诊断明确后就应考虑的问题,包括精神异常、认知及睡眠障碍、抑郁焦虑、心血管及呼吸系统异常、癫痫猝死、偏头痛等。

八、鉴别诊断

(一)晕厥

是短暂性全脑灌注不足导致短时间意识丧失和跌倒,偶可引起肢体强直阵挛性抽动或尿失禁。有些患者可有久站、剧痛、见血和情绪激动等诱因,或因排尿、咳嗽和憋气等诱发。常有头晕、恶心、眼前发黑和无力等先兆,跌倒较缓慢,面色苍白、出汗,有时脉搏不规则,偶可伴有抽动、尿失禁。少数患者可出现四肢强直-阵挛性抽搐,但与痫性发作不同,多发作于意识丧失 10 秒以后,且持续时间短,强度较弱。晕厥引起意识丧失极少超过 15 秒,以意识迅速恢复并完全清醒为特点,不伴发作后意识模糊,除非脑缺血时间过长。这种循环系统事件具有自限性,无须抗癫痫药治疗。

(二)假性癫痫发作

如癔病性发作,是一种非癫痫性的发作性疾病,是由心理障碍而非脑电紊乱引起的脑部功能异常。可有运动、感觉和意识模糊等类似癫痫发作症状,常有精神诱因,具有表演性,视频脑电图有助于鉴别,发作时脑电图上无相应的痫性放电和抗癫痫药物治疗无效是鉴别的关键。

(三)低血糖症

血糖水平低于 2mmol/L 时可产生局部癫痫样抽动或四肢强直发作,伴意识丧失,常见于胰岛 β 细胞瘤或长期服用降糖药的 2 型糖尿病患者,病史有助于诊断。

(四)偏头痛

偏头痛亦可出现先兆症状,但通常持续时间较长,多为闪光、暗点、偏盲、视物模糊等视觉先兆,而癫痫发作的视幻觉除闪光、暗点外,有的为复杂视幻觉;偏头痛以剧烈头痛,伴恶心、呕吐为主要症状,而癫痫发作以强直-阵挛发作为主要表现;癫痫发作多见意识障碍,而偏头痛少见;偏头痛发作持续时间较长,数小时至数天,而癫痫发作持续时间较短,数秒至数分钟,一般不超过 5 分钟;偏头痛无或少见精神记忆障碍,癫痫发作精神记忆障碍多见。

(五)短暂性脑缺血发作(TIA)

临床多表现为神经功能的缺失性症状,如偏瘫、偏盲、偏身感觉减退等,而癫痫发作多为刺激性症状,如抽搐等。TIA 多见于有脑血管病危险因素的中老年人,癫痫患者可见于任何年龄段,儿童及老年人常见。

九、病情评估

癫痫是可治性疾病,大多数患者预后较好。但不同类型癫痫预后差异很大,可自发缓解、治疗后痊愈、长期服药控制或发展为难治性癫痫等:有 25% 左右的癫痫患者不经治疗可自发缓解;70% 左右的患者经过正规的抗癫痫药物治疗能完全控制发作,规则减量后,50%左右的患者可终生不再发病;30% 左右的癫痫发作经各种 AEDs 治疗仍难以控制发作,发展为难治性癫痫。一般来说,特发性癫痫自行缓解率较高,复发机会较少;青年期失神发作发展成全面性强直-阵挛性发作的可能性较大;青年期肌阵挛癫痫易被丙戊酸钠控制,但停药后容易复发;绝大部分症状性或隐源性癫痫患者需药物或其他方式治疗,部分患者需终生服药。

十、治疗

癫痫治疗的目的不仅要完全控制发作,长期治疗无明显不良反应,还要使患者获得较高的生活质量或回归社会。目前,癫痫治疗仍以药物治疗为主。近年来抗癫痫药物(AEDs)治疗的进步、药代动力学监测技术的发展、新型 AEDs 问世等都为癫痫治疗提供了条件。

(一) 药物治疗的一般原则

1. 确定是否用药 由于人一生中偶发一至数次癫痫发作(包括状态关联性发作)的机会高达 5%,并不需要 AEDs 治疗。首次发作患者在查清病因前通常不宜用药,待到下次发作时再决定是否用药;发作间期长于 1 年、有酒精或药物刺激等诱因者,不能坚持服药(如人格异常)可不用 AEDs;如 1 年中有 2 次或多次发作可酌情用单药治疗;进行性脑部疾病或 EEG 显示有癫痫放电者需用药治疗。

2. 正确选择药物(表 9-3-1) 长时间癫痫发作(>30 分钟)可引起不可逆脑损伤,因而癫痫是内科急症,癫痫发作治疗的重点是患者的临床反应(控制癫痫发作),并非刻意达到抗癫痫药特定的血药浓度。应根据癫痫发作类型、癫痫及癫痫综合征类型合理地选择用药。

表 9-3-1 抗癫痫药的选用

发作类型	首选单药治疗	其他对此型发作有效的药物
全面性		
强直阵挛	VPA,PHT,CBZ	CLB,GBP,LTG,PB,PRM,TGM,TPM,VGB
失神	VPA,ESM	AZM,CLB,FBM,LTG,TPM
肌阵挛	VPA	AZM,CLB,CZB,FBM,LTG,TPM
失张力	VPA	CLB,FBM,LTG,TPM
部分性		
单纯、复杂	CBZ,VPA	CLB,GBP,LTG,PB,PRM
有 / 无继发全面性	CBZ,VPA	TGB,TPM,VGB
综合征		
良性外侧裂癫痫	VPA	CBZ,CLB,GBP,PHT
JME	VPA	CLB、LTG、TPM
LGS	VPA	CLB、CZP、FBM、LTG、TPM、VGB
WEST	ACTH、VPA、TPM	CLB、CZP、LTG、VGB

表中缩写词含义:JME 为青少年肌阵挛癫痫;LGS 为 Lennox-Gastaut 综合征;West 为婴儿痉挛;ACTH 为促肾上腺皮质激素;AZM 为乙酰唑胺;CBZ 为卡马西平;CLB 为氯巴占;CZP 为氯硝西泮;ESM 为乙琥胺;FBM 为非氨酯;GBP 为加巴喷丁;LTG 为拉莫三嗪;PB 为苯巴比妥;PHT 为苯妥英;PRM 为扑米酮;TGB 为替加宾;TPM 为托吡酯;VGB 为氨己烯酸;VPA 为丙戊酸钠。

选药原则:

(1) 全面强直阵挛发作:丙戊酸是治疗全面强直 - 阵挛发作患者的一线用药,如果丙戊酸不适用,则使用拉莫三嗪、左乙拉西坦或苯巴比妥。

(2) 强直或失张力发作:丙戊酸是强直或失张力发作患者的一线药物治疗。如果丙戊酸无效或不能耐受,可选拉莫三嗪添加治疗。如果添加治疗仍然无效或者不能耐受,可考虑托吡酯。不建议应用卡马西平、奥卡西平、加巴喷丁、普瑞巴林、替加宾或氨己烯酸。

(3) 失神发作:乙琥胺或丙戊酸是治疗失神发作的一线用药。如果出现全面强直阵挛发作的风险高,如无禁忌证,应优先考虑丙戊酸。当乙琥胺和丙戊酸不适用、无效或不能耐受时,可考虑拉莫三嗪。

(4) 肌阵挛发作:丙戊酸是治疗肌阵挛发作患者的一线用药。如果丙戊酸不适用或不耐

笔记栏

受,可考虑使用左乙拉西坦或托吡酯。不能使用卡马西平、加巴喷丁、奥卡西平、苯妥英钠、普瑞巴林、替加宾或氨己烯酸。

(5)局灶性发作:卡马西平、拉莫三嗪或左乙拉西坦作为一线用药用于新诊断局灶性发作的患者。奥卡西平也可作为一线用药用于儿童新诊断局灶性发作的治疗。如果卡马西平、奥卡西平、拉莫三嗪或左乙拉西坦不合适或不耐受,可考虑丙戊酸。

3. 药物的用法　用药方法取决于药物代谢特点、作用原理及副作用出现规律等,因而差异很大。从药代动力学角度,剂量与血药浓度关系有三种方式,代表性药物分别为苯妥英钠(A)、丙戊酸钠(B)和卡马西平(C)。苯妥英钠常规剂量无效时增加剂量极易中毒,须非常小心;丙戊酸钠治疗范围大,开始时可给予常规剂量;卡马西平由于自身诱导作用使代谢逐渐加快,半衰期缩短,需逐渐加量,1周左右达到常规剂量(图9-3-2)。

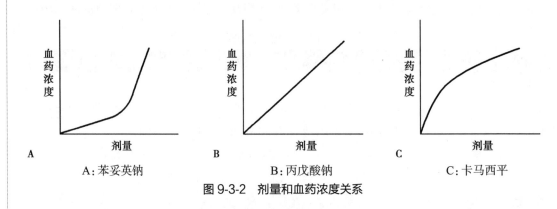

图 9-3-2　剂量和血药浓度关系

4. 严密观察不良反应　大多数抗癫痫药物都有不同程度的不良反应,用药前应检查肝肾功能和血尿常规,用药后还需每月监测血尿常规,每季度监测肝肾功能,至少持续半年。不良反应包括特异性、剂量相关性、慢性及致畸性。以剂量相关性不良反应最常见,通常发生于用药初始或增量时,与血药浓度有关。多数常见的不良反应为短暂性的,缓慢减量即可明显减少。

5. 尽量单药治疗　是使用AEDs的重要原则,70%~80%患者可用单药治疗取得疗效。单药应自小剂量开始,缓慢增量至能最大程度地控制发作而无不良反应或反应很轻的最低有效剂量。如不能有效控制癫痫发作,则满足部分控制,也不能出现副作用。监测血药浓度以指导用药,减少用药过程中的盲目性。

6. 合理的联合治疗　尽管单药治疗有着明显的优势,但是约20%患者在两种单药治疗后仍不能控制发作,此时应考虑合理的联合治疗。以下情况可考虑联合用药:①难治性癫痫患者试用多种单药治疗方案无效;②患者有多种发作类型;③ Lennox-Gastaut 综合征患者在逐一试用单药治疗无效时可联合用药,最好选用作用原理、代谢途径及副作用不同的药物。

7. 个体化治疗及长期监控　由于癫痫患者个体差异颇大,有的在较低血药浓度就已经有效,有的在治疗浓度内即出现明显的毒性反应,临床应注意监控疗效及药物毒副作用,及时调整剂量,以达到最佳疗效和避免不良反应。

8. 坚持长期规律治疗　癫痫治疗是一个长期过程,AEDs控制发作后必须坚持长期服用,除非出现严重的不良反应,不宜随意减量或停药,以免诱发癫痫持续状态。特发性癫痫通常在控制发作1~2年后,非特发性癫痫在控制发作3~5年后才考虑减量和停药,部分患者需终生服药。

9. 掌握停药时机及方法　通过正规系统的治疗,约40%的癫痫患者可以完全停药。能否停药、何时停药主要根据癫痫类型及病因、发作已控制时的时间、难易及试停药反应等。

特发性强直 - 阵挛发作、典型失神发作或发作较快被控制的患者完全停药机会较大；症状性癫痫及复杂部分性发作、强直性发作、非典型失神发作或兼有多种形式发作的患者通常需长期治疗。停药过程应根据病情,遵循缓慢和逐渐减量的原则,通常在 1~2 年逐渐减量,如减量后有复发趋势或 EEG 有明显恶化,应再恢复原剂量。一般来说,全面强直 - 阵挛发作、强直性发作、阵挛性发作完全控制 4~5 年后,失神发作停止半年后可考虑停药。如需换药时,一般遵循"先增后减"的原则,增药可适当快,减药一定要慢,两种药物应有约 1 周的重叠用药期,然后原用药物逐渐减量至停药,新用药物逐渐增至有效剂量,必须逐一增减,以利于确切评估疗效和毒副作用。

(二) 手术及其他治疗

有些患者经 2 年以上正规的抗癫痫治疗,尽管试用所有主要的抗癫痫药物单独或联合应用,且已达到患者所能耐受的最大剂量,但每月仍有 4 次以上癫痫发作,称为难治性癫痫。其中包括 20%~30% 的复杂部分性发作患者用各种 AEDs 治疗难以控制发作。由于难治性癫痫可能造成患者智力及躯体损害,并带来一系列心理、社会问题,已成为癫痫治疗、预防及研究的重点。除药物治疗外可考虑手术治疗。

此外,一些难治性癫痫患者还可以通过生酮饮食疗法以及神经调控治疗(如迷走神经电刺激治疗、脑皮层电刺激治疗、脑深部电刺激治疗、重复经颅磁刺激治疗等)。

对一线抗癫痫药耐药,用传统的治疗方法难以奏效者称为耐药性癫痫,对这类患者可采用合理的多药联合治疗或使用新型抗癫痫药,如仍无效可考虑外科手术治疗。

十一、预防

癫痫发作及癫痫综合征的病因及发病机制复杂,目前约 70% 的癫痫患者病因不明。此外,对脑肿瘤、动静脉畸形等特殊病因预防很困难。但从病因角度,对产期护理不当、颅内感染、新生儿和婴幼儿传染病、婴儿脱水、高热和头外伤等导致的癫痫,可采取相应的预防措施。

案例分析

患者女性,18 岁。反复发作性四肢抽搐伴意识丧失 8 年,再发 1 天。每次发作前均有短暂胃气上升感,继而出现双眼上翻、口吐白沫、四肢强直 - 阵挛、意识丧失,时伴尿失禁。每次持续时间约 2 分钟,患者逐渐恢复清醒意识,醒后四肢酸痛、对发作过程无记忆。既往体健,出生及生长发育史均正常。体检:T 36.4℃,P 83 次 /min,R 20 次 /min,BP 118/68mmHg,心肺腹及神经系统查体未见阳性体征。血常规正常。心肌酶:乳酸脱氢酶 300U/L,肌酸激酶 201U/L。该病如何诊断?

分析:该患者为青年女性,无基础疾病史,以反复、发作性四肢抽搐伴意识丧失为主要表现,每次发作时间短暂,症状刻板,具备癫痫发作的四大共性。且发作前有先兆,发作后有意识模糊。心肌酶谱增高,提示与抽搐相关。神经系统查体无阳性定位体征。根据患者病史、症状、体征和实验室检查,诊断为癫痫可能性大。须进一步行脑电图、影像学检查(头颅 CT 或 MRI)以明确诊断及寻找病因。

附:癫痫持续状态

癫痫持续状态(status epilepticus,SE)或称癫痫状态,传统概念认为是癫痫连续发作之间意识尚未完全恢复又频繁再发,或癫痫发作持续 30 分钟以上不自行停止。目前观点认为对于全面强直阵挛发作持续时间大于 5 分钟就可以诊断为癫痫持续状态,并必须用 AEDs 紧急处理。癫痫状态是内科常见的急症,若不及时治疗可因高热、循环衰竭或神经元兴奋毒性损伤导致永久性脑损害,致残率和死亡率很高。

根据临床和脑电图表现,将癫痫持续状态分为惊厥性全身性癫痫持续状态、非惊厥性全身性癫痫持续状态、单纯部分性发作癫痫持续状态、复杂部分性发作癫痫持续状态。任何类型的癫痫均可出现癫痫持续状态,其中以全面性强直 - 阵挛发作持续状态最常见,危害性也最大。

一、病因

癫痫持续状态最常见的原因是不适当地停用 AEDs,或因急性脑病、脑卒中、脑炎、外伤、肿瘤和药物中毒等引起,个别患者原因不明;不规范 AEDs 治疗、感染、精神因素、过劳、孕产和饮酒等均可诱发。

二、治疗

癫痫持续状态治疗的目标为:保持稳定的生命体征和进行心肺功能支持;终止呈持续状态的癫痫发作,减少癫痫发作对脑部神经元的损害;寻找并尽可能根除病因及诱因;积极处理并发症。

从速控制发作是治疗的关键,否则可危及生命;同时给予有效的营养支持、对症治疗,如保持呼吸道通畅、纠正酸碱失衡、电解质紊乱,预防或治疗感染等。防治脑水肿可用 20% 甘露醇 125~250ml 快速静脉滴注,或地塞米松 10~20mg 静脉滴注;高热可物理降温。

理想的抗癫痫持续状态的药物应有以下特点:1. 能静脉给药;2. 可快速进入脑内,阻止癫痫发作;3. 无难以接受的药物不良反应;4. 在脑内存在足够长的时间以防止再次发作。控制癫痫持续状态的药物都应静脉给药,难以静脉给药的患者如新生儿和儿童,可以直肠给药。因此,药物的选择应该基于特定的癫痫持续状态类型以及它们的药代动力学特点和易使用性。

(一) 控制发作可选用下列药物

1. 地西泮(安定)　是对于成人或儿童各型癫痫状态有效的首选药。成人剂量 10~20mg/ 次,单次最大剂量不超过 20mg;儿童 0.3~0.5mg/kg,单次最大剂量一般不超过 10mg。以每分钟 <2mg 的速度静脉推注。如 15 分钟后复发可重复给药,或用地西泮 100~200mg 溶于 5% 葡萄糖水中,于 12 小时内缓慢静脉滴注。地西泮偶可抑制呼吸,需停药,必要时加用呼吸兴奋剂。

2. 10% 水合氯醛　成人 20~30ml,小儿 0.5~0.8ml/kg,加等量植物油保留灌肠,每 8~12 小时 1 次,适用于肝功能不全或不能使用苯巴比妥类药物者。

3. 副醛　8~10ml(儿童 0.3ml/kg),加等量植物油保留灌肠。因可引发剧烈咳嗽,有呼吸道疾病者勿用。

4. 氯硝西泮(氯硝安定)　药效是地西泮的 5 倍,半衰期 22~32 小时,成人首次剂量 3mg 静脉注射,对各型癫痫状态疗效俱佳,以后 5~10mg/d,静脉滴注或过渡至口服药。须注意该药对呼吸及心脏抑制较强。

5. 异戊巴比妥钠　成人 0.5g 溶于注射用水 10ml 静脉注射,儿童 1~4 岁 0.1g/ 次,5 岁以上 0.2g/ 次,速度不超过每分钟 0.05g,至控制发作为止;0.5g 以内多可控制发作,剩余未注完的药物可肌内注射。

6. 利多卡因　2~4mg/kg 加入 10% 葡萄糖内,以 50mg/h 速度静脉滴注,有效或复发时均可重复应用。心脏传导阻滞及心动过缓者慎用。

如患者持续的癫痫发作,对初期的一线药物地西泮、氯硝西泮、苯巴比妥钠等无效,连续发作 1 小时以上仍未缓解者,称为难治性癫痫持续状态,可选择咪达唑仑、丙泊酚、氯氨酮、硫喷妥钠等麻醉药物从速控制发作。

(二)控制发作后应使用长效 AEDs 过渡和维持

早期常用苯巴比妥钠(鲁米那),成人 0.1~0.2g 肌内注射,3~4 次 /d,儿童酌减,连续 3~4 天,巩固和维持疗效,达稳态浓度后逐渐停用;同时应根据癫痫类型选择有效的口服药(早期可鼻饲),过渡到长期维持治疗。

● (古 联)

第四节 偏 头 痛

偏头痛(migraine)是一种周期性发作性头痛,女性多于男性,常在青春期发病,为临床常见的特发性头痛。

一、病因

确切病因并不完全清楚,可能与下列因素有关:

(一)遗传

50%~80% 的偏头痛患者有家族史,对其遗传方式有人认为是常染色体显性遗传,有人认为是常染色体隐性遗传,但多数人认为是多基因遗传。

(二)内分泌与代谢因素

偏头痛女性多于男性,男女发病比例约为 1:3,多在青春期后发病,以月经期发作较频繁,妊娠期或绝经后发作减少或停止,提示其发作与内分泌有关,除此之外还与一些血管活性物质如 5- 羟色胺、P 物质和神经肽、β - 内啡肽等有关。

(三)其他因素

精神紧张、抑郁、焦虑、睡眠、饮食以及气候变化等均可导致偏头痛的发作。

二、发病机制

(一)血管学说

传统学说认为偏头痛的先兆发作与颅内血管收缩有关,随后由于颅内、外的血管扩张导致偏头痛的发作。但一些研究结果并不支持这一观点。

(二)神经血管学说

神经血管学说认为中枢神经系统是原发改变,而颅内血管为继发改变,理由如下:①约 25% 的患者发作前 24 小时有情绪和食欲的改变,显示下丘脑活动轻微障碍;②刺激实验动物的 5-HT 能、去甲肾上腺能的脑干核,显示脑血流量减少 20%,刺激三叉神经能引起脑膜血管的无菌性反应。然而神经血管学说不能解释使用血管扩张剂为何能缓解头痛。

(三)神经递质学说

5- 羟色胺(5-HT)是公认的在偏头痛中起重要作用的神经递质,神经末梢中 5-HT 含量的高低可导致偏头痛的发作;多种抗偏头痛药均作用于 5-HT,如麦角胺、二氢麦角新等。

三、临床表现

大多数偏头痛患者在儿童和青年期(10~30岁)即开始发病,女性多于男性。

（一）有先兆偏头痛

1. 前驱期 一般在头痛发作前24~48小时,患者可能存在,如易激惹、疲乏、渴望进食某些特定食物、不停地打哈欠以及颈部发硬等情绪改变或躯体不适等症状。

2. 先兆期 常见的有视觉障碍如闪光、闪烁的线条、暗点、黑矇、偏盲等,少见的是肢体麻木、语言障碍等。先兆往往在偏头痛发作前10~60分钟前出现,持续5~60分钟消失。

3. 头痛期 与先兆同时出现或先兆结束之后出现的是头痛,为单侧或两侧交替出现,部位可由前额、颞顶、眼周然后逐渐扩张至整个头部,呈搏动性痛,多为中度至重度。常会影响患者的生活和工作。一些日常活动或姿势,如散步、上楼梯、弯腰、咳嗽或打喷嚏等可加重头痛。多数患者头痛发作时可能伴发恶心,1/3的患者伴发呕吐。还可伴有感知觉增强,表现为对光线和声音敏感,喜欢黑暗、安静的空间。

4. 恢复期 常伴有恶心、呕吐、畏光、畏声等,偏头痛的全过程持续4~72小时。头痛消失后出现疲劳、烦躁、注意力不集中等。

（二）无先兆的偏头痛

绝大部分偏头痛属此类,约占80%,无明显先兆,其余特征同有先兆偏头痛。

（三）特殊类型偏头痛

1. 月经相关性偏头痛 发生于月经期女性,多为无先兆偏头痛,符合无先兆偏头痛的诊断标准,头痛多发生于月经来潮日的前后1~2日,部分患者在月经周期的其他时间亦有发作,持续时间2~5日,部分与月经持续时间一样长。

2. 偏瘫型偏头痛 头痛开始发作或发作后在头痛对侧出现轻偏瘫或偏身麻木、失语,很快消失或持续数日,多有家族史。

3. 腹型偏头痛 是一种特发性反复发作性疾患,主要见于儿童,其特征是发作性腹部中线处疼痛,发作时间持续1~72小时,发作间期正常,腹痛程度为中度至重度,常伴恶心和呕吐。因儿童往往不能准确表述病情,诊断前必须排除其他疾患。

4. 前庭性偏头痛 指偏头痛发作时伴有头晕的特殊类型,头晕为中到重度的前庭症状,包括眩晕(自发性、外在性、位置性、视觉诱发性、头部运动诱发性)和头部运动诱发的头晕伴恶心(头晕仅指空间定向力混乱)等,头痛特征符合偏头痛特征,头痛常在头晕症状之后出现,也有同时出现者。

四、诊断

根据2018年国际头痛学会(HIS)第三版诊断标准。

（一）无先兆的偏头痛诊断标准

1. 符合下述2~4项,发作至少5次以上。

2. 如果不治疗,每次发作持续4~72小时。

3. 具有以下特征至少2项:

(1)单侧性;

(2)搏动性;

(3)中至重度头痛;

(4)日常体力活动加重头痛或因头痛而避免日常活动。

4. 发作期有下列之一：

(1) 恶心和 / 或呕吐；

(2) 畏光和畏声。

5. 无其他已知的类似疾病。

（二）有先兆的偏头痛诊断标准

1. 符合下述 2 项，发作至少 2 次以上。

2. 至少有以下 1 个可完全恢复的先兆症状：视觉、感觉、语言、运动、脑干、视网膜。

3. 具有以下特征至少 3 项：

(1) 至少有 1 个先兆持续超过 5 分钟；

(2) 2 个或更多的症状连续发生；

(3) 每个独立先兆症状持续 5~60 分钟；

(4) 至少有一个先兆是单侧的；

(5) 至少有一个先兆是阳性的；

(6) 与先兆伴发或在先兆出现 60 分钟内出现头痛。

4. 无其他已知的类似疾病。

五、鉴别诊断

（一）丛集性头痛

是少见的发作性头痛，以春秋季多发，疼痛常从一侧眼眶开始，疼痛剧烈时常以拳捶头或以头撞墙。可能与下丘脑障碍有关，用麦角咖啡因治疗有效。

（二）紧张性头痛

是临床最常见的一种头痛，女性多见，发作可能与职业的特性有关，如工作经常处于紧张状态，或工作中头部处于特殊位置使颈部肌肉持久收缩所致，服用镇静药或抗抑郁药治疗常有效。

（三）药物过量性头痛

是头痛患者长期服用麦角制剂或镇痛剂所致的一种慢性疼痛，其特征是持续整天，有波动性，常在睡醒时发作。一旦确诊，应尽早停药，头痛即可缓解。

（四）颅内疾病引起的头痛

颅内疾病引起的头痛常有颅内压增高的表现，部分有神经定位体征，应做详细的神经系检查，怀疑有颅内病变时应尽早做脑 CT 或 MRI 检查以明确诊断。

六、病情评估

偏头痛常对患者的日常生活带来严重影响。在做出偏头痛诊断后，进一步评估其严重程度，不仅有助于医患双方全面了解疾病对患者生理、心理和社会生活等方面的影响，更有助于选择治疗方式，随访判断疗效。

大多数偏头痛患者预后良好。偏头痛症状可随年龄的增长而逐渐缓解，部分患者可在 60~70 岁时偏头痛不再发作。

七、治疗

目的是减轻或终止头痛的发作，预防头痛的复发。

（一）预防发作

尽量避免诱发因素，如精神紧张、睡眠不足、饮酒、生活不规律、长时间在喧闹中生活等。

（二）急性发作的治疗

急性偏头痛发作时可选择下列止痛剂：

1. 解热镇痛类 常用阿司匹林 300~1 000mg，或布洛芬 200~800mg，或萘普生 250~1 000mg，或双氯芬酸 50~100mg，应在偏头痛发作时尽早使用，不宜长期使用以免造成药物依赖性头痛。

2. 曲普坦类 琥珀酸舒马普坦（尤舒）25~50mg 口服，佐米普坦（zolmitriptan）2.5~5.0mg 口服，副作用有恶心、呕吐、心悸、烦躁等。

3. 麦角类 常用二氢麦角胺（DHE），0.25~0.5mg/ 次肌内注射或麦角胺 0.5~1.0mg/ 次口服，长期使用应注意周围血管收缩导致高血压和肢端坏死。

4. 镇静药 如苯二氮䓬类（地西泮、阿普唑仑）、麻醉止痛剂如哌替啶等。

八、预防性治疗

若患者每月发作 2 次以上，可进行预防性用药治疗，常用药有以下几类：

1. 钙通道阻滞药 如氟桂利嗪、洛美利嗪。

2. 抗癫痫类药 丙戊酸、托吡酯。

3. β 受体拮抗药 如美托洛尔，应用时注意监测心率。

（古 联）

第五节 帕 金 森 病

帕金森病（Parkinson disease，PD）或震颤麻痹（paralysis agitans）是中老年常见的神经系统变性疾病，以黑质多巴胺（DA）能神经元变性缺失和路易体（Lewy body）形成为特征。临床表现为静止性震颤、运动迟缓、肌强直和姿势步态异常等。流行病学调查研究显示欧美国家 60 岁以上帕金森病患病率达到 1%，80 岁以上超过 4%，我国 65 岁以上人群患病率为 1.7%，与欧美国家相似。我国是世界上人口最多的国家，未来我国帕金森病患患者数将从 2005 年的 199 万人上升到 2030 年的 500 万人，几乎占到全球帕金森病患病人数的一半。

一、病因及发病机制

帕金森病的病因迄今未明，发病机制可能与下列因素有关：

（一）遗传

有报道 15% 的患者其家族成员至少有一人患有 PD。对双生子 PET 检查黑质纹状体多巴胺系统，发现发病的单卵双生子一致率高于异卵双生子，也有一部分家族性帕金森病呈常染色体显性遗传的报道，近来发现细胞色素 P4502D6 基因、谷胱甘肽转移酶基因、乙酰转移酶 2 基因等可能是 PD 的遗传易感性基因，α- 突触核蛋白及 Parkin 基因突变可能与少数家族性 PD 的发病有关，提示遗传具有一定作用。

（二）环境因素

流行病学调查显示，长期接触杀虫剂、除草剂或某些工业化学品等可能是 PD 发病的危险因素。嗜神经毒 1- 甲基 -4- 苯基 -1，2，3，6- 四氢吡啶（MPTP）和某些杀虫剂、除草剂可能抑制黑质线粒体呼吸链 NADH-CoQ 还原酶活性，使 ATP 生成减少，自由基生成增加，导致多巴胺能神经元变性死亡。PD 患者黑质区存在明显脂质过氧化，还原型谷胱甘肽显著降低，提示抗氧化机制障碍及氧化应激可能与 PD 发病和病情进展有关。我国中山医科大学曾对医院为基础的病例进行回顾性调查,提出曾经工作或居住环境暴露于工业化学品厂、钢铁厂、印刷厂者患病率高,因此提示环境因素与本病发病有关的学说。

（三）年龄老化

PD 主要发生于中老年人,40 岁以前发病少见,提示老龄与发病有关。

目前普遍认为,PD 并非单一因素所致,多种因素可能参与其中。遗传因素可使患病易感性增加,只有与环境因素及衰老的相互作用下,通过氧化应激、线粒体功能衰竭、钙超载、兴奋性氨基酸毒性作用、细胞凋亡、免疫异常等机制才导致黑质 DA 能神经元大量变性丢失而发病。

二、病理及生化改变

主要病理改变是含色素神经元变性丢失,黑质致密部 DA 能神经元尤著,出现临床症状时此处多巴胺能神经元丢失 50% 以上,症状明显时丢失更严重,残留神经元胞浆中出现嗜酸性包涵体路易体,含 α - 突触核蛋白和泛素。肉眼可见黑质变得苍白,镜下可见神经细胞丧失,黑色素细胞内色素减少,伴有星形胶质细胞增生。残存的神经元内含有嗜伊红包涵体,外周为暗淡的晕圈,成为 Lewy 小体,是 PD 的病理标志。电镜下,Lewy 小体核心呈同心圆层状结构,小体周围的空晕有放射状排列的中间丝、电子致密颗粒及泡状结构。

DA 和乙酰胆碱（ACh）作为纹状体中两种重要的神经递质系统,功能相互拮抗,维持两者平衡,对基底节环路活动起重要的调节作用。PD 患者由于黑质 DA 能神经元变性丢失、黑质 - 纹状体 DA 通路变性,纹状体 DA 含量显著降低（ >80%),造成 ACh 系统功能相对亢进,是导致肌张力增高、动作减少等运动症状的生化基础。

三、临床表现

PD 多于 60 岁以后发病,40 岁以前相对少见,偶有 20 岁以前发病,平均发病年龄约为 55 岁。男性略多于女性。起病隐匿,缓慢进展。主要表现有两大类症状,即运动症状和非运动症状。

（一）运动症状（motor symptoms）

症状常自一侧上肢开始,逐渐累及同侧下肢,再波及对侧上肢及下肢,常呈 "N" 字形进展（65%~70%),有的病例症状先从一侧下肢开始。

1. 静止性震颤 常为首发症状,多由一侧上肢远端开始,手指呈节律性伸展和拇指对掌运动,如 "搓丸样" 动作,频率为 4~6 次 /s,静止时出现,精神紧张时加重,随意动作时减轻,睡眠时消失;可逐渐扩展到同侧及对侧上下肢,下颌、口唇、舌及头部一般较少受累。是由于肢体的促动肌和拮抗肌连续发生节律性收缩与松弛所致。

2. 肌强直 肌强直表现屈肌与伸肌张力同时增高,如关节被动运动时始终保持阻力增高,称为 "铅管样强直",如肌强直与伴随的震颤叠加,检查时可感觉在均匀阻力中出现断续停顿,如同转动齿轮感,称为 "齿轮样强直"。肌强直可累及全身骨骼肌,以肩胛带和骨盆带肌的强直更为显著。老年患者的上述肌强直可引起关节的疼痛,有时长期误诊为关节病。在疾病晚期于站立和行走时可出现髋关节疼痛,这是由于肌张力增高使关节的营养血管的血供受阻和肌力减退,关节受体重的压迫所致。部分患者因下肢肌张力增高而感行动乏力。

3. 运动迟缓 表现随意动作减少、动作缓慢、笨拙;面部表情呆板,常双眼凝视,瞬目少,笑容出现和消失减慢,如同 "面具脸"。由于肌张力增高、姿势反射障碍使日常生活中动作缓慢,如穿衣服、刷牙、洗脸、剃须等动作缓慢;手指精细动作如系纽扣或鞋带困难;书写时越写越小,呈现 "写字过小征"。全身肌肉的少动使患者活动减少,严重时日常生活难以自理,坐下时不能站起,卧床时不能自行翻身等。口咽部肌肉少动使唾液吞咽困难,造成流涎。

4. 姿势步态异常 由于四肢、躯干和颈部肌强直使患者站立时呈特殊屈曲体姿,头前倾,躯干俯屈,肘关节屈曲,腕关节伸直,前臂内收,髋和膝关节略弯曲。早期走路拖步,起步困难,迈步前身体前倾,随病情进展呈小步态,行走时自动摆臂动作消失,躯干与颈部僵硬使转弯时用连续小步。由于姿势平衡障碍导致重心不稳,晚期由坐位、卧位起立困难;有时迈步后以极小的步伐前冲,愈走愈快,不能立刻停步,下坡时更明显,称为前冲步态或慌张步态;有时起步、转身、即将到达终点或通过狭窄空间时出现全身僵住,不能动弹,称为"冻结"现象。

(二) 非运动症状(non-motorsymptoms)

也是十分常见和重要的临床征象,可以发生于运动症状出现之前或伴随运动症状而发生。

1. 感觉障碍 疾病早期即可出现嗅觉减退,中、晚期常有肢体麻木、疼痛。

2. 睡眠障碍 尤其是快速眼动期睡眠行为异常(rapid eye movement sleep behavior disorder,RBD)。有些患者可伴有下肢不宁综合征(restless leg syndrome,RLS)。

3. 自主神经功能障碍 临床常见,如消化道蠕动障碍引起顽固性便秘、皮脂腺、汗腺分泌亢进引起多汗、脂溢性皮炎(油脂面)等。口、咽和腭肌运动障碍使讲话缓慢、音量低、流涎,严重时吞咽困难。疾病后期也可出现性功能减退、排尿障碍或体位性低血压。

4. 精神和认知障碍 近半数患者伴有抑郁,并常伴有焦虑。15%~30% 的患者在疾病晚期发生认知障碍乃至痴呆,以及幻觉,其中以视幻觉多见。

四、辅助检查

常规的实验室检查均在正常范围内。脑脊液中 DA 代谢产物高香草酸和 5-HT 代谢产物 5- 羟吲哚乙酸含量降低。头颅 CT 和 MRI 检查均无特异性改变,近来采用 SPECT 和 PET 测定纹状体 DA 受体及 DA 转运蛋白,有助于 PD 的早期诊断。

五、诊断

中华医学会神经病学分会帕金森病及运动障碍学组在英国脑库帕金森病诊断标准基础上制定的中国帕金森病诊断标准如下:

1. 中老年发病,缓慢进展性病程。

2. 四项主征(静止性震颤、肌强直、运动迟缓、姿势步态异常)中必备运动迟缓及其余三项中至少具备一项,偏侧起病,症状体征不对称。

3. 左旋多巴治疗有效。

4. 患者无眼外肌麻痹、小脑体征、体位性低血压、锥体系损害和肌萎缩等。PD 临床诊断与死后病理证实符合率为 75%~80%。

六、鉴别诊断

(一) 特发性震颤

约 1/3 的患者有家族史,以老年人多见。震颤为姿势性或动作性,常影响头部引起点头或摇晃,震颤幅度较 PD 小,但频率更高,为 8~10Hz。一般没有强直、少动及姿势障碍等症状。饮酒或服用普萘洛尔震颤可显著减轻。

(二)(继发性)帕金森综合征

有明确病因可寻,如脑外伤、脑卒中、病毒性脑炎、药物、金属及一氧化碳中毒等。

（三）路易体痴呆（DLBD）

多见于60~80岁，以波动性痴呆、视幻觉、帕金森综合征为临床特征，痴呆最早出现，进展迅速，可有肌阵挛，对左旋多巴反应不佳，但对其副作用极敏感。PD中晚期可出现明显的智力障碍，但早期并不明显。

（四）肝豆状核变性

可引起帕金森综合征。青少年期发病，可有一侧或两侧上肢粗大震颤，随意运动时加重，静止时减轻；以及肌强直、动作缓慢或不自主运动等。但患者有精神症状、肝损害和角膜K-F环，血清铜、铜蓝蛋白、铜氧化酶活性降低，尿铜增加等。

（五）亨廷顿（Huntington）病

如患者运动障碍以肌强直、运动减少为主，易被误认为PD，根据家族史或伴有痴呆可资鉴别，遗传学检查可鉴别。

（六）进行性核上性麻痹（PSP）

可有运动迟缓和肌强直，震颤不明显；早期出现姿势步态不稳和跌倒，姿势障碍也与PD有所不同，以躯干肌张力增高明显，倾向于向后跌倒。核上性眼肌麻痹（以垂直凝视不能最具特征性），常伴痴呆，对左旋多巴反应差。

七、病情评估

PD是一种慢性进展性变性疾病，目前尚无根治方法。在临床上常采用Hoehn-Yahr分级法（分5级）记录病情轻重。患者运动功能障碍的程度及对治疗的评判常采用统一帕金森病评分量表（UPDRS）。多数患者发病数年内尚能继续工作，也有迅速发展致残者，疾病晚期由于严重肌强直、全身僵硬终至卧床不起。本病本身并不危及生命，肺炎、骨折等各种并发症是常见的死因。

八、治疗

世界不同国家已有多个帕金森病治疗指南，在参照国外治疗指南的基础上，结合我国的实际，我国帕金森病及运动障碍学组制定的中国帕金森病治疗指南如下：

（一）治疗原则

1. 综合治疗 应该对帕金森病的运动症状和非运动症状采取全面综合的治疗。治疗方法和手段包括药物治疗、手术治疗、肉毒素治疗、运动疗法、心理疏导及照料护理等。药物治疗为首选，且是整个治疗过程中的主要治疗手段，手术治疗则是药物治疗的一种有效补充。目前应用的治疗手段，无论是药物或手术治疗，只能改善患者的症状，并不能阻止病情的发展，更无法治愈。因此，治疗不仅要立足当前，并且需要长期管理，以达到长期获益。

2. 用药原则 用药原则应该以达到有效改善症状、提高工作能力和生活质量为目标。提倡早期诊断、早期治疗，不仅可以更好地改善症状，而且可能会达到延缓疾病进展的效果。应坚持"剂量滴定"以避免产生药物的急性不良反应，力求实现"尽可能以小剂量达到满意临床效果"的用药原则，可避免或降低运动并发症尤其是异动症的发生率；治疗应遵循一般原则，也应强调个体化特点，不同患者的用药选择需要综合考虑患者的疾病特点（是以震颤为主，还是以强直少动为主）和疾病严重程度、有无认知障碍、发病年龄、就业状况、有无共病、药物可能的不良反应、患者的意愿、经济承受能力等因素。尽可能避免、推迟或减少药物的不良反应和运动并发症。进行抗帕金森病药物治疗时，特别是使用左旋多巴及大量多巴胺受体激动剂时不能突然停药，以免发生撤药恶性综合征。

（二）早期 PD 治疗（Hoehn-Yahr 1~2.5 级）

1. 疾病一旦发生将随时间的推移而进行性加重,目前的观点认为一旦早期诊断,即应尽早开始治疗。早期治疗可以分为非药物治疗(包括认识和了解疾病、补充营养、加强锻炼、坚定战胜疾病的信心以及社会和家人对患者的理解、关心与支持)和药物治疗。一般疾病初期多以单药治疗,但也可采用优化的小剂量多种药物(针对多靶点)联用,力求疗效最佳、维持时间更长,而急性不良反应和运动并发症发生率更低。

2. 首选药物原则

早期帕金森病的疾病修饰疗法:疾病修饰治疗药物除有可能的疾病修饰作用外,也具有改善症状的作用;症状性治疗药物除能够明显改善症状外,其中部分也可能兼有一定的疾病修饰作用。疾病修饰治疗的目的是既能延缓疾病的进展,又能改善患者的症状。

(1) 早发型患者(<65 岁),不伴智能减退者,可有如下选择:①非麦角类 DAs;② MAO-BI;③复方左旋多巴;④恩他卡朋双多巴片;⑤金刚烷胺;⑥抗胆碱能药。伴智能减退,应选择复方左旋多巴。

首选药物并非按照以上顺序,需根据不同患者的具体情况,而选择不同方案。若顺应欧美治疗指南首选①方案,也可首选②方案,或可首选③方案;若因特殊工作之需,力求显著改善运动症状,则可首选③或④方案;也可小剂量应用①或②方案时,同时小剂量合用③方案;若考虑药物经济因素,对强直少动型患者可首选⑤方案,对震颤型患者也可首选⑥方案。

(2)晚发型患者(≥65 岁),或伴智能减退者,一般首选复方左旋多巴治疗。随着症状的加重,疗效减退时可添加 DR 激动剂、MAO-B 抑制剂或 COMT 抑制剂治疗。尽量不应用抗胆碱能药物,尤其针对老年男性患者,因其具有较多的不良反应。

(3)治疗药物

1)抗胆碱能药:能缓解帕金森病患者的震颤症状。其机制是抑制乙酰胆碱的作用,相应提高另一种神经递质多巴胺的效应而达到缓解症状的目的。该药对认知功能损害明显。还能加重青光眼,引起尿潴留、便秘、精神症状等,故一般 60 岁以上及有认知功能障碍者应尽可能不用或少用;若必须应用则应控制剂量。我国常用的抗胆碱能药物为苯海索,剂量一般为 1~2mg,3 次 /d。

2)金刚烷胺:可促进神经末梢释放 DA 和减少 DA 再摄取,轻度改善 PD 所有症状如运动减少、强直和震颤及异动症等,可单独或与抗胆碱能药合用,适于治疗早期轻症患者,疗效可维持 6~12 个月。用法:50~100mg,2~3 次 /d,不宜超过 300mg/d,末次应在下午 4 时前服用。副作用较少见,如不安、意识模糊、下肢网状青斑、踝部水肿和心律失常等。美金刚烷为金刚烷胺的衍生物,也有抗 PD 作用。

3)左旋多巴及复方左旋多巴:左旋多巴是治疗 PD 最有效的标准疗法及对症治疗药物。左旋多巴作为 DA 合成前体可透过血脑屏障,被脑 DA 能神经元摄取后脱羧转变成 DA,可改善 PD 所有临床症状,对运动减少有特殊疗效。DA 疗法最佳用药时机仍有争议,对某些患者用左旋多巴随病程而失效的担心是片面的,但随着疾病进展和左旋多巴长期使用会产生运动并发症,包括症状波动和异动症。尽可能推迟用药时间、应用小剂量、最后与 DA 受体激动剂合用是明智的。

为增强疗效和减少外周副作用,将左旋多巴与外周多巴脱羧酶抑制剂(DCI)制成复方左旋多巴,用量较左旋多巴减少 3/4。复方左旋多巴常用:①标准剂:如多巴丝肼和卡比多巴 - 左旋多巴,分别由左旋多巴加苄丝肼或卡比多巴组成;常规选用此剂型治疗,开始时62.5mg(1/4 片)/ 次,2~3 次 /d,可视症状控制情况增至 125mg/ 次,2~3 次 /d,最大不应超过

250mg/ 次,3~4 次 /d,空腹用药药效好,餐前 1 小时或餐后 1.5 小时服用(中性氨基酸影响左旋多巴在小肠吸收和阻碍通过血脑屏障)。②控释剂:如息宁控释片和美多巴液体动力平衡系统,优点是有效血药浓度较稳定,作用时间较长,有利于控制症状波动,可减少每日服药次数,缺点为生物利用度较低,起效缓慢,标准剂转换为控释剂时应相应增加每日剂量并提前服用,适用于伴症状波动或早期轻症患者。左旋多巴类药物在闭角型青光眼、精神病患者禁用,活动性消化道溃疡患者应慎用。用药应从小剂量开始,根据病情逐渐增至最低有效维持量。

4)DA 受体激动剂:目前大多推崇非麦角碱类 DA 受体激动剂为首选药物,尤其年轻患者病程初期。因为这类长半衰期制剂能避免对纹状体突触后 DR 产生"脉冲"样刺激,可以减少或推迟运动并发症的发生。DA 受体激动剂可分为麦角碱和非麦角碱类。前者如溴隐亭、培高利特、麦角乙脲等,后者如吡贝地尔、罗匹尼罗和普拉克索等。激动剂均应从小剂量开始,逐渐增加剂量至获得满意疗效而不出现副作用为止。DR 激动剂的副作用与复方左旋多巴相似,不同之处是它的症状波动和异动症发生率低,而体位性低血压、脚踝水肿和精神异常(幻觉、食欲亢进、性欲亢进等)的发生率较高。

5)MAO-B 抑制剂:可抑制脑内多巴胺降解,增加多巴胺浓度。与复方左旋多巴合用可增强疗效,改善症状波动,单用有轻度改善症状作用。常用有司来吉兰 2.5~5mg,每日 2 次,早晨和中午服用,勿在傍晚或晚上应用,以免引起失眠。

6)儿茶酚胺 - 氧位 - 甲基转移酶(COMT)抑制剂:通过抑制左旋多巴在外周代谢,使血浆左旋多巴浓度保持稳定,并能增加其进脑量。常用的有恩他卡朋和托卡朋。需指出的是恩他卡朋须与复方左旋多巴同服,单用无效,托卡朋每日首剂与复方左旋多巴同服,此后可以单用,一般每间隔 6 小时服用,但需严密监测肝功能。

(三) 中晚期 PD 治疗(Hoehn-Yahr 3~5 级)

中晚期帕金森病,尤其是晚期帕金森病的临床表现极其复杂,其中有疾病本身的进展,也有药物副作用或运动并发症的因素参与其中。对中晚期帕金森病患者的治疗,一方面要继续力求改善患者的运动症状;另一方面要妥善处理一些运动并发症和非运动症状。

1. 运动并发症的治疗

运动并发症(症状波动和异动症)是帕金森病中晚期常见的症状,也是最棘手的治疗难题。调整药物种类、剂量及服药次数可以改善症状,手术治疗如脑深部电刺激术(DBS)等亦有效。

(1)症状波动的治疗:症状波动主要包括剂末恶化、"开 - 关"现象。

1)剂末恶化的处理方法为:①避免饮食(含蛋白质)对左旋多巴吸收及通过血脑屏障的影响,需在餐前 1 小时或餐后 1.5 小时服用复方左旋多巴,调整蛋白饮食可能有效。②不增加服用复方左旋多巴的每日总剂量,而适当增加每日服药次数,减少每次服药剂量(以仍能有效改善运动症状为前提)。③复方左旋多巴由常释剂换用缓释片以延长作用时间,更适宜在早期出现的剂末恶化,尤其发生在夜间时为较佳选择,但剂量需增加 20%~30%。④加用对纹状体产生持续性多巴胺能刺激(CDS)的长半衰期 DAs 等。

2)"开 - 关"现象的处理方法为:"开 - 关"现象是指症状在突然缓解("开期")与加重("关期")之间波动。"开期"常伴异动症,可应用长效 DR 激动剂,或微泵持续输注左旋多巴甲酯或乙酯。

(2)异动症的治疗:异动症又称为运动障碍,包括剂峰异动症、双相异动症和肌张力障碍。常表现为不自主的舞蹈样、肌张力障碍样动作,可累及头面部、四肢、躯干。

1)剂峰异动症的处理方法为:常出现在血药浓度高峰期(用药 1~2 小时),与用药过量或多巴胺受体超敏有关,可适当减少每次复方左旋多巴的剂量,若此时运动症状有加重,可加用 DR 激动剂,或加用 COMT 抑制剂;加用金刚烷胺或氯氮平;若使用复方左旋多巴控释剂,则应换用常释剂,避免控释剂的累积效应。

2)双相异动症(包括剂初异动症和剂末异动症)的处理方法为:①若在使用复方左旋多巴控释剂应换用常释剂,最好换用水溶剂,可以有效缓解剂初异动症;②加用长半衰期的 DR 激动剂或加用延长左旋多巴血浆清除半衰期的 COMT 抑制剂,可以缓解剂末异动症,也可能有助于改善剂初异动症;微泵持续输注 DR 激动剂或左旋多巴甲酯或乙酯可以同时改善异动症和症状波动。

3)对晨起肌张力障碍的处理方法为:睡前加用复方左旋多巴控释片或长效 DR 激动剂,或在起床前服用复方左旋多巴常释剂或水溶剂;发生于"关期"或"开期"的肌张力障碍,可适当增加或减少复方左旋多巴用量。手术治疗方式主要为 DBS,可获裨益。

(3)姿势平衡障碍的治疗:姿势平衡障碍是帕金森病患者摔跤的最常见原因,易在变换体位如转身、起身和弯腰时发生,目前缺乏有效的治疗措施,调整药物剂量或添加药物偶尔奏效。主动调整身体重心、踏步走、大步走、听口令、听音乐或拍拍子行走或跨越物体(真实的或假想的)等可能有益。必要时使用助行器甚至轮椅,做好防护。

2. 非运动症状的治疗

帕金森病的非运动症状涉及许多类型,主要包括感觉障碍、精神障碍、自主神经功能障碍和睡眠障碍等,需给予积极、相应的治疗。

(1)感觉障碍的治疗:最常见的感觉障碍主要包括嗅觉减退、疼痛或麻木、下肢不宁综合征(RLS)。其中,嗅觉减退最常见,且多发生在运动症状出现之前多年,但是目前尚无措施能够改善嗅觉障碍。疼痛或麻木在帕金森病尤其在晚期帕金森病患者中比较常见,可以由其疾病引起,也可以是伴随骨关节病变所致,如果抗帕金森病药物治疗"开期"疼痛或麻木减轻或消失,"关期"复现,则提示由帕金森病所致,可以调整治疗以延长"开期"。反之,则由其他疾病或其他原因引起,可以选择相应的治疗措施。对伴有 RLS 的帕金森病患者,在入睡前 2 小时内选用 DR 激动剂如普拉克索治疗十分有效,或给予复方左旋多巴也可奏效。

(2)精神障碍的治疗:最常见的精神障碍包括抑郁和 / 或焦虑、幻觉、认知障碍或痴呆等。首先需要甄别患者的精神障碍是由抗帕金森病药物诱发,还是由疾病本身导致。若为前者则需根据易诱发患者精神障碍的概率而依次逐减或停用如下抗帕金森病药物:抗胆碱能药、金刚烷胺、MAO-B 抑制剂、DR 激动剂;若采取以上措施患者的症状仍然存在,在不明显加重帕金森病的运动症状的前提下,可将复方左旋多巴逐步减量。如果药物调整效果不理想,则提示可能是后者因素所致,就要考虑对症用药。针对幻觉和妄想的治疗,推荐选用氯氮平或喹硫平,前者的作用稍强于后者,但是氯氮平会有 1 %~ 2 % 的概率导致粒细胞缺乏症,故需监测血细胞计数,因此临床常用喹硫平。对于抑郁和 / 或焦虑的治疗,可应用选择性 SSRI,也可应用 DR 激动剂,尤其是普拉克索既可以改善运动症状,同时也可改善抑郁症状。劳拉西泮和地西泮缓解易激惹状态十分有效。针对认知障碍和痴呆的治疗,可应用胆碱酯酶抑制剂,如利伐斯明、多奈哌齐、加兰他敏或石杉碱甲等,以及美金刚,其中利伐斯明的证据较为充分。

(3)睡眠障碍的治疗:睡眠障碍主要包括失眠、快速眼动期睡眠行为异常(RBD)、白天过度嗜睡(EDS)。失眠最常见的问题是睡眠维持困难(又称睡眠破碎)。频繁觉醒可能使得震颤在浅睡眠期再次出现,或者由于白天服用的多巴胺能药物浓度在夜间已耗尽,患者夜间运动不能而导致翻身困难,或者夜尿增多。如果与夜间的帕金森病症状相关,加用左旋多巴控释剂、DR 激动剂或 COMT 抑制剂则会有效。如果正在服用司来吉兰或金刚烷胺,尤其在傍晚服用者,首先需纠正服药时间,司来吉兰需在早晨、中午服用,金刚烷胺需在下午4点前服用;有些患者则需要选用短效的镇静安眠药。EDS可能与帕金森病的严重程度和认知功能减退有关,也可与抗帕金森病药物DR激动剂或左旋多巴应用有关。如果患者在每次服药后出现嗜睡,则需减量会有助于改善EDS;也可用控释剂代替常释剂,可能有助于避免或减轻服药后嗜睡。

(4)自主神经功能障碍的治疗:最常见便秘,其次有泌尿障碍和位置性低血压等。对于便秘,增加饮水量和高纤维含量的食物对大部分患者行之有效,停用抗胆碱能药并增加运动,必要时应用通便药。对泌尿障碍中的尿频、尿急和急迫性尿失禁的治疗,需减少晚餐后的摄水量,也可试用奥昔布宁、莨菪碱等外周抗胆碱能药。位置性低血压患者应增加盐和水的摄入量;睡眠时抬高头位,穿弹力裤,不宜快速改变体位;首选 α 肾上腺素受体激动剂米多君治疗,且疗效最佳;也可使用屈昔多巴和选择性外周多巴胺受体拮抗剂多潘立酮。

(四)外科手术

早期药物治疗显效明显,而长期治疗的疗效明显减退,或出现严重的运动波动及异动症者可考虑手术治疗,但手术能明显改善运动症状,却不能根治疾病,术后仍需应用药物治疗,但可相应减少剂量。手术需严格掌握其适应证,非原发性帕金森病的帕金森叠加综合征患者是手术的禁忌证。手术对肢体震颤和/或肌强直有较好的疗效,但对躯体性中轴症状如姿势平衡障碍则无明显疗效。外科手术治疗包括:①苍白球或丘脑底核毁损或切除术;②脑深部电刺激(DBS);③局部脑组织移植。但外科手术仍有不少问题。

(五)中医、康复及心理治疗

中药或针灸和康复(运动)治疗作为辅助手段对改善症状亦可起到一定作用。对患者进行言语、进食、走路及各种日常生活训练和指导,日常生活帮助如设在房间和卫生间的扶手、防滑橡胶桌垫、大把手餐具等,可改善生活质量。予以有效的心理疏导和抗抑郁药物治疗并重,可以达到更满意的疗效。

● (古 联)

第六节 运动神经元疾病

运动神经元疾病是指一组病因未明的选择性地侵犯上运动神经元(皮质运动神经元和锥体束)和下运动神经元(脑干运动神经核和脊髓前角运动神经元)的慢性进展性疾病。病变以上运动神经元为主,称为原发性侧索硬化;病变以下运动神经元为主,称为进行性脊髓性肌萎缩;若上、下运动神经元损害同时存在,则称为肌萎缩侧索硬化;若病变以延髓运动神经核变性为主者,则称为进行性延髓麻痹。临床以进行性脊肌萎缩症、肌萎缩侧索硬化最常见。该组疾病病因不清,预后极差。世界各地均有发病,美国患病率约为5/10万,我国年发病率为(1.5~2.7)/10万,患病率为(2.7~7.4)/10万。近年来对本病的关注备受重视。

一、病因及发病机制

病因和发病机制不清。5%~10%的患者有家族史,称为家族性运动神经元疾病。近年来,在这组有家族史的运动神经元疾病患者中发现了过氧化物歧化酶的基因突变,并认为可能是该组疾病的发病原因。90%的患者为散发性运动神经元疾病,多数学者认为系由环境、病毒、肿瘤、中毒、化学、药物以及免疫学等诸多因素的作用下,引起遗传基因的突变而致病。

二、病理

病理上可见受累脊髓变细、软、薄,断面上可见病变节段的脊髓前角细胞变性,胞体变小或消失。脊髓侧索的锥体束纤维髓鞘脱失,轴索变性。后索变化较轻,但亦有部分感觉纤维和后根变性、萎缩。运动神经元减少或缺失的节段分布与临床出现的肌肉无力、萎缩范围相一致。

三、临床表现

(一)肌萎缩侧索硬化症

肌萎缩侧索硬化症(amyotrophic lateral sclerosis,ALS)最多见,也称为经典型,其余运动神经元疾病称为变异型。常在 40~50 岁发病。男性多于女性。多数病者起病缓慢,常从手部开始,无力和动作不灵活、手小肌萎缩。然后向前臂、上臂和肩胛带发展,由一侧上肢发展到另一侧。萎缩肌肉有明显的肌束颤动,肌张力不高,但腱反射亢进,Hoffmann 征阳性。下肢为锥体束受损症状,即肌张力增高、腱反射亢进、Babinski 征阳性。继肢体症状后可出现舌肌萎缩、心房颤动、吞咽困难、发音含糊等延髓脑桥运动神经核受累症状。晚期可出现颈项肌无力、抬头困难,因膈肌及肋间肌无力而呼吸困难。最后常因呼吸麻痹或并发肺部感染而死亡。病程多为 1~2 年,少数患者可迁延至 10 年以上不等。

(二)进行性脊肌萎缩症

病变仅限于脊髓前角细胞,而不影响上运动神经元。按其发病年龄,病变部位又可分为:

1. **成年型(远端型)进行性脊肌萎缩**　多数起病于中年男性,从上肢远端开始,为一只手或两手无力、肌萎缩,渐向前臂、上臂、肩带肌发展;受累肌有明显的肌束颤动、肌张力减低、腱反射减退或消失。随病情进展而发展到下肢肌群、颈项肌群,最后可引起脊髓型呼吸麻痹。少数病例可从下肢远端起病向近端发展。

2. **脊肌萎缩症-Ⅲ型**　即少年型(近端型)进行性脊肌萎缩,可有家族史,为常染色体隐性或显性遗传,多数在青少年或儿童期发病,症状为骨盆带与下肢近端肌无力与肌萎缩,行走时步态摇摆不稳,站立时腹部前凸,继而出现肩胛带与上肢近端的无力与肌萎缩,有肌束颤动、仰卧时不易爬起。以上表现颇似肢带型肌营养不良症。可伴脊柱侧弯、肌肉挛缩、关节畸形等。肌电图有助于两者鉴别诊断。

3. **脊肌萎缩症-Ⅱ型**　患儿一般均在出生 6 个月后开始发病,逐步呈现不能站立,不能走路,呼吸急促,四肢肌张力低下,腱反射消失,但有肌束颤动。这些儿童可以学会坐,但不能站,坐久后常伴脊柱畸形。此型患儿可活过青少年期或更大。本病亦可由 SMA-Ⅱ基因诊断。

4. **婴儿型脊肌萎缩症**　本病多为常染色体隐性遗传疾病,在母体内或生后 1 年内发病。临床表现为躯干与四肢肌肉的无力与萎缩。在母体内发病者母亲可感到胎动减少或消失,出生后患儿哭声微弱、发绀明显、全身弛缓性肌无力和肌萎缩。肌萎缩多从骨盆带、下肢近端开始,继而肩胛带、颈项部和四肢远端。胸廓肌无力、萎缩而膈肌尚相对有力,因此吸气时出现胸廓塌陷。面肌、舌肌、咀嚼肌和咽喉肌亦易受累,但肌束颤动少见。智力正常,感觉和膀胱直肠功能正常。发病早者预后差,多在 7 个月内死亡。发病较晚者(出生 6~12 个月发病)相对预后较好。

(三)进行性延髓麻痹

多发于 40 岁以后,20% 的患者早期出现延髓损害的症状,患者可有舌肌萎缩、纤颤、吞咽困难、饮水呛咳和言语含糊等。后期因损害脑桥和皮质脑干束,可以合并假性延髓麻痹的表现,如侵犯皮质延髓侧束,则有肢体腱反射的亢进和病理阳性。此型多在肌萎缩侧索硬化症晚期出现,也可以为首发表现。

(四) 原发性侧索硬化

病变仅限于锥体束系统(大脑的锥体束细胞和锥体束),不累及下运动神经元。中年男性居多,临床表现为缓慢进展的双下肢或四肢无力、剪刀样步态,受累肢体肌张力增高、腱反射亢进、病理反射阳性。一般少有肌肉萎缩,不影响感觉和自主神经功能。可以侵犯脑干的皮质延髓束,表现为假性延髓麻痹。

四、实验室及其他检查

(一) 肌电图检查

常具特征性诊断价值。被检病损肌肉可见明显纤颤电位;肌肉收缩时运动单位减少,波幅增高。受累肌肉出现广泛的正尖波,纤颤波和巨大电位。运动和感觉传导速度正常。磁刺激运动诱发电位可以诊断椎体系统的电生理异常。

(二) 脑脊液检查

正常或轻度蛋白增高,1/3 病者可有抗 GM1 抗体升高。

(三) 影像学检查

无特征性改变。肌萎缩侧索硬化症磁共振光谱分析有兴奋性天门冬氨酸波谱的改变,提示脑内神经元的变性,其临床意义尚有待探索。

五、诊断

根据本病的临床特点,中年以后隐匿起病,慢性进行性加重的病程。临床主要表现为上、下运动神经元损害所致肌无力、肌萎缩、肌束震颤、延髓麻痹及锥体束征的不同组合,无感觉障碍,肌电图呈神经源性损害改变,脑脊液及影像学正常,典型病例诊断并不十分困难。

世界神经病学联盟于 1994 年在西班牙首次提出该病的 EI Escorial 诊断标准,2000 年又发表此标准的修订版,2012 年中国肌萎缩侧索硬化诊断和治疗指南提出肌萎缩侧索硬化的具体诊断标准如下:

1. 肌萎缩侧索硬化诊断的基本条件

(1)病情进行性发展:通过病史、体检或电生理检查,证实临床症状或体征在一个区域内进行性发展,或从一个区域发展到其他区域。

(2)临床、神经电生理或病理检查证实有下运动神经元受累的证据。

(3)临床体检证实有上运动神经元受累的证据。

(4)排除其他疾病。

2. 肌萎缩侧索硬化的诊断分级 将肌萎缩侧索硬化神经元变性部位分为延髓、颈髓、胸髓、腰骶髓 4 个区域。

(1)临床确诊肌萎缩侧索硬化:通过临床或神经电生理检查,证实在 4 个区域中至少有 3 个区域存在上、下运动神经元同时受累的证据。

(2)临床拟诊肌萎缩侧索硬化:通过临床或神经电生理检查,证实在 4 个区域中至少有 2 个区域存在上、下运动神经元同时受累的证据。

(3)临床可能肌萎缩侧索硬化:通过临床或神经电生理检查,证实仅有 1 个区域存在上、下运动神经元同时受累的证据,或者在 2~4 个区域仅有上运动神经元受累的证据。已经行影像学和实验室检查排除了其他疾病。

六、鉴别诊断

（一）延髓及脊髓空洞症

伴手肌萎缩和下肢的上运动神经元损害的体征。一般伴感觉缺失。若不伴感觉异常和眼球震颤的空洞症临床鉴别较为困难。借助颈段或颅颈段 MRI 检查可予以鉴别。

（二）重症肌无力

尤以延髓肌型和伴有病理性肌萎缩的病者需与进行性延髓麻痹鉴别。借助病程波动、早轻夕重、不伴舌肌颤动和四肢腱反射正常，服用抗胆碱酯酶药物后症状改善等予以鉴别。

（三）脊髓型颈椎病

脊髓型颈椎病可以表现为手肌无力和萎缩伴双下肢痉挛，而且颈椎病和肌萎缩侧索硬化均好发于中年以上的人群，两者容易混淆。由于颈椎病引起的压迫性脊髓损害很少超过 C4，因而舌肌和胸锁乳突肌肌电图检查发现失神经现象强烈提示肌萎缩侧索硬化。超过一个神经根分布区的广泛性肌束颤动也支持肌萎缩侧索硬化的诊断。颈椎病性脊髓病时 MRI 可显示脊髓受压，但出现这种影像学改变并不能排除肌萎缩侧索硬化。一方面有些患者虽然影像学有颈髓受压的证据，但并不一定导致出现脊髓损害的症状和体征，另一方面，颈椎病可与肌萎缩侧索硬化同时存在。

（四）脊髓灰质炎后综合征

是指瘫痪型脊髓灰质炎患者在患病 20~25 年后出现缓慢进展的肌无力和肌萎缩，多见于肌萎缩后遗症最严重的部位，偶尔累及其他未受累肌群。进展缓慢、无上运动神经元的体征以及几乎不累及生命可与肌萎缩侧索硬化鉴别。

（五）多灶性运动神经病

呈慢性进展的局灶性下运动神经元损害，临床多表现为非对称性肢体无力、肌肉萎缩，可伴有肌束颤动，感觉不受累或轻度受累，节段性运动神经传导测定可提示多灶性运动传导阻滞，血清抗 GM1 抗体滴度增高，静脉注射免疫球蛋白治疗有效，可鉴别。

七、病情评估

运动神经元病的预后因不同的类型和发病年龄而不同。原发性侧索硬化进展缓慢、预后良好；部分进行性肌萎缩患者的病情可以维持较长时间，但不会改善；肌萎缩侧索硬化、进行性延髓麻痹以及部分进行性肌萎缩患者的预后较差，病情持续性进展，多于 5 年内死于呼吸肌麻痹或肺部感染。

八、治疗

无特效治疗，近年试用于临床治疗。

（一）药物疗法

1. 利鲁唑（riluzole）　谷氨酸毒性是神经元损伤的一种可能原因，因此目前已将能调节中枢神经系统中谷氨酸水平的药物作为可行性疗法，苯并噻唑类药物利鲁唑就是这类抗谷氨酸药物，其神经保护作用机制复杂，涉及几个不同过程。已经知道的是其能抑制谷氨酸在突触前释放并能与受体结合防止谷氨酸的激活。本品也可使神经末梢及细胞体上的电位依赖性钠通道失活，刺激依赖 G 蛋白的信号传导过程。用法是 50mg/ 次，每 12 小时口服一次，能延缓疾病进展但不改变结局。

2. 拉莫三嗪　拉莫三嗪每日 300mg，或托吡酯每日 800mg，已完成多中心双盲随机对照临床试验，未证实有效。

3. 免疫抑制剂　对部分运动神经元疾病有效,常用药物有环磷酰胺 200mg/ 次静脉滴注,隔日或每周 2 次,总量 3.0~4.0g 为一个疗程。

4. 神经生长因子　亦有应用,但疗效不肯定。

（二）干细胞治疗

还处于实验阶段。

（三）其他

对症治疗,加强护理。鼓励早期患者坚持工作,并进行简单锻炼及日常活动。中期患者讲话不清,吞咽稍困难者,宜进食半固体食物,因为流质食物易致咳呛,固体食物难以下咽。注意口腔卫生,防止口腔中有食物残渣留存。晚期患者吞咽无力,讲话费力,甚至呼吸困难,应予鼻饲以保证营养,必要时用呼吸机辅助呼吸。若发生呼吸道感染,必要时行气管切开,便于清除气道内分泌物,借助器械以维持呼吸功能。针灸、中药均可运用,有一定疗效。

九、预防

由于本病病因不明,尚无特殊的预防措施。凡对引发本病之有关因素诸如重金属接触者,应定期做健康检查,尤其注意肌力的改变,以便及早发现,予以早期治疗。平时则应注意体质锻炼与情志调节,保持心情愉快,避免不良的精神刺激。

（古 联）

第七节 痴 呆

一、概述

痴呆(dementia)是指较严重、持续的认知障碍。其主要的特征是缓慢出现的智能减退,并伴有不同程度的人格改变,而无意识障碍;因其多起病缓慢,病程较长,故又称为慢性脑病综合征(chronic brain syndrome)。其中以阿尔茨海默病和血管性痴呆常见。痴呆以减退或丧失已获得的认知功能为主要特征,所以精神发育迟滞患者出现的认知障碍不能称为痴呆。本病主要发生于老年期,而且年龄愈大,其患病率愈高。据国外资料,65 岁以上老人,中、重度痴呆的患病率为 4%~7%,80 岁以上的老人,患病率可达 20% 或更高。

关于痴呆的病因流行病学资料和尸检的大脑病理研究报道并不一致,流行病学研究提示老年期痴呆的常见原因是阿尔茨海默病(AD),约占 50%;其次是血管性痴呆(VD),约占 20%;AD 和 VD 两种病变共存的混合性痴呆(MD)约占 20%;其他原因所致的痴呆占 10% 左右,包括其他变性脑病、颅内感染、脑外伤、脑肿瘤、癫痫、中毒、内分泌代谢性疾病、营养缺乏等。本节以 AD 为重点叙述。

阿尔茨海默病(Alzheimer's disease,AD)是发生于老年及老年前期,以进行性认知功能障碍和行为损害为特征的一种慢性进行性的神经系统变性疾病,是老年期痴呆最为常见的病因,占老年期痴呆的 50%~70%。

流行病学调查显示,65 岁以上老年人 AD 患病率在发达国家为 4%~8%,我国为 3%~7%,女性高于男性,且随着年龄的增长,AD 患病率逐渐上升。AD 发病的危险因素有低教育程度、膳食因素、吸烟、女性雌激素水平降低、高血糖、高胆固醇、高同型半胱氨酸和血管因素等。

目前认为 AD 在痴呆临床前期阶段已有 AD 病理生理改变,其病理三大特征为神经炎性斑、神经元纤维缠结、海马锥体细胞颗粒空泡变性和神经元缺失。主要的临床特征为隐匿起病、进行性智能衰退（记忆障碍、失语、失用、失认、视空间能力损害、抽象思维和计算力损害等），并多伴有人格和行为改变，一般症状持续进展，病程通常为 5~10 年。首先由 Alzheimer 于 1906 年在德国报道 1 例 51 岁女性痴呆患者，1913 正式命名为 AD。

二、病因和发病机制

发病原因和机制尚未完全清楚，曾考虑与慢病毒感染、免疫因素、铝中毒、代谢障碍、神经营养、神经通路破坏等因素有关，但目前证据均不充分。目前有较多证据提示本病与遗传有关，据报道约 40% 的患者有阳性家族史，呈常染色体显性遗传，并提出基因学说，认为和 Down 综合征一样，在第 21 对染色体上均有淀粉样变性基因。

本病患者出现皮质下核团，包括 Meynert 核（胆碱能）、蓝斑（去甲肾上腺素能）、背核（5-羟色胺能）及旁中央网状结构（网状投射系统）等的退行性改变及神经元丧失，引起各核至大脑皮质各投射系统的明显异常及大脑皮质神经生化改变，其中最为突出的改变是胆碱能系统。并且乙酰胆碱和乙酰胆碱转移酶的活性明显降低，胆碱酯酶活性亦降低。

三、病理

AD 的大体病理表现为脑体积缩小、重量减轻，脑沟加深、脑回萎缩，颞叶特别是海马区萎缩。病理特征包括神经炎性斑（neuritic plaques，NP）、神经原纤维缠结（neurofibrillary tangle，NFT）、神经元减少及轴索和突触异常、颗粒空泡变性、星形细胞和小胶质细胞反应和血管淀粉样改变。

（一）神经炎性斑（neuritic plaques，NP）

是 AD 的特征性病理改变，在 AD 患者的大脑皮质、海马、某些皮质下神经核如杏仁核、前脑基底神经核和丘脑存在大量的 NP。NP 以 Aβ 沉积为核心，核心周边是更多的 Aβ 和各种细胞成分。

（二）神经原纤维缠结（neurofibrillary tangle，NFT）

是由异常细胞骨架组成的神经元内结构，为磷酸化 Tau 蛋白的变异型，是微管相关糖蛋白的一种主要成分。

（三）神经元缺失和胶质增生

主要是表浅皮层较大的胆碱能神经元，发病早的患者神经元丢失较发病晚的患者明显，且往往伴有神经胶质细胞增生。

四、临床表现

AD 通常隐匿起病，持续进行性发展；主要临床表现为认知功能减退和非认知性神经精神症状；按照最新分期，AD 包括两个阶段，即痴呆前阶段和痴呆阶段。

（一）痴呆前阶段

1. 轻度认知功能障碍发生前期（pre-MCI）　没有任何认知障碍的临床表现或者仅有极轻微的记忆力减退主诉，这个概念目前主要用于临床研究。

2. 轻度认知功能障碍期（MCI）　记忆力轻度受损，学习和保存新知识的能力下降，但不影响基本日常生活能力，达不到痴呆的程度。

（二）痴呆阶段

即传统意义上的 AD，此阶段患者认知功能损害导致了日常生活能力下降，根据认知功能损害的程度可以分为轻、中、重三度。

1. 轻度 主要表现为记忆障碍。首先近事记忆减退,逐渐出现远期记忆减退,视空间障碍,疲乏、焦虑和消极情绪,人格障碍,如不爱清洁、不修边幅、暴躁、易怒、自私多疑等。

2. 中度 记忆障碍继续加重,工作、学习新知识和社会接触能力减退;逻辑思维、综合分析能力减退,言语重复,计算力下降,明显的视空间障碍;行为和精神异常,人格改变,局灶性脑部症状,癫痫、强直 - 少动综合征。

3. 重度 前述各项症状逐渐加重,情感淡漠,哭笑无常,言语及日常生活能力丧失,卧床,与外界接触能力丧失,四肢强直或屈曲瘫痪,括约肌功能障碍,全身并发症如肺部及尿路感染、压疮,以及全身性衰竭症状等,最终因并发症而死亡。

AD 的痴呆前阶段和痴呆阶段是一个连续的病理生理过程。目前认为在 AD 临床症状出现前的 15~20 年脑内就开始出现 Aβ 和 tau 蛋白的异常沉积,当患者出现认知功能减退的临床症状时,脑内已有显著的神经元退行性改变和缺失。

五、实验室及其他检查

目前尚无确诊 AD 的特殊检查,但可排除其他疾病。

(一) 神经心理评估是诊断和研究 AD 的重要手段:

1. 总体认知功能筛查 简易精神状态检查(MMSE)量表、蒙特利尔认知评估(MoCA)。

2. 记忆力评估 Wechsler 成人记忆量表、中国医学科学院成人记忆量表、Rey 听觉词语学习测验等。

3. 执行功能评估 威斯康星卡片分类测验、伦敦塔测验、数字 - 符号转换测验,符号数字模式测验等。

4. 语言能力评估 Boston 命名测验、词语流畅性测验;国内常用汉语失语成套测验对语言进行系统评估。

5. 视空间结构能力评估 常用的评估测验包括图形临摹(交叉五边形、立方体、Rey-Osterreith 复杂图形)、画钟试验、韦氏成人智力量表(WAIS)积木测验等。

(二) 日常和社会能力的评估

日常能力包括基本日常能力(BADL)和工具性日常能力(IADL)。

(三) 精神行为症状的评估

最常用的是焦虑抑郁量表。认知功能测试有助于与其他病因痴呆鉴别。

(四) 其他鉴别量表

临床痴呆评定量表(CDR)及 Hachinski 缺血积分(HIS)。

(五) 生物标志物检查

ELISA 检测脑脊液 Aβ$_{42}$ 水平降低,总 Tau 蛋白和磷酸化 Tau 蛋白增高。

(六) 影像学检查

头颅 CT 和 MRI 检查可见侧脑室扩大和脑沟增宽,尤其在额颞叶;MRI 冠状切面可显示海马萎缩,准确测量脑容量,排除其他器质性脑病。PET、SPECT 及功能性 MRI 可发现额、颞、顶叶脑区代谢率或脑血流减低,与痴呆的严重程度相关,尤其适用于中重度患者。

(七) 脑电图检查

AD 的早期脑电图改变主要是波幅降低和 α 节律减慢。少数患者早期就有脑电图 α 波明显减少甚至完全消失,随病情进展,可逐渐出现较广泛的 θ 活动,以额、顶叶明显。晚期则表现为弥漫性慢波。

(八) 基因检查

有明确家族史的患者可进行 *APP*、*PSEN1*、*PSEN2* 基因检测,致病突变的发现有助于确诊。

六、诊断

目前临床诊断 AD 应用最广泛的是由美国国立神经病语言障碍卒中研究所和阿尔茨海默病及相关疾病学会(the National Institute of Neurological and Communicative Disorders and Stroke and the Alzheimer's Diseases and Related Disorders Associations,NINCDS-ADRDA)1984 年制定,2011 年美国国立老化研究所和阿尔茨海默病协会(National Institute of Aging and Alzheimer's Association,NIA-AA)对此标准进行了修订,制定了 AD 不同阶段的诊断标准,并推荐 AD 痴呆阶段和 MCI 期的诊断标准用于临床。

在 AD 诊断前,首先要确定患者是否符合痴呆的诊断标准。符合下列条件方可诊断为痴呆:

1. 至少有以下 2 个认知域损害,可伴或不伴行为症状:

(1)学习和记忆能力。

(2)语言能力(听、说、读、写)。

(3)推理和判断能力。

(4)执行功能和处理复杂任务的能力。

(5)视空间功能。

可伴或不伴有:

(6)人格、行为改变。

2. 工作能力或日常生活能力受到影响。

3. 无法用谵妄或精神障碍解释。

在确定痴呆后,方可考虑是否符合 AD 的诊断。AD 的诊断分以下几种:

(一) AD 痴呆阶段的临床诊断标准

1. 很可能的 AD 痴呆

(1)核心临床标准:①符合痴呆诊断标准;②起病隐匿,症状在数月至数年中逐渐出现;③有明确的认知损害病史;④表现为遗忘综合征(学习和近记忆下降,伴 1 个或 1 个以上其他认知域损害),或者非遗忘综合征(语言、视空间或执行功能三者之一损害,伴 1 个或 1 个以上其他认知域损害)。

(2)排除标准:①伴有与认知障碍发生或恶化相关的卒中史,或存在多发或广泛脑梗死,或存在严重的白质病变;②有路易体痴呆的核心症状;③有额颞叶痴呆的显著特征;④有原发性进行性失语的显著性特征;⑤有其他引起进行性记忆和认知功能损害的神经系统疾病,或非神经系统疾病,药物过量或滥用证据。

(3)支持标准:①在以知情人提供和正规神经心理测验得到的信息为基础的评估中,发现进行性认知下降的证据;②找到致病基因(*APP*、*PS1* 或 *PS2*)突变的证据。

2. 可能的 AD 痴呆　有以下任一情况时,即可诊断:

(1)非典型过程:符合很可能的 AD 痴呆诊断标准中的第 1 和 4 条,但认知障碍突然发生,或病史不详,或认知进行性下降的客观证据不足。

(2)满足 AD 痴呆的所有核心临床标准,但具有以下证据:①伴有与认知障碍发生或恶化相关的卒中史,或存在多发或广泛脑梗死,或存在严重的白质病变;②有其他疾病引起的痴呆特征,或痴呆症状可用其他疾病和原因解释。

(二) AD 源性 MCI 的临床诊断标准

1. 符合 MCI 的临床表现　①由患者主诉,或者知情者、医生发现的认知功能改变;②一个或多个认知领域受损的客观证据,尤其是记忆受损;③日常生活力保持独立性;④未达痴呆标准。

2. 发病机制符合 AD 的病理生理过程　①排除血管性、创伤性、医源性引起的认知功能损害；②有纵向随访发现认知功能持续下降的证据；③有与 AD 遗传因素相关的病史。

在临床研究中，MCI 和 Pre-MCI 的诊断标准还采纳了两大类 AD 的生物标志物。一类反映 Aβ 沉积，包括脑脊液 $Aβ_{42}$ 水平和 PET 淀粉样蛋白成像；另一类反映神经元损伤，包括脑脊液总 Tau 蛋白和磷酸化 Tau 蛋白水平、结构 MRI 显示海马体积缩小或内侧颞叶萎缩、PET 成像、SPECT 灌注成像等。目前对这些生物标志物的理解有限，其临床应用尚待进一步改进和完善。

七、鉴别诊断

(一) 脑血管性痴呆（VD）

急性起病，偶可亚急性起病甚至慢性起病，卒中一段时间后发生痴呆，常伴有脑血管病危险因素如高血压和动脉粥样硬化等，起病较快，病程呈阶梯样进展，有多次卒中病史，并有局灶性神经系统体征，CT 和 MRI 检查显示局灶脑血管性病灶，Hachinski 评分在 7 分以上，临床上不难与 AD 鉴别。

(二) Pick 病

临床特点是性格改变及社会行为衰退缓慢发展，早期语言受累，而遗忘出现较晚，空间定位和认知障碍也出现较晚。CT 和 MRI 示额叶和 / 或颞叶萎缩，与 AD 弥漫性萎缩不同。最终鉴别需要根据病理学，组织学上可见膨胀细胞、Pick 小体及胶质增生。

(三) Lewy 体痴呆

主要临床特点是帕金森病症状、反复发作视幻觉、波动性认知功能障碍，伴注意力、警觉异常，运动症状通常出现于精神障碍后 1 年以上，患者易跌倒，对精神病药物敏感。

(四) 帕金森病

PD 患者的痴呆发病率可高达 30%，表现为近事记忆稍好，执行功能差，但不具有特异性，神经影像学无鉴别价值。有帕金森病临床表现如肌张力增高、运动减少、静止性震颤等，痴呆常在帕金森病若干年后出现。

(五) 进行性核上性麻痹

该病与帕金森病临床表现有某些相似，主要以双眼上、下视受限为突出，约 2/3 患者伴有智能下降和痴呆的其他症状。

八、病情评估

依据目前的治疗方法，即使通过积极的治疗，也难以有效遏制 AD 的进展。AD 的病程一般为 5~10 年，少数患者可存活 10 年或者更长的时间，患者多死于并发症，如肺部感染、泌尿系感染、压疮和深静脉血栓形成等，所以加强护理对 AD 患者的治疗显得十分重要。对于 AD 痴呆前阶段将饮食调整（地中海饮食）、体力锻炼和认知训练结合起来延缓认知功能下降。

九、治疗

由于 AD 的病因及发病机制未完全明确，尚无特效疗法，目前治疗原则如下：

1. 识别及控制危险因素进行一级预防。

2. 根据病因进行针对性治疗，或对症治疗，进行二级预防。

3. 在不能根治的情况下，尽量延缓病情，进行三级预防。

目前临床上主要以对症治疗为主，包括改善认知功能及记忆障碍的药物治疗，改善精神症状的对症治疗，良好的护理延缓病情进展。

（一）非药物治疗

主要包括适度的身体锻炼、生活行为的干预、认知的训练、进行社交及做一些益智的活动。

（二）药物治疗

1. 乙酰胆碱酯酶（AChE）抑制剂　其作用的机制主要是通过抑制胆碱酯酶而抑制乙酰胆碱（ACh）降解并提高活性，改善神经递质的传递功能。临床常用的药物有多奈哌齐、卡巴拉汀、美曲磷脂、毒扁豆碱等。此外，我国学者从石杉属植物千层塔中分离出了一种新生物碱——石杉碱甲（哈伯因），具有很强的拟胆碱活性，作用较强，对 AChE 有选择性，可改善认知功能，副作用小。

2. N- 甲基 -D- 门冬氨酸（NMDA）受体拮抗剂　有研究表明调控退化的谷氨酸能神经元的突触活性有望治疗 AD。美金刚胺是一种低亲和力的非竞争性 NMDA 受体拮抗剂，当突触中内源性谷氨酸低于正常水平时起激动剂作用，而当谷氨酸释放过量时起拮抗剂作用，可以改善痴呆症状。

3. 中药及其提取物　有研究认为中药含有多种有效成分，具有发挥多种作用靶点的药理特点，符合 AD 多因素、多种病理机制的变性病发病特点。有较多的临床试验表明了银杏叶提取物（EGb 761）对 AD 的治疗及预防可能有一定作用。

4. 其他药物　5-HT 受体拮抗剂、钾通道阻滞剂、脑代谢激活剂、雌激素和降低胆固醇的药物等，它们通过不同的作用机制可以部分缓解 AD 症状。对出现抑郁、兴奋、睡眠障碍的 AD 患者需对症治疗，出现过度兴奋或攻击行为时应给予抗精神病药物治疗。

（三）康复与护理

是对药物治疗的一种补充。应鼓励早期患者多参加各种社会活动和日常活动，包括脑力与体力活动，以延缓衰退速度。对中、晚期患者生活上加强照顾和护理，注意饮食和营养；同时应注意对有精神、认知功能、视空间功能障碍、行动困难的患者提供必要的照顾，以防意外发生。

●（古　联）

第八节　急性感染性多发性神经根炎

09章PPT

吉兰 - 巴
雷综合征

急性感染性多发性神经根炎又称吉兰 - 巴雷综合征（Guillain-Barré syndrome，GBS），也称急性炎症性脱髓鞘性多发性神经病（AIDP）。是一类免疫介导的急性炎性周围神经病，主要病变在脊神经根和脊神经，可累及脑神经。病因不明，一般认为与病毒感染或自身免疫反应有关。临床表现为急性、对称性、弛缓性肢体瘫痪，脑脊液检查有典型的蛋白 - 细胞分离现象。

本病发病我国儿童和青壮年多见，西方国家双峰，男女相近。四季散发，我国北方夏秋有流行趋势。

一、病因

本病的病因尚未完全阐明。一般认为与病毒感染和自身免疫反应有关。

（一）病毒感染

本病患病前常有非特异性的病毒感染或疫苗接种史，如上呼吸道感染、腹泻等。但是，关于直接引起本病的病毒分离研究，迄今尚未获得明确结果。有报道吉兰 - 巴雷综合征发病前空肠弯曲菌感染率较高，空肠弯曲菌其潜伏期为 24~72 小时，最初为水样便，后变为脓血便，高峰期为 24~48 小时，1 周左右恢复，GBS 发病常在腹泻停止之后，故分离空肠弯曲菌较困难，被认为是促发本病的重要因素。

笔记栏

（二）自身免疫反应

现已明确认为本病是一种自身免疫反应性疾病。由于感染的病原体某些成分与周围神经的某些成分相似，机体免疫系统发生错误的识别，产生自身免疫性 T 细胞和自身抗体，并针对周围神经的这些成分产生免疫应答，引起周围神经髓鞘的脱失。另外，本病对皮质类固醇和免疫抑制剂反应良好，也间接证明其与免疫反应有关。

二、病理

病变主要损害脊神经根、脊神经和脑神经，偶可累及脊髓。病变主要在前根、近端神经干和肢带神经丛，也可累及后根、远端及自主神经节。受损的神经纤维肿胀、变性和节段性脱髓鞘，病变部位常有淋巴细胞和巨噬细胞浸润。疾病中期可见神经内膜成纤维细胞明显增生，疾病后期可见施万细胞增生，随之髓鞘再生，炎症消退。极少数病例则以轴突变性为主，而无脱髓鞘变，为一种特殊变异型，亦称急性运动轴索性多神经病。

三、临床表现

多数患者起病前 1~3 周有上呼吸道或消化道感染病史，或有淋雨、受惊、疲劳、创伤、手术等诱因。少数患者有免疫接种史，起病后症状迅速进展，呈进行性加重，常在 1~2 周内达高峰。

（一）运动障碍

1. 肢体瘫痪　四肢呈对称性下运动神经元性瘫痪，轻者仅感下肢无力，重者四肢瘫痪。常自下肢开始，逐渐波及双上肢，也可从一侧到另一侧。通常在 1~2 周内病情发展到最高峰，以后趋于稳定。瘫痪一般近端较重，四肢肌张力低下，腱反射减弱或消失，但腹壁和提睾反射多正常，少数可因锥体束受累而出现病理反射。起病 2~3 周后逐渐出现肌萎缩。

2. 躯干肌瘫痪　颈肌瘫痪者不能抬头；肋间肌、膈肌瘫痪者出现呼吸运动障碍，表现为胸闷、气短、咳嗽无力、呼吸运动减弱，严重者可因缺氧或呼吸道并发症而导致昏迷、死亡。

3. 脑神经损害　约半数患者可有脑神经损害，以双侧面神经周围性麻痹最常见，尤其在成年人。其次有舌咽和迷走神经麻痹，表现为声音嘶哑和吞咽困难，以儿童较多见。动眼神经、展神经、三叉神经、舌下神经损害少见。

（二）感觉障碍

感觉障碍先于或与运动症状同时出现，程度较轻，常有四肢麻木感、肌肉疼痛和蚁走感。检查时可发现肢体远端呈手套、袜套样感觉减退或过敏等。约 30% 患者有肌肉的酸痛，尤其是双侧腓肠肌的压痛最明显。有些浅感觉障碍不明显，而仅有振动觉和位置觉等深感觉障碍。少数患者可无感觉障碍。感觉障碍远较运动障碍为轻，是本病的特点之一。

（三）自主神经功能障碍

早期、一过性、大多轻微，约 50% 患者有心动过速，其中对刺激动脉窦缺乏反应的患者，提示迷走神经损害。少数可有直立性低血压、多汗、皮肤潮红、全身发热、手足肿胀、皮肤营养障碍等。严重者可有高血压、无汗、Horner 征、尿潴留等交感神经损害表现。自主神经功能障碍常与运动感觉症状平行进展，长期的自主神经功能障碍少见。

（四）Fisher 综合征

是 Fisher 于 1956 年首先报告，被认为是吉兰 - 巴雷综合征的变异型。有 5 大特点：①双侧眼外肌麻痹；②共济失调；③腱反射消失；④脑脊液蛋白 - 细胞分离；⑤预后良好。

（五）急性运动轴突性神经病

为吉兰 - 巴雷综合征的一种特殊变异型，为纯运动型。主要特点是病情重，多有呼吸肌受累，24~48 小时内迅速出现四肢瘫痪，肌肉萎缩出现早，病残率高，预后差。本病与空肠弯

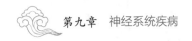

曲杆菌感染关系密切,常在夏季流行发作。血液中有异常抗体。

四、实验室及其他检查

(一)血常规检查

急性期常有血白细胞轻度升高,若白细胞总数增多明显和血沉增快,多提示病情严重或合并感染。

(二)脑脊液检查

脑脊液的蛋白-细胞分离现象是本病的特征性改变,表现为蛋白升高而细胞数正常或接近正常,一般在起病后 1~2 周开始升高,3~6 周最高,以后逐渐下降。蛋白的高低与病情轻重并无平行关系。白细胞计数病初可轻度升高,偶可达$(10~40) \times 10^6$/L,但也可正常。第 2 周后在蛋白逐渐增高过程中,白细胞计数恢复正常。脑脊液糖、氯化物含量正常。

(三)血及脑脊液免疫球蛋白

部分患者血清和脑脊液抗神经节苷脂 GM1、GD 1a 抗体阳性。免疫学:部分患者血清中可检测到抗神经节苷脂。

(四)电生理检查

肌电图检查的改变与病情严重程度及病程有关。在疾病早期,肌电图可出现 F 波的潜伏期延长或波形消失,H 反射延迟。3 周后可出现失神经电位。病程进入恢复期或更晚时,可见多相电位增多,出现小的运动单位电位(新生电位)。运动神经传导速度常明显减慢,并有末端潜伏期延长。感觉神经传导速度也可减慢。

五、诊断

1. 发病前 1~3 周有感染或预防接种史,急性或亚急性起病。
2. 四肢对称性弛缓性瘫痪。
3. 脑脊液检查有蛋白-细胞分离现象。
4. 肌电图检查早期有 F 波潜伏期延长或波形消失,H 反射延迟。神经传导速度明显减慢。
5. 可伴轻度感觉和自主神经功能障碍。
6. 病程有自限性。

六、鉴别诊断

(一)急性脊髓灰质炎

本病多发生于小儿,一般常有发热或高热数日,热退后出现肢体瘫痪,肢体瘫痪多呈节段性、不对称性,病变可累及一个下肢或某一肌群,病程经过迅速,2~3 天达高峰,肢体瘫痪较难恢复,肌萎缩早且严重,多遗留有不同程度的肢体萎缩或畸形等后遗症。一般无脑神经受损,且无感觉障碍。病后 3 周脑脊液可有蛋白细胞分离现象。

(二)低钾性周期性麻痹

常在饱餐、受凉和剧烈运动等情况下诱发;病前无感染征象;急性或亚急性起病的四肢对称性弛缓性瘫痪,其特点为下肢重、上肢轻,近端重、远端轻,起病快,恢复也快;无明显感觉障碍、肌萎缩和脑神经损害,也无神经根刺激征及排尿障碍;易于复发;发作时检查有血清钾降低和低血钾的心电图改变;脑脊液检查正常;补钾治疗效果明显;患者可有家族史。

(三)急性脊髓炎

表现为急性起病的脊髓横贯性损害:早期脊髓休克阶段,病变水平以下呈弛缓性瘫痪,通常于 2~3 周后,逐渐过渡到痉挛性瘫痪,病理反射明显,可有呼吸肌麻痹、吞咽困难及构音障碍;损害平面以下肢体和躯干的各类感觉均有障碍,重者完全消失;有尿便障碍。无脑神经受损,脑脊液细胞和蛋白可轻度增高或正常,无蛋白 - 细胞分离现象。

（四）重症肌无力

本病起病缓慢,症状有波动,多为晨轻暮重,肌力疲劳试验及新斯的明试验阳性。主要表现为骨骼肌易于疲劳、无力。常在活动后加重,休息后减轻。可有脑神经受损,无感觉障碍及神经根刺激征,脑脊液正常。

（五）多发性肌炎

起病缓慢,无病前发热及感染等类似病史,肢体瘫痪呈四肢近端无力,肌萎缩较明显,无脑神经受损及感觉障碍。脑脊液检查正常,血清酶学检查可有肌酸激酶增高,肌肉活检可见肌肉以淋巴细胞为主的炎症细胞浸润。

（六）癔症性瘫痪

发病前有明确的精神诱因,迅速发病,可表现为单瘫、偏瘫和截瘫等,肌张力增高或正常,腱反射亢进或正常,无病理反射,无脑神经受损,瘫痪肢体可伴有感觉障碍,但不符合神经解剖分布规律。可有既往发作史,症状可因暗示而加重或减轻。

七、病情评估

本病具有自限性,经合理、及时的综合抢救治疗,预后一般较好。有前期空肠弯曲菌感染证据者预后较差。通常患者在症状稳定后 1~4 周开始恢复,大部分患者在 2 个月至 1 年内可获完全恢复,少数患者(约 10%)可遗留后遗症,病理以轴索变性为主者病程较迁延且恢复不完全。GBS 病死率约为 5%,少部分患者可能死于各种并发症,主要死因是呼吸衰竭、肺部感染、泌尿系感染、严重心律失常、心力衰竭、低血压等。60 岁以上、病情进展迅速、需要辅助呼吸以及运动神经波幅降低是预后不良的危险因素。

八、治疗

（一）一般治疗

急性期应卧床休息,但须勤翻身和按摩以防压疮;瘫痪肢体尽早进行按摩和被动运动;注意保持肢体功能位置,若有手足下垂,应用夹板固定,防止肢体挛缩;勤翻身拍背,促使呼吸道分泌物排出;加强营养;若有吞咽困难,应鼻饲流质饮食;尿潴留者可做下腹加压按摩,无效时则需留置导尿;便秘者可用番泻叶或肥皂水灌肠;一旦出现肠梗阻迹象应禁食,并给予肠动力药等。

（二）病因治疗

GBS 发病后尽早采用免疫治疗,可有助于控制疾病进展,减少残疾。既往国际上有关免疫球蛋白(IVIG)静脉注射和血浆交换治疗 GBS 的研究证据,主要来自发病 2 周以内且无法独立行走(或病情更加严重)的经典型 GBS 患者。鉴于目前尚缺乏早期精准判断 GBS 病情进展风险和残疾程度的指标,建议尽早启动免疫治疗。GBS 治疗中可选择的免疫治疗药物包括 IVIG 和血浆交换,两者均有效且疗效无明显差异。

1. IVIG 治疗方案 成人剂量 0.4g/(kg·d),1 次 /d,静脉滴注,连续 3~5 日。

2. 血浆交换治疗方案 每次血浆交换量为每千克体重 30~50ml,在 1~2 周内进行 3~5 次。血浆交换的禁忌证主要是严重感染、心律失常、心功能不全、凝血系统疾病等;其不良反应为血流动力学改变,可能造成血压变化、心律失常,使用中心导管可引发气胸和出血以及可能合并败血症。

3. 肾上腺皮质激素 国外多项临床试验结果均显示单独应用糖皮质激素治疗 GBS 无

明确疗效,糖皮质激素和 IVIG 联合治疗与单独应用 IVIG 治疗的效果也无显著差异。因此,国外的 GBS 指南均不推荐应用糖皮质激素治疗 GBS。但在我国,由于各种不同因素的限制,有些患者无法接受 IVIG 或血浆交换治疗,目前许多医院仍在应用糖皮质激素治疗 GBS,尤其在早期或重症患者中使用。现在临床对重症患者多使用甲泼尼龙大剂量短程冲击治疗:每日 1 000mg 加入生理盐水 500ml 中静脉滴注,用 5 日后改用每日 500mg 静脉滴注,以此类推到每日 120mg 用 5 日后停用后改口服。长期大剂量使用激素,应注意补钾,并观察有无继发感染和消化性溃疡等副作用。

4. 辅助呼吸　呼吸肌麻痹是本病的主要危险,抢救呼吸肌麻痹是重症吉兰 - 巴雷综合征的关键。密切观察患者呼吸困难的程度,当出现缺氧症状,肺活量降低至 20ml/kg 以下,血气分析动脉氧分压低于 70mmHg 时,应及早使用呼吸器。通常可先行气管内插管,如 2 日以上无好转,则进行气管切开,用外面围有气囊的导管插管,外接呼吸器。

5. 脱水　用于急性期,可减轻受损神经组织的水肿。用 20% 甘露醇或 10% 甘油葡萄糖溶液 250ml 静脉滴注,1 次 /d,7~10 次为 1 个疗程。

6. 控制感染　有感染迹象者,宜及时首选青霉素族药物,如青霉素 480 万 U 每日 2 次静脉滴注,或头孢菌素类,或根据痰及尿培养使用敏感的抗生素。

7. 营养神经　维生素 B_1 100mg、维生素 B_{12} 250~500μg 肌内注射,每日 1 次,并给维生素 C、维生素 B_6、三磷酸腺苷、细胞色素 C、胞二磷胆碱等静脉滴注治疗。并可选用神经生长因子、神经节苷脂等。

8. 康复治疗　可进行被动和主动肢体运动,及早进行针灸、理疗、按摩及步态训练等。

（古　联）

学习小结

1. 学习内容

神经系统疾病		
	脑血管疾病	诊断要点:脑血管病的临床表现、头颅CT特点 治疗要点:脱水降颅压、管理血压、预防感染
	癫痫	诊断要点:详细病史与临床发作表现、脑电图改变 治疗要点:抗癫痫治疗
	偏头痛	诊断要点:掌握国际头痛学会拟定的诊断标准 治疗要点:对症处理
	帕金森病	诊断要点:中老年发病、病程缓慢、有震颤与运动迟缓 治疗要点:抗胆碱能药或增强多巴胺能递质药治疗
	运动神经元疾病	诊断要点:有上、下运动神经元病变的症状与体征,感觉正常、肌电图改变 治疗要点:病因及对症治疗
	痴呆	诊断要点:临床表现结合痴呆量表 治疗要点:病因与对症治疗
	急性感染性多发性神经根炎	诊断要点:亚急性起病、四肢对称性周围性瘫痪伴感觉障碍 治疗要点:血浆置换、糖皮质激素、控制感染

484

2. 学习方法

　　本章学习重点是急性脑血管疾病、癫痫、帕金森病,要了解相关疾病临床表现、相关检查手段、诊断和鉴别诊断以及治疗与预防措施。对癫痫持续状态的临床表现及诊断、治疗也要有一定的了解。

（古　联）

复习思考题

1. 脑梗死急性期的治疗方法有哪些? 静脉溶栓的适应证是什么?
2. 脑出血的治疗原则是什么?
3. 蛛网膜下腔出血的并发症有哪些? 如何预防?
4. 什么是癫痫及癫痫发作?
5. 简述癫痫治疗的一般原则。
6. 什么是癫痫持续状态?
7. 简述偏头痛的主要临床特点及其治疗。
8. 帕金森病的临床特点是什么?
9. 帕金森病的治疗原则是什么?
10. 什么是运动神经元疾病?
11. 运动神经元疾病需要与哪些疾病鉴别?
12. 简述急性感染性多发性神经根炎的临床表现。
13. 急性感染性多发性神经根炎脑脊液检查的特征性改变是什么?
14. 简述阿尔茨海默病的概念。
15. 简述阿尔茨海默病的病理表现特点。
16. 简述阿尔茨海默病的临床表现。

◇◇◇　**第十章**　◇◇◇

精 神 疾 病

> **学习目标**
>
> 1. 掌握分离性障碍的临床表现；广泛性焦虑障碍、抑郁障碍的临床表现、诊断和治疗。
> 2. 熟悉分离障碍、广泛性焦虑障碍、抑郁障碍的概念、临床表现以及治疗措施。

第一节　总　论

精神疾病是指在各种致病因素的影响下，大脑机能活动发生紊乱，导致认知、情感、行为与意志等精神活动不同障碍的一类疾病。精神病学是研究精神疾病病因、发病机制、临床表现、疾病的发展规律以及治疗、预防和康复的一门学科，是临床医学的一个分支。

一、精神疾病的病因

大多数功能性精神障碍与感染性疾病不同，目前还没有找到确切病因与发病机制，也没有找到敏感、特异的体征和实验室异常指标。但精神障碍与其他躯体疾病一样，均是生物、心理、社会（文化）因素相互作用的结果。其中生物因素包括：①遗传与环境因素；②神经发育异常；③感染。心理、社会因素包括：①应激与精神障碍；②人格特征与精神障碍。

一些严重的精神障碍，如精神分裂症和双重极端性格障碍，具有繁重的基因易感性负担，但是是否发病和严重程度通常与社会支持的数量和使用应对技能来适应的能力相关。

二、精神疾病的分类

在精神病学领域，医生需要熟悉的诊疗指南是《中国精神障碍分类与诊断标准》（第3版）（CCMD-3），同时也需要了解美国《精神障碍诊断与统计手册》（第5版）（DSM-5）和世界卫生组织（WHO）的《国际疾病分类》（第十一次修订本）（ICD-11）中的关于精神障碍的条目。这些指南的持续不断修订，表明了医学界对不正常行为认识和研究的深化，以及所引发的理论视角的变化，如1952年美国发布的DSM第一版，其理论视角是基于心理分析学说的，很多名词借用自弗洛伊德的观点，比如"神经衰弱"（neurasthenia）和"歇斯底里"（hysteria）。

在临床应用上，既往使用最广泛的是ICD-10。因为作为疾病和死亡的统计分类，主要的适用范围是综合性医院，而对于初级医疗机构和专科医院则不适用。为了克服这些弊端，修订形成了ICD-11。在ICD-11中，新提出了两个概念，即"基础组件"（foundation component)和"线性组合"(linearization)。基础组件是所有 ICD 分类单元的总和,包含了 ICD 的全部内容。由于 ICD 分类单元具有不同的用途属性(分类属性),可以根据使用目的的不同从基础组件中衍生出不同的子集,称为线性组合。为了满足不同资源配置的初级医疗机构的疾病分类需求,ICD-11 同时也提供了多种线性组合,包括供低资源初级医疗机构(primary care low resources settings,PCL)和中等资源初级医疗机构(primary care intermediate resources settings,PCM)使用的线性组合,分别简称为 ICD-11-PCL 和 ICD-11-PCM。此外,也可通过对分类单元的分类属性进行定义可产生适用不同专科的线性组合。因此,与 ICD-10 相比,新修订的 ICD-11 的结构体系和应用范畴要大得多。ICD-11 主要分为:神经发育障碍、精神分裂症或其他原发性精神病性障碍、紧张症、心境障碍、焦虑或恐惧相关障碍、强迫或相关障碍、应激相关障碍、分离障碍、喂食或进食障碍、排泄障碍、躯体忧虑或躯体体验障碍、物质使用或成瘾行为所致障碍、冲动控制障碍、破坏性行为或品行障碍、人格障碍及相关特质、性欲倒错障碍、做作性障碍、神经认知障碍、与妊娠、分娩和产褥有关的精神或行为障碍、与其他疾病分类相关的继发性精神或行为综合征。

CCMD-3 的分类包括:器质性精神障碍,精神活性物质所致精神障碍或非成瘾物质所致精神障碍,精神分裂症和其他精神病性障碍,心境障碍(情感性精神障碍),癔症、应激相关障碍、神经症,心理因素相关生理障碍,人格障碍、习惯和冲动控制障碍、性心理障碍,精神发育迟滞与童年和少年期心理发育障碍,童年和少年期的多动障碍、品行障碍和情绪障碍,其他精神障碍和心理卫生情况。

需要指出的是,人的精神活动的产生和表现方式是相当复杂的,所以其正常与否的判断也是相当困难的。首先,精神障碍与正常之间的差别常常是相对的,虽然两者之间在某些情况下可能有本质的差别,但在更多的情况下又可能只有程度的不同。其次,精神障碍的表现受多种因素的影响,诸如生物因素、心理状态、社会环境等,所取的角度不一样,标准也就不一致了。再次,单纯的精神障碍目前并没有什么仪器可以检查化验,主要靠医生的临床经验进行主观判断,而医师本身的思维方法和对这些因素的认识也不同,这就很难有一个绝对统一的标准。

判断一个人的精神及行为是否障碍,只有把其精神状态和行为表现置于当时的客观环境和社会文化背景中加以考虑,并和社会认可的行为常模比较,才能判断其有无精神与行为障碍。因此,每个精神障碍的概念都应从精神正常到严重损害的连续上去考量,即从量表顶端的正常适应性行为,到底端的干扰生活的想法和行为,才能做出正确的判断。沿着这种描述性量表,行为渐变为一种"障碍"。例如,"警觉"(vigilance)是人类数千年进化过程中让人类种族得以生存的一种适应性行为。但是,过多的这种行为会变成具有恐惧感的"过度警觉"(hyper-vigilance),进而成为"妄想"(paranoia),即支配了意识的无理性的和不基于事实的妄想的恐惧,导致一个人生命的严重负面变化。

三、精神疾病的症状

一般来说,精神障碍可以概括为 5 类症状群:精神病性症状、情感症状、焦虑症状、器质性症状、人格偏离表现等。这 5 类症状群对应于不同类精神药物治疗的靶症状。精神障碍的现代医学治疗倡导生物 - 心理 - 社会医学模式,治疗方法包括躯体治疗、心理治疗和心理社会康复,躯体治疗主要包括药物治疗和电抽搐治疗。药物治疗是改善精神障碍尤其是严重精神障碍的主要和基本措施。精神药物在传统上按其临床作用特点分为抗精神病药物、抗抑郁药物、心境稳定剂或抗躁狂药物、抗焦虑药物。

此外,还有用于儿童注意缺陷和多动障碍的精神振奋药和改善脑循环及改善神经细胞代谢的脑代谢药。主要心理治疗技术包括精神分析疗法、行为疗法、认知疗法、森田疗法。在精神障碍的治疗中可遵循多种心理治疗原理和方法；目前，心理治疗已趋向"通用原则"，不应局限于哪一学派。

第二节　分 离 障 碍

分离障碍（dissociative disorders）这一诊断术语源于"歇斯底里"（hysteria），由于歇斯底里在非医学领域使用时是描述无理行为的贬义词，故中文译为癔症。从 ICD-10 开始，癔症的概念已被废弃，取而代之的是分离（转换）障碍。在 ICD-11 中，改称为分离障碍。

在正常情况下，我们的意识、知觉、记忆、身份是一个有机的统一体。分离性障碍则是一类复杂的心理 - 生理紊乱过程，患者非自主地、间断地丧失部分或全部心理生理功能的整合能力，在感知觉、记忆、情感、行为、自我（身份）意识及环境意识等方面的失整合，即所谓的分离状态，如自我身份不连续、不能用病理生理性解释的记忆丧失、躯体功能障碍而相应生理无改变等。这种整合能力丧失的程度、持续时间表现不一。需要强调的是，分离障碍的症状与药物或精神活性物质的直接作用无关，如戒断反应；也不是其他精神和行为障碍、睡眠障碍、神经系统或其他健康状况的症状表现，且症状表现与当地的文化、宗教习俗不吻合。分离症状可导致患者的家庭、社会、教育、职业或其他重要功能明显损害。

一、病因

（一）遗传因素

临床遗传流行病学研究较少，且结果不一致。家系研究发现男性一级亲属的患病率为 2.4%，女性一级亲属的患病率为 6.4%。但 Slater（1961）对各 12 对同卵双生子和异卵双生子的研究没有发现同患分离障碍者。

（二）躯体因素

随着应用 PET 和 MRI 对脑结构和功能研究的深入，已经发现分离障碍患者海马及杏仁核体积缩小、前额叶功能下降等，但这些改变缺乏特异性，需要进一步研究。

（三）心理因素

1. 应激性事件　经历应激性事件和相应反应是引发本病的重要因素，如经历战争、遭遇对个体有重大意义的生活事件如被强奸等。

2. 幼年期创伤　幼年期创伤性经历如遭受精神、躯体或性的虐待，可能是成年后发生分离障碍的重要原因之一。

3. 人格特征　具有暗示性、情绪化、自我中心、表演性、幻想性特征的个体，是分离障碍发生的重要人格基础。

（四）社会文化因素

分离障碍多发生于女性，男性少见，大多数患者在 35 岁以前发病。社会经济状况发展相对滞后的地区患病率较高，文化程度较低的个体更易患病，生活在封闭环境（如边远地区）中的个体比生活在开放环境（如大都市）中的个体更容易发病。

社会文化及其变迁对分离障碍症状的表现形式有较大的影响，如现代化程度越高，以兴奋为主要表现者就少见，而以躯体症状表现者多见。一些特殊的表现形式仅仅在特殊的文化环境中才能见到，如我国南方发生的"缩阳症"（koro syndrome）。

二、发病机制

(一) 神经生理学理论

神经生理学理论认为在应激状态下大脑皮质对传入的刺激抑制增强,可能导致对感知整合失调,出现分离症状。

(二) 精神分析理论

精神分析理论从潜意识的心理防御机制解释分离障碍,认为个体将意识中无法调和的冲突阻抑到潜意识中,然后在潜意识中将冲突分离,通过分离障碍的不同症状表现出来,这样避免了个体主观的苦恼,这是分离症状所谓"原发获益"的效果。

(三) 行为主义理论

行为主义理论则认为患者将分离症状与环境因素相关,形成条件联系,然后再形成自动化反应,使症状持续存在,即环境对症状起到诱发和强化的作用,甚至使患者在其疾病角色中、症状的出现或持续中获益,如获得赔偿、减少责任等,形成所谓"继发获益",从而使症状持续存在。

三、临床类型、临床特征及临床表现

(一) 临床类型

在 ICD-11 中,分离障碍主要包括以下几种:

1. 分离性神经症状障碍

2. 分离性遗忘

3. 人格解体 / 现实解体障碍

4. 恍惚障碍

5. 附体性恍惚障碍

6. 复杂分离性侵入障碍

7. 分离性身份障碍

8. 其他特定或未特定的分离障碍

与美国 DSM-5 相比,最主要的差异就在于 ICD-11 中分离性神经症状障碍纳入到本单元中,而美国 DSM-5 将分离性神经症状称为转换障碍(conversion disorder)。

(二) 临床特征

1. 多起病于青少年期,常常急性起病,症状复杂多样;但就同一患者而言,症状相对单一,反复发作的患者主要症状基本相同。

2. 起病与明显的心理社会因素相关,可由直接的压力、刺激、他人暗示或自我暗示诱发,反复发作者可通过回忆、联想、面临相似处境等方式所诱发。

3. 部分患者具有表演型人格特征,或可诊断表演型人格障碍。

4. 患者对疾病常常缺乏自知力,不主动求治,对症状"泰然漠视",更关注他人对其疾病的态度,常有"继发获益"的可能。

5. 共病现象突出,常常与边缘型人格障碍、表演型人格障碍、抑郁障碍、焦虑障碍、双相情感障碍、酒依赖等共病。

(三) 临床表现

ICD-11 所列 8 种类型分离障碍,临床表现多种多样、纷繁复杂。本教材主要介绍临床上最为常见的分离性神经症状障碍。

1. 抽搐和痉挛 是一种类似于癫痫发作的临床表现,但没有癫痫的临床特征和电生理改变。常于精神刺激或暗示时发生。发作时徐缓倒地、多会避开危险,呼之不应,全身僵直,肢体阵阵抖动,或呈角弓反张状,或挣扎乱动,双手抓胸,有揪头发、扯衣服、翻滚、喊叫等富有情感色彩的表现,但无咬破舌头或大小便失禁。发作常持续数十分钟,有人围观时常会加重。

2. 虚弱和瘫痪　患者常表现为部分或全部失去躯体的随意运动能力,或不能进行协调运动。如出现肢体瘫痪,可为单瘫、截瘫、偏瘫,伴有肌张力增高或弛缓。肌张力增强者常固定于某种姿势,被动运动出现明显抵抗。病程持久者可出现废用性肌萎缩。

3. 运动障碍　可有肢体震颤、抽动、肌阵挛等,表现为肢体的粗大颤动,或不规则抽动,肌阵挛为一群肌肉的快速抽动,类似舞蹈样动作。

4. 步态障碍　坐时、卧时双下肢活动正常,但不能站立行走,站立时无人支撑,则缓缓倒地。行走时可表现为类似共济失调性步态、怪异步态等。

5. 吞咽症状　如患者感到咽部有异物感或梗阻感,或喉部肌肉有挛缩感,导致患者感到吞咽困难,甚至怀疑自己是否患有咽喉部的占位性病变,但咽喉部检查不能发现异常。既往将其称为癔症球。

6. 失声症　不用语言而用书写或手势与人交流,称缄默症。想说话,但发不出声音,或仅发出嘶哑、含糊、细微的声音,称失音症。神经系统检查和发音器官检查无器质性病变的证据。

7. 感觉改变　①感觉缺失:表现为局部或全身的感觉缺失,对强烈的刺激只能轻微感觉,甚至完全没有感知,缺失的范围与神经分布不一致;②感觉过敏:表现为皮肤对触摸特别敏感,轻微的抚摸可引起剧烈疼痛;③感觉异常。

8. 视觉症状　可表现为弱视、失明、管窥、视野缩小、单眼复视,但眼底检查正常,双瞳孔对光反射良好。患者虽有视觉丧失的主诉,但却惊人地保留着完好的活动能力,视觉诱发电位检查正常。

9. 听觉症状　表现为突然听力丧失,电测听和听诱发电位检查正常。

10. 意识改变　常呈朦胧状态,表现为意识范围缩小,时空感知局限,除与其精神创伤有关的内容外,对外界其他事物均反应迟钝。一般持续数十分钟,自行中止,事后部分遗忘。

11. 认知症状　表现为假性痴呆,是在精神刺激后突然出现的、非器质因素引起的智力障碍。对于简单的问题,给予近似却错误的答案,如 2+2=3,牛有五条腿,或用钢笔帽写字,给人以做作的印象,又称 Ganser 综合征。也有表现为儿童的天真幼稚,咿呀学语,撒娇淘气,逢人便称叔叔阿姨,称为童样痴呆。也有患者对任何提问都回答"不知道、不记得",称为全面痴呆。

另外,还有分离性遗忘和人格-现实解体障碍等。其临床表现为:

分离性遗忘表现为部分性和选择性遗忘。遗忘内容广泛,甚至包括个人身份。可以是单单遗忘某一阶段的经历或某一性质的事件,其内容往往是创伤性的或应激性的,遗忘的程度每天有所不同,但总有一个固定的核心内容在觉醒状态下始终不能回忆。分离性遗忘以情节性片段遗忘为特征,对无关的近事与远事记忆良好。遗忘不是由器质性原因所致。部分患者伴有分离性漫游(又称神游症),一般发生在白天觉醒时,患者常突然离开住所或工作场所,外出漫游。此时患者意识范围缩小,但日常的基本生活如饮食起居能力和简单的社交接触如购票、乘车、问路等依然保持。开始和结束都是突然的,一般历时几十分钟到几天,清醒后对病中经过不能完全回忆。

人格-现实解体障碍则表现为持续或反复发作的人格解体和/或现实解体。人格解体是指患者感受到完整的自我有分离的体验,即体验到自我的整体性,如躯体的完整性、心理活动与生理活动的分离等；现实解体是指患者感知的环境知觉出现分离的体验，仿佛自己是一个外部的观察者，在观察自我周围的环境，对现实的感知有不真实感、朦胧感、恍如隔世。

四、诊断

(一) 症状标准

出现分离性神经症状障碍临床特征，并同时满足以下条件，可以诊断分离性神经症状障碍：

1. 患者在起病前，常常有明确的心理社会因素。

2. 患者出现的神经系统症状相对稳定，如持续的肢体瘫痪或失明、失声。

3. 症状呈现矛盾性的特征，如步态障碍者可以跑步，失明者行走时可绕开障碍等。

4. 患者的神经系统检查呈现体征与症状表现不匹配。体征常常按照患者对神经系统的理解呈现，如左侧头部受伤出现左侧肢体瘫痪，失眠者直接对光反射正常，失声者的声带运动正常。

5. 与患者的神经系统症状相关的神经电生理、神经影像学检查无异常发现。

(二) 病程标准

起病与应激事件之间有明确的联系，病程多反复迁延。

五、鉴别诊断

(一) 精神分裂症

精神分裂症病前多为分裂型或偏执型人格，病程呈持续进展性，有典型的认知、情感和意志活动的异常。

(二) 神经系统相关疾病

各种运动障碍、感觉障碍等。主要依据疾病的动态观察，神经系统的检查和各种实验室检查如脑电图、头颅 CT 等的结果可以鉴别。

(三) 诈病

诈病是指毫无病情，为了某种目的而装扮成疾病。其特点是：有非常明确的目的；乐于诉说自己的"症状"，而这些症状多系主观感受性质的，并十分注意周围人对自己"症状"的态度和反应；"症状"多突然产生，目的一旦达到后，"病情"会在较短的时期内痊愈。

六、治疗

分离障碍临床表现多样，但急性发作通常与一定的心理社会因素有关，病程的持续可能与持续存在的强化因素相关，病程慢性化则可能与患者的"继发获益"有关。有时，在不同的疾病阶段患者可伴随不同的精神症状，这些精神症状可能使分离障碍的主要症状复杂化，同时也使治疗复杂化。因此，在疾病的不同阶段要制订不同的治疗计划。治疗原则：①坚持以患者为中心。对患者的症状要积极关注，在整个治疗过程中给予支持性心理治疗。②尽可能去掉诱发因素。寻找诱发、维持、强化患者症状的心理社会因素，并在治疗过程中将心理社会因素与患者的症状进行"分离"；心理治疗的重点在于引导患者进行正常生活，增加应对生活事件的能力；分离症状的治疗可使用催眠、暗示、家庭或团体心理治疗等，抑郁、焦虑等精神症状应对症使用相应的精神药物治疗。③组成医疗联盟。医护人员与患者家属要形成医疗联盟，达成共识，共同帮助患者在治疗过程中获得成长。

(一) 心理治疗

1. 心理分析　是 20 世纪初由奥地利精神病学家弗洛伊德创立的心理治疗方法。心理分析的理论和实践都是很复杂的,从业人员也必须经过专业的训练。简而言之,就是利用各种技巧,层层打开潜意识的大门,给这些被压抑的观念一个释放的通路,患者在完全领悟到患病原因后并积极地对待就可以达到痊愈的目标。

2. 暗示疗法 是 20 世纪初,欧洲治疗分离障碍最经典的方法,对急性分离性神经症状障碍发作而暗示性较高的患者能收到很好的效果。方法是以乙醚 0.5ml 静脉注射,并配合言语暗示,告知嗅到某种特殊气味后旧病会发作,让其不必顾虑,任其发作,称发得越彻底越好。待其发作高峰期过,以适量蒸馏水胸前皮内注射,并暗示称病已发作完毕,注射此针后病即痊愈。此法充分利用患者易在暗示下发病的临床特点,让其相信医生能"呼之即来",必能"挥之即去"。但在临床应用过程中,对孕妇和经期女性要慎用乙醚。

3. 系统脱敏疗法 是行为疗法之一。其近期效果与暗示疗法相似,但远期疗效优于暗示疗法。通过系统脱敏疗法可以使那些原能诱发疾病的精神因素逐渐失去诱发作用。具体方法是,先让患者倾诉与发病相关的精神因素、内心冲突,并录音、录像备用;然后训练患者学会全身松弛,之后短时间播放精神刺激的录像,当患者稍感不安时停止,让其全身放松;如此多次重复,由于交互抑制的原理,这种刺激便不再引起患者的紧张不安,然后逐渐增加刺激量,直至患者完全沉浸在精神刺激的录像中,均无明显的情绪反应为止;最后再迁移到现实生活之中,使患者能逐步适应充满精神刺激的现实生活,正常地工作和学习。

(二)药物治疗

患者除了典型的发作以外,常伴有焦虑、抑郁、失眠等症状,可给予相应的药物治疗。

第三节 广泛性焦虑障碍

广泛性焦虑症(generalized anxiety disorder,GAD)是一种以焦虑为主要临床表现的精神障碍,患者常常有不明原因的提心吊胆、紧张不安,显著的自主神经功能紊乱症状,肌肉紧张及运动性不安。患者往往能够认识到这些担忧是过度和不恰当的,但不能控制,因难以忍受而感到痛苦。患者常常因自主神经症状就诊于综合性医院,经历不必要的检查和治疗。

广泛性焦虑障碍是最常见的焦虑障碍,终生患病率估计为 4.1%~6.6%。在普通人群中,年患病率在 1.9%~5.1%,45~55 岁年龄组比例最高,女性患者约是男性的 2 倍。广泛性焦虑障碍常为慢性病程,国外资料显示患者在明确诊断前已经有 10 年病程者并不少见。

一、病因与发病机制

(一)遗传因素

荟萃分析提示广泛性焦虑障碍有明显家族聚集性,遗传度为 30%~40%。有研究发现广泛性焦虑障碍可能与 D_2 受体、多巴胺转运体受体、5-HT 转运体受体等基因多态性相关。

(二)神经生物学因素

1. 神经影像学 研究发现广泛性焦虑障碍的青少年杏仁核、前额叶背内侧体积增大,杏仁核、前扣带回和前额叶背内侧活动增加,并与焦虑的严重程度正相关。

2. 神经生化 主要涉及以下神经递质系统:

(1)γ-氨基丁酸(GABA)系统:苯二氮䓬类(BZDs)药物激动 GABA 受体有抗焦虑作用。有研究发现 GAD 患者左颞极 GABA 受体结合率降低。GAD 患者外周血细胞 GABA 受体密度下降,mRNA 也减少,当焦虑水平下降时这两项也恢复到正常。

(2) 5- 羟色胺(5-H)系统：选择性 5- 羟色胺再摄取抑制剂(SSRIs)治疗广泛性焦虑障碍有效，提示 5-HT 参与其病理过程。敲除 5-HT$_{1A}$ 受体基因，导致小鼠焦虑样行为增加，探索行为减少；小鼠过度表达 5-HT$_{1A}$ 受体导致焦虑样行为减少，探索行为增加；激动 5-HT$_{2A}$ 受体导致焦虑样行为，缺乏 5-HT$_{2A}$ 受体的小鼠焦虑样行为较少，探索性行为增加。

(3) 去甲肾上腺素(NE)系统：蓝斑位于第四脑室底部，是脑中合成 NE 的主要部位，持续刺激动物模型蓝斑可导致焦虑样症状。应激诱导的 NE 释放可促进模型动物的焦虑样行为。NE 水平升高则刺激丘脑的 α 受体，导致警觉性增加、易激惹和睡眠障碍。

有意思的是，增加突触间隙 5-HT、NE 水平的药物具有抗焦虑的效果，如具有 5-HT 和 NE 双受体重吸收抑制作用的选择性 5- 羟色胺及去甲肾上腺素再摄取抑制剂(SNRIs)如文拉法辛、度洛西汀及三环类抗抑郁药有很好的抗焦虑作用。

(三) 心理因素

行为主义理论认为，焦虑是对某些环境刺激的恐惧而形成的一种条件反射。心理动力学理论认为，焦虑源于内在的心理冲突，是童年或少年期被压抑在潜意识中的冲突在成年后被激活，从而形成焦虑。在临床上，一些焦虑障碍的患者病前可追溯有应激性生活事件，特别是威胁性事件更易导致焦虑发作。研究提示童年时期不安全的依恋关系、照料者矛盾情感、父母的过度保护、被虐待、与养育者过多分离均可能是焦虑产生的原因。

二、临床表现

广泛性焦虑障碍起病缓慢，可与一些心理社会因素有关。尽管部分患者可自行缓解，但多表现为反复发作、症状迁延，病程漫长者社会功能下降。

(一) 精神性焦虑

精神上的过度担心是焦虑症状的核心。表现为对未来可能发生的、难以预料的某种危险或不幸事件经常担心。有的患者不能明确意识到担心的对象或内容，而只是一种提心吊胆、惶恐不安的强烈内心体验，称为自由浮动性焦虑(free-floating anxiety)。有的患者担心的也许是现实生活中可能将会发生的事情，但其担心、焦虑和烦恼的程度与现实很不相称，称为预期焦虑(apprehensive expectation)。警觉性增高可表现为对外界刺激敏感，易于出现惊跳反应；注意力难以集中，易受干扰；难以入睡、睡中易惊醒；易激惹等。

(二) 躯体性焦虑

表现为运动性不安与肌肉紧张。运动性不安可表现搓手顿足、不能静坐、不停地来回走动、无目的小动作增多。肌肉紧张表现为主观上的一组或多组肌肉不舒服的紧张感，严重时有肌肉酸痛，多见于胸部、颈部及肩背部肌肉，紧张性头痛也很常见，有的患者可出现肢体的震颤，甚至语音发颤。

(三) 自主神经功能紊乱

表现为心动过速、胸闷气短，头晕头痛、皮肤潮红、出汗或苍白、口干、吞咽梗阻感、胃部不适、恶心、腹痛、腹胀、便秘或腹泻、尿频等症状。有的患者可出现早泄、勃起功能障碍、月经紊乱、性欲缺乏等症状。

(四) 其他症状

广泛性焦虑障碍患者常合并疲劳、抑郁、强迫、恐惧、惊恐发作及人格解体等症状。

广泛性焦虑障碍是一种共病率高的疾病，大约 2/3 的患者合并抑郁。因此，广泛性焦虑障碍常被认为是抑郁的危险因素。临床上，广泛性焦虑障碍合并抑郁的患者，自杀的风险明显增高，这种现象在中老年人中尤其多见。另外，约 1/4 的患者可伴有惊恐障碍，少数患者还伴有社交焦虑障碍、强迫障碍；或合并酒和物质依赖，或躯体性疾病，如功能性胃肠病、高血压、糖尿病等。

部分广泛性焦虑障碍的患者可出现焦虑面容、血压升高、心率增快、肢端震颤、腱反射活跃等全身或神经系统体征。

目前,常用的评估工具为医师用汉密尔顿焦虑量表(HAMA),如果总分≥14分,可明确达到焦虑发作的严重程度标准。

三、诊断

必须在至少6个月内的大多数时间存在焦虑的原发症状,这些症状通常应包含以下要素:

1. 过度的焦虑和担忧 表现为对将来可能发生的不幸烦恼,感到忐忑不安,注意困难等。

2. 运动性紧张 表现为坐卧不宁、紧张性头痛、颤抖、无法放松。

3. 自主神经活动亢进 表现为出汗、心动过速或呼吸急促、上腹不适、头晕、口干等。

四、鉴别诊断

(一) 躯体疾病相关焦虑

甲状腺功能亢进症、低血糖、嗜铬细胞瘤、系统性红斑狼疮等均有焦虑症状,针对相关疾病进行相应的临床和实验室检查,可以明确诊断。代谢综合征、高血压、糖尿病等导致全身血管病变的疾病,往往同时也导致心脑血管疾病,如冠心病、心肌梗死、脑梗死、脑白质缺血等,常常是中老年焦虑的器质性因素。同时,患者对疾病的焦虑反应加重了原有的疾病,此时的治疗应同时针对原发疾病和焦虑障碍。

(二) 精神障碍相关焦虑

几乎所有的精神障碍都伴有焦虑症状。

1. 抑郁障碍 广泛性焦虑障碍与抑郁障碍有许多症状重叠,目前临床常用的方法是分别评估抑郁和焦虑的严重程度和病程,且优先考虑抑郁障碍的诊断。

2. 其他焦虑障碍 广泛性焦虑障碍常常合并其他焦虑障碍,最常见的是惊恐障碍。如果焦虑是对特定对象和情景的反应,并达到恐惧症的诊断标准,则分别列出。

3. 精神分裂症 有时精神分裂症患者也会出现明显的焦虑,只要发现有精神病性症状,就不考虑广泛性焦虑障碍的诊断。

(三) 药源性焦虑

许多药物在长期应用、过量或中毒、戒断时可致典型的焦虑症状。如哌甲酯、甲状腺素、类固醇、茶碱、抗精神病药物过量使用,酒精、镇静催眠药戒断时等,根据服药史可资鉴别。

五、病情评估

焦虑是综合医院患者最常见的情绪问题之一。除本章介绍的广泛性焦虑障碍外,也可出现惊恐障碍(惊恐发作),又称急性焦虑症,是焦虑的急性发作,临床表现为:①惊恐发作。患者常在日常生活中无特殊的恐惧性处境时,突然感到一种突如其来的惊恐体验,伴濒死感或失控感以及严重的自主神经功能紊乱症状。通常起病急骤,终止迅速,一般历时5~20分钟,很少超过1个小时,但不久又可突然再发。发作期间始终意识清晰,高度警觉;②预期焦虑。大多数患者在反复惊恐发作后仍心有余悸,产生预期性焦虑,担心下次再发。不过此时焦虑的体验不再突出,而代之以虚弱无力,需经若干天才恢复;③回避行为。60%的患者在发作的间歇期由于担心发病时得不到帮助而产生回避行为,如不敢单独出门,不敢到人多热闹的场所,发展为场所恐惧症。

与广泛性焦虑障碍常表现为各种躯体症状而多见于神经内科、消化科、泌尿科、中医科等临床科室不同,惊恐障碍的发作最常见于急诊室、心脏科、手术或重大的有创检查前、严重身体创伤或烧伤导致肢体或功能残障等情况下。

临床医生对于焦虑的症状识别并不困难,往往能够得到及时的治疗。所以一般预后良好。但有时候,其他科室的医生常常将广泛性焦虑障碍看作是患者太紧张,而没有给予及时、适当的临床干预。或者因为综合医院患者的焦虑常表现为躯体症状,导致医生仅仅从生物学角度进行处理,而没有给予心理学或精神医学的干预。对此,临床医生应给予足够的重视。

六、治疗

药物治疗和心理治疗的综合应用是获得最佳治疗效果的有效方法。

(一)药物治疗

急性期以缓解或消除焦虑症状及伴随症状,提高临床治愈率,恢复社会功能,提高生活质量为目标。

1. 有抗焦虑作用的抗抑郁药 SSRIs 和 SNRIs 对广泛性焦虑有效,且药物不良反应少,患者接受性好,如帕罗西汀、文拉法辛、度洛西汀、艾司西酞普兰等,目前已在临床上广泛使用。三环类抗抑郁药如丙米嗪、阿米替林等对广泛性焦虑也有较好疗效,但较强的抗胆碱能不良反应和心脏毒性作用限制了它们的应用。

根据抗抑郁药起效较慢但无成瘾性,而 BZDs 药物起效快但长期使用有成瘾性的特点,临床上多在早期将 BZDs 与 SSRIs/SNRIs 或三环类药物合用,维持 2~4 周,然后逐渐停用 BZDs 药物。临床上,很少单独应用 BZDs 药物作为一种长期的治疗手段。

2. 其他药物 丁螺环酮、坦度螺酮是 $5-HT_{1A}$ 受体的部分激动剂,因无依赖性常用于广泛性焦虑障碍的治疗,但起效较慢。β 肾上腺素受体拮抗药对于减轻焦虑症患者自主神经功能亢进所致的躯体症状如心悸、心动过速等有较好疗效。此外,氟哌噻吨美利曲辛对焦虑也有较好的缓解作用,但不宜长期使用,老年人使用可能诱发帕金森综合征。

广泛性焦虑障碍是一种易慢性和复发性疾病,在急性期治疗后,巩固治疗和维持治疗对于预防复发非常重要,巩固期至少 2~6 个月,维持治疗至少 12 个月。

(二)心理治疗

1. 健康教育 让患者明白疾病的性质,增进患者在治疗中的合作,在焦虑发作时对焦虑体验有正确的认知,避免进一步加重焦虑。鼓励患者进行适当的体育锻炼,并坚持正常生活和工作。

2. 认知行为治疗 广泛性焦虑障碍患者容易出现两类认知错误:其一是过高地估计负性事件出现的可能性,尤其是与自己有关的事件;其二是过分戏剧化或灾难化地想象事件的结果。焦虑障碍患者对事物的一些歪曲的认知是造成疾病迁延不愈的原因之一。认知行为治疗是焦虑的基础心理治疗,对患者进行全面的评估后,医生应帮助患者改变不良认知,并进行认知重建,对患者发病时的躯体感觉和情感体验给予合理的解释,让患者意识到这类感觉和体验是良性的,对健康不会导致严重损害,从而消除焦虑和恐惧。

3. 其他治疗 如松弛训练、呼吸控制训练、生物反馈等有助于患者进行焦虑的情绪管理,部分缓解焦虑。

笔记栏

第四节 抑郁障碍

抑郁障碍(depressive disorder)是以情感低落为主要临床表现的一组疾病的总称,是由多种原因引起的以显著和持久的抑郁障碍症状群为主要临床特征的一类心境障碍。抑郁障碍的核心症状是与处境不相称的心境低落和兴趣丧失。在上述症状的基础上,患者常常伴有焦虑或激越,甚至出现幻觉、妄想等精神病性症状。

由于抑郁障碍概念、诊断标准、流行病学调查方法和调查工具的不同,不同国家、不同地区、不同研究者所报道的患病率相差甚远。据 WHO 统计,全球约有 3.5 亿抑郁障碍患者,平均每 20 人就有 1 人曾患或目前患有抑郁障碍。国际精神疾病流行病学联盟采用 WHO 复合式国际诊断访谈对来自美国、欧洲及亚洲共计 10 个国家的 37 000 名受试者进行了调查,发现大多数国家抑郁障碍的终生患病率在 8%~12% 之间,其中美国为 16.9%,而日本仅为 3% 左右。北京大学第六医院黄悦勤等报道的最新流行病学调查研究结果显示,抑郁障碍的年患病率为 3.59%。2010 年全球疾病负担(global burden of disease 2010,GBD2010)的调查显示,抑郁障碍所致伤残调整生命年(disability adjusted life years,DALYs)占精神与物质使用障碍的比重最大,为 40.5%。2013 年全球疾病负担调查显示,在中国,抑郁障碍所致伤残调整生命年占精神、神经发育及物质使用障碍中的比重也最大,为 30%,但总体低于全球平均水平。

一、病因

(一)遗传因素

家系研究、双生子研究及寄养子研究表明,遗传因素在抑郁障碍发生中具有十分重要的作用。近年来,包括限制性片断长度多态性技术在内的分子遗传学研究提示,心境障碍可能与第 4、第 11、第 18 号常染色体或 X 性染色体上的基因异常有关。

(二)环境因素

一些研究提示,儿童期遭受虐待、父母失和,或因为分离和死亡造成母爱剥夺等因素,可能导致成人期易患抑郁障碍。

(三)人格特征

人格可能影响对紧张性生活事件的评价和反应。曾有人提出,环性人格(表现为心境反复和持续波动)特征者更易患心境障碍,但目前尚不能肯定两者之间的病因学联系。

(四)促发因素

抑郁障碍可因紧张性生活事件诱发。分离、死亡等造成的丧失以及慢性应激性处境如家庭关系破裂、失业、贫困、慢性躯体疾病等,可能更易于促发抑郁障碍。某些躯体疾病如流感、帕金森病、库欣综合征、甲状腺功能亢进症等,药物如皮质激素、某些抗肿瘤药物、抗高血压药物等也可促发本病。

二、发病机制

抑郁障碍是脑的疾病,但迄今的研究并未发现患者脑内存在有意义的形态结构异常,推测患者存在大脑高级神经功能的紊乱,其发病机制与中枢神经细胞间和细胞内信息传递异常,特别是神经递质的异常,或某些神经内分泌因素的异常有关。

(一)单胺假说

5-羟色胺(5-HT)和去甲肾上腺素(NE)两种单胺类神经递质与抑郁障碍的发病机制

关系最为密切。单胺假说认为,抑郁障碍患者脑内存在 5-HT 或 / 和 NE 功能活动异常。单胺假说的第一个也是最重要的证据来源于临床,如目前临床上使用的抗抑郁剂,几乎都通过不同途径提高突触间隙中 5-HT 或 / 和 NE 的含量,增强相应的神经传递功能。但基于药物作用机制来推断疾病的化学基础,这种做法的可靠性是值得怀疑的。单胺假说的第二证据来源于抑郁障碍患者的脑脊液研究,有研究发现,抑郁和躁狂患者脑脊液中 5-HT 的代谢产物 5- 羟吲哚乙酸(5-HIAA)浓度是降低的,而 NE 代谢产物 3- 甲氧基 -4- 羟基苯乙二醇(MHPG)在抑郁时降低,躁狂时升高。但是,也存在与这些发现相矛盾的研究结果,因此值得进一步研究。

(二)神经内分泌异常

1. 下丘脑 - 垂体 - 肾上腺轴(HPA) 约有 50% 的重性抑郁患者存在 HPA 功能亢进,表现为血浆皮质醇 24 小时分泌节律尽管正常,但昼夜浓度普遍升高,且对地塞米松不能产生正常的抑制反应,即地塞米松抑制试验(DST)阳性。

2. 下丘脑 - 垂体 - 甲状腺轴(HPT) 研究发现抑郁障碍患者血浆甲状腺释放激素(TSH)显著降低,游离 T_4 显著增加,患者对抗抑郁药反应可能与游离 T_4 下降有关。25%~70% 的抑郁障碍患者 TSH 对促甲状腺释放激素(TRH)的反应迟钝,TSH 反应随抑郁障碍症状缓解而趋于正常。

三、临床表现

(一)核心症状

1. 心境低落 是指自我感受或他人观察到的持久的情绪低落和抑郁悲观。患者常自觉情绪低沉、苦恼忧伤、兴趣索然、痛苦难熬,有度日如年、生不如死之感,自称"高兴不起来""活着没意思"等,所以整天愁眉苦脸、唉声叹气。常有无望感、无助感和无用感。典型病例多表现为有晨重暮轻、节律改变的特点。

2. 兴趣减低 患者对以前喜爱的各种活动兴趣显著减退甚至丧失,体现不到以前愉快的感觉,甚至什么事情也不愿意做,这是抑郁障碍的最常见症状。可以表现在性、娱乐、家务、社交、职业活动等多个方面。

3. 快感缺失 患者丧失了体验快乐的能力,不能从平日从事的活动中获得乐趣。部分患者也能参与一些看书、看电视等活动,但目的是消磨时间,或希望从悲观失望中解脱,毫无快乐可言。

(二)心理症候群

1. 思维迟缓 患者思维联想速度缓慢,反应迟钝,思路闭塞,自觉愚笨,思考问题困难。表现为主动言语减少,语速慢,语言低,应答及交流困难。

2. 认知功能损害 表现为注意力下降、反应时间延长,注意事物不能持久,导致工作、学习效率下降,也有的表现为抽象概括能力下降,言语流畅性变差。

3. 负性认知模式 无论对自己所处的环境,还是对未来都存在负性的认知。患者认为自己无价值、有缺陷,有许多无法克服的障碍。对未来没有信心,感到没有希望,甚至悲观绝望。

4. 自罪自责 患者对自己的过去、现在和未来都做出消极评价,如对自己既往的一切轻微过失或错误痛加责备,认为给家庭带来了巨大负担;对自己、对未来缺乏信心。严重者达到罪恶妄想,回顾过去自感一无是处,罪孽深重。

5. 自杀观念和行为 患者感到生活中的一切,甚至生活本身都没意义,以为死是最好的归宿。可有自杀计划和行动,反复寻求自杀。自杀行为是严重抑郁的一个标志。有的患者会出现"扩大性自杀",患者会认为活着的亲人也非常痛苦,可在杀亲人后再自杀。

6. 运动性迟滞或激越 患者可能有两个方面的、截然不同的表现。运动性迟滞患者表现为活动减少,动作缓慢,严重者可表现为木僵或亚木僵状态。运动性激越患者则表现为紧张,烦躁不安,难以控制自己,甚至出现攻击行为。

7. 焦虑 常与抑郁症状共存,成为抑郁障碍的主要症状之一。可表现为易激惹、易冲动,常过度担忧,而注意力不能集中。

8. 精神病性症状 一般在抑郁存在一段时期后可出现幻觉和妄想。内容可与抑郁心境相协调,如罪恶妄想,伴嘲弄性或谴责性的幻听;也可与抑郁心境不协调,如被害妄想,没有情感色彩的幻听等。

9. 自知力缺乏 多数抑郁障碍患者自知力完整,能够主动求治并描述症状,有些患者则自知力不完整甚至缺乏。

(三) 躯体症状群

患者的躯体症状很常见,其表现大多与自主神经功能紊乱有关,主要有以下几方面:

1. 睡眠障碍 如早醒、醒后不能再入睡,入睡困难、睡眠不深,少数表现为睡眠过多。

2. 自主神经功能紊乱的相关症状 如头晕、头痛、心慌、心悸、出汗,皮肤感觉异常等,有的表现为消化道的分泌和蠕动功能下降,尿急、尿频等。

3. 进食紊乱 如食欲降低、胃肠不适、便秘、体重明显减轻(指 1 个月内体重的下降在 5% 以上)。

4. 精力下降 表现为无精打采、疲乏无力、懒惰,患者自认为自己"散架了",太累了,没有精神。

5. 性欲减退、阳痿、闭经。此外,还有心悸、胸闷、汗出等。

四、诊断

目前临床依据的抑郁障碍的诊断标准来自于 ICD-11 以及 DSM-5。ICD 和 DSM 这两大诊断系统对抑郁障碍的分类及描述,总体而言非常接近,都将抑郁障碍作为一个综合征,根据严重程度、病程长短、伴有或不伴有精神病性症状、有无相关原发病因等分为不同亚型。在 ICD-10 中,抑郁障碍的诊断标准包括三条核心症状:①心境低落;②兴趣和愉快感丧失;③导致劳累增加和活动减少的精力降低。七条附加症状:①注意力降低;②自我评价和自信降低;③自罪观念和无价值感;④认为前途暗淡悲观;⑤自伤或自杀的观念或行为;⑥睡眠障碍;⑦食欲下降。

ICD-11 的分类比较复杂,首先根据抑郁发作次数,分为单次与多次发作;然后可根据其严重程度分为轻度、中度和重度三种类型;此外,在中、重度单次、多次抑郁发作中,再根据有无精神病性症状进行分类。

(一) 轻度抑郁

具有至少 2 条核心症状和至少 2 条附加症状,且患者的日常工作和社交活动有一定困难,对患者的社会功能轻度影响。

(二) 中度抑郁

具有至少 2 条核心症状和至少 3 条(最好 4 条)附加症状,且患者的工作、社交或生活存在相当困难。

(三) 重度抑郁

3 条核心症状都存在和具备至少 4 条附加症状,且患者的社会、工作和生活功能严重受损。

（四）伴有精神病性症状

符合中、重度抑郁发作的诊断标准，并存在妄想、幻觉或抑郁性木僵等症状。妄想一般涉及自罪、贫穷或灾难迫在眉睫的观念，患者自认为对灾难降临负有责任；幻觉多为听幻觉和嗅幻觉，听幻觉常为诋毁或指责性的声音，嗅幻觉多为污物腐肉的气味。

诊断抑郁发作时，一般要求病程持续至少2周，并且存在具有临床意义的痛苦或社会功能的受损。

五、鉴别诊断

（一）继发性心境障碍

脑器质性疾病、躯体疾病、某些药物和精神活性物质等均可引起继发性心境障碍。与抑郁障碍的鉴别要点：①前者有明确的器质性疾病、某些药物或精神活性物质使用史，体格检查有阳性体征，实验室及器械检查有相应指标改变；②前者可出现意识障碍；③前者的症状随原发病情的消长而波动，原发疾病好转，或在有关药物停用后情感症状相应好转或消失；④前者既往无心境障碍的发作史，而后者可有类似的发作史。

（二）精神分裂症

伴有不协调精神运动性兴奋或精神病症状的急性发作需与精神分裂症青春型鉴别，伴有精神病性症状的抑郁发作或抑郁性木僵需与精神分裂症状或其紧张型鉴别。其鉴别要点为：①抑郁障碍以心境低落为原发症状，精神病性症状是继发的；精神分裂症以思维障碍为原发症状，而抑郁症状是继发的；②抑郁障碍患者的思维、情感和意志行为等精神活动的协调性好于精神分裂症；③抑郁障碍是间歇性病程，间歇期基本正常；精神分裂症多数为发作进展或持续进展病程，缓解期常有残留精神症状或人格改变；④病前性格、家族遗传史、预后和药物治疗反应等均有助于鉴别。

（三）焦虑障碍

临床上，抑郁与焦虑症状常以混合方式出现，易于给诊断造成困难。但若能仔细了解两者发生的先后次序、持续时间、严重程度以及患者临床表现的特点等，鉴别诊断无太大困难。另外，若同时满足焦虑障碍和抑郁障碍的诊断标准，宜优先诊断抑郁障碍。

六、慢病管理

对于抑郁障碍患者来说，由于病情的慢性化和反复，特别是重症患者的自杀行为，应特别重视慢病管理，并进行慢病管理效果评估等。管理的基本方法包括以下几种：

（一）医学的监测

主要的生物医学监测是指用药的情况、效果，特别是要监督患者执行医嘱的情况。要确保按时、足量地用药。

（二）心理的干预

对于患者的心理干预，基本方法则为健康教育，目的是改变患者对疾病的认知，进而改变患者的行为。对于心理动力不足的患者，则应采用心理咨询或心理治疗，促进患者的康复。

（三）环境的优化

慢病患者所处的社会环境可以划分为微观社会环境和宏观社会环境。微观社会环境主要包括家庭环境、工作环境、朋辈群体、社区环境和卫生服务环境等。宏观社会环境主要指患者所处的阶层，社会阶层之间的关系以及社会阶层结构的变迁方式等。

对于患者的社会环境干预，基本方法则为社区工作方法、政策评价方法等。

中国社会特有的家庭关系和感情纽带,是构成社会关系的基础。多年来我国家庭都是患者治疗和康复的最主要场所,家属承担着患者的监护责任和经济负担,要特别注意发挥好他们的监护责任与看管义务。

(四)团队的配合

由于人的生理心理社会属性之间存在相互制约关系,慢病管理需要采用综合性干预方法,即团队干预方法。干预团队至少应该由负责生物医学干预的医生和护士、负责心理干预的心理医生和负责社会环境干预的社会工作者构成,三类专业既各司其职又相互配合共同完成慢病管理任务。

(五)自杀的危机干预

自杀对家庭及其成员带来的心理影响是无法估量的,每 1 名自杀者至少严重影响到 6 名亲友,相当比例的家庭成员会一直生活在负性心理影响中,部分还会患抑郁症甚至自杀死亡。绝大多数抑郁症及自杀患者首先求治于综合医院的内外各科和急诊科。在我国,综合性医院的医生和社区工作者应介入到自杀危机干预中,评价自杀未遂者的心理社会因素,识别其精神症状,进行心理和药物的干预,预防再次发生自杀。

七、治疗

(一)药物治疗

1. 常用的抗抑郁药物

(1)选择性 5- 羟色胺再摄取抑制剂(SSRIs):代表药物有氟西汀、帕罗西汀、舍曲林、氟伏沙明、西酞普兰。此类药物耐受性好,使用方便和安全,但见效较慢,需 2~4 周。不能与单胺氧化酶抑制剂(MAOIs)合用。

(2)选择性 5- 羟色胺及去甲肾上腺素再摄取抑制剂(SNRIs):代表药物有文拉法辛,分普通和缓释两种剂型,普通制剂 2~3 次 /d,缓释剂 1 次 /d。不能与 MAOIs 合用。此外,还有安非他酮与曲唑酮。

(3)去甲肾上腺素和特异性 5- 羟色胺能抗抑郁药(NaSSAs):代表药物有米氮平。

(4)三环类及四环类抗抑郁药物:代表药物有丙咪嗪、氯米帕明、阿米替林及多赛平等,三环类药物不良反应多,如抗胆碱能、心血管和镇静等。由于三环类药物的心脏毒性副作用,在高风险的心血管疾病、心律失常和心力衰竭患者中应避免使用。

(5)单胺氧化酶抑制剂(MAOIs):代表药物有异丙肼、苯乙肼,由于会引起肝实质损害,现已极少使用,新型的 MAOIs 制剂吗氯贝胺是一种可逆性、选择性单胺氧化酶 A 抑制剂,克服了过去引起高血压危象、肝脏毒性及直立性低血压等不良反应的缺点。

(6)其他抗抑郁药:如曲唑酮是一种 5-HT 受体拮抗剂。

2. 中草药 目前在我国获得正式批准治疗抑郁障碍的药物还包括中草药,主要用于轻中度抑郁障碍的治疗。包括:①圣约翰草提取物片,是从草药(圣约翰草)中提取的一种天然药物,其主要药理成分为贯叶金丝桃素和贯叶连翘;②舒肝解郁胶囊,是由贯叶金丝桃、刺五加复方制成的中成药胶囊制剂。治疗轻中度单相抑郁障碍属肝郁脾虚证者。治疗轻中度抑郁障碍的疗效与盐酸氟西汀相当,优于安慰剂;③巴戟天寡糖胶囊,治疗中医辨证属于肾阳虚证者的轻中度抑郁障碍。

3. 治疗原则 ①诊断要确切;②对中度到重度或者持续 2 年以上的亚阈值(sub-threshold)的抑郁障碍患者,应该推荐抗抑郁药物作为一线治疗方法。由于 SSRI 具有最充足的循证医学证据和令人满意的风险 - 受益比,应该推荐为治疗抑郁障碍的一线治疗药物。治疗抑郁障碍的一线药物的选择也包括 SNRIs、NaSSAs、NDRIs 类抗抑郁药;③一旦选择某种抗抑郁药物,从低剂量起始,剂量逐步递增,尽可能使用最低有效量;④小剂量疗效不佳时,逐渐递增至足量和足疗程(>4周),同时评估患者的精神状态并且观察副作用;⑤如仍无效,可考虑换用同类另一种药或作用机制不同的另一类药,但应注意氟西汀需停药5周才能换用MAOIs,其他SSRIs需2周;MAOIs停用2周后才能换用SSRIs;⑥尽可能单一用药,足量、足疗程治疗,换药无效时可考虑两种抗抑郁药联合使用,但一般不主张联用两种以上抗抑郁药;⑦应特别注意药物的禁忌证和药物的相互作用,避免同时使用作用于同一递质系统的两种或两种以上抗抑郁药物,以免引发5-羟色胺综合征等严重不良反应;⑧治疗前向患者及家人阐明药物性质、作用和可能发生的不良反应及对策,争取他们主动配合,能遵守按时按量服药。在药物治疗期间必须密切观察病情变化和不良反应;⑨根据心理-社会-生物医学模式,心理应激因素在本病发生发展中起到重要作用。因此,在药物治疗基础上辅以心理治疗,可望取得更佳效果;⑩积极治疗与抑郁共病的其他躯体疾病、物质依赖、焦虑障碍等。

4. 治疗策略 可分为急性期治疗、巩固期治疗和维持期治疗。

(1)急性期治疗(8~12周):以控制症状为主,尽量达到临床痊愈。同时,要特别注重促进患者社会功能的恢复,提高患者的生活质量。急性期治疗效果在抑郁障碍预后和结局中起关键作用,及时、有效、合理的治疗有助于改善长期预后和促进社会功能康复。

(2)巩固期治疗(4~9个月):以防止病情复燃为主。此期间患者病情不稳定,易复燃,应保持与急性期治疗一致的治疗方案,维持原药物种类、剂量和服用方法。

(3)维持期治疗:持续、规范的维持期治疗可以有效地降低抑郁症的复燃/复发率。目前对维持治疗的时间尚缺乏有效的研究,一般认为至少2~3年,对于多次反复发作或是残留症状明显者建议长期维持治疗。维持治疗后,若患者病情稳定且无其他诱发因素可缓慢减药直至停止,一旦发现有复发的早期征象,应迅速恢复治疗。

(二)物理治疗

1. 电痉挛治疗 对于有严重消极自杀言行或抑郁性木僵的患者,电抽搐或改良电抽搐治疗是首选治疗;对使用抗抑郁治疗无效的患者也可采用电抽搐治疗。在电痉挛治疗具有成功反应后,患者应继续服用抗抑郁药物。

2. 重复经颅磁刺激治疗 重复经颅磁刺激治疗(repetitive transcranial magnetic stimulation treatment,rTMS)是抑郁障碍非药物治疗的重要手段之一,因其无创性而得到逐步推广。

3. 迷走神经刺激 迷走神经刺激(vagus nerve stimulation,VNS)是临床上难治性癫痫发作的常规治疗手段。迷走神经在解剖上同大脑中的情绪调节的区域存在联系,临床上也观察到接受VNS治疗的癫痫患者可有情绪改变。因此,VNS应用于抑郁障碍的治疗是有效的。

4. 深部脑刺激 深部脑刺激(deep brain stimulation,DBS)是指将脉冲发生器植入脑内,通过释放弱脉冲刺激脑内相关核团,改善抑郁症状。虽然DBS给难治性抑郁障碍患者带来了希望,但目前尚处于试验性治疗阶段。

(三)心理治疗

临床上,在药物治疗的同时,常需要配合心理治疗,尤其是有明显心理社会因素诱发的抑郁发作者及轻度抑郁或恢复期患者。支持性心理治疗,通过倾听、解释、行为治疗、人际心理治疗、婚姻及家庭治疗等一系列的治疗技术,能帮助患者识别和改变歪曲的认知,矫正患者适应不良性行为,改善患者的人际交往能力和心理适应能力,提高患者对家庭和婚姻生活的满意度,从而减轻或缓解患者的抑郁障碍症状,调动患者的积极性,纠正其不良的人格特征,提高患者解决问题的能力和应对不良应激的能力,节省患者的医疗费用,促进健康,预防复发。

（宋丽娟）

复习思考题

1. 简述分离障碍的基本概念及主要的发病机制。
2. 试述广泛性焦虑障碍的治疗。
3. 简述抑郁障碍药物治疗的原则和策略。

第十一章

传染病

📝 **学习目标**

1. 掌握感染的概念、感染过程的表现、流行过程的基本条件、传染病的流行过程、传染源的概念；常见传染病的流行病学特点、临床表现、诊断要点及防治原则；医院感染的概念；常见消毒和隔离措施；常见传染病的临床表现、并发症、诊断、鉴别诊断、病情评估及治疗。

2. 熟悉常见传染病的病因、发病机制、实验室及其他检查。

3. 了解常见传染病的概述、病理及预防。

第一节 总 论

传染病（communicable diseases）是病原微生物和寄生虫感染人体后引起的具有传染性的疾病。引起传染病的病原微生物包括病毒、细菌、真菌、立克次体、螺旋体和朊毒体等，寄生虫包括原虫和蠕虫等。感染性疾病（infectious diseases）是由上述病原体感染所致的疾病，包括传染性感染性疾病（传染病）和非传染性感染性疾病。

随着自然环境的变化、人类社会因素的改变以及病原体为适应生存而发生变异等因素，新发传染病不断出现，如由冠状病毒引起的新型冠状病毒感染、严重急性呼吸综合征（SARS）和新型"超级细菌"引起的严重感染等，形成了全球新发传染病和传统传染病并存的格局。近年来，我国的传染病防治工作取得巨大成就，消灭了天花，基本控制了鼠疫、霍乱、登革热、脊髓灰质炎、白喉、麻疹、伤寒等。但是，有些法定传染病（如病毒性肝炎、结核病、艾滋病等）未得到完全控制，新发与传统传染病不断暴发流行（如新型冠状病毒感染、甲型H1N1流感、手足口病、人感染高致病性禽流感、肠出血性大肠杆菌感染等），同时病原微生物广泛耐药已经成为当前抗病原体治疗的难点。因此，我国传染病防治工作仍然面临着严峻的挑战。

一、感染与免疫

（一）感染的概念

感染（infection）是病原体对人体的一种寄生过程。在漫长的进化过程中，某些病原体和人体之间达到互相适应、互不干涉的共生状态。但这种平衡是相对的，当某些因素导致宿主的免疫功能受损，或者该病原体（如大肠杆菌）离开其固有的寄生部位（肠道）而到达其他部位（泌尿道或呼吸道），使平衡打破而引起感染，称为机会性感染，如艾滋病患者继发结核

笔记栏

杆菌感染。人体初次感染某种病原体,称为原发性感染。在原发性感染基础上,又发生其他病原体感染,称为继发性感染,如肺结核继发细菌感染。人体在感染某种病原体的基础上再次感染同一种病原体称为重复感染,较常见于疟疾、血吸虫和钩虫病等。人体同时感染两种或两种以上的病原体称为混合感染,如静脉药瘾者使用污染的注射器可同时感染艾滋病病毒和丙型肝炎病毒。在原有病原体感染的基础上再感染另一种病原体,称为重叠感染,如乙型肝炎病毒和丁型肝炎病毒重叠感染。

（二）感染过程的表现

病原体的致病力和机体的抵抗力决定是否导致疾病的发生。根据机体抵抗力和病原体致病力的强弱,病原体在感染人体的过程中表现以下多种形式:

1. 病原体被清除　病原体在人体的非特异性免疫系统和特异性免疫系统作用下被清除。

2. 病原携带状态　病原体侵入人体后,在人体的特定部位,继续生长、繁殖,不出现疾病的临床表现,但可排出病原体。因此,病原携带状态的特点是无明显临床表现但可排出病原体,导致携带者不易被发现,是重要的传染源。按携带病原体种类可分为带病毒者、带菌者和带虫者。按其感染时间的先后可分为潜伏期携带者、恢复期携带者或者慢性携带者。

3. 隐性感染　亦称亚临床感染,是病原体侵入人体后,诱导人体的特异性免疫应答,但不出现或仅出现轻微病理改变,不显现出任何的临床症状、体征甚至生化改变,只能通过免疫学等检测被发现。在大多数传染病中,隐性感染是最常见的感染形式,远高于显性感染。隐性感染过程结束后,大多数人可获得不同程度的特异性免疫,病原体被清除,如甲型肝炎、流行性乙型脑炎和脊髓灰质炎等。少数人则转变为病原携带状态,病原体持续存在于体内,如伤寒杆菌、志贺杆菌和乙型肝炎病毒等。

4. 显性感染　又称临床感染,是病原体侵入人体后,不仅诱导机体产生特异性免疫应答,而且通过病原体本身作用或机体的变态反应,导致组织损伤,引起病理改变和临床表现。除了麻疹、水痘和流行性腮腺炎以外,其他大多数传染病此种类型均最少见。显性感染过程结束后,病原体被清除,感染者可获得稳固的免疫力,不易再感染。但有些免疫力并不牢固,可以再感染而发病,如细菌性痢疾、阿米巴痢疾等。极少数显性感染者转变为病原携带者,即恢复期携带者。

5. 潜伏性感染　病原体侵入人体后寄生于某些部位,机体免疫力局限病原体不引起显性感染,但又不足以将病原体清除,病原体可长期潜伏体内,当机体免疫力下降时,引起显性感染。常见的潜伏性感染有单纯疱疹病毒、水痘-带状疱疹病毒、疟原虫和结核杆菌等感染。潜伏性感染时病原体一般不排出体外,这是与病原携带状态不同之处。潜伏性感染不是在所有传染病中都存在。

（三）感染过程中病原体的作用

病原体的致病能力主要包括以下几方面:

1. 侵袭力　指病原体侵入机体并在机体内生长、繁殖的能力。不同的病原体侵袭力不同,有些病原体侵袭力强(如钩端螺旋体),可直接进入人体。有些病原体(如志贺杆菌、伤寒杆菌、结核杆菌)需经过消化道或者呼吸道进入人体引起病变。有些病原体(如破伤风杆菌)侵袭力较弱,需经过伤口才能进入机体。

2. 毒力　毒力包括毒素和其他毒力因素。毒素包括外毒素和内毒素。外毒素主要由革兰氏阳性菌及部分革兰氏阴性菌产生,毒性强,对机体组织器官具有选择性,如破伤风外毒素。

内毒素是革兰氏阴性菌细胞壁外膜层中的脂多糖,细菌破裂后才释放出来。螺旋体、衣原体及立克次体也有类似的脂多糖。内毒素通过激活单核 - 巨噬系统,释放多种细胞因子而起作用。

3. 数量 在同一种传染病中,入侵病原体的数量一般与致病能力成正比。但在不同的传染病中,能引起传染病发生的最低病原体数量差异甚大,如伤寒为 10 万个菌体,而痢疾仅 10 个菌体。

4. 变异性 病原体可因环境、药物和遗传等因素而发生变异。病原体的变异可逃逸机体的特异性免疫应答而引起疾病或者使疾病慢性化,如流行性感冒病毒、丙型肝炎病毒和人类免疫缺陷病毒等。

(四)感染过程中免疫应答的作用

免疫应答分为两类,即保护性免疫应答和变态反应,前者帮助机体抵抗各种病原体入侵体内,而变态反应则加重机体的病理生理过程和组织损伤。

1. 保护性免疫应答 保护性免疫应答通过识别和排除病原体及抗原性异物,达到维护机体的生理平衡和内环境稳定的作用。感染过程中,人体的保护性免疫应答分为非特异性免疫和特异性免疫两种。

(1)非特异性免疫:是机体对进入体内异物的一种先天性、非特异性的清除机制。

1)天然屏障:包括皮肤黏膜屏障、血脑屏障、胎盘屏障。皮肤黏膜除通过机械阻挡病原体的入侵外,还可通过分泌的汗液、乳酸、脂肪酸以及不同部位黏膜分泌的溶菌酶、糖胺聚糖、胃酸、蛋白酶等对病原体发挥杀灭作用;血脑屏障可阻挡病原体由血液进入脑组织;胎盘屏障阻挡母体内病原体侵入胎儿,妊娠 3 个月内,胎盘屏障尚未健全,母体感染风疹病毒后,易通过尚未健全的胎盘屏障引起胎儿的感染。

2)吞噬作用:吞噬细胞在人体防御功能中发挥重要的作用。在肝脏、脾脏、骨髓、淋巴结、肺泡及血管内皮等处有大量的吞噬细胞,具有强大的吞噬功能,经过趋化、吞入、调理、杀灭等过程达到杀灭病原体作用。少数病原体如结核杆菌、布氏杆菌、伤寒杆菌等被吞入后不能被杀灭,可在吞噬细胞内存活和繁殖。

3)体液作用:血液、各种分泌液与组织液中含有补体、溶菌酶、备解素、各种细胞因子等杀伤物质,可以杀灭、溶解多种病原体。其中补体在抗体存在下,参与灭活病毒,杀灭与溶解细菌。溶菌酶主要对革兰氏阴性菌起溶菌作用。备解素在镁离子的参与下,能杀灭各种革兰氏阳性细菌,并可中和某些病毒。干扰素对病毒性肝炎病毒、单纯疱疹病毒、带状疱疹病毒、巨细胞病毒以及流感病毒、腺病毒复制均有抑制作用。

(2)特异性免疫:又称获得性免疫,是机体接触病原体等抗原物质后产生的免疫防御功能,再次接触相同抗原,可增加其免疫强度,但不能遗传。此类免疫主要由能够特异性识别抗原的免疫细胞(即 T 淋巴细胞和 B 淋巴细胞)承担,可清除同一种病原体的重复感染,包括细胞免疫与体液免疫两类。

1)细胞免疫:T 淋巴细胞是细胞免疫的主要效应细胞,T 淋巴细胞受到抗原刺激后,转化为致敏 T 淋巴细胞,当相同抗原再次进入机体后,致敏 T 淋巴细胞对抗原的直接杀伤作用及其所释放细胞因子的协同杀伤作用,称细胞免疫。在抗感染免疫中,细胞免疫主要参与对细胞寄生的病原微生物的免疫应答,参与迟发型变态反应和自身免疫性疾病的形成。细胞免疫既是抗感染免疫的主要力量,参与免疫防护;又是导致免疫病理的重要因素。另外辅助性 T 淋巴细胞与抑制性 T 淋巴细胞还参与体液免疫的调节。

2)体液免疫:B 淋巴细胞是体液免疫的效应细胞,通过 B 淋巴细胞产生抗体,从而起到清除病原体,保护机体作用。在抗原刺激下 B 淋巴细胞可转化为浆细胞,合成免疫球蛋白,其中能与靶抗原结合的免疫球蛋白即为抗体。免疫球蛋白(Ig)可分为 A、D、E、G、M 五类。

其中 IgG 血清中含量最多,是唯一能通过胎盘的抗体,具有抗菌、抗病毒、抗毒素等特性,对毒性产物起中和、沉淀、补体结合作用,临床上常用的丙种球蛋白即为 IgG。IgM 分子量最大,也是最先合成的免疫球蛋白,血清中检出特异性 IgM 作为传染病早期诊断的标志,提示新近感染,具有调理、杀菌、凝集的作用。IgA 有两型,即分泌型与血清型,分泌型 IgA 存在于鼻分泌物、支气管分泌物、唾液、胃肠液及初乳中,其作用是将病原体黏附于黏膜表面,阻止扩散。IgE 是出现最晚的免疫球蛋白,可致敏肥大细胞及嗜碱性粒细胞脱颗粒,释放组胺。寄生虫感染可使血清 IgE 含量增高。IgD 功能尚在进一步研究中。

还有一类无 T 与 B 淋巴细胞标志的细胞,这类细胞未经预先致敏就能非特异性发挥生物学功能,称为自然杀伤细胞(NK),它参与抗体依赖细胞介导的细胞毒作用(ADCC),对细胞内感染的病毒、寄生虫起杀灭作用,对正常自身组织细胞无细胞毒作用。NK 细胞还具有抗肿瘤、免疫调节作用。

2. 变态反应 抗原抗体在体内的相互作用中,转变为对人体不利的表现,出现免疫应答过强而导致组织损伤。变态反应分为四型。

(1)Ⅰ型变态反应(速发型):如血清过敏性休克、青霉素过敏反应和寄生虫感染时的过敏反应等。

(2)Ⅱ型变态反应(细胞溶解型):如输血反应、新生儿溶血病和药物过敏性血细胞减少等。

(3)Ⅲ型变态反应(免疫复合物型):如肾综合征出血热、链球菌感染后肾小球肾炎和乙肝相关性肾病等。

(4)Ⅳ型变态反应(细胞介导型):如细胞内寄生的细菌性疾病如结核病、布氏菌病和某些真菌感染等。

其中Ⅰ型变态反应(速发型)是临床最常见的一种类型

二、传染病的发病机制

(一)传染病发生发展的共同特征

传染病的发生与发展都有一个共同特征,就是疾病发展的阶段性。发病机制的阶段性与临床表现的阶段性大多数相互吻合。

1. 入侵门户 病原体入侵门户与发病机制有密切联系。入侵部位适当,病原体才能定植、生长、繁殖及引起病变。如霍乱弧菌、痢疾杆菌须经口感染,破伤风杆菌须经伤口感染,才能引起病变。

2. 体内定位 病原体入侵后,或在入侵部位直接引起病变(如细菌性痢疾);或在入侵部位繁殖,分泌毒素,在机体其他部位引起病变(如白喉);或进入血液循环,再定位于某一靶器官,引起病变(如病毒性肝炎);或经过一系列生长阶段后定居于某一脏器(如蠕虫病)。不同的病原体在机体内定位不同,使每种传染病都有自身的发生发展规律。

3. 排出途径 不同传染病的病原体排出途径不同,有的为单一,有的为多个。如痢疾杆菌只通过粪便排出,脊髓灰质炎病毒既通过粪便又通过飞沫排出。有些病原体存在于血液中,待有虫媒叮咬或输血注射,才离开人体,如疟原虫。

(二)组织损伤的发生机制

在传染病中导致组织损伤的发生机制主要有以下几种:

1. 直接损伤 病原体可借助其机械运动及其分泌的酶(如溶组织内阿米巴滋养体)直接破坏组织,或者通过细胞病变使细胞溶解(如脊髓灰质炎病毒),还可通过诱发炎症过程引起组织坏死(如鼠疫杆菌)。

2. 毒素作用　病原体可释放毒素杀伤细胞,或释放酶降解组织成分,或损伤血管引起缺血坏死。如霍乱弧菌分泌霍乱肠毒素引起肠功能紊乱,出现严重吐泻。肉毒杆菌分泌神经毒素选择性损害神经系统,出现头晕、呼吸困难和肌肉乏力等症状。革兰氏阴性杆菌裂解后产生内毒素则可激活单核 - 吞噬细胞分泌肿瘤坏死因子(TNF-α)和其他因子从而导致发热、休克及弥散性血管内凝血(DIC)。

3. 免疫机制　许多传染病的发病机制与免疫应答有关。病原体可通过免疫机制引起组织损伤,有些病原体能抑制细胞免疫(如麻疹)或直接破坏 T 淋巴细胞(如艾滋病),更多的病原体通过变态反应导致组织损伤,其中以Ⅲ型(免疫复合物型)变态反应(如肾综合征出血热)及Ⅳ型(细胞介导型)变态反应(如结核病、血吸虫病等)最为常见。

(三) 重要病理生理变化

病原体侵入人体后,与机体相互斗争的过程中,可引起多种病理生理变化,常见的主要有发热、各种代谢的改变。

1. 发热　发热是传染病常见症状。外源性致热原(病原体及其产物、免疫复合物、异种蛋白、大分子化合物或药物等)激活人体单核 - 吞噬细胞、内皮细胞和 B 淋巴细胞等,使后者释放内源性致热原,如白细胞介素 -1(IL-1)、白细胞介素 -6(IL-6)、TNF 和干扰素(IFN)等。内源性致热原刺激体温调节中枢,释放前列腺素 E_2(PGE$_2$),上移体温调定点,使体温升高,出现发热。

2. 代谢改变　主要表现在糖、蛋白质和脂肪代谢紊乱,水、电解质平衡失调以及内分泌的改变等。

三、传染病的流行过程及影响因素

(一) 流行过程的基本条件

传染病的流行过程就是传染病在人群中发生、发展和转归的过程。流行过程的发生需要有三个基本条件,包括传染源、传播途径和易感人群。

1. 传染源　是指一切能排出病原体且能传染他人的人和动物。传染源主要包括患者、隐性感染者、病原携带者、受感染动物等。如果传染源是受感染动物的疾病又称动物源性传染病,包括狂犬病等;如果传染源为野生动物,称为自然疫源性传染病,比如鼠疫。传染源通过分泌物、体液、血液等排出病原体,引起病原体的传播。

2. 传播途径　病原体离开传染源到达另外一个易感者的途径称为传播途径。不同传染病传播途径各不相同。传播途径主要包括以下几种:呼吸道传播、消化道传播、接触传播、虫媒传播及血液体液传播。其中接触传播分为直接接触传播和间接接触传播两种类型。直接接触传播是指传染源没有经过任何外界因素介导而直接与易感者接触造成疾病传播,如狂犬病等;间接接触传播是指易感人群通过接触到被污染的日常生活用品或者其他物品造成的传播,也叫日常生活接触传播。

3. 易感人群　对某种传染病缺乏特异性免疫力的人称为易感者。当某种传染病的易感者达到一定数量,结合传染源和适当传播途径,则可能导致该传染病的流行。人群对某种传染病易感程度或免疫水平叫人群易感性。人工预防免疫可以保护易感人群,降低人群易感性。

(二) 影响流行过程的因素

1. 自然因素　自然环境中的多种因素,包括地理、气象和环境等对传染病流行过程的发生和发展都有重要影响。寄生虫及虫媒传播性传染病对自然条件的依赖尤为明显。寒冷季节易发生呼吸道传染病,夏秋季节易发生消化道传染病。全球气候变暖可带来更多的自然灾害和生物种群的改变,导致某些病原体扩散及流行区域扩大。

2. 社会因素 包括社会制度、经济状况、生活条件及文化水平等,对传染病的流行过程都有决定性影响。人类生活水平的提高、卫生状况的改善、计划免疫的实行,有效地消灭了部分传染病与寄生虫病的流行。

四、传染病的特征

(一)传染病的基本特征

传染病与其他疾病的主要区别,在于具有四个基本特征。

1. 特异病原体 各种传染病均有其特异的病原体,包括病毒、细菌、真菌、立克次体、螺旋体、朊毒体、原虫、蠕虫等,病原体的检出是传染病的确诊依据,但是并非所有传染病的病原体都已被分离出来。随着新技术的应用,一些新的病原体还会不断被发现。

2. 传染性 传染病与其他疾病最主要的区别是具有传染性。传染性即病原体通过特定途径感染他人的能力。不同的传染病其传染性不同,传染病患者具有传染性的时期称传染期,是确定患者隔离期的主要依据,每一种传染病传染期不同但相对固定。

3. 流行病学特征 在一定环境条件影响下,传染病具有流行病学特征。按传染病流行的强度和广度可分为散发、暴发、流行和大流行。当某地的传染病发病率低于常年水平时称为散发;若某传染病发病率显著高于近年来的一般水平时称为流行;若某传染病的流行范围甚广,超出国界或洲界时称为大流行;传染病病例发病时间的分布高度集中于一个短时间内者称为暴发流行。而某些传染病和寄生虫病只限于一定地区和范围内发生,称地方性传染病。传染病发病率在时间上(季节分布)、空间上(地区分布)、不同人群(年龄、性别、职业)中的分布,也是流行病学特征。

4. 感染后免疫 在感染病原体后,机体针对病原体及其产物产生的特异性免疫。不同传染病,感染后保护性免疫力水平和持续时间有很大差异,如麻疹、乙型脑炎感染后免疫力往往终生保持;而流行性感冒、细菌性痢疾和阿米巴等感染后其免疫力持续时间较短;也有的感染后不产生保护性免疫或仅产生有限的保护性免疫,容易重复感染,如血吸虫病、蛔虫病等。通过血清中特异抗体的检测可知其是否具有免疫力。

(二)传染病病情发展的阶段性

传染病的发展具有一定规律性,每种传染病的发生、发展和转归通常分为以下四个阶段:

1. 潜伏期 从病原体侵入人体到最初出现症状的一段时间称潜伏期。潜伏期相当于病原体在体内定位、繁殖和转移,并引起组织损伤和功能改变导致临床症状出现的整个过程。每种传染病的潜伏期长短不一,其潜伏期长短视病原体的种类、数量、毒力及人体免疫状态而定。潜伏期在多数传染病较为恒定,这有助于诊断,也是检疫工作观察、留验接触者的重要依据。

2. 前驱期 从起病至症状明显开始为止的时期称为前驱期。一般为1~3天,在前驱期患者出现头痛、低热、乏力等轻度全身反应,大多较轻而无特异性。但某些感染或起病急骤者可无明显的前驱期。此期患者具有传染性。

3. 症状明显期 绝大多数传染病经过前驱期进入此期,患者表现出该传染病所特有的症状和体征,病情由轻转重,到达高峰。随着机体免疫力的产生,症状逐渐或迅速消退。

4. 恢复期 当机体的免疫力增长至一定程度,体内病理生理过程基本终止,患者的症状及体征基本消失,临床上称为恢复期。此期体温降至正常,症状大多消失,可能还残余病理改变(如伤寒)或生化改变(如病毒性肝炎),病原体大多从体内清除,但仍有少数患者成为病原携带者。某些传染病如乙型脑炎、脊髓灰质炎、钩端螺旋体病等可留有后遗症。

(1)再感染:再感染是指同一种传染病在痊愈后,一段时间后再度感染,如感冒、细菌性痢疾、肺炎等。

(2)重复感染:重复感染是指疾病尚在进行过程中,同一种病原体再次侵袭而又感染,此在血吸虫病、丝虫病最常见,是发展为重症的主要原因。

(3)复发:复发是指初发疾病已转入恢复期或痊愈初期,体温复常已有一段时间,由于体内残存的病原体再度繁殖,体温复升,临床症状和体征再度出现,见于疟疾、伤寒、细菌性痢疾等。

(4)再燃:再燃是指初发疾病已进入恢复后期,体温尚未降到正常,由于体内残存的病原体再度繁殖,体温复升,初发疾病的临床症状和体征再度出现,如伤寒。

(三) 常见的症状与体征

1. 发热　大多数传染病都可以引起发热,发热是传染病突出症状,也是多种传染病的共同症状。传染病的发热过程可分为体温上升期、极期、体温下降期三个阶段。以口温为标准,根据发热程度将发热分为低热(37.3~37.9℃)、中度发热(38~38.9℃)、高热(39~40.9℃)和超高热(41℃及以上)。热型是传染病的重要特征之一,具有鉴别诊断意义,较常见的热型有以下6种:

(1)稽留热:体温升高达39℃以上,而且24小时相差不超过1℃,可见伤寒、斑疹伤寒等传染病的极期。

(2)弛张热:24小时体温相差超过1℃,但最低点未达到正常水平,常见于败血症。

(3)间歇热:24小时内体温波动于高热与正常体温之间,可见于疟疾、败血症等。

(4)回归热:是指高热持续数日后自行消退,体温恢复正常数日后又再出现高热,可见于回归热、布氏菌病等。

(5)波状热:体温逐渐上升,达到高峰后逐渐下降至正常,多次重复,可持续数月,常见为布鲁氏菌病。

(6)不规则热:是指发热患者的体温曲线无一定规律的热型,可见于流行性感冒、败血症等。

2. 发疹　发疹是指皮疹及黏膜疹,许多传染病在病程中有皮疹出现,称为发疹性传染病。有些传染病以疹命名,如麻疹、风疹、斑疹伤寒等。常见的皮疹有斑疹、丘疹、疱疹和荨麻疹等。有些疾病有较特异的皮疹类型,对疾病的鉴别诊断有重要价值。皮疹出现的时间、部位和先后次序对诊断和鉴别诊断有重要的参考价值。

(1)发疹时间:水痘、风疹多于病程的第1日出皮疹,猩红热多在第2日,麻疹多在第3日,斑疹伤寒多在第5日,伤寒多在第6日等。

(2)皮疹分布:皮疹通常见于躯干及四肢,但分布情况因病而异。水痘的皮疹主要分布于躯干,为向心性分布。天花的皮疹则多见于四肢及头脸部,为离心性分布。

(3)出现顺序:皮疹出现的顺序,各病不一。麻疹的皮疹先出现于耳后、面部,然后向躯干、四肢蔓延,同时有黏膜疹。伤寒出现的玫瑰疹先见于胸部及上腹部,在病重时波及上胸部及肩部。

(4)皮疹种类:按皮疹形态可分为斑丘疹、出血疹、疱疹、荨麻疹等,皮疹形态对传染病的诊断具有重要的参考价值,如属于丘疹的玫瑰疹呈粉红色,可见于伤寒、沙门菌感染等。

3. 毒血症状　病原体侵入人体后,首先在机体局部引起炎症反应,表现为局部红、肿、热、痛及局部功能障碍。当病原体数量多或毒力强,机体免疫低下时,病原体迅速繁殖,释放毒素,并全身播散,导致感染中毒症状:高热、寒战、头痛、乏力、恶心、呕吐、腹痛、全身酸痛无力、意识障碍等非特异性症状。如果不能有效控制感染,则出现败血症、感染性休克、弥散性血管内凝血(DIC)、多脏器功能衰竭,危及生命。

4. 单核-吞噬细胞系统反应 在病原体及其代谢产物的作用下,单核-吞噬细胞系统可出现充血、增生等反应,临床上表现为肝、脾和淋巴结的肿大。急性病毒性肝炎、传染性单核细胞增多症是病毒感染中引起急性肝脾大最常见的疾病。

(四) 临床类型

根据传染病临床过程的长短可分急性、亚急性和慢性传染病。按病情轻重可分为轻型、典型(也称中型或普通型)、重型和暴发型传染病。

五、传染病的诊断

传染病的诊断必须结合临床病史资料、流行病学资料、实验室及其他检查资料来综合判断。早期明确诊断有利于患者的隔离和治疗。

(一) 临床资料

临床资料来源于详尽的病史询问和细致的体格检查,许多传染病都有特征性的临床表现,如发热、皮疹、肝脾大等,结合发病的诱因和起病的方式对传染病的诊断有极其重要的参考作用。热型、伴随症状,如腹泻、头痛和黄疸等有利于传染病的鉴别诊断。进行体格检查时不要忽略有重要诊断意义的体征,如玫瑰疹、焦痂、腓肠肌压痛和 Koplik 斑等。

(二) 流行病学资料

流行病学资料在传染病的诊断中占有重要地位,了解传染病的流行病学特征有助于临床诊断。预防接种史和既往病史有助于了解患者的免疫状况,当地或同一集体中传染病发生情况也有助于诊断。流行病学资料包括患者的年龄、职业、发病季节与地区、免疫接种史与既往病史、与传染病患者接触史等。

(三) 实验室检查及其他检查资料

实验室检查对传染病的诊断具有特殊意义,因为病原体的检出或被分离培养可直接明确诊断,而免疫学检查亦可提供重要根据。对许多传染病来说,一般实验室检查对早期诊断也有很大帮助。

1. 一般实验室检查 包括血液、大小便常规检查和生化检查。血液常规检查中以白细胞计数和分类的用途最广。白细胞总数显著升高见于大多数细菌感染,尤其是化脓性细菌感染,如流行性脊髓膜炎、败血症和猩红热等,少数病毒感染性传染病如流行性乙型脑炎、狂犬病、流行性出血热、传染性单核细胞增多症等也可见。白细胞总数正常或减少常见于病毒感染,如流行性感冒、病毒性肝炎等,某些细菌感染也可出现白细胞总数下降,如伤寒等,原虫感染时白细胞总数也常减少,如疟疾等。蠕虫感染时嗜酸性粒细胞通常增多,如钩虫、血吸虫感染等。尿常规检查有助于钩端螺旋体病的诊断。大便常规检查有助于肠道细菌与原虫感染的诊断。血液生化检查有助于病毒性肝炎、肾病综合征出血热等的诊断。

2. 病原学检查 直接检出或分离培养出病原体是传染病诊断的金指标。

(1)直接检查病原体:许多传染病可通过光学显微镜检出病原体而明确诊断,如从血液或骨髓涂片中检出疟原虫、利什曼原虫及回归热螺旋体等;从大便涂片中检出各种寄生虫卵及阿米巴原虫等。可用肉眼观察粪便中的绦虫节片和从粪便孵出的血吸虫毛蚴等。

(2)分离培养病原体:细菌、螺旋体和真菌通常可用人工培养基分离培养,如伤寒杆菌、志贺杆菌、霍乱弧菌、钩端螺旋体等。病毒分离一般用细胞培养,如脊髓灰质炎等。用以分离病原体的检查可采用血液、尿、粪、痰、骨髓和皮疹吸出液等。为提高检出阳性率,通常应在使用抗病原体药物治疗前进行分离培养。

(3)检测特异性核酸:可用分子生物学检测方法,如用放射性核素和生物素标记的探针做 DNA 印迹法或 RNA 印迹法,或用聚合酶链反应(PCR)或反转录 - 聚合酶链反应(RT-PCR)检测病原体的核酸。必要时还可做原位聚合酶链反应和基因芯片技术等检查。是目前传染病病原学诊断发展方向。

3. 免疫学检测

(1)检测特异性抗原:病原体特异性抗原的检测可较快地提供病原体存在的证据。其诊断意义往往较抗体检测更为可靠。常用于检测血清或体液中特异性抗原的免疫学检查方法有凝集实验、酶联免疫吸附试验(ELISA)、放射免疫试验(RIA)和流式细胞检测等。

(2)检测特异性抗体:在传染病早期,特异性抗体在血清中往往尚未出现或滴度很低,而在恢复期或后期则抗体滴度有显著升高,故在急性期及恢复期双份血清检测其抗体由阴性转为阳性或滴度升高 4 倍以上时有重要诊断意义。

4. 其他检查 包括纤维支气管镜、胃镜、肠镜等内镜检查,超声检查,磁共振成像、计算机断层扫描和数字减影血管造影等影像学检查,以及活体组织检查等。

六、传染病的治疗

(一) 治疗原则

传染病的治疗要坚持"早期治疗,防治结合"的综合治疗原则,即治疗与护理并重,隔离与消毒并重,一般治疗、对症治疗与病原治疗并重的原则。

(二) 治疗方法

1. 一般治疗及支持治疗 一般治疗包括隔离、消毒、护理和心理治疗。隔离方式及时间长短因患者所患传染病的传播途径和病原体的排出方式及时间而各异,并随时做好消毒工作。良好的护理、舒适的环境及心理治疗对患者痊愈具有重要意义。

支持治疗包括根据各种传染病的不同阶段而采取的合理饮食、补充营养、维持水和电解质平衡、增强患者体质和免疫功能的各项措施。这些措施对调动患者机体的防御和免疫功能起着重要作用。

(1)隔离:根据传染病传染性的强弱、传播途径的不同和传染期的长短收住相应隔离病室。隔离分为严密隔离、呼吸道隔离、消化道隔离、接触隔离及昆虫隔离等。隔离的同时要做好消毒工作,防止病原体向外传播。

(2)护理:病室应安静、清洁、空气流通、湿温度合适,使患者保持良好的休息状态。良好的基础与临床护理是治疗的基础,加强休克、出血、昏迷、抽风、窒息、呼吸衰竭、循环障碍等专项特殊护理,对降低病死率、防止各种并发症的发生有着重要意义。卧床患者还应经常帮助翻身,防止压疮。

(3)饮食:保证一定热量的供应,根据不同的病情给予流质、半流质、软食等,并补充各种维生素。对进食困难的患者需喂食、鼻饲或静脉补给必要的营养物质。

2. 病原治疗 病原治疗也称为特异性治疗,是指针对病原体的治疗措施,其目的是根治和控制传染源。常用的药物有抗病毒药物、抗菌药物、抗寄生虫药物等,还有多种具有直接中和毒素和清除病原体的作用血清免疫制剂,如白喉和破伤风抗毒素、乙型肝炎免疫球蛋白、抗狂犬病血清等。

3. 对症治疗 包括降温、镇静、强心、改善微循环、纠正水电解质紊乱和酸碱失衡等。对症治疗减轻患者痛苦,减少机体消耗,减轻重要脏器负担,改善和稳定内环境,从而安全度过危险期。

(1)降温:对高热患者可用头部放置冰袋、酒精擦浴、温水灌肠等物理疗法,亦可针刺合

笔记栏

谷、曲池、大椎等穴位,超高热患者可用亚冬眠疗法,必要时使用肾上腺皮质激素。

(2)纠正酸碱失衡及电解质紊乱:高热、呕吐、腹泻、大汗、多尿等所致失水、失盐、酸中毒等,通过口服及静脉输注液体及时补充纠正。

(3)镇静、止惊:因高热、脑缺氧、脑水肿、脑疝等发生的惊厥或抽风,应立即采用降温、给予镇静药物或脱水剂等处理。

(4)心功能不全:应给予强心药、改善血液循环、纠正与解除引起心功能不全的诸因素。

(5)微循环障碍:补充血容量、纠正酸中毒、调整血管舒缩功能。

(6)呼吸衰竭:去除呼吸衰竭的原因,保持呼吸道通畅、吸氧、呼吸兴奋药及人工呼吸器的应用。

4. 中医药治疗

(1)祛邪:传染病的病原体属于中医"邪气"范畴,中医治疗传染病重视"祛邪",是《黄帝内经》"实则泻之"的运用。临床上根据不同的病情,有解表、清解、攻下、消导、和解、开窍、补益、活血、杀虫等不同方法,如达原饮、清瘟败毒饮、银翘散、桑菊饮、清营汤、安宫牛黄丸、青蒿鳖甲汤、三仁汤、杏仁滑石汤、甘露消毒丹、蒿芩清胆汤等,临床治疗传染病有卓著疗效,现在仍是临床上常用的方药。

(2)扶正:中医治疗传染病在"祛邪"的同时,也注重"扶正","扶正"有利于祛除病邪,尤其是在疾病的后期或者恢复期,患者多伴有气血阴津的耗损,出现头晕、气短、口渴多汗等不适,治疗多给予益气、养血、生津、养阴等治法,如补中益气汤、四物汤、竹叶石膏汤、沙参麦冬汤等,可根据具体情况选择具体方药。严重者可出现身冷肢厥、汗出淋漓、面色苍白、脉微欲绝等气脱不固的现象,给予独参汤、参附汤、四逆汤、生脉散等以回阳固脱,抢救生命。

七、传染病的预防

传染病的预防是传染病工作者的一个重要任务。传染病的传染源主要为传染病患者或隐性感染者,及时报告和隔离患者及管理隐性感染者就成为传染病临床工作者不可推卸的责任。同时,应当针对构成传染病流行过程的三个基本环节采取综合性措施,并根据各种传染病的特点,针对其传播的主导环节,采取适当的措施,防止传染病的传播。预防传染病的发生和传播,是极其艰巨的任务,必须长期坚持不懈,其主要内容包括以下三方面:

(一)管理传染源

1. 法定传染病 我国 2004 年 8 月修订实施的《中华人民共和国传染病防治法》将法定传染病分为 3 类 37 种。2008 年卫生部将手足口病列入传染病防治法规定的丙类传染病进行管理。2009 年卫生部将甲型 H1N1 流感(原称人感染猪流感)纳入传染病防治法规定的乙类传染病进行管理。2020 年国家卫生健康委员会将新型冠状病毒感染的肺炎纳入传染病防治法规定的乙类传染病进行管理,目前我国共有法定传染病 3 类 40 种。

(1)甲类传染病:为强制管理传染病,共 2 种,包括鼠疫、霍乱。

(2)乙类传染病:为严格管理传染病,共 27 种,包括新型冠状病毒感染、传染性非典型肺炎、人感染高致病性禽流感、病毒性肝炎、细菌性和阿米巴痢疾、伤寒和副伤寒、艾滋病、淋病、梅毒、脊髓灰质炎、麻疹、百日咳、白喉、新生儿破伤风、流行性脑脊髓膜炎、猩红热、流行性出血热、狂犬病、钩端螺旋体病、布鲁菌病、炭疽、流行性乙型脑炎、肺结核、血吸虫病、疟疾、登革热、甲型 H1N1 流感。

(3)丙类传染病:为监测管理传染病,共 11 种,包括流行性和地方性斑疹伤寒、黑热病、丝虫病、包虫病、麻风病、流行性感冒、流行性腮腺炎、风疹、急性出血性结膜炎,以及除霍乱、痢疾、伤寒和副伤寒以外的感染性腹泻病、手足口病。

2. 传染病报告制度 对传染病患者必须早期发现和早期诊断,早期发现传染源是预防传染病传播的重要措施。当传染病已经做出诊断,必须及时向有关防疫部门报告,义务报告人不仅包括医务人员,还包括患者家属等。

根据《中华人民共和国传染病防治法》疫情报告制度规定:

(1)对甲类传染病患者或疑似患者,具备传染病流行特征的不明原因聚集性疾病以及其他传染病暴发、流行时,应于 2 小时内进行网络报告。

(2)对乙类传染病患者、疑似患者和规定报告的传染病病原携带者在诊断后,应于 24 小时内进行网络报告;丙类传染病实行监测报告管理,监测哨点医院和网络实验室发现丙型传染病患者或疑似患者,按照国务院卫生健康主管部门规定的内容、程序进行报告。

(3)对于食物中毒等突发公共卫生事件必须在被发现后 2 小时内,报到所在地县级人民政府卫生行政部门。

3. 控制传染源 传染源是指体内有病原体生长、繁殖并且能排出病原体的人和动物,传染源主要有患者、病原携带者和受感染的动物。

控制传染源的主要手段是隔离患者及病原携带者,并分别按具体情况采取检疫措施,密切观察,并积极彻底治疗患者。隔离的种类有严密隔离、呼吸道隔离、消化道隔离、血液 - 体液隔离、接触隔离、昆虫隔离、保护性隔离。

对传染病的接触者,应密切观察其情况,并适当做药物预防或预防接种。对可能有传染性的环节及物品进行有效的消毒,也是减少传染病的一种途径。

对受感染的动物,如属于有经济价值的家禽、家畜,应采取控制,并尽可能加以治疗,必要时宰杀后加以消毒处理;如无经济价值则直接设法消灭即可。

(二) 切断传播途径

对于各种传染病,尤其是消化道传染病、虫媒传染病和寄生虫病,切断传播途径通常是起主导作用的预防措施。此项内容主要是消灭四害(老鼠、臭虫、苍蝇与蚊子)。对饮食、水源、粪便应加强管理或无害化处理。重视个人防护也很重要,在呼吸道传染病流行季节应减少集会、戴口罩、采取必要的空气消毒措施。进入疟疾流行区应强调挂蚊帐、擦驱蚊剂或避蚊剂等。

(三) 保护易感人群

增强机体特异性免疫和非特异性免疫功能是保护易感人群的主要措施。参加体育锻炼、合理营养、改善生活习惯和居住条件等可增强机体的非特异性免疫功能。提高机体的特异性免疫功能是保护易感人群的关键措施,包括主动免疫和被动免疫,用于特异性主动免疫的生物制剂主要有活疫(菌)苗、死疫(菌)苗、基因工程疫苗、类毒素等。被动免疫是治疗某些外毒素引起的疾病或某些传染病患者暴露后的应急措施,生物制剂主要有抗毒素、丙种球蛋白。但是目前不是所有的传染病都能利用免疫接种的方法进行预防。

(四) 中医在传染病预防中的应用

1. 祛邪 明代李时珍《本草纲目》中指出 "天行瘟疫,取出病人衣物,于甑上蒸过,则一家不染",指出对患者衣物蒸煮消毒可以防止传染病传播。中国古代就开始设立专门的传染病收治机构,对传染源进行严格管理。隋唐时期曾出现"疠人房",是专门收容麻风病患者的场所。《晋书·王彪之传》记载晋代有 "旧制,朝臣家有时疾,染易三人以上者,身虽无病,百日不得入宫"的制度。

中医对昆虫、动物等传播媒介的认识和处理方面有丰富经验。《肘后方》单味青蒿治疗疟疾,"青蒿一握,以水二升渍,绞取汁,尽服之",青蒿素即从中药青蒿中提取。清代汪期莲《瘟疫汇编》记载"忆昔年夏,瘟疫大行,有红头青蝇千百为群,凡人人家,必有患瘟而死亡者",认识到苍蝇可以传播传染病。

中医应用药物"避瘟"的经验丰富,《备急千金要方》中记载有辟温杀鬼丸、雄黄丸,具有避免邪毒、防止"卒中恶病及时疫"之功效。李时珍的《本草纲目》中记载有常食大蒜可预防疫痢、霍乱等传染病。《本草纲目》记载凡疫气流传,可于房内用苍术、艾叶、白芷、丁香、硫黄等药焚烧以进行空气消毒。《石室秘录》中指出可用贯众一枚浸入水缸之内,加入白矾少许用于传染源饮水消毒。

2. 扶正 《素问·刺法论》载"正气存内,邪不可干",张景岳在《景岳全书·杂证谟》指出:"若人身正气内固,则邪不可干,自不相染。"强调人体正气在抵御邪气中的重要性,增强人体的正气可抵御外邪入侵。早在 11 世纪我国已经用种痘方法预防天花,提高机体抵御外邪的正气,这是人工免疫的开端。到 17 世纪,我国的种痘术已相当完善,从痘衣法、痘浆法、旱痘法改善到水苗法,并已推广到全国。清代朱奕梁在《种痘心法》记载"若时苗连种七次,精加选炼,即为熟苗",可能是通过连续接种减低痘苗毒性的方法。我国的种痘法于 17 世纪传入欧洲,英国人琴纳受中国人痘接种术的启示,试种牛痘成功,这才逐渐取代了人痘接种法。

3. 其他 调摄精神,节欲保精,调节饮食,运动健身等可增强自身体质,提高身体抵御传染病的能力,也是现代预防传染病的有效方法。

传染病初愈,由于体质尚虚,或余邪未净,若调养不慎,极易导致疾病的复发,采取一定中医措施预防疾病复发。《伤寒论》描述了"瘥后防复"等众多卓有成效的措施,对指导临床治疗传染病有深远的意义。

第二节 病毒性肝炎

病毒性肝炎(viral hepatitis)是由多种肝炎病毒引起的,以肝脏炎症和坏死为主的全身性传染病。目前已知的肝炎病毒主要为甲、乙、丙、丁、戊五型。各型病毒性肝炎临床表现相似,以乏力、消化道症状、肝大、肝功能异常为主要表现,部分患者出现黄疸和发热,但无症状感染亦常见。甲型和戊型肝炎主要表现为急性肝炎,经粪-口途径传播;乙型、丙型、丁型肝炎主要表现为慢性肝炎,少数可发展为肝硬化或肝癌,主要经血液、体液等途径传播。

一、病原学

(一)甲型肝炎病毒

甲型肝炎病毒(hepatitis A virus,HAV)归类于微小 RNA 病毒科,嗜肝 RNA 病毒属,是一种直径为 27~32nm、形态为 20 面体对称的球形颗粒,内含线性单股 RNA。HAV 无包膜,电子显微镜下可见有实心和空心两种颗粒,实心颗粒为完整的 HAV,有传染性;空心颗粒为不含 RNA 的未成熟颗粒,有衣壳蛋白和抗原性,但无传染性。只有一个抗原-抗体系统,感染后可产生 IgM 和 IgG 抗体。HAV 在体外抵抗力较强,耐酸、耐乙醚、耐热,室温下可存活 1 周,干燥粪便 25℃能存活 30 日,对含氯、醛类、碘类、过氧化物及环氧乙烷等消毒剂敏感,在 100℃ 5 分钟、氯 1mg/L 30 分钟、紫外线照射 1 小时可灭活。

(二)乙型肝炎病毒

乙型肝炎病毒(hepatitis B virus,HBV)属嗜肝 DNA 病毒,完整的乙肝病毒颗粒叫 Dane 颗粒,为直径 42nm 的球形。外壳含有乙肝病毒表面抗原(HBsAg),核心内含有 HBV DNA 和 DNA 聚合酶(DNAP),核壳含有乙肝病毒核心抗原(HBcAg)。

HBV 核酸为不完全的环状双链 DNA，长链（负链）约 3 200 个核苷酸，长度固定，缺口处为 DNAP，短链（正链）长度不定。长链有 4 个开放读码区，分别为 S、C、P 及 X 区，可编码全部病毒物质：S 区分为前 S1、前 S2 和 S 基因，分别编码产生前 S1、前 S2 和 S 三种抗原；C 区分为前 C 和 C 基因，编码产生 e 抗原（HBeAg）和 HBcAg；P 基因编码产生 DNAP；X 基因的产物是 x 抗原（HBxAg）。HBV 复制时，HBV DNA 被修复为共价闭合环状 DNA（cccDNA），并以此为模板进行 HBV 的转录与复制。

　　目前 HBV 可以分为 9 个基因型，即 A、B、C、D、E、F、G、H 和 I 型。不同的血清型可属同一基因型，而同一血清型可分布于不同的基因型。基因型的分布与地域、历史及人口的迁移等有密切的关系。在我国 A、B、C 及 D 四型均有分布，北方地区以 C 型为主，由北向南 B 型逐渐增多。HBV DNA 在自身复制过程中很容易发生变异，可引起 HBV 生物学特征的改变，会给乙型肝炎的预防、诊断和治疗等带来困难。HBV 对外环境抵抗力很强，在干燥或冰冻环境下能生存数月至数年，65℃ 10 小时、100℃ 10 分钟或高压蒸汽消毒可使 HBV 灭活，环氧乙烷、戊二醛、过氧乙酸、碘伏也有较好的灭活效果，对乙醇不敏感。HBsAg 最早出现，抗 -HBs 属于保护性抗体，HBeAg 提示病毒复制，抗 -HBcIgM 提示急性期或者慢性肝炎急性发作，抗 -HBcIgG 提示既往感染。

（三）丙型肝炎病毒

　　丙型肝炎病毒（hepatitis C virus，HCV）为单股正链 RNA 病毒，归入黄病毒科丙型肝炎病毒属。直径 30~60nm，在肝细胞内复制。HCV 基因易变异，可以产生不同的基因型、亚型和准种。按发现的先后命名基因型，用阿拉伯数字表示，目前共 6 型。亚型在基因型后用小写英文字母表示，如 1a、1b、1c、3a 等。HCV 基因型分布存在明显的地区差别，我国 1b 及 2a 基因型常见，多为 1b 基因型。抗 HCV 不是保护性抗体，是 HCV 感染的标志。HCV-RNA 阳性是病毒感染和复制的直接标志。HCV 对有机溶剂敏感，如 10% 四氯化碳可杀灭 HCV，加热 100℃ 5 分钟或 60℃ 10 小时可使 HCV 丧失传染性。

（四）丁型肝炎病毒

　　丁型肝炎病毒（hepatitis D virus，HDV）是一种缺陷病毒，成熟的 HDV 颗粒直径 35~37nm，由 HBsAg 包被，内含 HDV RNA 和丁肝病毒抗原（HDV Ag）。在临床上 HBV 与 HDV 同时感染机体，称同时感染，如在慢性 HBV 感染的基础上感染 HDV，叫重叠感染。HDV 耐热，但对甲醛、氯仿较敏感。抗 -HDV 是 HDV 感染特异性诊断的基础。

（五）戊型肝炎病毒

　　戊型肝炎病毒（hepatitis E virus，HEV）为线状单股正链 RNA 病毒，20 面对称性圆球型颗粒，无包膜，具有突起的表面结构。能够感染人的 HEV 有且只有一个血清型，HEV 抗原存在于 HEV 颗粒表面及肝细胞质中。主要在肝细胞中复制，通过胆汁排泄。

　　HEV 不稳定，在 4℃ 以下保存易被破坏，反复冻融也易使病毒降解，在高浓度盐溶液中不稳定，在碱性环境条件下较稳定。HEV 对常用消毒剂如甲醛及氯类等敏感。抗 -HEV IgM 提示近期感染，抗 -HEV IgG 是过去感染标志。

二、流行病学

（一）传染源

　　甲、戊型肝炎的传染源主要是急性期患者和隐形感染者。病毒主要通过患者粪便排出体外，发病前 2 周至发病后 2~4 周均具有传染性，其中发病前 5 天至发病后 1 周传染性最强。患者的粪便、唾液、胆汁及十二指肠肠液均有传染性。

　　乙、丙、丁型肝炎的传染源是相应的急、慢性患者和无症状病毒携带者。病毒存在于患者血液和各种体液。丁肝与 HBV 以重叠感染或同时感染形式存在,以重叠感染为主。

(二) 传播途径

HAV、HEV 主要由粪 - 口途径传播。饮用水源、食物严重污染等可引起暴发流行,日常生活接触多为散发性发病。HBV、HDV 主要经血液、日常密切接触等方式传播,母婴传播和性接触也是重要传播方式。一般生活或工作接触,如握手、拥抱等不会传播。流行病学和实验研究未发现 HBV 能经吸血昆虫(蚊、臭虫等)传播。HCV 传播途径类似 HBV,主要通过血液、母婴、性接触等途径传播。

(三) 易感人群

人类对各型肝炎普遍易感,各年龄均可发病。甲型肝炎感染后机体可获得较稳固的免疫力,发病者以儿童居多。乙型肝炎由于我国推行新生儿乙肝疫苗的注射,儿童的发病率显著降低,成人患者主要是慢性肝炎感染,急性少见。感染年龄越小演变为慢性的概率越高。丙型肝炎的发病以成人多见,大部分为慢性感染。丁型肝炎的易感者为 HBsAg 阳性的急、慢性肝炎或无症状携带者。戊型肝炎各年龄普遍易感,以成年人为主,感染后可产生一定的免疫力。各型肝炎之间无交叉免疫,可重叠感染或先后感染。

(四) 流行病学

中国是甲型肝炎和乙型肝炎的高发地区,甲型肝炎在高发地区常呈周期性流行。全年均可发病,以秋冬季为发病高峰。通常散发,发病年龄较小,常在 14 岁以下,在幼儿园、小学及部队中发病率较高,且可发生大的流行。如水源被污染或生吃污染水中养殖的贝壳类等食品,亦可在人群中引起暴发。在我国,近几年甲型肝炎发病率逐渐下降,但不同地区发病率差异较大,总的来说农村高于城市,西部地区高于东部地区,北方地区高于南方地区。

乙型肝炎见于世界各地,不同地区的乙肝流行率差异巨大,欧美大洋洲发病率极低,而亚洲与非洲发病率最高。在我国乙肝流行率分布也存在地区差异,农村高于城市,北方低于南方。其发病无明显季节性,多为散发,但常有家庭集聚现象,男性多于女性。丙型肝炎世界各国均可见,主要为散发,多见于成人,尤以输血与使用血制品者、静脉药瘾者、血液透析者、肾移植者、同性恋者等为多见,发病无季节性,易转为慢性。丁型肝炎主要聚集于意大利南部,我国属低地方性流行区。戊型肝炎存在流行和散发两种形式。流行主要发生于不发达国家。在发达国家多为散发。戊型肝炎发病与饮水习惯及粪便管理有关。发病者以青壮年为主,儿童多为亚临床型。男性发病多于女性,孕妇感染后病情较重,病死率较高。

三、发病机制

(一) 甲型肝炎

HAV 引起肝细胞损伤的机制尚未完全明了。目前认为在感染早期,由于 HAV 大量增殖,使肝细胞轻微破坏。后细胞免疫被激活,由于 HAV 抗原性较强,容易激活特异性 CD8$^+$T 淋巴细胞,通过直接作用和分泌细胞因子使肝细胞变性、坏死。在感染后期体液免疫亦参与其中,抗 HAV 产生后可能通过免疫复合物机制使肝细胞破坏。HAV 可被机体的免疫应答清除,一般不发展为慢性肝炎、肝硬化或者病毒携带状态。

(二) 乙型肝炎

乙型肝炎的发病机制非常复杂,迄今尚未完全阐明。HBV 感染时的年龄是影响慢性化的最主要因素。在围生期和婴幼儿期感染 HBV 者中,分别有 90% 和 25%~30% 发展成慢性感染,而 5 岁以后感染者仅有 5%~10% 发展为慢性感染。我国 HBV 感染多为围产期或婴幼儿期感染。

HBV 感染的自然史一般划分为 4 期,即免疫耐受期、免疫清除期、非活动或低(非)

复制期和再活动期。免疫耐受期：血清 HBsAg 和 HBeAg 阳性，HBV-DNA 水平高（通常 >200 000IU/ml），ALT 正常，肝组织学无明显异常或轻度炎症坏死；免疫清除期：血清 HBV-DNA 水平 >2 000IU/ml，ALT 持续或间歇升高，肝组织学中度或严重炎症坏死，肝纤维化可快速发展，部分发展为肝硬化和肝功能衰竭；低（非）复制期：血清 HBeAg 阴性，抗 -HBe 阳性，HBV-DNA 水平低或检测不到，ALT 正常，肝组织学无炎症或仅有轻度炎症；再活动期：5%~15% 非活动期患者可出现一次或数次肝炎发作，表现为 HBeAg 阴性，抗 -HBe 阳性，HBV-DNA 中到高水平复制（ >20 000IU/ml），ALT 持续或反复异常。

HBV 侵入肝细胞后，部分双链环状 HBV-DNA 在细胞核内以负链 DNA 模板延长正链以修补正链中的裂隙区，形成共价闭合环状 DNA（cccDNA），然后以 cccDNA 为模板，转录成几种不同长度的 mRNA，分别作为前基因组 RNA 并编码 HBV 的各种抗原。cccDNA 半衰期较长，难以从体内彻底清除，对慢性感染起重要作用。研究表明，HBV 不直接杀伤肝细胞，其引起的免疫应答是肝细胞损伤及炎症发生的主要机制。而炎症反复存在是 CHB 患者进展为肝硬化甚至肝细胞癌（HCC）的重要因素。慢性 HBV 感染者的非特异性免疫应答受到损伤，HBV 可通过干扰 Toll 样受体、维甲酸诱导基因两种抗病毒信号转导途径，来抑制非特异性免疫应答的强度。HBV 特异性免疫应答在 HBV 清除中起主要作用，主要组织相容性复合物（MHC）Ⅰ类分子限制性的 CD8$^+$ 细胞毒性 T 淋巴细胞可诱导肝细胞凋亡，也可分泌 γ 干扰素（IFN-γ），以非细胞裂解机制抑制其他肝细胞内 HBV 基因表达和复制。

机体免疫应答不同，临床表现各异。当机体处于免疫耐受状态，不发生免疫应答，多成为无症状携带者；当机体免疫功能正常时，多表现为急性肝炎经过，成年感染 HBV 常属于这种情况，大部分患者可彻底清除病毒而痊愈；当机体免疫功能低下、不完全免疫耐受、自身免疫反应产生、HBV 基因突变逃避免疫清除等情况下，可导致慢性肝炎；当机体处于超敏反应，大量抗原 - 抗体复合物产生并激活补体系统，以及在肿瘤坏死因子（TNF）、IL-1、IL-6、内毒素等参与下，导致大片肝细胞坏死，发生肝衰竭。

（三）丙型肝炎

目前认为 HCV 致肝细胞损伤的主要原因是 HCV 感染后引起的免疫学应答，其中细胞毒性 T 淋巴细胞（CTL）起主要作用，CTL 通过其表面的 T 淋巴细胞受体识别靶细胞的 MHC Ⅰ类分子和病毒多肽复合物，杀伤病毒感染的靶细胞，引起肝脏病变。早期特异性的 CD4$^+$ 和 CD8$^+$T 细胞免疫反应强烈，则 HCV 可被清除，如感染 HCV 后细胞免疫不足，虽可抑制病毒复制，但难以清除 HCV，并能引起肝脏慢性炎性损害，最终导致肝硬化和肝细胞癌。

（四）丁型肝炎

HDV 只能在 HBsAg 阳性的机体内生长，一般认为 HDV 对肝细胞有直接损害作用，除此以外，宿主免疫反应也参与了肝细胞的损伤。HDV 感染常可导致 HBV 感染者的症状加重或病情恶化。

（五）戊型肝炎

可能与甲型肝炎相似，细胞免疫是引起肝细胞损伤的重要原因。

各型病毒性肝炎之间无交叉免疫。HDV 与 HBV 同时感染或重叠感染可加重病情，易发展为肝衰竭。HAV 或 HBV 重叠感染也可使病情加重，甚至可发展为肝衰竭。

四、病理

病毒性肝炎以肝脏损害为主，肝外器官也有一定的损害。各型肝炎的基本病理改变相似，为肝细胞变性、坏死及凋亡，同时伴有不同程度的炎症细胞浸润，炎细胞聚集导致汇管区扩大,并可引起界板肝细胞凋亡和坏死形成界面炎,旧称碎屑样坏死。肝细胞变性通常表现为气球样变和嗜酸性变。肝细胞坏死形式包括点灶状坏死,桥接坏死和融合性坏死等,凋亡肝细胞可形成凋亡小体。

（一）急性肝炎

肝大,表面光滑。镜下可见:肝细胞变性和坏死,以气球样变最常见。肝细胞坏死可表现为单个或小群肝细胞坏死,伴局部淋巴细胞为主的炎症细胞浸润。汇管区改变多不明显。肝细胞再生表现为肝细胞体积增大,可出现肝细胞索排列紊乱现象。

黄疸型肝炎的病理改变与无黄疸型者相似但较严重,小叶内瘀胆现象明显,表现为一些肝细胞质内有胆色素滞留,肿胀的肝细胞之间毛细胆管内胆栓形成。

（二）慢性肝炎

除有不同程度肝细胞变性、坏死外,汇管区及汇管区周围炎症常较明显,常伴不同程度的纤维化,主要病变有以下几点:①炎症坏死:常见点、灶状坏死,融合坏死,碎屑坏死及桥接坏死,后两者是判断炎症活动度的重要形态学指标。②纤维化:肝内胶原形成与降解失衡,纤维过多沉积在肝内。轻者仅汇管区周围纤维化和局限窦周纤维化或小叶内纤维瘢痕,不影响小叶结构的完整性。重者肝实质广泛破坏,弥漫性纤维增生,假小叶形成而出现肝硬化。病理诊断主要按炎症活动度和纤维化程度进行分期（G）和分级（S）,推荐采用国际上常用的 METAVIR 评分系统（表 11-2-1、表 11-2-2）。

表 11-2-1　METAVIR 评分系统——组织学炎症活动度评分

	界面炎	小叶内炎症	炎症活动度
组织学活动度（histologic activity,A）	0(无)	0(无或轻度)	0(无)
	0	1(中度)	1(轻度)
	0	2(重度)	2(中度)
	1(轻度)	0,1	1
	1	2	2
	2	0,1	2
	2	2	3(重度)
	3(重度)	0,1,2	3

注:组织学活动度 A 根据界面炎和小叶内炎症坏死程度综合确定。

表 11-2-2　Metavir 评分系统——纤维化分期评分

	病变	炎症活动度
纤维化分期（fibroisis,F）	无纤维化	0
	汇管区纤维性扩大,但无纤维间隔形成	1
	汇管区纤维性扩大,少数纤维间隔形成	2
	多数纤维间隔形成,但无肝硬化结节	3
	肝硬化	4

（三）肝衰竭

1. 急性肝衰竭　肉眼见肝脏体积明显缩小,边缘锐薄,质地柔软,包膜皱缩。组织学检查可见肝细胞一次性坏死,坏死面积>肝实质的 2/3 ;或亚大块坏死,或桥接坏死,伴存活肝细胞严重变性,肝窦网状支架不塌陷或非完全性塌陷。如发生弥漫性小泡性脂肪变性,预后

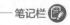

往往更差。

2. **亚急性肝衰竭** 肉眼见肝脏体积缩小或不缩小,质稍硬,肝脏表面和切面可见大小不等的再生结节。肝组织新旧不一的亚大块坏死或桥接坏死;较陈旧的坏死区网状纤维塌陷,或有胶原纤维沉积;残留肝细胞有程度不等的再生,可见细、小胆管增生,腔内可见胆栓,胆汁淤积。患者多于 6 个月内死亡,幸存者则进展为肝硬化。

3. **慢加急性肝衰竭** 在慢性肝病病理损害的基础上,发生新的程度不等的肝细胞坏死性病变。

4. **慢性肝衰竭** 主要为弥漫性肝纤维化以及异常增生结节形成,可伴有分布不均的肝细胞坏死。

(四) 淤胆型肝炎

除有轻度急性肝炎变化外,还有毛细血管内胆栓形成,肝细胞内出现小点状色素颗粒,汇管区水肿和小胆管扩张,中性粒细胞浸润。

(五) 肝炎肝硬化

活动性肝硬化可见明显炎症,假小叶边界不清,静止性肝硬化炎症轻,假小叶边界清楚。

五、临床表现

各型病毒性肝炎的潜伏期长短不一。甲型肝炎为 2~6 周,平均 30 天;乙型肝炎为 6~24 周,平均 70 天;丙型肝炎为 2~22 周,平均 40 天;丁型肝炎 4~20 周;戊型肝炎 2~9 周,平均 6 周。不同类型肝炎病毒引起的临床表现具有共同性,按临床表现将病毒性肝炎分为急性肝炎(急性黄疸型肝炎、急性无黄疸型肝炎)、慢性肝炎、肝衰竭等。

(一) 急性肝炎

各型肝炎病毒均可引起。甲、戊型肝炎转为慢性少见,成人急性乙型肝炎约 10% 转为慢性,丙型肝炎慢转率超过 50%,丁型肝炎约 70% 转为慢性。

1. **急性黄疸型肝炎** 临床经过阶段性较为明显,可分为 3 期。

(1)黄疸前期:甲、戊型肝炎多数起病急,约 80% 患者有畏寒、发热,乙、丙、丁型肝炎起病相对较缓,仅少数有发热。此期主要症状为乏力、食欲缺乏、厌油、恶心、腹胀、肝区痛、腹泻,尿色逐渐加深,体征为右上腹叩击痛。本期持续 1~21 天,平均 5~7 天。

(2)黄疸期:巩膜和皮肤黏膜出现黄染,2 周内达高峰。部分患者可有粪便颜色变浅、皮肤瘙痒、心动过缓等阻塞性黄疸表现。肝大,有充实感、压痛及叩击痛。约 10% 的患者有脾大。此期黄疸出现,但中毒症状缓解,病程 2~6 周。

(3)恢复期:黄疸逐渐消退,症状减轻甚至消失,精神、食欲明显好转,肿大的肝脾回缩,肝功能逐渐恢复正常。此期持续 2~16 周,平均 1 个月。

2. **急性无黄疸型肝炎** 除无黄疸外,其他临床表现与黄疸型相似。相比之下,无黄疸型起病较缓慢,症状较轻,主要表现为全身乏力、食欲下降、恶心、腹胀、肝区痛、肝大且有轻压痛及叩痛等,病程大多在 3 个月内。有些患者无明显症状,易被忽视。实际上,无黄疸型发病率远高于黄疸型。

甲、戊型肝炎以黄疸型多见,急性丙型肝炎以无黄疸型多见。部分患者无症状,仅检查时发现肝功能异常,称为亚临床型感染。

(二) 慢性肝炎

急性肝炎病程超过半年或原有慢性乙型、丙型、丁型肝炎,出现肝炎症状、体征及肝功能异常者可诊断为慢性肝炎。发病日期不明或虽既往无肝炎病史,但肝组织病理学检查符合慢性肝炎改变,或根据症状、体征、实验室检查及影像学检查综合分析,亦可做出相应诊断。

依据病情轻重将慢性肝炎分为轻、中、重三度：

1. 轻度 病情较轻，可反复出现乏力、头昏、食欲减退、厌油、尿黄、肝区不适、肝稍大且有轻度触痛，可有轻度脾大。部分患者症状、体征缺如，肝功能指标仅 1 或 2 项轻度异常。

2. 中度 症状、体征、实验室检查介于轻度和重度之间。

3. 重度 有明显或持续的肝炎症状，如乏力、食欲差、腹胀、尿黄、便溏等，伴肝病面容、肝掌、蜘蛛痣、脾大、丙氨酸氨基转移酶（ALT）和天冬氨酸氨基转移酶（AST）反复或持续升高、白蛋白降低等。

（三）肝衰竭

肝衰竭是以凝血功能障碍、黄疸、肝性脑病、腹水等为主要表现的一组临床综合征，肝衰竭的发生与重叠感染、机体免疫状况、妊娠、HBV 前 C 区突变、过度疲劳、精神刺激、饮酒、应用肝损药物、合并细菌感染、有其他合并症（如甲状腺功能亢进症、糖尿病）等因素有关。根据病理组织学特征和病情发展速度，可分为以下四类：

1. 急性肝衰竭（acute liver failure，ALF） 急性起病，2 周内出现 II 度及以上肝性脑病（按 IV 度分类法划分），并有以下表现者：①极度乏力，有明显厌食、腹胀、恶心、呕吐等严重消化道症状；②短期内黄疸进行性加深；③出血倾向明显，血浆凝血酶原活动度（PTA）≤40% 或国际标准化比率（INR）≥1.5，且排除其他原因；④肝脏进行性缩小。

2. 亚急性肝衰竭（subacute liver failure，SALF） 起病较急，2~26 周内出现以下表现者：①极度乏力，有明显消化道症状；②黄疸迅速加深，总胆红素（TBil）大于正常值 10 倍或每日上升 ≥17.1μmol/L；③伴或不伴有肝性脑病；④出血倾向明显，PTA≤40% 或 INR≥1.5 并排除其他原因。

3. 慢加急性（亚急性）肝衰竭 在慢性肝病基础上，短期内发生急性或亚急性肝功能失代偿的临床综合征，表现为：①极度乏力，有明显消化道症状；②黄疸迅速加深，总胆红素（TBil）大于正常值 10 倍或每日上升 ≥17.1μmol/L；③出血倾向明显，PTA≤40% 或 INR≥1.5 并排除其他原因；④失代偿性腹水；⑤伴或不伴有肝性脑病。

4. 慢性肝衰竭（chronic liver failure，CLF） 在肝硬化基础上，肝功能进行性减退和失代偿，表现为：①血清 TBil 明显升高；②白蛋白明显降低；③出血倾向明显，PTA≤40% 或 INR≥1.5 并排除其他原因；④有腹水或门静脉高压等表现；⑤肝性脑病。

首先出现神经、精神症状等肝性脑病表现者，称脑病型；首先出现腹水及其相关表现（包括胸腔积液等）者，称为腹水型。为便于判定疗效及估计预后，亚急性和慢性肝衰竭可根据临床表现分为早、中、晚三期：早期符合 ALF 基本条件，但未出现肝性脑病或其他并发症。中期在早期基础上出现 II 度以下肝性脑病和 / 或明显腹水、感染，明显出血倾向，20%<PTA≤30%，（或 1.9<INR<2.6）。晚期在中期表现基础上，病情进一步加重，有严重出血倾向（注射部位瘀斑等），PTA≤20%（或 INR≥2.6），并出现以下四条之一：肝肾综合征、上消化道大出血、严重感染、II 度以上肝性脑病。

（四）淤胆型肝炎

以肝内胆汁淤积为主要表现的一种特殊类型，又称毛细胆管性肝炎或胆汁淤积性肝炎。急性淤胆型肝炎起病及临床表现类似急性黄疸型肝炎，但乏力及食欲减退等症状较轻而黄疸深且持久，有皮肤瘙痒等梗阻性黄疸的表现，肝大，大便颜色变浅，γ- 谷氨酰转肽酶（γ-GT 或 GGT）、碱性磷酸酶（ALP）等指标升高，PTA 常>60%，尿中胆红素强阳性而尿胆原阴性。慢性淤胆型肝炎是在慢性肝炎或肝硬化基础上发生上述表现。

（五）肝炎肝硬化

1. 肝硬化代偿期 指早期肝硬化，属 Child-Pugh A 级，可有门静脉高压症，但无腹水、肝性脑病或上消化道大出血。

2. 肝硬化失代偿期　指中晚期肝硬化,属 Child-Pugh B、C 级,有明显肝功能异常及失代偿征象,可有腹水、肝性脑病或门静脉高压症引起的食管、胃底静脉明显曲张或破裂出血。

肝炎肝硬化还可根据肝脏炎症程度分为活动性与非活动性两型。

肝功能 Child-Pugh 评分标准见表 11-2-3。

表 11-2-3　肝功能 Child-Pugh 评分表

评分	1	2	3
总胆红素	<34	34~51	>51
血清白蛋白(g/L)	>35	28~35	<28
凝血酶原时间延长	1~3秒	4~6秒	>6秒
腹水	无	轻度	中等量
肝性脑病(级)	无	1~2	3~4

积分法:5~6 分为 A 级,7~9 分为 B 级,10~15 分为 C 级

六、并发症

主要并发症有感染、上消化道出血(具体参见第四章第十二节上消化道出血)、肝性脑病(具体参见第四章第九节肝硬化)、肝肾综合征、原发性肝癌等。

七、实验室与其他检查

(一) 血常规

急性肝炎早期血白细胞正常或略高,黄疸期至恢复期白细胞正常或略低。慢性肝衰竭、肝硬化、脾功能亢进时可有不同程度的血小板、白细胞及红细胞减少。

(二) 尿常规

尿胆红素和尿胆原的检测有助于黄疸的鉴别诊断。肝细胞性黄疸时两者均呈阳性,溶血性黄疸时以尿胆原为主,阻塞性黄疸以尿胆红素为主。深度黄疸或发热患者,尿中还可出现蛋白、红细胞、白细胞或管型。

(三) 肝功能检查

1. 血清酶检查　①丙氨酸氨基转移酶(ALT):是目前临床反映肝细胞功能最常用的指标。急性肝炎 ALT 明显升高,之后逐渐下降。慢性肝炎时 ALT 可持续或反复升高,有时成为肝损害的唯一表现。在严重肝损伤时,患者血清 ALT 快速下降,而总胆红素不断升高,这种 "胆酶分离" 现象提示肝细胞大面积坏死,预后不良。②天冬氨酸氨基转移酶(AST):AST 在心、肝、骨骼肌、肾、胰均有分布,其中在心肌中含量最高。在肝脏,AST80% 存在于肝细胞线粒体中,所以肝病时血清 AST 升高,提示线粒体损伤,病情持久且较严重,通常与肝病严重程度正相关。急性肝炎时 AST/ALT 常小于 1,慢性肝炎和肝硬化时 AST/ALT 常大于 1,比值越高则预后越差。③血清 γ- 谷氨酰转肽酶(γ-GT 或 GGT):肝炎和肝癌患者可显著升高,在胆管阻塞时更明显。GGT 活动性变化与肝脏的病理改变有良好的一致性。④血清碱性磷酸酶(ALP):在胆道梗阻、淤胆型肝炎时显著升高。⑤胆碱酯酶(ChE):由肝细胞合成,可反映肝脏合成功能,对了解肝脏应急功能和贮备功能有参考价值。活性降低提示肝细胞明显损伤,其值越低,病情越重,预后越差。

2. 血清蛋白测定　血清蛋白主要由白蛋白和 α_1、α_2、β、γ 球蛋白组成。前 4 种主要由肝

细胞合成,γ球蛋白主要由浆细胞合成。在急性肝炎时,血清蛋白可在正常范围内。慢性肝炎中度以上、肝硬化、重症肝炎时出现白蛋白下降,γ球蛋白升高,白蛋白/球蛋白比例下降甚至倒置。

3. 胆红素 胆红素含量是反映肝细胞损伤严重程度的重要指标。胆红素升高主要原因为肝细胞损害、肝内外胆道阻塞和溶血。一般情况下,肝损伤程度与胆红素含量呈正相关。

4. 凝血酶原时间(PT)和凝血酶原活动度(PTA) 肝脏为多种凝血因子合成的场所,如果肝脏出现严重损伤时,凝血因子缺乏,PT明显延长,PTA下降。

5. 血氨 肝衰竭时清除氨的能力减退或消失,导致血氨升高,常见于肝衰竭、肝性脑病患者。

6. 血糖 可出现低血糖或肝源性糖尿病。

7. 血浆胆固醇 当严重肝损伤时,可出现胆固醇下降。

(四)甲胎蛋白(AFP)和维生素K缺乏或拮抗剂-Ⅱ诱导蛋白(PIVKA-Ⅱ)

AFP是筛选和早期诊断HCC的常规方法,应注意AFP升高的幅度、动态变化及其与ALT和AST的消长关系,并结合临床表现和肝脏影像学检查结果进行综合分析。孕妇、新生儿、部分生殖系统肿瘤及少数慢性肝炎、肝硬化患者可轻度升高,AFP明显升高或进行性升高提示有肝细胞癌发生,是早期诊断HCC常规方法。肝衰竭时当有大量肝细胞坏死后出现肝细胞再生,AFP也常升高,与预后相关。PIVKA-Ⅱ又名γ羧基凝血酶原(DCP),是诊断HCC的另一个重要指标,可与AFP互为补充。

(五)肝纤维化指标

透明质酸酶(HA)、Ⅲ型前胶原氨基端肽(PⅢP)、层粘连蛋白(LN)、Ⅳ型胶原(CL-Ⅳ)等对肝纤维化诊断有一定参考价值。

(六)肝炎病毒标志物检测

1. 甲型肝炎 ①抗HAV-IgM:在病程早期即为阳性,3~6个月后转阴,是早期诊断甲型肝炎简便可靠的血清学标志。②抗HAV-IgG:出现稍晚,于2~3个月内达高峰,持续多年或终身,属于保护性抗体,是具有免疫力的标志。

2. 乙型肝炎 ①HBsAg与抗-HBs:HBsAg阳性表示HBV感染,抗HBs为保护性抗体,阳性提示对HBV有免疫力,见于乙型肝炎康复及接种乙型肝炎疫苗者;HBsAg本身只有抗原性,无传染性。若两者同时阳性可出现在HBV感染恢复期、S基因发生变异或抗HBs阳性者感染了免疫逃避株等。②HBeAg与抗-HBe:HBeAg持续阳性表明HBV活动性复制,提示传染性较大,容易转为慢性;抗-HBe持续阳性提示HBV复制处于低水平,传染性降低。HBeAg消失而抗HBe产生为血清学转换。但长期抗HBe阳性者中一部分患者由于前C区基因变异,不能形成HBeAg,不代表病毒复制停止或无传染性。③HBcAg与抗HBc:HBcAg存在于细胞核,外周血中一般方法不能检出。抗HBc-IgM阳性多见于急性乙型肝炎及CHB急性发作,抗-HBc总抗体主要是IgG型抗体,只要感染过HBV,无论病毒是否被清除,此抗体多为阳性。④血清HBV-DNA:DNA阳性表明体内HBV有活动性复制,有传染性,是病毒感染的直接依据,可用于抗病毒治疗适应证的选择及疗效的判断。准确定量需采用实时定量聚合酶链反应(real-time quantitative PCR)法。HBV基因分型与疾病进展和IFN治疗应答有关,我国HBV主要基因型为B和C型,HBeAg阳性患者对IFN-α治疗的应答率,B基因型高于C基因型;与C基因型感染者相比,B基因型感染者较少进展为慢性肝炎、肝硬化和HCC。

3. 丙型肝炎 抗HCV不是保护性抗体,是HCV感染标志。抗HCV于丙型肝炎恢复或治愈后仍持续存在。抗 HCV-IgM 提示现症 HCV 感染。抗 HCV-IgG 提示现症感染或既往感染。HCV-RNA 阳性是病毒感染和复制的直接标志。目前 Simmonds 分型法将 HCV-RNA 基因分为 1~6 型，分型结果有助于制订治疗方案、疗程等。

4. 丁型肝炎　HDV-Ag 阳性是诊断急性 HDV 感染的直接证据；抗 -HDV IgM 阳性是现症感染的标志，抗 HDV-IgG 不是保护性抗体，高滴度提示感染的持续存在，低滴度提示感染静止或终止。HDV-RNA 检测是诊断 HDV 感染最直接的证据。

5. 戊型肝炎　抗 HEV-IgM 是近期 HEV 感染的标志，大多在 3 个月内阴转；抗 -HEV IgG 在急性期滴度较高，恢复期明显下降，两者皆阴性不能完全排除戊型肝炎。HEV-RNA 的检测可明确诊断。

(七) 肝组织病理检查

肝组织病理检查能准确判断慢性肝炎所处的病变阶段及判断预后，同时可进行免疫组化及分子免疫学检测，对明确诊断、衡量炎症活动度、纤维化程度及评估疗效有重要价值。

(八) 影像学检查

腹部超声已成为肝脏检查最常用的重要方法，可协助判断肝脏和脾脏的大小和形态、肝内重要血管情况及肝内有无占位性病变。CT 用于观察肝脏形态，了解有无肝硬化，及时发现占位性病变和鉴别其性质，动态增强多期扫描对 HCC 的诊断具有高度敏感性和特异性。MRI 的应用价值基本同腹部超声，但其敏感性和准确性更高。MRI 无放射性辐射，组织分辨率高，可多方位、多序列成像，对肝脏的组织结构变化如出血坏死、脂肪变性及肝内结节的显示和分辨率优于超声和 CT，动态增强多期扫描机特殊增强剂显像对鉴别良、恶性肝内占位性病变优于 CT。

(九) 瞬时弹性成像

瞬时弹性成像 (transient elastography, TE) 作为一种较为成熟的无创伤性检查，其优势为操作简便、可重复性好，能够比较准确地识别出轻度肝纤维化和进展性肝纤维化或早期肝硬化；但其测定成功率受肥胖、肋间隙大小以及操作者的经验等因素影响，其测定值受肝脏炎症坏死、胆汁淤积以及脂肪变等多种因素影响。

八、诊断

诊断标准

1. 疑似病例

(1) 病史：有肝炎接触史或饮食不洁史 (甲型、戊型肝炎)，输血或应用血液制品史 (乙、丙、丁型肝炎)。

(2) 临床表现：食欲下降、恶心厌油等消化道症状，乏力等全身症状，肤目黄染、小便颜色加深，肝大、肝区疼痛等，不能排除其他疾病者。

(3) 肝功能检查：血清 ALT 反复升高而原因不明者。

2. 确诊病例　免疫学或血清学检测的阳性结果有助于确诊。

(1) 甲型肝炎：急性期血清抗 -HAV IgM 阳性；急性期及恢复期双份血清抗 -HAV 总抗体滴度呈四倍以上升高；急性早期的粪便免疫电镜查到 HAV 颗粒；血清或粪便中检出 HAV RNA。以上任何一项阳性可确诊。

(2) 乙型肝炎：包括以下几种情况：①现症 HBV 感染：具有以下一项可确诊：血清 HBsAg 阳性；血清 HBV DNA 阳性或 HBV DNA 聚合酶阳性；血清抗 -HBc IgM 阳性；肝内 HBcAg 阳性或 HBsAg 阳性，或 HBV DNA 阳性。②急性乙型肝炎：具有以下动态指标中一项者可诊断：HBsAg 滴度由高到低，消失后抗 -HBs 阳转；急性期血清抗 -HBc IgM 呈高滴度,而抗 -HBc IgG 阴性或低滴度。③慢性乙型肝炎:临床符合慢性肝炎,且有现症 HBV 感染依据。④慢性 HBsAg 携带者:无任何症状及体征,肝功能正常,血清 HBsAg 持续阳性达 6 个月以上者。

(3)丙型肝炎:血清中抗 -HCV 或 HCV RNA 阳性者可确诊。

(4)丁型肝炎:与 HBV 同时或重叠感染,并满足以下条件之一的:血清中抗 -HDV IgM 阳性,或 HDV Ag 阳性;血清中 HDV RNA 阳性;肝组织内 HDV Ag 阳性。

(5)戊型肝炎:急性期血清抗 -HEV IgM 阳性;急性期粪便免疫电镜找到 HEV 颗粒;急性期抗 -HEV 阴性而恢复期阳性者,只要符合其中一条即可确诊。

病毒性肝炎的临床表现复杂,应根据流行病学、临床表现、实验室检查及影像学检查结果,结合患者具体情况及动态变化进行综合分析,做出临床诊断,并根据特异性检查结果做出病原学诊断。对诊断不明确者应争取行肝穿刺活组织学检查。切忌主观片面地依靠某一点或某一次异常做出诊断。

九、鉴别诊断

(一)其他原因引起的黄疸

1. 溶血性黄疸　有药物或感染的诱因,表现为贫血、血红蛋白尿、网织红细胞增多,血清间接胆红素升高,粪、尿中尿胆原增多。

2. 肝外阻塞性黄疸　常见病因有胆石症、胰头癌等。有原发病的症状、体征如胆绞痛、Murphy 征阳性、腹内肿块等;肝功能损害轻,以直接胆红素升高为主,血清碱性磷酸酶常显著上升;X 线及超声检查发现结石症、肝内胆管扩张等。

(二)其他原因引起的肝炎

可见于细菌、其他病毒(EB 病毒和巨细胞病毒)、立克次体、钩端螺旋体等感染的患者,除有肝大、黄疸及肝功能异常外,尚有原发病的临床表现。化学药物及毒物引起的肝炎,有使用损害肝脏的药物及毒物史,肝损害程度常与药物剂量有关。酒精性肝病、血吸虫性肝病可根据个人史和血清学检查加以鉴别。

(三)病情评估

胆红素、凝血酶原时间和活动度、血糖、胆固醇等指标常与病情严重程度有关:患者血清胆红素进行性升高,每天上升 ≥1 倍正常值上限(ULN),提示肝衰竭,如有胆红素升高,而 ALT 和 AST 下降的"酶胆分离"现象,预后不良。凝血酶原活动度(PTA)<40% 是诊断肝衰竭的重要依据,亦是判断肝衰竭预后的敏感指标。超过 40% 肝衰竭患者出现低血糖,常提示预后不良。当严重肝损伤时,胆固醇在肝内合成减少,胆固醇越低,预后越险恶。

十、治疗

治疗应根据不同病原、不同临床类型及组织学损害区别对待。各型肝炎均以休息、营养为主,辅以适当药物,避免饮酒、过劳和损害肝脏的药物为治疗原则。

(一)急性肝炎

本病为自限性疾病,若能早诊断、早治疗,采取适当的休息、营养和一般的支持疗法,多数患者在 3~6 个月内能自愈。对临床症状重且黄疸深的患者,应强调早期卧床休息,适当补充 B 族维生素和维生素 C,进食量少者可静脉补充葡萄糖及维生素 C,症状明显减轻,可逐步增加活动。饮食以清淡为主,避免饮酒和应用肝损害药物。除急性丙型肝炎外,一般不进行抗病毒治疗。如果急性乙肝有重症化或慢性化倾向,建议及时使用抗病毒治疗。

（二）慢性肝炎

慢性病毒性肝炎的治疗应采用综合性治疗方案,主要包括一般及对症治疗、抗病毒、免疫调节、保肝、抗肝纤维化等治疗措施。抗病毒治疗是慢性乙型肝炎和丙型肝炎的关键治疗。目的是清除或持续抑制肝炎病毒,减轻肝细胞炎症坏死及肝纤维化,延缓和阻止疾病进展,减缓和防止肝硬化、肝癌及其并发症的发生,最终达到延长生存期和改善生活质量。

1. 一般治疗 主要为适当休息、合理饮食并辅以心理疏导。

2. 药物治疗

（1）改善和恢复肝功能:①非特异性保肝药:维生素类、还原型谷胱甘肽等。②降酶药:山豆根类(苦参碱等)、甘草提取物(甘草酸等)有降低转氨酶作用。③退黄药物:腺苷蛋氨酸、苯巴比妥、茵栀黄类、前列地尔、皮质激素等,其中,皮质激素需慎重使用。

（2）免疫调节剂:是 CHB 治疗的重要手段之一。胸腺肽用于有抗病毒适应证,但不能耐受或不愿接受干扰素和核苷类似物治疗的患者。胸腺肽 α_1 1.6mg 皮下注射,每周 2 次,疗程为 6 个月。某些中草药提取物如猪苓多糖、香菇多糖等亦有免疫调节作用。

（3）抗纤维化:主要用丹参、冬虫夏草、桃仁提取物、γ 干扰素等。

（4）抗病毒治疗:抗病毒治疗适应证主要根据血清病毒水平、血清 ALT 和肝脏疾病严重程度来决定,同时应结合患者年龄、家族史等因素,综合评估。符合条件者应尽快抗病毒治疗。乙型肝炎抗病毒治疗一般适应证包括:①慢性肝炎病史;② HBeAg 阳性患者:HBV-DNA ≥ 20 000IU/ml(相当于 10^5copies/ml);HBeAg 阴性者:HBV-DNA ≥ 2 000IU/ml(相当于 10^4 拷贝 /ml);③ ALT 持续升高 ≥ 2 倍正常上限,如用干扰素治疗,ALT 一般应 ≤ 10 倍正常上限,血清总胆红素应小于 2 倍正常上限;④如 ALT 小于 2 倍正常上限,但组织病理学提示有中度及以上炎症坏死和 / 或中度以上纤维化,也应考虑抗病毒治疗。孕妇及儿童应酌情考虑抗病毒治疗。慢性丙型肝炎一旦血液中检测到 HCV-RNA,即应进行规范的抗病毒治疗。临床常用抗病毒药物如下:

1）干扰素:我国已批准普通 α 干扰素(IFN-α)和聚乙二醇 α 干扰素(PegIFN-α)用于治疗 CHB。PegIFN-α 相较于 IFN-α 能取得更高的 HBeAg 血清学转换率、HBV-DNA 抑制及生化学应答率。PegIFN-α-2a 给药剂量 180μg,皮下注射,每周 1 次;PegIFN-α-2b 1.5μg/kg,皮下注射,每周 1 次。推荐疗程为 48 周,但治疗早期应答可帮助预测疗效。我国批准用于 CHC 的治疗药物是 PegIFN-α 或普通 IFN-α 联合利巴韦林(RBV)。在直接抗病毒药物(DAAs)在我国上市之前,PegIFN-α 联合 RBV 是 HCV 感染者接受抗病毒治疗的主要方案,适用于所有基因型 HCV 现症感染,同时无治疗禁忌证的患者。

在有抗病毒指征的患者中,相对年轻的患者(包括青少年患者)、希望近年内生育的患者、期望短期完成治疗的患者、初次接受抗病毒治疗的患者,可优先考虑干扰素治疗。干扰素的不良反应有流感样综合征表现如发热、头痛、肌痛和乏力等、一过性外周血细胞减少、精神异常、自身免疫性疾病,少数患者出现甲状腺疾病、糖尿病、类风湿关节炎和系统性红斑狼疮样综合征等,严重者应停药。干扰素治疗的绝对禁忌证包括妊娠或短期内有妊娠计划、精神病史、未能控制的癫痫、失代偿期肝硬化、未控制的自身免疫性疾病、伴有严重感染、视网膜疾病、心衰、慢性阻塞性肺部等基础疾病。相对禁忌证包括甲状腺疾病,既往抑郁症史,未控制的糖尿病、高血压,治疗前中性粒细胞计数 $<1.0 \times 10^9$/L 和 / 或血小板计数 $<50 \times 10^9$/L。

2）核苷（酸）类似物:2019 年《中国慢性乙型肝炎防治指南》推荐:对初治患者优先推荐选用恩替卡韦、替诺福韦酯或 PegIFN-α。核苷（酸）类药物:HBeAg 阳性 CHB 患者建议总疗程至少 4 年,在达到 HBV-DNA 低于检测下限、ALT 复常、HBeAg 血清学转换后,再巩固治疗至少 3 年(每隔 6 个月复查一次)仍保持不变者,可考虑停药,但延长疗程可减少复发;

HBeAg 阴性 CHB 患者建议治疗达到 HBsAg 消失且 HBV-DNA 检测不到,再巩固治疗 1 年半(经过至少 3 次复查,每次间隔 6 个月)仍保持不变时,可考虑停药。

服用核苷(酸)类似物期间,应密切关注患者治疗依从性问题:包括用药剂量、使用方法、是否有漏用药物或自行停药等情况,确保患者已经了解随意停药可能导致的风险,提高患者依从性。不良反应少见,如肾功能不全(主要见于阿德福韦酯治疗)、低磷性骨病(主要见于阿德福韦酯、替诺福韦治疗)、肌炎、横纹肌溶解(主要见于替比夫定治疗)、乳酸酸中毒等(可见于拉米夫定、恩替卡韦、替比夫定),一旦确诊为尿毒症、肌炎、横纹肌溶解或乳酸酸中毒等,应及时停药或改用其他药物,并给予积极的相应治疗干预。耐药是核苷(酸)类似物长期治疗 CHB 所面临的主要问题之一。耐药可引发病毒学突破、生化学突破、病毒学反弹及肝炎发作,少数患者可出现肝脏失代偿、急性肝衰竭,甚至死亡。

3)直接抗病毒药物(DAAs):DAAs 在我国已有多种药物获批上市,是目前治疗慢性丙型肝炎最主要的方案,常用的包括索磷布韦、达卡他韦、索磷布韦维帕他韦等,其优点在于安全性高(可用于失代偿期肝硬化、肝癌患者)、起效快、疗程短(一般为 3 个月,肝硬化可延长至 6 个月)、治愈率高(索磷布韦维帕他韦临床治愈率已超过 98%)、复发率极低等。目前是国际国内指南推荐一线用药。

(三) 肝衰竭

肝衰竭病死率极高,并发症多,原则是强调早期诊断、早期治疗、针对不同病因采取相应的病因治疗措施和综合治疗措施,并积极防治各种并发症。有条件者早期进行人工肝治疗,视病情进展情况进行肝移植前准备。

1. 支持治疗 患者绝对卧床休息,进行病情评估和重症监护,推荐肠道内营养,包括高碳水化合物、低脂、适量蛋白饮食,肝性脑病患者需限制经肠道蛋白摄入;积极纠正低蛋白血症,补充白蛋白或新鲜血浆,酌情补充凝血因子,注意纠正水电解质及酸碱平衡紊乱,密切观察病情,防止医院内感染。禁用对肝、肾有损害的药物。

2. 病因治疗 主要针对 HBV 感染者,对 HBV-DNA 阳性的肝衰竭患者,不论 HBV-DNA 滴度高低,建议立即使用核苷(酸)类药物抗病毒治疗。

3. 促进肝细胞再生 为减少肝细胞坏死,促进肝细胞再生,可酌情使用促肝细胞生长素和前列腺素 E_1(PEG_1)脂质体等药物,但疗效尚需进一步确定。

4. 微生态调节治疗 应用肠道微生态制剂如肠道微生态调节剂、乳果糖或拉克替醇等,可调节肝衰竭患者的肠道微生态失衡,减少肠道细菌异位或降低内毒素血症及肝性脑病的发生,从而改善患者的预后。

5. 防治并发症

(1)肝性脑病:预防和治疗氨中毒(减少氨的产生和吸收、降低血氨药物的使用)、纠正氨基酸比例失调(使用支链氨基酸,竞争性减少芳香族氨基酸)、抗假性神经传导介质(如左旋多巴的使用)。

(2)合并细菌或真菌感染:①推荐常规进行血液和其他体液的病原学检测;②除慢性肝衰竭时可酌情口服利福昔明作为肠道感染的预防以外,一般不推荐常规预防性使用抗菌药物;③一旦出现感染,应根据经验选择抗菌药物,并及时根据培养及药敏试验结果调整用药,注意防治真菌二重感染。

(3)出血:①推荐常规预防性使用 H_2 受体阻滞剂或质子泵抑制剂。②对门静脉高压性出血患者,为降低门静脉压力,首选生长抑素类似物,也可使用垂体后叶素。③食管胃底静脉曲张所致出血者可用三腔二囊管压迫止血,或行内镜下硬化剂注射或套扎治疗止血;可行介入治疗。④可给予新鲜血浆、血小板、凝血酶原复合物等支持治疗。

(4) 急性肾损伤及肝肾综合征：①保持有效循环血容量，低血压初始治疗建议静脉输注生理盐水；②顽固性低血容量性低血压患者可使用系统性血管活性药物，如特利加压素或去甲肾上腺素加白蛋白静脉输注，但有颅内高压的严重脑病患者慎用；③保持平均动脉压 $\geqslant$ 75mmHg；④限制液体入量，24 小时总入量不超过尿量加 500~700ml；⑤人工肝支持治疗。

6. 人工肝支持系统　非生物型人工肝支持系统对早期肝衰竭有较好疗效，为晚期肝衰竭进行肝移植争取时间。

7. 肝移植　肝移植是治疗中晚期肝衰竭最有效的挽救性治疗手段。

(四) 淤胆型肝炎

早期治疗同急性黄疸型肝炎，黄疸持续不退时，可酌情使用激素减轻炎症反应。熊去氧胆酸有一定作用。

十一、慢病管理

慢性病毒性肝炎可发展成肝硬化甚至肝癌，对慢性病毒性肝炎患者特别有肝硬化肝癌家族史应该加强随访，应定期复查肝功能、病毒含量、甲胎蛋白、肝脏彩超，长期坚持服药。

十二、预防

(一) 控制传染源

病毒性肝炎属我国法定管理传染病种中的乙类传染病，发现后应及时做好疫情报告并隔离患者。急性甲型及戊型肝炎自发病之日起隔离 3 周。乙型及丙型肝炎隔离至病情稳定后可以出院。各型肝炎应分室住院治疗，对患者的分泌物、排泄物、血液以及污染的医疗器械、物品等均应进行消毒处理。对急性甲型或戊型肝炎患者的接触者进行医学观察 4~5 日。HBsAg 阳性或抗 -HCV 阳性者不得献血、组织或器官。HBsAg 携带者可照常工作和学习，但要定期随访，注意个人卫生、经期卫生以及行业卫生，防止血液及其他体液污染并感染他人。不共用餐具、刮刀修面用具、洗漱用品等。

(二) 切断传播途径

甲型和戊型肝炎，重点在于搞好卫生措施，如加强水源保护、饮水消毒、食品卫生、食具消毒管理，加强个人卫生、粪便管理等。乙型、丙型、丁型肝炎，重点在于防止通过血液和体液传播。每个献血员和每个单元血液都要经过最敏感方法检测 HBsAg 和抗 HCV，严禁阳性者献血。提倡使用一次性注射器和针灸针。洗漱用具要专用。接触患者后用肥皂和流动水洗手。

(三) 保护易感人群

在甲型肝炎流行期间，易感人群(婴幼儿、儿童和血清抗 HAV-IgG 阴性者)都应注射甲型肝炎减毒活疫苗；与甲型肝炎患者接触者可接种人血清球蛋白或胎盘球蛋白以防止发病。接种乙型肝炎疫苗是预防 HBV 感染的最有效方法。乙型肝炎疫苗的接种对象主要是新生儿，其次为婴幼儿，15 岁以下未免疫人群和高危人群(如医务人员、器官移植患者、经常接受输血或血液制品者、免疫功能低下者、HBsAg 阳性者的家庭成员、静脉内注射毒品者等)。HBsAg 阳性母亲的新生儿出生后应在出生后 24 小时内尽早(最好 12 小时内)注射乙型肝炎免疫球蛋白(HBIG)，剂量应 $\geqslant$ 100IU，同时在不同部位接种乙型肝炎疫苗，1 个月和6 个月时分别接种第 2 和第 3 针乙型肝炎疫苗。目前丙、丁、戊型肝炎尚缺乏特异性免疫预防措施。

第三节　流行性感冒

流行性感冒(influenza,简称流感)是由流感病毒(influenza virus)引起的急性呼吸道传染病,常突然暴发,迅速扩散,具有发病率高但病死率低的特点,可造成不同程度的流行。临床表现为急起高热、显著乏力、头痛、全身肌肉酸痛等全身中毒症状及轻度呼吸道症状如咽痛、咳嗽等。病程短,有自限性。人群普遍易感,但老年人、年幼儿童、孕产妇或有慢性基础疾病者易出现严重并发症,甚至死亡。本病流行有一定的季节性,以冬春季节多见。

一、病原学

流感病毒属于正黏病毒科(Orthomyxoviridae),为单股、负链、分节段 RNA 病毒,呈球形囊膜病毒,直径 80~120nm,丝状体常见于新分离到的病毒。流感病毒由包膜、基质蛋白和核心组成。基质蛋白构成了病毒外壳骨架,具有保护病毒核心和维持病毒空间结构的作用。根据核蛋白(nucleocapside protein,NP)和基质蛋白(matrix protein,MP)分为甲、乙、丙三型。甲型流感病毒根据其表面血凝素(hemagglutinin,HA)和神经氨酸酶(neuraminidase,NA)蛋白结构及其基因特性又可分成许多亚型,至今甲型流感病毒已发现的血凝素有 16 个亚型(H1~16),神经氨酸酶有 9 个亚型(N1~9)。人类流感主要与 H1、H2、H3 和 N1、N2 亚型有关,甲型流感病毒宿主广泛,可感染除人以外其他动物,最易发生变异,曾多次引起世界性大流行;乙型流感病毒变异较少,仅感染人,通常只引起局部暴发;丙型流感病毒稳定,感染人以外还可以感染猪,多为散发,主要侵犯婴幼儿和免疫低下人类。流感病毒变异主要形式有两种:抗原漂移和抗原转换,可形成新病毒亚型,由于人群对抗原转换后出现的新亚型缺少免疫力,往往会引起流感的全球性大流行。

流感病毒很容易被紫外线和加热灭活,通常 56℃,30 分钟可被灭活。对常用消毒剂(甲醛、过氧乙酸、含氯消毒剂等)、紫外线敏感,耐低温和干燥。

二、流行病学

(一) 传染源

流感患者和隐性感染者是流感的主要传染源。从潜伏期末到发病的急性期都有传染性。病初 2~3 天传染性最强。在呼吸道分泌物中病毒一般持续排毒 3~6 天。婴幼儿流感以及人 H5N1 禽流感病例中,长期排毒很常见(1~3 周)。免疫缺陷患者会出现病毒排毒周期延长。

(二) 传播途径

主要通过空气飞沫传播。接触患者的呼吸道分泌物、体液和污染病毒的物品也可能引起感染。

(三) 易感人群

人群普遍易感。感染后有一定的免疫力,但持续时间短,且各型之间及不同亚型之间无交叉免疫。流感病毒常常发生变异,例如甲型流感病毒在人群免疫压力下,每隔 2~3 年就会有流行病学上重要的抗原变异株出现,感染率最高的通常是青少年。

(四) 流行特征

突然暴发,迅速扩散,从而造成不同程度的流行。四季均可发生,以冬春季为主。南方在夏秋季也可见到流感流行。甲型流感病毒常以流行形式出现,能引起世界性大流行。乙型流感病毒常常引起局部暴发,不引起世界性大流行。丙型流感病毒主要以散在形式出现,主要侵袭婴幼儿,一般不引起流行。

三、发病机制与病理解剖

带有流感病毒颗粒的飞沫吸入呼吸道后,病毒的神经氨酸酶破坏神经氨酸,使黏蛋白水解,糖蛋白受体暴露。通过血凝素与呼吸道表面纤毛柱状上皮细胞的唾液酸受体结合以内吞形式进入细胞,在细胞内进行复制,引起上呼吸道症状,在上皮细胞变性坏死后排出大量病毒,随呼吸道分泌物排出引起传播,而上皮细胞变性、坏死后产生的炎症反应,从而引起发热、头痛等全身症状。单纯流感病变主要损害呼吸道上部和中部黏膜,不引起病毒血症。免疫力低下或老年患者可继发细菌感染。

单纯型流感的病理变化主要发生在上、中呼吸道,为呼吸道纤毛上皮细胞呈簇状脱落、上皮细胞的化生、固有层黏膜细胞的充血、水肿伴单核细胞浸润等病理变化。致命的流感病毒性肺炎病理改变以出血、严重气管支气管炎症和肺炎为主,其特点是支气管和细支气管细胞广泛坏死,伴随有纤毛上皮细胞脱落、纤维蛋白渗出、炎症细胞浸润、透明膜形成,以及肺泡和支气管上皮细胞充血、间质性水肿等病理改变,后期改变还包括弥漫性肺泡损害,淋巴性肺泡炎,化生性的上皮细胞再生,甚至是广泛的组织纤维化。

四、临床表现

流感的潜伏期一般为 1~7 天,多数为 2~4 天。临床上全身中毒症状明显,可有急性高热,伴畏寒、寒战、头痛、乏力、全身酸痛等,而呼吸道症状轻微。临床可分为以下类型。

（一）单纯型流感

最常见。突然起病,高热,体温可达 39~40℃,可有畏寒、寒战,多伴头痛、全身肌肉关节酸痛、极度乏力、食欲减退等全身症状,常有鼻塞、流涕、咽喉痛、干咳等呼吸道症状。查体可见急性病容,颜面潮红,眼结膜和咽部黏膜充血,肺部听诊呼吸音粗糙。如无并发症,多于 3~4 天后体温逐渐消退,咳嗽、体力恢复常需 1~2 周。轻症者如普通感冒,症状轻,2~3 天可恢复。

（二）中毒型流感

极少见。表现为高热、休克及弥散性血管内凝血（DIC）等严重症状,病死率高。

（三）胃肠型流感

除发热外,以呕吐、腹痛、腹泻为显著特点,儿童多于成人。病程 2~3 天。

（四）肺炎型流感

主要发生于婴幼儿、老年人、慢性心肺疾病及免疫功能低下者。轻症与单纯型流感相似,但发热持续时间长,可有剧烈咳嗽、咳痰,伴胸痛,肺部体征较少,胸部 X 线显示炎性阴影。重症患者可表现高热不退,剧烈咳嗽,咳血性痰,气急、喘促,发绀,可并发呼吸衰竭、心力衰竭及休克,甚至死亡。肺部听诊可闻及湿啰音,胸部 X 线检查可见两肺絮状阴影,病死率高。

（五）其他类型

心肌炎型和心包炎型,可见肌酸激酶升高、心电图异常,而肌钙蛋白异常少见,多可恢复;重症病例可出现心力衰竭。脑膜脑炎型,表现为意识障碍、脑膜刺激征等。

五、并发症

（一）继发细菌性肺炎

为常见并发症,发生率为 5%~15%。流感起病 2~4 天后病情加重,或在流感恢复期病情反而加重,出现高热、剧烈咳嗽、脓性痰、呼吸困难,查体可见肺实变体征或见肺部湿啰音。外周血白细胞总数和中性粒细胞显著增多,以肺炎链球菌、金黄色葡萄球菌或流感嗜血杆菌等为主。

(二) 瑞氏综合征

瑞氏综合征(Reye syndrome)又称脑病合并内脏脂肪变性综合征,是以脑水肿和肝功能障碍为特征的一组综合征。偶见于 14 岁以下的儿童,尤其是使用阿司匹林等水杨酸类解热镇痛药物者。

六、实验室检查

(一) 血常规

白细胞总数一般不高或降低,淋巴细胞相对增加。合并细菌感染时白细胞和中性粒细胞可增多。

(二) 血生化

部分病例可出现低钾血症,少数病例血清肌酸磷酸酶、乳酸脱氢酶、肌酐等升高。

(三) 病毒分离

病毒分离是金指标,将起病 3 日内患者的含漱液或上呼吸道分泌物接种于鸡胚或组织培养,进行病毒分离。从急性患者的含漱液或咽拭子中可分离出流感病毒。

(四) 病毒抗原检测

取患者呼吸道标本(咽拭子、鼻拭子、鼻咽或气管抽取物中的黏膜上皮细胞),采用免疫荧光或酶标记的流感病毒血清染色检出抗原,本方法快速、灵敏,用于早期诊断。使用单克隆抗体可区分甲、乙型流感,一般可在数小时以内获得结果。对快速检测结果应结合患者的流行病史和临床症状综合考虑。

(五) 病毒核酸检测

以 RT-PCR 法检测呼吸道标本(咽拭子、鼻拭子、鼻咽或气管抽取物、痰)中的流感病毒核酸。本方法特异性和敏感性最好,且能快速区分病毒类型和亚型,一般能在 4~6 小时内获得结果。

(六) 血清学诊断

检测流感病毒特异性 IgM 和 IgG 抗体水平。动态检测的 IgG 抗体水平恢复期比急性期升高 4 倍或以上,有回顾性诊断意义。

(七) 影像学表现

多数患者无肺内受累。发生肺炎者影像学检查可见肺内斑片状、多叶段渗出性病灶;进展迅速者,可发展为双肺弥漫的渗出性病变或实变,个别病例可见胸腔积液。

七、诊断

具有临床表现,以下一项病原学检测结果阳性即可确诊:流感病毒核酸检测阳性;流感病毒快速抗原检测阳性,结合流行病学综合判断;流感病毒分离培养阳性;急性期和恢复期双份血清的流感病毒特异性 IgG 抗体水平呈 4 倍或 4 倍以上升高。

八、鉴别诊断

可与普通感冒,其他类型上呼吸道感染如急性咽炎、扁桃体炎、鼻炎和鼻窦炎,下呼吸道感染如急性气管 - 支气管炎、肺炎、肺结核等疾病鉴别;还应与伴有发热,特别是伴有肺部阴影的非感染性疾病相鉴别,如结缔组织病、肺栓塞、肺部肿瘤等。

九、病情评估

多数患者预后良好,出现高热、呼吸困难、休克等严重症状,且肺部影像学进展较快者预后不良。

十、治疗

(一) 一般治疗

1. 隔离,保持房间通风。充分休息,多饮水,饮食应当易于消化和富有营养。密切观察病情变化,尤其是老年和儿童患者。

2. 在发病 36 小时或 48 小时内尽早开始抗流感病毒药物治疗。

3. 避免盲目或不恰当使用抗菌药物,仅在继发细菌性肺炎、中耳炎和鼻窦炎等时才有使用抗菌药物的指征。

4. 合理使用对症治疗药物 流感患者只要早期应用抗病毒药物,大多不再需要对症治疗(解热镇痛、缓解鼻黏膜充血、抗过敏、止咳等药物)。儿童忌用阿司匹林或含阿司匹林药物以及其他水杨酸制剂。

(二) 抗流感病毒药物治疗

1. 神经氨酸酶抑制剂 作用机制是阻止病毒由被感染细胞释放和入侵邻近细胞,减少病毒在体内的复制,对甲、乙型流感均具活性,建议发病初期使用。常用奥司他韦(oseltamivir),成人,75mg/ 次,每日 2 次,疗程 5 日;儿童按体重或年龄计算用量。扎那米韦(Zanamivir),成人和 7 岁以上儿童,每次 10mg 吸入,每日 2 次。

2. M_2 离子通道阻滞剂 阻断流感病毒 M_2 蛋白的离子通道,从而抑制病毒复制,但仅对甲型流感病毒有抑制作用。金刚乙胺(rimantadine),成人和 ≥10 岁儿童,每次 200mg,每日 1 次;1~9 岁儿童,按 5mg/(kg·d),不超过 150mg/d。金刚烷胺(Amantadine),成人和 ≥10 岁儿童,每次 200mg,每日 1 次;1~9 岁儿童,按 5~8mg/(kg·d),不超过 150mg/d。神经系统不良反应有神经质、焦虑、注意力不集中和轻度头痛等,多见于金刚烷胺;胃肠道反应有恶心、呕吐,大多比较轻微,停药后可迅速消失。目前耐药问题严重,限制了临床使用。

(三) 重症病例的治疗

治疗原则:积极治疗原发病,防治并发症,并进行有效的器官功能支持。

(四) 中医辨证论治

十一、预防

(一) 控制传染源

及早对流感患者进行呼吸道隔离和早期治疗,隔离期 1 周或至主要症状消失。流行期间如出现流感样症状及时就医,并减少接触他人,尽量居家休息。

(二) 切断传播途径

1. 保持室内空气流通,流行高峰期避免去人群聚集场所。

2. 咳嗽、打喷嚏时应使用纸巾等,避免飞沫传播。

3. 经常彻底洗手,避免脏手接触口、眼、鼻。

(三) 保护易感人群

接种流感疫苗是其他方法不可替代的最有效预防流感及其并发症的手段。疫苗需每年接种方能获得有效保护,疫苗毒株的更换由 WHO 根据全球监测结果来决定。

从未接种过流感疫苗,或前一年仅接种 1 剂的 6 月龄 ~9 岁儿童应接种 2 剂,间隔 4 周;

以后每年在流感高发季节前接种 1 剂。其他人群每年 1 剂。我国大多数地区应在每年 10 月前开始接种。

抗病毒药物预防应选择对流行毒株敏感的抗病毒药物，药物预防不能代替疫苗接种，只能作为没有接种疫苗或接种疫苗后尚未获得免疫能力的高合并症风险人群的紧急临时预防措施。

（四）中医预防

与流感患者有明确接触者：

1. 儿童、青壮年，身体强壮者可用下方：金银花 6g、大青叶 6g、薄荷 3g、生甘草 3g，水煎服，每日 1 剂，连服 5 日。

2. 老年体弱者可用下方：党参 6g、苏叶 6g、荆芥 6g，水煎服，每日 1 剂，连服 5 日。

本病预后一般良好，常于短期内自愈。婴幼儿、老年人和合并有慢性病者，预后较差。

附 1：甲型 H1N1 流感

甲型 H1N1 流感是一种由新甲型 H1N1 流感病毒引起的新型急性呼吸道传染病。人群对甲型 H1N1 普遍易感，感染后早期症状与普通流感相似。2009 年 3 月，墨西哥暴发"人感染猪流感"疫情，后更名为"甲型 H1N1 流感"。2009 年 6 月，世界卫生组织（WHO）将甲型 H1N1 流感的警告级别提升为 6 级。我国明确将该流感列为法定乙类传染病管理，并采取甲类传染病的预防控制措施。

一、病原学

该病毒为正黏病毒科，甲型流感病毒属，为新甲型 H1N1 流感病毒株，该病毒基因组中包含有猪流感、禽流感和人流感 3 种流感病毒的基因片段。为单股负链 RNA 病毒，基因组约为 13.6kb，由大小不等的 8 个独立片段组成。病毒呈球状，有囊膜，直径为 80~120nm。囊膜除有脂质膜和基质蛋白 M2 外，还有许多放射状排列的突起糖蛋白：红细胞血凝素（HA）和神经氨酸酶（NA）。病毒颗粒内为核衣壳，呈螺旋状对称，直径为 10nm。该病毒对热敏感，56℃ 30 分钟可灭活，对乙醇、碘伏、碘酊等常用消毒剂敏感。

二、流行病学

（一）传染源

患者及无症状感染者为主要传染源。

（二）传播途径

主要通过飞沫经呼吸道传播，也可通过口腔、鼻腔、眼睛等处黏膜直接或间接接触传播。

（三）易感人群

人群普遍易感。以下人群较易成为重症病例：妊娠期妇女；伴有慢性呼吸系统疾病、心血管系统疾病（高血压除外）、肾病、肝病、血液系统疾病、神经系统及神经肌肉疾病、代谢及内分泌系统疾病、免疫功能抑制、19 岁以下长期服用阿司匹林者；年龄<5 岁的儿童及年龄 ≥65 岁的老年人；肥胖者（体重指数 ≥30）。

三、发病机制和病理解剖

甲型 H1N1 流感的发病机制与流行性感冒发病机制基本一致。

主要病理改变为支气管和细支气管上皮广泛变性、坏死，支气管、细支气管腔和肺泡内充满含有中性粒细胞、单核细胞等的渗出液。另外，肺组织中大量中性粒细胞、巨噬细胞浸润释放各种酶及细胞因子,导致肺损伤、肺功能恶化、乏力等全身症状。

四、临床表现

甲型 H1N1 流感的潜伏期一般为 1~7 天。

大多数病例临床表现与普通流感相似,出现发热、咽痛、流涕、鼻塞、咳嗽、咳痰、头痛、全身酸痛、乏力。部分病例出现胃肠道症状,即呕吐和 / 或腹泻。少数病例仅有轻微的上呼吸道症状,无发热。体征主要包括咽部充血和扁桃体肿大。部分病例可发生肺炎等并发症。少数病例病情进展迅速,出现呼吸衰竭、多脏器功能不全或衰竭。病情严重者可导致死亡。

新生儿和婴儿流感样症状常不典型,可表现为低热、嗜睡、喂养困难、呼吸急促、呼吸暂停、发绀和脱水。儿童病例易出现喘息,部分儿童病例出现中枢神经系统损害。

妊娠期妇女感染甲型 H1N1 流感后可能导致流产、早产、胎儿窘迫、胎死宫内等不良妊娠结局。

五、实验室检查

(一)一般检查

白细胞总数一般不高或降低;部分病例可出现低钾血症,肌酸激酶、谷草转氨酶(天冬氨酸氨基转移酶)、谷丙转氨酶(丙氨酸氨基转移酶)及乳酸脱氢酶升高。

(二)病原学检查

1. 病毒分离　呼吸道标本中分离出甲型 H1N1 流感病毒。

2. 病毒核酸检测　以 RT-PCR 法检测呼吸道标本(咽拭子、鼻拭子、鼻咽或气道抽取物、痰)中的甲型 H1N1 流感病毒核酸。

3. 血清抗体　检测血清 H1N1 流感病毒特异性抗体水平呈 4 倍或 4 倍以上升高。

(三)胸部影像学检查

甲型 H1N1 流感肺炎在 X 线胸片和 CT 的基本影像表现为肺内片状影,为肺实变或磨玻璃密度,可合并网、线状和小结节影。片状影为局限性或多发、弥漫性分布,较多为双侧病变。可合并胸腔积液。儿童病例肺内片状影出现较早,多发及散在分布多见,易出现过度充气,影像学表现变化快,病情进展时病灶扩大融合,可出现气胸、纵隔气肿等征象。

六、诊断

(一)疑似诊断

有下列情况之一的为疑似病例:①发病前 7 天内与传染期甲型 H1N1 流感确诊病例有密切接触,并出现流感样临床表现;②发病前 7 天内曾到过甲型 H1N1 流感流行的地区,出现流感样临床表现;③出现流感样临床表现,甲型流感病毒检测阳性,尚未进一步检测病毒亚型。

(二)确定诊断

出现流感样临床表现,同时有以下一种或几种实验室检测结果:①甲型 H1N1 流感病毒核酸检测阳性(可采用逆转录 - 聚合酶链反应方法);②分离到甲型 H1N1 流感病毒;③双份血清 H1N1 流感病毒的特异性抗体水平呈 4 倍或 4 倍以上升高。

七、治疗

(一)一般治疗

对疑似和确诊病例均应进行就地隔离、及早治疗。采取综合对症处理。注意多饮水、休息,增加营养及密切观察病情变化。对于高热者对症予以解热镇痛药物。

笔记栏

（二）抗病毒治疗

甲型 H1N1 流感病毒目前对神经氨酸酶抑制剂奥司他韦（oseltamivir）、扎那米韦（zanamivir）敏感，对金刚烷胺和金刚乙胺耐药。

对于感染甲型 H1N1 流感的高危人群应及时予以神经氨酸酶抑制剂治疗，尽可能在发病 48 小时内（以 36 小时内为最佳），不一定等待病毒核酸检测结果，即可开始抗病毒治疗。孕妇在出现流感样症状之后，宜尽早给予神经氨酸酶抑制剂治疗。对于就诊时病情严重、病情呈进行性加重的病例，须及时用药，即使发病已超过 48 小时，也应使用。

（三）其他治疗

若合并细菌和／或真菌感染者，予以相应抗细菌和／或抗真菌药物治疗；出现低氧血症或呼吸衰竭者，及时予以相应治疗措施，包括氧疗、无创或有创机械通气；对于病情严重者（出现休克或合并急性呼吸窘迫综合征者），予以小剂量糖皮质激素治疗；对于危重患者，也可考虑使用甲型 H1N1 流感近期康复者恢复期血浆或疫苗接种者免疫血浆进行治疗。

（四）中医辨证论治

八、预防

（一）控制传染源

加强疾病监测，严格疫情报告制度。对疑似和确诊患者进行隔离治疗，流行期间对有类似感冒症状的人及时报告医生，尽量避免外出与他人接触。

（二）阻断传播途径

流行期间做好自我防护措施，注意个人卫生，勤洗手，避免手部接触眼睛、鼻及口，少到公共场所、娱乐场所，暂停集会。保持房间清洁，经常通风换气。

（三）保护易感人群

接种特异性的甲型 H1N1 流感疫苗是预防该流感及其严重并发症最有效的方法。目前已有针对此流感病毒的疫苗，并已取得较好预防效果。

ER-11-1

甲型 H1N1
流感

附 2：人感染高致病性禽流感

人感染高致病性禽流感 A（H5N1）简称"人禽流感"，是一种由禽流感病毒 H5N1 亚型引起的急性呼吸道传染病。以高热、咳嗽、呼吸急促为主要临床表现，病情轻重不一，特点是发现晚、病情重、进展快、病死率高，呼吸衰竭是最常见的并发症，可进展至急性呼吸窘迫综合征（ARDS）甚至多器官功能衰竭。

一、病原学

禽流感病毒 A（H5N1）结构与人甲型流感病毒相似，是多型性囊膜病毒，常为球形，直径 80~120nm。基因组含有 8 个节段单股负链 RNA 病毒，至少编码 11 种蛋白。每个 RNA 节段均与核蛋白（NP）和 3 种 RNA 多聚酶（PB2、PB1 和 PA）连接形成 RNP 复合物。RNPs 外环绕基质蛋白，表面为包膜，含有红细胞血凝素（HA）和神经氨酸酶（NA），为禽流感病毒 A（H5N1）的主要抗原。禽流感病毒容易被稀酸、乙醚等有机溶剂和碘剂、含氯石灰灭活。对热敏感，56℃ 30 分钟或 100℃ 2 分钟可使病毒灭活。病毒对低温相对抵抗力较强。在自然环境下，存在于口腔、鼻腔和粪便中的病毒受到有机物保护，能存活相当长时间。

二、流行病学

(一)传染源

被禽流感病毒 A(H5N1)感染的禽类动物,尤其是散养家禽。人禽流感患者也可能具有一定的传染性。

(二)传播途径

吸入具有传染性的飞沫、直接接触或通过污染物的间接接触,将病毒接种到患者的上呼吸道或结膜的黏膜上。目前尚无人与人之间直接传播的确切证据。

(三)易感人群

人群普遍易感。青壮年和儿童发病率较高。高危人群为与不明原因病死家禽或感染、疑似感染禽流感家禽密切接触者。

三、发病机制和病理解剖

禽流感 A(H5N1)病毒通过呼吸道感染患者后,被感染的靶细胞主要是Ⅱ型肺泡上皮细胞,A(H5N1)病毒在这些细胞中复制,直接导致细胞的死亡。其次可能刺激机体大量产生各种细胞因子,造成"细胞因子风暴",引起多种细胞损伤,造成肺脏广泛的病变及渗出,随着病程的延长,受累部位可出现广泛纤维化。同时,病毒可以以血液中免疫细胞为载体,扩散到肺外脏器。

病理改变主要表现为以呼吸系统为主的多系统损伤,除弥漫性肺损伤外,同时伴有心脏、肝脏、肾脏等多器官组织损伤。早期气管、支气管、肺泡上皮变性、坏死及脱落,肺泡腔内见浆液、纤维素渗出及脱落上皮细胞和单核细胞,肺泡壁及小气道表面广泛透明膜形成,肺间质少量淋巴细胞、单核细胞浸润。中晚期主要以增生性和纤维化性改变为主。

四、临床表现

潜伏期一般为 1 周以内。

潜患者通常仅有轻微的上呼吸道感染症状。重症患者常急性起病,早期表现类似普通型流感,主要为发热,体温大多持续在 39℃以上,热程 1~7 日,多为 3~4 日,可伴流涕、鼻塞、咳嗽、咽痛、头痛和全身不适,常在发病 1~5 日后出现呼吸急促及肺炎表现,病情发展迅速,可出现肺炎、急性呼吸窘迫综合征(ARDS),肺出血、胸腔积液、Reye 综合征等多种并发症。体格检查可发现受累肺叶段区域实变体征。

五、实验室检查

(一)一般检查

外周血白细胞总数、淋巴细胞和血小板不同程度减少;可见磷酸肌酸激酶、谷草转氨酶(天冬氨酸氨基转移酶)、谷丙转氨酶(丙氨酸氨基转移酶)及乳酸脱氢酶升高。部分患者出现蛋白尿。

(二)病原学检查

1. 病毒分离　呼吸道标本中分离出禽流感 A(H5N1)病毒。

2. 病毒核酸检测　以 RT-PCR 法检测呼吸道标本(咽拭子、鼻拭子、鼻咽或气道抽取物、痰)中的禽流感 A(H5N1)病毒核酸。

3. 血清抗体　检测血清禽流感 A(H5N1)病毒特异性抗体水平呈 4 倍或 4 倍以上升高。

(三)影像学检查

X 线胸片和肺 CT 检查肺内出现局限性片状影像,为肺实变或磨玻璃密度,多为一个肺段或肺叶内的病灶。各个肺野均可发生。重症患者可出现弥漫性的大片状或融合的斑片状影,片状影内可见"空气支气管"征,影像动态变化较快,重症患者肺部影像从小片到大片、从局限到广泛、从单侧到双侧,以及病变密度的转变均较迅速。

六、并发症

重症患者病情进展迅速,可出现呼吸衰竭、气胸、纵隔气肿、心肌炎、心力衰竭和肾衰竭等并发症。

七、诊断

根据流行病学史、临床表现及实验室检查结果,排除其他疾病后,常可做出 A(H5N1)人禽流感的诊断。

流行病学史是指发病前 7 天内接触过病、死禽,或其排泄物、分泌物;发病前 14 天内,曾到过有活禽交易、宰杀的市场,或与人禽流感疑似、临床诊断、实验室确诊病例有过密切接触,或在出现异常病、死禽的地区居住、生活、工作过;或从事禽流感病毒实验室工作人员。

1. 医学观察病例 有流行病学接触史,1 周内出现流感样临床表现者。

2. 疑似病例 有流行病学史和临床表现,采用甲型流感病毒 H 亚型单克隆抗体在患者呼吸道分泌物或尸检肺标本中查到相应特异性抗原,或 PT-PCR 扩增出 H 亚型基因。

3. 临床诊断病例 ①诊断为人禽流感疑似病例,但无法进一步取得临床检验标本或实验室检查证据,而与其有共同接触史的人被诊断为确诊病例,并且没有其他疾病确定诊断依据者;②具备流行病学史中任何一项,伴有相关临床表现,实验室病原检测患者恢复期血清红细胞凝集抑制(HI)试验或微量中和试验 A(H5N1)抗体阳性(HI 抗体或中和抗体效价 ≥ 40)。

4. 确诊病例 有流行病学接触史和临床表现,从患者呼吸道分泌物标本或相关组织标本中分离出特定病毒,或采用其他方法,禽流感病毒亚型特异抗原或核酸检测阳性,或发病初期和恢复期双份血清禽流感病毒亚型毒株抗体滴度升高 4 倍或以上者。

八、治疗

(一) 一般治疗

卧床休息,密切观察病情变化,早期给予鼻导管吸氧,维持稳定的脉氧饱和度>93%。维持水、电解质平衡,加强营养支持。对发热、咳嗽等临床症状给予对症治疗,如物理降温、止咳祛痰等,有肝肾功能损伤者采用相应治疗。注意保护消化道黏膜,避免消化道出血。预防下肢深静脉血栓形成,必要时给予适当抗凝治疗。

(二) 抗病毒治疗

1. 神经氨酸酶抑制剂 奥司他韦,标准治疗方案与流行性感冒一致,如果在应用奥司他韦后仍有发热且临床病情恶化,在排除细菌感染的同时,提示病毒仍在复制,可延长疗程至 10 天。扎那米韦对 A(H5N1)有效,包括对奥司他韦耐药株。

2. M_2 离子通道阻滞剂 对金刚烷胺和金刚乙胺敏感的 A(H5N1)病毒毒株可给予相应治疗。

(三) 其他治疗

短期内肺病变进展迅速,出现氧合指数<300mmHg,并有迅速下降趋势,或合并脓毒血症伴肾上腺皮质功能不全,予以小剂量糖皮质激素治疗;重症患者出现呼吸衰竭时应及时给予呼吸支持治疗,维持和保证恰当有效的氧合是治疗最重要的环节。

（四）中医辨证论治

九、预防

（一）控制传染源

加强禽类疾病的监测，一旦发现禽流感疫情，动物防疫部门应立即封锁疫区，将高致病性禽流感疫点周围半径 3km 范围划为疫区，捕杀疫区内的全部家禽。此外，应加强对密切接触禽类人员的检疫。

（二）切断传播途径

发生禽流感疫情后，应对禽类养殖场、市售禽类摊档以及屠宰场进行彻底消毒，对死禽及禽类废弃物应销毁或深埋；医院诊室要彻底消毒，防止患者排泄物及血液污染院内环境及医疗用品；医护人员要做好个人防护。检测患者和禽流感病毒分离应严格按照生物安全标准进行。保持室内空气清新流通，勤洗手，养成良好的个人卫生习惯。

（三）保护易感人群

目前尚无商品化的人用 H5N1 疫苗。

人感染高致病性禽流感

第四节　肾综合征出血热

肾综合征出血热（hemorrhagic fever with renal syndrome，HFRS），又称为流行性出血热（epidemic hemorrhagic fever，EHF）是由汉坦病毒（Hanta-viruses，HV）引起的、经鼠类传播的自然疫源性疾病，临床上以发热、低血压、出血、肾脏损害为特征，主要病理表现为全身小血管和毛细血管广泛性损害，是我国较常见的急性病毒性传染病。

一、病原学

汉坦病毒属布尼亚病毒科（Bunyaviridae），为负性单链 RNA 病毒，外层脂质双层包膜，外膜有微突，平均直径 120nm，形态呈圆形、卵圆形或长形。病毒基因 RNA 分为大、中、小三个片段，即 L、M 和 S，其中 S 基因编码核衣壳蛋白，是病毒主要结构蛋白之一，具有较强的免疫原性和稳定的抗原决定簇，感染后核衣壳蛋白抗体出现最早，有助于早期诊断；M 基因编码膜蛋白，可分为 G1 和 G2，构成病毒包膜，膜蛋白中含中和抗原和血凝抗原，中和抗原可诱导宿主产生中和抗体，具有保护作用，血凝抗原可引起低 pH 值依赖性细胞融合，对病毒颗粒的吸附及脱衣壳进入细胞可能起重要作用；L 基因编码聚合酶。

由于抗原结构的差异，汉坦病毒目前大致有 10 个血清型。血清型不同，对人类的致病性亦不同，常见类型如下：Ⅰ型汉坦病毒又称姬鼠型，病毒分离来源于黑线姬鼠；Ⅱ型汉城病毒，又称家鼠型，病毒分离来源于汉城褐家鼠；Ⅲ型普马拉病毒，主要宿主是欧洲棕背鼠又称棕背鼠型，所致病情较轻；Ⅳ型希望山病毒，因主要宿主为美国草原田鼠，又称田鼠型，迄今未见致病；Ⅴ型辛诺柏病毒又称鹿鼠型，为汉坦病毒肺综合征（HPS）的病原，又称为 HPS 病毒。我国流行的最主要的是Ⅰ型和Ⅱ型病毒，而Ⅰ型病毒感染者病情一般更重。

汉坦病毒对脂溶剂敏感，如乙醚、氯仿等均可有效灭活该病毒。对一般消毒剂碘酊、酒精等敏感，水浴 56℃ 30 分钟或 100℃ 1 分钟、紫外线照射 30 分钟也可灭活病毒。

二、流行病学

(一) 传染源

主要宿主是啮齿类,其他动物包括猫、猪、犬和兔等。在我国以黑线姬鼠和褐家鼠为主要宿主动物和传染源,林区则以大林姬鼠为主。患者和隐形感染者因血中病毒数量较少,不是主要传染源。

(二) 传播途径

病毒通过宿主动物的血及唾液、尿、粪便等排出体外,主要传播途径有以下几种:

1. 呼吸道传播　含病毒的鼠排泄物污染尘埃后形成的气溶胶颗粒,经呼吸道吸入感染,为最主要传播途径。

2. 消化道传播　进食被污染的食物,通过破损的口腔黏膜感染。

3. 接触传播　被鼠咬伤或破损伤口接触带病毒的鼠类排泄物或血液而感染,此类感染较少。

4. 垂直传播　病毒可经胎盘感染胎儿。

5. 虫媒传播　寄生于鼠类身上的革螨或恙螨可能通过叮咬人而传播。

(三) 易感人群

人群对本病毒普遍易感,但以男性青壮年、野外工作者和农民居多,儿童发病极少见。感染后可获得持久免疫力,再次感染者罕见。

(四) 流行特征

本病为自然疫源性疾病,主要见于欧亚大陆,我国为疫情最严重的国家。四季均可发病,但有较明显的高峰季节,黑线姬鼠传播者以 11 月至次年 1 月为高峰,5 月至次年 1 月为小高峰,大林姬鼠传播者以夏季为流行高峰。各年龄组均可发病,以青壮年为主,男性多于女性,野外作业人员及农民发病率高。

三、发病机制与病理解剖

本病的发病机制尚未完全阐明。目前研究认为,发病与病毒直接作用和免疫病理反应有关,引起多器官损害。

(一) 病毒直接作用

病毒能直接破坏感染细胞的功能和结构,临床上肾综合征出血热患者均有病毒血症期,患者几乎所有组织中都能检测到汉坦病毒抗原,尤其是靶器官的血管内皮细胞。

(二) 免疫损伤作用

细胞免疫及体液免疫均参与了本病的发病过程,表现为体液免疫亢进,非特异性细胞免疫抑制和补体水平迅速下降。近年来发现患者皮肤小血管壁、肾小球基底膜、肾小管和肾间质均有特异性免疫复合物沉积,同时有补体裂解片段,故认为Ⅲ型变态反应是本病血管和肾脏损害的主要原因;病毒侵入机体后也可引起Ⅰ、Ⅱ、Ⅳ型变态反应,具体作用尚不清楚。细胞免疫应答增强,CD8$^+$ T 细胞及细胞毒性 T 淋巴细胞数量增加;多种细胞因子如白细胞介素 -1(IL-1)、肿瘤坏死因子(TNF)、γ 干扰素等引起发热及血管渗透性增加,血浆内皮素、血栓素 β_2、血管紧张素Ⅱ等减少肾血流量和肾小球滤过率,促进肾衰竭的发生。

基本病理改变为全身小血管(包括小动脉和小静脉)和毛细血管的广泛损害,内皮细胞发生肿胀、变性,管壁呈现不规则的收缩和扩张,甚则管壁发生纤维蛋白样坏死和破裂崩解,管腔内可有血栓形成,管壁脆性增加,通透性增高,引起血浆大量渗出、出血,以及各组织器官的充血、出血、变性甚则坏死,以肾脏、垂体前叶、肾上腺皮质、右心房内膜、皮肤等处病变尤为显著,且各脏器和体腔均可有不同程度的水肿和积液。炎性细胞增多不明显,以淋巴细胞、单核细胞和浆细胞为主。

四、临床表现

本病潜伏期为 4~46 天,一般为 7~14 天。临床特征为三种表现("三痛""三红"、肾损害)和五个临床阶段。

典型患者的临床经过可分为发热期、低血压休克期、少尿期、多尿期及恢复期等五期。非典型和轻型病例可出现越期或不典型表现,而重症患者则可出现发热期、休克期和少尿期之间的重叠。

(一) 发热期

发热、全身中毒症状、毛细血管损伤及肾损害是本期的主要临床特征。起病多急骤,突然恶寒、发热,体温在 1~2 天内可达 39~40℃,热型以弛张热或稽留热为多,持续 3~7 天,热程越长者,病情也越重。全身中毒症状表现为典型的头痛、腰痛、眼眶痛("三痛"),并伴明显乏力、全身酸痛等症状。体温下降后全身中毒症状并未减轻,或反而加重,这是本病不同于其他发热性疾病的临床特点。常伴较突出的胃肠道症状,如食欲缺乏,恶心,呕吐,腹痛,腹泻等。

毛细血管损伤表现为充血、出血和渗出水肿征,典型者可见"三红"体征,即颜面、颈部及上胸部呈弥漫性潮红,似酒醉貌。颜面和眼睑水肿,眼结膜充血,球结膜水肿。发病 2~3 天软腭充血明显,有多数细小出血点,两腋下、上胸部、颈及肩部等皮肤有散在、簇状或搔抓状、条索样出血点,少数患者有鼻衄、咯血、黑便等。如皮肤迅速出现大片瘀斑或腔道出血,表示病情严重,可能并发弥散性血管内凝血(DIC)。

发病 1~2 天即可出现肾损害,表现为蛋白尿、血尿和少尿倾向,有时尿中可见膜状物。

(二) 低血压休克期

一般于病程的第 4~6 天出现,本期一般持续 1~3 天,体温开始下降或退热后不久出现,轻者血压仅略有波动,持续时间短。重者血压骤然下降,甚至不能测出,出现脸色苍白、发绀、四肢厥冷,口渴、呕吐加重,尿量减少,脉搏细速,可出现奔马律或心力衰竭。若休克长时间不能纠正,病情进一步恶化可发展为弥散性血管内凝血(DIC)、急性呼吸窘迫综合征(ARDS)、脑水肿及急性肾衰竭等并发症。部分患者此期也可以不明显,由发热期迅速进入少尿期或多尿期。

(三) 少尿期

多出现于病程的第 5~8 天。少尿期是继低血压休克期间出现的,也可与低血压休克期重叠或由发热期直接进入此期。少尿期的临床表现为尿毒症,酸中毒,水、电解质紊乱,24 小时尿量少于 400ml,严重者可出现高血容量综合征和肺水肿。临床表现为厌食、恶心、呕吐、腹胀、腹泻,常有顽固性呃逆,并出现头晕、头痛、烦躁、嗜睡甚至昏迷、抽搐。

(四) 多尿期

多尿期多出现在病程 9~14 天,由于循环血量增加,肾小球滤过功能改善,肾小管上皮细胞逐渐修复,但再吸收功能未完善,加之少尿期在体内潴留的尿素氮等物质引起高渗性利尿作用,使尿量明显增加。当尿量>400ml/d 时进入移行期,尿量>2 000ml/d 进入多尿早期,多尿后期,尿量可达 3 000~5 000ml/d。出现多尿后 3~5 天,患者血清肌酐及尿素氮开始下降,代谢性酸中毒逐渐好转。该期患者易出现血容量不足、低血钾及低血钠等水电解质紊乱,严重时可危及生命。

（五）恢复期

经多尿期后，尿量逐步恢复到 2 000ml/d 以下，精神、食欲基本恢复。一般尚需 1~3 个月，体力才能完全恢复。少数患者可遗留不同程度的肾功能损害。

临床上根据发热高低、中毒症状轻重和出血、休克及肾功能损害情况分非典型、轻、中、重和危重五型。

1. 非典型型　低热，体温一般不超过 38℃，皮肤和黏膜散在出血点，尿蛋白(+)，诊断依靠特异性抗原或抗体阳性.

2. 轻型　体温一般不超过 39℃，全身中毒症状较轻，皮肤可见少许出血点，肾脏损害较轻，不进入休克期和少尿期。

3. 中型　体温 39~40℃，全身中毒症状较重，有明显的出血和球结膜水肿，肾损害较重，尿蛋白(+++)，休克期和少尿期明显，但程度较轻且时间较短。

4. 重型　体温达到甚至超过 40℃，全身中毒症状严重，可出现中毒性神经系统症状，有明显皮肤黏膜瘀斑甚至腔道出血，休克及肾损害严重，少尿持续 5 天以内或无尿 2 天以内。

5. 危重型　在重型基础上出现以下情况之一：难治性休克；心力衰竭、肺水肿；重要脏器出血；并发脑水肿、脑疝；严重感染；少尿超过 5 天或无尿超过 2 天。

五、并发症

主要有严重的腔道出血、急性心力衰竭、ARDS、自发性肾破裂；脑水肿、脑出血或脑疝等中枢神经系统并发症；支气管肺炎及其他继发感染等。

六、实验室检查

（一）血常规

早期白细胞总数偏低或正常，继而白细胞逐渐增高，中性粒细胞同时增多，核左移，以后淋巴细胞增多，并出现较多的异常淋巴细胞。血小板下降，并可见到异型血小板。

（二）尿常规

尿中有明显的蛋白、红细胞、白细胞和管型等。

（三）血液生化检查

尿素氮和血清肌酐从发热末期开始升高，至多尿早期达到高峰，之后开始下降，升高程度、速度与疾病的严重程度成正比；发热期以呼吸性碱中毒为主，低血压休克期和少尿期以代谢性酸中毒为主，多尿期以代谢性碱中毒为主；除少尿期血钾升高外，发热期、低血压休克期、多尿期均降低，血钠、氯、钙、磷多降低。

（四）凝血功能检查

部分患者可出现出血、凝血时间延长，当发生 DIC 时可出现凝血酶原时间延长、纤维蛋白原降低、血浆鱼精蛋白副凝固试验阳性。

（五）血清学检测

常采用间接免疫荧光试验(IFA)或酶联免疫吸附试验(ELISA)检测血清中的特异抗体 IgM 和 IgG，抗 HV-IgM 在病程第 2~3 天即可检出，有利于早期诊断，而抗 HV-IgG 出现较晚。若患者血清中抗 HV-IgM 阳性或抗 HV-IgG 双份血清(时间间隔 1 周以上采集)滴度升高 4 倍或以上有诊断意义。此外，也可在患者的血清、外周血白细胞以及尿液和尿沉渣中检测病毒抗原，能够比病毒抗体更早诊断疾病。

（六）病毒核酸检测

以巢式 RT-PCR 法检测汉坦病毒 RNA。

七、诊断

（一）流行病学

包括流行地区、流行季节,发病前 2 个月内有疫区野外作业史及居住史,与鼠类直接和间接接触史。

（二）临床表现

包括发热、出血、肾损害三大主症,有"三红""三痛",有临床五期经过等。

（三）实验室检查

血小板减少,出现异型淋巴细胞,病毒特异性 IgM 抗体、特异性抗原或病毒 RNA 阳性。

八、鉴别诊断

发热期应与流行性感冒、上呼吸道感染、败血症、伤寒、钩端螺旋体病、登革热等发热性疾病相鉴别。低血压休克期应与休克性肺炎、暴发性流脑等疾病引起的感染性休克相鉴别。出现者应与急性白血病、过敏性和血小板减少性紫癜等出血性疾病相鉴别。蛋白尿应与急性肾盂肾炎、急性肾小球肾炎等肾脏疾病相鉴别。少数有剧烈腹痛者应排除急腹症。

九、病情评估

体温达到 40℃以上,出现中毒性神经系统症状,合并严重感染,有出血倾向甚至出血,出现休克及其他脏器衰竭,少尿持续 5 天或无尿 2 天以上提示病情危重。

十、治疗

目前尚无特效治疗方法,主要针对各期病理生理变化,采用综合性预防性治疗措施。本病治疗的关键是"三早一就",即早诊断、早休息、早治疗和就近治疗。把好休克、出血及肾功能不全三关。

（一）发热期

治疗原则:抗病毒,改善中毒症状和预防 DIC。

1. 抗病毒治疗　选用利巴韦林,1g/d,分 2 次加入 10% 葡萄糖注射液 250ml 内静脉滴注,疗程 3~5 天。α 干扰素,300 万 U/ 次,肌内注射,1 次 /d,疗程 3 天。

2. 对症治疗　高热伴有呕吐、谵妄等精神症状可酌情给地塞米松 5~10mg/d 静脉滴注,疗程 1~3 天。呕吐频繁者可给予甲氧氯普胺 10mg 肌内注射。为降低血管通透性可给予芦丁、维生素 C 等。发热早期按前一天的出量加 1 000ml,高热出汗多者加 1 500ml 补充液体,以口服为主,不足者从静脉输入(以平衡盐液为主),平衡盐液常用复方醋酸钠溶液。

3. 预防 DIC　给予适量低分子右旋糖酐或丹参注射液静脉滴注,以降低血液黏滞性,促进利尿,防止休克、肾功能不全和 DIC 发生。高热、中毒症状和渗出严重者,应及时检测凝血时间,高凝状态(试管法 3 分钟以内或 APTT34 秒以内)可给予小剂量肝素抗凝,一般0.5~1mg/kg,每 6~12 小时 1 次缓慢静脉注射。再次用药前宜再做凝血时间检测,若试管法>25 分钟,应暂停 1 次。疗程 1~3 天。

（二）低血压休克期

治疗原则:积极补充血容量,纠正酸中毒和改善微循环。

1. 补充血容量　强调早期、快速、适量。液体应晶体溶液和胶体溶液结合,以平衡盐溶液为主,胶体溶液常用低分子右旋糖酐、血浆和白蛋白,本期存在血液浓缩,不宜输注全血。

2. 纠正酸中毒　由于 5% 碳酸氢钠注射液渗透压为血浆的 4 倍,故常选用 5% 碳酸氢钠 60~100ml/ 次,以后根据病情 1~4 次 /d 给药,或根据二氧化碳结合力分次补充。

3. 强心剂的应用 当血容量已基本补足,心率仍在 140 次 /min 以上者,可选用西地兰等强心剂。

4. 血管活性药物与肾上腺皮质激素的应用 血管活性药物不宜早期应用,在血容量基本补足、强心、纠酸等处理后血压回升仍不满意者,可酌情选用多巴胺等血管活性药物。可酌情选用地塞米松 10~20mg 静脉滴注,并及时予以氧气吸入。

（三）少尿期

治疗原则:稳定机体内环境,促进利尿,改善氮质血症。

1. 稳定内环境 维持热量及氮质平衡。高糖、高维生素、低蛋白饮食,静脉滴注葡萄糖注射液加胰岛素治疗,可有助于控制氮质血症的改善。维持水、电解质和酸碱平衡,应限制进液量,原则为 "量出为入",每天入量为前 1 天尿量和吐泻量加 500~700ml。

2. 促进利尿 少尿早期需与休克期的肾前性少尿(尿比重 > 1.020,尿钠 < 40mmol/L,尿尿素氮 : 血尿素氮 ≥ 10 : 1)相鉴别,可静脉滴注电解质溶液 500~1 000ml,或静脉滴注 20% 甘露醇 100~125ml,观察 3 小时,尿量若少于 100ml,则为肾实质损害所致少尿,应严格控制液体输入量。

早期功能性少尿阶段应用利尿剂可促进利尿,进入器质性少尿阶段则利尿剂的效果差,故一般宜早期应用利尿剂。可应用 20% 甘露醇 125ml 静注,以减轻肾间质水肿。利尿效果明显者可重复应用 1 次,但不宜长期大量应用。呋塞米,从小剂量开始静脉注射,如尿量不增可加大剂量到 100~200mg,4~6 小时可重复应用。如无利尿作用,提示已进入器质性少尿阶段,不宜盲目加大利尿剂的剂量。在应用利尿剂的同时,可配合选用苄胺唑啉、普萘洛尔等血管扩张剂。

3. 导泻 通过肠道逐水,常用甘露醇粉每次 15~25g 或 20% 甘露醇 150~200ml 口服,2~3 次 /d,首次加服 50% 硫酸镁 40ml,或中药大黄煎服,可增加效果。

4. 透析疗法 常用结肠透析、腹膜透析和血液透析(人工肾),以血液透析疗效最好。应用指证包括:少尿持续超过 4 天或无尿持续超过 2 天,经利尿剂治疗无效,或尿毒症表现日趋严重,血尿素氮 > 30mmol/L;高血容量综合征者;合并高血钾(> 7mmol/L)者;进入少尿期后,病情进展迅速,早期出现严重意识障碍,出现喷射性呕吐、大出血,尿素氮上升迅速,每天多于 7.14mmol/L,应尽早透析。

（四）多尿期

多尿期早期和移行期的治疗同少尿期。多尿后期维持水电解质平衡,防治继发感染。

液体补充仍遵循 "量出为入" 的原则,并注意电解质平衡,以口服为主(给予半流质和含钾食物),进食太少可静脉补液。注意卫生,增强免疫功能,及时发现和治疗继发感染,但应避免使用有肾毒性的抗菌药物。

（五）恢复期

注意休息,逐渐增加活动量,加强营养。

十一、预防

（一）控制传染源

鼠类是本病的主要传染源,防鼠和灭鼠是预防本病的有效措施。

（二）切断传播途径

防鼠和灭鼠可控制发病率。注意食品卫生,防止食品被鼠类污染;不用手接触鼠及其排泄物。

（三）保护易感人群

我国已研制出预防本病的疫苗，用于人群的预防接种，已取得一定预防效果。

第五节　流行性乙型脑炎

流行性乙型脑炎（epidemic encephalitis B, 简称乙脑）是由乙型脑炎病毒（Japanese encephalitis virus, JEV）引起的以脑实质炎症为主要病变的急性传染病。经蚊虫传播，多在夏秋季节流行。临床上以高热、意识障碍、抽搐、脑膜刺激征为特征。病死率高，重症者可留下后遗症。

一、病原学

乙脑病毒属黄病毒科（Flaviviridae），呈球形，直径约40nm，基因为单股正链RNA，包被于核衣壳蛋白中，外有包膜，镶嵌有糖基化蛋白（E蛋白）和非糖基化蛋白（M蛋白）。其中E蛋白是病毒的主要抗原成分。具有诱导中和抗体和凝集红细胞的作用，有助于临床诊断和流行病学调查。乙脑病毒的抗原性稳定，人和动物感染本病毒后，均产生补体结合抗体，中和抗体和血凝抑制抗体。

乙脑病毒在外界环境中抵抗力不强，不耐热，56℃30分钟或100℃2分钟即可灭活，对乙醚和酸均很敏感。但对低温和干燥的抵抗力很强，用冰冻干燥法在4℃冰箱中可保存数年。

二、流行病学

（一）传染源

乙脑是人兽共患的自然疫源性疾病。人感染后病毒血症期短暂，血中病毒含量少，患者和隐性感染者不是本病的主要传染源。猪、马、狗等乙脑病毒的感染率高，病毒血症期长。而猪的饲养面广，易感率高，传染性强，因此猪是主要的传染源，但猪本身不发病。乙脑病毒在人群中流行前1~2个月往往有猪乙脑病毒感染高峰期。

（二）传播途径

蚊虫是乙脑的主要传播媒介，国内主要通过三带喙库蚊叮咬传播，其次是库蚊、伊蚊。蚊虫感染乙脑病毒后不发病，在蚊虫肠道内繁殖，然后移行至唾液腺，在唾液中保持较高浓度，并通过叮咬将病毒传给人或其他动物，再由动物感染更多蚊虫，形成蚊-动物（猪）-蚊循环，可带病毒越冬或经卵传代，成为乙脑病毒的长期储存宿主。

（三）易感人群

人对乙脑病毒普遍易感。以隐性感染多见。感染后可获得较持久的免疫力。乙脑患者大多为10岁以下儿童，以2~6岁儿童发病率最高。

（四）流行特征

本病流行于东南亚及太平洋地区一些国家，我国除东北北部、青海、新疆维吾尔自治区、西藏自治区外均有乙脑流行。在热带地区乙脑全年可发生；温带和亚热带地区，乙脑呈季节性流行，80%~90%集中于7~9月份。乙脑呈高度散发性，家庭成员中少有同时多人发病者。由于青少年广泛接种疫苗，近年来发病率已明显下降。

三、发病机制与病理解剖

当人体被带病毒的蚊虫叮咬后，病毒即进入血液循环中。如人体免疫力强，病毒被消灭,不进入中枢神经系统,仅引起隐性感染或轻型病例,并可获得终身免疫。如人体抵抗力低,而感染病毒量大、毒力强时,乙脑病毒进入人体,先在单核-巨噬细胞内繁殖,随后进入血液循环,引起病毒血症,病毒突破血脑屏障侵入中枢神经系统,引起脑实质病变。脑寄生虫(如脑囊虫病)、癫痫、高血压、脑外伤及脑血管病等血脑屏障功能低下或脑实质已经有病毒者更易诱发此病。

病毒引起损伤一方面与病毒对神经组织的直接侵袭有关,导致神经细胞坏死、胶质细胞增生及炎症细胞浸润。另一方面则与免疫损伤有关,病毒抗原与相应抗体结合后,沉积在脑实质和血管壁上,激活补体及细胞免疫系统,导致脑组织免疫性损伤,血管壁破坏,附壁血栓形成,脑组织供血障碍和坏死。

病变范围较广,可累及脑及脊髓,以大脑皮质、脑干及基底核的病变最为明显;脑桥、小脑和延髓次之,脊髓病变最轻。镜检可见神经细胞不同程度变性、肿胀与坏死;灶性神经细胞坏死、液化形成软化灶;血管高度扩张充血,血管周围间隙增宽,脑组织水肿,血管周围炎症细胞浸润,以淋巴细胞及单核细胞为主,形成"血管套";局部血流障碍导致严重缺氧;小胶质细胞增生,形成小胶质细胞结节。

四、临床表现

潜伏期 4~21 天,一般为 10~14 天。乙脑病毒感染后症状相差悬殊,大多无症状或轻症,仅少数出现中枢神经系统症状。典型病程可分为 4 期。

(一)初期

起病急,体温高达 39~40℃。伴头痛、精神萎靡、轻度嗜睡。可有颈强直及抽搐,病程 1~3 天。头痛是本病最常见和最早出现的症状。

(二)极期

病程第 4~10 天,初期症状加重,出现全身毒血症状和脑神经受损症状。

1. 高热 体温常高达 40℃以上,一般持续 7~10 天,重者可达 3 周。发热越高,热程越长,病情越重。

2. 意识障碍 包括嗜睡、谵妄、昏迷、定向力障碍等。意识不清多见于第 3~8 天。

3. 惊厥或抽搐 由于高热,脑实质炎症及脑水肿所致,多见于病程 2~5 天,惊厥或抽搐发生率为 40%~60%。先见于面部、眼肌、口唇的小抽搐,随后肢体痉挛性抽搐,重者出现全身抽搐、强直性痉挛,持续数分钟至数十分钟不等。频繁抽搐可导致发绀、甚至呼吸暂停。

4. 呼吸衰竭 为本病最严重的表现之一,最主要死亡原因,多见于深度昏迷的患者,包括中枢性和外周性呼吸衰竭。

(1)中枢性呼吸衰竭:多见于重症患者,主要由于脑实质炎症(尤其是延髓呼吸中枢病变)、脑水肿、颅内高压等原因所致,表现为呼吸节律及幅度的变化,如呼吸表浅、叹息样呼吸、潮式呼吸、呼吸暂停,最后呼吸停止。脑疝者常见有颞叶沟回疝和枕骨大孔疝,除上述呼吸变化外,颞叶沟回疝可同时出现患侧瞳孔扩大,对光反射消失,瞳孔大小不一,枕骨大孔疝则可出现患者极度烦躁、昏迷加深,反复或持续性抽搐,肌张力增高,眼球固定,双侧瞳孔散大,对光反射消失,呼吸常突然停止。

(2)周围性呼吸衰竭:多由脊髓病变致呼吸肌麻痹,或呼吸道阻塞,肺部感染所致,表现为呼吸先快后慢,胸式呼吸或腹式呼吸减弱,发绀,但呼吸节律整齐。

5. 神经系统症状与体征 剧烈头痛、呕吐等颅内高压症状,重者出现脑疝,多在病程 10 天内出现。常有浅反射消失或减弱,深反射先亢进后消失,病理征阳性。脑膜刺激征发生率 40%~60%。根据病变部位不同,可有脑神经损伤或自主神经功能紊乱的表现。

高热、抽搐和呼吸衰竭是乙脑极期的严重症状,其中呼吸衰竭多为患者死亡的主要原因。

(三) 恢复期

多数患者体温下降,意识逐渐清醒,语言功能及神经反射逐渐恢复,一般于 2 周左右可完全恢复。少数重症患者留有失语、瘫痪、智力障碍等,经治疗在半年内恢复。

(四) 后遗症期

5%~20% 的重症患者可有后遗症。主要有意识障碍、痴呆、失语、肢体瘫痪。癫痫后遗症可持续终身。

临床上可根据发热程度、惊厥程度、意识障碍程度等分为轻型、普通型、重型和极重型。流行期间以轻型和普通型多见。

五、并发症

以支气管肺炎最常见,发生率约 10%,其次是肺不张、血流感染、尿路感染、压疮等。重症患者可发生应激性溃疡。

六、实验室检查

(一) 血常规

白细胞总数在 $(10~20) \times 10^9/L$,初期以中性粒细胞为主伴核左移,2~5 天后淋巴细胞可占优势,部分患者血常规始终正常。

(二) 脑脊液

压力增高,外观无色透明或微混,白细胞计数在 $(50~500) \times 10^6/L$,早期以中性粒细胞稍多。蛋白轻度升高,糖、氯化物正常或偏高。脑脊液中免疫球蛋白的测定对鉴别诊断有帮助。

(三) 血清学检查

特异性 IgM 抗体一般在病后 3~4 天即可出现,2 周达高峰,可做早期诊断,检测方法有酶联免疫吸附试验(ELISA)、间接免疫荧光法等。补体结合抗体为 IgG 抗体,发病后 2 周出现,5~6 周达高峰,不能用于早期诊断,主要用于回顾性诊断或流行病学调查。血凝抑制抗体出现较早,病后第 4~5 天出现,2 周时达高峰,可用于临床诊断及流行病学调查,由于乙脑病毒的血凝素抗原与登革热病毒和黄热病病毒等有弱交叉反应,故可出现假阳性。

(四) 病原学检查

在脑组织、血液或其他体液中通过聚合酶链反应(PCR)可检测到乙脑病毒特异性核酸。

七、诊断

临床诊断主要依靠流行病学资料、临床表现和实验室检查的综合分析,确诊依赖于血清学和病原学检查。

八、鉴别诊断

(一) 中毒性菌痢

起病较乙脑更急,常于发病 24 小时内出现高热、抽搐、昏迷和感染性休克,一般无脑膜刺激征,脑脊液多正常。做肛拭子或生理盐水灌肠镜检粪便,可见大量脓、白细胞。

(二) 化脓性脑膜炎

以脑膜炎的表现为主,脑实质病变不突出,脑脊液呈细菌性脑膜炎改变,涂片和培养可查见细菌。流行性脑脊髓膜炎多见于冬、春季,大多有皮肤、黏膜瘀点,涂片和培养可查见脑膜炎双球菌。

(三) 结核性脑膜炎

无季节性。起病较缓,病程长,以脑膜刺激征为主。常有结核病史。蛋白增高较明显,脑脊液中氯化物与糖均降低,涂片或培养可检出结核杆菌。

其他病毒性脑炎与乙脑临床表现相似,应注意鉴别,确诊有赖于血清学检查和病毒分离。

九、病情评估

昏迷深浅,持续时间长短与病情的严重性和预后呈正相关。

十、治疗

目前尚无特效的抗病毒药物。积极处理高热、惊厥、呼吸衰竭等,可降低病死率。

(一) 一般治疗

患者应住院隔离,补充液体,监测生命体征和脑水肿情况。

(二) 对症治疗

控制高热、抽搐及呼吸衰竭是抢救乙脑患者的关键。

1. **高热** 以物理降温为主,药物降温为辅,使肛温控制在 38℃ 左右,物理降温包括冰帽、冰毯,温水或酒精擦浴。药物降温包括安乃近滴鼻、对乙酰氨基酚和亚冬眠疗法(以氯丙嗪和异丙嗪每次各 0.5~1.0mg/kg 肌内注射,每 4~6 小时 1 次,疗程 3~5 天,用药过程中保持呼吸道通畅,密切观察生命体征变化)。

2. **惊厥和抽搐** 去除病因及镇静止痛,①如脑水肿所致,以 20% 甘露醇脱水为主,1~2mg/kg,每 4~6 小时重复使用,可合用糖皮质激素、呋塞米;②如脑实质病变引起抽搐,首选地西泮,肌内注射或缓慢静脉注射,或水合氯醛鼻饲或灌肠。

3. **呼吸衰竭** 保持呼吸道通畅,吸氧,中枢性呼吸衰竭时给予呼吸兴奋剂,首选洛贝林,亦可选用尼可刹米,适当应用血管扩张剂,必要时可气管插管或气管切开机械通气。

4. **糖皮质激素治疗** 糖皮质激素有减轻炎症反应,降低毛细血管通透性,降低颅内压及退热作用。主要早期、短程用于重症患者。

(三) 恢复期和后遗症处理

加强营养,进行功能训练(包括吞咽、语言和肢体功能锻炼)。如持续存在癫痫等后遗症,需要长期服用抗癫痫药物。

十一、预防

(一) 控制传染源

及时隔离及治疗患者,隔离患者至体温正常,但主要的传染源是家畜,应搞好饲养场所的环境卫生,并可对幼猪进行疫苗接种,减少猪群的病毒血症,从而控制人群中乙脑的流行。

(二) 切断传播途径

重在防蚊、灭蚊。

(三) 保护易感人群

预防接种是保护易感人群的根本措施。

第六节 艾 滋 病

艾滋病是获得性免疫缺陷综合征(acquired immunodeficiency syndrome,AIDS)的简称,是由人免疫缺陷病毒(human immunodeficiency virus,HIV)引起的免疫功能受损为特征的慢性传染病。HIV 主要侵犯、破坏 CD4⁺T 淋巴细胞,导致机体细胞免疫功能受损乃至缺陷,最终并发各种严重机会性感染和肿瘤。本病主要经性接触、血液及母婴传播。

一、病原学

HIV 属反转录病毒科(Retroviridae)慢病毒属中的人类慢病毒组,呈球形,直径 100~120nm,由核心和包膜两部分组成,核心包括两条正链 RNA(结合核心蛋白 P7)以及病毒复制所必需的酶类,含有反转录酶(RT,P51/P66),整合酶(INT,P32)和蛋白酶(PI,P10)等;核心蛋白 P24、P6 和 P9 将核心成分包裹,膜与核心之间有基质蛋白 P17;病毒的最外层为包膜,嵌有外膜糖蛋白(gp120)和跨膜糖蛋白(gp41),内含多种宿主蛋白。

HIV 分为 HIV-1 型和 HIV-2 型,主要流行毒株为 HIV-1 型,而 HIV-2 型目前见于西非、西欧。HIV-1 基因组长 9 181bp,HIV-2 基因组长 10 359bp,含有 3 个结构基因(gag、pol、env)、2 个调节基因(tat 反式激活因子、rev 毒粒蛋白表达调节子)和 4 个辅助基因(nef 负调控因子、vpr 病毒 r 蛋白、vpu 病毒 u 蛋白和 vif 病毒感染因子),HIV-2 型则由 vpx 基因取代 vpu 基因。HIV 变异性很强,以 env 基因变异率最高。

HIV 在人体细胞内的感染过程包括:①吸附及穿入:HIV-1 感染人体后,选择性地吸附于靶细胞的 CD4 受体上,在辅助受体(CCR5 和 CXCR4 等辅)的帮助下进入宿主细胞。②环化及整合:病毒 RNA 在反转录酶作用下,形成 cDNA,在 DNA 聚合酶作用下形成双股 DNA,在整合酶的作用下,新形成的非共价结合的双股 DNA 整合入宿主细胞染色体 DNA 中。这种整合的病毒双股 DNA 即前病毒。③转录及翻译:前病毒被活化而进行自身转录时,病毒 DNA 转录形成 RNA,一些 RNA 经加帽加尾成为病毒的子代基因组 RNA;另一些 RNA 经拼接而成为病毒 mRNA,在细胞核蛋白体上转译成病毒的结构蛋白和非结构蛋白,合成的病毒蛋白在内质网核糖体进行糖化和加工,在蛋白酶作用下裂解,产生子代病毒的蛋白和酶类。④装配、成熟及出芽:Gag 蛋白与病毒 RNA 结合装配成核壳体,通过芽生从胞浆膜释放时获得病毒体的包膜,形成成熟的病毒颗粒。

HIV 对外界的抵抗力较弱。对热敏感,对低温耐受性强于高温。56℃ 30 分钟能使 HIV 在体外失去对 T 淋巴细胞的感染性,但不能完全灭活病毒,100℃ 20 分钟可灭活 HIV。对物理因素和化学因素的抵抗力较低。一般消毒剂如:碘酊、过氧乙酸、戊二醛、次氯酸钠等对 HBV 有效的消毒剂,对 HIV 也都有良好的灭活作用。因此,对 HBV 有效的消毒和灭活方法均适用于 HIV。75% 的酒精也可灭活 HIV,但紫外线或 γ 射线不能灭活 HIV。

二、流行病学

(一) 传染源

HIV 感染者和艾滋病患者是本病的唯一传染源。无症状 HIV 感染者是具有重要意义的传染源;血清病毒阳性而 HIV 抗体阴性的窗口期感染者具有传染性,窗口期通常为 2~6 周。

(二) 传播途径

HIV 主要存在于血液、精液、阴道分泌物、胸腹水、脑脊液和乳汁中。主要经以下三种途径传播：性接触（包括同性、异性和双性性接触）、血液及血制品（包括共用针具静脉吸毒、介入性医疗操作、纹身等）和母婴传播（包括经胎盘、分娩时和哺乳传播）。此外，接受HIV 感染者的器官移植、人工授精或污染的器械等，医务人员被 HIV 污染的针头刺伤或破损皮肤受污染也可感染 HIV。握手拥抱、礼节性亲吻、同吃同饮等日常生活接触不会传播 HIV。

（三）易感人群

人群普遍易感。HIV 感染与人类的行为密切相关，男同性恋者、静脉吸毒者、与 HIV 携带者经常有性接触及经常输血者如血友病患者都属于高危人群。

（四）流行特征

1981 年美国首次报道艾滋病，1985 年中国出现第 1 例艾滋病患者。目前我国艾滋病疫情感染率呈上升趋势，局部地区和重点人群已呈高流行，近年来，高校内及中老年 HIV 感染者越来越多，性传播是我国最主要传播途径，疫情正从高危人群向一般人群扩散。

三、发病机制与病理解剖

（一）发病机制

HIV 主要侵犯人体的免疫系统，包括 CD4$^+$T 淋巴细胞、巨噬细胞和树突状细胞等，主要表现为 CD4$^+$T 淋巴细胞数量不断减少，最终导致人体细胞免疫功能缺陷，引起各种机会性感染和肿瘤的发生。

HIV 需借助易感细胞表面的受体进入细胞，包括第一受体（CD4 主要受体）和第二受体（CCR5 和 CXCR4 等辅助受体）。根据 HIV 对辅助受体利用的特性将 HIV 分为 X4 和 R5 毒株。R5 型病毒通常只利用 CCR5 受体，而 X4 型病毒常常同时利用 CXCR4、CCR5 和 CCR3 受体，有时还利用 CCR2b 受体。

HIV 进入人体后，在 24~48 小时到达局部淋巴结，5 天左右在外周血中可以检测到病毒成分，继而产生病毒血症，导致急性感染，以 CD4$^+$T 淋巴细胞数量短期内一过性迅速减少为特点。大多数感染者 CD4$^+$T 淋巴细胞数可自行恢复至正常水平或接近正常水平。由于机体的免疫系统不能完全清除病毒，形成慢性感染，包括无症状感染期和有症状感染期。无症状感染期持续时间变化较大（数月至数十年不等），平均约 8 年，表现为 CD4$^+$T 淋巴细胞数量持续缓慢减少（多为 350~800 个 /μl）；进入有症状期后 CD4$^+$T 淋巴细胞再次快速地减少，多数感染者 CD4$^+$T 淋巴细胞计数在 350 个 /μl 以下，部分晚期患者甚至降至 200 个 /μl 以下，并快速减少。HIV 引起的免疫异常除了 CD4$^+$T 淋巴细胞数量的减少，还包括 CD4$^+$T 淋巴细胞功能障碍和异常免疫激活。

人体通过固有免疫和适应性免疫应答对抗 HIV 的感染。HIV 经破损的黏膜进入人体后，随即局部固有免疫细胞，如树突状细胞、NK 细胞、γδT 细胞等进行识别、内吞并杀伤处理后提呈给适应性免疫系统，之后 2~12 周，人体即产生针对 HIV 蛋白的各种特异性抗体，但其中仅中和性抗体具有抗病毒作用。经抗病毒治疗后，HIV 所引起的免疫异常改变能恢复至正常或接近正常水平，即免疫功能重建，包括 CD4$^+$T 淋巴细胞数量和功能的恢复。

（二）病理解剖

本病的病理特点是组织炎症反应少，机会性感染病原体多。病变主要在淋巴结和胸腺等免疫器官。淋巴结病变可以为反应性，如滤泡增生性淋巴结肿；也可以是肿瘤性病变，如卡波西肉瘤及非霍奇金淋巴瘤等。胸腺可萎缩、退行性或炎性病变。中枢神经系统有神经胶质细胞灶性坏死、血管周围炎及脱髓鞘等。

四、临床表现

潜伏期为数月至 15 年,平均 9 年。从初始感染 HIV 到终末期是一个较为漫长复杂的过程,在这一过程的不同阶段,与 HIV 相关的临床表现也是多种多样的。一般分为急性期、无症状期和艾滋病期。

(一) 急性期

通常发生在初次感染 HIV 后 2~4 周。部分感染者出现 HIV 病毒血症和免疫系统急性损伤所产生的临床症状。大多数患者临床症状轻微,持续 1~3 周后缓解。临床表现以发热最为常见,可伴有咽痛、盗汗、恶心、呕吐、腹泻、皮疹、关节痛、淋巴结肿大及神经系统症状。此期在血液中可检出 HIV-RNA 和 P24 抗原,而 HIV 抗体则在感染后数周才出现。CD4$^+$T 淋巴细胞计数一过性减少,同时 CD4$^+$/CD8$^+$ 比值亦可倒置。部分患者可有轻度白细胞和血小板减少或肝功能异常。

(二) 无症状期

可从急性期进入此期,或无明显的急性期症状而直接进入此期。此期持续时间一般为 6~8 年。其时间长短与感染病毒的数量、型别、感染途径、机体免疫状况的个体差异、营养条件及生活习惯等因素有关。在无症状期,由于 HIV 在感染者体内不断复制,免疫系统受损,CD4$^+$T 淋巴细胞计数逐渐下降,具有传染性。

(三) 艾滋病期

为感染 HIV 后的最终阶段。患者 CD4$^+$T 淋巴细胞计数明显下降,多<200/μl,HIV 血浆病毒载量明显升高。此期主要临床表现为 HIV 相关症状、各种机会性感染及肿瘤。

1. **HIV 相关症状** 主要表现为持续 1 个月以上的发热、盗汗、腹泻;体重减轻常超过 10%。部分患者表现为神经精神症状,如记忆力减退、精神淡漠、性格改变、头痛、癫痫及痴呆等。另外还可出现持续性全身性淋巴结肿大,其特点为:①除腹股沟以外有 2 个或 2 个以上部位的淋巴结肿大;②淋巴结直径 ≥1cm,无压痛,无粘连;③持续时间 3 个月以上。

2. **各种机会性感染及肿瘤**

(1)呼吸系统:肺孢子菌肺炎,肺结核,复发性细菌、真菌性肺炎等。

(2)中枢神经系统:新隐球菌脑膜炎、结核性脑膜炎、弓形虫脑病、各种病毒性脑膜脑炎等。

(3)消化系统:白念珠菌食管炎,巨细胞病毒性食管炎、肠炎,沙门菌、痢疾杆菌、空肠弯曲菌及隐孢子虫性肠炎等。

(4)口腔:鹅口疮、舌毛状白斑、复发性口腔溃疡、牙龈炎等。

(5)皮肤:带状疱疹、传染性软疣、尖锐湿疣、真菌性皮炎、甲癣等。

(6)眼部:巨细胞病毒性及弓形虫性视网膜炎等。

(7)肿瘤:恶性淋巴瘤、卡波西肉瘤等。

五、实验室检查

(一) 血常规

白细胞、血红蛋白、红细胞及血小板均可不同程度减少。

(二) 免疫学检查

CD4$^+$ T 淋巴细胞是 HIV 感染最主要的靶细胞,HIV 感染人体后,CD4$^+$T 淋巴细胞进行性减少,CD4$^+$/CD8$^+$ 比例倒置。

(三) 病毒及特异性抗原、抗体检测

1. **抗体检测** 包括筛查试验(含初筛和复检)和确证试验。HIV-1/HIV-2 抗体筛查方法包括酶联免疫吸附试验(ELISA)、化学发光或免疫荧光试验、快速检测(斑点 ELISA 和斑点免疫胶体金或胶体硒快速试验、明胶颗粒凝集试验、免疫层析试验)等。确证试验常用的方法是免疫印迹法(WB)。

2. **抗原检测** 抗 HIVp24 抗原单克隆抗体制备试剂,可以 ELISA 法测血清 p24 抗原。有助于抗体产生窗口期和新生儿早期感染的诊断。

3. **病毒载量检测** 可预测疾病进程、提供开始抗病毒治疗依据、评估治疗效果、指导治疗方案调整,也可作为 HIV 感染早期诊断的参考指标。常用方法有反转录 PCR 系统(RT-PCR)、核酸序列依赖性扩增技术、分枝 DNA 信号放大系统和实时荧光定量 PCR 扩增技术(real-time PCR)。

4. **HIV 基因型耐药检测** 抗病毒治疗病毒载量下降不理想或抗病毒治疗失败需要改变治疗方案时,如条件允许,进行抗病毒治疗前,最好进行耐药性检测,以选择合适的抗病毒药物。

(四) 其他检查

X 线检查有助于了解肺部并发肺孢子菌、真菌、结核杆菌感染及卡波西肉瘤等情况。痰、支气管分泌物或肺活检可找到肺孢子菌包囊、滋养体或真菌孢子。粪涂片可查见隐孢子虫。新隐球菌脑膜炎者脑脊液可查见隐球菌。弓形虫、肝炎病毒及 CMV 感染可以 ELISA 法测相应的抗原或抗体。血或分泌物培养可确诊继发细菌感染。组织活检可确诊卡波西肉瘤或淋巴瘤。部分患者尿中可见蛋白尿、肝肾功轻度异常等。

六、诊断

(一) 诊断原则

结合流行病学史(包括不安全性生活史、静脉注射毒品史、输入未经抗 HIV 抗体检测的血液或血液制品、HIV 抗体阳性者配偶及所生子女或有职业暴露史等)、临床表现和实验室检查等进行综合分析,慎重做出诊断。

成人及 18 个月龄以上儿童,符合下列一项者即可诊断:① HIV 抗体筛查试验阳性和 HIV 补充试验阳性(抗体补充试验阳性或核酸定性检测阳性或核酸定量>5 000 拷贝 /ml);②分离出 HIV。18 个月龄及以下儿童,符合下列一项者即可诊断:① HIV 感染母亲所生和 HIV 分离试验结果阳性;②为 HIV 感染母亲所生和两次 HIV 核酸检测均为阳性(第二次检测需在出生 4 周后行)。早期诊断特别是"窗口期"的诊断依赖于 HIVRNA 和 P24 抗原的检测。

(二) 诊断标准

1. **急性期** 患者近期内有流行病学史和临床表现,实验室检查 HIV 抗体由阴性转为阳性;或仅实验室检查 HIV 抗体由阴性转为阳性。

2. **无症状期** 有流行病学史,HIV 抗体阳性;或仅 HIV 抗体阳性。

3. **艾滋病期** 有流行病学史,HIV 抗体阳性,CD4$^+$T 淋巴细胞数<200/μl 或 HIV 抗体阳性加上下述各项中的任何一项:①原因不明的持续不规则发热>1 个月;②慢性腹泻>1 个月,次数多于 3 次 /d;③ 6 个月之内体重下降 10% 以上;④反复发作的口腔白念珠菌感染;⑤反复发作的单纯疱疹病毒感染或带状疱疹病毒感染;⑥肺孢子菌肺炎;⑦反复发生的细菌性肺炎;⑧活动性结核或非结核分枝杆菌病;⑨深部真菌感染;⑩中枢神经系统占位性病变;⑪ 中青年人出现痴呆;⑫ 活动性巨细胞病毒感染;⑬ 弓形虫脑病;⑭ 马尔尼菲青霉

病;⑮ 反复发生的败血症;⑯ 皮肤黏膜或内脏的卡波氏肉瘤、淋巴瘤。

七、鉴别诊断

1. 原发性 CD4$^+$T 淋巴细胞减少症 少数原发性 CD4$^+$ 淋巴细胞减少症可并发严重机会性感染与 AIDS 相似,但无 HIV 感染流行病学资料,以及 HIV-1 和 HIV-2 病原学检测阴性可与 AIDS 区别。

2. 继发性 CD4$^+$ T 淋巴细胞减少症 多见于肿瘤及自身免疫性疾病,经化学或免疫抑制治疗后出现,根据病史常可区别。

八、病情评估

检测 CD4$^+$T 淋巴细胞数绝对值,有助于了解 HIV 感染者免疫状态和病程进展、确定疾病分期和治疗时机、判断治疗效果和临床合并症。

九、治疗

(一)高效抗反转录病毒治疗

治疗目标是:①减少 HIV 相关疾病的发病率和病死率,使患者获得正常的期望寿命,改善生活质量;②抑制病毒复制使病毒载量降低至检测下限并减少病毒变异;③重建或者维持免疫功能;④减少异常的免疫激活;⑤减少 HIV 的传播、预防母婴传播。

目前国际上抗反转录病毒药物共有六大类 30 多种(包括复合制剂),分为核苷类反转录酶抑制剂(NRTIs)、非核苷类反转录酶抑制剂(NNRTIs)、蛋白酶抑制剂(PIs)、整合酶抑制剂(INIs)、融合抑制剂(FIs)及 CCR5 抑制剂(DAPTA)。目前国内主要有前 4 类 18 种药物。单用一种抗病毒药物易诱发 HIV 变异,产生耐药性,故目前主张联合用药,称为高效抗反转录病毒治疗(HAART)。可以组成 2NRTIs 为骨架的联合 NNRTI 或 PI 方案,每种方案都有其优缺点,如毒性、耐药性对以后产生的影响、实用性等,需根据患者的具体情况来掌握。各类药物特点如下:

1. NRTIs 选择性抑制 HIV 反转录酶,掺入正在延长的 DNA 链中,使 DNA 链的延长终止,抑制 HIV 复制。常用下列几种:

(1)齐多夫定(AZT):成人 300mg/ 次,2 次 /d;儿童 160mg/m^2 体表面积,3 次 /d;新生儿和婴幼儿 2mg/kg,4 次 /d。注意不能与司他夫定(d4T)合用。

(2)拉米夫定(3TC):成人 150mg/ 次,2 次 /d 或 300mg,1 次 /d;新生儿 2mg/kg,4 次 /d;儿童 4mg/kg,4 次 /d。

(3)阿巴卡韦(ABC):300mg/ 次,2 次 /d;新生儿 / 婴幼儿:不建议用本药;儿童:8mg/kg,2 次 /d,最大剂量 300mg/ 次,2 次 /d。

(4)替诺福韦酯(TDF):300mg/ 次,1 次 /d,与食物同服。

(5)恩曲他滨(FTC):0.2g/ 次,1 次 /d,可与食物同服。

(6)齐多夫定 / 拉米夫定(AZT+3TC):1 片 / 次,2 次 /d。

(7)齐多夫定 / 拉米夫定 / 阿巴卡韦(AZT+3TC+ABC) 1 片 / 次,2 次 /d。

(8)恩曲他滨替诺福韦片:1 次 /d,1 片 / 次,口服,随食物或单独服用均可。

2. NNRTIs 主要用于 HIV 反转录酶某位点使其失去活性。常用药物如下:

(1)奈韦拉平(NVP):200mg/ 次,2 次 /d,奈韦拉平有导入期,开始治疗的最初 14 天,需先从治疗量的一半开始(1 次 /d),如果无严重的不良反应才可以增加到足量(2 次 /d);新生儿 / 婴幼儿:5mg/kg,2 次 /d;儿童:<8 岁,4mg/kg,2 次 /d;>8 岁,7mg/kg,2 次 /d;有肝损害等副作用。

(2)依非韦伦(EFV):600mg/次,1次/d,睡前服用。儿童:体重15~25kg:200~300mg/次,1次/d;25~40kg:300~400mg/次,1次/d;>40kg:600mg/次,1次/d。

(3)依曲韦林(ETV):200mg/次,2次/d,饭后服用。

(4)利匹韦林(rilpivirine):25mg/次,1次/d,随进餐服用。

3. PIs 抑制蛋白酶,阻断HIV复制和成熟过程中必需的蛋白质合成。

(1)利托那韦(RTV):在服药初至少用2周的时间将服用量逐渐增加至600mg/次,2次/d,通常为:第1~2天,口服,300mg/次,2次/d;第3~5天,口服,400mg/次,2次/d;第6~13天,口服,500mg/次,2次/d。

(2)洛匹那韦/利托那韦(LPV/r):2片/次,2次/d(每粒含量:LPV 200mg,RTV 50mg);儿童:7~15kg,LPV 12mg/kg 和 RTV 3mg/kg,2次/d;15~40kg,LPV 10mg/kg 和 RTV 2.5mg/kg,2次/d。

(3)替拉那韦(TPV):500mg/次,2次/d,同时服用RTV 200mg,2次/d。与食物同服提高血药浓度。

(4)阿扎那韦(atazanavir):400mg/次,1次/d,与食物同时服用可增加生物利用度,避免与抑酸剂同时服用。

(5)达茹那韦(darunavir):600mg/次,2次/d,同时服用利托那韦100mg,2次/d,与食物同服提高血药浓度。

4. 整合酶抑制剂 拉替拉韦(RAV):400mg/次,2次/d。

5. 治疗时机 在开始HAART前,如果患者存在严重的机会性感染和既往慢性疾病急性发作期,应控制病情稳定后,再开始治疗。急性期及有症状期无论CD4$^+$T淋巴细胞计数结果都建议治疗。无症状期CD4$^+$T淋巴细胞数<350个/μl,建议治疗;无症状期350个/μl≤CD4$^+$T淋巴细胞数<500个/μl,建议治疗;无症状期CD4$^+$T淋巴细胞数>500个/μl,考虑治疗,有以下情况时建议治疗:高病毒载量($>10^5$copies/ml)、CD4$^+$T淋巴细胞下降较快(每年降低>100个/μl)、心血管疾病高风险、合并活动性HBV/HCV感染、HIV相关肾脏疾病、妊娠。

婴幼儿(<1岁),无论CD4$^+$T淋巴细胞计数结果或世界卫生组织(WHO)临床分期如何,均应启动抗病毒治疗。

6. 治疗方案 初始患者推荐方案为2种NRTIs或2种NRTIs加1种加强型PIs(含利托那韦)。推荐的一线治疗方案见表11-6-1。

表11-6-1 一线治疗方案

一线治疗推荐方案	
TDF(ABC)+3TC(FTC)	+ 基于NNRTI:EFV 或基于PI:LPV/r 或 ATV 或其他:RAL
替代方案	
AZT+3TC	+EFV 或 NVP 或 RPV

对于基线CD4$^+$T淋巴细胞>250个/μl的患者要尽量避免使用含NVP的治疗方案,合并HCV感染的避免使用含NVP的方案。RPV仅用于病毒载量小于10^5copies/ml的患者。

儿童(<3岁)首选一线方案为ABC或AZT+3TC+LPV/r;备选一线方案为ABC或AZT+3TC+NVP。

7. 抗病毒治疗监测 抗病毒治疗的有效性通过病毒学指标、免疫学指标和临床症状三方面进行评估,病毒学指标是最重要的指标。

(1)病毒学指标:大多数患者抗病毒治疗后血浆病毒载量 4 周内应下降 1 个 log 以上,在治疗后的 3~6 个月,病毒载量应低于检测水平。

(2)免疫学指标:在抗病毒治疗 3 个月时,CD4+ T 淋巴细胞增加 30%,或治疗 1 年后,CD4+ T 淋巴细胞增加 100 个 /μl,提示治疗有效。

(3)临床症状:抗病毒治疗有效一个重要表现是体重增加,机会性感染的发病率和艾滋病的病死率可以大大降低。

(二)治疗机会性感染及肿瘤

1. 肺孢子菌肺炎 首选复方磺胺甲噁唑(SMZ-TMP),轻 - 中度患者口服 TMP 15~20mg/(kg·d),SMZ 75~100mg/(kg·d),分 3~4 次用,疗程 2~3 周。重症患者给予静脉用药,剂量同口服。

2. 鸟分枝杆菌感染 首选克拉霉素 500mg/ 次,2 次 /d 或阿奇霉素 600mg/ 次,1 次 /d,联合乙胺丁醇 15mg/(kg·d),重症患者可联合应用利福布丁 300~600mg/d,或联合阿米卡星 10mg/(kg·d),肌内注射,1 次 /d,疗程 9~12 个月。

3. 巨细胞病毒视网膜脉络膜炎 更昔洛韦 10~15mg/(kg·d),分 2 次静脉滴注,2~3 周后改为 5mg/(kg·d),1 次 /d。

4. 弓形虫脑病 首选乙胺嘧啶,负荷量 100mg/ 次,口服,2 次 /d,此后 50~75mg/d 维持,联合磺胺嘧啶 1~1.5g/ 次,4 次 /d。

5. 其他真菌感染 口腔念珠菌感染首选制霉菌素局部涂抹加碳酸氢钠漱口水漱口,口腔念珠菌感染疗效不好或食管念珠菌感染可口服氟康唑;肺部念珠菌感染首选两性霉素 B 治疗,也可用氟康唑;新型隐球菌性脑膜炎用两性霉素 B、氟胞嘧啶等。

6. 卡波西肉瘤 抗病毒治疗同时使用普通干扰素治疗,也可用博来霉素,长春新碱和阿霉素联合化疗等。

(三)预防性治疗

当医务人员职业暴露或高危人群有暴露风险时,可给予药物预防性治疗。

十、预防

(一)控制传染源

高危人群普查 HIV 感染有助于发现传染源。一旦发现疫情立即上报,积极开展抗艾滋病病毒治疗,患者的血、排泄物和分泌物应进行消毒,加强国境检疫。

(二)切断传播途径

加强艾滋病防治知识宣传教育。高危人群用安全套。严格筛查血液及血制品,用一次性注射器。严格消毒医疗器械,对职业暴露采取及时干预。对 HIV 感染的孕妇可采用产科干预(如终止妊娠、择期剖宫产等措施),加之抗病毒与干预以及人工喂养措施。注意个人卫生,不共用牙具、刮面刀等。

(三)保护易感人群

疫苗目前仍在研制中。

第七节 狂 犬 病

狂犬病(rabies)又称恐水症(hydrophpbia),是一种由狂犬病毒引起的以侵犯中枢神经系

笔记栏

统为主的急性人兽共患传染病。主要表现为极度兴奋,恐水怕风、咽肌痉挛、呼吸麻痹而致死亡,是迄今为止人类病死率最高的急性传染病。一旦发病,病死率几乎达 100%。

一、病原学

狂犬病毒属弹状病毒科(Rhabdoviridae)拉沙病毒属,病毒中心为单股负链 RNA,外绕以核心壳和含脂蛋白及糖蛋白的包膜,呈子弹状,75nm×180nm 大小。狂犬病毒含 5 个结构基因,为 G、N、L、P 和 M 基因,分别编码糖蛋白、核蛋白、转录酶大蛋白、磷蛋白和基质蛋白。糖蛋白能与乙酰胆碱受体结合,决定了狂犬病毒的嗜神经性,能刺激机体产生中和抗体和诱导细胞免疫;核蛋白,是病毒颗粒最主要成分之一,构成核酸的衣壳,可保护基因组 RNA 免受核酸酶降解,是病毒重要的抗原成分,但不能刺激机体产生中和抗体;转录酶大蛋白具有合成病毒 RNA 所必需的 RNA 转录酶全部活性;磷蛋白,也称衣壳基质蛋白,位于病毒核心壳与包膜之间,与核酸衣壳一起,是狂犬病毒属群特异性抗原;包膜基质蛋白构成狂犬病毒包膜。

狂犬病毒对热、紫外线、日光抵抗力差,加热 100℃,2 分钟灭活。易被强酸、强碱、甲醛、升汞、碘酒、乙醇、乙醚等灭活。肥皂水、离子型或非离子型去污剂对狂犬病毒亦有灭活作用。在冰冻干燥条件下存活时间长。

二、流行病学

(一) 传染源

带狂犬病毒的动物是本病的传染源,我国病犬是主要传染源,其次是猫和狼。野生动物如臭鼬、狐狸、浣熊、蝙蝠都能传播,欧美地区多以蝙蝠作为传染源。

(二) 传播途径

狂犬病通常通过被感染的动物咬伤而感染。因病犬、病猫等动物的唾液中含病毒较多,病毒可通过被咬伤的伤口、沾污眼结膜、肛门黏膜被触舔而使人获得感染。

(三) 易感人群

人对狂犬病毒普遍易感,被病犬咬伤后而未做预防注射者的平均发病率为 15%~20%。被病兽咬伤后是否发病与下列因素有关:①咬伤部位:头、面、颈、手指处被咬伤后发病机会多,其中咬伤头面部的发病率达 40%~80%;②咬伤的严重性:创口深而大者发病率高;③局部处理情况:咬伤后迅速彻底清洗者发病机会少;④及时、全程、足量注射狂犬疫苗和免疫球蛋白者发病率低;⑤被咬伤者免疫功能低下或免疫缺陷者发病机会多。

三、发病机制与病理解剖

狂犬病毒对神经组织有强大的亲和力,一般不入血。病毒进入人体后,沿末梢神经和神经周围间隙的体液进入相应的脊髓段,然后沿脊髓上行至脑,在脑组织中繁殖。整个发病过程可分为以下三个阶段:

(一) 神经外病毒小量繁殖期

病毒在局部伤口附近横纹肌细胞内缓慢繁殖,通过和神经肌肉接头的乙酰胆碱受体结合,然后侵入相邻的神经末梢,从局部伤口至侵入周围神经所需时间为 3 天或更长,此期通常患者无任何自觉症状。

(二) 侵入中枢神经期

病毒沿周围神经的轴索向心性扩散,到达脊髓的背根神经节,大量繁殖后入侵中枢神经系统,主要侵犯脑干和小脑等处的神经细胞,形成特殊临床表现。

（三）从中枢神经向各器官扩散期

病毒自中枢神经系统向周围神经离心性扩散，侵入各器官组织，其中以唾液腺、舌部味蕾、嗅神经上皮等处病毒含量较多。因舌咽神经核、迷走神经核和舌下神经核受损，导致吞咽及呼吸肌痉挛，出现恐水、吞咽及呼吸困难。

病理变化主要为急性弥漫性脑脊髓膜炎、脑实质和脑膜水肿。本病最特异并具有诊断价值的病理改变是神经细胞质内找到嗜酸性包涵体，称为内氏小体（Negri body）。

四、临床表现

潜伏期长短不一，为10天至1年，一般在3个月内。潜伏期长短与年龄、伤口部位、伤口深浅、入侵病毒数量及毒力、伤口局部处理等相关。临床表现有狂躁型和麻痹型两种，我国以狂躁型为主。典型病例临床表现分为三期。整个病程一般不超过6天。

（一）狂躁型

1. 前驱期　大多数患者有低热、食欲缺乏、恶心、头痛、倦怠、周身不适等，80%的患者可出现伤口及其附近感觉异常，有麻、痒、痛及蚁走感等早期症状，具有诊断意义。持续2~4天。

2. 兴奋期　患者逐渐进入高度兴奋状态，突出表现为极度恐怖、恐水伴咽肌痉挛、怕风、全身疼痛性抽搐、呼吸困难及发绀、交感神经功能亢进如排尿排便困难及多汗流涎等，其中恐水是本病特征性临床症状，约有80%患者可能出现。随着兴奋状态的延长，部分患者可出现精神失常、谵妄、幻视幻听、冲撞嚎叫等，病程进展迅速，很多患者在发作中死于呼吸或循环衰竭。持续1~3天。

3. 麻痹期　痉挛停止，患者逐渐安静，出现全身弛缓性瘫痪，尤以肢体软瘫多见，眼肌、面肌及咀嚼肌受累，出现眼球运动失调，下颌下坠，口不能闭，面部不能表情，呼吸渐趋微弱或不规则，并可出现潮式呼吸，继而呼吸循环衰竭，多数患者可进入昏迷状态，最终因呼吸麻痹和循环衰竭而死亡。持续6~18小时。

（二）麻痹型

以瘫痪为主要表现。又称"静型""哑狂犬病"。该型患者无兴奋期现象，以高热、头痛、呕吐、咬伤部位疼痛起病，继而出现肢体软弱、共济失调、肌肉瘫痪、大小便失禁等，呈现横断性脊髓炎或上升性脊髓麻痹等症状，病变仅局限于脊髓和延髓，不累及脑干或更高部位的中枢神经系统，意识始终清醒，最终因呼吸肌麻痹死亡。病程10~20天。

五、实验室检查

（一）血常规及脑脊液

外周血白细胞总数轻到中度升高，中性粒细胞占80%以上。脑脊液压力略增高，细胞数略增多，一般不超过 200×10^6/L，主要为淋巴细胞，蛋白增高，可达200mg/d以上，糖和氯化物正常。

（二）血清学检测

ELISA可用于检测早期的IgM抗体，还可检测血清中和抗体。

（三）病原学检查

1. 病毒分离　用鼠神经瘤传代细胞进行病毒培养，唾液及脑脊液常用来分离病毒。

2. 抗原检测　采用皮肤或脑活检行免疫荧光抗原检测。

3. 核酸测定　采用RT-PCR法测定RNA，以唾液标本检测阳性率较高。

4. 内氏小体　动物或死者的脑组织做病理切片以检查内氏小体。

六、诊断

有被病犬或病兽咬伤或抓伤史,有典型的临床表现,如恐水怕风,或怕光怕声,兴奋躁动,喉肌痉挛,流涎,伤口局部出现麻木,感觉异常可做临床诊断;确诊需检测病毒抗体,或病毒抗原,或尸检脑组织见内氏小体。

七、鉴别诊断

早期易误诊,尤其儿童及咬伤史不明确者。本病需与破伤风、脊髓灰质炎、病毒性脑膜脑炎等鉴别。

八、病情评估

目前本病尚缺乏有效的治疗手段,病死率几乎为100%,患者一般于3~6天内死亡。

九、治疗

以对症、支持治疗为主。

(一)严格隔离

患者需置于单间病房,静卧,防止一切声、光、风的刺激。医护人员须戴口罩、手套,穿隔离衣,患者排泌物及其污染物须严格消毒。

(二)对症治疗

积极做好对症处理,防治各种并发症。有恐水现象者,应禁食禁饮;尽量减少各种刺激;痉挛发作可予苯妥英钠、地西泮等;呼吸困难者予气管切开,机械辅助通气;循环衰竭者予限制水分、强心利尿治疗。

十、预防

(一)控制传染源

捕灭野犬,家犬进行登记与疫苗接种。疑似狂犬应捕获留检,观察14天。如确诊,应予杀灭焚毁或深埋,切勿剥皮,不得食用。

(二)伤口处理

伤口应立即以20%肥皂水或0.1%新洁尔灭彻底冲洗,至少30分钟,冲洗后用3.5%碘酒或70%酒精涂擦,伤口不宜缝合或包扎。如有抗狂犬病免疫球蛋白或免疫血清,应在伤口底部和周围行局部浸润注射。

(三)保护易感人群,预防接种

1. 疫苗　地鼠肾细胞疫苗、人工二倍体细胞疫苗(HDCV)、Vero细胞制备疫苗。疫苗接种可用于暴露后预防,也可用于暴露前预防。我国为狂犬病流行地区,凡被犬咬伤者,或被其他可疑动物咬伤、抓伤者,或医务人员的皮肤破损处被狂犬病患者唾液沾污时均需作暴露后预防接种。暴露前预防用于高危人群,即兽医、山东探危者、从事狂犬病毒研究人员和动物管理人员。

2. 免疫血清　常用制品有人抗狂犬病免疫球蛋白和抗狂犬病马血清两种。

第八节　结 核 病

结核病(tuberculosis)是结核分枝杆菌(mycobacterium tuberculosis)引起的慢性感染性

疾病,以肺结核(pulmonary tuberculosis)最常见,主要表现为慢性低热、消瘦、乏力、盗汗、咳嗽、咯血、胸痛等症状,此外,结核分枝杆菌可侵袭淋巴结、骨关节、肠道、泌尿生殖系统、肝脏、皮肤等多器官和组织引起肺外结核。

一、病原学

结核病的病原菌为结核分枝杆菌复合群,包括结核分枝杆菌、牛分枝杆菌、非洲分枝杆菌和田鼠分枝杆菌。人肺结核的致病菌90%以上为结核分枝杆菌。

结核菌细长而稍弯,两端微钝,不能运动,无荚膜、鞭毛或芽孢,严格需氧。不易染色,但经品红加热染色后不能被酸性乙醇脱色,故称抗酸杆菌。一般细菌无抗酸性,抗酸染色是鉴别分枝杆菌和其他细菌的方法之一。结核分枝杆菌生长缓慢,培养时间一般为2~8周。结核分枝杆菌菌体成分复杂,主要是类脂质、蛋白质和多糖类。类脂质占总量的50%~60%,主要由磷脂、脂肪酸和蜡质组成,其中蜡质约占50%,与结核病的组织坏死、干酪液化、空洞发生及结核变态反应有关。菌体蛋白质以结合形式存在,是结核菌素的主要成分,可诱发皮肤变态反应,与免疫反应无关。多糖类由阿拉伯半乳聚糖、阿拉伯甘露聚糖、甘露聚糖和葡萄糖等共同构成,与免疫应答有关。

结核分枝杆菌对干燥、冷、酸、碱等抵抗力强。在干燥的环境中可存活数月或数年,在阴湿处能存活数月。常用杀菌剂中,70%酒精可在2分钟内杀死结核分枝杆菌。结核分枝杆菌对紫外线比较敏感,太阳光直射下痰中结核分枝杆菌经2~7小时可被杀死。

二、流行病学

(一) 传染源

痰里查出结核分枝杆菌的肺结核患者是本病的传染源。痰内菌量的多少是决定传染性的重要因素之一。

(二) 传播途径

经呼吸道飞沫传播是肺结核最重要的传播途径。经消化道和皮肤等其他途径传播较为少见。

(三) 易感人群

免疫力低下者及老年人、婴幼儿等是结核病的易感人群。

(四) 流行特征

全球有1/3的人(约20亿)曾受到结核分枝杆菌的感染,每年死于结核病的人数达300万,平均每天有8 000人死亡。我国是世界结核病大国,结核患者数仅次于印度而居世界第二位。

三、发病机制与病理解剖

(一) 原发感染和继发感染

首次吸入含结核分枝杆菌的微滴后,是否感染取决于结核分枝杆菌的数量、毒力和肺泡内巨噬细胞的吞噬杀菌能力。结核分枝杆菌的类脂质能抵抗溶酶体酶类的破坏作用,当结核分枝杆菌在肺泡巨噬细胞内外生长繁殖,受累肺组织出现炎性病变,称为原发病灶。原发病灶中的结核分枝杆菌沿着肺内引流淋巴管到达肺门淋巴结,引起淋巴结肿大。原发病灶、淋巴管炎及肿大的气管支气管淋巴结称为原发综合征。原发病灶继续扩大,可直接或经血流播散到邻近组织器官。

当结核分枝杆菌首次侵入人体开始繁殖时,人体通过细胞免疫应答对结核分枝杆菌产生特异性免疫,使原发病灶、肺门淋巴结和播散到全身各器官的结核分枝杆菌停止繁殖,原发病灶炎症迅速吸收或留下少量钙化灶,肿大的肺门淋巴结逐渐缩小、纤维化或钙化,播散到全身各器官的结核分枝杆菌大部分被消灭,这就是原发感染最常见的良性过程。但仍然有少量结核分枝杆菌没有被消灭,长期处于休眠期,成为继发性结核的潜在来源。

约 5% 的结核分枝杆菌感染者,在免疫力低下时潜在病灶中的结核分枝杆菌重新活动可发病成为继发性结核病。继发性结核病与原发型结核病有明显的差异。继发性结核病有明显的临床症状,容易出现空洞和排菌,有传染性,必须给予积极治疗。

（二）结核病免疫和迟发性变态反应

1890 年,Koch 发现,将结核分枝杆菌注射到未感染过的豚鼠皮下,10~14 日后注射局部出现肿结,随后溃烂,形成深溃疡,很难愈合,并且进一步发展为肺门淋巴结肿大,终因全身播散而死亡,结核菌素试验呈阴性反应。而对 3~6 周前受感染、结核菌素反应转阳的豚鼠注射同等量的结核分枝杆菌,2~3 日后局部呈现红肿,并迅速形成表浅溃烂,以后较快趋于愈合,无淋巴结肿大和周身播散,动物亦无死亡。这种机体对结核分枝杆菌初感染和再感染表现出不同反应的现象称为 Koch 现象。局部红肿和表浅溃烂是由结核菌素引起的迟发性变态反应;溃疡较快愈合及结核分枝杆菌无周身播散和淋巴结肿大是机体对结核分枝杆菌再感染具有一定免疫力的表现。

（三）病理改变

结核病的基本病理改变为渗出、增生、干酪样坏死,上述三种病变可同时存在于同一病灶中,但通常有一种是主要的。渗出常是病变组织内菌量多、致敏淋巴细胞活力高和变态反应强的反应。增生为主的病变发生在机体抵抗力强、病变恢复阶段,可表现为典型的结核结节。干酪样坏死为主的病变多发生在机体抵抗力低下、结核分枝杆菌毒力强时,是恶化的表现。

四、临床表现

（一）症状

1. 全身症状　肺结核最常见的全身性毒性症状为长期低热,多数见于午后或傍晚体温开始升高,次晨降至正常,可伴有乏力、盗汗和消瘦等。急性血行播散型肺结核、干酪性肺炎等肺部病灶进展播散明显者,常呈不规则高热。

2. 呼吸系统症状

（1）咳嗽咳痰:是肺结核最常见症状。浸润性病灶咳嗽轻微,干咳或仅有少量黏液痰。合并支气管结核则咳嗽加剧,可出现刺激性呛咳,伴局限性哮鸣或喘鸣。

（2）咯血:1/3~1/2 患者在不同病期有咯血,常表现痰中带血;若空洞壁的动脉瘤破裂则引起大咯血,为肺结核患者死亡的重要原因。

（3）胸痛:由于胸膜受累及,常可出现胸部固定性针刺样痛,随呼吸和咳嗽加重,而患侧卧位症状可减轻。

（4）呼吸困难:多见于干酪性肺炎和大量胸腔积液患者。

（二）体征

取决于病变性质、部位、范围或程度。病变范围小,可没有任何体征;继发型肺结核好发于上叶尖后段,故叩诊肺上界变小、听诊于肩胛间区闻及细湿啰音有极大提示诊断价值;渗出型病变范围较大或干酪性肺炎时,可有肺实变体征;慢性纤维空洞性肺结核,有较大范围的纤维条索形成时,出现患侧胸廓塌陷、气管和纵隔向患侧移位,叩诊音变浊、听诊呼吸音降低或闻及湿啰音,以及健侧肺气肿征象;粟粒性肺结核偶可表现严重呼吸困难、呼吸频率加快和发绀。结核性胸膜炎时可有胸腔积液体征。支气管结核有局限性哮鸣音,呼气或咳嗽末明显。

五、实验室检查

(一) 痰结核分枝杆菌检查

是确诊肺结核最特异性的方法,也是制订化疗方案和考核治疗效果的主要依据。有肺结核可疑症状或肺部有异常阴影的患者都必须进行痰结核分枝杆菌检查。初诊患者要送 3 份痰标本,包括清晨痰、夜间痰和即时痰,如无夜间痰,宜在留清晨痰后 2~3 小时再留一份痰标本。

1. 痰涂片检查 抗酸染色镜检快速简便,但欠敏感,每毫升痰中至少含 5 000~10 000 个细菌时可呈阳性结果。除齐 - 尼氏(Ziehl-Neelsen)染色法外,目前 WHO 推荐使用 LED 荧光显微镜检测抗酸杆菌。痰中检出抗酸杆菌有极重要的意义。

2. 培养法 结核分枝杆菌培养为痰结核分枝杆菌提供准确可靠的结果,常作为结核病诊断的金标准,同时也为药物敏感性测定和菌种鉴定提供菌株。但结核分枝杆菌生长缓慢,培养时间较长,多采用改良罗氏法,一般为 2~8 周。近期采用液体培养基和测定细菌代谢产物的 BACTEC-TB 960 法。

3. 其他检测技术 如 PCR、核酸探针检测特异性 DNA 片段、色谱技术检测结核硬脂酸和分枝菌酸等菌体特异成分以及采用免疫学方法检测特异性抗原和抗体等。

痰菌检查是确定传染性和诊断、治疗的主要指标。痰菌检查阳性,以(+)表示;阴性以(−)表示。需注明痰检方法。如涂片、培养等,以涂(+)、涂(−)、培(+)、培(−)书写。当患者无痰或未查痰时,则注明(无痰)或(未查)。

(二) 影像学检查

胸部 X 线检查是早期诊断肺结核的常规首选方法,可以发现肺内病变的部位、范围、形态、密度、与周围组织的关系、病变阴影的伴随影像、有无空洞或空洞大小、洞壁厚薄等。肺结核的常见 X 线表现包括:纤维钙化的硬结病灶,表现为密度较高、边缘清晰的斑点、条索或结节;浸润性病灶,表现为密度较淡,边缘模糊的云雾状阴影;干酪样病灶表现为密度较高,浓淡不一,有环形边界透光区的空洞等。肺结核病变多发生在上叶的尖后段和下叶的背段。凡 X 线胸片上显示渗出性或渗出增殖性病灶、干酪样肺炎、干酪样病灶、空洞多提示活动性病变;增殖性病变、纤维包裹紧密的干酪硬结灶及纤维钙化灶等,多属非活动性病变。CT 能发现隐蔽的病变而减少微小病变的漏诊;常用于与其他胸部疾病的鉴别诊断。

(三) 结核菌素试验

结核菌素主要成分为结核蛋白。目前 WHO 推荐使用的结核菌素为纯蛋白衍生物 -R23(PPD-R23)。由于结核菌素试验阳性不能区分是结核分枝杆菌的自然感染还是卡介苗接种的免疫反应,在卡介苗普遍接种的地区,结核菌素试验对结核分枝杆菌感染者的诊断受限。结核菌素试验反应愈强,对结核病的诊断,特别是对婴幼儿的结核病诊断愈重要。凡是阴性反应结果的儿童,不能完全排除结核病,结核分枝杆菌感染后需 4~8 周才建立充分变态反应,在此之前,结核菌素试验可呈阴性。营养不良、HIV 感染、麻疹、水痘、癌症、严重的细菌感染包括重症结核病和结核性脑膜炎等和卡介苗接种后,结核菌素试验结果可为阴性或弱阳性。

(四) 纤维支气管镜检查

纤维支气管镜常应用于支气管结核和淋巴管支气管瘘的诊断。

（五）γ- 干扰素释放试验

通过特异性抗原 ESAT-6 和 CFP-10 与全血细胞共同孵育,检测 γ- 干扰素水平或采用酶联免疫斑点实验(ELISPOT)计数分泌 γ- 干扰素的特异性 T 淋巴细胞,可以区分结核分枝杆菌自然感染与卡介苗接种和大部分肺结核分枝杆菌感染,诊断结核分枝杆菌感染的特异性高于结核菌素试验。两种商品化的 IGRA 分别是浓度法的 QuantiFERON-TB Gold In-Tube 及斑点法的 T-SPOT TB。

（六）Xpert MTB/RIF 系统

Xpert MTB/RIF 系统是由美国 Cepheid 开发的 GeneXpert 全自动一体化荧光定量 PCR 仪专用的结核分枝杆菌检测试剂盒,能在 2 小时内从患者新鲜痰液中直接检出是否含有结核分枝杆菌及该菌是否对利福平耐药。Xpert MTB/RIF 系统极大地改进了对结核病分子生物学诊断的看法,但该系统对于肺外结核、菌阴肺结核的检出率不高,尤其是对于菌量极少的标本。

六、结核病分类标准

（一）原发型肺结核

原发型肺结核指初次感染即发病的肺结核。典型病变包括肺部原发病灶、引流淋巴管炎和肺门或纵隔淋巴结肿大,三者联合称为原发综合征。X 线胸片表现为哑铃型阴影,有时 X 线上仅显示肺门或纵隔淋巴结肿大,诊断胸内淋巴结结核。多见于儿童,无症状或症状轻微,多有结核病家庭接触史,偶尔见于未受感染的成年人,近年来青年和成年人原发肺结核发病有增高趋势。结核菌素试验多为强阳性。肺部原发性病灶多好发于胸膜下通气良好的肺区如上叶下部和下叶上部。90% 患者以上不治自愈。

（二）血行播散型肺结核

血行播散型肺结核包括急性、亚急性、慢性血行播散型肺结核。大多同时伴有原发型肺结核,儿童较多见,成人也可发生。急性型患者起病急,持续高热,中毒症状严重,可合并结核性脑膜炎,极少有呼吸困难。全身浅表淋巴结肿大,肝脾大,可出现颈强直等脑膜刺激征。部分患者结核菌素试验阴性,随病情好转可转为阳性。X 线胸片和 CT 检查开始为肺纹理重,症状出现 2 周左右可出现由肺尖至肺底呈大小、密度和分布皆均匀的粟粒状结节阴影,结节直径约 2mm。亚急性、慢性型患者起病较缓,症状较轻,X 线胸片呈双上、中肺野为主的大小不等,密度不同和分布不均的粟粒状或结节状阴影,新鲜渗出与陈旧硬结和钙化病灶共存。慢性型多无明显中毒症状。

（三）继发性肺结核

继发性肺结核是肺结核中的一个主要类型,可出现以增殖病变为主、浸润病变为主、干酪病变为主或以空洞为主等多种病理改变。根据病理和 X 线表现特点分为浸润性肺结核、干酪样肺炎、空洞性肺结核、结核球、慢性纤维空洞性肺结核等。大多由于体内潜伏病灶中的结核分枝杆菌重新活动和释放而发病,极少数为外源性再感染。

1. 浸润性肺结核 浸润渗出性病变和纤维干酪增殖病变多发生在肺尖和锁骨下,影像学检查表现为小片状或斑点状阴影,可融合和形成空洞。渗出性病变易吸收,而纤维干酪增殖病变吸收很慢,可长期无改变。

2. 空洞性肺结核 空洞形态不一,可有虫蚀样空洞、薄壁空洞、张力性空洞、干酪组织溶解性空洞等。空洞性肺结核临床症状较多,常见发热、咳嗽、咳痰和咯血等。空洞性肺结核患者痰中经常排菌,是重要的传染源。应用有效的化学治疗后,出现空洞不闭合,但长期多次查痰阴性,空洞壁由纤维组织或上皮细胞覆盖,诊断为"净化空洞"。但有些患者空洞还残留一些干酪组织,长期多次查痰阴性,临床上诊断为"开放菌阴综合征",仍需随访。

3. 结核球 多由干酪样病变吸收和周边纤维膜包裹或空洞的引流支气管阻塞,空洞内干酪物难以排出而形成。结核球内有钙化灶或液化坏死形成空洞,同时 80% 以上结核球有卫星灶,可作为诊断和鉴别诊断的参考。直径在 2~4cm 之间,多小于 3cm。

4. 干酪样肺炎 多发生在机体免疫力和体质衰弱,又受到大量结核分枝杆菌感染的患者,或有淋巴结支气管瘘,淋巴结中的大量干酪样物质经支气管进入肺内造成。大叶性干酪样肺炎 X 线呈大叶性密度均匀磨玻璃样阴影,逐渐出现溶解区,呈虫蚀样空洞,可出现播散病灶,痰中能查出结核分枝杆菌。小叶性干酪样肺炎的症状和体征都比大叶性干酪样肺炎轻,X 线呈小叶斑片播散病灶,多发生在双肺中下部。

5. 慢性纤维空洞性肺结核 肺结核未及时发现或治疗不当,空洞长期不愈,空洞壁增厚,病灶出现广泛纤维化,随机体免疫力的高低波动,病灶吸收、修复与恶化、进展交替发生,形成慢性纤维空洞性肺结核。大多病程迁延,反复进展恶化,痰查结核分枝杆菌阳性,为重要传染源。X 线显示一侧或两侧单个或多个厚壁空洞,多伴有支气管播散病灶及明显的胸膜增厚。因肺组织纤维收缩,肺门被牵拉向上,肺纹呈垂柳状阴影,纵隔牵向病侧。邻近或对侧肺组织常有代偿性肺过度充气,常并发慢性支气管炎、支气管扩张、继发感染或慢性肺源性心脏病。肺组织广泛破坏,纤维组织增生,进一步导致肺叶或全肺收缩("毁损肺")。

（四）结核性胸膜炎

结核性胸膜炎为临床上排除其他原因引起的胸膜炎。分为结核性干性胸膜炎、结核性渗出性胸膜炎和结核性脓胸。

（五）其他肺外结核

其他肺外结核按部位及脏器命名,如骨结核、结核性脑膜炎、肾结核、肠结核等。

（六）菌阴肺结核

菌阴肺结核指三次痰涂片阴性及一次痰培养阴性的肺结核,诊断标准为:①典型肺结核临床症状和胸部 X 线表现;②抗结核治疗有效;③临床可排除其他非结核性肺部疾患;④ PPD 皮试(5IU)强阳性,血清抗结核抗体阳性;⑤痰结核菌 PCR 和探针检测呈阳性;⑥肺外组织病理证实结核病变;⑦支气管肺泡灌洗(BAL)液中检出抗酸分枝杆菌;⑧支气管或肺部组织病理证实结核病变。具备①~⑥中 3 项或⑦~⑧中任何 1 项可确诊。

七、诊断

（一）流行病学

是否有肺结核患者接触史或肺外结核病史。

（二）临床表现

有结核中毒症状:咳嗽持续 2 周以上,咯血、午后低热、乏力、盗汗、消瘦、月经不调或闭经等;有结核病诱因或好发因素尤其是糖尿病、接受激素和免疫抑制剂治疗者;既往有渗出性胸膜炎、肛瘘、长期淋巴结肿大史,婴幼儿和儿童有家庭开放性肺结核密切接触者。

（三）实验室检查及其他检查

1. 痰查结核分枝杆菌 涂片法或培养法检查痰中抗酸杆菌。

2. 胸部 X 线或 CT 检查 胸部 X 线或 CT 检查发现有异常阴影者,必须通过系统检查,确定病变是结核性或其他性质。如难以确定,可经 2 周短期观察或抗炎治疗后复查,大部分炎性病变会有所变化,肺结核则一般不会出现明显改变。如诊断为肺结核,应进一步判断病灶的活动性,以便确定治疗方案。活动性病变在胸片上通常表现为边缘模糊不清的斑片状阴影,可有中心溶解和空洞,或出现播散病灶。胸片表现为钙化、硬结或纤维化,痰检查抗酸杆菌阴性,无任何症状,为无活动性结核。

肺结核病变范围按左、右侧,每侧以上、中、下肺野记述。上肺野:第二前肋下缘内端水平以上;中肺野:上肺野以下,第四前肋下缘内端水平以上;下肺野:中肺野以下。

(四) 诊断的记录方式

记录内容包括分类、病变部位、范围、痰菌情况、化疗史、并发症、合并症、手术等,按病变范围及部位、分类类型、痰菌情况、化疗史顺序书写。

化疗史分初治与复治。初治:凡既往未用过抗结核药物治疗或用药时间少于1个月的新发病例。复治:凡既往应用抗结核药物1个月以上的新发病例、复发病例、初治失败病例等。

如:右中原发型肺结核,涂(−),初治;双上继发性肺结核,涂(+),复治;左侧结核性胸膜炎,涂(−),培(−),初治。

如认为必要,可在类型后加括号说明。如血行播散型肺结核可注明急性或慢性;继发性肺结核可注明空洞或干酪样肺炎等。并发症(如自发性气胸、肺不张等)、并存病(如硅沉着病、糖尿病等)及手术(如肺切除术后、胸廓成形术后等)可在化疗史后按并发症、并存病、手术等顺序书写。

八、鉴别诊断

(一) 支气管扩张

慢性反复咳嗽、咳痰,多有大量脓痰,常反复咯血。轻者X线胸片无异常或仅见肺纹理增粗,典型者见卷发样改变,CT特别是高分辨CT能发现支气管腔扩大,可确诊。

(二) 肺炎

主要与继发性肺结核鉴别。大多起病急伴有发热、咳嗽、咳痰明显。胸片表现密度较淡且较均匀的片状或斑片状阴影,抗菌治疗后体温迅速下降,1~2周阴影有明显吸收。

(三) 肺癌

多有长期吸烟史,表现为刺激性干咳、痰中带血、胸痛和明显消瘦等症状,病情进展快,胸部X线表现肺癌肿块常呈分叶状,有毛刺、切迹。癌组织坏死液化后,可以形成偏心厚壁空洞。多次痰脱落细胞和结核分枝杆菌检查和病灶活体组织检查是鉴别的重要方法。必要时可行诊断性抗结核治疗。

(四) 肺脓肿

多有高热、咳大量脓臭痰,胸片表现为带有液平面的空洞伴周围浓密的炎性阴影。血白细胞和中性粒细胞增高。

(五) 慢性阻塞性肺疾病

多表现为慢性咳嗽、咳痰,少有咯血。冬季多发,急性加重期可有发热。肺功能检查提示阻塞性通气功能障碍。胸部影像学检查有助于鉴别诊断。

(六) 其他

血行播散型结核具有重度毒血症状而早期X线征象不明显时当与伤寒、败血症等非结核性感染和其他各类发热性疾病鉴别。从肺部粟粒性病变看,非结核性肺部感染、肺泡细胞癌、肺淋巴管癌、各类肺泡炎和弥漫性肺间质纤维化等都属鉴别之列。

九、病情评估

继发性结核的发病方式有两种,一种发病慢,临床症状少而轻,多发生在肺尖或锁骨下,痰涂片检查阴性,一般预后良好。另一种发病快,迅速出现广泛的病变、空洞和播散,痰涂片检查阳性。这类患者多发生在青春期女性、营养不良、抵抗力弱的群体以及免疫功能受损的患者。

十、治疗

（一）化学治疗的原则

肺结核化学治疗的原则是早期、适量、规律、联合和全程用药。

（二）化学治疗的生物学机制

1. 药物选择 结核分枝杆菌根据其代谢状态分为 A、B、C、D 四群,对药物选择具有一定的指导意义。①A 菌群:快速繁殖,多位于巨噬细胞外和肺空洞干酪液化部分,占结核分枝杆菌的绝大部分,易产生耐药变异。②B 菌群:处于半静止状态,多位于巨噬细胞内酸性环境中和空洞壁坏死组织中。③C 菌群:处于半静止状态,可有突然间歇性短暂的生长繁殖,许多生物学特点尚不十分清楚。④D 菌群:处于休眠状态,不繁殖,数量很少。抗结核药物对不同菌群的作用各异。抗结核药物对 A 菌群作用强弱依次为异烟肼>链霉素>利福平>乙胺丁醇;对 B 菌群依次为吡嗪酰胺>利福平>异烟肼;对 C 菌群为利福平>异烟肼。通常大多数抗结核药物可以作用于 A 菌群,异烟肼和利福平具有早期杀菌作用,即在治疗的 48 小时内迅速的杀菌作用,使菌群数量明显减少,传染性减少或消失,痰菌阴转。这显然对防止获得性耐药的产生有重要作用。B 和 C 菌群由于处于半静止状态,抗结核药物的作用相对较差,有"顽固菌"之称。杀灭 B 和 C 菌群可以防止复发,消灭 B 菌群是实现灭菌目标的关键;抗结核药物对 D 菌群无作用。这些细菌存在于巨噬细胞内酸性条件下,仅有吡嗪酰胺是唯一比较有效的药物。故近年来主张化疗特别是短程化疗加用吡嗪酰胺至关重要。

耐药关系到治疗的成败。不规则的化学治疗可以诱导细菌耐药:治疗过程中如单用一种敏感药物,菌群中大量敏感菌被杀死后,少量的自然耐药变异菌可存活并不断繁殖,逐渐取代敏感菌而成为优势菌群,结核病变中结核分枝杆菌菌群数量愈大,则存在的自然耐药变异菌愈多,因此化学治疗多采用联合、全程的用药方法,通过交叉杀菌作用防止耐药性产生。

2. 间歇化学治疗 理论基础在于结核分枝杆菌的延缓生长期。结核分枝杆菌接触不同的抗结核药物后产生不同时间的延缓生长期。如接触异烟肼和利福平 24 小时后分别可有 6~9 日和 2~3 日的延缓生长期。药物使结核分枝杆菌产生延缓生长期,就有间歇用药的可能性。

3. 顿服 抗结核药物血中高峰浓度的杀菌作用要优于经常性维持较低药物浓度水平的情况。每日剂量一次顿服要比一日 2 次或 3 次分服所产生的高峰血浓度高 3 倍左右。

（三）常用抗结核药物

1. 异烟肼(INH) 单一抗结核药物中杀菌力,特别是早期杀菌力最强者。作用机制主要是抑制结核分枝杆菌 DNA 的合成,并阻碍细菌细胞壁的合成。口服后,吸收快,可透过血脑屏障,对巨噬细胞内外的结核分枝杆菌均有杀菌作用。用药后经肝脏乙酰化灭活。常用剂量为成人每日 300mg,顿服;儿童 5~10mg/kg(每日最大剂量不超过 300mg)。结核性脑膜炎和血行播散型肺结核的用药剂量可加大,成人 10~20mg/kg,儿童 20~30mg/kg。不良反应很少,偶见周围神经炎、药物性肝炎。肝功能异常者慎用。发生周围神经炎,可用维生素 B_6。

2. 利福平(RFP) 为利福霉素的半合成衍生物,是广谱抗生素。作用机制在于抑制结核分枝杆菌的 RNA 聚合酶,阻碍其 mRNA 合成。对巨噬细胞内外的结核分枝杆菌均有杀菌作用,尤其对 C 菌群有独特的杀菌作用。常与 INH 联合应用。口服后药物主要集中在肝脏,主要经胆汁排泄。利福平及其代谢物为橘红色,服后大小便、眼泪等为橘红色。常用剂量成人为每日 450~600mg,儿童为 10~20mg/kg;间歇用药为 600~900mg/ 次,每周 2 次或 3 次。不良反应轻微,除消化道症状、流感样综合征,偶有短暂性肝功损害,用药后如出现一过性转氨酶升高可继续用药,给予保肝治疗并密切观察,如出现黄疸应立即停药。

长效利福霉素类药物利福喷丁(RFT),半衰期长,适合间歇用药,常用剂量为 450~600mg/ 次,每周 2 次。与 RFP 之间完全交叉耐药。

3. 吡嗪酰胺(PZA) 主要是杀灭巨噬细胞内酸性环境中的 B 菌群。消灭 B 菌群是实现灭菌目标的关键。近年来主张化疗特别是短程化疗加用 PZA 至关重要。常用剂量成人为每日 1.5g;间歇用药为 1.5~2.0g/ 次,儿童为 30~40mg/kg,每周 3 次。常见不良反应为高尿酸血症、痛风,偶见药物性肝损害。

4. 链霉素(Sm) 为广谱氨基糖苷类抗生素,主要对巨噬细胞外碱性环境中的结核分枝杆菌有杀菌作用,对细胞内的结核分枝杆菌作用较小,通过干扰结核分枝杆菌的酶活性,阻碍蛋白合成发挥杀菌作用。常用剂量:每日 0.75g,肌内注射;间歇疗法每次 0.75~1.0g,每周 2 次。不良反应主要为第八对脑神经损害,表现为耳毒性、前庭功能损害和肾毒性等。儿童、老人、孕妇、听力障碍和肾功能不全者慎用。

5. 乙胺丁醇(EMB) 对结核分枝杆菌有抑制作用,与其他抗结核药物联用时,可延缓细菌对其他药物产生耐药性。口服易吸收,常用剂量成人为每日 0.75g,间歇疗法为每次 1.0~1.25g,每周 3 次。主要不良反应为视神经炎,但较少见,治疗中密切观察,发现视力异常及时停药,儿童不用。

抗结核药物参见表 11-8-1。

表 11-8-1　抗结核药物分组

组别	药物(缩写)
第一组(一线口服药)	异烟肼(INH); 利福平(RFP); 乙胺丁醇(EMB); 吡嗪酰胺(PZA)、利福布汀(Rfb)、利福喷丁(Rft)
第二组(注射用药)	链霉素(Sm); 卡那霉素(Km); 阿米卡星(Am); 卷曲霉素(Cm)
第三组(氟喹诺酮类药)	左氧氟沙星(Lfx); 莫西沙星(Mfx); 加替沙星(Gfx)
第四组(二线口服类抗结核药)	乙硫异烟胺(Eto); 丙硫异烟胺(Pto); 环丝氨酸(Cs); 特立齐酮(Trd); 对氨基水杨酸(PAS); 对氨基水杨酸异烟肼(Pa)
第五组(其他种类抗结核药物)	贝达喹啉(Bdq)、德拉马尼(Dlm)、利奈唑胺(Lzd)、氯法齐明(Cfz)、阿莫西林 - 克拉维酸钾(Amx-Clv)、亚胺培南 - 西司他丁(Ipm-Cln)、美罗培南(Mpm)、氨硫脲(Thz)、克拉霉素(Clr)

(四)标准化学治疗方案

1. 初治菌阳肺结核(含初治菌阴空洞肺结核或血行播散型肺结核)

(1)每日用药方案:①强化期:INH、RFP、PZA、EMB,顿服,2 个月;②巩固期:INH、RFP,顿服,4 个月。简写为:2HRZE/4HR。

(2)间歇用药方案:①强化期:INH、RFP、PZA、EMB,顿服,隔日 1 次或每周 3 次,2 个月;②巩固期:INH、RFP,顿服,隔日 1 次或每周 3 次,4 个月。简写为:2H3R3Z3E3/4H3R3。

2. 初治涂阴肺结核治疗方案

(1)每日用药方案:①强化期:INH、RFP、PZA,顿服,2 个月;②巩固期:INH、RFP,顿服,4 个月。简写为:2HRZ/4HR。

(2)间歇用药方案:①强化期:INH、RFP、PZA,顿服,隔日 1 次或每周 3 次,2 个月;②巩固期:INH、RFP,顿服,隔日 1 次或每周 3 次,4 个月。简写为:2H3R3Z3/4H3R3。

3. 复治涂阳肺结核治疗方案　由于可能已经产生获得性耐药,复治是一个困难的问题,推荐强化期 5 药和巩固期 3 药的方案,希望强化期能够至少有 2 个仍然有效的药物。对于慢性传染性肺结核治疗更为棘手,需要根据细菌培养及药敏结果,制订个体化方案,常常需要选择二线药物。

(1)每日用药方案:①强化期:INH、RFP、PZA、SM 和 EMB,顿服,2 个月;②巩固期:INH、RFP 和 EMB,顿服,4~6 个月。巩固期治疗 4 个月时,痰菌未转阴,可继续延长治疗期2 个月。简写为:2HRZSE/4~6HRE。

(2)间歇用药方案:①强化期:INH、RFP、PZA、EMB,顿服,隔日 1 次或每周 3 次,2 个月;②巩固期:INH、RFP,顿服,隔日 1 次或每周 3 次,4 个月。简写为:2H3R3Z3S3E3/4H3R3E3。

(五) 耐药肺结核

耐药结核病,尤其是耐多药结核病(MDR-TB)和超级耐多药结核病(XDR-TB)是当前结核病防治工作的巨大难点。MDR-TB 至少对异烟肼和利福平耐药,XDR-TB 则除异烟肼和利福平外,还对二线抗结核药物耐药。

(六) 其他治疗

1. 对症治疗　合理、有效的化疗可迅速缓解结核病的临床症状,一般无需特殊治疗。在急性粟粒性肺结核和结核性胸膜炎伴有高热等严重毒性症状时,糖皮质激素可能有助于改善症状,亦可促进渗液吸收、减少粘连。但必须在有充分有效抗结核药物治疗下早期应用,疗程 1 个月左右即应逐步撤停。咯血是肺结核患者的常见合并症,作用于血管、促进和增加凝血因子,以及抗纤溶、抗肝素等各类止血药(包括血制品),都被用于治疗咯血。24 小时咯血量在 500ml 以上者称为大咯血,目前仍以垂体后叶素应用较多,垂体后叶素收缩小动脉,使肺循环血量减少而达到较好止血效果。高血压、冠心病、心力衰竭患者和孕妇禁用。如咯血过程突然中断,出现呼吸急促、发绀、烦躁不安、精神极度紧张有濒死感或口中有血块等,考虑为窒息先兆征象,应立即抢救,进行体位引流,取患侧位、头低脚高位,并令患者张口或使用开口器清除口腔积血,叩击背部刺激咳嗽,以畅通气道,有条件时立即气管切开或气管插管。

2. 手术治疗　化疗的发展使外科治疗在肺结核治疗中的比重和地位显著降低。但对药物失效或疾病危及生命的单侧特别是局限性病变,外科治疗仍是可选择的重要治疗方法。其指征是:①化疗尤其是经过规则的强有力化疗药物治疗 9~12 个月,痰菌仍阳性的干酪性病灶、厚壁空洞、阻塞性空洞;②一侧毁损肺、支气管结核管腔狭窄伴远端肺不张或肺化脓症;③结核性脓胸或伴支气管胸膜瘘;④不能控制的大咯血;⑤疑似肺癌或并发肺癌可能。

(七) 肺结核合并相关疾病的治疗

1. 糖尿病　肺结核与糖尿病经常合并存在,互相影响。控制糖尿病首选胰岛素替代治疗,适当放宽饮食限制,以满足肺结核治疗的营养需要。肺结核合并糖尿病的化疗原则与单纯性肺结核相同,只是治疗期适当延长。

2. HIV 感染／艾滋病(HIV/AIDS)　HIV 感染或 AIDS 合并肺结核患者临床上常以严重毒血症状急性起病,伴有肺外结核和播散多,无反应性结核多,病灶不易局限化而常伴有肺门和纵隔淋巴结肿大,X 线上继发性结核的典型的多形态特征变得不明显。在 HIV 感染和 AIDS 患者肺外结核可以高达 70%。治疗应采取最强有力药物联合,疗程需长,预后差。免疫功能的调整和支持十分重要。

3. 肝炎　异烟肼、利福平和吡嗪酰胺均有潜在的肝毒性作用,用药前和用药过程中应定期监测肝功能。严重肝损害的发生率为 1%,但约 20% 患者可出现无症状的轻度转氨酶升高,无需停药,但应注意观察,绝大多数的转氨酶可恢复正常。如有食欲不良、黄疸或肝大应立即停药,直至肝功能恢复正常。如肝炎严重,肺结核又必须治疗,可考虑使用2SHE/10HE 方案。

4. 肺癌 两者同属多发病常见病,常合并存在。除肺结核并发肺癌外,偶尔肺癌使静止性结核病灶破溃或抗癌治疗损伤免疫机制而引起肺结核重新活动。40 岁以上肺结核尤其是男性患者,在长期随访中出现与结核病灶不相称的呼吸系统症状、体征,如刺激性咳嗽、反复咯血、胸痛、杵状指(趾)等,以及在充分抗结核治疗下 X 线上粗线新病灶,特别是孤立性结节灶、肺门向外扇形放射状条索阴影、肺不张、肺门增大、胸腔积液等征象,都应该考虑合并肺癌的可能性,即使痰菌阳性亦不能失之警惕。痰液癌细胞检查和纤维支气管镜检查具决定性意义。手术作为首选治疗措施。

十一、预防

(一) 全程督导化学治疗

全程督导化学治疗是指肺结核患者在治疗过程中,每次用药都必须在医务人员或经培训的家庭督导员的直接监督下进行,因故未用药时必须采取补救措施以保证按医嘱规律用药。督导化疗可以提高治疗依从性和治愈率,并减少多耐药病例的发生。

(二) 卡介苗接种

卡介苗(BCG)是一种无毒牛分枝杆菌活菌疫苗,是目前唯一被批准使用的预防结核病的疫苗,接种后机体反应与低毒结核菌原发感染相同,产生变态反应同时获得免疫力,除对结核病有一定特异性抵抗力外,对其他细胞内病原菌感染和肿瘤等的非特异性抵抗力有提高。BCG 自 1921 年就用于预防结核病,但迄今对它的作用和价值仍有争论。目前认为对预防成人结核病的效果很差,但对预防儿童血行播散性结核和结核性脑膜炎有较好作用。我国结核病感染率和发病率仍高,推行 BCG 接种仍有现实意义。

(三) 预防性化学治疗

主要用于受结核分枝杆菌感染易发病的高危人群,包括 HIV 感染者、涂阳肺结核患者的密切接触者、糖尿病、长期使用糖皮质激素或免疫抑制剂者、营养不良者等。方法为 INH 每日 300mg,儿童每日 5~10mg/kg,顿服,6~12 个月,疗程中应当注意肝功能监测。

第九节 伤寒与副伤寒

伤 寒

伤寒(typhoid fever)是由伤寒沙门菌经消化道传播引起的急性肠道传染病。临床特征为持续性发热、全身中毒症状、相对缓脉、肝脾大、玫瑰疹及白细胞减少等。主要并发症为肠出血、肠穿孔。

一、病原学

伤寒沙门菌属沙门菌属中 D 族,革兰氏染色阴性,呈短杆状,有鞭毛,能活动,不产生芽孢,无荚膜。在普通培养基上能生长,在含有胆汁的培养基中生长较好。伤寒沙门菌具有菌体抗原(O 抗原)、鞭毛抗原(H 抗原)和多糖毒力抗原(Vi 抗原),均能产生相应的抗体,但这些并非保护性抗体。由于 O 抗原和 H 抗原的抗原性较强,故常用于血清凝集试验(肥达试验)以辅助临床诊断,亦可用以制备伤寒菌苗供预防接种。Vi 抗原见于新分离(特别是从患者血液分离)的菌株,能干扰血清中的杀菌效能和吞噬功能,是伤寒沙门菌的重要毒力因子,但其抗原性不强。伤寒沙门菌只感染人类,在自然条件下不感染动物。菌体裂解时可释放内毒素,对本病的发生发展起着较重要的作用。

伤寒沙门菌在自然界中生存力强,在水中可存活 2~3 周,在粪便中可维持 1~2 个月,在肉、牛奶等食物中能生存繁殖;耐低温,在冰冻环境中可持续数月,但对光、热、干燥及消毒剂的抵抗力较弱。加热 60℃ 15 分钟或煮沸后立即死亡。消毒饮用水余氯达 0.2~0.4mg/L 时迅速杀灭。

二、流行病学

1. 传染源 传染源为患者及带菌者。整个病程均有传染性,第 2~4 周传染性最强。带菌者有以下三种形式:①潜伏期带菌者,系指伤寒患者在潜伏期即可从粪便排菌;②暂时带菌者,系指恢复期仍然排菌,但在 3 个月内停止者;③慢性带菌者,系指恢复期排菌超过 3 个月者。原有慢性肝胆管疾病(如胆囊炎、胆石症等)的伤寒患者易成为慢性带菌者。慢性带菌者为最重要的传染源。

2. 传播途径 主要为粪 - 口途径传播。细菌随患者或带菌者的粪便排出,污染水和食物,或经手及苍蝇、蟑螂等间接污染水和食物而传播。水源污染是传播本病的重要途径,常酿成暴发流行。食物污染也可引起本病的流行,而散发病例一般以日常生活接触传播为多。

3. 易感人群 人群普遍易感,病后可获得持久性免疫,预防接种可获得一定的免疫力。伤寒与副伤寒之间无交叉免疫力。

4. 流行特征 本病终年可见,但以夏秋季最多。发病以学龄儿童和青壮年居多。世界各地均有本病发生,以热带、亚热带地区多见,可散发、地方性流行或暴发流行。在发展中国家主要因为水源污染而暴发流行,发达国家则以国际旅游感染为主。

三、发病机制与病理解剖

人体摄入伤寒杆菌后是否发病取决于所摄入细菌的数量、致病性及宿主的防御能力。

伤寒沙门菌从口进入消化道后,一般可被胃酸杀灭,若进入体内菌量过多,或胃酸缺乏时,伤寒杆菌进入小肠,在碱性环境中含有胆汁和营养物质的适宜条件下繁殖。细菌入侵肠黏膜,部分细菌被巨噬细胞吞噬并在其胞浆内繁殖;部分经淋巴管进入回肠集合淋巴结,孤立淋巴滤泡及肠系膜淋巴结中繁殖,然后由胸导管进入血流引起短暂的菌血症。此阶段相当于临床上的潜伏期。伤寒沙门菌随血流进入肝、脾和其他网状内皮系统继续大量繁殖,再次进入血流,引起第二次菌血症,并释放内毒素,出现临床症状(相当于初期)。病程的第 1~2 周,血培养常为阳性,骨髓属网状内皮系统,细菌繁殖多,持续时间长,培养阳性率最高。病程第 2~3 周,经胆管进入肠道的伤寒沙门菌,部分再度侵入肠壁淋巴组织,在原已致敏的肠壁淋巴组织中产生严重的炎症反应,引起肿胀、坏死、溃疡。若病变波及血管则可引起肠出血,若溃疡深达浆膜层则致肠穿孔。病程第 4~5 周,人体免疫力增强,伤寒沙门菌从体内逐渐清除,组织修复而痊愈。如果机体免疫功能不足,伤寒杆菌被吞噬细胞吞噬又未被杀灭,或抗菌药物未能进入细胞内,细菌反而被吞噬细胞保护,并在细胞内大量繁殖,导致了伤寒再燃与复发。伤寒杆菌内毒素是致病的重要因素。

主要病理特点是单核细胞 - 巨噬细胞系统的增生性反应,以回肠末端集合淋巴结和孤立淋巴结最为显著。镜检最显著特征是以巨噬细胞为主的细胞浸润,可见胞质内含有吞噬的淋巴细胞、红细胞、伤寒沙门菌及坏死组织碎屑,称为"伤寒细胞"。若伤寒细胞聚积成团,则称为"伤寒小结"。第一周淋巴组织肿胀,第二周淋巴结在肿胀基础上坏死,第三周肠组织形成溃疡,第四周溃疡逐渐愈合。除肠道病变外,肝、脾也非常显著。胆囊呈轻度炎症病变。少数患者痊愈后伤寒沙门菌仍可在胆囊中继续繁殖而成为慢性带菌者。心脏、肾等脏器也有受累。

四、临床表现

潜伏期 7~23 天,平均 1~2 周,与伤寒杆菌感染量及机体免疫状态有关。

(一) 典型伤寒

自然病程 4 周左右。由于我国预防接种的推行,目前典型伤寒患者临床上不多见。

1. 初期 病程第 1 周。起病较缓,发热是最早出现的症状,体温呈阶梯状上升,于 5~7 天达 39.5℃或以上,发热前可有畏寒,多无寒战及出汗。伴有全身不适、食欲缺乏等。部分患者出现便秘或腹泻。

2. 极期 病程第 2~3 周。肠出血、肠穿孔等并发症常在极期出现。

(1)高热:稽留热多为典型热型,一般持续约半个月。由于早期不规则使用抗生素或激素,使弛张热及不规则热型增多。

(2)消化系统症状:腹胀、腹部不适、便秘或腹泻、右下腹压痛明显。

(3)神经精神症状:神经系统表现的轻重与病情轻重成正比,由内毒素作用于中枢神经系统所致。表现出特殊的中毒面容,表情淡漠、反应迟钝、听力减退,重者可有谵妄、昏迷等。随着体温下降,神经系统症状逐渐恢复。

(4)相对缓脉:患者体温高而脉率相对缓慢,部分患者尚可出现重脉。并发中毒性心肌炎时,相对缓脉不明显。

(5)肝脾大:半数以上患者于起病 1 周前后脾脏肿大,质软;部分患者肝脏亦肿大,且可伴 ALT 升高,个别患者出现黄疸,提示为伤寒性肝炎。

(6)皮疹:在病程第 1 周末 20%~40% 患者于前胸、腹部出现淡红色丘疹(玫瑰疹),直径 2~4mm,压之褪色,散在分布,量少,一般仅数个至十数个,多在 2~4 天内消退。

3. 缓解期 病程第 3~4 周。人体对伤寒杆菌的抵抗力逐渐增强,病情开始好转,体温开始波动下降,各种症状逐渐减轻,脾脏开始回缩。但本期有发生肠出血及肠穿孔并发症的风险。

4. 恢复期 病程第 4 周末开始。体温恢复正常,食欲好转,一般病程 1 个月左右。

(二) 非典型伤寒

1. 轻型 一般症状较轻,体温多在 38℃左右,病程短,1~3 周即可痊愈。多见于儿童,或早期接受抗菌药物治疗,或已接受过伤寒菌苗注射者。目前临床上较多见,由于轻型患者的病情轻,症状不典型,易漏诊或误诊。

2. 迁延型 起病与典型伤寒相似,由于人体免疫功能低下,发热持续不退,热程可达 5 周以上,热型不规则,肝脾大明显。

3. 逍遥型 毒血症状较轻,患者可照常工作。部分患者以肠出血或肠穿孔首发症状就医。

4. 暴发型(重型) 起病急,中毒症状重,患者可出现超高热或体温不升,血压降低,出现中毒性心肌炎、肠麻痹、休克与出血倾向等,预后凶险。

5. 顿挫型 起病较急,开始症状典型,但病程较短,多于 1 周内症状迅速消退而痊愈。

6. 小儿伤寒 不同的年龄阶段发病特点不同。一般年龄越大,临床表现越接近成人,年龄越小,症状越不典型。起病急,中毒症状重,发热多呈不规则热型,腹痛、腹泻、呕吐等胃肠道症状明显,肝脾大常见,玫瑰疹和相对缓脉少见,白细胞计数常不减少,病程短,有时2~3周可自然痊愈,易并发支气管肺炎,较少并发肠出血、肠穿孔,病死率低。

7. 老年伤寒 临床表现常不典型,体温多不高,常有持续性胃肠功能紊乱,可并发支气管肺炎、中毒性心肌炎或心力衰竭,病程长,恢复慢,病死率高。

(三) 伤寒的复发与再燃

1. 复发 症状消失后1~3周,体温再度升高,临床症状再次出现,血培养阳性。多见于抗菌治疗不彻底的患者。个别患者可复发多次,病情多较轻,病程短,并发症少。

2. 再燃 病程2~3周后体温下降但未恢复正常时,再度升高,血培养也常阳性。

五、并发症

1. 肠出血 多见于病程第2~3周,发生率为2%~15%。少量出血可无症状或仅有轻度头晕;大量出血时体温骤降,脉搏细速,体温与脉搏呈现交叉现象,并有面色苍白、烦躁、出冷汗、血压下降等休克表现。

2. 肠穿孔 为最严重的并发症,多见于病程第2~3周,发生率为1%~4%。表现为突然右下腹剧痛,伴有恶心、呕吐、出冷汗、脉搏细数、出现腹膜炎征象,肝浊音界减小或消失,X线检查膈下有游离气体,白细胞计数升高。

3. 其他 尚可并发中毒性心肌炎、中毒性肝炎、肺部感染、胆囊炎等。

六、实验室检查

1. 血常规 白细胞计数偏低或正常;中性粒细胞可减少;嗜酸性粒细胞减少或消失。

2. 细菌学检查

(1)血培养:是确诊伤寒的依据。发病第1周采血阳性率可达80%以上,以后阳性率下降,第3周为30%~40%。

(2)骨髓培养:全病程均可获较高的阳性率,可达90%。且较少受抗菌药物的影响。

(3)粪便培养:病程第3~4周时阳性率较高,对慢性带菌者价值较高。

3. 血清学检查 伤寒血清凝集试验(肥达试验)所用的抗原有伤寒沙门菌菌体抗原(O),鞭毛抗原(H)、副伤寒甲、乙、丙鞭毛抗原。目的在于测定患者血清中各种相应抗体的凝集效价。一般从病程第2周开始阳性率逐渐增加,至第4周可达90%,病愈后阳性反应可持续数月之久。分析肥达试验结果时应注意以下几点:

(1)正常人血清中可能有低效价凝集抗体存在,故通常O抗体的效价在1∶80以上,H抗体的效价在1∶160以上,可确定为阳性,如经5~7天复查多次其效价上升达4倍以上有诊断价值。

(2)必须多次重复检查,一般每周检查1次,如凝集效价逐次递增,则其诊断意义更大。

(3)若仅有O抗体效价升高,而H抗体效价正常,可能是发病初期;若相反,仅有H抗体升高而O抗体正常可能是回忆反应,与既往接受伤寒、副伤寒菌苗预防接种或曾患伤寒有关。

(4)少数伤寒、副伤寒患者肥达试验阴性,尤其以免疫应答能力低下的老弱或婴幼儿患者为多见。部分患者早期应用抗菌药物治疗,病原菌清除早,抗体应答低下,也可出现阴性。某些非伤寒性疾病肥达试验也可呈假阳性结果,如急性血吸虫病、结核病、肿瘤和溃疡性结肠炎等。

(5)O抗体升高只支持沙门菌感染,不能区分伤寒或副伤寒。伤寒、副伤寒甲、乙、丙4种沙门菌的H抗原不同,产生不同的抗体。

(6)伤寒、副伤寒患者的 Vi 抗体效价一般不高。但是,带菌者常有高水平的 Vi 抗体,并且持久存在,对慢性带菌者的调查有一定意义,效价大于 1:40 时有诊断参考价值。

七、诊断

1. 流行病学　注意当地流行情况,流行季节,是否有伤寒患者接触史,有无预防接种史。

2. 临床表现　持续高热、相对缓脉、玫瑰疹、肝脾大。肠出血、肠穿孔有助于诊断。

3. 实验室检查　白细胞减少、嗜酸性粒细胞减少或消失是伤寒特征。血、骨髓、粪及疹刮取物分离或培养阳性是确诊依据。血清特异性抗体阳性,肥达反应"O"抗体凝集效价 $\geq 1:80$,"H"抗体凝集效价 $\geq 1:160$,或恢复期效价增高 4 倍以上有助于诊断。

八、鉴别诊断

可与病毒性上呼吸道感染、细菌性痢疾、钩端螺旋体病、急性病毒性肝炎、疟疾、革兰氏阴性杆菌败血症、血行播散型肺结核等相鉴别。

九、病情评估

大多数预后较好,高龄患者由于症状不明显,易漏诊,易出现严重并发症,应密切监测病情进展。

十、治疗

1. 一般治疗　应与肠道传染病隔离,临床症状消失后,每隔 5~7 天进行粪便伤寒沙门菌培养,连续 2 次阴性才可解除隔离。予以高热量、高维生素、易消化的无渣饮食。退热后,食欲增强时,仍应继续进食一段时间无渣饮食,以免诱发肠出血和肠穿孔。

2. 对症治疗　对于高热者,适当应用物理降温,不宜用发汗退热药,以免虚脱。便秘者用开塞露或用生理盐水低压灌肠,禁用泻剂。对于腹胀,可用松节油腹部热敷及肛管排气,禁用新斯的明类药物。

3. 病原治疗　在没有伤寒药物敏感试验的结果之前,首选药物为第三代喹诺酮类药物,儿童和孕妇宜首选第三代头孢菌素。

(1)第三代喹诺酮类药物:对伤寒沙门菌有强大抗菌作用,在组织体液与细胞内的药物浓度较高,胆汁中也较高,应列为首选药物。常用药为氧氟沙星(0.2g/ 次,3 次 /d)、左氧氟沙星(0.2~0.4g/ 次,3 次 /d)和环丙沙星(0.5g/ 次,2 次 /d),疗程 14 天。

(2)第 3 代头孢菌素类:有较强的抗伤寒沙门菌作用。常用药为头孢哌酮(2g/ 次,静脉滴注,2 次 /d)、头孢他啶(2g/ 次,静脉滴注,2 次 /d)、头孢曲松(1~2g/ 次,静脉滴注,2 次 /d)和头孢噻肟(2g/ 次,静脉滴注,2 次 /d),疗程 14 天。

(3)联合用药:对于危重病例及难治性伤寒,以第三代喹诺酮类药物为基础,联合其他抗生素(如头孢哌酮)治疗,有协同抗菌作用,显著提高疗效,疗程 14 天。

(4)氯霉素:用于氯霉素敏感株。每次 0.5g,口服,每天 4 次;重型患者,每次 0.75~1.0g,静脉滴注,每天 2 次;体温正常后,剂量减半。疗程 10~14 天。新生儿、孕妇及肝功能明显损害者忌用;注意骨髓抑制的不良反应,经常复查血常规,白细胞总数低于 0.25×10^9/L 时应停药,更换为其他抗菌药物。

4. 带菌者治疗　慢性带菌者的治疗常较困难,如是有胆道结石或胆囊疾病的慢性带菌者,在伤寒病原治疗的同时,须处理胆道胆囊疾患,才能取得较好的疗效。氯霉素在胆汁浓度较低,大部分经肝脏与葡萄糖醛酸结合形成无抗菌活性的代谢产物,不适宜用于慢性带菌者的治疗。可选择第三代喹诺酮类药物,氧氟沙星(0.2/次 g,2 次 /d)和环丙沙星(0.5g/次,2 次 /d),疗程 4~6 周。

5. 并发症治疗

(1)肠出血:绝对卧床休息,严密观察血压、脉搏、意识变化及便血情况;暂时禁食;补充血容量,维持水、电解质和酸碱平衡;并加用维生素 K_1,每次 10mg,静脉滴注,每天 2 次,及肾上腺色腙(安络血)、酚磺乙胺等止血药;根据出血情况,酌量输血;如患者烦躁不安,可注射镇静剂,地西泮、苯巴比妥等,禁用泻剂及灌肠;经积极治疗仍出血不止者,应考虑手术治疗。

(2)肠穿孔:局限性肠穿孔者,可给予禁食、胃肠减压及有效的抗菌药物,如联合氨基糖苷类、第三代头孢菌素或碳青霉烯类等治疗,同时需警惕感染性休克的发生;肠穿孔伴发腹膜炎的患者应及早手术治疗,同时加用足量有效的抗生素,以控制腹膜炎。

十一、预防

1. 控制传染源　患者和带菌者按肠道传染病隔离,直至体温正常后 15 天,或在症状消失后每隔 5 天做粪便培养,连续 2 次阴性才可解除隔离。接触者医学观察 15 天。慢性携带者应调离饮食业,并给予治疗。

2. 切断传播途径　是预防本病的关键性措施。加强卫生宣传教育工作,搞好"三管一灭"(水源管理、饮食卫生管理、粪便管理和消灭苍蝇),养成良好的卫生与饮食习惯,避免饮用生水或进食未煮熟的肉类食品等。

3. 保护易感人群　目前国内应用的伤寒、副伤寒甲、乙三联菌苗是伤寒、副伤寒甲、乙三种杆菌培养后经过加酚处理的死菌苗,皮下注射 3 次,间隔 7~10 天,各 0.5ml、1.0ml、1.0ml;免疫期为 1 年。每年可加强 1 次,1.0ml,皮下注射。伤寒 Ty21a 活疫苗,第 1、3、5 和 7 天各口服 1 个胶囊。以上疫苗仅有部分免疫保护作用,因此,已经行免疫预防的个体,仍需注意个人及饮食卫生。

副 伤 寒

副伤寒(paratyphoid fever)是由甲、乙、丙副伤寒沙门菌所致的急性传染病。副伤寒的临床表现与伤寒相似,但一般病情较轻,病程较短,病死率较低。

各种副伤寒沙门菌均有"O"和"H"抗原,在自然条件下,副伤寒沙门菌一般只能感染人类,偶尔感染动物。

传染源为患者和带菌者。传播方式与伤寒大致相同,因副伤寒沙门菌可在食物中较长时间存在,以食物传播常见。我国副伤寒的发病率较伤寒为低。成人以副伤寒甲为多,儿童易患副伤寒乙。

副伤寒的潜伏期较伤寒短,一般为 8~10 天,有时可短至 3~6 天。副伤寒甲、乙的症状与伤寒类似,起病较急,常先有急性胃肠炎症状,2~3 天后,出现轻症伤寒样症状;发热多呈弛张热型,热程 2~3 周;皮疹出现较早、较多、较大、色较深;肠道病变浅、出血和穿孔少见,病死率较低。副伤寒丙的症状较特殊,可表现为以下 3 型:

1. 脓毒血症型　常见于体弱儿童和慢性消耗疾病患者。发病急、寒战、高热、热型不规则,热程 1~3 周不等。常有皮疹、肝脾大,并可出现黄疸。半数以上患者可出现胸膜炎、脓胸、关节及骨的局限性脓肿、脑膜炎、心包炎、心内膜炎、肾盂肾炎等迁徙性化脓性并发症。

2. 伤寒型　症状与副伤寒甲、乙大致相似,但较易出现肝功异常。

3. **胃肠炎型** 以胃肠炎症状为主,表现为发热、恶心、呕吐、腹痛、腹泻,病程短。

副伤寒治疗可参照伤寒治疗。并发化脓性病灶者,一旦脓肿形成,除了加强抗菌治疗外,还可行手术排脓。

第十节 细菌性痢疾

细菌性痢疾(bacillary dysentery)简称菌痢,是由志贺菌引起的常见急性肠道传染病,主要病理变化为直肠、乙状结肠的炎症与溃疡。临床表现为腹痛、腹泻、里急后重及排脓血便,同时伴有恶寒、发热等全身中毒症状。严重者可出现感染性休克和/或中毒性脑病。该病终年散发,夏秋多见。人群普遍易感,容易重复感染或复发。

一、病原学

志贺菌又称痢疾杆菌,为志贺菌属(Shigella),是革兰氏阴性短小杆菌,兼性厌氧,有菌毛,无鞭毛,无芽孢,不具动力,对营养要求低,普通培养基中能生长良好,最适宜温度为37℃。根据抗原结构和生化反应不同,志贺菌可分为4群48个血清型:A群,痢疾志贺菌;B群,福氏志贺菌;C群,鲍氏志贺菌;D群,宋内志贺菌。A群毒力最强,感染后病情较重。B群因排菌时间长而易转为慢性,病程迁延。D群对外界抵抗力最强,发病较轻。我国以福氏和宋内志贺菌最为常见。志贺菌死亡后可释放内毒素,是引起发热、毒血症、休克等全身反应的重要因素。A群痢疾志贺菌还可产生外毒素,称为志贺毒素,具有肠毒性、神经毒性和细胞毒性,引起相应临床表现。

志贺菌对热、干燥、日光照射抵抗力较弱,对寒冷、潮湿耐受性较强。阳光直射或加热60℃10分钟即能将其杀灭。对各种消毒剂都很敏感,一般消毒剂就能将其灭活。在粪便中,志贺菌受肠道菌产酸或噬菌体影响,数小时内死亡,故粪便标本应立即送检。不同志贺菌抵抗力有所不同,宋内志贺菌抵抗力最强,其次为福氏志贺菌,痢疾志贺菌抵抗力最弱。

二、流行病学

(一)传染源

包括急、慢性菌痢患者和带菌者。其中非典型患者、慢性菌痢患者和无症状带菌者在流行病学中具有重要意义。

(二)传播途径

主要经粪-口传播。志贺菌通过食品、水源、手或生活接触,或通过苍蝇、蟑螂等间接传播,经口感染。

(三)易感人群

人群普遍易感。学龄前儿童及青壮年发病率较高。病后可获得一定免疫力,但持续时间短,且不同菌群和血清型间无交叉免疫,易反复感染。

(四)流行特征

本病世界各地全年散发,好发于夏、秋两季,与气温条件、苍蝇活动、细菌繁殖、饮食偏好和胃肠防御功能降低等有关,主要发生在经济不发达、卫生条件较差的国家或地区。发病年龄分布有两个高峰,第一个高峰为学龄前儿童,第二个高峰为青壮年期。

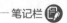

三、发病机制与病理解剖

(一)发病机制

志贺菌经口进入人体后是否发病,取决于细菌数量、致病力以及人体的抵抗力。

志贺菌进入消化道后,大部分可被胃酸杀死,少量进入下消化道的细菌亦可因正常菌群的拮抗作用,或由于肠道分泌型 IgA 阻断其对肠黏膜的吸附而无法致病。当抵抗力降低,则细菌可侵入结肠上皮细胞的固有层,在其中繁殖、释放毒素,引起肠黏膜的炎症反应和固有层小血管循环障碍,肠黏膜出现炎症、坏死及溃疡,进而引起腹痛、腹泻和黏液脓血便。

志贺菌的主要致病物质是内毒素。当志贺菌释放的内毒素入血后,释放各种血管活性物质,不仅可引起发热和毒血症,还引起急性微循环障碍,进而引起感染性休克、DIC 以及重要脏器功能衰竭,临床上表现为中毒性菌痢。此外,外毒素具有细胞毒性,可引起出血性结肠炎和溶血性尿毒综合征。

(二)病理解剖

菌痢的病理变化主要累及结肠,以乙状结肠和直肠最为显著,重症者可累及整个结肠,甚至回肠下段。急性期的肠黏膜基本病变是弥漫性纤维蛋白渗出性炎症。渗出物中有大量纤维素,与坏死组织、炎症细胞、红细胞及细菌一起形成特征性的假膜,1 周后,假膜脱落,形成溃疡。病变通常局限于固有层,故肠穿孔少见。慢性期可有肠黏膜水肿和肠壁增厚,瘢痕与息肉形成,少数可肠腔狭窄。中毒性菌痢肠道病变轻微,突出病变为全身多脏器的微血管痉挛及/或通透性增加;大脑及脑干水肿,可见点状出血与神经细胞变性。部分病例有肾上腺充血,肾上腺皮质出血和萎缩。

四、临床表现

潜伏期数小时至 7 天,多数为 1~4 天。志贺菌的型别不同,临床表现也有一定差异。痢疾志贺菌临床症状最重,但预后大多良好,宋内志贺菌感染症状较轻,易误诊或漏诊,福氏志贺菌介于两者之间,排菌时间长,易转为慢性。根据病程长短和病情严重程度可以分为以下类型:

(一)急性细菌性痢疾

1. 普通型(典型) 起病急,全身中毒症状表现为畏寒,发热,体温达 39℃以上,食欲减退,恶心呕吐,继而出现腹痛、腹泻、伴里急后重,腹泻开始呈稀便量多,之后迅速转为脓血便,每天数十次,量少,失水不显著。但少数患者可因为严重吐泻,引起脱水,电解质紊乱及代谢性酸中毒,甚至休克。查体常有左下腹压痛,肠鸣音亢进。自然病程为 10~14 天,少数转为慢性。

2. 轻型(非典型) 肠道症状及全身毒血症状均较轻。不发热或低热,腹痛轻,腹泻次数少,每天 10 次以内,大便呈糊状或水样,含少量黏液,一般无肉眼脓血便,里急后重也不明显,常被误诊为肠炎。病程一般 3~6 天,亦可转为慢性。

3. 中毒型 多见于 2~7 岁儿童。起病急骤,病势凶险,变化迅速,常表现为突起高热,可高达 40℃或以上,肠道症状轻,多数无腹痛、腹泻、大便脓血等,全身中毒症状明显,可伴有畏寒,精神萎靡,嗜睡或反复惊厥等,数小时内可迅速发生循环和呼吸衰竭。本型预后差,病死率高。根据临床表现不同可分为三型:

(1)休克型:主要表现为周围循环衰竭,面色苍白,皮肤花斑,口唇及肢端发绀,四肢厥冷,脉搏细弱,血压下降,少尿或无尿及不同程度的意识障碍,甚则并发肺水肿、急性呼吸窘迫综合征、DIC。

(2)脑型:以严重脑部症状为主。表现为脑水肿和颅内压升高的症状,如剧烈头痛,频繁呕吐,烦躁不安,嗜睡,昏迷,抽搐,严重者可发生脑疝,亦可出现呼吸异常甚则呼吸衰竭。

(3)混合型:具有以上两型表现,包括循环系统、呼吸系统及中枢神经系统等多脏器功能损害与衰竭。预后最为凶险,病死率高。

(二)慢性细菌性痢疾

病程超过 2 个月以上者称为慢性菌痢。多与急性期未及时诊断治疗或治疗不彻底、细菌耐药或合并慢性疾病导致机体免疫力下降有关。临床上分为三型。

1. 慢性迁延型　多因急性菌痢治疗不彻底,迁延不愈。表现为腹胀或长期反复腹泻,常有黏液及脓血便,可伴有乏力、营养不良、贫血等全身健康状况下降的表现。亦可出现腹泻与便秘交替。长期间歇排菌,是重要的传染源。临床最为多见。

2. 慢性隐匿型　1 年内有急性菌痢史,临床症状消失,但粪便培养阳性,结肠镜检查可见有慢性菌痢表现。也为重要的传染源。临床最为少见。

3. 急性发作型　有慢性菌痢史,可因劳累、受凉、饮食不当等因素诱发,但症状较急性菌痢程度轻,根据粪便培养结果排除再感染者。

五、实验室检查

(一)血常规

急性期白细胞总数和中性粒细胞可中等度增高,慢性期可有轻度贫血。

(二)粪便常规

典型外观呈黏液脓血便。镜检可见大量脓细胞或白细胞(大于 15 个 /HP)及红细胞,如有巨噬细胞有助于诊断。

(三)病原学检查

1. 粪便培养　检出志贺菌即可确诊。早期、多次送检有助于提高细菌培养阳性率。

2. 特异性核酸检测　应用 PCR 技术及 DNA 探针杂交技术检测病原菌的特异性基因片段。其敏度高、特异性强、对标本要求低,适用于抗菌药物使用后的患者标本检测。

六、诊断

依据流行病学史,症状体征及实验室检查进行综合诊断,确诊则须依赖于病原学的检查。中毒性菌痢因起病时可无明显腹痛腹泻症状,常需盐水灌肠或肛拭子行粪便检查方可诊断。

七、鉴别诊断

(一)急性菌痢

须与下列疾病相鉴别

1. 急性阿米巴痢疾(表 11-10-1)。

表 11-10-1　急性细菌性痢疾与急性阿米巴痢疾的鉴别

	急性菌痢	急性阿米巴痢疾
病原体	志贺菌	溶组织内阿米巴滋养体
流行病学特点	散发,可引起流行	散发性
临床表现	发热,毒血症状明显,腹痛明显,有里急后重,每天腹泻 10 余次或数十次,常有左下腹压痛	多不发热,毒血症状少见,腹痛轻微,无里急后重,腹泻数次,常有右下腹压痛

续表

	急性菌痢	急性阿米巴痢疾
粪便检查	量少,为黏液脓血便,镜检散在红细胞以及大量成堆的白细胞和少量巨噬细胞,粪便培养有志贺菌	量多,暗红或果酱色血便,腥臭,镜检可见少量白细胞,成串陈旧红细胞,常有夏科-莱登晶体,查见阿米巴滋养体
乙状结肠镜检查	肠黏膜弥漫性充血、水肿及浅表溃疡,病变主要在直肠、乙状结肠	肠黏膜大多正常,有散在溃疡,边缘隆起,周围有红晕,病变主要在盲肠、升结肠

2. 其他细菌引起的肠道感染 侵袭性大肠杆菌、空肠弯曲菌以及气单胞菌等细菌引起的肠道感染亦可出现痢疾样症状,鉴别有赖于粪便培养检出不同的病原菌。

3. 细菌性胃肠型食物中毒 有进食同一食物集体发病病史。潜伏期短,呕吐明显,有腹痛、腹泻,大便多为黄色水样便,黏液脓血便及里急后重少见,腹部压痛多在脐周。大便镜检通常白细胞不超过 5 个 /HP。确诊有赖于从可疑食物及患者呕吐物、粪便中检出同一细菌或毒素。

4. 其他 急性菌痢应与肠套叠及急性坏死性小肠炎相鉴别。

(二) 中毒性菌痢

1. 休克型 由于其他细菌引起感染性休克亦可有发热及休克表现,故须与本型鉴别。血及粪便培养检出不同致病菌有助鉴别。

2. 脑型 乙脑亦多发于夏、秋季,且均有高热、惊厥、昏迷。乙脑起病后进展较缓,循环衰竭少见,意识障碍及脑膜刺激征明显,脑脊液有蛋白及白细胞增高,乙脑特异性 IgM 阳性可资鉴别。

(三) 慢性菌痢

须与以下疾病相鉴别:

1. 结肠癌及直肠癌 此类患者反复继发肠道感染亦可出现腹痛、腹泻及脓血便,常伴进行性消瘦,行肛诊、乙状结肠镜及病理活检等检查有助鉴别。

2. 慢性血吸虫病 部分患者亦可出现腹泻及脓血便,但有血吸虫病疫水接触史,嗜酸性粒细胞增多,大便孵化沉淀检查或肠黏膜活检阳性可鉴别。

3. 克罗恩病 即慢性非特异性溃疡性结肠炎,为自身免疫性疾病,病程长,有腹痛及脓血便,大便培养无致病菌生长,抗菌药物治疗通常无效。

八、病情评估

大多是患者预后良好,部分儿童患者起病急,病情变化迅速,全身中毒症状明显,出现循环系统、呼吸系统及中枢神经系统等多脏器功能损害,预后差,病死率高。

九、治疗

急性期以抗菌治疗为主,慢性期除抗菌治疗外还应改善肠道功能,中毒型菌痢应及时针对病情采取综合性措施救治。

(一) 急性细菌性痢疾

1. 一般治疗 胃肠道隔离至临床症状消失后 1 周或粪便培养连续 2 次阴性。卧床休息。饮食以少渣、易消化、高热量、高维生素的流质或半流质为宜,忌食多渣多油或刺激性食物,少进牛乳、蔗糖、豆制品等产气和增加腹胀的饮食。维持电解质及酸碱平衡。

2. 对症治疗 高热时可予退热药或物理降温,腹痛剧烈可用解痉药(山莨菪碱)或腹部热敷,忌用显著抑制肠蠕动的药物。有酸中毒时可酌情给予碱性液体。

3. 病原治疗 在使用抗菌药物时要注意:①根据当地流行菌株药敏实验或粪便培养的药敏结果选择敏感的抗菌药物;②宜选择易被肠道吸收的口服药物,病重或估计口服吸收不良时可予肌内注射或静脉抗菌药物;③原则上疗程不宜短于 5 天。

(1)第三代喹诺酮类:为人工合成的广谱抗菌药物,是目前治疗成人菌痢比较理想的药物。主要有:①诺氟沙星:0.2g/ 次,每日 3 次;②环丙沙星 / 氧氟沙星:0.2g/ 次,每日 3 次。本药影响骨骼发育,儿童、孕妇及哺乳期妇女应慎用。

(2)第三代头孢菌素类:头孢他啶、头孢噻肟、头孢哌酮,每日 2~4g,分 2 次给药。

(二) 中毒型菌痢

中毒型菌痢病情凶险,应及时采取以对症治疗为主的综合救治措施。

1. 病原治疗 应采用静脉用药,抗菌药物的选择同急性菌痢。

2. 对症治疗 高热者可采用物理降温为主,必要时配以药物降温;若高热伴惊厥,经退热药治疗无效者,可采用冬眠疗法,氯丙嗪和异丙嗪各 1~2mg/kg,肌内注射,2~4 小时可重复一次,共 2~3 次,尽快使体温保持在 37℃左右。反复惊厥者可给予地西泮 0.3mg/kg 肌内注射或者缓慢静推,或水合氯醛 40~60mg/kg 灌肠。

3. 休克型 ①扩充血容量,纠正酸中毒,维持水和电解质平衡;②采用血管活性药物,解除微血管痉挛,维持血压稳定;③肾上腺皮质激素的应用,氢化可的松或甲泼尼龙;④注意保护重要脏器(心、肝、肾)功能;⑤抗凝疗法:低分子肝素抗凝防治 DIC。

4. 脑型 ①脱水剂降低颅内压,减轻脑水肿;②血管扩张剂改善脑血管痉挛;③肾上腺皮质激素;④予以拮抗脑啡肽药物,如纳洛酮;⑤积极氧疗,保持呼吸道通畅,如出现呼吸衰竭则应用呼吸兴奋剂,严重者予以气管插管或气管切开,呼吸机辅助通气以保证足够有效的氧合作用。

(三) 慢性细菌性痢疾

1. 生活规律,忌食生冷、油腻食物,加强营养,增强机体抵抗力,可采用微生态制剂调节肠功能紊乱。

2. 根据细菌培养和药敏实验的结果选用药物,适当延长疗程,必要时可给予多个疗程治疗。

3. 可以做保留灌肠,使药物直接作用于病变部位,增强杀菌效果,同时刺激肉芽组织新生,常用的药物为 5% 大蒜浸液 100ml 或 0.5%~1% 新霉素 100~200ml,每日 1 次,10~15 次为一个疗程。

十、预防

(一) 控制传染源

对于患者和带菌者,要做到及时发现,及早隔离,彻底治疗,直到患者粪便细菌培养连续 2 次阴性,方可解除隔离。对饮食业、水厂和托幼机构工作人员,应粪便培养连续 3 次阴性,才能恢复工作。

(二) 切断传播途径

要严格执行食品卫生管理法,认真贯彻执行"三管一灭"(水源、食物和粪便的卫生管理,灭蝇),搞好饮食、饮水及个人和环境卫生,纠正不良卫生习惯。

(三) 保护易感人群

近年来使用志贺氏菌株(依链株)减毒活菌苗口服,可产生 IgA,以防止痢疾菌菌毛贴附于肠上皮细胞,从而防止其侵袭和肠毒素的致泻作用。

第十一节 霍 乱

霍乱(cholera)是由霍乱弧菌引起的烈性肠道传染病,发病急、传播快,常引起区域性或/和世界性流行。在我国属于甲类传染病。典型患者表现为急起剧烈吐泻、脱水,严重者导致循环衰竭和急性肾衰竭。

一、病原学

霍乱弧菌是革兰氏阴性菌,呈弧形或逗点状,一般长 1.5~3.0μm,宽 0.3~0.4μm。菌体末端有一根鞭毛,运动极为活泼。在悬滴镜检时呈穿梭状运动,粪便直接涂片染色,可见霍乱弧菌呈"鱼群"样排列。霍乱弧菌在碱性(pH 值为 8.4~8.6)肉汤蛋白胨中繁殖迅速。

霍乱弧菌有耐热的菌体(O)抗原和不耐热的鞭毛(H)抗原。H 抗原为霍乱弧菌属所共有;O 抗原有群特异性和型特异性两种抗原,是霍乱弧菌分群和分型的基础。WHO 根据弧菌的生化性状,O 抗原的特异性和致病性等不同,将霍乱弧菌分为三群:① O_1 群霍乱弧菌:包括古典生物型和埃尔托生物型,有三个血清型(即小川型、稻叶型、彦岛型),是引起霍乱的主要致病菌;②非 O_1 群霍乱弧菌:包括 200 多个血清型,一般无致病性,仅少数血清型可引起散发性腹泻,但其中 O_{139} 血清型具有特殊性,它是 1992 年孟加拉国发生霍乱行时新发现的血清型,含有与 O_1 群霍乱弧菌相同的毒素基因,能引起流行性腹泻;③不典型 O_1 群霍乱弧菌:本群弧菌在体内外均不产生肠毒素,因此没有致病性。

霍乱弧菌可产生肠毒素、神经氨酸酶、血凝素,菌体裂解后产生内毒素。霍乱肠毒素是产生临床症状的关键物质。霍乱弧菌体表有一种特殊的菌毛——毒素协同菌毛 A(TcpA),在霍乱弧菌定居人类肠道中起重要作用,被称为"定居因子"。

霍乱弧菌对热、干燥、酸及消毒剂均敏感。煮沸或 0.2%~0.5% 过氧乙酸溶液可立即将其杀死,正常胃液中仅能存活 5 分钟。霍乱弧菌在自然环境中存活时间较长,如在江、河、井或海水中埃尔托生物型霍乱弧菌能生存 1~3 周,在藻类或甲壳类物中的存活期还可延长。

二、流行病学

(一) 传染源

患者及带菌者是霍乱的传染源。其中轻型和隐性感染者由于病情轻,不易确诊和及时隔离和治疗,在疾病传播上起重要作用。海洋甲壳类生物也可携带埃尔托生物型霍乱弧菌而成为传染源。

(二) 传播途径

霍乱是经消化道传播的烈性传染病。患者及带菌者的粪便或排泄物污染水源或食物后引起传播,其中经水传播最为重要,但近年来由被污染食物引起的暴发性流行有明显增加趋势。其次,日常生活的接触和苍蝇也可引起霍乱的传播。

(三) 易感人群

人群对霍乱弧菌普遍易感,但一般隐性感染者多。病后有一定的免疫力,但持续时间短,可再次感染。

(四) 流行特征

本病在各地的流行季节与当地的自然地理条件密切相关,热带地区全年均可发病,我国以夏秋季节,即 7~10 月份为多。流行地区主要是沿海一带如广东、广西、浙江、江苏、上海等省市为多。目前霍乱在我国呈多菌群(型)混合流行的局面。

O$_{139}$霍乱的流行特征：无家庭聚集性，发病以成人为主，男性多于女性。主要经水和食物传播，人群普遍易感。现有的霍乱菌苗对 O$_{139}$ 霍乱无保护作用。

三、发病机制与病理解剖

(一) 发病机制

人体食入霍乱弧菌后是否发病，主要取决于机体的免疫力和食入弧菌的数量和致病力。

正常情况下经口感染的霍乱弧菌可被胃酸杀灭，肠道的分泌型 IgA 以及血清中特异性凝集抗体、杀弧菌抗体及抗毒素抗体等也有一定的免疫保护作用。在胃酸分泌减少或被高度稀释或入侵弧菌数量过多时，霍乱弧菌可经胃抵达小肠，通过鞭毛运动以及弧菌产生的蛋白酶作用，穿过肠黏膜上的黏液层，在 TcpA 和霍乱弧菌血凝素的作用下，黏附于肠黏膜上皮细胞刷状缘，繁殖并释放霍乱肠毒素，导致肠黏膜上皮细胞内环磷酸腺苷(cAMP)浓度升高，刺激肠黏膜引起隐窝细胞过度分泌水和电解质，同时肠液过度分泌，同时抑制绒毛细胞对钠的正常吸收，以致大量的水和电解质聚集在肠腔，引起剧烈的水样腹泻。霍乱肠毒素还能促使肠黏膜杯状细胞分泌黏液增多，使腹泻水样便中含大量黏液。此外，腹泻导致的失水，使胆汁分泌减少，因而腹泻出的粪便可成"米泔水"样。除肠毒素外，霍乱弧菌内毒素、溶血素、酶类及其他代谢产物亦有一定的致病作用。

(二) 病理解剖

本病主要病理变化为严重脱水，脏器实质性损害不严重。可见皮肤苍白、干瘪、无弹性，皮下组织和肌肉脱水，心、肝、脾等脏器因脱水而缩小。肾小球和肾间质毛细血管扩张，肾小管变性和坏死。小肠仅见苍白、水肿，黏膜面粗糙。

四、临床表现

潜伏期长短不一，短者数小时，长者 7 天，多数为 1~3 天。

患者多突然发病，少数在发病前 1~2 天有腹胀、轻泻等前驱症状。各型霍乱弧菌所致的临床表现大致相同，但古典型和 O$_{139}$ 型引起的霍乱以重型较多，埃尔托生物型引起霍乱则以轻型较多，无症状者更多。典型病例的病程可分三期，即泻吐期、脱水期、恢复期。

(一) 泻吐期

多数以急剧腹泻开始，继而呕吐，无发热。剧烈腹泻是本病最主要特征，为无痛性腹泻。便量多，每次可>1 000ml，每日 10 余次甚至难以计数。排便后可有腹部轻快感。开始粪便含粪质，以后为水样，以黄水或清水多见，少数为米泔水样或呈洗肉水样。呕吐多在腹泻后出现，常为喷射性和连续性，呕吐物先为胃内容物，以后为米泔水或清水样。本期持续数小时至 1~2 天。O139 型霍乱可出现发热、腹痛，容易并发菌血症等肠道外感染。

(二) 脱水期

此期一般持续数小时至 2~3 天。频繁的腹泻和呕吐导致患者迅速出现脱水、电解质紊乱和代谢性酸中毒，严重者出现循环衰竭、急性肾衰竭。

1. 脱水 轻度脱水可见皮肤黏膜稍干燥，皮肤弹性略差，失水量约 100ml，儿童 70~80ml/kg。中度脱水可见皮肤弹性差，眼窝凹陷，声音轻度嘶哑，血压下降及尿量减少，失水量 3 000~3 500ml，儿童 80~100ml/kg。重度脱水出现皮肤干皱，弹性消失，声音嘶哑，眼窝深陷，舟状腹，意识淡漠甚至不清的"霍乱面容"。患者极度无力，尿量明显减少。失水量约 4 000ml，儿童 100~120ml/kg。

2. 循环衰竭 严重失水所致低血容量休克，主要以血压下降为主。

3. 尿毒症、酸中毒 表现为呼吸增快,意识障碍。

4. 肌肉痉挛 表现为痉挛部位的疼痛和肌肉呈强直状态。

5. 低血钾 全身肌张力减低,腱反射消失,鼓肠,心律失常。

(三)恢复期

脱水纠正后多数患者症状逐渐消失,声音恢复,皮肤湿润,尿量增加,体温、脉搏、血压逐渐恢复正常。约 1/3 患者有反应性发热,多波动于 38~39℃,多为循环改善后毒素吸收增加引起,儿童多见,持续 1~3 天后可自行消退。

除典型病例外,尚有一种罕见的中毒型霍乱,称为"干性霍乱",起病急骤,进展迅速,尚未出现明显的泻吐症状即进入脓毒症休克而死亡。

五、并发症

肾衰竭是霍乱最常见的严重并发症,也是常见的死因,还出现急性肺水肿、心律失常、电解质紊乱等并发症。

六、实验室检查

(一)血常规

血液浓缩,红细胞和血红蛋白相对增高,白细胞计数为 $(10.0~20.0) \times 10^9/L$ 或更高,中性粒细胞及大单核细胞增多。血清钾、钠、氯化物和碳酸盐降低,血 pH 值下降,尿素氮增加。

(二)尿常规

可有蛋白、红细胞、白细胞及管型。

(三)粪便常规

可见黏液,镜检仅见少数白细胞。

(四)血清学检测

霍乱弧菌感染后,能产生抗菌抗体和抗肠毒素抗体。抗菌抗体中的抗凝集素抗体一般在发病第 5 天出现,病程 8~21 天达高峰。血清免疫学检查主要用于流行病学的追溯诊断和粪便培养阴性的可疑患者的诊断。抗凝集素抗体双份血清滴度 4 倍以上升高有诊断意义。

(五)细菌学检查

1. 粪便涂片染色 取粪便或早期培养物涂片做革兰氏染色镜检,可见革兰氏阴性稍弯曲的弧菌,无芽孢,无荚膜(O_{139} 霍乱弧菌可产生荚膜)。

2. 动力试验和制动试验 将新鲜粪便做悬滴或暗视野显微镜检,可见运动活泼呈穿梭状的弧菌,即为动力试验阳性。随后加上 1 滴 O_1 群抗血清,如细菌停止运动,提示标本中有 O_1 群霍乱弧菌;如细菌仍活动,再加 1 滴 O_{139} 抗血清,细菌活动消失,则证明为 O_{139} 霍乱弧菌。上述检查可作为霍乱流行期间的快速诊断方法。

3. 增菌培养 所有怀疑霍乱患者的粪便,除做显微镜检外,均应进行增菌培养。粪便留取应在使用抗菌药物之前,且应尽快送到实验室培养。增菌培养基一般用 pH 值 8.4 的碱性蛋白胨水,36~37℃培养 6~8 小时,表面形成菌膜。此时进一步作分离培养,并进行动力观察和制动试验。增菌培养能提高霍乱弧菌的检出率,有助于早期诊断。

4. 核酸检测 通过 PCR 方法识别霍乱弧菌毒素基因亚单位(CtxA)和毒素协同菌毛基因(TcpA)来鉴别霍乱弧菌和非霍乱弧菌。然后根据 TcpA 基因上的序列差异,进一步鉴别古典生物型和埃尔托生物型霍乱弧菌。根据 O_{139} 血清型的特异引物作 PCR 可检测 O_{139} 霍乱弧菌。

七、诊断

依据流行病学、临床表现和实验室检查综合判断。

(一) 确诊病例

有下列情况之一者可确诊霍乱：

1. 有泻吐症状，粪便、呕吐物或肛拭子培养分离到 O_1 群和 / 或 O_{139} 群霍乱弧菌。

2. 在疫源检索中，粪便培养检出 O_1 群和 / 或 O_{139} 群霍乱弧菌前后 5 天内有腹泻症状者。

3. 在流行期间的疫区内有腹泻症状，做双份血清抗体效价测定，如血清凝集试验呈 4 倍以上或杀弧菌抗体呈 8 倍以上增长者。

(二) 临床诊断病例

有下列情况之一者，即为霍乱的临床诊断病例：

1. 有轻、中、重型或干性霍乱的临床表现，并在其日常生活用品或家居环境中检出 O_1 群和 / 或 O_{139} 群霍乱弧菌。

2. 在一起确认的霍乱暴发疫情中，暴露人群中具备轻、中、重型或干性霍乱的临床表现者。

(三) 带菌者

无霍乱临床表现，但粪便、呕吐物或肛拭子培养分离到 O_1 群和 / 或 O_{139} 群霍乱弧菌者。

八、鉴别诊断

应与急性细菌性痢疾、细菌性食物中毒、急性胃肠炎和病毒性肠炎等可引起腹泻的疾病相鉴别，确诊有赖于病原学检查结果。

九、病情评估

本病需注意并发症的发生，特别需注意因剧烈呕泻引起的脱水，造成肾衰竭、电解质紊乱等可造成患者死亡情况的发生。同时应注意"干性霍乱"的发生。

十、治疗

本病的处理原则是严格隔离，及时足量补液，纠正脱水、电解质平衡紊乱和酸中毒，辅以抗菌治疗及对症治疗。

(一) 严格隔离

对于确诊及疑诊病例应按甲类传染病进行严格隔离，及时上报疫情。彻底消毒排泄物。患者症状消失 1 周后，隔日粪便培养 1 次，连续 3 次培养阴性者才能解除隔离。

(二) 补液疗法

1. 口服补液 霍乱肠毒素虽能抑制肠黏膜对 Na^+ 和 Cl^- 的吸收，但霍乱患者肠道对葡萄糖的吸收能力仍然完好，葡萄糖的吸收能带动 Na^+ 的配对吸收和 K^+、碳酸氢盐的吸收，而且葡萄糖还能增进水的吸收。口服补液不仅适用于轻度脱水患者，而且适用于中、重度脱水患者，因其能减少中、重度脱水患者的静脉补液量，从而减少静脉输液的副作用及医源性电解质紊乱，这对年老体弱患者、心肺功能不良患者以及需要及时补钾的患者尤为重要。WHO 推荐的口服补液盐(ORS)配方为葡萄糖 20g，氯化钠 3.5g，碳酸氢钠 2.5g，氯化钾 1.5g，溶于 1 000ml 可饮用水内。配方中各电解质浓度均与患者排泄液的浓度相当。ORS 用量在最初 6 小时，成人每小时 750ml，儿童（<20kg）每小时 250ml，以后的用量约为腹泻量

的 1.5 倍。呕吐不一定是口服补液的禁忌,只是速度要慢一些,特别是儿童病例。注意呕吐物量应计算在出液量内。

2. 静脉补液　适用于重度脱水、不能口服的中度脱水及极少数轻度脱水的患者。原则是早期、迅速、足量,先盐后糖,先快后慢,纠酸补钙,见尿补钾。

(1)液体的选择:目前国内广泛应用与患者丢失的电解质浓度相近的 541 液,即每升溶液中含氯化钠 5g,碳酸氢钠 4g,氯化钾 1g,另加 50% 葡萄糖 20ml,以防低血糖。可按照 0.9% 氯化钠 550ml,1.4% 碳酸氢钠 300ml,10% 氯化钾 10ml 和 10% 葡萄糖 140ml 的比例配制。幼儿由于肾脏排钠功能较差,为避免高血钠,其比例调整为每升液体含氯化钠 2.65g,碳酸氢钠 3.75g,氯化钾 1g,葡萄糖 10g。

(2)输液的量和速度:最初 24 小时,轻型脱水者 3 000~4 000ml,儿童 120~150ml/kg,含钠液量 60~80ml/kg;中型脱水者 4 000~8 000ml,儿童 150~200ml/kg,含钠液量 80~100ml/kg;重型脱水者 8 000~12 000ml,儿童 200~250ml/kg,含钠液量 100~120ml/kg。最初 1~2 小时宜快速滴入,中型者输液速度为 5~10ml/min,重型者开始按 40~80ml/min 的速度快速输入,以后按 20~30ml/min 的速度滴入,为此需使用多条输液管和 / 或加压输液装置,视脱水情况改善,逐步减慢输液速度。在脱水纠正且有排尿时,应注意补充氯化钾,剂量按 0.1~0.3g/kg 计算,浓度不超过 0.3%。及时补充钾盐对儿童病例尤为重要,因其粪便含钾量高,腹泻时容易出现低钾血症。开始治疗 24 小时后的补液量和补液速度应根据病情再做调整,输液过快易致急性心力衰竭。

(三) 抗菌治疗

抗菌治疗可缩短病程,减少腹泻次数,迅速清除粪便中的病原菌。仅为辅助治疗,不能代替补液治疗。常用环丙沙星、诺氟沙星、多西环素、复方磺胺甲噁唑等。黄连素不仅对霍乱弧菌有一定作用,且能延缓肠毒素的毒性,也可应用。

(四) 对症治疗

重症患者在补足血容量后,血压仍较低,可加用肾上腺皮质激素及血管活性药物。如出现心衰、肺水肿,应暂停输液,给予镇静剂、利尿剂及强心剂。出现低血钾者应静脉滴注氯化钾。如出现高血容量、高血钾、严重酸中毒,可酌情采取透析治疗。

十一、预防

(一) 控制传染源

建立、建全腹泻门诊,对腹泻患者进行登记和粪便培养是发现霍乱患者的重要方法。对检出患者,实行严格的隔离治疗。流行期间应做好国境卫生检疫和国内交通检疫。对密切接触者应严密检疫 5 天,或予以预防性服药,如多西环素 200mg 顿服,或诺氟沙星 200mg,每天 3 次,连服 2 天。流行期间带菌者、疫区腹泻患者及疫区必须外出者,也应给予药物治疗。

(二) 切断传播途径

改善环境卫生,加强饮水消毒和食品管理,对患者和带菌者的排泄物进行严格消毒。此外,应消灭苍蝇等传播媒介。

(三) 保护易感人群

目前口服霍乱疫苗主要有两种:①纯化的重组霍乱类毒素 B 亚单位和灭活 O_1 群霍乱全菌体组成的疫苗 rBS/WC;②利用基因工程技术使霍乱弧菌缺失主要毒力基因,保留有效抗原基因构建成高效的口服减毒活菌苗(CVD103-HgR)。

第十二节 流行性脑脊髓膜炎

流行性脑脊髓膜炎(epidemic cerebrospinal meningitis,简称流脑)是由脑膜炎奈瑟菌(neisseria meningitidis)引起的通过空气中飞沫传播的急性化脓性脑膜炎。其临床表现主要为发热、头痛、呕吐、皮肤黏膜瘀点、瘀斑及颈项强直等脑膜刺激征,脑脊液呈化脓性改变,严重者可有脓毒症休克和脑实质损害。

一、病原学

脑膜炎奈瑟菌(又称脑膜炎球菌)属奈瑟菌属,革兰氏染色阴性,有荚膜和菌毛,呈肾形或豆形,能产生毒力较强的内毒素,存在于中性粒细胞内外,可从带菌者或患者的鼻咽部、血液、脑脊液、皮肤瘀点、瘀斑中检出。脑膜炎奈瑟菌不易培养,专性需氧,营养要求高,在有血液或血清的培养基中才能生长,常用经 80℃ 以上加热的血琼脂培养基(巧克力培养基)培养,在含有 5%~10% CO_2 的湿润条件下生长更佳。

脑膜炎奈瑟菌有 4 种主要抗原成分(荚膜多糖、脂寡糖、外膜蛋白型特异抗原和菌毛抗原),根据荚膜多糖抗原性的不同,将脑膜炎奈瑟菌分为 13 个血清群,以 A、B、C 三群最常见,占流行病例的 90% 以上。

人是脑膜炎奈瑟菌唯一的天然宿主。脑膜炎奈瑟菌抵抗力极弱,对冷、热、干燥均敏感,对常用消毒剂敏感,如 1% 苯酚、75% 乙醇、0.1% 新洁尔均能迅速将其杀灭。本菌可产生自溶酶,在体外极易自溶而死亡。

二、流行病学

(一)传染源

患者和带菌者是本病的传染源。本病隐形感染率高,带菌者作为传染源的意义更重要。

(二)传播途径

主要经呼吸道传播,病原菌通过咳嗽、喷嚏等经飞沫直接在空气中传播。密切接触,如同睡、怀抱、哺乳、接吻等,对婴幼儿传播有重要意义。

(三)易感人群

人群普遍易感,6 个月至 2 岁的婴幼儿发病率最高。男女发病的比例大致相似。感染后可获得持久免疫力。各群间有交叉免疫,但不持久。

(四)流行特征

全年散发,以冬春季多见,3~4 月为发病高峰。人群免疫力下降和易感者增加是本病周期性流行的原因,一般每 3~5 年发生一次小流行,7~10 年发生一次较大流行。

三、发病机制与病理解剖

(一)发病机制

脑膜炎奈瑟菌自鼻咽部侵入人体后,人体免疫力强弱与病菌毒力决定其发展过程。如果人体免疫力强,则可迅速将病原菌消灭或成为带菌者;如果机体缺乏特异性杀菌抗体或者细菌的毒力较强时,病菌则从鼻咽部侵入血流形成菌血症或败血症,继而侵入脑脊髓膜形成化脓性脑脊髓膜炎。

脑膜炎奈瑟菌释放的内毒素是致病的重要因素。内毒素引起全身的施瓦茨曼反应

（Shwartzman reaction），激活补体，释放炎症介质，产生循环障碍和休克。脑膜炎奈瑟菌内毒素更易激活凝血系统，因此在早期即可出现弥散性血管内凝血，继发纤溶亢进，进一步加重微循环障碍、出血和休克。细菌侵犯脑膜，进入脑脊液，释放的内毒素等引起脑脊髓膜化脓性炎症及颅内压升高。

（二）病理解剖

在败血症期，主要病理变化为血管内皮损害，血管壁炎症、坏死和血栓形成，同时有血管周围出血；皮肤、皮下组织、黏膜和浆膜等局灶性出血；皮肤、肺、心、胃肠道和肾上腺均有广泛出血；心肌炎和肺水肿亦常见。脑膜炎期主要病变部位在软脑膜和蛛网膜，早期表现为充血、少量浆液性渗出及局灶性小出血点；后期则有大量纤维蛋白、中性粒细胞及血浆外渗；颅底部由于化脓性炎症的直接侵袭，可引起脑膜粘连及视神经、展神经、动眼神经、面神经等脑神经损害。暴发型脑膜脑炎，病变以脑实质为主，脑组织充血、出血、水肿及坏死，颅内压增高。

四、临床表现

潜伏期 1~7 天，一般 2~3 天。流脑可分为以下类型：

（一）普通型

约占流脑的 90% 以上，按发病过程分为 4 期。

1. 上呼吸道感染期（前驱期） 此期大多数患者症状不明显，仅表现为低热、咽痛、咳嗽等上呼吸道感染症状。病程 1~2 天。此期患者鼻咽拭子培养可分离出脑膜炎奈瑟菌，传染性强。

2. 败血症期 30%~35% 患者有败血症而无脑膜炎，表现为寒战、高热、头痛、呕吐、全身肌肉酸痛、精神萎靡等症状，或烦躁不安；婴幼儿可有烦躁与嗜睡交替、尖声哭叫、腹泻、易惊等症状。70% 以上患者可见皮肤黏膜瘀点、瘀斑；出血性皮疹对本病诊断有重要价值。多数于 1~2 天后进入脑膜炎期。

3. 脑膜炎期 此期症状常与败血症期同时出现，患者高热、皮肤、黏膜瘀点、瘀斑持续存在，因颅内压增高而头痛欲裂、频繁呕吐呈喷射状、烦躁不安、甚至谵妄、昏迷等症状，脑膜刺激征阳性。2~5 天后进入恢复期。

4. 恢复期 经治疗后体温逐渐下降至正常，意识及精神状态改善，皮肤瘀点、瘀斑吸收或结痂愈合。各项检查均趋于正常。此期持续 1~3 周，即可痊愈。

（二）暴发型

少数患者起病急骤，病情凶险，如果救治不及时，常于 24 小时内死亡，称为暴发型，可分为 3 型。多见于儿童。

1. 休克型 以皮肤黏膜出血和休克为特征。急起寒战、高热、头痛、呕吐，迅速出现精神极度萎靡、意识障碍，亦可有惊厥。血压明显下降，面色苍白，四肢厥冷，发绀、皮肤花斑，少尿或无尿等。大多数患者无脑膜刺激征。

2. 脑膜脑炎型 除高热、瘀斑外，以严重脑实质损害为特征，主要表现为剧烈头痛、频繁呕吐、反复或持续惊厥、昏迷及锥体束征阳性等颅内压增高表现，部分患者发生脑疝，常死于呼吸衰竭。

3. 混合型 兼有上述两种类型的表现，是最为严重的一型，病死率极高。

（三）轻型

多见于流脑流行后期，病变轻微，临床表现为低热，轻微头痛及咽痛等上呼吸道症状，皮肤黏膜可有少量细小出血点；亦可有脑膜刺激征。脑脊液多无明显变化或有轻度炎症改变，

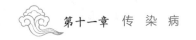

咽拭子和瘀点培养可有脑膜炎奈瑟菌生长。

(四) 慢性型

临床不多见。多发生于成人,病程可迁延数周或数月,以间断发热、皮疹、关节病变为特征。可有间歇性寒战、高热,每次历时 12 小时后缓解,1~4 天后再次发作,发作时出现皮肤瘀点、斑丘疹以及关节痛,可伴有脾脏肿大。若延误诊断或治疗,可发展为化脓性脑膜炎、心包炎、心内膜炎或肾炎。诊断主要依据发热期反复多次的血培养或瘀点涂片、培养找到病原体。

五、并发症

由于早期诊断及抗菌药物及时使用,目前流脑的并发症已不常见,主要是肺部感染、中耳炎、心肌炎、心包炎以及动眼神经麻痹、视神经炎、面神经损害、癫痫、精神障碍等。

六、实验室检查

(一) 血常规

白细胞总数多在 $20 \times 10^9/L$ 左右,中性粒细胞占 80% 以上。严重者有类白血病反应。并发 DIC 者血小板减少。

(二) 脑脊液检查

脑脊液检查是诊断本病的重要依据。发病早期 1~2 天仅颅内压升高,脑脊液外观澄清、细胞数、蛋白质及糖含量正常。脑膜炎期脑脊液外观混浊或呈脓性,细胞数量显著增加,可达 $1\,000 \times 10^6/L$,以中性粒细胞为主,蛋白质增加,糖和氯化物明显减少。

(三) 细菌学检查

1. 涂片　皮肤瘀斑处取组织液检查阳性率可达 80%;脑脊液沉淀物阳性率 60%~70%,是早期诊断的重要方法。

2. 细菌培养　取瘀斑组织液、血或脑脊液进行培养。

(四) 血清学检查

1. 特异性抗原检测　采用对流免疫电泳、ELISA、免疫荧光法等技术检测患者血液、脑脊液中特异性抗原(主要是 A 群特异性多糖抗原)。一般在病程 3 天内易于阳性,阳性率较细菌学检查高,并且灵敏、快速,有特异性。用于本病的早期诊断。

2. 特异性抗体检测　通过间接血凝法、ELISA、固相放射免疫等方法进行特异性抗体检测,恢复期血清抗体效价较急性期增高 4 倍或以上可以诊断。此法不适用于早期诊断。

七、诊断

(一) 流行病学

有流脑患者密切接触史,冬春季发病,儿童多见。

(二) 临床表现

突发高热、头痛、呕吐呈喷射样、皮肤黏膜瘀点瘀斑、脑膜刺激征阳性,重者可见意识改变。

(三) 实验室检查

血白细胞及中性粒细胞明显增高,脑脊液化脓性改变。脑脊液、血液细菌学检查发现脑膜炎奈瑟菌是本病确诊的依据。特异性抗原检测有助于早期确诊。

八、鉴别诊断

可与其他细菌引起的化脓性脑膜炎如肺炎链球菌、流感嗜血杆菌、金黄色葡萄球菌、铜绿假单胞菌等感染引起的化脓性病变;还应与结核性脑膜炎、流行性乙型脑炎、中毒性菌痢、病毒性脑炎、肾综合征出血热、败血症等相鉴别。

九、病情评估

大部分预后较好,少数患者起病急骤,病情凶险,如果救治不及时,常于 24 小时内死亡,多见于儿童。

十、治疗

(一) 普通型

1. 一般治疗 呼吸道隔离,卧床休息,保持病室安静、空气流通;饮食以流质为宜,保证足够液体量、热量及电解质,使每天尿量在 1 000ml 以上;保持口腔、皮肤清洁,经常变换体位以防压疮发生;必要时给氧。

2. 对症治疗 高热时可用物理降温和药物降温;头痛剧烈者可予镇痛或高渗葡萄糖、20% 甘露醇 1~2g/kg 快速静脉滴注脱水治疗,根据病情每 4~6 小时重复 1 次;惊厥时可用 10% 水合氯醛灌肠,成人 20mg/ 次,儿童每次 60~80mg/kg;或用氯丙嗪、地西泮等镇静剂。

3. 病原治疗 是流脑治疗的首要措施,尽早、足量应用细菌敏感且宜透过血脑屏障的抗菌药物。常用的抗菌药物有:

(1) 青霉素 G:脑膜炎奈瑟菌对青霉素 G 高度敏感,通过抑制细菌黏肽合成而起杀菌作用。但其不宜透过血脑屏障,在脑脊液中的浓度为血液浓度的 10%~30%,故需使用大剂量才可在脑脊液中达有效杀菌浓度,迄今未发现耐青霉素菌株,是治疗流脑的首选药物。成人 800 万 U,每 8 小时 1 次,静脉滴注;儿童每天 20 万 ~40 万 U/kg,分 3~4 次加入葡萄糖溶液内静脉滴注,疗程 5~7 天。青霉素 G 不宜做鞘内注射,因可引起发热、肌肉颤搐、惊厥、脑膜刺激征、呼吸困难、循环衰竭等严重反应。

(2) 头孢菌素:主要是第三代头孢菌素,其抗菌活性强,易透过血脑屏障,且对 β- 内酰胺酶稳定,不良反应少。头孢噻肟,成人 2g/ 次,儿童 50mg/kg,每 6 小时静脉滴注 1 次;头孢曲松,成人 2g/ 次,儿童 50~100mg/kg,每 12 小时静脉滴注一次。疗程 7 天。

(3) 氯霉素:脑膜炎双球菌对氯霉素很敏感,且其易透过血脑屏障,在脑脊液中的浓度可达血液浓度的 30%~50%。成人每天 2~3g,儿童每天 50~75mg/kg,分次加入葡萄糖内静脉滴注,疗程 5~7 天。须警惕其对造血功能的抑制,多用于不能使用青霉素或磺胺药物的患者,新生儿、老人慎用。

(4) 磺胺类:磺胺在脑脊液中的浓度可达血液浓度的 50%~80%。磺胺嘧啶(SD)成人每天 2g,儿童每天 40mg/kg,分 2 次静脉注射,疗程 5~7 天;复方磺胺甲噁唑(SMZ-TMP)3 片 / 次,口服,每天 2 次,疗程 5~7 天。用磺胺药时应给予足量液体,每天保证尿量在 1 200ml 以上,注意血尿,粒细胞减少、药物疹及其他毒性反应的发生。如用磺胺药后一般情况和脑膜刺激征于 1~2 天不见好转或加重者,均应考虑是否为耐磺胺药株引起,停用磺胺药,改用其他抗生素,必要时重复腰穿,再次脑脊液常规培养、做药物敏感试验。

(5) 氨苄西林:氨苄西林对脑膜炎奈瑟菌、流感嗜血杆菌和肺炎球菌均有较强的抗菌作用,故适用于病原菌尚未明确的重症患者。剂量成人每天 8~12g,儿童为每天 200mg/kg,分 4 次口服、肌内注射或静脉滴注。

(二) 暴发型

1. 休克型

(1) 尽早使用抗菌药物:首选第三代头孢菌素或青霉素 G。

(2)迅速纠正休克：①扩充血容量及纠正酸中毒：最初 1 小时内成人 1 000ml，儿童10~20ml/kg，快速静脉滴注。输入液体为 5% 碳酸氢钠液 5ml/kg 和低分子右旋糖酐液。此后酌情使用晶体液和胶体液。24 小时输入液体量在 2 000~3 000ml，儿童为 50~80ml/kg，其中含钠液应占 1/2 左右，可视具体情况而定。补液原则为"先盐后糖，先快后慢"。根据监测血 pH 值值或 CO_2 结合力，用 5% 碳酸氢钠纠正酸中毒。②血管活性药物的应用：在扩充血容量和纠正酸中毒的基础上，如果休克仍未纠正，可应用血管活性药物以纠正异常的血流动力学改变和改善微循环。凡患者面色苍灰、肢端发绀，皮肤呈现花纹，眼底动脉痉挛者，应选用舒张血管药物，首选山莨菪碱(654-2)，剂量为每次 0.3~0.5mg/kg，重症患者可增至 1~2mg/kg，静脉注射，每 10~20 分钟 1 次。如患者面色好转、尿量增多、血压回升，即可延长用药时间，减少剂量并逐渐停药。如应用山莨菪碱无效，可改用异丙肾上腺素、间羟胺与多巴胺联合或酚妥拉明与去甲肾上腺素联合。

(3)DIC 的治疗：如皮肤瘀点、瘀斑迅速增多及扩大融合成大片瘀斑，且血小板急剧减少，凝血酶原时间延长，纤维蛋白原减少时应高度怀疑有 DIC，宜尽早应用肝素，剂量为0.5~1.0mg/kg，加入 10% 葡萄糖溶液 100ml 静脉滴注，以后可 4~6 小时重复 1 次。应用肝素时，用凝血时间监测，调整剂量。要求凝血时间维持在正常值的 2.5~3 倍为宜，如在 2 倍以下，可缩短用药间隔时间，或增加剂量；如超过 3 倍，可延长用药间隔时间或减少剂量。高凝状态纠正后，应输入新鲜血液、血浆，并应用维生素 K，以补充被消耗掉的凝血因子。肝素治疗持续到病情好转为止。

(4)肾上腺皮质激素的应用：激素可增强心肌收缩力，减轻血管外周阻力，稳定细胞内溶酶体膜，适用于毒血症症状明显的患者，有利于纠正感染性休克。地塞米松，成人每天10~20mg，儿童 0.2~0.5mg/(kg·d)，分 1~2 次静脉滴注，疗程一般不超过 3 天。

(5)其他治疗：注意吸氧、保暖，严密监测心、脑、肝、肾、肺功能，必要时对症治疗，保护重要脏器的功能。

2. 脑膜脑炎型

(1)抗生素的应用。

(2)及时发现和防治脑水肿、脑疝：治疗关键是及早发现脑水肿，积极脱水治疗，预防脑疝的发生。可用甘露醇治疗，此外还可使用白蛋白、呋塞米、激素等药物治疗。

(3)防治呼吸衰竭：积极防治脑水肿的同时，保持呼吸道通畅，必要时气管插管，使用呼吸机支持。

3. 混合型　此型患者病情复杂严重，应在积极抗休克的同时，又要顾及脑水肿的防治，需要针对具体病情，有所侧重，两者兼顾。

(三) 慢性型

以抗菌治疗为主，可结合药敏试验选用或联合应用抗生素。

十一、预防

(一) 控制传染源

早期发现患者，就地进行呼吸道隔离和治疗，做好疫情报告工作。患者须隔离至症状消失后 3 天，但不少于发病后 7 天。接触者医学观察 7 天。对疑似病例应给予预防性抗病原体治疗，常用磺胺嘧啶治疗，疗程 5 天。

(二) 切断传播途径

搞好个人及环境卫生，流行期间做好卫生宣传工作，避免大型集合和大的集体活动，居室开窗通风，个人应勤晒衣服，多晒太阳，避免到拥挤公共场所，外出戴口罩。

（三）保护易感人群

对易感人群注射疫苗是最为有效的预防措施。疫苗预防主要针对流行区 6 月龄至 15 岁的人群及其他高危人群，如补体缺乏者、脾切除者及免疫缺陷者。此外，来自疫区的新兵、新生或赴疫区的旅游者均应接种。我国普遍采用 A 群夹膜多糖菌苗预防接种，皮下注射 1 次 30μg，保护率达 90%，可持续 2 年以上。A+C 群双价高分子量多糖菌苗也已开始接种。

第十三节 疟 疾

疟疾（malaria）是由疟原虫感染引起的寄生虫病。主要临床特征为间歇性寒战、高热、继之出大汗后缓解。按蚊是主要的传播媒介。间日疟及卵形疟可出现复发，恶性疟发热常不规则，病情较重，并可引起脑型疟等严重并发症。

一、病原学

疟疾的病原体为疟原虫。可感染人类的疟原虫共有 4 种，即间日疟原虫、卵形疟原虫、三日疟原虫和恶性疟原虫。疟原虫的生活史包括在人体内和在按蚊体内两个阶段。

（一）人体内阶段

疟原虫在人体内的裂体增殖阶段为无性繁殖期。寄生于雌性按蚊体内的感染性子孢子于按蚊叮人吸血时随其唾液腺分泌物进入人体，经血液循环而迅速进入肝脏，在肝细胞内从裂殖子发育为成熟的裂殖体。被寄生的肝细胞破裂时，释放出大量裂殖子侵犯红细胞，开始红细胞内的无性繁殖周期。裂殖子侵入红细胞后发育阶段分为早期滋养体、晚期滋养体、未成熟裂殖体、成熟裂殖体。部分疟原虫裂殖子在红细胞内经 3~6 代增殖后发育为雌性配子体与雄性配子体。成熟裂殖体内含有一定数量的裂殖子，由于裂殖子运动致红细胞破裂并释放出裂殖子及代谢产物，引起临床上典型的疟疾发作。释放的裂殖子再侵犯未被感染的红细胞，开始新一轮的无性繁殖，形成临床的周期性发作。间日疟及卵形疟在红细胞内的发育周期约为 48 小时，三日疟约为 72 小时。恶性疟的发育周期为 36~48 小时，且发育先后不一，是引起不规律发作的原因。

间日疟和卵形疟既有速发型子孢子，又有迟发型子孢子。速发型子孢子在肝细胞内的发育较快，只需 12~20 天就能发育为成熟的裂殖体。迟发型子孢子发育较缓慢，经 6~11 个月发育为成熟的裂殖体。迟发型子孢子亦称休眠子，是间日疟与卵形疟复发的根源。三日疟和恶性疟无迟发型子孢子，故无复发现象。

（二）按蚊体内阶段

疟原虫在蚊体内的繁殖阶段为有性繁殖期。当雌性按蚊叮咬被感染者时，配子体被吸入其体内，在蚊胃内开始有性繁殖。雌、雄配子体在蚊体内分别发育为雌、雄配子，两者结合后形成合子，发育后成为动合子，侵入按蚊的肠壁发育为囊合子。每个囊合子中含有数千个子孢子母细胞，发育后形成具感染能力的子孢子。这些子孢子可主动地移行于按蚊的唾液腺中，当按蚊再次叮人吸血时，子孢子就进入人体，并继续其无性繁殖周期。

二、流行病学

（一）传染源

疟疾患者和带疟原虫者。

（二）传播途径

主要经按蚊叮咬人体传播。我国疟疾的传播媒介为主要为中华按蚊、微小按蚊、大劣按蚊等，经叮咬人体传播。少数病例可因输入带有疟原虫的血液后或经母婴传播发病。

（三）易感人群

人对疟疾普遍易感。感染后可获得一定程度的免疫力，但不持久。各型疟疾之间无交叉免疫。

（四）流行特征

疟疾在全球广泛分布，流行于 90 多个国家和地区，主要流行于热带和亚热带，其次是温带。流行区以间日疟最广，主要在温带地区，恶性疟主要流行于热带与亚热带地区。三日疟和卵形疟相对较少见。我国除云南和海南两省为间日疟及恶性疟混合流行外，主要以间日疟流行为主。

三、发病机制与病理解剖

（一）发病机制

疟疾发病与疟原虫的种类、毒力、红内期发育、人体免疫力均有密切关系。

当被寄生的红细胞成批破裂、释放出裂殖子及代谢产物时，则引起临床上的寒战、高热、继之大汗的典型症状。释放出来的裂殖子部分被单核 - 吞噬细胞系统吞噬而消灭，部分则侵入新的红细胞，并继续发育、繁殖，不断循环，从而导致周期性临床发作。患者可获得一定的免疫力，此时虽仍有小量疟原虫增殖，但可无疟疾发作的临床表现，成为带疟原虫者。

恶性疟原虫能侵犯任何年龄的红细胞，可使 20% 以上的外周血红细胞受感染，相当于每立方毫米血液中有 10^6 个红细胞受感染，血液中疟原虫密度很高。而且，其在红细胞内的繁殖周期较短，只有 36~48 小时，因此，贫血和其他临床表现都较严重。间日疟和卵形疟原虫常仅侵犯较年幼的红细胞，红细胞受感染率较低，在每立方毫米血液中受感染的红细胞常低于 25 000 个。三日疟仅感染衰老的红细胞，在每立方毫米血液中受感染的红细胞常低于 10 000 个，故贫血和其他临床表现都较轻。

大量被疟原虫寄生的红细胞的血管内裂解，可引起高血红蛋白血症，出现腰痛、酱油色尿，严重者可出现中度以上贫血、黄疸，甚至发生急性肾衰竭，称为溶血性尿毒综合征，亦称黑尿热。此种情况可由抗疟药物，如伯氨喹所诱发。

（二）病理解剖

恶性疟原虫在红细胞内繁殖时，可使受感染的红细胞体积增大成为球形，胞膜出现微孔，彼此较易黏附成团，并较易黏附于微血管内皮细胞上，引起微血管局部管腔变窄或堵塞，使相应部位的组织细胞发生缺血缺氧而引起变性、坏死的病理改变。若此种病理改变发生于脑、肺、肾等重要器官，则可引起相应的严重临床表现，如脑型疟疾。

疟疾的病理变化主要由单核巨噬细胞增生所致。在脾内大量吞噬细胞吞噬含原虫的红细胞、及被原虫破坏的红细胞碎片与疟色素，因而患者脾肿大，肿大的脾脏质硬、包膜厚；切面充血，马氏小体不明显。显微镜下可见大量含疟原虫的红细胞及疟色素；反复发作者网状组织纤维化，因而病愈后脾脏不能缩小。

四、临床表现

间日疟和卵形疟的潜伏期为 13~15 天，三日疟为 24~30 天，恶性疟为 7~12 天。

（一）典型疟疾

疟疾的典型症状为突发性寒战、高热和大量出汗。

1. 寒战期　初起畏寒,渐至恶寒、寒战,肌肉及关节疼痛,持续 20 分钟~1 小时。

2. 高热期　此时患者冷感消失,寒战停止,体温迅速上升,通常可达 40℃以上,伴剧烈头痛、全身酸痛、乏力,但意识清楚。持续 2~6 小时。

3. 大汗期　高热退后全身大汗淋漓,体温骤降,持续 30 分钟~1 小时。

4. 间歇期　两次典型发作之间的一段时间称间歇期。患者除乏力和少数人午后体温稍高外,无其他明显不适。间日疟和卵形疟的间歇期约为 48 小时,三日疟约为 72 小时。恶性疟为 36~48 小时。疟疾每次发作,历时 6~10 小时。

疟疾反复发作可造成大量红细胞破坏,使患者出现不同程度的贫血和脾肿大。恶性疟患者于短期内发生大量被疟原虫感染的红细胞破坏,可诱发血红蛋白尿,发生肾损害,甚至引起急性肾衰竭。

(二) 脑型疟疾

脑型疟是恶性疟的严重临床类型,多见于儿童、免疫力低下或未能及时诊治的恶性疟患者,亦偶见于间日疟。其发生机制可能为受感染红细胞与重要器官血管内皮细胞粘连,造成局部微循环障碍从而导致组织缺血、缺氧。典型临床症状为抽搐、意识障碍、高热、昏迷、休克、重症贫血、肝肾衰竭、严重水电解质紊乱等,病死率高。脑型疟的病情凶险,病死率较高。

(三) 输血后疟疾

潜伏期多为 7~10 天,国内主要为间日疟,临床表现与蚊传疟疾相同,因无肝细胞内繁殖阶段,无迟发型子孢子,故无复发问题。

(四) 疟疾的再燃和复发

1. 再燃　是指疟疾初发后,由于未经治疗或治疗不彻底,血液中残存的疟原虫再次导致疟原虫血症并出现临床症状,因此,四种疟疾都有发生再燃的可能性。再燃多见于病愈后的 1~4 周,可多次出现。

2. 复发　是指疟疾初发后红细胞内疟原虫杀灭后由寄生于肝细胞内的迟发型子孢子引起的疟原虫血症及临床症状,只见于间日疟和卵形疟。复发多见于病愈后的 3~6 个月。

五、并发症

溶血性尿毒综合征,亦称黑尿热,多见于恶性疟疾。

六、实验室检查

(一) 血常规

疟疾多次发作后可出现红细胞及血红蛋白的下降,白细胞正常或降低,少数患者可见血小板减少。

(二) 血清学检测

如间接荧光抗体试验、间接红细胞凝集试验、酶联免疫吸附技术等,可检测血液中疟原虫的特异性抗原与特异性抗体,具有方便、快速、敏感的特点。由于患者常于感染后 3~4 周才有特异性抗体出现,因而特异性抗体的检测价值较小,仅用作本病的流行病学调查或回顾性诊断。

(三) 病原学检查

1. 血液的厚、薄涂片经吉姆萨染色后镜检,寻找疟原虫,对疟疾的诊断有重要意义。厚血涂片检出率可比薄血涂片提高 10 倍以上,但很难确定疟原虫的种类。骨髓涂片的阳性率稍高于外周血液涂片。

2. 吖啶橙荧光染色法,具有检出速度较快、检出率较高的优点,但需用荧光显微镜检查。

3. 采用 PCR 技术检测特异性核酸和抗原,特异性和灵敏度高,在虫种鉴定、基因分型和耐药基因的检测方面有重要意义。

七、诊断

(一) 流行病学

要询问发病前是否前往疟疾流行区,或近期有无输血史。

(二) 临床表现

疟疾典型发作症状,贫血程度与发作次数成正比,脾大与病程相关。但应注意在发病初期及恶性疟,其发作常不规则,易出现误诊。脑型疟多在疟疾发作时出现意识不清、抽搐和昏迷等神经系统症状。

(三) 实验室检查

主要依靠病原学检查做出诊断。血或骨髓涂片中发现疟原虫是确诊依据,非典型者需多次送检标本。

八、鉴别诊断

疟疾应与多种发热性疾病鉴别,如败血症、伤寒、钩端螺旋体病、肾综合征出血热、恙虫病、胆道感染和尿路感染等。脑型疟应与乙型脑炎、中毒型菌痢、散发性病毒性脑炎等相鉴别。发病季节、地区等流行病学资料对鉴别诊断有一定帮助,而病原学检查是最重要的鉴别诊断依据。

九、病情评估

如果患者出现急性血管内溶血,出现寒战、高热、黄疸、腰痛、血红蛋白尿,应考虑恶性疟造成的并发症,严重者可因急性肾衰竭而死亡,需积极处理。

十、治疗

(一) 抗疟原虫治疗

既要杀灭红内期的疟原虫以控制发作,又要杀灭红外期的疟原虫以防止复发,并要杀灭配子体以防止传播。

1. 杀灭红细胞内裂体增殖疟原虫的药物

(1)氯喹:用于对氯喹敏感的疟原虫感染治疗,是目前非耐药疟疾的首选药物。一般成人首次口服磷酸氯喹 1g(0.6g 基质),6~8 小时后再服 0.5g(基质 0.3g)。第 2、3 日再各服磷酸氯喹 0.5g。3 日总剂量为 2.5g。

(2)青蒿素及其衍生物:青蒿素片,成人首次口服 1.0g,6~8 小时后服 0.5g,第 2、3 天各服 0.5g,3 天总剂量为 2.5g。青蒿素的衍生物,如双氢青蒿素片,成人第 1 天口服 120mg,随后每天服 60mg,连用 7 天;或蒿甲醚注射剂,首剂 300mg 肌内注射,第 2、3 天各再肌内注射 150mg;或青蒿琥酯,成人第 1 天每次服 100mg,每天 2 次,第 2~5 天每次服 50mg,每天 2 次,总剂量为 600mg。青蒿琥酯的抗疟疗效显著、不良反应轻而少,疟原虫对青蒿琥酯的耐药率很低,尤其适用于孕妇和脑型疟疾患者的治疗。

(3)磷酸咯萘啶:能有效地杀灭红细胞内裂体增殖的疟原虫。成人第一天每次服 0.2g,每天 2 次,第 2、3 天各 0.4g 顿服,总剂量为 1.2g(基质)。

(4)甲氟喹:具较强的杀灭红细胞内裂体增殖疟原虫的作用,对耐氯喹的恶性疟原虫感染亦有较好的疗效,成人顿服 750mg 即可。对耐氯喹的恶性疟原虫感染亦有较好疗效。

2. 杀灭红细胞内疟原虫配子体和迟发型子孢子的药物

(1)磷酸伯氨喹:可杀灭红细胞内疟原虫配子体和肝细胞内迟发型子孢子,防止疟疾的传播与复发,通常于应用杀灭红细胞内裂体增殖疟原虫的药物后才应用。成人每次口服磷酸伯氨喹 13.2mg(7.5mg 基质),每天 3 次,连服 8 天。虽然恶性疟和三日疟无复发问题,但是为了杀灭其配子体,防止传播,亦应服用伯氨喹 2~4 天。由于伯氨喹可使红细胞内 6-磷酸葡萄糖脱氢酶(G-6PD)缺陷的患者发生急性血管内溶血,严重者可因发生急性肾衰竭而致命。因此,于应用前应常规作 G-6PD 活性检测,确定无缺陷后才给予服药治疗。

(2)他非诺喹:300mg/d,连服 7 天,预防疟疾复发效果良好。

3. 脑型疟疾的病原治疗

(1)青蒿琥酯:脑型疟疾的病原治疗,目前国内较常应用的是青蒿琥酯的静脉注射剂型。成人用 60mg 加入 5% 碳酸氢钠 0.6ml,摇匀 2 分钟至完全溶解,再加 5% 葡萄糖注射液 5.4ml,使最终为 10mg/ml 青蒿琥酯溶液,做缓慢静脉注射。或按 1.2mg/kg 体重计算每次用量。首剂注射后 4 小时、24 小时、48 小时分别再注射 1 次。若患者的神智恢复正常,可改为口服,每天服 100mg,连服 2~3 天。

(2)氯喹:可用于敏感疟原虫株感染的治疗。用量为 16mg/kg 体重,加入 5% 葡萄糖注射液中,于 4 小时内静脉滴注,继以 8mg/kg 体重,于 2 小时内滴完。每日总用量不宜超过 35mg/kg 体重。

(3)奎宁:用于耐氯喹疟原虫株感染患者。二盐酸奎宁 500mg 加入 5% 葡萄糖注射液中,于 4 小时内静脉滴注。12 小时后可重复使用。清醒后可改为口服。

(4)磷酸咯萘啶:按 3~6mg/kg 体重计算,用生理盐水或等渗葡萄糖注射液 250~500ml 稀释后静脉滴注,12 小时后重复应用。待患者清醒后可改为口服。

(二)对症及支持治疗

积极补液,加强营养,监测血糖以及时发现和纠正低血糖,物理降温,超高热患者可应用肾上腺皮质激素。脑型疟出现脑水肿与昏迷时,及时脱水治疗,低分子右旋糖酐可改善微血管堵塞,加用血管扩张剂如己酮可可碱治疗,可提高脑型疟疾患者的疗效。

十一、预防

(一)控制传染源

健全疫情监测与报告制度,根治疟疾现症患者及带疟原虫者。

(二)切断传播途径

积极开展防蚊和灭蚊措施,着重治理嗜人按蚊孳生场所,采取有效的个人防护如驱蚊剂或拟除虫菊酯处理蚊帐等以避免蚊虫叮咬。

(三)保护易感人群

包括疟疾疫苗接种和药物预防。目前尚无安全有效的疫苗可供临床选用。药物预防是目前较常应用的措施。常用氯喹,口服每次 0.5g,每周 1 次。在耐氯喹疟疾流行区,可用甲氟喹每次 0.25g,每周 1 次。亦可选用乙胺嘧啶 25mg,或多西环素每次 0.2g,每周 1 次。

第十四节 日本血吸虫病

日本血吸虫病(schistosomiasis japonica)是日本血吸虫(Schistosoma japonicum Katsurada)

寄生于门静脉系统所引起的疾病。主要病变为由虫卵引起的肝及结肠肉芽肿。急性期患者有发热、肝大与压痛、腹泻或脓血便、血中嗜酸性粒细胞显著增多。慢性期以肝脾大为主。晚期则以门静脉周围纤维化病变为主,可进展为门静脉高压症、巨脾与腹水。由皮肤接触含尾蚴的疫水而感染,日本血吸虫病流行于东亚、东南亚共 6 个国家。

一、病原学

能寄生于人的血吸虫有六种,即日本血吸虫、曼氏血吸虫、马来血吸虫、埃及血吸虫、间插血吸虫与湄公血吸虫。我国仅有日本血吸虫。

日本血吸虫成虫寄生于人或其他哺乳类动物的肠系膜静脉中,雌雄异体。成虫交配后在肠系膜静脉末端产卵。大部分虫卵滞留于宿主肝脏及肠壁内,部分虫卵从肠壁穿破血管,随粪便排至体外。从粪便中排出的虫卵入水后,在适宜温度、光照、渗透压下孵出毛蚴,毛蚴侵入中间宿主钉螺体内后,经过母胞蚴和子胞蚴二代发育繁殖,7~8 周后即有尾蚴不断逸出。尾蚴从螺体逸出后,随水流在水面漂浮游动。当人、畜接触疫水时,尾蚴在极短时间内从皮肤或黏膜侵入,然后随血液循环经肺而终达肝脏发育为成虫,雌雄合抱逆血流移行至肠系膜下静脉中产卵,3~6 个月完成其生活史。

日本血吸虫生活史中,人是终宿主,钉螺是必需的唯一中间宿主。日本血吸虫在自然界除人以外,尚有 40 余种哺乳动物可以作为它的储存宿主。

二、流行病学

(一) 传染源

传染源是患者和受感染的动物,主要有牛、猪、犬、羊、马、猫及鼠类。传染源视流行地区而异,在水网地区是以患者为主,湖沼地区包括患者,感染的牛与猪等。而山丘地区则以野生动物为主,如鼠类。

(二) 传播途径

造成传播必须具备以下三个条件:带虫卵的粪便入水;钉螺的存在、孳生;易感者接触疫水。水体中存在感染血吸虫的阳性钉螺时即成为疫水。

(三) 易感人群

人群普遍易感,患者的年龄、性别、职业分布均随接触疫水的机会而异,以男性青壮年农民和渔民感染率最高,夏秋季感染机会最多。感染后有部分免疫力。

(四) 流行特征

中国、日本、菲律宾、印度尼西亚、马来西亚和泰国等均有本病流行。我国主要分布于江苏、浙江、安徽、江西、湖北、湖南、广东、广西、福建、四川、云南及上海等 12 个省、自治区、直辖市。根据地形、地貌、钉螺生态及流行特点,血吸虫病流行区可分为湖沼、水网和山丘三种类型。

三、发病机制与病理解剖

(一) 发病机制

人因接触含有尾蚴的水源而感染,尾蚴侵入皮肤后进入血流,经肺、肝,最后定居于肠系膜静脉与尿路、膀胱,造成肝、肠道和尿路的原发损害。感染血吸虫后,其发育各阶段,如尾蚴、幼虫、成虫和虫卵的代谢产物、分泌物及其本身均可作为抗原物质,激发人体一系列免疫应答并引起相应的病理改变。尾蚴钻入皮肤部位,其头腺分泌的溶组织酶和其死亡后的崩解产物可引起组织局部周围水肿,毛细血管扩张、充血,白细胞、嗜酸性粒细胞浸润,局部发生红色丘疹,称"尾蚴性皮炎"。幼虫随血流入右心而达肺,部分经肺毛细血管可穿破血管引起组织点状出血及白细胞浸润,严重时可发生"出血性肺炎"。成虫及其代谢产物仅产生局部轻微静脉内膜炎,轻度贫血,嗜酸性粒细胞增多。虫体死后可引起血管壁坏死和肝内门静脉分支栓塞性脉管炎,较轻微,不造成严重病理损害。而虫卵是引起宿主免疫应答和病理变化的主要因素,虫卵抗原可使T淋巴细胞致敏,释放各种淋巴因子,使巨噬细胞、单核细胞、嗜酸性粒细胞等聚集于虫卵周围,形成虫卵肉芽肿。虫卵周围有嗜酸性辐射样棒状物,是抗原与抗体结合的免疫复合物,称为何博礼(Hoeppli phenomena)现象。血吸虫病引起肝纤维化在肉芽肿基础上产生,可溶性虫卵因子、巨噬细胞与T淋巴细胞均产生成纤维细胞刺激因子,促使成纤维细胞增殖与胶原合成。血吸虫性纤维化胶原类型主要是Ⅰ、Ⅱ型。晚期血吸虫病肝内胶原以Ⅰ型为主。

急性血吸虫病患者血清中循环免疫复合物与嗜异抗体的阳性率较高,是体液与细胞免疫反应的混合表现;慢性与晚期血吸虫病的免疫病理变化属于迟发型变态反应。人体感染血吸虫后可获得部分免疫力,此时患者门静脉血管内有成虫寄生,对再感染有一定免疫力,但免疫力无损于体内的成虫,称为"伴随免疫"。

(二)病理解剖

日本血吸虫主要寄生在肠系膜下静脉与直肠痔上静脉内,虫卵沉积于肠壁黏膜下层,随门静脉血流至肝内,病变以肝与结肠最显著。

1. 结肠 病变早期为黏膜充血水肿、片状出血、浅表溃疡等。慢性患者出现纤维组织增生,肠壁增厚,可引起肠息肉和结肠狭窄。肠系膜增厚与缩短,淋巴结肿大与网膜缠结成团,可发生肠梗阻。虫卵如沉积于阑尾可诱发阑尾炎。

2. 肝脏 早期肝脏明显充血、肿胀,表面光滑,有黄褐色粟粒样虫卵结节,晚期肝内门静脉分支的虫卵结节形成纤维组织,呈典型的干线状纤维化。因血液循环障碍,导致肝细胞萎缩,表面有大小不等结节,凹凸不平,形成肝硬化。

3. 脾脏 早期轻度充血、水肿、质软,晚期肝硬化引起门静脉高压,脾淤血、组织增生、纤维化、血栓形成,呈进行性增大,可出现巨脾,继发脾功能亢进。

4. 异位损害 以肺与脑较为多见。肺部病变为间质性虫卵肉芽肿伴周围肺泡炎性浸润。脑部病以顶叶与颞叶的虫卵肉芽肿为多。

四、临床表现

根据感染的程度、时间、部位和病程的不同,我国现将血吸虫病分以下四型。

(一)急性血吸虫病

患者常有明确疫水接触史,多发生于春夏季及夏秋季之交,6~10月为高峰。男性青壮年与儿童居多。约半数患者在尾蚴侵入部位出现红色丘疹,2~3天内自行消退,为尾蚴性皮炎可能。从尾蚴侵入至出现临床症状的潜伏期长短不一,80%患者为30~60天,平均40天。

1. 发热 发热为急性血吸虫病的主要临床症状。热度高低及期限与感染程度、机体免疫状态相关,轻症发热数天,一般2~3周,重症可达数月。热型以间歇型、弛张型为多见。一般发热前少有寒战。高热时可有昏睡、反应迟钝、谵妄等中毒症状,热退后感觉良好。重症可有相对缓脉,出现消瘦、贫血、营养不良和恶病质,甚至死亡。

2. 消化系统症状 患者食欲可有不同程度下降。腹部不适,轻微腹痛,腹泻,呕吐常见。腹泻一般每日3~5次,严重者可达20~30次/d,多为稀水便,常带脓血、黏液。部分病例可出现便秘。重度感染者可出现高度腹胀,腹水,腹膜刺激征。

3. 过敏反应 除尾蚴性皮炎外还可出现荨麻疹、血管神经性水肿、淋巴结肿大、出血性紫癜、支气管哮喘等症状。

4. 肝脾大 90%以上患者肝大伴压痛,左叶较右叶显著。脾肿大约见于半数患者。

5. 其他 呼吸系统症状多在感染后2周内出现,50%以上患者表现有干咳、少痰。危重患者咳嗽较重、咳血痰,并有胸闷、气促等。少数患者可有蛋白尿及并发肾小球肾炎。重型患者可出现意识淡漠、心肌受损、重度贫血、消瘦及恶病质等严重毒血症表现。个别病例出现偏瘫、昏迷、癫痫等脑型血吸虫病症状。

(二)慢性血吸虫病

在流行区90%为慢性血吸虫病。在急性症状消退而未经治疗或疫区反复轻度感染而获得部分免疫力者,病程经过半年以上,称慢性血吸虫病。临床上可分为无症状和有症状两类。

1. 无症状型 主要表现为隐匿型间质性肝炎,一般无明显症状,体检时可发现肝脾大或粪检发现虫卵。

2. 有症状型 主要表现为血吸虫性肉芽肿肝病和结肠炎。最常见症状为慢性腹泻或慢性痢疾,呈间歇性发作。患者一般情况好,病程长者可出现不完全性肠梗阻,贫血,消瘦,体力下降等。重者可有内分泌紊乱,男性性欲减退,女性月经紊乱、不孕等。早期肝大、边缘光滑、质地中等。随病情进展可出现肝脏结节,脾脏肿大。下腹部可触及大小不等的包块,为虫卵在结肠系膜,大网膜和肿大的淋巴结沉积引起的纤维性肉芽肿。

(三)晚期血吸虫病

反复或大量感染血吸虫尾蚴后,未经及时抗病原治疗,发展为晚期血吸虫病。病程多在5年以上。虫卵损害肝脏较重,发展成肝硬化,可有门静脉高压、脾脏大、脾功能亢进、腹水等并发症。儿童患者可出现生长发育障碍。根据患者受累脏器病变程度的不同,分为4型。

1. 巨脾型 是晚期血吸虫病的主要表现,约占70%。脾脏进行性肿大,下缘可达盆腔,表面光滑,质坚硬,可有压痛,常伴有脾功能亢进征。肝脏因硬化逐渐缩小,有时尚可触及。因门脉高压,可发生上消化道出血,易诱发腹水。

2. 腹水型 约占25%,为肝硬化失代偿的表现。表现为大量腹水,下肢水肿,呼吸困难,腹壁静脉怒张,脐疝和巨脾。可因上消化道出血、肝衰竭、肝性脑病或严重感染死亡。

3. 结肠肉芽肿型 以结肠病变为突出表现。腹痛,腹泻、便秘两者交替出现,水样便、血便、黏液脓血便,也可出现腹胀、肠梗阻。左下腹可触及肿块,有压痛。纤维结肠镜下可见黏膜苍白、增厚、充血水肿、溃疡或息肉,肠狭窄,较易癌变。

4. 侏儒型 极少见。为幼年慢性反复感染引起体内各内分泌腺出现不同程度的萎缩,功能减退。患者身材矮小,面容苍老,生长发育低于同龄人,无第二性征,智力正常。X线摄片示骨骼生长成熟迟缓等为其主要特征。

(四)异位血吸虫病

1. 肺型血吸虫病 多见于急性血吸虫病患者,为虫卵沉积引起的肺间质性病变。表现为轻度咳嗽与胸部隐痛,痰少,咯血罕见。肺部体征不明显,重型患者肺部有广泛病变时,胸部X线检查可见肺部有弥漫云雾状、点片状、粟粒样浸润阴影,边缘模糊,以位于中下肺野为多。

2. 脑型血吸虫病 临床上可分为急性与慢性两型,均以青壮年患者多见。急性期表现为意识障碍、脑膜刺激征、瘫痪、抽搐、腱反射亢进、锥体束征等。慢性期的主要症状为癫痫发作,尤以局限性癫痫为多见。

3. 其他 血吸虫病也可发生在机体其他部位,以肾、睾丸、卵巢、子宫、心包、腮腺、皮肤为多见,并出现相应症状。

五、并发症

慢性期和晚期的并发症可有上消化道出血、肝性脑病、感染、不完全性肠梗阻、结肠直肠癌等。

六、实验室检查

(一)血常规

急性期白细胞总数增加,嗜酸性粒细胞显著增多,白细胞总数在 $10 \times 10^9/L$ 以上。嗜酸性粒细胞一般占 20%~40%。最多者可高达 90% 以上。慢性血吸虫病患者一般不超过 20%。慢性血吸虫病患者正常或增加。晚期患者常因脾功能亢进引起红细胞、白细胞及血小板减少。

(二)肝功能检查

急性期患者血清 ALT、AST 轻度增高,球蛋白增高。晚期患者因肝功能失代偿出现白蛋白减少、白蛋白与球蛋白比例倒置现象。慢性血吸虫病尤其是无症状患者肝功能试验大多正常。

(三)血清学检测

常用的方法有以下几种:

1. 皮内试验 属速发型变态反应,可筛查是否感染过血吸虫,阳性者需做进一步检查。

2. 环卵沉淀试验(COPT) 成熟虫卵的分泌、排出物质与血吸虫患者血清内相应抗体结合后,在虫卵周围形成特异性沉淀物,为阳性反应。环沉率 5% 以上为阳性,可诊断患者及考核疗效。

3. 间接血凝试验(IHA) 将可溶性血吸虫卵抗原致敏的红细胞与患者血清反应,当抗原和特异抗体细胞结合时出现肉眼可见的红细胞被动凝集时为阳性反应。在流行区,该法可作为过筛或综合查病的方法。

4. 酶联免疫吸附试验(ELISA) 检测患者血清中的特异性抗体,使之成为抗原 - 抗体复合物,经与特殊的酶结合后显色。可用作诊断及考核疗效的依据。

5. 循环抗原酶免疫法(EIA) 循环抗原的存在表明有活动性感染,血清和尿中循环抗原水平与粪虫卵计数有较好的相关性,可作为诊断、疗效考核和防治效果评定的手段。

(四)病原学检查

1. 粪便 粪便检出虫卵和孵出毛蚴是确诊血吸虫病的直接依据。急性期检出率较高,慢性和晚期患者的阳性率不高。

2. 直肠活检 是血吸虫病原诊断方法之一。通过直肠或乙状结肠镜,自病变处取米粒大小黏膜,置光镜下压片检查有无虫卵并鉴别虫卵的死活和区分虫卵近期或远期变性。

(五)影像学检查

1. B超 可判断肝纤维化的程度。可见肝、脾体积大小改变,肝表面结节,门脉血管增粗呈网织改变。并可定位行肝穿活检。

2. CT 晚期血吸虫病患者肝包膜与肝内门静脉区常有钙化现象,CT 扫描可显示肝包膜增厚钙化等特异图像。重度肝纤维化可表现为龟背样图像。

3. 胸部 X 线 虫卵引起的间质性嗜酸性脓肿伴肺泡渗液多在感染 2 个月后出现,表现为两肺多发粟粒状小结节影沿肺纹理分布,以中、下肺野中、下带较密集。并可形成"假结核"结节。

七、诊断

(一) 流行病学

有血吸虫疫水接触史是诊断的必要条件,对于出入疫区的流动人口应仔细追问。

(二) 临床表现

具有急性或慢性、晚期血吸虫病的症状和体征。

(三) 实验室检查

结合病原学与血清学检查指标进行诊断。

八、鉴别诊断

(一) 急性血吸虫病

需与伤寒、阿米巴肝脓肿、粟粒性结核等鉴别,嗜酸性粒细胞显著增多及病原学检查有助诊断。

(二) 慢性血吸虫病

肝脾大应与病毒性肝炎鉴别。血吸虫病患者有腹泻、便血者需与阿米巴痢疾、慢性菌痢鉴别。病原学检查均有助鉴别。

(三) 晚期血吸虫病

与门脉性及坏死后肝硬化鉴别,需依流行病学资料、病原学检查及免疫学检查诊断。

(四) 异位血吸虫病

尾蚴性皮炎与稻田皮炎鉴别。肺血吸虫病与支气管炎、粟粒性肺结核、肺吸虫病等鉴别。急性脑血吸虫病与流行性乙型脑炎鉴别。慢性脑血吸虫病与脑瘤及癫痫鉴别。流行病学资料及病原学检查有助鉴别。

九、病情评估

本病病程较长,应注意对高风险地区重点人群进行排查,特别是无症状患者,防止往晚期血吸虫病发展。

十、治疗

(一) 病原治疗

吡喹酮对血吸虫各个发育阶段均有不同程度的杀虫效果,可用于各期各型吸虫病患者,是目前用于治疗日本血吸虫病最有效的药物。

(1) 急性血吸虫病:成人总剂量为 120mg/kg,儿童为 140mg/kg,每天剂量分 2~3 次服用,服用 4~6 天;病情轻者也可 10mg/kg,每天 3 次,连用 4 天。

(2) 慢性血吸虫病:成人总剂量 60mg/kg,儿童为 70mg/kg,2 天疗法,每天剂量分 2~3 次口服,成人以 60kg 为上限,儿童体重 30kg 以内者总量可按 70mg/kg,30kg 以上者与成人相同剂量。

(3) 晚期血吸虫病:一般总量可按 40~60mg/kg,2 天分次服完,每天量分 2~3 次服。年老、体弱、有并发症者可总量 60mg/kg,3 天内分次服完。感染严重者可总量 90mg/kg,分 6 天内服完。

吡喹酮正规用药治疗后,3~6 个月粪检虫卵阴转率达 85%,虫卵孵化阴转率为 90%~100%。血清免疫诊断转阴时间有时需 1~3 年。

（二）对症治疗

1. 急性期血吸虫病　补液、保证水和电解质平衡,加强营养及全身支持疗法。合并其他寄生虫者应先驱虫治疗,合并伤寒、痢疾、血流感染、脑膜炎者均应先抗感染后用吡喹酮治疗。

2. 慢性和晚期血吸虫病　在一般治疗基础上治疗并发症,脾大、门脉高压、上消化道出血等患者可考虑外科治疗。有侏儒症时可短期、间隙、小量给予激素替代治疗。

十一、预防

（一）控制传染源

在流行区每年对患者、病畜进行普查普治。

（二）切断传播途径

防治钉螺是预防本病的关键。保护水源,改善用水。

（三）保护易感人群

对重流行区特定人群实施蒿甲醚口服预防(剂量为 6mg/kg,每半月一次,共 4~10 次);或在接触疫水后 7 天口服青蒿琥酯(剂量为 6mg/kg,每 7 天一次,共 8~15 次)。接触疫水时应穿着防护衣裤和使用防尾蚴剂等。

第十五节　医 院 感 染

医院感染

医院感染(nosocomial infection,hospital infection,hospital-acquired infection)是指住院患者在医院内获得的感染,包括在住院期间发生的感染和在医院内获得出院后发生的感染,但不包括入院前已开始或入院时已存在的感染,医院工作人员在医院内获得的感染也属医院感染。

医院感染可分为外源性感染(exogenous infection)和内源性感染(endogenous infection)。外源性感染亦称交叉感染,是指引起感染的病原体来源于医院内患者、工作人员及探视者,以及医院环境中;内源性感染亦称自身感染,是指患者自身皮肤、口腔、咽部和胃肠道等处定植的正常菌群由于数量或定植部位的改变而引起的感染。

一、病原学

医院感染可由细菌、病毒、真菌、立克次体和原虫等引起。

（一）细菌

细菌是引起医院感染的主要病原体,约 90% 以上的医院感染为细菌所致。医院感染病原体种类中革兰氏阴性杆菌占 60% 以上,如大肠埃希菌、克雷伯菌、枸橼酸杆菌、肠杆菌和沙雷菌等。假单胞菌属、不动杆菌属、窄食单胞菌及黄杆菌属等,近年来发病率有上升趋势。金黄色葡萄球菌、表皮葡萄球菌等凝固酶阴性葡萄球菌和肠球菌是医院感染常见的革兰氏阳性球菌。

嗜肺军团菌和其他军团菌属引起的肺部感染也不少见。在免疫功能低下的人群中常见有结核分枝杆菌感染。生长速度较快的分枝杆菌,如鸟分枝杆菌、龟分枝杆菌和偶然分枝杆菌等可在心脏手术后造成胸骨骨髓炎、心包炎和心内膜炎等,以及其他外科手术后的伤口感染及肌内注射部位感染。胎儿弯曲杆菌是婴儿腹泻的主要致病菌之一。

拟杆菌属为厌氧菌感染中最常见的病原菌,可引起胃肠道和妇科手术后的腹腔和盆腔感染,梭杆菌属、消化球菌和放线菌属等可引起口腔和呼吸系统的感染,拟杆菌属、丙酸杆菌等可致败血症和心内膜炎。抗生素应用后发生的肠炎多由难辨梭菌所致,可在医院内播散流行。

铜绿假单胞菌在医院中分布非常广泛,洗手池、垃圾箱周围、食堂和卫生间等处都有铜绿假单胞菌存在。各种药液,如手术器械浸泡液、消毒液均可被污染而成为传播媒介。随着住院时间以及广谱抗生素应用时间的延长,住院患者对该菌的带菌率呈升高趋势。

从医院感染患者分离出来的细菌,多数是对多种抗生素均不敏感的多重耐药菌株。多重耐药的机会致病菌的医院感染多为难治性感染。

(二) 真菌

由于超广谱抗菌药物的广泛应用,医院内真菌感染的发病率明显上升。在致病的真菌中,最常见的是念珠菌属。除白念珠菌外,其他念珠菌多对氟康唑耐药。念珠菌属除可成为医院内肺部感染和消化道感染的致病菌外,还可在静脉保留导管引起的败血症和免疫功能缺陷患者中造成黏膜及皮肤念珠菌感染。曲霉引起的肺部感染亦不少见。在免疫功能低下的患者中还经常会出现隐球菌性脑膜炎。

(三) 病毒

常见的医院病毒感染有呼吸道合胞病毒和副流感病毒所致的呼吸道感染。肝炎病毒感染主要与输血及输注其他血制品、血液透析等因素密切相关,主要为乙型和丙型肝炎病毒。也可能会出现 HIV 感染。在移植及使用免疫抑制剂的患者中,多见巨细胞病毒感染。柯萨奇病毒 B 常在新生儿中造成暴发流行,病死率极高。此外,单纯疱疹病毒、巨细胞病毒和水痘 - 带状疱疹病毒均可在医院内造成感染流行。轮状病毒和诺瓦克病毒引起的腹泻多发生在老年人和婴幼儿。

(四) 其他

沙眼衣原体所致的结膜炎和肺炎常见于新生儿,解脲支原体和阴道加德纳菌可寄生于肾移植后患者,在条件允许时出现感染。在艾滋病患者、器官移植后患者及长期、大量应用免疫抑制剂患者,常可合并弓形虫感染。输血可能传播疟疾。

二、流行病学

(一) 感染源

医院环境中的任何物体都可以是感染源,各种感染的患者排出的脓液、分泌物等,医生、护士等医院工作人员被污染的手和诊疗器械,以及医院环境中污染的病原微生物,都是重要的感染源。

(二) 传播途径

在医院环境内,传播途径以接触传播最为重要,其次是血液传播、共同媒介物传播和呼吸道传播,生物媒介传播较少。共同媒介物传播主要见于药品、医疗器械和插管、导管、内镜、人工呼吸等侵袭性诊疗设备受病原微生物污染所致。各种侵袭性治疗设备因为结构复杂或不耐热、易腐蚀等缘故而难以彻底消毒等,均可增加医院感染的机会。

(三) 易感人群

1. 细胞免疫或体液免疫功能缺陷的患者,中性粒细胞数低于 $0.5 \times 10^9/L$。

2. 新生儿、婴幼儿和老年人。

3. 有严重基础疾病者(如恶性肿瘤、糖尿病、肝病、肾病、结缔组织病、慢性阻塞性支气管肺疾患和血液病等)。

4. 烧伤或创伤产生组织坏死者。

一般而言,在综合性医院中,婴儿室、ICU、烧伤病房、血液病房、血透病房和移植病房等是医院感染的高发区。

三、发病机制与病理解剖

(一) 宿主免疫功能减退

局部皮肤黏膜屏障破坏,如烧伤、创伤、手术及侵袭性诊疗措施造成皮肤黏膜的损伤,病原菌易于侵入而致感染;全身性免疫功能缺损,包括先天性免疫功能不全和后天获得性免疫缺损,以后者最为常见,如获得性免疫缺陷综合征、严重的糖尿病、肝病、血液病及恶性肿瘤等疾病所致的免疫功能减退;某些医源性因素,如放射治疗、抗肿瘤化学药物、器官移植术后长期使用免疫抑制药物等所造成的宿主免疫功能低下。当宿主免疫防御功能减退时,机体内外的机会性致病菌均可引起医院感染,其中由患者自身的菌群引起的内源性感染更为常见。

(二) 各种侵袭性诊疗措施

容易诱发医院感染的创伤性诊疗措施有:①静脉导管、气管切开或插管、心导管、导尿管、T 管引流、人工呼吸器、腹膜或血液透析、腰穿以及脑脊液分流术等操作;②异物的植入如人工心脏瓣膜或人工关节;③器官移植或血管移植;④污染的手术。

(三) 抗菌药物使用不当

广谱抗菌药物使用不当,可破坏宿主微生态的平衡,正常菌群受到抑制而削弱了定植抵抗力。同时使一些耐药并有毒力的菌株被选择而得以繁殖并引起医院感染。

四、临床表现

无明确潜伏期的感染,规定入院 48 小时后发生的感染为医院感染;有明确潜伏期的感染,自入院时起超过平均潜伏期后发生的感染为医院感染。

(一) 常见的感染及特点

1. 肺部感染 发病率最高的医院感染,病死率居首位。肺部感染常发生在外科手术患者或一些严重影响患者防御机制的慢性疾病,如癌症、白血病、慢性阻塞性肺炎或行气管切开术、安置气管导管的患者中。医院内感染以肺部感染主。病原菌以革兰氏阴性杆菌居多,常见的有铜绿假单胞菌、不动杆菌属、克雷伯菌属和肠杆菌属等。革兰氏阳性球菌中以金黄色葡萄球菌为较常见。其他尚有肺炎链球菌、嗜肺军团菌及真菌等。ICU 患者中可见耐甲氧西林金黄色葡萄球菌(MRSA)、耐甲氧西林表皮葡萄球菌(MRSE)、嗜麦芽窄食假单胞菌、黄杆菌属感染。细胞免疫功能低下者可见曲霉、念珠菌属、肺孢子菌、带状疱疹病毒、沙眼衣原体、巨细胞病毒和非典型分枝杆菌等肺部感染。呼吸道合胞病毒为 2 周岁内婴幼儿下呼吸道感染最重要的病原体,其发病率及病死率均高。

2. 尿路感染 也是常见的医院感染,在我国占第二位。90% 的患者有尿路器械检查史,少数患者为血源性或其他不明原因所致。女性、老年、尿路梗阻、膀胱输尿管反流、膀胱残余尿和不规则抗菌药物治疗等均为诱发因素。病原菌主要是以大肠埃希菌为主,其次为肠球菌、变形杆菌、铜绿假单胞菌、肺炎链球菌、沙雷菌和念珠菌等。

临床可分为有症状泌尿道感染、无症状菌尿症和其他尿路感染(肾、输尿管、膀胱、尿道或肾周围组织感染)。

3. 消化道感染 主要有假膜性肠炎和胃肠炎。

(1)假膜性肠炎:又称为抗菌药物相关性腹泻,最重要的致病菌是难辨梭菌,金黄色葡萄球菌亦可在假膜性肠炎患者大便中检出,但仅是伴随菌而已。胃肠道手术后、肠梗阻、尿毒症、糖尿病、再生障碍性贫血和老年患者应用抗菌药物过程中尤易发生。如不及时治疗,严重感染者病死率可达 30%。医务人员手上和医院环境中均可分离出难辨梭菌,医务人员在本病的传播中起重要作用。

(2)胃肠炎:为常见的流行性医院感染,主要由沙门菌属引起,致病性大肠埃希菌和葡萄球菌也是常见致病菌。志贺菌属、空肠弯曲菌、小肠结肠炎耶尔森菌、溶组织阿米巴原虫、轮状病毒和诺瓦克病毒等引起的胃肠炎均有医院内暴发流行的报道。

4. 全身感染 发病率占医院感染的 5%。其中原发性败血症(原发感染病灶不明显或由静脉输液、血管内检查及血液透析引起的败血症)约占半数,其他来源于尿路、外科伤口、下呼吸道和皮肤等部位感染。常见病原菌是革兰氏阳性球菌(最常见的是凝固酶阴性的葡萄球菌,其次是金黄色葡萄球菌和粪肠球菌)、革兰氏阴性菌(大肠埃希菌、克雷伯菌属、肠杆菌属等)及少数真菌(白念珠菌多见)。少数可为两种以上细菌混合感染。

(二)各种患者的特点

1. 老年人 容易发生肺部感染,甚至败血症。病原菌种类变化多,临床表现常不典型,咳嗽、咳痰、发热等可不明显,白细胞增高也可不显著。

2. 新生儿与婴幼儿 由于发育未健全,易于发生各种条件致病菌的感染。临床表现不典型,常见为肠道感染、呼吸道感染及败血症。

3. 患有基础疾病或肺、心、肝、肾、脑等重要脏器功能不全者 慢性肾上腺皮质功能减低与糖尿病,结缔组织疾病、白血病,恶性组织细胞增多症与恶性淋巴瘤,以及其他恶性肿瘤患者。患者免疫功能较低,易发生感染。长期使用广谱抗生素、糖皮质激素、抗代谢药物,甚至联合应用抗真菌和抗厌氧菌药物等,可进一步加重菌群失调症。

五、诊断

(一)诊断标准

1. 无明确潜伏期的感染,规定入院 48 小时后发生的感染为医院感染;有明确潜伏期的感染,自入院时起超过平均潜伏期后发生的感染为医院感染。

2. 本次感染直接与上次住院有关。

3. 在原有感染基础上出现其他部位新的感染(除外脓毒血症迁徙灶),或在原感染已知病原体基础上又分离出新的病原体(排除污染和原来的混合感染)的感染。

4. 新生儿在分娩过程中和产后获得的感染。

5. 由于诊疗措施激活的潜在性感染,如疱疹病毒、结核杆菌等的感染。

6. 医务人员在医院工作期间获得的感染。

(二)诊断依据

医院感染的诊断主要依靠临床资料、物理或生化检查、病原学检查等。

1. 病原诊断 需要了解以下几方面:

(1)病原菌的种类及其特点。

(2)病原菌对抗菌药物的敏感性。

(3)病原菌分离出的部位以区分原发感染和继发感染。

(4)多种细菌混合感染应区分主要菌和次要菌。

(5)动态变化与菌群失调状况。

2. 病情诊断 需要了解以下几方面:

(1)感染部位:原发灶、毒血症、败血症和迁徙性炎症的部位。

(2)老年人、婴幼儿或新生儿。

(3)基础疾患种类、程度、治疗效果与现状。

(4)诊治措施及其影响：侵入性诊疗措施，手术治疗的部位、引流、疗效与现状，免疫抑制治疗如化疗与放疗情况，抗菌药物治疗的详情如种类、剂量、用法、疗程、变动情况、疗效与不良反应以及菌群失调的优势病原菌。

六、鉴别诊断

下列情况不属于医院感染：

1. 皮肤黏膜开放性伤口只有细菌定植而无炎症表现。

2. 由于创伤或非生物性因子刺激而产生的炎症表现。

3. 新生儿经胎盘获得（出生后 48 小时内发病）的感染，如单纯疱疹、弓形虫病、水痘等。

4. 患者原有的慢性感染在医院内急性发作。

七、治疗

(一) 抗菌药物的合理应用

1. 抗菌药物的选用依据应考虑以下几个方面：

(1)病原菌方面：病原菌的种类、特点、所在部位以及药敏与动态变化等。

(2)病情方面：感染部位、患者年龄和基础疾病等。

(3)抗菌药物方面：抗菌活性与其药代动力学特点，如吸收、分布与排泄特点，血药浓度高低，半衰期长短，血浆蛋白结合率高低，以及不良反应等。

2. 抗菌药物选用步骤 先根据临床诊断估计病原菌，选药试治（经验治疗），根据培养出的病原菌与药敏试验结果调整用药，然后再根据疗效、不良反应酌情调整。

3. 抗菌药物的联合应用 因联合用药易引起菌群失调，故尽可能少用。联合应用抗菌药物的指征为：①急性严重感染病原菌未明确前，暂时应用；②严重混合感染一种抗菌药不能兼顾时。

4. 不良反应的防治 老年人和有基础疾病的患者较易发生不良反应、过敏反应与毒性反应，联合用药易引起菌群失调。

(二) 对症治疗

根据患者病情酌情处理：①基础疾患的相应治疗；②维持水电解质的平衡和补充必要热量和营养；③维护重要的生理功能，如呼吸与循环功能；④有脓肿或炎性积液者应及时进行有效的引流等。

八、预防

(一) 建立和健全医院感染管理组织

这是加强医院感染管理的关键。根据我国卫生部有关文件精神和各地具体情况可设立以下管理组织：

1. 医院感染管理委员会（小组）。

2. 医院感染管理科负责实施委员会的决定和组织进行监测控制与管理工作等。

(二) 建立医院的监测制度

系统主动地观察医院感染的发生、分布以及影响因素，定期整理并提供有价值的数据资料，如感染率、病原体种类和细菌耐药谱等；了解医院感染的后果和控制感染措施的效果，以便采取更有效的对策。

日常监测工作包括：①发现医院感染病例，确定感染的类别；②调查和汇集医院感染原因和诱因;③在患者、医护人员、医疗器械和环境中采样做培养,并做细菌药物敏感试验;④医院感染资料数据的积累和制表,并进行分析说明;⑤对有关监测资料及其分析说明做书面报告。

（三）预防措施

1. 建立和健全有关的规章制度认真执行并经常督促与定期检查。

(1)清洁卫生方面:包括医院的环境卫生和科室与病室的清洁卫生。

(2)消毒方面:污物与污水的消毒、科室和病室的消毒、医院感染高发区的消毒。

(3)隔离方面:①病原性隔离,隔离传染病患者,以防其传播;②对医院感染患者应对其分泌物、排泄物消毒;③对其他易感患者进行保护性隔离,防止受感染。对医院的新职工应进行全面体检,包括结核菌素试验、测定乙型肝炎标志物。长期在病房工作的职工应定期进行鼻部及手部的细菌培养,如有葡萄球菌感染者,应予积极治疗,持续金黄色葡萄球菌携带者应停止在病房工作。

(4)灭菌方面:中心供应室的消毒灭菌必须进行质量控制。

(5)无菌技术方面:必须严格执行手术室与其诊疗措施的无菌技术。

2. 对医生、护士、检验等有关人员进行培训,普及并提高医院感染的防治知识。

3. 抗菌药物的合理应用,包括对医院感染与抗菌药物的理论知识的讲解,诊断治疗的指导和存在问题的解决。

（四）控制措施

针对该医院常见的医院感染或有局部暴发感染的控制措施。

1. 流行病学调查、分析与预防措施。

2. 患者的隔离　医院感染隔离应用的隔离技术现有 7 种,主要是根据病原体传播途径制定的。以不同颜色的卡片分别表示 7 种不同的隔离技术,安置在护理办公室和患者床头:黄色——严格隔离,橙色——接触隔离,蓝色——呼吸隔离,灰色——抗酸杆菌(结核病)隔离,棕色——肠道隔离,绿色——引流 / 分泌物隔离,粉红色——血液体液隔离。

3. 医院感染患者的及时诊断与合理治疗。

4. 加强消毒与灭菌工作。

附:传染病的消毒与隔离

一、传染病的消毒

消毒(disinfection)是通过物理、化学或生物学方法,消除或杀灭体外环境中病原微生物的一系列方法。其目的在于切断传播途径,阻止病原体传播,控制传染病发生与蔓延。

（一）消毒的种类

1. 疫源地消毒　指对目前或曾经存在传染源的地区进行消毒。目的是杀灭由传染源排到外界环境中的病原体。疫源地消毒分为:①终末消毒:即患者痊愈或死亡后对其居住地进行最后一次彻底消毒;②随时消毒:指对传染源的排泄物、分泌物及其污染物品及时消毒。

2. 预防性消毒　指未发现传染源,对可能受病原体污染的场所、物品和人体所进行的消毒。如饮水消毒、餐具消毒、手术室及医护人员手的消毒等。

（二）消毒方法

1. 物理消毒法

(1)热力灭菌法:①煮沸消毒:简单易行,可杀死细菌繁殖体,但细菌芽孢不易杀灭,如肉毒杆菌芽孢能耐受100℃ 6小时。本法可用于处理传染病患者剩余食物、污染棉织品、食具及金属等,煮沸10分钟即可。但对HBV污染物品,需延至15~20分钟。②高压蒸汽灭菌:效果可靠,适用于耐热、耐潮物品消毒,通常压力为98kPa,温度为121~126℃,15~20分钟彻底杀灭细菌芽孢。③预真空型压力蒸汽灭菌:即先机械抽为真空使灭菌器内形成负压,再导入蒸汽,蒸汽压力达205.8kPa(2.1kg/cm),温度达132℃,2分钟内能杀灭芽孢。④火烧消毒:对细菌芽孢污染器具,如破伤风患者伤口换药碗,用95%乙醇燃烧后再行高压蒸汽灭菌消毒。⑤巴氏消毒法:即利用热水灭菌与蒸汽消毒,温度65~75℃,10~15分钟,能杀灭细菌繁殖体,不能杀死芽孢。

(2)辐射消毒法:①非电离辐射:包括紫外线、红外线和微波。紫外线常用于室内空气、水和一般物品表面消毒。为低能量电磁波辐射,光波波长200~275nm,杀菌作用强,杀菌谱广,可杀灭细菌繁殖体、真菌、分枝杆菌、病毒、立克次体和支原体等。但此法穿透力差,对真菌孢子、细菌芽孢效果差,对HBV无效。照射不到的部位无杀菌作用。只能对小件物品消毒,有机物品应避免高温(>170℃)以免有机物炭化。直接照射人体可发生皮肤红斑、紫外线眼炎和臭氧中毒。红外线和微波主要靠产热杀菌;②电离辐射:有γ射线和高能电子束(p射线)两种。可在常温下对不耐热物品灭菌,又称"冷灭菌",广谱杀菌,剂量易控制,但设备昂贵,对人及物品有一定损害。多用于精密医疗器械、生物医学制品(人工器官、移植器官等)和一次性医用品等灭菌。

2. **化学消毒法** 用化学消毒药物使病原体蛋白质变性而死亡。根据消毒效能可分为三类:①高效消毒剂:能杀灭细菌芽孢、真菌孢子在内的各种微生物,如2%碘酊、戊二醛、过氧乙酸、甲醛、环氧乙烷、过氧化氢等消毒剂,含氯制剂和碘伏则居于高效与中效消毒效能之间;②中效消毒剂:能杀灭除芽孢以外的各种微生物,如乙醇、部分含氯制剂、氧化剂、溴剂等消毒剂;③低效消毒剂:只能杀灭细菌繁殖体和亲脂类病毒,对真菌有一定作用,如汞、氯己定(洗必泰)及某些季铵盐类消毒剂,对皮肤黏膜无刺激性,对金属和织物无腐蚀性,稳定性好。常用的化学消毒剂有以下几类:

(1)含氯消毒剂:常用漂白粉、次氯酸钠、氯胺及二氯异氰尿酸钠等。这类制剂在水中产生次氯酸,有杀菌作用强、杀菌谱广、作用快、余氯毒性低及价廉等特点,但对金属制品有腐蚀作用。适用于餐(茶)具、环境、水、疫源地等消毒。

(2)氧化消毒剂:如过氧乙酸、过氧化氢、臭氧、高锰酸钾等。主要靠其强大的氧化能力灭菌,广谱、速效,但对金属、织物等有较强腐蚀性与刺激性。

(3)醛类消毒剂:常用甲醛和戊二醛等,有广谱、高效、快速杀菌作用。戊二醛对橡胶、塑料、金属器械等物品无腐蚀性,适用于精密仪器、内镜消毒。但对皮肤黏膜有刺激性。

(4)杂环类气体消毒剂:主要有环氧乙烷、环氧丙烷等。为广谱高效消毒剂,杀灭芽孢能力强,对一般物品无损害,常用于电子设备、医疗器械、精密仪器及皮毛类等消毒。可将惰性气体和二氧化碳加入环氧乙烷混合使用,以减少其燃爆危险。

(5)碘类消毒剂:常用2%碘酊及0.5%碘伏,有广谱、快速杀菌作用。碘伏(iodophor,含量0.5%)是碘与表面活性剂、灭菌增效剂经独特工艺络合而成的一种高效、广谱、无毒、稳定性好的新型消毒剂。该产品对有害细菌及繁殖体等具有较强的杀灭作用,并对创伤具有洗消、止血、加快黏膜再生之功能,无刺激,易脱碘。碘伏适用于手术前刷手、手术及注射部位的清洗、消毒、肤面烧伤、烫伤、划伤之伤口的清洗消毒,妇产科黏膜冲洗、感染部位消毒、器皿消毒等。

(6)醇类消毒剂:主要有75%乙醇及异丙醇,乙醇可迅速杀灭细菌繁殖型,但对HBV及细菌芽孢作用较差。异丙醇杀菌作用大于乙醇,但毒性较大。

(7)其他消毒剂:①酚类,如来苏、苯酚(石炭酸)等;②季铵盐类,为阳离子表面活性剂,如新洁尔灭、消毒净等;③氯己定,可用于手、皮肤、医疗器械等消毒。这些消毒剂均不能杀灭细菌芽孢,属低效消毒剂。

二、传染病的隔离

隔离(isolation)是把排出病原体的传染病患者、病原携带者,置于特定医院、病房或其他场所,防止病原体扩散和传播。隔离是预防和管理传染病的重要措施。

（一）隔离原则与方法

1. 单独隔离 传染源避免与周围人群尤其易感者不必要的接触,必须与隔离者接触时应采取防护措施,如戴口罩、穿隔离衣、手清洁与消毒等。严格执行陪伴和探视制度。

2. 根据不同传染病传播途径,采取相应的隔离与消毒措施;如呼吸道隔离应注意室内空气消毒、痰液等呼吸道分泌物的消毒等。

3. 根据已满隔离期或连续多次病原检测,确定隔离者不再排出病原体才能解除隔离。

（二）隔离的种类

根据传染病的不同传播途径,采取不同种类隔离。

1. 严密隔离 适用于霍乱、肺鼠疫、肺炭疽等疾病。隔离方法:①患者住单间病室,同类患者可同住一室,关闭门窗,禁止陪伴和探视患者;②进入病室的医务人员戴口罩、帽子,穿隔离衣,换鞋,注意手清洗与消毒,必要时戴手套;③患者分泌物、排泄物、污染物品、敷料等严格消毒;④室内空气及地面定期喷洒消毒液或紫外线照射。

2. 呼吸道隔离 适用于流行性感冒、麻疹、白喉、水痘等空气飞沫传播传染病。隔离方法:①同类患者可同住一室,关闭门窗;②室内喷洒消毒液或紫外线照射;③患者口鼻、呼吸道分泌物应消毒;④进入病室的医务人员戴口罩、帽子,穿隔离衣。

3. 消化道隔离 适用于伤寒、细菌性痢疾、甲型肝炎等粪-口传播疾病。隔离方法:①同类患者可同住一室;②接触患者时穿隔离衣、换鞋,手清洗与消毒;③患者粪便严格消毒,患者用品、餐具、便器等单独使用并定期消毒,地面喷洒消毒液;④室内防杀苍蝇和蟑螂。

4. 接触隔离 适合于狂犬病、破伤风等皮肤伤口感染的传染病。隔离方法:①同类患者可同居一室;②医务人员接触患者穿隔离衣、戴口罩;③患者用过的物品和敷料等严格消毒。

5. 昆虫隔离 适用于通过蚊子、蚤、虱、蜱、恙螨等昆虫叮咬传播疾病,如疟疾等。隔离方法主要是病室内有完善防蚊设施等,以预防叮咬及杀灭上述医学昆虫。

学习小结

1. 学习内容

传染病	总论	感染过程的各种表现、感染过程中病原体的作用及传染病的流行过程、基本特征、临床特点、传染源的概念
	病毒性肝炎	诊断要点:流行病学资料+乏力、纳差、黄疸等+肝功能异常+病原学资料 治疗要点:抗病毒治疗+保肝、对症治疗
	流行性感冒	诊断要点:流行病学资料+发热、全身中毒症状、呼吸道症状轻等表现+病原学检测资料 治疗要点:抗病毒治疗+对症治疗
	肾综合征出血热	诊断要点:流行病学资料+发热、出血、肾损害为三大主征+病原学资料 治疗要点:"三早一就",抗病毒、对症治疗

续表

传染病	流行性乙型脑炎	诊断要点：夏秋季、高热、头痛、意识障碍、脑膜刺激征、特异性 IgM 抗体阳性 治疗要点：对症治疗（控制高热、抽搐、呼吸衰竭）
	艾滋病	诊断要点：高危人群伴严重机会感染、CD4$^+$ T 细胞数量下降，抗 HIV 抗体阳性 治疗要点：高效抗反转录病毒治疗 + 对症处理
	狂犬病	诊断要点：病兽咬伤或抓伤史 + 极度兴奋，恐水怕风、咽肌痉挛、呼吸麻痹 + 病原学资料 治疗要点：对症治疗，病死率几乎达 100%
	新型冠状病毒感染	诊断要点：流行病学史 + 发热、呼吸道症状、影像学特征 + 病原学资料 治疗要点：预防 + 对症治疗
	结核病	诊断要点：临床分类、痰涂片法或痰、胸腔积液培养法找抗酸杆菌 治疗要点：抗结核治疗
	伤寒与副伤寒	诊断要点：不洁饮食史，持续高热、相对缓脉、玫瑰疹、血培养及肥达反应阳性 治疗要点：病原治疗 + 并发症治疗
	细菌性痢疾	诊断要点：不洁饮食史，发热、腹痛、腹泻、里急后重，黏液脓血便 治疗要点：病原治疗 + 对症治疗
	霍乱	诊断要点：甲类传染病，流行病学史 + 剧烈腹泻、呕吐、脱水，严重者导致循环衰竭和急性肾衰竭 + 病原学资料 治疗要点：严格隔离 + 补液疗法 + 病原治疗 + 对症治疗
	流行性脑脊髓膜炎	诊断要点：发热、头痛、呕吐、皮肤黏膜瘀点、瘀斑、脑膜刺激征 + 脑脊液呈化脓性改变 + 查见脑膜炎奈瑟菌 治疗要点：病原治疗 + 对症治疗
	疟疾	诊断要点：流行病学资料 + 间歇发作性寒战、高热 + 厚血涂片查找疟原虫 治疗要点：抗疟原虫治疗
	日本血吸虫病	诊断要点：血吸虫疫水接触史 + 发热、肝脾大、晚期门脉高压症、巨脾、腹水 治疗要点：病原治疗 + 对症治疗
	医院感染	细菌是引起医院感染的主要病原体，肺部感染是发病率、病死率最高的医院感染，合理使用抗菌药物可有效预防医院感染

2. 学习方法

本章重点是流行病学，如传染源、传播途径、易感人群和流行特征。对常见传染病要掌握临床表现、诊断要点、鉴别诊断、病原学检查及防治原则。

（陈 婧）

复习思考题

1. 简述传染病的基本特征。

2. 简述传染病流行过程的三个基本条件，如何阻断传染病的传播？

3. 简述感染过程的表现。

4. 简述病毒性肝炎的病原学分型。

5. 简述病毒性肝炎的临床分型。

6. 简述肝衰竭的诊断标准和治疗原则。

7. 论述乙型病毒性肝炎抗原 - 抗体系统中 HBsAg、抗 HBs，HBeAg、抗 HBe，HBcAg、抗

HBc 和 HBV-DNA 阳性的临床意义分别是什么？

8. 简述病毒性肝炎的抗病毒治疗指征。

9. 简述流感的流行特征及临床特点。

10. 简述流感的诊断要点。

11. 简述流感的治疗原则。

12. 简述肾综合征出血热的临床分期及各期特点。

13. 简述肾综合征出血热治疗的关键和各期治疗原则。

14. 简述乙脑的流行病学特点。

15. 简述乙脑极期的临床特点。

16. 简述乙脑的诊断及鉴别诊断。

17. 简述艾滋病的分期及各期特点。

18. 简述艾滋病的诊断标准。

19. 简述艾滋病进行高效抗反转录病毒治疗的时机。

20. 简述狂犬病的流行病学特点。

21. 简述狂犬病的临床表现。

22. 简述狂犬病的预防措施。

23. 简述结核病的分类标准。

24. 简述结核病的化疗原则。

25. 简述常用抗结核药物。

26. 什么是耐多药结核病？

27. 简述典型伤寒的临床表现。

28. 简述伤寒的并发症。

29. 试述伤寒的肥达试验的临床意义。

30. 简述伤寒的治疗原则。

31. 简述中毒性痢疾临床特征及治疗要点。

32. 试述中毒性痢疾和流脑的鉴别要点。

33. 霍乱属于哪一类传染病？简述其流行病学特征。

34. 试述霍乱的液体疗法。

35. 简述流脑的临床分型及治疗原则。

36. 简述引起疟疾复发的机制。

37. 试述如何选择抗疟药物控制疟疾发作、复发及中断疟疾传播。

38. 简述日本血吸虫虫卵引起发病的机制及晚期血吸虫病的主要临床表现。

39. 简述医院感染的概念及常见病原体。

40. 简述医院感染的诊断标准。

41. 如何预防医院感染？

第十二章

急性中毒与理化因素所致疾病

学习目标

1. 掌握常见急性中毒及理化因素所致疾病的临床表现、相关检查手段、诊断、鉴别诊断、治疗及预防。
2. 熟悉常见急性中毒及理化因素所致疾病的病因、毒物的代谢、中毒机制。
3. 了解急性中毒与理化因素所致疾病的相关基础知识。

第一节　急性中毒概论

中毒（poisoning）是指毒物进入人体对组织和器官产生损害而引起的全身性疾病。毒物是指能引起中毒的化学物质。根据毒物来源和用途分为：①工业性毒物；②药物；③农药；④有毒动植物等。

中毒分为急性中毒和慢性中毒两类。急性中毒是由于短时间内吸收大量毒物所致，发病急、病情重、变化迅速，如不积极治疗，可危及生命；慢性中毒是由长时间小量毒物进入人体蓄积引起，起病缓慢，病程较长，缺乏特异性中毒诊断指标，容易误诊和漏诊。本节主要介绍急性中毒。

一、病因

常见急性中毒的病因可概括为以下两个方面：

（一）职业中毒

在生产、保管、使用和运输等过程中，有毒的原料、中间产物或成品进入体内即可发生中毒。这些毒物常以粉尘、烟雾、蒸汽和气体等状态经呼吸道吸入引起中毒。

（二）生活中毒

误食、意外接触毒物、用药过量、自杀或谋害等情况下，过量毒物进入人体即可引起中毒。口服毒物经消化道吸收引起的中毒是生活中毒最常见的途径，生活中吸入中毒常见的是一氧化碳中毒。

二、毒物的侵入、代谢和排出

（一）毒物的侵入

毒物可通过呼吸道、消化道、皮肤黏膜吸收进入人体。健康的皮肤表面有一层类脂质层，能防止水溶性毒物的侵入，但少数脂溶性毒物可皮脂腺吸收而发生中毒。某些特殊情况下,毒物也可直接进入血液,如毒蛇咬伤、注射毒品等。毒物对机体产生毒性的快慢和强度与毒物侵入途径和吸收速度有关,如经呼吸道吸入的毒物较经消化道吸收入血的速度快20倍,能迅速进入血液循环发生中毒。

（二）毒物的代谢

毒物被吸收进入血液,迅速分布于全身。脂溶性较大的非电解质毒物在脂肪和部分神经组织中分布量大,电解质毒物在体内分布不均匀。毒物在体内主要通过肝脏进行代谢。大多数毒物经代谢后毒性降低,易于排出,此为解毒过程。但也有少数毒物在代谢后毒性反而增加,如对硫磷氧化后成为毒性更大的对氧磷。

（三）毒物的排泄

毒物可经肾脏、消化道、呼吸道排出,其中肾是主要的排泄器官。水溶性毒物排泄较快;重金属及生物碱主要由消化道排出;一些气体及易挥发毒物以原形经呼吸道排出;一些脂溶性毒物可由皮脂腺及乳腺排出,少数毒物经皮肤排出,可引发皮炎。另外铅、汞和砷等可由乳汁排出。排泄缓慢的毒物可在体内蓄积,并造成慢性中毒。毒物的排泄速度与其溶解度、挥发性、稳定程度以及排泄器官的功能和血液循环状况有关。

（四）影响中毒的因素

1. 毒物因素　毒物毒性、中毒途径、毒物浓度与剂量,以及体内作用时间、毒物的联合作用等均与中毒的严重度有关。

2. 机体因素　中毒个体的性别、年龄、营养及健康状况、生活习惯和对毒物的毒性反应不同,同一毒物中毒预后也不同。

3. 毒物相互影响　同时摄入两种毒物时,有可能产生毒性相加或抵消作用。例如,一氧化碳可以增强硫化氢的毒性作用;酒精可以增强四氯化碳或苯胺的毒性作用。相反,曼陀罗可以抵消有机磷杀虫药(OPI)的毒性作用。

三、中毒机制

毒物的种类繁多,其对机体造成损害的机制不一。

（一）局部刺激和腐蚀作用

强酸或强碱,如浓硫酸和浓盐酸,能吸收组织中水分,与蛋白质或脂肪结合,使细胞变性和坏死。

（二）引起机体组织和器官缺氧

如一氧化碳、亚硝酸盐、硫化氢或氰化物等毒物阻碍氧的吸收、转运或利用。对缺氧敏感的脑和心肌易发生中毒损伤。

（三）麻醉作用

亲脂性强的毒物如氯仿和乙醚等易通过血脑屏障进入含脂量高的脑组织,抑制其功能。

（四）抑制酶的活力

有些毒物及其代谢物通过抑制酶活力产生毒性作用。例如OPI抑制ChE,氰化物抑制细胞色素氧化酶,含金属离子的毒物能抑制含巯基的酶等。

（五）干扰细胞或细胞器的功能

如四氯化碳经酶催化形成三氯甲烷自由基,后者作用于肝细胞膜中不饱和脂肪酸,引起脂质过氧化,使线粒体及内质网变性和肝细胞坏死;酚类如二硝基酚、五氯酚和棉酚等可使线粒体内氧化磷酸化作用解耦联,阻碍三磷酸腺苷的形成和贮存。

（六）竞争相关受体

如阿托品过量时通过竞争性阻断胆碱能受体产生毒性作用;普萘洛尔过量时通过阻断

β受体产生毒性作用。

四、临床表现

不同毒物急性中毒的临床表现不完全相同,但严重中毒时则有以下共同临床表现:

(一)皮肤黏膜的表现

1. 灼伤　见于强酸、强碱、甲醛、苯酚、甲酚皂溶液、百草枯等腐蚀性毒物灼伤。某些毒物灼伤皮肤黏膜其痂皮有特征的颜色改变:如硝酸灼伤呈黄色,盐酸灼伤呈棕色,硫酸灼伤呈黑色,氢氟酸灼伤呈灰白色。

2. 颜色变化

(1)发绀:能影响肺的通气换气功能,使血液氧合血红蛋白减少的毒物中毒可出现发绀,如OPI、百草枯和乌头类药物中毒等。亚硝酸盐、苯胺或硝基苯等中毒时,使血液中高铁血红蛋白含量增加亦可出现发绀。

(2)发红:一氧化碳中毒时皮肤黏膜呈樱桃红色,阿托品中毒时皮肤潮红干燥。

(3)黄疸:毒蕈碱、鱼胆或四氯化碳中毒损害肝脏会出现黄疸。

(二)眼部表现

瞳孔扩大见于阿托品、莨菪碱类中毒;瞳孔缩小见于吗啡、氯丙嗪、OPI、氨基甲酸酯类杀虫药中毒;视神经炎见于甲醇中毒。

(三)神经系统表现

1. 昏迷　见于催眠、镇静或麻醉药中毒,有机溶剂中毒,窒息性毒物(如一氧化碳、硫化氢、氰化物)中毒,高铁血红蛋白生成性毒物中毒,农药(如OPI、有机汞杀虫药、拟除虫菊酯杀虫药、溴甲烷)中毒。

2. 谵妄　见于阿托品、乙醇或抗组胺药中毒。

3. 肌纤维颤动　见于OPI、氨基甲酸酯类杀虫药中毒。

4. 惊厥　见于窒息性毒物、异烟肼、阿托品、有机氯或拟除虫菊酯类杀虫药、毒鼠强、铅等中毒。

5. 瘫痪　见于蛇毒、三氧化二砷、可溶性钡盐或磷酸三邻甲苯酯等中毒。

6. 精神失常　见于一氧化碳、酒精、阿托品、二硫化碳、有机溶剂、抗组胺药等中毒,成瘾药物戒断综合征等。

(四)呼吸系统表现

1. 呼出特殊气味　乙醇中毒呼出气有酒味;氰化物中毒有苦杏仁味;OPI、黄磷、铊或砷等中毒时有蒜味;苯酚、甲酚皂溶液有苯酚味;硝基苯中毒时有鞋油味。

2. 呼吸加快　水杨酸类、甲醇等兴奋呼吸中枢,中毒后呼吸加快;刺激性气体中毒引起肺水肿时,呼吸加快。

3. 呼吸减慢　催眠药或吗啡中毒时过度抑制呼吸中枢导致呼吸麻痹,使呼吸减慢。

4. 肺水肿　刺激性气体、OPI或百草枯等中毒常发生肺水肿。

(五)循环系统表现

1. 心律失常　洋地黄、蟾蜍等中毒时兴奋迷走神经使心率减慢,拟肾上腺素药、三环类抗抑郁药等中毒时兴奋交感神经使心率加快,阿托品中毒时阻断迷走神经对心脏的抑制使心率加快,氨茶碱中毒通过不同机制引起快速心律失常。

2. 心脏骤停　洋地黄、奎尼丁、锑剂或依米丁等中毒对心肌的毒性作用,甲烷、丙烷、硫化氢和一氧化碳等窒息性气体毒物中毒导致的缺氧,可溶性钡盐、棉酚或排钾利尿药等中毒导致的严重低钾血均可引起心脏骤停。

3. 休克　三氧化二砷中毒引起剧烈呕吐和腹泻,强酸和强碱引起严重灼伤致血浆渗出,严重巴比妥类中毒抑制血管中枢导致外周血管扩张。以上因素都可通过不同途径引起有效循环血容量相对和绝对减少发生休克。

(六) 泌尿系统表现

如砷化氢中毒产生大量红细胞破坏物堵塞肾小管,头孢菌素类、氨基糖苷类抗生素、毒蕈和蛇毒等中毒导致肾缺血或肾小管坏死,均可致急性肾衰竭,出现少尿或无尿。

(七) 血液系统表现

如砷化氢中毒、苯胺或硝基苯等中毒可引起溶血性贫血和黄疸;水杨酸类、肝素或双香豆素过量、敌鼠和毒蛇咬伤中毒等引起止血和凝血功能障碍致出血;氯霉素、抗肿瘤药或苯等中毒可引起白细胞减少。

(八) 发热

阿托品等抗胆碱类药物中毒,由于抑制汗腺的分泌,加之兴奋产热的增加可引起发热;六氯环己烷、狄氏剂、六氯 - 六氢 - 二甲撑萘、毒杀芬等有机氯杀虫剂,可引起中枢性高热;五氯酚钠、二硝基酚、棉酚等酚类中毒可导致体内氧化磷酸化解耦联,使氧化过程产生的能量不能以 ATP 形式储存,转化为热能使机体发热。

五、诊断

根据毒物接触史、临床表现、实验室毒物检查结果,并与其他症状相似的疾病进行鉴别后迅速做出诊断。

(一) 病史

病史通常包括接触毒物时间、中毒环境和途径、毒物名称和剂量、初步治疗情况和既往生活及健康状况。

1. 毒物接触史　怀疑患者服毒时,要了解患者发病前的生活情况、精神状态、长期用药种类,有无遗留药瓶、药袋,家中药物有无缺少等以判断服药时间和剂量。对一氧化碳中毒要了解室内炉火、烟囱、煤气及同室其他人员情况。食物中毒时应询问同餐者有无相同的中毒症状,怀疑职业中毒时应询问职业史。总之,对任何中毒都要了解发病现场情况,查明接触毒物的证据。

2. 既往史　对于中毒患者,尚应了解发病前健康情况、生活习惯、嗜好、情绪、行为改变、用药及经济情况。上述情况都有助于对中毒患者进行分析判断。

(二) 临床表现

对不明原因的突然昏迷、呕吐、惊厥、呼吸困难、发绀、周围神经麻痹、贫血、白细胞减少、血小板减少、肝损伤和休克的患者都要想到中毒的可能。

对有确切接触毒物史的急性中毒患者,要分析症状和体征出现的时间顺序是否符合某种毒物中毒表现规律。然后迅速进行重点体格检查,根据意识、呼吸、脉搏、血压情况,紧急处理。病情允许时,认真进行系统检查。例如,考虑 OPI 中毒时,要注意呼出气有无蒜味和有无瞳孔缩小、肌纤维颤动、支气管分泌物增多和肺水肿等。经过鉴别诊断,排除其他疾病后,才能得出急性中毒诊断。

(三) 实验室检查

急性中毒时,应常规留取剩余的毒物或可能含毒的标本,如呕吐物、胃内容物、尿、粪和血标本等。必要时进行毒物鉴定分析或细菌培养。

六、治疗

对急性中毒的治疗应遵循以下原则：立即终止接触毒物；清除体内尚未吸收的毒物；排出机体已吸收的毒物；紧急复苏和对症支持治疗；应用解毒药；预防并发症。

（一）立即终止接触毒物

立即将患者撤离中毒现场，转到空气新鲜的地方；立即脱去污染的衣服；用温水或肥皂水清洗皮肤和毛发上的毒物；用清水彻底冲洗清除眼内的毒物；清除伤口中的毒物等。

对于接触特殊毒物时，应该根据毒物理化性质的不同，给予相应的处置。如有机磷、四氯化碳、氨基甲酸酯等酸性毒物中毒时，用 5% 的碳酸氢钠溶液或肥皂水冲洗后再用清水冲洗；氨水、氢氧化钠等碱性毒物中毒时，用 2% 醋酸或 1% 枸橼酸溶液冲洗；接触生石灰和黄磷时，先用适当方式清除毒物颗粒，再用水清洗；接触三氯化磷、三氯氧磷、五氯化二磷、芥子气等切勿先用水洗，应当先用纸或布吸去毒物，再用水清洗。

（二）清除体内尚未吸收的毒物

经口中毒者，早期清除胃肠道尚未吸收的毒物可使病情明显改善，越早越彻底越好。

1. 催吐　适用于能合作的患者，此法可引起误吸、食管撕裂、胃穿孔和延迟活性炭的应用，目前临床上已不常规应用。昏迷、惊厥、休克、腐蚀性毒物摄入、近期上消化道出血、食管胃底静脉曲张、无呕吐反射者和孕妇禁用。

（1）物理法催吐：对于意识清楚的合作患者，嘱其用手指、压舌板或筷子等刺激咽后壁或舌根诱发呕吐。未见效时，饮温水 200~300ml，然后再用上述方法刺激呕吐，如此反复进行，直到呕出清亮胃内容物为止。

（2）药物催吐：传统的催吐药依米丁已很少应用。意外中毒不能洗胃者，可用阿扑吗啡，本品为吗啡衍生物，是半合成中枢性催吐药，一次 2~5mg，皮下注射，5~10 分钟后即发生催吐作用。为增强催吐效果，给药前先饮水 200~300ml。本品不宜重复应用，禁用于麻醉药中毒、严重心血管疾病、胃和十二指肠溃疡者。也可口服吐根糖浆刺激胃肠黏膜感受器，反射性作用于呕吐中枢引起呕吐。

2. 洗胃

（1）适应证：用于口服毒物 1 小时以内者；对于服用吸收缓慢的毒物、胃蠕动功能减弱或消失者，服毒 4~6 小时后仍然要洗胃。

（2）禁忌证：吞服强腐蚀性毒物、食管静脉曲张、惊厥或昏迷患者，不宜进行洗胃。

（3）方法：患者取左侧卧位，头稍低并转向一侧，由口腔将胃管向下送进 50cm 左右，如能抽出胃液，证明胃管确在胃内。首先吸出全部胃内容物，留送毒物分析。然后，每次向胃内注入 200~300ml 温水，并迅速抽出，如此反复灌洗，直至洗出液清亮为止。洗胃液总量至少 2~5L，多则 6~8L 或更多。拔胃管时，要先将胃管尾部夹住，以免拔胃管过程中管内液体反流入气管内。目前临床多用洗胃机进行自动洗胃过程。

（4）洗胃液的选择：在毒物种类未明时，一般可用生理盐水或温开水洗胃。若已知毒物种类，可选择适当的溶液或加入相应的解毒剂。①胃黏膜保护剂：吞服腐蚀性毒物时，可口服牛奶、蛋清、米汤、植物油等保护胃肠黏膜。②溶剂：口服汽油或煤油等脂溶性毒物时，先用液体石蜡 150~200ml，使其溶解不被吸收，然后洗胃。③中和剂：强酸用镁乳、氢氧化铝凝胶等弱碱中和，不用碳酸氢钠，因其遇酸后产生二氧化碳，使胃肠膨胀。强碱可用食醋、果汁等弱酸类物质中和。④沉淀剂：有些化学物质与毒物作用，生成溶解度低、毒性小的物质，因而可用作洗胃剂。乳酸钙或葡萄糖酸钙与氟化物或草酸盐作用，生成氟化钙或草酸钙沉淀。2%~5% 硫酸钠与可溶性钡盐作用，生成不溶性硫酸钡。生理盐水与硝酸银作用生成氯化银。⑤氧化剂:可使毒物氧化而解毒,常用的有高锰酸钾和过氧化氢溶液。洗胃时常用1∶5 000 的高锰酸钾液,可使生物碱、蕈类毒素氧化而解毒,但内吸磷、对硫磷、甲拌磷、马拉硫磷、乐果、杀螟松、亚胺硫磷、倍硫磷、稻瘟净等硫代磷酸酯类忌用高锰酸钾等氧化剂洗胃,因硫代磷酸酯被氧化后可增加毒性。0.3% 过氧化氢溶液可氧化破坏毒物,常用于阿片类、士的宁、氰化物和高锰酸等中毒。

(5)并发症:有胃出血、胃穿孔、吸入性肺炎或窒息等。

3. 吸附　活性炭是强力吸附剂,能吸附多种毒物。应在摄毒 60 分钟内给予活性炭。首次 1~2g/kg,加水 200ml,由胃管注入,2~4 小时重复应用 0.5~1.0g/kg,直至症状改善。应用活性炭主要并发症有呕吐、肠梗阻和吸入性肺炎。

4. 导泻　洗胃后,灌入泻药以清除肠道内毒物。一般不用油脂类泻药,以免促进脂溶性毒物吸收。常用的导泻剂有硫酸钠、硫酸镁和甘露醇等。硫酸钠或硫酸镁 15g 溶于水,口服或由胃管注入,镁离子吸收过多对中枢神经系统有抑制作用,肾或呼吸衰竭、昏迷,以及磷化锌、OPI 中毒晚期者不宜使用。甘露醇 200~250ml 口服,之后大量饮水。

5. 灌肠　除腐蚀性毒物中毒外,用于口服中毒 6 小时以上、导泻无效及巴比妥类、颠茄类或阿片类等抑制肠蠕动的毒物中毒者。应用 1% 温肥皂水连续多次灌肠。

6. 全肠道灌洗　是相对较新的胃肠道毒物清除方法,通过胃管内注入大量的等渗聚乙二醇溶液,促使中毒者排便,加快毒物的排出。用于有机磷农药、百草枯、重金属,缓释及肠溶药物等中毒。聚乙二醇溶液既不被肠道吸收,也不会造成水和电解质的紊乱。

(三) 促进已吸收毒物的排出

1. 强化利尿和改变尿液酸碱度

(1)强化利尿:目的在于增加尿量和促进毒物排出。主要用于以原形由肾脏排出的毒物中毒,如苯巴比妥、水杨酸类、百草枯等。方法为:快速大量静脉输注 5%~10% 葡萄糖溶液或 5% 糖盐水溶液,每小时 500~1 000ml;同时静脉注射呋塞米 20~80mg。

(2)改变尿液酸碱度:苯巴比妥和水杨酸类等弱酸性毒物中毒时,静脉应用碳酸氢钠碱化尿液(pH 值≥8.0),促进毒物由尿排出;苯丙胺、士的宁和苯环己哌啶等碱性毒物中毒时,静脉输注维生素 C 4~8g/d 或氯化铵 2.75mmol/kg,6 小时一次,使尿液 pH 值<5.0,促进毒物由尿排出。

2. 供氧　用于能导致机体缺氧的毒物中毒。如一氧化碳中毒时,吸氧可促使碳氧血红蛋白解离,加速一氧化碳排出。高压氧治疗是一氧化碳中毒的特效疗法。

3. 血液净化　一般用于血液中毒物浓度明显增高、中毒严重、昏迷时间长、有并发症和经积极支持治疗病情日趋恶化者。

(1)血液透析:是血液与透析液通过弥散 / 对流进行物质交换,用于清除血液中分子量较小和非脂溶性的毒物(如苯巴比妥、水杨酸类、甲醇、茶碱、乙二醇和锂等)。氯酸盐或重铬酸盐中毒能引起急性肾衰竭,是血液透析的首选指征。一般中毒 12 小时内进行血液透析效果好,中毒时间过长则毒物与血浆蛋白结合,不易透出。

(2)血液灌流:是使血液流过装有活性炭或树脂等固态吸附剂的灌流器中,以清除某些外源性或内源性毒素,并将净化了的血液输回体内的一种治疗方法。血液灌流的功能在于吸附作用。此法能吸附脂溶性或与蛋白质结合的化学物,能清除血液中巴比妥类和百草枯等,是目前最常用的中毒抢救措施。血液灌流后某些正常成分如血小板、白细胞等也被吸附排出,因此血液灌流后需要监测血液成分。

(3)血浆置换:用于清除游离或与蛋白结合的毒物,特别是蛇毒、毒蕈等生物毒及砷化氢等溶血毒物中毒。一般需在数小时内置换 3~5L 血浆。

（4）连续性肾脏替代治疗（CRRT）：又称连续性血液净化（CBP）。近 20 多年来，该项技术在临床应用日益广泛，克服了血液透析或血液滤过的不足，利用超滤作用清除体内过多的水分，以对流方式清除中、小分子溶质，以吸附方式清除炎症介质及大分子物质。具有自限性（平均动脉压下降，超滤会自动下降）、持续性（24 小时连续治疗）、稳定性（对心血管系统影响甚小）、简便性（可在床边进行，不用搬动患者）等血液透析无可比拟的优势。尤其适用于合并心、肝、肾等脏器功能障碍的中毒患者。

（四）紧急复苏和对症支持治疗

复苏和支持治疗目的是保护和恢复患者重要器官功能，帮助危重症患者度过危险期。对急性中毒昏迷患者，要保持呼吸道通畅，维持呼吸和循环功能；观察意识、体温、脉搏、呼吸和血压等情况。严重中毒出现心脏骤停、休克、循环衰竭、呼吸衰竭、肾衰竭、水电解质和酸碱平衡紊乱时，立即采取有效急救复苏措施，稳定生命体征。惊厥时，选用抗惊厥药，如苯巴比妥钠、异戊巴比妥或地西泮等；脑水肿时，应用甘露醇或山梨醇和地塞米松等。给予鼻饲或肠外营养。

（五）特殊解毒剂的应用

1. 金属中毒解毒药　此类药物多属螯合剂，常用的有氨羧螯合剂和巯基螯合剂。①依地酸钙钠（EDTA Ca-Na$_2$）：是最常用的氨羧螯合剂，可与多种金属形成稳定而可溶的金属螯合物排出体外。主要用于铅中毒的治疗，对镉、锰、铬、镍、钴、铜等中毒也有一定的疗效，但对汞和砷无效。治疗铅中毒时，1g 加 5% 葡萄糖溶液 250ml，稀释后静脉滴注，每日 1 次，连用 3 日为一疗程，间隔 3~4 日后可重复用药。②二巯丙醇（BAL）：此药含有活性巯基，可与某些金属形成无毒、难解离但可溶的螯合物由尿排出；此外，还能夺取已与酶结合的重金属，使该酶恢复活力，从而达到解毒的目的，用于治疗砷、汞中毒。急性砷中毒时，前 2 日 2~3mg/kg，每 4~6 小时一次，肌内注射，第 3~10 日每日 2 次。③二巯丙磺钠（DMPS）：作用与二巯丙醇相似，但疗效较好，不良反应少，用于治疗汞、砷、铜或锑等中毒。汞中毒时，用 5% 二巯丙磺钠 5ml，每日 1 次，肌内注射，用药 3 日为一疗程，间隔 4 日后可重复用药。④二巯丁二钠（DMS）：用于治疗锑、铅、汞、砷或铜等中毒。急性锑中毒心律失常时，首次 2.0g，用注射用水 10~20ml 稀释后缓慢静脉注射，此后每小时一次，每次 1.0g，连用 4~5 次。

2. 高铁血红蛋白血症解毒药　亚甲蓝（美蓝），小剂量亚甲蓝可使高铁血红蛋白还原为正常血红蛋白，用于治疗亚硝酸盐、苯胺或硝基苯等中毒引起的高铁血红蛋白血症。剂量：1% 亚甲蓝 5~10ml（1~2mg/kg）稀释后静脉注射，根据病情可重复应用。药液注射外渗时易引起组织坏死。

3. 氰化物中毒解毒药　中毒后，立即吸入亚硝酸异戊酯。继用 3% 亚硝酸钠溶液 10ml 缓慢静脉注射。随即，用 50% 硫代硫酸钠 50ml 缓慢静脉注射。上述使用方法的机制是亚硝酸异戊酯和亚硝酸钠可使血红蛋白迅速形成高铁血红蛋白，高铁血红蛋白中的三价铁离子能与体内游离的或与细胞色素氧化酶结合的氰基结合形成不稳定的氰化高铁血红蛋白，从而使酶免受抑制。氰化高铁血红蛋白在数分钟又可解离出氰离子，故需迅速给予供硫剂如硫代硫酸钠，使氰离子转变为低毒硫氰酸盐而排出体外。

4. 甲吡唑　本药和乙醇是治疗乙二醇和甲醇中毒的有效解毒药。乙二醇是抗冻剂和冷却剂中的主要成分，在体内乙醇脱氢酶的作用下会产生有毒的乙二醇代谢物（如乙二醛）。甲吡唑能够抑制乙醇脱氢酶的活性，从而有效地抑制了乙二醇代谢物的产生，最终达到治疗目的。静脉负荷量 15mg/kg，加入 100ml 以上生理盐水或 5% 葡萄糖溶液中输注 30 分钟以上。维持量 10mg/kg，每 12 小时一次，连用 4 次。

5. 奥曲肽　能降低胰岛 β 细胞作用，用于治疗磺酰脲类药物过量引起的低血糖。成人

50~100μg,每 8~12 小时皮下注射或静脉输注。

6. 胰高血糖素　能诱导释放儿茶酚胺,是 β 受体拮抗药和钙通道阻滞药中毒的解毒剂,也可用在普鲁卡因、奎尼丁和三环抗抑郁药过量。首次剂量 5~10mg 静脉注射,可反复给予,维持用药连续静脉输注,1~10mg/h。

7. 中枢神经抑制剂解毒药

(1)纳洛酮:是阿片类麻醉药的解毒药,对麻醉镇痛药引起的呼吸抑制有特异性拮抗作用。另外纳洛酮不仅对急性酒精中毒有催醒作用,对各种镇静催眠药,如地西泮等中毒也有一定疗效。0.4~0.8mg 静脉注射,重者 1 小时后重复一次。

(2)氟马西尼:是苯二氮䓬类中毒的解毒药。其化学结构与苯二氮䓬类近似,作用于中枢的苯二氮䓬受体,能阻断受体而无苯二氮䓬样作用。推荐的首次静脉注射剂量为 0.3mg。如果在 60 秒内未达到所需的清醒程度,可重复使用直至患者清醒或达总量 2mg。如果再度出现昏睡,可以每小时静脉滴注 0.1~0.4mg 药物。

8. 有机磷杀虫药中毒解毒药　应用 ChE 复能药氯解磷定、碘解磷定,胆碱能受体阻断药阿托品、东莨菪碱等。

(六)预防并发症

惊厥时,保护患者避免受伤;卧床时间较长者,要定时翻身,以免发生坠积性肺炎、压疮或血栓栓塞性疾患等。

七、预防

(一)普及预防中毒的知识

向公众介绍预防中毒和有关急救的知识。如农村喷洒农药季节宣传如何防止农药中毒;初冬时节宣传预防一氧化碳中毒;不可食用工业用乙醇或工业用油等;不吃有毒和霉烂变质的食品;不食用不明野生蕈。

(二)加强毒物管理

生产、使用、储存有毒物品的单位、个人应严格遵守操作及保管制度,所有生产设备必须密闭,防止有毒物质跑、冒、滴、漏。生产有毒物质的车间还应加强通风措施,排出毒物。对农药及灭鼠药要加强管理,严禁生产、销售、使用国家明令禁止的农药及灭鼠药。医院、药店应加强对处方用药的管理,以免误服或用药过量造成中毒。对家庭存有的药物或有毒物质,务必远离小儿及精神病患者。

(三)建立中毒控制、信息网络和临床咨询

该网络可 24 小时为公众或医务工作者提供中毒信息和临床咨询。

第二节　急性一氧化碳中毒

急性一氧化碳中毒是指人体在短时间内吸入过量的一氧化碳(carbon monoxide,CO)所引起的中毒,俗称煤气中毒。一氧化碳极易与血液中的血红蛋白结合形成碳氧血红蛋白(carboxy-hemoglobin,COHb),使血红蛋白不能与氧气结合,造成生物体内缺氧,严重时危及生命。急性一氧化碳中毒是较为常见的生活性中毒和职业性中毒。

一、病因

一氧化碳是含碳物质不完全燃烧产生的,是无色、无臭、无味的气体,比重 0.967。大气

对流层中一氧化碳的浓度约为 0.1~2ppm,空气中一氧化碳浓度达到 12.5% 时,有爆炸的危险。工业上,高炉煤气和发生炉含一氧化碳 30%~35%。水煤气含一氧化碳 30%~40%。矿井打眼放炮产生的炮烟中,一氧化碳含量也较高,煤矿瓦斯爆炸时有大量一氧化碳产生。煤炉产生的气体中一氧化碳含量可高达 6%~30%。失火现场空气中一氧化碳浓度可高达 10%。室内门窗紧闭,火炉无烟囱,或烟囱堵塞、漏气、倒风以及在通风不良的浴室内使用燃气加热器淋浴都可发生一氧化碳中毒。

人血液中的碳氧血红蛋白浓度与空气中的一氧化碳浓度呈正相关,而诊断一氧化碳中毒是根据人血液中的碳氧血红蛋白浓度的高低来确定的。一般情况下,男性吸入一氧化碳最低中毒浓度为 650ppm(45 分钟)。人吸入最低致死浓度为 5 000ppm(5 分钟)。

二、发病机制

一氧化碳中毒主要引起组织缺氧。一氧化碳吸入体内后,85% 与血液中红细胞的血红蛋白(hemoglobin,Hb)结合,形成稳定的 COHb。一氧化碳与 Hb 的亲和力比氧与 Hb 的亲和力大 240 倍。吸入较低浓度一氧化碳即可产生大量的 COHb。COHb 不能携带氧,且不易解离,是氧合血红蛋白(oxyhemoglobin,HbO_2)解离速度的 1/3 600。COHb 还能抑制血氧的释放,造成细胞缺氧。一氧化碳还可与还原型细胞色素氧化酶二价铁结合,抑制细胞色素氧化酶的活性,影响细胞呼吸和氧化过程。但氧与细胞色素氧化酶的亲和力大于一氧化碳。

组织缺氧程度与血液中 COHb 占 Hb 的百分比有关。血液中 COHb 的浓度与空气中一氧化碳浓度和接触时间有密切关系。一氧化碳中毒时,体内血管吻合枝少而代谢旺盛的器官如脑和心最易遭受损害。脑内小血管迅速麻痹、扩张。脑内三磷酸腺苷(ATP)在无氧情况下迅速耗尽,钠泵运转不灵,钠离子蓄积于细胞内而诱发脑细胞内水肿。缺氧使血管内皮细胞发生肿胀而造成脑血管循环障碍。缺氧时,脑内酸性代谢产物蓄积,使血管通透性增加而产生脑细胞间质水肿。脑血液循环障碍可造成血栓形成、缺血性坏死以及广泛的脱髓鞘病变,可使部分患者发生迟发性脑病。

三、病理

急性一氧化碳中毒在 24 小时内死亡者,血呈樱桃红色。各脏器有充血、水肿和点状出血。昏迷数日后死亡者,脑明显充血、水肿。苍白球常有软化灶。大脑皮质可有坏死灶;海马区因血管供应少,受累明显。小脑有细胞变性。有少数患者大脑半球白质可发生散在性、局灶性脱髓鞘病变。心肌可见缺血性损害或内膜下多发性梗死。

四、临床表现

(一)急性中毒

急性一氧化碳中毒的症状与血液中 COHb 浓度有密切关系,同时也与患者中毒前的健康情况,如有无心血管疾病和脑血管病,以及中毒时体力活动等情况有关。按中毒程度可为三级。

1. 轻度中毒 患者有头痛、头晕、四肢无力、恶心、呕吐等症状,一般意识尚清醒。血液中碳氧血红蛋白浓度为 10%~20%。吸入新鲜空气,脱离中毒环境后,症状迅速消失,一般不留后遗症。

2. 中度中毒 患者出现胸闷、呼吸困难、运动失调、嗜睡、意识模糊甚至浅昏迷,皮肤和黏膜呈现一氧化碳中毒特有的樱桃红色。血液 COHb 浓度为 30%~40%。如抢救及时,可迅速清醒,数天内完全恢复,一般无后遗症。

3. 重度中毒　患者处于深昏迷状态,各种反射消失,大小便失禁,四肢厥冷,血压下降,呼吸急促,部分患者可呈去大脑皮质状态。常因脑水肿而伴有惊厥、呼吸抑制。可有严重的心肌损害,出现心律失常,偶可发生心肌梗死。有时并发肺水肿、上消化道出血。受压部位皮肤可出现红肿和水疱。血液COHb浓度在50%以上。一般昏迷时间越长,预后越严重。常留有痴呆、记忆力和理解力减退、肢体瘫痪等后遗症。

（二）迟发性脑病

急性一氧化碳中毒患者在意识障碍恢复后,经过2~60天的"假愈期",可出现下列临床表现之一,称为迟发性脑病:①精神意识障碍:呈现痴呆状态、谵妄状态或去大脑皮质状态;②锥体外系神经障碍:出现震颤麻痹综合征,是由于基底节损害所致;③锥体系神经损害:如偏瘫、病理反射阳性或小便失禁等;④大脑皮质局灶性功能障碍:如失语、失明等,或出现继发性癫痫;⑤脑神经及周围神经损害:如视神经萎缩、听神经损害及周围神经病变等。

五、实验室与其他检查

1. 血液COHb测定　是诊断一氧化碳中毒的特异性指标,但需尽早采血送检才有诊断价值,因为脱离现场数小时后COHb即逐渐消失。正常人血液中COHb含量可达5%~10%,超过10%即可发生中毒。

2. 脑电图检查　可见弥漫性低波幅慢波,与缺氧性脑病进展相平行。

3. 头部CT检查　脑水肿时可见脑部有病理性密度减低区。

六、诊断

根据吸入较高浓度一氧化碳接触史,急性发生的中枢神经损害的症状和体征,结合血液COHb测定的结果,可做出急性一氧化碳中毒诊断。职业性一氧化碳中毒多为意外事故,接触史比较明确。疑有生活性中毒者,应询问发病时的环境情况,如炉火烟囱有无通风不良或外漏现象及同室其他人有无同样症状。

七、鉴别诊断

急性一氧化碳中毒应与急性脑血管病、脑震荡、脑膜炎、糖尿病酮症酸中毒以及其他中毒引起的昏迷相鉴别。既往史、体检、实验室检查有助于鉴别诊断。

八、病情评估

轻度中毒者脱离中毒环境后,症状迅速消失,一般不留后遗症;中度中毒者如抢救及时,可迅速清醒,数天内完全恢复,一般无后遗症;重度中毒者常留有痴呆、记忆力和理解力减退、肢体瘫痪等后遗症;急性一氧化碳中毒患者在意识障碍恢复后,经过约2~60天的"假愈期",可出现迟发性脑病。

九、治疗

应迅速将患者转移到空气新鲜的地方,卧床休息,保暖,保持呼吸道通畅。

（一）纠正缺氧

吸入氧气可加速COHb解离,增加一氧化碳的排出。吸入新鲜空气时,一氧化碳由COHb释放出半量约需4小时;吸入纯氧时可缩短至30~40分钟,吸入3个大气压的纯氧可缩短至20分钟。高压氧舱治疗能增加血液中溶解氧,提高动脉血氧分压,使毛细血管内的氧容易向细胞内弥散,可迅速纠正组织缺氧,缩短昏迷时间和病程,预防迟发性脑病的发生。

高压氧治疗应早期应用,最好在中毒后 4 小时内进行,超过 36 小时再用高压氧治疗收效不大。目前把有头痛、恶心和 COHb 浓度>40% 以上作为选择高压氧舱治疗的标准。

(二) 防治脑水肿,促进脑细胞代谢

严重中毒后,脑水肿可在 24~48 小时发展到高峰。脱水疗法很重要。目前最常用的是 20% 甘露醇,静脉快速滴注。待 2~3 天后颅压增高现象好转,可减量。也可注射呋塞米脱水。三磷酸腺苷、肾上腺糖皮质激素如地塞米松也有助于缓解脑水肿。如有频繁抽搐,目前首选药是地西泮,10~20mg 静脉注射,抽搐停止后再静脉滴注苯妥英钠 0.5~1g,可在 4~6 小时内重复应用。可应用能量合剂,常用药物有三磷酸腺苷、辅酶 A、细胞色素 C 和大量维生素 C 等药物促进脑细胞代谢。

(三) 对症治疗

控制高热,可采用物理降温方法,如头部用冰帽,体表用冰袋,使体温保持在 32~34℃。需保持呼吸道通畅,必要时行气管切开。定时翻身以防发生压疮和肺炎。注意营养,必要时鼻饲。急性一氧化碳中毒患者从昏迷中苏醒后,应尽可能休息观察 2 周,以防神经系统和心脏等并发症的发生。

(四) 迟发性脑病治疗

迟发性脑病尚无特效治疗方法,一般采用高压氧疗法及应用改善脑微循环和促进神经细胞恢复的药物。有锥体外系症状者可应用抗帕金森病药物,有精神症状可给予镇静剂。鼓励患者进行适当的活动,并进行康复锻炼。

十、预防

加强预防一氧化碳中毒宣传;厂矿应严格执行安全操作制度,车间空气中一氧化碳最大容许浓度为 30mg/m^2 ;家庭生活中需注意选择符合国家有关标准的用气设备(燃气燃烧器具),使用时严格按产品说明书要求操作,切忌私自安装、改装、迁移燃气设施设备;做好冬季室内的通风。

第三节　急性酒精中毒

急性酒精中毒(acute alcoholism)是指因短时间内摄入过量酒精引起的以神经精神症状为主的中毒性疾病,严重时可累及呼吸和循环系统,导致意识障碍,呼吸循环衰竭,甚至危及生命。急性酒精中毒所引起的中枢神经系统症状常表现为先兴奋及随后的抑制状态。

一、病因

酒精又称乙醇,是无色、易燃、易挥发的液体,具有醇香气味,易溶于水及大多数有机溶剂,广泛应用于医疗卫生和日常生活中。酒中有效成分是酒精,各种酒类的酒精含量各不相同,过量饮用含酒精的酒类和饮料是引起急性酒精中毒最常见的原因。短期内吸入高浓度的酒精蒸气也可引起急性酒精中毒。

二、发病机制

(一) 酒精的代谢

正常情况下饮入的酒精 80% 由十二指肠和空肠吸收,其余经胃吸收。空腹饮酒时一般在 1 小时内吸收 60%,1.5 小时内 95% 以上的酒精被吸收,2.5 小时全部吸收。胃内有

食物时可延缓酒精吸收。吸收后的酒精通过血液循环按组织含水量的比例分布于全身。90%的酒精在肝内代谢,先由乙醇脱氢酶及过氧化氢酶氧化分解为乙醛,再由乙醛脱氢酶氧化为乙酸,乙酸进一步转化为乙酰辅酶A进入三羧酸循环氧化形成二氧化碳和水并同时产生能量。其余不足10%的酒精以原形由尿、呼吸、汗液、唾液排泄。酒精的清除率为100mg/(kg·h)。成人每小时清除乙醇7g,约合100%的酒精9ml。血中酒精浓度下降速度约为20mg/(kg·h)。不同个体对酒精的耐受程度不一,但大多数成人致死量为纯酒精250~500ml。

（二）中毒机制

当进入人体的酒精超过肝脏的氧化代谢能力,在体内蓄积过多则发生中毒。

1. 对中枢神经系统的作用　酒精具有脂溶性,进入人体后能迅速通过血脑屏障和大脑神经细胞膜,并作用于膜上的某些酶而影响细胞的功能。小剂量饮酒表现为兴奋作用,可能与酒精作用于γ-氨基丁酸（GABA）受体,干扰GABA对脑的抑制作用有关。急性酒精中毒时机体处于应激状态,促使垂体前叶释放内源性阿片样物质。另外,酒精的代谢产物乙醛也可与体内多巴胺合成阿片样物质,直接作用于脑内阿片受体,使患者表现为先兴奋后抑制。大剂量饮酒时血酒精浓度进一步升高,作用于小脑,引起共济失调;血酒精浓度达44~66mmol/L（2 000~3 000mg/L）时作用于网状结构,出现昏睡甚至昏迷;血酒精浓度达66~88mmol/L（3 000~4 000mg/L）时抑制延髓呼吸和循环中枢,引起呼吸和循环衰竭。酒精中毒可通过多种因素使患者的血液处于高凝状态和脑血管收缩,使脑血流量下降,脑组织缺血、缺氧,甚至引起脑水肿。

2. 代谢异常　酒精在肝脏代谢,大量饮酒增加肝脏的负担。血酒精浓度过高时,酒精在肝内代谢可生成大量还原型辅酶Ⅰ（NADH）,使之与氧化型的比值（NADH/NAD）增高,影响依赖辅酶Ⅰ（NAD）的代谢反应,使糖原异生障碍出现严重低血糖,以及血乳酸增高和酮体蓄积,发生代谢性酸中毒。

3. 刺激和毒性作用　①酒精在体内代谢过程中产生自由基,可引起细胞膜脂质过氧化,导致肝细胞坏死,肝功能异常。酒精的中间代谢物乙醛不仅对肝细胞有直接损伤作用,还可以作为新抗原诱导细胞及体液免疫反应,导致肝细胞受免疫反应的攻击。酒精代谢时氧耗增加,导致肝脏微循环障碍和低氧血症,使肝细胞发生反复的脂肪变性、坏死,产生脂肪肝、酒精性肝炎和肝硬化。②急性酒精中毒时,心率加快、心排血量增加、收缩压升高、脉压加大、心肌耗氧量增加;酒精及其代谢产物乙醛对心脏有毒性作用,能使心肌细胞组织发生代谢改变,心肌坏死、间质纤维化或肌膜线粒体改变,导致心肌炎、心律失常。以上均可引起心肌损害和左室收缩功能下降。③酒精对黏膜具有刺激作用,可诱发食管炎和胃炎;酒精能直接溶解胃黏膜表面的脂蛋白酶,破坏胃黏膜屏障,导致氢离子回渗,胃黏膜糜烂、出血,甚至穿孔。酒精可促进胰液分泌,当胰管流出道不能充分引流大量胰液时,胰管内压升高,引发腺泡细胞损伤;酒精在胰腺内氧化代谢时产生大量活性氧,也有助于激活炎症反应从而产生胰腺炎。④过量酒精能损害血管壁,使血管壁通透性增强,导致肺水肿、脑水肿。⑤酒精兴奋交感神经,使血管收缩,导致血压升高,重要脏器供血不足,造成各器官相应损害。

三、临床表现

个体对酒精的耐受性与体内的乙醇脱氢酶含量有关,缺乏者耐受性差,反之则耐受量大。中毒症状因人而异,与饮酒量、血中酒精浓度和个体耐受性相关。多数人酒精摄入达一定量时即出现中毒,临床大致分为三期。

1. 兴奋期　当饮酒者血中酒精浓度达到一定程度,约11mmol/L（500mg/L）左右时,大脑功能处于兴奋状态,出现头昏、头痛、乏力、欣快感、健谈、兴奋。若血中浓度进一步增高,酒精浓度超过16mmol/L(736mg/L)时, 情绪不稳定,言语增多,自控力丧失,感情用事,易激怒,也可沉默寡言、孤僻。此时患者眼结膜充血,颜面潮红,部分表现为苍白,呼出气带有酒味,可有恶心、呕吐。酒精浓度超过22mmol/L(1 000mg/L)时,驾车容易发生车祸。

注:按照国家标准《车辆驾驶人员血液、呼气酒精含量阈值与检验》(GB19522-2004),车辆驾驶人员血液中的酒精含量大于或等于20mg/100ml,小于80mg/100ml的驾驶行为即为饮酒驾车(drinking drive);车辆驾驶人员血液中的酒精含量大于80mg/100ml的驾驶行为即为醉酒驾车(drunk drive)。

2. 共济失调期 血中酒精浓度达到11~33mmol/L(500~1 500mg/L)时,小脑功能受抑制,患者言语不清,语无伦次,动作不协调,步态不稳,眼球震颤,视物模糊,复视。酒精浓度超过43mmol/L(2 000mg/L)时,出现明显恶心呕吐。

3. 昏迷期 血中酒精浓度达到54mmol/L(2 500mg/L)以上时,作用于网状结构,患者昏睡,面色潮红或苍白,瞳孔散大,体温降低,口唇发绀。特别是血浓度超过87mmol/L(4 000mg/L)以上时,延髓呼吸和循环中枢受抑制,患者常陷入深昏迷,呼吸缓慢且带有鼾声,或出现潮式呼吸,心率加快,血压下降等呼吸循环衰竭表现,甚至大小便失禁,抽搐。由于咽部反射减弱,饱餐后呕吐,有时可导致吸入性肺炎,甚至窒息死亡。酒精抑制糖异生导致低血糖,也可加重昏迷。

重症患者可并发酸碱平衡失调、电解质紊乱、低血糖、消化道出血、肺炎、急性酒精中毒性肌病等。由于严重低血糖,易发生惊厥、休克和脑水肿。老年人则易诱发心脑血管疾病发作。个别患者发生横纹肌溶解,出现肌肉胀痛,伴肌球蛋白尿,甚至出现急性肾衰竭。

酒醒后可有头晕、头痛、乏力、恶心、震颤等症状。长期饮酒者,因已有耐受性,症状较轻。

长期酗酒者在突然停止饮酒或明显减少酒量后,可出现震颤、焦虑、出汗、心动过速、幻觉、谵妄、抽搐等戒断综合征表现。

四、实验室及其他检查

1. 酒精浓度检测 急性酒精中毒时呼出气、呕吐物、尿液和血液中均可检测出酒精,呼出气中酒精浓度与血清酒精浓度相当。由于酒精耐受现象,血酒精浓度与中毒程度没有很好相关性。无酒精成瘾者,血酒精浓度在88~110mmol/L(4 000~5 000mg/L)时可抑制呼吸致死;嗜酒者,血酒精浓度在88mmol/L(4 000mg/L)时可仅有轻度中毒。

2. 动脉血气分析 急性酒精中毒时可出现轻度的代谢性酸中毒。

3. 血液生化检查 急性酒精中毒时可出现低血糖、低血钾、低血镁和低钙血,CO_2CP降低,肝功能损害。

五、诊断

根据患者有过量的酒精摄入史,呼出气和呕吐物中有明显酒味,有酒精中毒的临床表现,结合呼出气或血清酒精浓度测定可作出急性酒精中毒的诊断。

六、鉴别诊断

1. 镇静安眠药中毒 有头晕、共济失调、言语含糊不清、意识模糊、嗜睡甚至昏迷等,但镇静安眠药中毒患者无酒精气味,有服该类药物史,胃液、血液、尿液中能检出镇静安眠药及其代谢产物,特效解毒药有效。

2. 一氧化碳中毒 可有头晕,头痛,面红,共济失调,意识障碍等。但一氧化碳中毒者无酒味,有一氧化碳接触史,皮肤黏膜呈樱桃红色,血中碳氧血红蛋白(COHb)浓度升高。

3. 颞叶癫痫 可表现为突发性暴怒、暴力行为,与急性酒精中毒的兴奋期类似,但颞叶癫痫患者无酒精气味,有癫痫病史,脑电图具有鉴别诊断意义。

七、病情评估

急性酒精中毒多数预后良好,经积极救治后不留后遗症。少数人可出现急性肝损伤。若有心、肺、肝、肾等脏器病变,昏迷长达 10 小时以上,或血中酒精浓度>87mmol/L(4 000mg/L)者,预后较差。若一次性饮酒相当于摄入纯酒精 250~500ml 可致死。长期饮酒可导致中毒性脑病、周围神经病、酒精性肝病、心肌病变以及营养不良,预后与疾病的类型和程度有关。早期发现、早期治疗可以好转。

八、治疗

轻症患者一般无需药物治疗,以对症为主,共济失调患者应避免活动以防外伤,禁止驾车和操作机器以防事故发生。重症者采取以下治疗措施:

1. 减少酒精的吸收 酒精中毒时因咳嗽、吞咽反射能力降低,易导致误吸,再则洗胃可能加重胃黏膜损伤,故催吐、洗胃应谨慎。一般急性酒精中毒患者常有频繁呕吐,可不再进行催吐与洗胃。但若摄入量过大,又未呕吐者,或疑合并其他毒物中毒者,可考虑予以洗胃,中止酒精进一步吸收。洗胃后可灌入牛奶、蛋清等保护胃黏膜。

2. 促进酒精的排出 大量输注液体,静脉给予适量呋塞米以促进酒精的排泄。严重急性中毒时可采用血液透析或腹膜透析以促使体内酒精快速排出。急性酒精中毒的透析指征为:血中乙醇含量超过 108mmol/L(5 000mg/L),特别是伴酸中毒或疑有甲醇中毒,或疑有其他毒物中毒者。

3. 加速酒精在体内的氧化 用 50% 葡萄糖溶液 60~100ml,5% 葡萄糖溶液 500ml,加入普通胰岛素 10~20 单位,静脉滴注;并补充维生素 B_1、维生素 B_6、维生素 C 等。

4. 对症支持治疗 维持水、电解质、酸碱平衡,低血糖是急性酒精中毒最严重并发症之一,应密切监测血糖水平,纠正低血糖。消化道症状严重者可予 H_2 受体阻滞剂或质子泵抑制剂保护胃黏膜。兴奋躁动的患者可予地西泮 5~10mg 肌内注射,避免使用吗啡、氯丙嗪及巴比妥类药物。呼吸衰竭者吸氧,并给予尼克刹米等呼吸兴奋剂。脑水肿者给予甘露醇、呋塞米等脱水剂,以减轻脑水肿。昏迷者应警惕是否同时服用其他药物,保持气道通畅,充分供氧,对伴有呕吐者应防止发生窒息,必要时气管插管,人工呼吸,可用纳洛酮 0.4~0.8mg加生理盐水 10~20ml 静脉推注,半小时一次,直至患者清醒。重度中毒患者可将纳洛酮 0.8~1.2mg 加入 10% 的葡萄糖 500ml 中静脉滴注维持,同时每半小时静脉注射一次,剂量 0.4mg。可缩短昏迷时间,并有保护大脑功能。

第四节 急性有机磷杀虫药中毒

急性有机磷杀虫药中毒(acute organic phosphorus insecticide poisoning,AOPIP)是指有机磷杀虫药(organic phosphorus insecticide,OPI)进入人体内抑制乙酰胆碱酯酶(acetylcholinesterase,AChE)的活性,使其失去分解乙酰胆碱(acetylcholine,ACh)的能力,引起体内生理效应部位 ACh 大量蓄积,使胆碱能神经持续过度兴奋,出现毒蕈碱样、烟碱样和中枢神经系统等中毒表现的急性中毒性疾病。重度中毒者常死于呼吸衰竭。

OPI 属有机磷酸酯类化合物,是广谱杀虫剂,在我国目前应用较普遍,发生中毒事故也最多。OPI 大都为油状液体,呈淡黄色或棕色,稍有挥发性,有大蒜臭味,除敌百虫外均难溶于水,不易溶于多种有机溶剂,在酸性环境中稳定,在碱性环境中易分解失效。但甲拌磷和三硫磷耐碱,敌百虫遇碱则变成毒性更强的敌敌畏。

各种 OPI 的毒性差异很大,国内生产的 OPI 的毒性按大鼠急性经口半数致死量(LD_{50})分为以下 4 类:①剧毒类($LD_{50} < 10\text{mg/kg}$),如甲拌磷、内吸磷、对硫磷、速灭磷、特普等;②高毒类($LD_{50} 10 \sim 100\text{mg/kg}$),如甲基对硫磷、甲胺磷、氧乐果、敌敌畏、磷胺、久效磷、水胺硫磷、杀扑磷、亚砜磷等;③中度毒类($LD_{50} 100 \sim 1\ 000\text{mg/kg}$),如乐果、倍硫磷、除线磷、乙硫磷、敌百虫、乙酰甲胺磷、二嗪磷、亚胺硫磷等;④低毒类($LD_{50} 1\ 000 \sim 5\ 000\text{mg/kg}$),如马拉硫磷、辛硫磷、甲基乙酯磷、碘硫磷、氯硫磷、溴硫磷等。

一、病因

1. 生产中毒 在生产过程中引起中毒的主要原因是在 OPI 精制、出料和包装过程中,OPI 污染手、皮肤或吸入呼吸道引起。

2. 使用中毒 在使用过程中,施药人员喷洒时,药液污染皮肤或湿透衣服由皮肤吸收,以及吸入空气中的 OPI 所致。

3. 生活性中毒 在日常生活中,急性中毒主要由于误服、故意吞服,或饮用被 OPI 污染的水源或食品;也有因滥用 OPI 治疗皮肤病或驱虫而中毒。

二、中毒机制

OPI 能抑制许多酶,但对人畜的毒性主要表现在抑制 ChE。OPI 与 ChE 酯解部位结合成稳定的磷酰化胆碱酯酶,使 ChE 失去分解 ACh 能力,ACh 在效应部位大量积聚引起一系列毒蕈碱样、烟碱样和中枢神经系统症状,严重者常死于呼吸衰竭。

长期接触 OPI 时,ChE 活力虽明显下降,但临床症状往往较轻,可能是由于人体对积聚的 ACh 耐受性增强所致。

三、毒物代谢

OPI 主要经过胃肠道、呼吸道、皮肤或黏膜吸收。吸收后迅速分布全身各器官,其中以肝内浓度最高,其次为肾、肺、脾等,肌肉和脑含量最少。多数 OPI 主要在肝脏经生物转化和代谢而解毒,但少数 OPI 氧化后毒性反而增强,如对硫磷通过肝内氧化酶系统氧化为对氧磷,其毒性增强 300 倍;内吸磷氧化后形成亚砜,毒性增加 5 倍,然后经水解后毒性降低。敌百虫在肝内脱去氧化氢转化为敌敌畏,毒性增强,而后经水解、脱胺、脱烷基等降解后失去毒性。OPI 排泄较快,吸收后 6~12 小时血中浓度达高峰,24 小时内通过肾脏排泄,48 小时后完全排出体外。

四、临床表现

(一) 急性中毒

急性中毒发病时间和症状与毒物种类、剂量、侵入途径和机体状态密切相关。口服中毒在 10 分钟至 2 小时发病;吸入后约 30 分钟发病;皮肤吸收后 2~6 小时发病。中毒后,出现急性胆碱能危象,表现为:

1. 毒蕈碱样症状 又称 M 样症状。主要是副交感神经末梢过度兴奋,产生类似毒蕈碱样作用。平滑肌痉挛表现为瞳孔缩小,胸闷、气短、呼吸困难,恶心、呕吐、腹痛、腹泻;括约肌松弛表现为大小便失禁;腺体分泌增加表现为大汗、流泪和流涎;气道分泌物明显增多表现咳嗽、气促,双肺有干啰音或湿啰音,严重者发生肺水肿。

2. 烟碱样症状　又称 N 样症状。在横纹肌神经肌肉接头处 ACh 蓄积过多,致肌纤维颤动,甚至全身肌肉强直性痉挛,也可出现肌力减退或瘫痪,呼吸肌麻痹引起呼吸衰竭或停止。交感神经节受 ACh 刺激,其节后交感神经纤维末梢释放儿茶酚胺,使血压增高和心律失常。

3. 中枢神经系统症状　是过多 ACh 刺激所致,表现为头晕、头痛、烦躁不安、谵妄、抽搐和昏迷,有的发生呼吸、循环衰竭死亡。

4. 局部损害　有些 OPI 接触皮肤后发生过敏性皮炎、皮肤水疱或剥脱性皮炎;污染眼部时,出现结膜充血和瞳孔缩小。

5. 特征性气味　OPI 中毒患者的皮肤、衣物、呕吐物及呼出气体中有特殊的大蒜味。

（二）迟发性多发神经病

急性中度和重度 OPI 中毒患者症状消失后 2~3 周出现迟发性神经损害,表现为感觉、运动型多发性神经病变,主要累及肢体末端,发生下肢瘫痪、四肢肌肉萎缩等。目前认为这种病变不是 ChE 受抑制引起,可能是由于 OPI 抑制神经靶酯酶,使其老化所致。全血或红细胞 ChE 活性正常;神经 - 肌电图检查提示神经源性损害。

（三）中间型综合征

多发生在重度 OPI 中毒后 24~96 小时及复能药用量不足患者,经治疗胆碱能危象消失、意识清醒或未恢复和迟发性多发神经病发生前,突然出现屈颈肌和四肢近端肌无力和第 Ⅲ、Ⅵ、Ⅶ、Ⅸ、Ⅹ 对脑神经支配的肌肉无力,出现睑下垂、眼球外展障碍、面瘫和呼吸肌麻痹,引起通气障碍性呼吸困难或衰竭,可导致死亡。其发病机制与 ChE 长期受抑制,影响神经肌肉接头处突触后功能有关。全血或红细胞 ChE 活性在 30% 以下;高频重复刺激周围神经的肌电图检查,肌诱发电位波幅进行性递减。

五、实验室检查

1. 血 ChE 活力测定　ChE 活力测定是诊断 OPI 中毒特异性的实验指标,对中毒程度轻重、疗效判断和预后估计极为重要。健康人 ChE 活力值为 100%,急性 OPI 中毒时此酶活力有不同程度下降,活力在 50%~70% 为轻度中毒,30%~50% 为中度中毒,30% 以下为重度中毒。对长期 OPI 接触者,血 ChE 活力值测定可作为监测指标。

2. OPI 及其代谢产物测定　口服中毒者在其胃内容物中可检测出 OPI 成分。敌百虫代谢物为三氯乙醇,对硫磷和甲基对硫磷代谢物为对硝基酚,这些代谢产物均从尿中排出。尿中检测出三氯乙醇或对硝基酚有助于上述毒物中毒的诊断。

六、诊断

（一）诊断依据

急性 OPI 中毒可根据 OPI 接触史、典型中毒的临床表现,以及患者皮肤、衣物、呕吐物及呼出气体中有特殊的大蒜味,可初步做出诊断。如胃内容物中检测出 OPI,尿中检测出 OPI 的代谢产物,血 ChE 活力降低,则可确诊。

（二）急性 OPI 中毒诊断分级

1. 轻度中毒　仅有 M 样症状,ChE 活力 50%~70%。

2. 中度中毒　M 样症状加重,出现 N 样症状,ChE 活力 30%~50%。

3. 重度中毒　具有 M、N 样症状,并伴有肺水肿、抽搐、昏迷,呼吸肌麻痹和脑水肿,ChE 活力 30% 以下。

七、鉴别诊断

急性 OPI 中毒除应与中暑、急性胃肠炎、脑炎等鉴别外,还必须与拟除虫菊酯类和杀虫脒中毒鉴别。拟除虫菊酯类中毒者皮肤有红色丘疹或大疱样损害,口腔和胃液无蒜味,ChE 活力正常。杀虫脒中毒者以嗜睡、发绀、瞳孔扩大和出血性膀胱炎为主要表现,而无瞳孔缩小、大汗淋漓、流涎等。

八、病情评估

OPI 中毒严重者常死于呼吸衰竭;长期接触 OPI 时,ChE 活力虽明显下降,但临床症状往往较轻。急性中度和重度 OPI 中毒患者症状消失后 2~3 周后可出现迟发性多发神经病;重度 OPI 中毒患者中毒后 24~96 小时及复能药用量不足患者可发生中间型综合征。

九、治疗

(一) 迅速清除毒物

立即将患者撤离中毒现场。彻底清除未被机体吸收入血的毒物,如迅速脱去污染衣服,用肥皂水清洗被污染皮肤、毛发和指甲;眼部污染时,用清水、生理盐水、2% 碳酸氢钠溶液或 3% 硼酸溶液冲洗。口服中毒者用清水、2% 碳酸氢钠溶液(敌百虫忌用)或 1∶5 000 高锰酸钾溶液(对硫磷忌用)反复洗胃,即首次洗胃后保留胃管,间隔 3~4 小时重复洗胃,直至洗出液清亮为止。然后用硫酸钠 20~40g 溶于 20ml 水口服,观察 30 分钟,无导泻作用时,再口服或经鼻胃管注入 500ml 水。

(二) 紧急复苏

OPI 中毒常死于肺水肿、呼吸肌麻痹、呼吸中枢衰竭。对上述患者,要紧急采取复苏措施:清除呼吸道分泌物,保持呼吸道通畅,给氧,根据病情应用机械通气。肺水肿应给予阿托品,不能用吗啡。心脏停搏时,行体外心脏按压复苏等。

(三) 解毒药

在清除毒物过程中,同时应用 ChE 复能药和胆碱受体阻断药治疗。根据病情,要早期、足量、联合、重复给药,选用合理给药途径及择期停药。

1. ChE 复能药　肟类化合物能使被抑制的 ChE 恢复活性。其原理是肟类化合物吡啶环中季铵氮带正电荷,能被磷酰化 ChE 的阴离子部位吸引,其肟基与磷酰化 ChE 中的磷形成结合物,使其与 ChE 酯解部位分离,恢复 ChE 活性。ChE 复能药尚能作用于外周 N_2 受体,对抗外周 N 胆碱受体活性,能有效解除烟碱样症状,对 M 样症状和中枢性呼吸抑制作用无明显影响。

(1)氯解磷定(PAM-CI,氯磷定):复能作用强,毒性小,水溶性大,可供静脉或肌内注射,是临床上首选的解毒药。首次给药要足量,指征为外周 N 样症状(如肌颤)消失,血液 ChE 活性恢复 50% 以上。如洗胃彻底,轻度中毒无需重复给药;中度中毒首次足量给药后一般重复 1~2 次即可;重度中毒首次给药后 30~60 分钟未出现药物足量指征时,应重复给药。通常中毒表现消失,血 ChE 活性在 50% 以上,即可停药。

(2)碘解磷定(PAM-I,解磷定):复能作用较差,毒性小,水溶性小,仅能静脉注射,是临床上次选的解毒药。

(3)双复磷(DMO_4):重活化作用强,毒性较大,水溶性大,能静脉或肌内注射。

ChE 复能药对甲拌磷、内吸磷、对硫磷、甲胺磷、乙硫磷和肟硫磷等中毒疗效好,对敌敌畏、敌百虫中毒疗效差,对乐果和马拉硫磷中毒疗效不明显。双复磷对敌敌畏及敌百虫中毒疗效较碘解磷定为好。ChE 复能药对中毒 24~48 小时后已老化的 ChE 无复活作用。对 ChE 复能药疗效不佳者,以胆碱受体阻断药治疗为主。

ChE 复能药不良反应有短暂眩晕、视力模糊、复视、血压升高等。用量过大能引起癫痫样发作和抑制 ChE 活力。碘解磷定剂量较大时,尚有口苦、咽干、恶心。注射速度过快可导致暂时性呼吸抑制;双复磷不良反应较明显,有口周、四肢及全身麻木和灼热感,恶心、呕吐和颜面潮红,剂量过大可引起室性期前收缩和传导阻滞,有的发生中毒性肝病。

2. 胆碱受体阻断药　胆碱受体分为 M 和 N 两类。M 有三个亚型:M_1、M_2 和 M_3。肺组织有 M_1 受体,心肌为 M_2 受体,平滑肌和腺体上主要有 M_3 受体。N 受体有 N_1 和 N_2 两个亚型,神经节和节后神经元为 N_1 受体,骨骼肌上为 N_2 受体。

由于 OPI 中毒时,积聚的 ACh 首先兴奋中枢 N 受体,使 N 受体迅速发生脱敏反应,对ACh 刺激不再发生作用,并且脱敏的 N 受体还能改变 M 受体构型,使 M 受体对 ACh 更加敏感,对 M 受体阻断药(如阿托品)疗效降低。因此,联合应用外周性与中枢性抗胆碱能药具有协同作用。

(1)M 胆碱受体阻断药:又称外周性抗胆碱能药。阿托品和山莨菪碱等主要作用于外周 M 受体,能缓解 M 样症状,对 N 受体无明显作用。根据病情,阿托品每 10~30 分钟或 1~2 小时给药一次,直到患者 M 样症状消失或出现"阿托品化"。若患者症状未及时消失,阿托品化应力争在 4~6 小时达到。阿托品化指征为瞳孔较前扩大、口干、皮肤干燥、心率增快(90~100 次 /min)和肺湿啰音消失。此时,应减少阿托品剂量或停用。如出现瞳孔明显扩大、意识模糊、烦躁不安、抽搐、昏迷和尿潴留等为阿托品中毒,立即停用阿托品。

(2)N 胆碱受体阻断药:又称中枢性抗胆碱能药,如东莨菪碱、苯那辛、苯扎托品、丙环定等,对中枢 M 和 N 受体作用强,对外周 M 受体作用弱。盐酸戊乙奎醚(长托宁)对外周 M 受体和中枢 M、N 受体均有作用,但选择性作用于 M_1、M_3 受体亚型,对 M_2 受体作用极弱,对心率无明显影响;较阿托品作用强,有效剂量小,作用时间(半衰期 6~8 小时)长,不良反应少;首次用药需与氯解磷定合用。

根据 OPI 中毒程度,可采用 ChE 复活剂与阿托品联合用药。轻度中毒可单用 ChE 复能药。两药合用时,应减少阿托品用量,以免发生阿托品中毒。关于 ChE 复能药与阿托品应用见表 12-4-1。

表 12-4-1　OPI 中毒解毒药用法及剂量表

药名	用药阶段	轻度中毒	中度中毒	重度中毒
氯磷定	首剂	0.5~0.75g,稀释后缓慢静脉注射	0.75~1.5g,稀释后静脉注射	1.5~2.0g,稀释后静脉注射,30~60 分钟后根据病情重复首次剂量一半
	以后	需要时,2 小时后重复 1 次	0.5g,稀释后缓慢静脉注射,每 2 小时 1 次,共 3 次	0.5g,每半小时静脉注射,6 小时后如病情显著好转可停药观察
碘磷定	首剂	0.4g,稀释后缓慢静脉注射	0.8~1.2g,稀释后缓慢静脉注射	1.0~1.6g,稀释后缓慢静脉注射,半小时后可视情况重复 0.6~0.8g,1 次
	以后	必要时 2 小时后重复 1 次	0.4~0.8g,稀释后缓慢静脉注射,每 2 小时 1 次,共 3 次	0.4g,每小时静脉注射,6 小时后好转,可停药观察

药名	用药阶段	轻度中毒	中度中毒	重度中毒
双复磷	首剂	0.125~0.25g，肌内注射，必要时每2~3小时重复1次	0.5g，肌内注射或稀释后静脉注射，2~3小时后可重复0.25g	0.5~0.75g，稀释后静脉注射，半小时后可重复0.5g
	以后	0.25g，酌情用药1~3次	0.5g，酌情用药1~3次	0.25g，每2~3小时给药1次，共2~3次
阿托品	开始	2~4mg，皮下注射，每1~2小时1次	5~10mg，静脉注射，每半小时1次	10~20mg，静脉注射，每10~30分钟1次
	阿托品化后	0.5mg，皮下注射，每4~6小时1次，维持量1~2天	1~2.0mg，皮下注射，每2~4小时1次，维持量2~3天	2~5.0mg，静脉注射，每1~2小时1次，维持量3~5天

3. 复方制剂　是将生理性拮抗剂与酶复能药组成的复方制剂。国内有解磷注射液（每支含阿托品 3mg、苯那辛 3mg 和氯解磷定 400mg）。首次剂量：轻度中毒 1/2~1 支肌内注射；中度中毒 1~2 支；重度中毒 2~3 支。但尚需分别另加氯解磷定，轻度中毒 0~0.5g，中度中毒 0.5~1.0g，重度中毒 1.0~1.5g。

对重度患者，症状缓解后逐渐减少解毒药用量，待症状基本消失，全血 ChE 活力升至正常的 50%~60% 后停药观察，通常至少观察 3~7 天再出院。

（四）对症治疗

重度 OPI 中毒患者常伴有多种并发症，如酸中毒、低钾血症、严重心律失常、脑水肿等。特别是合并严重呼吸和循环衰竭时如处理不及时，应用的解毒药尚未发挥作用患者即已死亡。

（五）中间型综合征治疗

立即给予人工机械通气。同时应用氯解磷定 1.0g/ 次，肌内注射，酌情选择给药间隔时间，连用 2~3 天。积极对症治疗。

十、预防

对生产和使用 OPI 的人员要进行宣传，普及防治中毒常识；在生产和加工 OPI 的过程中，严格执行安全生产制度和操作规程；搬运和应用农药时应做好安全防护。对于慢性接触者，定期体检和测定全血胆碱酯酶活力。

第五节　氨基甲酸酯类杀虫剂中毒

氨基甲酸酯类杀虫剂中毒是指机体摄入氨基甲酸酯类杀虫剂后，导致体内乙酰胆碱酯酶（AChE）的活性被抑制，引起以毒蕈碱样、烟碱样和中枢神经系统症状为特征的中毒性疾病。

氨基甲酸酯类农药具有高效、广谱、选择性强、对人畜毒性低、易分解和残毒少的特点，在农业、林业和牧业等方面得到了广泛的应用。氨基甲酸酯类杀虫剂已有 1 000 多种，在我国常用的品种有呋喃丹、涕灭威、速灭威、西维因、害朴威、叶蝉散、巴沙、灭多威、克百威等。其使用量已超过有机磷农药，但大多数品种毒性低于有机磷农药。

一、病因

在加工生产、成品包装和使用过程中均可发生中毒,主要经皮肤和呼吸道吸入。经口中毒者多见于服毒自杀或误服,病情往往较重。食用被污染的食品、穿着被污染的衣物也可发生中毒。

二、毒物的吸收和代谢

氨基甲酸酯类杀虫剂在酸性环境下稳定,遇碱性环境分解。可经消化道、呼吸道和皮肤黏膜侵入机体,很快分布到全身组织和脏器中,以肝、肾、脂肪和肌肉中含量较多。一部分在肝内经水解、氧化或与葡萄糖醛酸结合而解毒,一部分以原形或其代谢产物形式迅速由肾排出,24 小时可排出 90% 以上。终末代谢产物为酚衍生物,毒性大多比原物降低,主要从尿中排出。

三、发病机制

氨基甲酸酯类杀虫剂的化学结构与乙酰胆碱(ACh)相似,可与 AChE 阴离子部位和酯解部位结合,形成氨基甲酰化 ChE,使其失去水解 ACh 的活力,引起 ACh 蓄积,刺激胆碱能神经,产生相应的临床表现。但与有机磷不同的是,氨基甲酸酯类是短效胆碱酯酶抑制剂,会在 48 小时内从胆碱酯酶的作用部位上自发水解。氨基甲酸酯类中毒的持续时间往往短于同等剂量有机磷造成的中毒,但这两类化学物质引起的死亡率相近。

氨基甲酸酯类以整个分子与 ChE 结合所形成的复合体是一种疏松的络合物,并非真正的化学结合,受抑制的酶由于结合物的快速水解而自动复活,不存在"老化"问题,因此中毒者症状相对较轻,持续时间也短。肟类复能剂不但对氨基甲酸酯类杀虫剂中毒无效,反而会妨碍被抑制的酶复活,因此救治中不宜使用肟类复能剂。

四、临床表现

临床表现与有机磷杀虫药中毒相似,主要为 ACh 蓄积所导致的毒蕈碱样、烟碱样和中枢神经系统症状。职业性中毒主要通过呼吸道和皮肤吸收,中毒后 2~6 小时发病;口服中毒较快,多在 10~30 分钟内发病。

轻者有头晕、头痛、恶心、呕吐、腹痛、腹泻、视物模糊、流涎、多汗、尿失禁、乏力、食欲减退和瞳孔缩小等。重症者可出现肌纤维颤动、呼吸道分泌物增多、呼吸困难、意识障碍,服毒量大者可迅速出现昏迷、抽搐,甚至呼吸衰竭而死亡。

五、诊断

根据有氨基甲酸酯类杀虫药接触或服入史,迅速出现相应的胆碱能神经症状等临床表现,结合全血 AChE 活性降低,并排除其他病因后可做出诊断。

但氨基甲酸酯类杀虫剂中毒导致 ChE 活性的抑制是可逆的,酶活性通常在 15 分钟降至最低水平,30~40 分钟后可恢复到 50%~60%,60~120 分钟后血 AChE 活力基本恢复正常,因此在采血测定 AChE 活性时应注意时间的选择。

氨基甲酸酯类杀虫药中毒有发病急,病情恢复快,恢复后一般不发生迟发性神经病等特点。

六、鉴别诊断

本病首先需要与急性有机磷杀虫药中毒相鉴别。急性有机磷杀虫药中毒症状相对较重,病情恢复较慢,皮肤、衣物、呕吐物及呼出气体中有蒜味,胃内容物中可检测出 OPI,尿中可检测出 OPI 的代谢产物。

其他还应该与毒蘑菇中毒、急性胃肠炎和脑炎等相鉴别。

七、病情评估

氨基甲酸酯类农药对人畜毒性低,大多数品种毒性低于有机磷农药,中毒者有发病急,病情恢复快,恢复后一般不发生迟发性神经病。但服毒量大者可迅速出现昏迷、抽搐,甚至呼吸衰竭而死亡。

八、治疗

(一) 清除毒物

迅速脱去污染的衣物,用清水或肥皂水彻底清洗被污染的皮肤。口服中毒者迅速彻底洗胃,洗胃液用温水或 2% 的碳酸氢钠溶液。对于摄入毒物 1 小时内就诊的患者建议给予活性炭吸附治疗。洗胃后用 25% 硫酸镁或 20% 甘露醇导泻。

(二) 应用解毒剂

阿托品、山莨菪碱等抗胆碱类药是抢救氨基甲酸酯类杀虫剂中毒的特效和首选药物。轻度中毒者一般用阿托品 0.6~0.9mg 口服,或 0.5~1.0mg 肌内注射,必要时可重复 1~2 次,不必阿托品化;中至重度中毒的患者,应早期、足量给予静脉注射阿托品并尽快达到阿托品化,起始剂量成人 2~5mg,静脉注射,如果无效,应每 3~5 分钟重复给药一次,每次剂量加倍,直至肺部的毒蕈碱症状和体征缓解。

胆碱酯酶复能药对氨基甲酸酯类杀虫剂引起的 AChE 抑制无复活作用,而且与氨基甲酰化 ChE 结合后,妨碍其自动水解使 ChE 重活化,因此对明确诊断氨基甲酸酯类杀虫剂中毒的患者禁用胆碱酯酶复能药。

(三) 对症支持治疗

适当补液促进毒物的排泄,适当补碱维持尿液呈碱性。维持呼吸、循环功能和酸碱、电解质平衡。发生肺水肿、脑水肿时以阿托品治疗为主,可短疗程大剂量应用糖皮质激素并应用利尿脱水剂。

第六节　百草枯中毒

百草枯中毒是指接触和吸收百草枯后引起全身多脏器的损伤,突出表现为进行性弥漫性肺纤维化,严重者死于呼吸衰竭或多器官功能障碍综合征。

一、毒物代谢

百草枯(paraquat),化学名称是 N,N'- 二甲基 -4,4'- 联吡啶阳离子盐,是一种速效触杀型除草剂,在酸性和中性条件下稳定,可被碱水解,遇紫外线分解。喷洒后能够很快发挥作用,接触土壤后迅速失活,在土壤中无残留。正常使用情况下对野生动物和环境无危害,但若吸收入体内则对人、畜有很强的毒性作用,成年人口服致死量为 2~6g。经口摄入后大部分经粪便排泄,仅 10% 左右经小肠吸收,1~4 小时血浓度达高峰,很少与血浆蛋白结合。吸收后分布至各器官和组织,其中以肺部的浓度为最高。百草枯在人体内很少降解,80%~90% 在 6 小时内以原形经肾脏排泄,24 小时内几乎 100% 排出,如果肾功能受损则排泄速度明显减慢。

由于百草枯对人体危害极大,且无特效解毒药,我国自 2014 年 7 月 1 日起,撤销百草枯水剂登记和生产许可,停止生产;但保留母药生产企业水剂出口境外登记,允许专供出口生产。2016 年 7 月 1 日停止水剂在国内销售和使用。

二、病因

经胃肠道吸收引起的中毒占大多数,系由于误服或口服自杀所致;吸入中毒较少见,因百草枯不挥发,如正确喷洒,雾滴较大不易被吸入肺而致全身中毒;百草枯不易经完整的皮肤吸收,但可经受损的皮肤吸收而中毒;经静脉途径中毒极为少见,但若中毒病情更加凶险。

三、发病机制及病理

一般认为百草枯主要参与体内细胞氧化还原反应,吸收入体内可活化产生大量氧自由基和过氧化物离子,从而造成组织细胞损害。也有人认为百草枯分子直接对细胞起毒性作用。因肺组织对百草枯具有主动摄取和蓄积的特性,所以肺是其主要靶器官。过氧化物离子损伤 Ⅰ、Ⅱ 型肺泡上皮,肺表面活性物质生成减少,渐进性出现不可逆性肺纤维化和呼吸衰竭,最终死于顽固性低氧血症。有人称之为百草枯肺。百草枯也能透过血脑屏障引起脑损伤。

病理改变与摄入剂量有关,摄入剂量大时可引起肺组织充血、水肿、变性和坏死,肺泡间质大量炎症细胞浸润,肺脏重量增加,多在 1 周内死亡。摄入量较低时生存期可超过 1 周,肺泡内渗出物机化,单核细胞浸润,成纤维细胞增生,肺泡间质增厚,其结果发生广泛的纤维化,形成蜂窝状肺及细支气管扩张。肺纤维化多发生在中毒后 5~9 天,2~3 周达高峰。百草枯对肾小管有直接毒性作用,可引起肾小管坏死。也可引起肝小叶细胞损害坏死、心肌炎、肺动脉中层增厚、肾上腺皮质坏死等。一般情况下百草枯对正常皮肤无不良作用,但浓缩液可以引起皮肤的刺激和烧伤。

四、临床表现

百草枯在吞服后会损伤大部分内脏器官,尤其是肺、心、肝、肾脏,大量服用后几小时就可致死。吞服早期由于百草枯对黏膜的腐蚀作用,出现口腔、咽喉、胸、上腹部烧灼性疼痛,随后出现头晕、头痛、发热、肌痛、腹泻等。重者可引起纵隔气肿、气胸,还可引起胃穿孔。咳嗽是肺损伤的早期表现,约在吞服百草枯 2~4 天后逐渐出现,随后出现进行性呼吸困难和发绀,最终导致呼吸衰竭而死亡。药物从肾脏排泄可损害肾小管,服药 24 小时后出现蛋白尿、血尿,血中尿素氮、肌酐升高等肾功能损害的表现。1~3 天后出现肝脏损伤和坏死,严重时可引起黄疸。

百草枯的浓缩溶液能引起组织损伤,长期接触后皮肤出现水泡和溃疡,手的皮肤干裂和指甲脱落,长期吸入喷雾微滴会引起鼻出血,眼睛被污染后会引起严重的结膜炎。

五、实验室与其他检查

1. 血常规检查 白细胞计数明显升高。
2. 尿液检查 有血尿、蛋白尿,尿中可检出百草枯。
3. 肾功能检查 尿素氮、肌酐升高。
4. 肺部 X 线检查 早期主要为肺纹理增多,肺间质炎性变,可见点、片状阴影,肺部透亮度减低或呈毛玻璃状。中期出现肺实变或大片实变,同时出现部分肺纤维化。后期出现肺纤维化及肺不张。

5. 毒物测定　口服百草枯中毒时,胃液和血中可检测出该毒物。血中百草枯浓度 ≥ 30mg/L 时预后不良。服毒 6 小时后尿中可检出百草枯。

六、诊断

根据有明确的百草枯接触史,及先有剧烈呕吐、黏膜红肿疼痛或溃疡形成,随后出现肺、肾、肝等损害的临床表现,结合毒物测定可做出诊断。

七、病情评估

目前百草枯中毒没有特效解毒药,预后与患者摄入百草枯的量有关。按每千克体重计算,少于 20mg 时一般无症状表现,或仅出现胃肠道症状,一般能恢复;摄入体内的百草枯量达到每千克体重 20~40mg 时,胃肠道、肾、肝、肺受损,肺部纤维化,多数在 2~3 周时死亡;当摄入体内的百草枯的量超过每千克体重 40mg 时,胃肠道、肾、肝、肺严重受损,口咽部出现明显溃疡,在 1~7 天内病死率达 100%。

八、治疗

(一)清除毒物,减少吸收

百草枯在酸性及中性环境中稳定,可在碱性溶液中水解。皮肤污染者要尽快脱去污染的衣物,用肥皂水清洗后并用大量清水彻底冲洗。口服中毒患者,立即用 2% 碳酸氢钠溶液洗胃,洗胃后应尽快给予吸附剂及导泻剂,用活性炭一般成人 30~100g,儿童 2g/kg,配成 20% 混悬液口服或经胃管注入,同时使用甘露醇、硫酸镁导泻,直到吸附剂从粪便中排出,必要时可重复使用。生大黄具有抗过氧化损伤、抑制炎症反应作用,又有导泻功效,临床使用有一定效果。

(二)补液、利尿

百草枯主要以原形经肾小球滤过和肾小管主动排泄,在肾小管很少吸收,适量补液利尿有利于百草枯的排出。可用呋塞米静脉注射给药,维持尿量在 200ml/h。

(三)血液净化

早期进行血液透析和血液灌流对百草枯有一定的清除作用,能减轻其对靶器官的损害。但血液中百草枯浓度过高,超过 30mg/L,血液净化不能改善患者预后。

(四)抗氧化剂

百草枯可在细胞内产生自由基,引起细胞膜脂质过氧化,从而造成组织细胞损害。应用抗氧化剂维生素 C、维生素 E、还原型谷胱甘肽、超氧化物歧化酶(SOD)、乙酰半胱氨酸等能减轻百草枯中毒所致的过氧化损伤。大剂量氨溴索能直接清除体内自由基,促进肺泡表面活性物质生成,减轻百草枯导致的急性肺损伤。

(五)竞争剂

普萘洛尔可与肺组织中的百草枯相竞争,维生素 B_2 与百草枯有类似的化学结构,两者均能拮抗肺泡细胞对百草枯的摄取,早期应用可能有一定效果。小剂量的左旋多巴能竞争性抑制百草枯通过血脑屏障。

(六)免疫抑制剂和皮质类固醇

百草枯中毒引起的肺纤维化可能与免疫介导的损伤有关,免疫抑制剂可以对抗非特异性炎症,抑制粒细胞和巨噬细胞释放氧自由基,从而抑制肺损伤和肺纤维化,甲泼尼龙、地塞米松、环磷酰胺等可早期大量静脉应用。在慢性中毒的患者,通常给予大剂量皮质类固醇,可减轻症状,但对病理变化改善不明显。

(七) 抗纤维化药

吡非尼酮能抑制成纤维细胞生物活性和胶原合成,防止和逆转纤维化及瘢痕形成。

(八) 避免氧疗

除非出现严重低氧血症外,尽量避免吸氧,因为吸氧会加速超氧化物阴离子(O_2^-)、羟自由基(OH^-)、过氧化氢(H_2O_2)的形成,增强百草枯的毒性。仅在 $PaO_2 < 40mmHg$ 或出现 ARDS 时给氧,尽量短时间低流量吸氧,或呼气末正压呼吸机给氧。禁用高压氧。

(九) 对症支持治疗

口腔黏膜损伤者要给予局部处理,要防治感染,补充电解质,保持水电解质和酸碱平衡,补充营养。

第七节　灭鼠药中毒

灭鼠药是指可以杀灭啮齿类动物的一类有毒化合物,广泛用于农村和城市。其中有些灭鼠药有剧毒,我国明文规定禁止使用,包括氟乙酰胺、氟乙酸钠、毒鼠强、毒鼠硅及甘氟等。但由于某些原因,一些违禁鼠药仍在使用,导致人畜中毒事件时有发生。

一、灭鼠药分类

灭鼠药可按起效的急缓和毒性作用机制进行分类,对有效救治灭鼠药中毒具有一定的参考价值。

(一) 按起效快慢分类

1. 急性灭鼠药　鼠食用后 24 小时内致死,包括毒鼠强和氟乙酰胺等。

2. 慢性灭鼠药　鼠食用后数天致死,包括敌鼠钠盐和灭鼠灵等。

(二) 按毒性作用机制分类

1. 抗凝血类灭鼠药　包括灭鼠灵(华法林)、克灭鼠、敌鼠钠盐、氯敌鼠、溴鼠隆、溴敌隆等。

2. 兴奋中枢神经系统类灭鼠药　包括毒鼠强、氟乙酰胺和氟乙酸钠等。

3. 抑制体内代谢环节类灭鼠药　包括阻碍三羧酸循环能量代谢过程的氟乙酰胺、抑制烟酰胺代谢的杀鼠优、维生素 B_6 的拮抗剂鼠立死等。

4. 酶抑制作用类灭鼠药　如抑制胆碱酯酶的毒鼠磷和除鼠磷、抑制细胞色素氧化酶的磷化锌等。

5. 增加毛细血管通透性类灭鼠药　包括安妥等。

二、中毒原因

1. 误食　如误食被灭鼠药污染的食物,小儿误食用灭鼠药制成的毒饵等。

2. 有意服毒或投毒。

3. 二次中毒　某些灭鼠药被动、植物摄取后,以原形存留其体内,当人食用中毒的动物或植物后,则造成二次中毒。

4. 皮肤接触或呼吸道吸入　在生产加工过程中,经皮肤接触或呼吸道吸入亦可引起中毒。

三、中毒机制和临床表现

由于灭鼠药的毒性作用机制不同,故中毒表现亦不相同。对常见的灭鼠药中毒机制和表现分述如下：

1. 氟乙酰胺　氟乙酰胺进入人体后脱胺形成氟乙酸,在细胞内经一系列反应生成氟柠檬酸,干扰正常的三羧酸循环,导致三磷酸腺苷合成障碍,引起机体代谢障碍。氟乙酰胺、氟乙酸和氟柠檬酸能直接刺激中枢神经系统,引起神经及精神症状。氟离子具有亲钙性,使血钙下降,神经系统应激性增加,加之柠檬酸对肌肉的直接刺激作用,使肌肉发生痉挛。氟乙酰胺还能使红细胞、心肌细胞和骨骼肌细胞坏死。红细胞和肌细胞坏死产生的血红蛋白、肌红蛋白等经肾排泄阻塞肾小管可导致急性肾衰竭。

人类口服氟乙酰胺的半数致死量为 2~10mg/kg,服药后潜伏期为 30 分钟至 15 小时,一般为 10~15 小时,先出现头晕、头痛、烦躁不安、意识恍惚、肌颤、乏力等神经系统中毒症状,并伴有恶心、呕吐、上腹不适。严重者出现全身阵发性、强直性抽搐,进行性加重,可因呼吸衰竭而死亡。病程较长者可出现心血管损害的表现,如心律失常、心肌损害、血压下降等。约 25% 的患者有肾功能损害,出现尿异常、血清肌酐及尿素氮升高等。氟乙酰胺易造成二次中毒。

2. 毒鼠强　化学名称为四亚甲基二砜四胺,能拮抗中枢神经系统抑制性神经递质 γ- 氨基丁酸(GABA),使神经元过度兴奋而导致惊厥。毒鼠强也可导致人体多器官损伤。

毒鼠强毒性剧烈,对人致死量为一次口服 5~12mg。由于其化学性质稳定,不易分解,易造成二次中毒,且目前无解药。毒鼠强经胃肠道吸收后数分钟至半小时内即可发病,约 8 小时即均匀分布于全身各组织器官,对多个脏器造成不同程度损害。轻度中毒表现为头晕、头痛、乏力、恶心、呕吐、口唇麻木。严重中毒者狂躁不安,肌张力增强,频繁强直性抽搐甚至出现癫痫持续状态,常导致呼吸衰竭死亡。

3. 敌鼠钠　化学名称为 2- 二苯基乙酰基 -1,3- 茚满二酮钠盐,可经胃肠道、呼吸道、皮肤吸收。由于其结构与维生素 K 相似,故能竞争性抑制维生素 K 的作用,干扰肝脏对维生素 K 的利用,影响凝血酶原及一些凝血因子如 Ⅱ、Ⅴ、Ⅶ 及 Ⅹ 的合成,并直接损害毛细血管壁,引起内脏及皮下出血。尤其以肺出血最为明显。

中毒后潜伏期长,多于食后第 3~7 天出现症状。先出现恶心、呕吐、腹痛、食欲减退、精神不振等,随后出现鼻出血、齿龈出血、皮肤紫癜、咯血、尿血、便血等,严重者可发生脑及蛛网膜下腔出血和失血性休克。

4. 磷化锌　磷化锌在胃内遇酸后变为磷化氢和氯化锌。前者通过抑制细胞色素氧化酶,使细胞内呼吸功能障碍,导致中枢神经系统和心、肝、肾的损害,后者对消化道有强烈刺激作用,可引起胃肠黏膜腐蚀性损伤。

磷化锌属剧毒类灭鼠药,人致死量为 4.0mg/kg。食后多在 48 小时内发病,轻度中毒者有头痛、头晕、乏力、恶心、呕吐、腹痛、腹泻、口咽糜烂、呕吐物有蒜臭味。重度中毒者可出现抽搐、惊厥、呼吸困难、昏迷、肺水肿和明显的心肌、肝脏损伤症状。

四、诊断

根据以下三点可做出诊断：
1. 患者主诉服用或找到有标志的相关毒物。
2. 出现特征性的临床表现。
3. 患者胃内容物、血液、尿等标本中检测出灭鼠药成分或其代谢产物。

五、病情评估

氟乙酰胺中毒严重者可因呼吸衰竭而死亡,而且还易造成二次中毒;毒鼠强可导致人体多器官损伤,严重中毒者常导致呼吸衰竭死亡;敌鼠钠中毒后潜伏期长,严重者可发生脑及蛛网膜下腔出血和失血性休克;磷化锌重度中毒者可出现抽搐、惊厥、呼吸困难、昏迷、肺水肿和明显的心肌、肝脏损伤症状。

六、治疗

1. 清除毒物,阻止毒物继续吸收　可催吐、洗胃、吸附毒物、导泻,清洗污染皮肤。磷化锌中毒可用 0.5% 硫酸铜液反复洗胃,使磷化锌转变为无毒的磷化铜,直到洗出液无磷臭为止,再用过氧化氢液或高锰酸钾洗胃,使磷化锌被氧化为磷酸盐而失去毒性。忌食油类食物及牛奶,禁用硫酸镁导泻。

2. 特效治疗

(1)乙酰胺(解氟灵):为氟乙酰胺中毒的特效解毒剂,成人剂量为 2.5~5g,肌内注射,每天 2~4 次。危重患者可 1 次给予 5~10g 溶于 50% 葡萄糖 20~40ml 中静脉注射,用药时间一般持续 5~7 天。

(2)维生素 K_1:适用于抗凝血类灭鼠药中毒。用法:维生素 K_1 10~20mg 肌内注射,每天 2~3 次。重者可加大剂量静脉滴注,日总量可达 120mg 以上,持续 5~7 天,直至出血停止,凝血酶原时间恢复正常,再观察 10~15 天。

(3)阿托品:用于毒鼠磷、除鼠磷等中毒。

(4)维生素 B_6:对鼠立死中毒有解毒作用。

3. 对症治疗

(1)对抽搐者给予巴比妥、地西泮等镇静剂。

(2)防治中毒性脑病、脑水肿:限制输液量,给予脱水剂、肾上腺皮质激素及神经营养药物。

(3)防治肺水肿:给予肾上腺皮质激素,必要时应用呼气末正压吸氧。

(4)有出血症状者可输新鲜血,应用肾上腺皮质激素或给予足量维生素 C 有助于止血。

(5)重症中毒及合并有肾功能不全时需用血液透析治疗。

第八节　乌头类药物中毒

乌头类药物为毛茛科多年生草本植物,有川乌、草乌、附子、雪上一枝蒿等。乌头类药物均含乌头类生物碱,有很强的毒性,必须经加工炮制后方可入药。其中以雪上一枝蒿毒性最剧烈,是川乌、草乌毒性的几十倍。草乌的毒性大于川乌,附子为川乌的子根加工品,其毒性小于川乌。

一、中毒原因

1. 用药过量　有些医生使用乌头及附子时,用量超过药典规定量的数倍甚至更多。川乌和草乌同时使用时仍不减量甚至加量,都可导致中毒。

2. 煎煮方法不当　乌头类药入汤剂时,要求先煎 30~60 分钟,因为长时间水煮加热可使乌头碱水解为乌头次碱和乌头原碱等,毒性变低,但疗效不变。若不先煎或煎煮时间过短,则治疗量的乌头类药即可发生中毒。

3. 配伍不当　乌头反半夏、贝母、瓜蒌、白蔹、白及,相互配伍则引起中毒。乌头与麻黄同用,麻黄碱会加重乌头碱对心脏的毒性作用。

4. 炮制质量不符合要求　炮制时没有按照规范操作,没有达到减弱药物毒性的目的。

5. 蓄积中毒　长期服用乌头或含乌头成分的制品,可在体内蓄积引起中毒,肝肾功能不全者尤易发生。

二、中毒机制

乌头类药的有毒成分主要为次乌头碱、乌头碱、新乌头碱等,其中乌头碱毒性最强,口服 0.2mg 即可中毒,致死量为 3~5mg。乌头碱经水解后可成为毒性较小的苯甲乌头胺,进一步水解则变为乌头胺、中乌头胺和次乌头胺等,毒性仅为乌头碱的 1/2 000 左右。乌头碱可通过消化道迅速吸收,也可通过破损皮肤吸收。主要作用于神经系统,使中枢神经及外周神经先兴奋后抑制,阻断神经-肌肉传导。重度中毒由于延髓中枢麻痹,可导致血压下降和呼吸抑制;通过兴奋迷走神经,抑制窦房结自律性,及提高异位节律兴奋性产生心律失常。直接作用于心肌,先兴奋,后抑制,用量过大可导致心肌麻痹而死亡;严重者甚至引起多系统损害。

三、临床表现

口服中毒者首先表现为口腔、舌及咽部黏膜刺痛及烧灼感,言语笨拙。当药物被吸收后约半小时即可出现下述症状:

1. 神经系统 可表现为四肢、口舌甚至全身麻木,痛觉减弱或消失,有紧束感,步行困难,头昏眼花,视力模糊。重者烦躁不安,言语不清,肢体发硬、肌肉强直、甚至抽搐、昏迷、瞳孔先缩小后扩大。

2. 循环系统 可有胸闷、心悸、发绀,心率减慢或加快,甚至出现频发、多源性室性期前收缩、室性心动过速等。严重时血压下降,面色苍白,四肢厥冷,甚至发生阿-斯综合征、心室颤动而死亡。

3. 呼吸系统 表现为咳嗽、呼吸急促、发绀、急性肺水肿,甚至发生呼吸肌痉挛窒息,呼吸衰竭而死亡。

4. 消化系统 可出现恶心呕吐,流涎,腹痛,腹泻,肠鸣音亢进,大便失禁。少数有里急后重、血样便,酷似痢疾。

心电图检查可发现各种心律失常,可见房室结性心律、阵发性房性心动过速、多源性频发室性期前收缩、阵发性室性心动过速、心室颤动等。最常见的死亡原因为严重心律失常和呼吸衰竭。

四、诊断

1. 有服用乌头类药物史。
2. 服药后半小时左右出现上述神经、循环、呼吸和消化系统的表现。
3. 心电图检查出现各种心律失常。

根据上述条件即可做出诊断。

五、病情评估

乌头类药的毒性成分主要作用于神经系统,重度中毒由于延髓中枢麻痹,可导致血压下降和呼吸抑制;通过兴奋迷走神经,抑制窦房结自律性,及提高异位节律兴奋性产生心律失常;直接作用于心肌,先兴奋,后抑制,用量过大可导致心肌麻痹而死亡;严重者甚至引起多系统损害。

六、治疗

1. 洗胃及导泻 食入 6 小时内者应立即洗胃,可选用 0.5%~1% 鞣酸液或浓茶,洗胃后可灌入活性炭 50~100g。或用 1：5 000 高锰酸钾溶液洗胃,洗胃后注入硫酸钠导泻。

2. 补液　静脉给予 5% 葡萄糖盐水或 10% 葡萄糖溶液,同时补充维生素 B 族和维生素 C,以加速毒物的排泄。

3. 应用阿托品　阿托品不仅可消除因迷走神经兴奋而出现的心律失常,也可缓解平滑肌痉挛,抑制腺体分泌,减轻流涎、呕吐等消化系统症状,还可兴奋呼吸中枢。对缓慢性心律失常者首先给予阿托品皮下、肌肉或必要时静脉注射,每次 0.5~1.0mg,10 分钟~2 小时 1 次,直至恢复正常窦性心律。

4. 治疗心律失常　应用阿托品后缓慢性心律失常多可迅速恢复正常,如仍有频发室性期前收缩、阵发性室性心动过速等可选用利多卡因 50~100mg 稀释后静脉注射,或以 1~3mg/min 静脉滴注维持。用药原则是：以迷走神经兴奋为主要表现者用阿托品,异位心律失常明显者宜用利多卡因,两者兼有可阿托品与利多卡因同用。当出现窦性静止时,应用异丙肾上腺素兴奋心脏上部的起搏点,不宜应用抑制心肌应激性的药物,如利多卡因、钾盐等。

5. 对症与支持治疗　吸氧,维持水、电解质、酸碱平衡；抽搐者给予巴比妥、地西泮等镇静剂治疗；有呼吸抑制时,立即给予呼吸兴奋剂。

第九节　阿片类药物中毒

阿片也称鸦片,俗称大烟,是由未成熟的罂粟蒴果被划破后渗出的乳状液干燥制成。含有 20 余种生物碱,主要有吗啡、可待因、蒂巴因、那可汀及罂粟碱等。具有强烈的镇痛、止咳、止泻、麻醉、镇静和催眠等作用。阿片类药物主要指阿片生物碱类镇痛剂,分为 3 类：①阿片类天然生物碱,如吗啡、可待因、蒂巴因等；②半合成阿片制剂,如海洛因、羟考酮、丁丙诺啡等；③人工合成阿片制剂,如哌替啶、美沙酮、芬太尼、曲马多、布桂嗪等。阿片类药物通过血脑屏障后作用于中枢神经系统内的阿片受体,能缓解各种疼痛,减轻因疼痛引起的精神紧张、烦躁不安等情绪变化,并有欣快感。长期使用本类药物易产生耐受性和成瘾性。

一、中毒原因

阿片类药物中毒最常见的原因是成瘾者短时间内的过量使用。在临床治疗过程中使用不当也可引起急性中毒,包括使用过量和在有禁忌的情况下使用。有时误食和误用也可发生中毒。

二、中毒机制

阿片类药物通过激动中枢内的阿片受体对中枢神经系统产生既兴奋又抑制的双重作用。

在一定剂量时对中枢神经系统及周围组织器官都有兴奋作用。如作用于蓝斑中的阿片样受体,引起欣快感；兴奋中脑盖前核及动眼神经核,使瞳孔缩小；兴奋延髓的催吐化学感受区引起呕吐；兴奋胆道平滑肌和奥迪括约肌使其收缩,导致胆囊和胆道内压力增高；兴奋膀胱括约肌使其收缩,引起排尿困难；兴奋支气管平滑肌使其收缩引起呼吸困难。

抑制作用首先表现为抑制大脑皮质的高级中枢,出现镇痛及镇静作用。在治疗剂量时即可抑制呼吸中枢,大剂量时抑制延髓心血管运动中枢,并使机体释放组胺。用量过大时可引起意识障碍甚至死亡。

长期应用易产生药物依赖性及戒断综合征,其产生机制是摄入的阿片类药物与阿片受体结合,使内啡肽生成受抑制,停用阿片类药物后,内啡肽不能很快生成补充所致。

阿片类药物主要在肝脏代谢,小部分以原形经尿、胆汁及胃液排出,经 24 小时绝大部分排出体外。

三、临床表现

阿片类药物中毒临床表现基本一致。口服过量者多在 30~60 分钟出现症状,静脉注射后可立即出现。

1. 轻度中毒　表现为头晕、头痛、恶心呕吐、幻觉、兴奋或抑郁、瞳孔缩小、心率减慢、血压下降、肌张力增高、尿潴留等。

2. 重度中毒　典型表现为昏迷、呼吸抑制及针尖样瞳孔,称为吗啡中毒的"三联征"。可伴有惊厥、角弓反张。呼吸抑制可表现为呼吸极度缓慢,甚至完全停止,常伴严重发绀。

阿片类药物中毒常伴有血压降低和心动过缓,严重时出现非心源性肺水肿,昏迷者还可出现横纹肌溶解和肌球蛋白尿肾衰竭。哌替啶同时具有阿托品样活性,因此瞳孔可不缩小反而扩大,并可出现心动过速。

四、病情评估

阿片类药物大剂量中毒时抑制延髓心血管运动中枢,可引起意识障碍甚至死亡;长期使用本类药物易产生耐受性和成瘾性。

五、治疗

轻度中毒者以对症治疗为主,应密切观察意识和呼吸变化。重度中毒者应予紧急处理。

1. 清除毒物,减少吸收　口服中毒者应立即用 5% 的高锰酸钾溶液洗胃,然后灌入硫酸钠 30g 导泻。由于吗啡使幽门痉挛,使胃排空延缓,故经口服中毒患者洗胃时间可适当延长。洗完胃后应用 20% 活性炭混悬液吸附未吸收的毒物。

2. 保持呼吸道通畅,吸氧　宜吸入含 5%CO_2 的氧。对呼吸高度抑制,严重缺氧者立即气管插管,人工通气。

3. 使用呼吸兴奋剂　如果有呼吸严重抑制,血氧饱和度持续下降时,可应用尼可刹米、洛贝林、苯甲酸钠、咖啡因等呼吸兴奋剂,也可应用阿托品兴奋呼吸中枢。

4. 应用特效解毒剂　纳洛酮是阿片受体拮抗剂,可迅速逆转或减轻阿片类药物所造成的昏迷与呼吸抑制。首剂 0.4~0.8mg 静脉注射或肌内注射,可每隔 5~15 分钟重复,直至呼吸恢复或总量达 10mg。也可以 2mg 加入 5% 葡萄糖溶液 500ml 中静脉滴注维持。纳洛酮对芬太尼中毒引起的肌强直有效,但对哌替啶中毒引起的癫痫发作和痉厥及对海洛因和美沙酮中毒的非心源性肺水肿无效。纳洛酮注射后可引发呕吐,对高血压、心律失常患者慎用。患者经纳洛酮治疗有效后应留院观察,防止其作用消失后中毒症状再次出现。其他的解毒药还有纳美芬、纳洛芬、左洛啡烷和纳曲酮等。

5. 对症支持治疗　出现肺水肿、脑水肿者予以脱水、利尿及肾上腺糖皮质激素治疗。快速补液,促使药物排泄,维持水、电解质及酸碱平衡,防治肺部感染。

第十节　镇静、催眠及抗精神病药中毒

镇静、催眠及抗精神病药中毒是由于服用过量的该类药物而导致的一系列中枢神经系统过度抑制的中毒性疾病。中毒的原因是此类药物在短时间内大量进入体内,常见的情况

有误服、自杀、投毒和使用过量等。镇静、催眠及抗精神病药可分为以下四类：①苯二氮䓬类；②巴比妥类；③非巴比妥非苯二氮䓬类；④吩噻嗪类（抗精神病药）。此类药是中枢神经系统抑制剂，具有镇静、催眠及抗精神病作用，大剂量使用此类药物后可引起急性中毒，出现昏迷、呼吸抑制、休克甚至死亡。长期滥用可引起耐药性和依赖性而导致慢性中毒，突然停药或减量可引起戒断综合征。本节主要讨论急性中毒。

一、中毒机制

镇静、催眠及抗精神病药均为脂溶性药物，吸收后可分布于全身，脂溶性高者易进入脑组织，因此出现毒性作用快，但作用时间短。镇静、催眠及抗精神病药大多数在肝脏代谢，可造成肝脏损伤。其代谢产物主要经肾脏排出。吩噻嗪类和巴比妥类药物排泄较慢，故作用时间较长。

苯二氮䓬类、巴比妥类及非巴比妥非苯二氮䓬类对中枢神经的抑制作用与增强 GABA 能神经的功能有关。苯二氮䓬类主要选择性作用于边缘系统，影响情绪和记忆力。巴比妥类分布广泛，但主要作用于网状结构上行激活系统而引起意识障碍。吩噻嗪类主要作用于网状结构，能减轻焦虑紧张、幻觉妄想和病理性思维等精神症状，又有抑制脑干血管运动和呕吐反射、阻断 α 肾上腺素受体、抗组胺及抗胆碱能等作用。上述四类药物均可对中枢神经系统造成抑制，小剂量产生镇静催眠作用，大剂量引起昏睡、昏迷、呼吸抑制甚至死亡。

二、临床表现

苯二氮䓬类中毒很少出现长时间深昏迷和呼吸循环抑制等严重症状，如出现应警惕是否有同时服用其他镇静安眠药。巴比妥类药物中毒症状与剂量相关，剂量小者症状较轻，大剂量中毒时可表现为嗜睡直至深昏迷。大剂量巴比妥类及吩噻嗪类中毒易导致肝脏损害，出现肝大、黄疸。吩噻嗪类药物中毒时常出现锥体外系反应，表现为震颤麻痹综合征、静坐不能和急性肌张力障碍反应等；而且吩噻嗪类药物对心血管的毒性较大，易出现房室传导阻滞、室性心律失常，心电图可见 QRS 波增宽和 ST-T 改变，甚至肺水肿或心搏骤停。

根据中毒程度的不同，可分为：

1. 轻度中毒　表现为头晕、嗜睡、言语不清、反应迟钝、判断和定向力障碍，共济失调，眼球震颤。

2. 中度中毒　表现为昏睡至浅昏迷。强刺激可唤醒，不能应答，很快又入睡，重者不能唤醒。呼吸浅而慢，血压仍正常，腱反射消失。

3. 重度中毒　呈深昏迷，早期可有四肢肌张力增高，腱反射亢进，病理反射阳性。后期全身肌肉迟缓，各种反射消失，血压下降，体温降低，瞳孔散大，呼吸浅、慢、不规则或呈潮式呼吸，可因呼吸和循环衰竭而死亡。

三、诊断

根据有服用大量镇静、催眠及抗精神病药史；出现意识障碍、呼吸抑制及血压下降；胃液、血液及尿液中检出镇静、催眠及抗精神病药或其代谢产物即可做出诊断。

四、病情评估

镇静、催眠及抗精神病药中毒的病情变化与药物的种类、剂量、身体状态、发现及抢救是否及时有关，轻度中毒一般不需要治疗，适当休息，注意护理。中度中毒经过适当治疗，在24~48 小时内可恢复。重度中毒患者需要积极救治，一般需要 3~5 天才能恢复意识，完全恢复需要更长时间。本类药物中毒如经积极救治，病死率低于 5%。

五、治疗

(一) 清除毒物

1. 洗胃 一般首选 1:5 000 高锰酸钾溶液,也可以用生理盐水或温开水灌洗。

2. 吸附、导泻 洗胃后灌入活性炭,可同时注入 50% 硫酸钠 40~60ml 导泻。

3. 补液、强力利尿,碱化尿液 一般选用呋塞米、碳酸氢钠、生理盐水和 5% 葡萄糖,可促进毒物自肾排出,对巴比妥类中毒效果好,对吩噻嗪类无效。

4. 血液净化 中毒严重者需根据条件选用腹膜透析、血液透析或血液灌流等治疗。吩噻嗪类药物中毒的危重患者可考虑应用血液透析、血液灌流治疗,苯巴比妥类药物蛋白结合率高,推荐选择血液灌流。血液净化治疗对苯二氮䓬类中毒作用有限。

(二) 特效解毒治疗

氟马西尼为苯二氮䓬类拮抗剂,能通过竞争抑制苯二氮䓬受体而阻断苯二氮䓬类药物的中枢神经系统作用,首剂 0.2mg,静脉注射,必要时每隔 1 分钟重复注射,总量可达 3mg。巴比妥类、非巴比妥非苯二氮䓬类、吩噻嗪类药物目前尚无特效解毒药。

(三) 生命支持治疗

1. 保持气道通畅 及时吸痰,深昏迷患者做气管插管或气管切开,必要时给予机械通气,保证吸入足够的氧和排出二氧化碳。

2. 维持呼吸中枢兴奋性 对深昏迷或有呼吸抑制者,适量使用中枢兴奋剂,可选用贝美格、洛贝林、尼可刹米等。

3. 促进意识恢复 用纳洛酮有一定疗效,每次 0.4~0.8mg,静脉注射,根据病情,可间隔 15 分钟至半小时重复一次。

4. 维持血压 此类药中毒易出现低血压,多因血管扩张所致,首先应输液补足血容量,如无效可考虑给予多巴胺、间羟胺等。吩噻嗪类药物中毒引起的低血压可考虑使用去甲肾上腺素或盐酸去氧肾上腺素等 α 肾上腺素受体激动剂,避免使用具有 β 肾上腺素受体激动作用的药物如肾上腺素、异丙肾上腺素、多巴胺等。

5. 对症支持治疗 维持水电解质平衡,纠正心律失常、酸中毒,防治感染、肺水肿、脑水肿、肾衰等。吩噻嗪类中毒如锥体外系反应明显,震颤可选用苯海索、东莨菪碱等;肌肉痉挛及张力障碍,可用苯海拉明。

第十一节 中 暑

中暑(heat illness)是指在高温和热辐射的长时间作用下,导致机体体温调节障碍,水、电解质代谢紊乱和神经系统功能损害为特征的疾病。老年人、体质虚弱及产妇耐热能力差者,尤易发生中暑。

一、病因

(一) 主要因素

环境高温是发生中暑的主要原因。不同个体对高温环境的适应能力不同,适应性差者则易发生中暑。在室温超过 35℃(高温)环境中或烈日曝晒下,常易发生中暑。有时气温虽未达到高温,但由于湿度较大和通风不良,亦可发生中暑。

(二) 易患因素

1. **高温环境的气象特点** 根据高温环境湿度的不同可分为两型。①干热型:即干热环境,以高温、强辐射及低湿度为特点。强烈的太阳照射或较高的温度导致人体水分大量散失,若水分得不到及时补充就容易发生中暑;②湿热型:即湿热环境,以气温、湿度均高而热辐射并不强为特点。由于气温在 35~39℃时,人体 2/3 的余热通过出汗蒸发散热,此时如果周围环境潮湿,汗液不易蒸发,则人体内热量不易散发,热量积存过多,会导致体温调节中枢失控而发生中暑。在同样气温条件下,湿热型比干热型更易引起中暑。

2. **身体状态不佳或疾病状态** 当机体处于睡眠不足、过度疲劳、饮酒过量、饥饿脱水、营养不良、年老体弱等情况时则易发生中暑。患有某些疾病时,如酒精中毒、神经疾病、心血管疾病、皮肤与汗腺疾病、糖尿病、甲状腺功能亢进症、慢性阻塞性肺疾病、低血钾、精神病等,则更易于发生中暑。

3. **药物影响** 如使用抗胆碱药、抗组胺药、抗抑郁药、催眠药、巴比妥类、抗帕金森药、β 受体拮抗药、利尿剂、乙醇、吩噻嗪类等影响汗腺分泌和体温的调节,易发生中暑。

二、发病机制

正常人体在下丘脑体温调节中枢的控制下,产热和散热处于动态平衡,以维持体温的相对稳定,保持体温在 37℃左右。人体散热的方式有辐射、对流、传导及蒸发。在常温环境下(15~25℃)辐射是散热的主要方式,约占散热量的 60%,蒸发占 25%,对流占 12%,传导占 3%。在环境温度等于或高于皮肤温度时,蒸发成为散热的主要方式,但当湿度大于 75%时,蒸发减少,相对湿度达 90%~95% 时,蒸发完全停止。当环境温度和湿度过高时,机体内的热量难于通过辐射、传导、蒸发、对流等方式散发,甚至还会从体外环境中吸收热量,造成体内热量蓄积而引起中暑。

正常人在高温环境下工作 1~2 周,对热应激的适应能力增强,具有抗高温的代偿能力,表现为心排血量和出汗量增加,汗液钠含量减少等。完全适应后,出汗散热量为正常人的 2 倍。无此适应能力者易发生中暑。

三、病理

中暑损伤主要是由于过高的体温对细胞的直接损伤作用。体温达 41℃即可对组织产生严重损害。体温达 42℃以上可使蛋白质变性,线粒体功能障碍,细胞膜稳定性丧失和有氧代谢途径中断,可引起广泛的器官功能障碍甚或衰竭。超过 50℃数分钟细胞即死亡。

中暑最严重的类型是热射病,病死率较高。尸检发现脑组织有充血、水肿和散在出血点,神经细胞有变性坏死;心肌有混浊肿胀,局灶性心肌细胞坏死和溶解,心外膜、心内膜和瓣膜组织出血;肺有瘀血和水肿,肺血管有内皮损伤;胸膜、腹膜、小肠有散在出血点;肝脏有小叶中央坏死,胆汁淤积;肾脏缺血和肾小管上皮细胞退行性改变,肾上腺皮质出血;剧烈运动或重体力劳动引起者可见肌肉组织变性和坏死。

四、临床表现

根据发病机制和临床表现的不同,通常将中暑分为热痉挛、热衰竭和热射病(日射病)三种,上述三种情况可按顺序发展,也可交叉重叠。

1. **热痉挛** 是由于大量出汗,饮水多而又没有及时补充盐分,造成低钠和低氯血症。表现为先有大量出汗,然后出现头晕,头痛,肌肉阵发性痉挛和疼痛,主要累及骨骼肌,肢体活动受限,也可累及腹壁肌群,表现为腹痛。肌群痛性痉挛可于数分钟内缓解,无明显体温升高,也无意识障碍,生命体征一般平稳。

2. **热衰竭** 常发生于老年人、儿童和慢性疾病患者,体内常无过量热蓄积。由于体液和钠丢失过多引起循环血容量不足,患者先有头晕、头痛、恶心,继有口渴、胸闷、脸色苍白、出冷汗、脉搏快而弱、血压偏低。可有晕厥,并有手足抽搐。重者出现周围循环衰竭。

3. **热(日)射病** 典型的临床表现为超高热(41℃以上)、无汗和意识障碍。可发生在高温环境中长时间工作,也可由于烈日直接暴晒,或老年体弱和慢性病患者处在长时间的高温环境下。先驱症状有全身软弱、乏力、头昏、头痛、恶心、出汗减少,继而体温迅速上升,达41℃以上,出现嗜睡、谵妄或昏迷、皮肤干燥、灼热、无汗,重体力活动者可发生横纹肌溶解。周围循环衰竭时有发绀、脉搏过速、血压偏低、呼吸快而浅,后期呈陈-施呼吸,可有心律失常,四肢和全身肌肉可有抽搐,瞳孔缩小,后期扩大,对光反应迟钝或消失。严重患者出现休克、心力衰竭、肺水肿、脑水肿、肝肾衰竭、弥散性血管内凝血等。

五、实验室与其他检查

1. **血常规和尿常规检查** 热(日)射病患者有白细胞总数和中性粒细胞比例增多,尿中有蛋白和管型出现。

2. **肝肾功能检查** 热(日)射病患者血丙氨酸氨基转移酶、门冬氨酸氨基转移酶、乳酸脱氢酶、肌酸磷酸激酶、尿素氮增高。劳累引起热射病患者血清肌酸激酶升高明显。

3. **酸碱平衡及电解质检测** 有血 pH 值、钠、钾及氯化物降低。

4. **心电图检查** 轻症中暑时即有心率加快,重症者有明显心律失常和心肌损害表现。

5. **CT 检查** 怀疑颅内出血或感染时,应进行脑 CT 检查,可作为鉴别诊断依据。

六、诊断与鉴别诊断

根据病史,结合炎热季节、高温高湿地区因素以及上述典型的临床表现,可作出中暑及其分型的诊断。但应注意中暑与某些疾病并存,如老年性肺炎、脑出血、糖尿病酮症酸中毒等。

在诊断中暑前,应排除脑炎、脑膜炎、急性脑血管病、脓毒血症、甲状腺危象、伤寒及抗胆碱药物中毒等。热痉挛伴腹痛应与各种急腹症鉴别;热衰竭应与消化道出血、异位妊娠、低血糖以及其他能引起虚脱和低血压的疾病相鉴别;热射病要与乙型脑炎、胸膜炎、有机磷农药中毒、中毒性痢疾、中毒性肺炎等发热性疾病鉴别。

七、病情评估

热痉挛患者生命体征一般平稳;热衰竭常发生于老年人、儿童和慢性疾病患者,重者可出现周围循环衰竭;热射病严重者可出现休克、心力衰竭、肺水肿、脑水肿、肝肾衰竭、弥散性血管内凝血等,是中暑中最严重的类型,病死率较高。

八、治疗

治疗中暑必须因地制宜、因人而异,针对其病因与类型,尽快将患者体温降至正常或接近正常。

(一)降温治疗

1. **物理降温** 为了使者过高的体温迅速降低,可将患者安置在常温(25℃)的安静病室中,在头部、腋下和腹股沟等处放置冰袋,用冷水、冰水或酒精擦身,同时用风扇向患者吹风。无虚脱的患者也可用冷水或冰水浸浴降温。上述体外降温无效者,可用冰盐水进行胃或直肠灌洗。在物理降温过程中必须随时观察和记录肛温,待肛温降至 38.5℃时,应即停止降温。在物理降温初期,由于表皮受冷的刺激可引起皮肤血管收缩和肌肉震颤,反而影响散热甚至促进机体产热,使体温上升。因此,目前多数主张用药物及物理联合降温方法。

2. 药物降温　物理降温无效,或降温过程出现寒战者,可用氯丙嗪 25~50mg 加入生理盐水中静脉输注。需要注意水杨酸盐对热射病患者无效,反而可能有害。

（二）对症治疗

纠正水、电解质紊乱和酸中毒;休克用升压药;心力衰竭用快速效应的洋地黄制剂;疑有脑水肿患者应给甘露醇脱水;有急性肾衰竭患者可进行血液透析;发生弥散性血管内凝血时应用肝素;阿片受体拮抗剂纳洛酮可用于治疗高热、超高热、血压偏低及意识不清的重症中暑患者,可使中暑病死率大幅度降低;肾上腺皮质激素在热射病患者的应用尚有不同看法,一般认为肾上腺皮质激素对高温引起机体的应激和组织反应以及防治脑水肿、肺水肿均有一定的效果,但剂量不宜过大,用药时间不宜过长,以避免发生继发感染。

九、预防

应采取综合措施,特别是增强全民防暑意识和自我保健意识。改善年老体弱、慢性病患者及产褥期妇女的居住环境。有慢性心血管病、肝肾疾病者要避免高温下、通风不良处的强体力劳动。暑热季节要改善工作条件,在高温环境中停留较久时,应饮用含钾、镁、钙的防暑饮料。避免穿不透气的衣服活动,要戴防护帽以防阳光直射头部。中暑恢复后数周,仍应避免户外剧烈运动和暴露在阳光下。

（姜宇宙）

复习思考题

1. 论述毒物进入机体的途径及引起中毒的机制。
2. 简述急性中毒的治疗原则。
3. 简述急性一氧化碳中毒的临床表现。
4. 急性一氧化碳中毒如何治疗?
5. 简述急性酒精中毒的临床表现。
6. 急性酒精中毒如何治疗?
7. 简述急性有机磷中毒的临床表现。
8. 论述解除有机磷中毒的特殊解毒剂及其应用方法。
9. 简述百草枯中毒的临床表现。
10. 简述百草枯中毒的治疗。
11. 毒鼠强中毒的临床表现有哪些?
12. 镇静、催眠及抗精神病药中毒的治疗措施有哪些?
13. 简述中暑的临床表现。
14. 中暑的治疗措施有哪些?

◇◇◇ 主要参考书目 ◇◇◇

1. 钟森, 何鲜平 . 中西医临床传染病学 [M]. 北京 : 中国医药科技出版社 , 2012.
2. 钟森, 倪伟 . 西医内科学 [M]. 2 版 . 北京 : 人民卫生出版社 , 2016.
3. 贾建平, 陈生弟 . 神经病学 [M]. 8 版 . 北京 : 人民卫生出版社 , 2018.
4. 吴江, 贾建平 . 神经病学 [M]. 3 版 . 北京 : 人民卫生出版社 , 2015.

复习思考题
答案要点